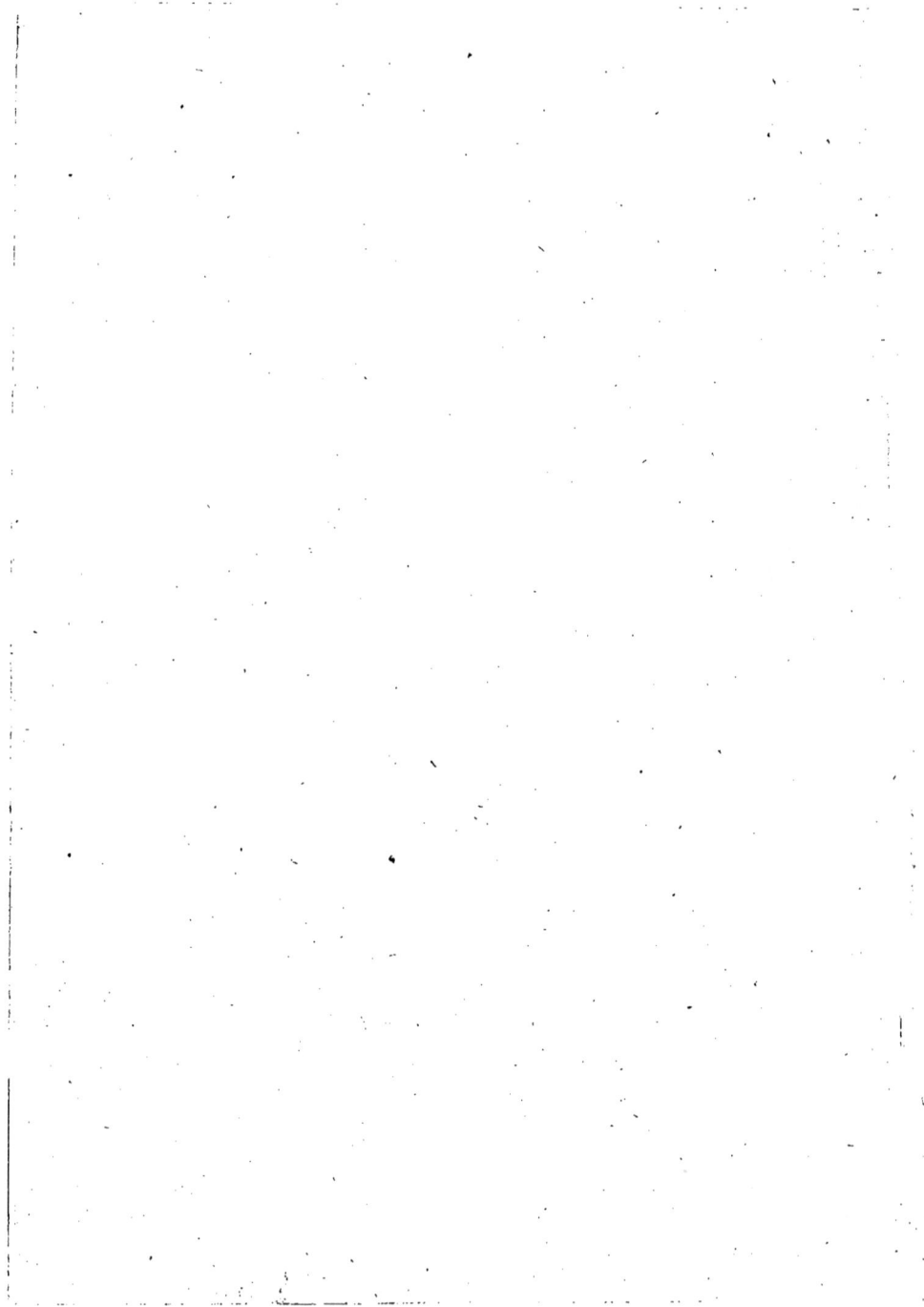

PUBLICATIONS DU *PROGRÈS MÉDICAL*

LEÇONS DU MARDI A LA SALPÊTRIÈRE

Professeur CHARCOT

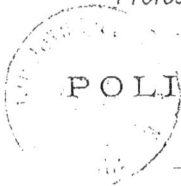

POLICLINIQUE

1888-1889

Notes de Cours de MM. BLIN, CHARCOT, Henri COLIN

ÉLÈVES DU SERVICE

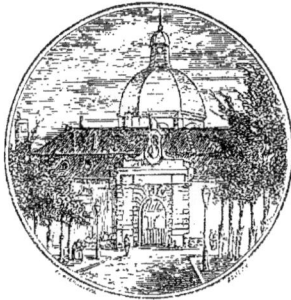

PARIS

AUX BUREAUX DU
PROGRÈS MÉDICAL
14, Rue des Carmes, 14

E. LECROSNIER & BABÉ
ÉDITEURS
Place de l'École-de-Médecine.

1889

COURS DE M. CHARCOT

ANNÉE 1888-1889

PREMIÈRE LEÇON

OBJET :

1° et 2° Bâillement hystérique (bâillement naturel et bâillement suggéré);

3° Dyspnée ou mieux *tachypnée* hystérique;

4° Grand tic convulsif ; Coprolalie; Troubles psychiques
concomitants.

M. CHARCOT : Messieurs, vous savez par l'expérience de l'année passée ce
qu'ont été nos leçons du mardi. Essentiellement cliniques, elles ne changeront
pas de caractère cette année. Il s'agira tantôt de leçons presque improvisées
sur des malades qui me sont encore peu connus, tantôt de leçons improvisées
dans l'acception rigoureuse du mot, concernant cette fois des malades qui, pour
la première fois, se présentent à la consultation externe et que, par conséquent
nous ne connaissons pas du tout.

Ces leçons ont surtout pour but de vous mettre vraiment en rapport avec
les difficultés de la pratique. Je vous l'ai dit l'an passé, et je le répète actuellement avec insistance : dans les leçons très préparées à l'avance le professeur
conduit ses auditeurs dans des chemins préalablement aplanis et rendus à
dessein faciles à parcourir. Lui-même a pris le soin d'arracher les broussailles
et d'écarter les écueils qui pouvaient rendre le parcours difficile. Cette manière
de procéder qui offre incontestablement mille avantages, surtout quand il
s'agit de commençants, comporte une part d'artifice dont il convient de ne
plus user sans réserve devant des auditeurs déjà mûris par l'étude et qui sont
à la veille de devenir eux-mêmes des praticiens. Or les circonstances ont voulu

que ce soient justement ceux-ci surtout qui fréquentent les cliniques de la Salpêtrière et en face d'eux je ne sens aucune crainte de me montrer hésitant parfois et embarrassé même, dans certains cas, à décider un diagnostic, à proclamer un pronostic ou à instituer un traitement.

Les choses sont souvent, dans la réalité vraie, plus difficiles qu'on ne le croit, et il faut que vous les connaissiez telles qu'elles sont ; il faut que vous sachiez que le domaine de la neuropathologie où l'on a fait cependant tant de conquêtes, n'a pas encore été, il s'en faut, partout convenablement exploré et que dans ce vaste territoire il existe toujours bien des terres inconnues.

D'ailleurs l'expérience seule pourra rendre appréciable aux nouveaux venus les avantages de la méthode à laquelle je suis attaché ; c'est pourquoi jugeant inutile de prolonger ces préliminaires, j'entre immédiatement en matière.

1re Malade

Nous allons aujourd'hui, en commençant, procéder à l'examen d'une malade qui est dans le service depuis six mois et dont, par conséquent, la maladie n'a pour nous rien d'imprévu. (Une jeune fille de dix-sept ans est introduite dans la salle du cours.)

M. Charcot (*indiquant un siège à la jeune malade*) : Mettez-vous là, mademoiselle, en face de moi.

(*Aux auditeurs*) : Regardez-la et tâchez de ne pas vous laisser influencer, suggestionner ou intoxiquer, comme vous voudrez dire, par ce que vous allez voir et entendre.

C'est un acte quelque peu imprudent, sans doute, de la part d'un professeur, que de commencer son cours en parlant du bâillement et de présenter un cas où le bâillement est le phénomène le plus apparent. Car le bâillement est contagieux, vous le savez, au premier chef et rien que d'entendre prononcer le mot de bâillement, qui, dans les langues les plus diverses, vise à l'imitation onomatopéique de la nature, — *sbadigliamento* (ital.); *yawning* (angl.) ; *göhnen* (allem.), — on se sent pris d'une envie de bâiller presque invincible.

Mais j'ose espérer qu'une fois prévenus, nous saurons résister, vous et moi, aux suggestions qui nous menacent.

Pendant que je dissertais, vous avez vu et entendu notre malade déjà bâiller plusieurs fois ; chez elle, veuillez le remarquer, le bâillement est, en quelque sorte, rythmé, en ce sens qu'il se reproduit à des intervalles toujours à peu près de même durée et assez courts, du reste. Sous ce rapport, il s'est produit, depuis que la malade est entrée à l'hôpital, quelques changements que je tiens à vous faire connaître.

A l'origine, en effet, il y a quatre ou cinq mois, elle bâillait environ huit fois par minutes (480 bâillements par heure, soit 7.200 en quinze heures de veille); aujourd'hui le nombre des bâillements est réduit à quatre dans le même espace de temps, chaque bâillement occupe individuellement un temps assez long. Autrefois chacun d'eux durait cinq ou six et même sept secondes; aujourd'hui ils ne durent que trois ou quatre secondes au plus. Il s'est donc produit un certain amendement à cet égard et le phénomène ne nous apparait plus que sous une forme atténuée. J'ajouterai que chaque bâillement se montrait double auparavant, composé de deux bâillements élémentaires, tandis qu'aujourd'hui il ne s'agit plus en général que d'un acte de bâillement simple. Toutes ces particularités, vous les lirez facilement sur les divers tracés, recueillis suivant la méthode graphique, que je vous présente et qui sont relatifs à diverses époques de la maladie (Fig. 1, 2, 3, 4 et 5). ·

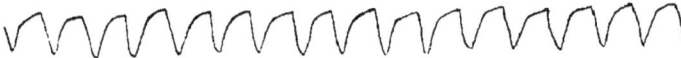

Fig. 1. — Respiration normale d'une hystérique très émotive. Elle est fréquente (30 par minute).

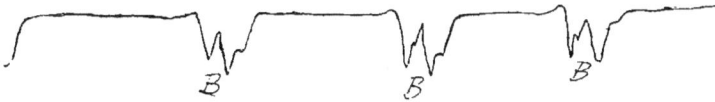

Fig. 2. — Ler.. . . 1er sept. La respiration se fait uniquement par bâillements. La plupart des bâillements sont doubles (B). Huit bâillements par minute.

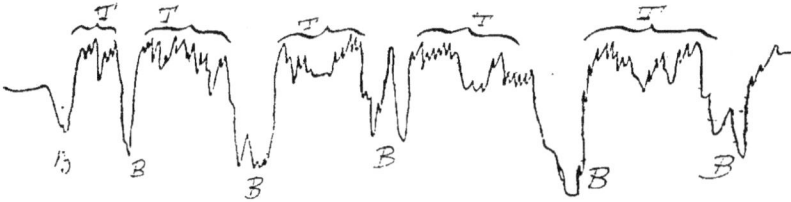

Fig. 3. — Ler,....., 15 août. Alternance de la toux (T) et des bâillements (B).

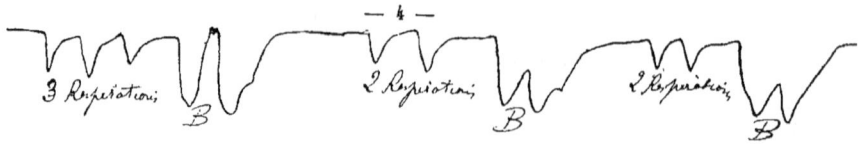

Fig. 4. — Ler....., 15 oct. Bâillements (B) séparés par des respirations à peu près régulières.

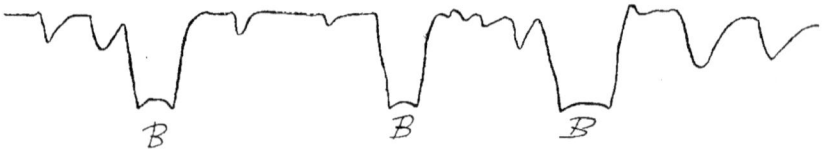

Fig. 5. — Bâillements par imitation chez une hystérique placée dans la période du somnambulisme auprès de Ler.....

Ainsi vont les choses du matin au soir, sans interruption aucune. si bien que le sommeil seul met trêve aux bâillements ; il fut un temps, vous le reconnaîtrez sur le tracé (fig. 2), où ceux-ci étaient tellement précipités, que les respirations normales n'avaient, pour ainsi dire, pas le temps de se produire, et que le bâillement, par conséquent, était *le seul mode de respirer* que la malade eût à son service.

Il fut un temps également où la toux, la toux nerveuse, alternait avec le bâillement et l'on peut suivre sur le schéma du tracé du 15 août (fig. 3), l'alternance en quelque sorte mathématiquement régulière de la toux et du bâillement. Aujourd'hui la toux a complètement cessé, et le bâillement règne seul, exclusivement.

Pour ce qui est du bâillement considéré en soi, il ne diffère chez la malade, en rien d'essentiel, du bâillement physiologique. Vous savez ce qu'est celui-ci : ce n'est autre chose qu'une longue et profonde inspiration, presque convulsive, pendant laquelle il se produit un écartement considérable de la mâchoire, souvent avec flux de salive et sécrétion de larmes, — phénomènes sur lesquels Darwin insiste particulièrement, — et suivi d'une expiration également prolongée et bruyante.

Physiologiquement, on assure que c'est un acte automatique nécessité par un certain degré d'anoxémie, un besoin d'hématose des centres nerveux. Tantôt le bâillement est simple, tantôt il est suivi ou s'accompagne de pandiculations, c'est-à-dire de contractions musculaires presque générales.

Eh bien, ce n'est pas tant par l'intensité que par sa répétition presque incessante que le bâillement, chez notre malade, s'éloigne de l'état normal, on peut même dire que chez elle les bâillements se montrent relativement modérés dans leur intensité, qu'ils ne s'accompagnent par exemple, habituellement pas de pandiculations et presque jamais — cela arrive cependant quelquefois — d'une sécrétion de la salive ou des larmes.

Vous avez sans doute prévu, après ce que je viens de vous dire, que nous sommes ici dans le domaine de l'hystérie, et il n'est pas sans intérêt de relever une fois de plus cette régularité singulière, ce rythme qui, chez notre malade, marque le retour des bâillements : *rythme et cadence*, voilà un caractère propre à nombre de phénomènes hystériques, et bien des fois j'ai saisi l'occasion de vous le faire remarquer. Dans la chorée rythmée, en particulier, il est si accentué qu'un maître de ballet pourrait noter et écrire les mouvements étranges, souvent fort complexes, qu'exécutent les malades lorsqu'ils sont sous le coup de leur accès. Il y a là, comme il est dit dans *Hamlet*, « de la *méthode*, bien que ce soit de la folie ». La toux, les mugissements, les aboiements hystériques se prêtent naturellement aux mêmes considérations.

Je crois bien qu'on peut affirmer que tout bâillement, se reproduisant à des intervalles réguliers, comme cela se voit dans notre cas, est un phénomène hystérique ; mais il ne faudrait pas croire que tout bâillement morbide quelconque soit nécessairement de cette nature. Ainsi, M. Féré, tout récemment, a publié dans la *Nouvelle Iconographie de la Salpêtrière*, n° 4, juillet et août 1888, un cas de bâillements occupant les intervalles des accès chez un épileptique.

Je dois ajouter que le bâillement pathologique, phénomène nerveux par excellence, n'appartient pas exclusivement à la catégorie des maladies nerveuses proprement dites. L'ancienne séméiologie s'attachait beaucoup aux bâillements morbides considérés comme signes pronostiques dans les maladies aiguës : ainsi, pour Rœderer, les bâillements survenant à la fin de la grossesse devaient faire redouter la fièvre puerpérale ! Que dire des bâillements chez les apoplectiques ? Bien qu'ils reproduisent, au milieu des symptômes comateux un phénomène qui, volontiers, précède et suit le sommeil naturel, je les croirais, en pareil cas, si j'en juge par mon expérience propre, plutôt de mauvais augure.

A la vérité, toute cette ancienne séméiologie du bâillement me semble aujourd'hui bien démodée ; peut-être y aurait-il intérêt à la refaire. Pour le moment, j'ai voulu relever seulement que tout bâillement pathologique n'est pas nécessairement un bâillement hystérique, et, à ce propos précisément, je voudrais signaler encore que le retour fréquent des bâillements pendant les périodes d'amorphinisme pourrait contribuer à révéler l'existence de la pratique régulière des injections de morphine chez un sujet qui, ainsi que cela arrive plus souvent qu'on ne le pense, voudrait tromper le médecin en la tenant cachée.

Mais il est temps d'en revenir au sujet que nous avons sous les yeux. J'affirme que le bâillement est chez elle un phénomène hystérique : cela, sans doute, vous paraît déjà fort vraisemblable ; mais il nous reste encore cependant à démontrer régulièrement qu'il en est réellement ainsi.

La question qui se présente à nous en ce moment, est celle-ci : le bâillement est-il, chez notre malade, un symptôme solitaire ? En d'autres termes : l'hystérie est elle, chez elle, *monosymptomatique*, comme j'ai coutume de la dire en pareil cas, c'est-à-dire marquée, révélée exclusivement par un symptôme unique, à savoir, dans l'espèce : le bâillement ? — Cela pourrait être ; pareille chose arrive fréquemment pour la toux, l'aboiement, le hoquet, les bruits laryngés divers, tous phénomènes connexes au bâillement. Je dirai même que, souvent, il paraît y avoir une sorte d'antagonisme entre les phénomènes d'hystérie locale, comme on les appelle quelquefois, et les phénomènes hystériques vulgaires, tels que : hémianesthésie, ovarie, attaques convulsives, etc.

En pareil cas, il peut y avoir, parfois, pour le diagnostic, des difficultés vraiment sérieuses. Cependant, même dans ces cas, la monotonie même des accidents, leur retour systématique à des intervalles mesurés, toujours les mêmes, l'impossibilité de les rattacher à une affection quelconque, autre que la névrose hystérique, et bien d'autres circonstances encore qu'il serait trop long d'énumérer, permettent presque toujours de les reconnaître pour ce qu'ils sont.

Mais, chez notre sujet, nous ne rencontrerons même pas les difficultés auxquelles je viens de faire allusion car, chez elle, les phénomènes hystériques les plus variés, les plus caractéristiques se sont, en quelque sorte, donné rendez-vous, de façon à dissiper toutes les obscurités.

C'est ce qui ressortira de l'énoncé que je vais faire de ce qui me reste à dire concernant l'histoire clinique de cette malade.

Je vous rappellerai que notre jeune malade est aujourd'hui âgée de dix-sept ans. — Considérons d'abord les antécédents héréditaires, car, ainsi que j'ai eu bien souvent l'occasion de le répéter, en matière de pathologie nerveuse l'observation du malade qu'on a sous les yeux ne saurait être considérée que comme un épisode ; il faut la compléter, si faire se peut, par l'histoire pathologique de la famille tout entière. Or, voici ce que les investigations dirigées dans ce sens nous font reconnaître : Père inconnu ; cela est déjà quelque chose, car il n'est pas, moralement, tout à fait normal d'abandonner un enfant dont on est le père ; quoi qu'il en soit, voilà tout un côté de la famille qui échappe à notre étude. — Rien à noter, paraît-il, chez la mère, en fait de phénomènes nerveux. Il n'en est pas de même pour ce qui concerne la sœur de la malade. Il est même très intéressant de relever, chez celle-ci l'existence, vers l'âge de dix-huit ans, d'un hoquet très tenace, de longue durée. — Hoquet et bâillement, ce sont là, remarquez-le bien, des phénomènes de la même série.

Les antécédents personnels sont plus riches : si, en effet, on remonte dans le passé, on peut dire que les accidents nerveux d'aujourd'hui ne sont, en

quelque sorte. que la réédition, sous une forme nouvelle, d'accidents antérieurs.

De trois à huit ans. — elle a donc été fort précoce sous ce rapport, — elle
a été sujette à des attaques de nerfs accompagnées de perte de connaissance.
Ces attaques se reproduisaient quelquefois presque sans cesse et sans trêve
pendant une période de vingt-quatre heures. Évidemment, il s'agissait là-non
pas d'attaques comitiales, mais bel et bien d'attaques hystériques de la grande
forme hystéro-épilepsie.

Une affection, désignée sous le nom de *chorée*. a paru également vers ·cette
époque et elle a occupé la scène pendant trois mois.

De l'âge de neuf ans jusqu'à l'époque présente, les troubles nerveux s'effacent
complètement. Ils ont reparu en mai dernier, sans cause spéciale apparente,
sous la forme suivante : ce fut d'abord un enrouement bientôt suivi d'une toux
sèche presque incessante pendant la veille et s'arrêtant seulement pendant le
sommeil, pour reparaître le matin dès le réveil. Les nuits, du reste, étaient
fort agitées et plusieurs fois la malade s'est réveillée à terre hors de son lit.
Puis apparurent les premiers bâillements qui d'abord, alternèrent avec les
quintes de toux (Voir les figures 1. 2. 3, 4), et ensuite régnèrent seuls, se répétant alors environ huit fois par minute. Depuis le mois d'octobre, les choses
se sont réglées ainsi qu'il suit : quatre bâillements par minute se repro luisant
avec cette régularité sur laquelle j'ai déjà appelé votre attention.

Il n'y a pas longtemps que les phénomènes de l'attaque convulsive vulgaire
sont venus se surajouter aux bâillements et je dois vous prévenir que je ne considère pas cette intervention de l'attaque convulsive comme marquant un
empirement dans la situation. Je vous ai déjà laissé entrevoir que la toux
comme le bâillement hystériques ne sauraient, en général, coexister avec
l'attaque ; l'un exclut l'autre jusqu'à un certain point. Et, à tout prendre, les
phénomènes de l'hystérie convulsive vulgaire, régulière, sont bien moins
tenaces, moins inaccessibles que ne le sont, dans leur monotonie désespérante,
la toux, l'aboiement hystérique et aussi le bâillement. — Il s'agit là, en
somme, d'un de ces cas où il y aurait avantage, si faire se pouvait, ainsi que
l'a bien montré M. le Pr Pitres, à favoriser le développement des attaques,
dans l'espoir de changer le cours des choses et de rendre la maladie, dans son
ensemble, plus accessible à l'influence des moyens thérapeutiques.

Pour le moment, les attaques, chez notre sujet, sont en quelque sorte, à l'état
rudimentaire. Tout à coup la malade ressent des étouffements, il lui semble
qu'une boule lui monte du creux épigastrique à la gorge ; puis surviennent des
bourdonnements d'oreilles. des battements dans les tempes.

Il est intéressant de remarquer qu'au moment où ces phénomènes apparaissent, les bâillements cessent momentanément (antagonisme entre les
attaques et les bâillements). Souvent les choses ne sont pas poussées plus loin ;
cependant quelquefois il y a rigidité convulsive des membres, perte de

connaissance qui peut durer un quart d'heure et plus. Souvent, la malade, après les attaques, tombe dans un profond sommeil.

Voilà certes une série d'accidents qui, au premier chef, révèlent l'hystérie. Mais ce n'est pas tout : les *stigmates permanents* sont, chez notre sujet, parfaitement accentués et caractéristiques. Je me bornerai à en faire l'énumération sommaire :

1° Anesthésie cutanée très accentuée sur toute l'étendue du membre supérieur droit, répandue sur le tronc en avant et en arrière, comme il est indiqué sur la figure n° 6 (A. B.);

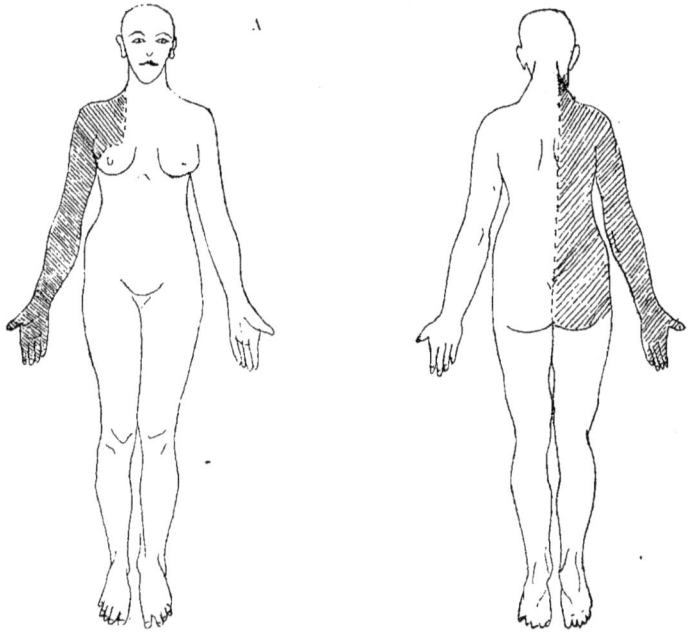

Fig. 6. — État de la sensibilité chez Ler..... (8 septembre 1888.)

2° Abolition presque absolue du goût et de l'odorat des deux côtés;
3° Diminution de la sensibilité pharyngée;

4° Dyschromatopsie du côté droit : le rouge et le jaune sont seuls perçus nettement ;

5° Enfin il existe un rétrécissement du champ visuel à peu près égal des deux côtés (Fig. 8 et 9).

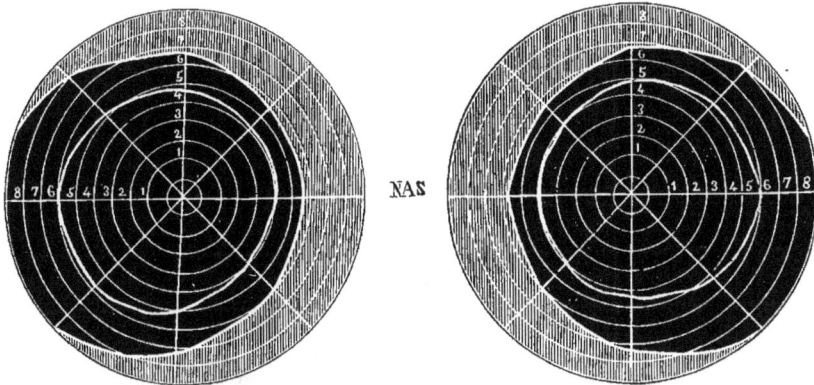

Fig. 7. — État du champ visuel chez Ler..... (8 septembre 1888.)

Inutile d'insister : il est clair que les accidents divers que présente notre malade sont hystériques et que tout, chez elle, est hystérique.

Quel pronostic porter sur ce cas ? — Il y a des ressources : à un âge plus avancé, chez la femme, l'hystérie accentuée est beaucoup plus tenace, plus persistante, quelquefois incurable.

Je me réserve de vous exposer, dans une autre occasion, le traitement que, dans un cas de ce genre, je me propose de mettre en œuvre. Actuellement, je veux diriger votre attention sur un autre côté de la question.

2ᵉ Malade.

Tout à l'heure, je vous rappelais le fait bien connu que le *bâillement* est un phénomène contagieux par excellence, alors même qu'il s'agit du bâillement

2

physiologique s'opérant en présence de gens qu'on a de bonnes raisons de considérer comme indemnes de toute tare nerveuse.

Eh bien, je tiens à vous rendre, à présent, témoins d'une petite expérience qui vous fera bien comprendre, j'espère, comment, dans un milieu convenablement adapté, le bâillement pathologique pourrait devenir contagieux au point de se répandre, en quelque sorte, épidémiquement.

Vis-à-vis de la malade dont je viens de vous conter l'histoire, je vais placer un autre sujet que quelques-uns d'entre vous connaissent très certainement comme présentant les phénomènes typiques de ce que j'appelle le grand hypnotisme. Avant d'entrer dans la salle, on l'a mise, comme nous disons, en état de somnambulisme. Nous nous assurerons qu'elle est bel et bien *endormie*, légitimement *endormie* en faisant apparaître chez elle le phénomène somatique qui caractérise la période en question. Un simple frôlement d'un membre, une *passe* faite à distance au voisinage immédiat de ce membre, suffit pour déterminer cette forme de contracture que nous avons désignée sous le nom de « contracture somnambulique ». On ne saurait s'entourer de trop de garanties dans un domaine où la simulation et l'illusion sont choses banales, et c'est pourquoi nous continuons et nous continuerons dans nos études, à ne nous adresser jamais qu'aux sujets susceptibles d'entrer dans le grand hypnotisme et chez lesquels, par conséquent, toute possibilité d'une intervention volontaire de la part du sujet mis en expérience, peut être écartée.

Si, messieurs, pendant la démonstration qui précède, nous avons pu résister les uns et les autres à la contagion du bâillement, — ce dont nous pouvons nous féliciter mutuellement, — c'est que nous avons en nous un pouvoir d'*inhibition* que ne possède pas notre somnambule artificielle. Chez celle-ci le phénomène du *moi* — c'est là un grand caractère de l'état psychique de ces somnambules — est obnubilé ; tout contrôle est perdu à l'égard des impressions venues du dehors et les suggestions s'imposent sans résistance. Eh bien, vous le voyez, tandis que notre malade n° 1 continue à bâiller comme tout à l'heure, à intervalles égaux, le n° 2, c'est-à-dire la malade somnambulisée, fait mine de vouloir résister à la contagion, mais sa résistance est bientôt vaincue : la voilà qui se met à bâiller, elle aussi, malgré tous ses efforts en sens contraire. Ses bâillements sont plus forts, même, plus bruyants que ceux de la malade qui lui sert de modèle; ils sont également séparés par des distances à peu près égales. Cependant, il ne faudrait pas aller jusqu'à voir là une imitation absolument parfaite. Il vous suffira, en effet, de jeter un coup d'œil sur le tracé des bâillements de la somnambule recueilli par nous hier (fig. 5). dans une expérience semblable à celle dont nous vous rendons témoins aujourd'hui, pour reconnaître qu'il ne concorde pas absolument, mathématiquement, si l'on peut dire, avec les tracés relatifs à la malade n° 1. Il s'agit là d'une imitation par approximation et non pas d'une imitation servile.

Quoi qu'il en soit, messieurs, si nous supposons, dans un couvent, dans un pensionnat, un certain nombre de jeunes filles placées, par suite de circonstances spéciales, dans un état psychologique se rapprochant plus ou moins de l'état mental hypnotique-somnambulique, vous comprendrez facilement que la présence, dans un pareil milieu, d'un sujet atteint de toux, d'aboiement ou de bâillement nerveux, puisse devenir le point de départ d'une véritable épidémie.

(La somnambule étant réveillée, M. *Charcot* fait remarquer qu'elle continue à bâiller comme tout à l'heure.)

M. Charcot : Qu'avez-vous donc à bâiller ainsi ?

La malade : Je ne sais pas, je n'y comprends rien ; j'ai probablement très mal dormi cette nuit.

M. Charcot : Elle pourrait ainsi continuer, comme le fera l'autre, le n° 1, à bâiller toute la journée. Nous ne voulons pas la condamner à ce supplice. Pour la délivrer, nous la plongerons comme tout à l'heure dans l'état somnambulique et alors il nous sera facile, à l'aide de la suggestion, de la ramener à l'état normal.

(Les malades n° 1 et n° 2 sortent de la salle ; une troisième malade est introduite.)

3ᵉ Malade.

Ce matin, messieurs, à la consultation externe, s'est présentée une malade dont je vous ai déjà entretenu l'an passé (*Leçons du Mardi*, 10ᵉ leçon, 7 février 1888, p. 193). Il y a un peu moins d'un an.

Il s'agit d'un cas de *dyspnée hystérique*. Je vous ai fait remarquer, dans ce temps-là, que notre malade, alors âgée de vingt ans, était israélite, et je relevais, à ce propos, combien, dans la race, les accidents nerveux de tout genre, entremêlés le plus souvent avec des symptômes arthritiques, tels que migraines, rhumatismes articulaires, eczémas, goutte, diabète, etc., se montrent incomparablement beaucoup plus fréquents qu'ailleurs.

J'ai récemment constaté le fait une fois de plus, dans des conditions particulièrement favorables à la démonstration, lors d'une petite incursion que j'ai faite, l'an passé, au Maroc. Là, à Tétouan, près de six mille Juifs, chassés d'Espagne il y a trois siècles, vivent depuis lors, strictement claquemurés dans un Ghetto. Les mariages consanguins y sont la règle et, par conséquent, les influences héréditaires accumulées, s'y développent et agissent dans toute leur énergie. Si bien, que, dans un court espace de temps, il m'a été permis, sur une population en somme très restreinte, de reconnaître maintes fois les nombreux méfaits des diathèses arthritique et nerveuse entrant en combinaison.

Mais c'est là un sujet sur lequel je reviendrai, je pense, avec plus de détails quelque jour, et que j'espère alors pouvoir traiter dans les règles ; car il s'agit ici, vous l'avez compris, d'une curieuse et instructive étude de pathologie comparative.

J'ai insisté autrefois, dans la Leçon à laquelle je vous prie de vous reporter, sur les antécédents héréditaires très chargés, relevés chez notre malade ; je n'y reviendrai pas aujourd'hui. Qu'il me suffise de vous dire ce qui s'est passé chez elle depuis un an ; d'ailleurs, en somme, les accidents d'aujourd'hui ne diffèrent en rien d'essentiel de ce qu'ils étaient lors de la première démonstration.

La respiration est actuellement, comme elle l'était alors, extrêmement précipitée ; vous pouvez le constater *de visu*, vous pouvez le reconnaître mieux encore sur le tracé que je vous présente et qui a été recueilli en suivant la méthode de Marey (Fig. 8 et 10).

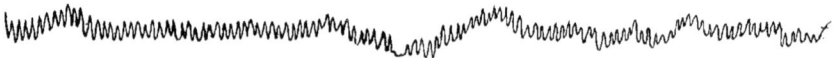

Fig. 8. — *Dyspnée hystérique*. Marie B..... Respiration extrêmement fréquente et très superficielle.

Nous comptons, à peu près, de 170 à 180 respirations par minute. Tout cela se fait silencieusement et sans bruit. La malade ne semble pas anxieuse, bien que les inspirations soient peu profondes ; elle ne souffre véritablement pas et on ne constate chez elle aucune trace de cyanose, contrairement à ce qui aurait lieu certainement s'il y avait véritablement dyspnée avec anoxémie. Il n'y a pas d'accélération non plus du pouls (60 à 80 par minute). L'auscultation montre d'ailleurs que l'inspiration et l'expiration sont parfaitement libres et, à part la fréquence, dénuées de toute anomalie, de telle sorte que la dénomination de *tachypnée* conviendrait incontestablement beaucoup mieux que celle de *dyspnée*, pour caractériser cette accélération hystérique des mouvements respiratoires.

La précipitation des actes d'inspiration et d'expiration est d'ailleurs, chez notre malade, un phénomène de l'état de veille, comme le sont beaucoup d'autres symptômes hystériques du même genre : le sommeil les supprime complètement. Dans la journée, même à l'état de veille, la tachypnée n'est pas absolument toujours présente ; il y a des temps de répit plus ou moins longs. Elle se montre par accès qui durent de deux à trois ou quatre heures et qui semblent à peu près toujours inaugurés par une période prodromique marquée par des symptômes qui rappellent l'aura de l'hystérie convulsive. Il semble

alors à la malade qu'elle ressent une constriction à la gorge, suivie de bourdonnements d'oreille, de battements dans les tempes, et peu après se montre
l'accélération des mouvements respiratoires. — L'attaque se termine souvent
par des pleurs, comme se termine l'attaque d'hystérie vulgaire, et en somme
il n'est guère douteux que l'accès dyspnéique représente, en quelque sorte, une
attaque hystérique transformée.

Dans ce cas, point de stigmates, c'est-à-dire pas d'anesthésie cutanée, pas
d'ovarie, pas de troubles sensoriels, etc. Le symptôme sur lequel j'appelle votre
attention est donc à peu près solitaire. C'est l'occasion de relever une fois de
plus la ténacité des accidents d'*hystérie monosymptomatique.*Il y a, en effet, près
d'un an que durent les choses, malgré qu'un traitement rationnel assez suivi
ait été mis en œuvre, et rien n'annonce qu'elles doivent changer prochainement.

4e Malade (Homme de 39 ans).

Un quatrième malade est introduit dans la salle, c'est un homme d'une
quarantaine d'années, d'origine polonaise, non israélite.

M.Charcot : Voici un malade qui s'est présenté à nous il y a quelques jours. Il
est facile de reconnaître chez lui l'existence du tic convulsif de la grande espèce.
A côté du petit tic convulsif vulgaire, il faut placer le grand tic, caractérisé
par des mouvements convulsifs, complexes, quelquefois très étendus, et notre
malade offre justement un ensemble du dernier genre. Le tic convulsif passe
encore assez généralement pour une affection à laquelle il n'y a pas lieu d'attacher une très grande importance ; c'est à tort, et je vous engage, toutes les fois
que vous serez consultés par un *tiqueur,* de ne pas vous arrêter aux phénomènes extérieurs et à y regarder d'un peu près. Vous avez toutes chances, en
poursuivant chez le sujet l'analyse dans une certaine direction, de relever un
certain nombre de phénomènes psychiques fort intéressants et dont vous n'auriez sans doute pas soupçonné l'existence au premier abord. C'est ce dont vous
deviendrez convaincus, chemin faisant, par l'étude du malade que j'ai appelé
devant vous.

Vous connaissez bien le tic convulsif, léger, vulgaire, comme je l'appelais
tout à l'heure ; il consiste habituellement en une occlusion rapide, comme électrique des paupières, souvent compliquée d'une rapide torsion de la tête vers
une des épaules, qui s'élève aussi tout à coup rapidement. Autrefois, vers l'âge
de quatorze ou quinze ans, notre homme n'avait que ce tic-là ; aujourd'hui,

comme vous allez le reconnaître, les choses ont bien changé : elles ont considérablement empiré. Les anomalies de mouvement se sont étendues, généralisées et sont devenues énormes.

Veuillez remarquer, messieurs, que les mouvements des tiqueurs, quelque complexes et bizarres qu'ils soient, ne sont pas toujours comme on le croit trop souvent, déréglés, incoordonnés, contradictoires au premier chef. Ils sont, en général, au contraire, *systématisés*, en ce sens qu'ils reparaissaient toujours les mêmes chez un même sujet et de plus, fort souvent au moins, en les exagérant cependant, ils reproduisent certains mouvements automatiques d'ordre physiologique appliqués à un but. Parmi les tiqueurs, les uns semblent vouloir expulser par une brusque expiration nasale un corps étranger engagé dans le nez ; les autres, à l'aide de ce mouvement d'occlusion brusque des paupières, que vous connaissez, semblent vouloir protéger leurs yeux contre l'invasion d'un corps étranger ; un autre encore se gratte comme pour combattre la sensation d'une démangeaison intense, etc., etc.

Pour ce qui est de notre malade, vous le voyez par moments fléchir tout à coup son avant-bras sur son bras et, ensuite, par un brusque mouvement d'épaule, élever son coude vers le côté droit de la face, la tête s'inclinant un peu en même temps du même côté, de manière à figurer l'attitude de défense que prennent souvent les écoliers menacés de recevoir un soufflet.

Ici, vous le voyez, c'est surtout le groupe particulier de muscles innervés par la cinquième et la sixième paire cervicales qui est mis en jeu, et ce même mouvement de défense peut être produit, vous ne l'ignorez pas, par l'excitation faradique d'une certaine région située au-dessus de la clavicule, correspondant au lieu d'où émanent les deux paires susdites et qu'on désigne sous le nom *Point d'Erb*. Mais le mouvement de défense en question diffère, chez notre malade, du mouvement physiologique qu'il imite, en ce qu'il est considérablement exagéré, sans mesure, et surtout en ce qu'il n'est aucunement motivé par une menace venant du dehors. La brusquerie et l'intensité du mouvement sont tels, chez notre malade, que sa femme, d'habitude, le soir quand il se couche, lui lie étroitement les mains à l'aide d'une corde, de façon à atténuer l'intensité des mouvements de tics qui autrement le priveraient de sommeil.

La secousse du membre supérieur droit que nous venons de décrire, est souvent accompagnée d'un soubresaut du membre inférieur du même côté, qui imprime à tout le corps un tressautement rappelant le mouvement de surprise que déterminerait, par exemple, le bruit inattendu d'une explosion.

Vous voyez, sans qu'il soit nécessaire d'insister là-dessus, jusqu'à quel point ces secousses comme électriques du tiqueur se distinguent profondément des gesticulations lentes et permanentes des sujets atteints de la chorée de Sydenham. Oui, entre le tic et la chorée, il y a un abime ; ne l'oubliez pas, car il s'agit d'affections auxquelles on donne quelquefois, bien à tort, le même nom et dont le pronostic cependant, est radicalement différent.

N'allez pas non plus rattacher, comme on le fait trop souvent, les tics à l'hystérie. Ce sont choses totalement différentes et il suffirait déjà pour établir une distinction, de relever que les mouvements des tics surviennent inopinément, à des intervalles très inégaux, et qu'on n'y constate pas, par conséquent, le rythme et la mesure qui marquent souvent, ainsi que je le relevais il n'y a qu'un instant, certains phénomènes hystériques.

J'en viens maintenant à la démonstration du fait auquel j'ai fait allusion déjà en commençant ; c'est que derrière le *tic* se cachent, chez notre malade, comme chez la plupart des autres du même genre, certaines perturbations psychiques qu'il s'agit maintenant de mettre en évidence.

Vous avez pu remarquer qu'au moment où le malade est pris de son tic nerveux, on l'entend souvent produire un bruit laryngé : « Ah ! ah ! ». Eh bien, ce bruit, cette exclamation, sans signification précise, représente, en quelque sorte à l'état de germe, une exclamation très nettement formulée cette fois et consistant non pas seulement dans un bruit laryngé, mais bien dans l'articulation d'un mot, et ce mot, messieurs, que le malade profère à haute voix d'une façon très distincte, est, remarquez-le bien, à peu près toujours un mot grossier, ordurier, ou encore un juron ; dans l'espèce, chez notre malade, c'est du mot de Cambronne qu'il s'agit : m.. de.

C'est là le phénomène remarquable entre tous que M. Gilles de la Tourrette, dans son intéressant travail sur la maladie des tics (*Archives de Neurologie*), a ingénieusement désigné sous le nom de *coprolalie*.

Je pourrais citer plusieurs exemples où l'exclamation est encore moins simple, moins brève que chez notre sujet d'aujourd'hui. La marquise de X..., dont Itard a rapporté l'histoire en 1825, criait, involontairement, bien entendu, tout haut, très distinctement, — j'en ai été témoin plusieurs fois dans un lieu public, — les mots suivants : « F..tu cochon, m..de, nom de D..u ! » — Une jeune fille âgée de quinze ans, appartenant à l'une des premières familles de la ville de X..., jeune fille fort bien élevée, du reste, très instruite, excellente pianiste, dont l'histoire m'a été communiquée par M. le professeur Pitres, laissait échapper bruyamment les mots qui suivent : « Va-t'en, imbécile, n.. de D..., f...re, m..de. » Quelquefois, ces mots, elle les disait tout bas, mais alors elle n'y éprouvait pas de soulagement et il lui fallait, pour que la crise se terminât, les exclamer à haute et intelligible voix.

Où Mᵐᵉ la marquise de X... et Mˡˡᵉ X... ont-elles trouvé l'occasion d'apprendre à connaître tous ces gros mots? Il est très probable que la coprolalie n'est souvent que de l'écholalie, ce qui semble le bien établir, c'est que cette même demoiselle X... dont il est question, changeait quelquefois ses exclamations articulées, ordurières, contre une espèce d'aboiement qui imitait d'une façon presque servile le jappement de son chien favori. Un jeune garçon russe qui est venu récemment me consulter avec sa mère, entremêlait devant moi ses tics convulsifs avec des cris fort singuliers paraissant exprimer la douleur. La mère m'apprit que ces cris étaient l'imitation exacte de celui qu'elle avait laissé échapper elle-même un jour devant l'enfant, au moment où elle s'était piqué un doigt en travaillant à la machine à coudre.

Mais j'en reviens à la coprolalie et je terminerai par l'exemple d'un pauvre petit tiqueur âgé de douze ans à peine qui fréquentait il y a quelques années la consultation de la Salpêtrière. Il laissait, lui aussi, sortir bruyamment, même en pleine rue, des mots orduriers : « M..de, cochon, m..de. » Mal lui en prit un jour que regardant des gamins jouer à la fossette, il ne put retenir ses exclamations. Celles-ci lui valurent, de la part des gamins qui se croyaient insultés, une rude et injuste correction.

Ces exemples pris sur nature suffisent déjà sans doute pour vous faire comprendre que la *coprolalie* nous conduit en plein domaine psychopathique. Souvent, le plus souvent peut-être, — c'est ce dont vous pourrez vous convaincre par la lecture d'un travail de M. Guinon, qui vient compléter à quelques égards celui de M. Gilles de la Tourrette, — les tiqueurs, les grands tiqueurs principalement, ainsi que je l'ai depuis longtemps fait remarquer, sont placés sous le régime mental des idées fixes, obsédantes, impulsives, comme vous voudrez les appeler. Il est clair qu'ici, le trouble survenu dans le mécanisme de l'idéation, reproduit en quelque sorte le phénomène du tic convulsif, et l'on pourrait dire, par conséquent, que, chez ces sujets-là, le *tic moteur* est doublé d'un *tic d'idées*.

La proposition que je viens d'émettre trouvera, comme vous allez le reconnaître, sa justification chez notre malade. Nous allons, en effet, observer chez lui un certain nombre de marques, ou *stigmates psychiques*, comme M. Magnan les appelle dans son enseignement, qui le placent dans la catégorie des dégénérés, ou, autrement dit, des déséquilibrés. Je préfère l'emploi de cette dernière dénomination par la simple raison que fort souvent, parmi ces prétendus dégénérés, on rencontre, à côté de certaines anomalies psychiques quelquefois bien effacées, des qualités intellectuelles de premier ordre.

M. CHARCOT (*au malade*) : Voulez-vous nous parler de ce qui vous arrive lorsqu'il s'agit pour vous de cacheter une lettre que vous venez d'écrire, ou encore de la mettre à la poste ?

LE MALADE : Je cachette bien la lettre, en général, je mets l'adresse et je vais la porter à la poste. Mais lorsque je veux la mettre dans la boîte, j'hésite et je la retire quatre ou cinq fois de l'ouverture, avant de l'y laisser tomber. Lorsqu'elle m'a définitivement échappé des mains, j'éprouve une grande émotion.

M. CHARCOT : Eh bien, vous avez compris par là de quoi il s'agit : l'incertitude règne dans son esprit. Il a des scrupules. L'adresse est-elle bien mise ? Aurait-il laissé échapper, en écrivant, quelque chose d'incorrect, de compromettant ?

Quelquefois il déchachette la lettre déjà fermée et la relit plusieurs fois avant de la cacheter définitivement. Sans doute, nous avons tous, plus ou moins parfois, dans les mêmes circonstances, de ces doutes, de ces scrupules ; mais ils se présentent à nous à l'état d'idées faibles que nous refoulons facilement, sans émotion. C'est l'exagération de ce phénomène physiologique, l'émotion qui l'accompagne parfois, l'intensité de l'idée, son caractère irrésistible, qui constituent l'état pathologique.

M. CHARCOT (au malade) : Racontez-nous, s'il vous plaît, ce que vous nous avez dit l'autre jour, relativement aux rasoirs.

LE MALADE : Eh bien, lorsque je vois un rasoir ou un couteau, je tressaille, j'ai peur. Il me vient à l'idée que je pourrais tuer quelqu'un ou me tuer moi-même, et cela me cause une très grande émotion. Il en est de même lorsque je vois un fusil, ou seulement lorsqu'il me vient à l'esprit l'idée d'un fusil. Cette simple pensée me rend anxieux au plus haut point. Il me vient à l'idée que je pourrais tuer quelqu'un et, jusqu'à un certain point, je ressens l'envie de le faire. J'ai aussi une manie qui me trouble beaucoup : il me prend souvent une envie irrésistible de battre quelqu'un, et c'est surtout à la vue d'un cocher de fiacre que je me sens poussé à cela. Pourquoi les cochers de fiacre plutôt que les autres, je n'en sais absolument rien.

M. CHARCOT : C'est assez, je vous remercie, vous pouvez vous retirer.

(Aux auditeurs) : Vous venez d'en entendre assez, je pense, pour comprendre que les mouvements convulsifs ne sont pas toujours, chez un tiqueur, toute sa maladie, et que souvent derrière le tic il y a lieu de rechercher le trouble psychique qui ne saute pas toujours aux yeux.

Or, messieurs, les troubles psychiques dont il s'agit sont, dans la majorité des cas, pour ne pas dire plus, la marque d'une tare héréditaire.

Nous avons naturellement cherché avec quelque soin si l'histoire des antécédents héréditaires de notre tiqueur venait confirmer la règle. Malheureusement, fils d'un réfugié polonais, notre malade n'a pas connu toute sa famille et il ne peut, par conséquent, nous renseigner exactement.

Tout ce que nous pouvons en tirer, concernant le point de vue étiologique, c'est une histoire qui pourrait bien n'être qu'une légende et que je vais vous transmettre, néanmoins, telle qu'il me l'a donnée. Il prétend que sa mère, étant grosse, était au service d'un banquier qui souffrait de tics épouvantables ! Ce serait là, suivant lui, l'origine de sa maladie : mais le banquier tiqueur était-il en outre coprolalique et sous le coup des idées fixes ? — Voilà, bien entendu, ce qu'il ne saurait vous dire.

Certes, messieurs, je ne suis pas affligé de cette disposition d'esprit, peu scientifique, selon moi, qu'on pourrait appeler le *scepticisme arbitraire*, mais j'avoue que cette fois je suis presque invinciblement porté à penser que ce n'est pas dans cette *impression reçue par sa mère pendant sa grossesse* qu'il faut aller chercher la cause de l'affection dont *souffre* notre malade.

Imp. de la Soc. de Typ. - Noizette, 8, r. Campagne-Ire, Paris.

Policlinique du Mardi 30 Octobre 1888

DEUXIÈME LEÇON

1er Malade. — Sur un même sujet : sciatique avec déformation spéciale du tronc ; à la suite d'un coup reçu sur le front, Neurasthénie et Hystérie.

2e Malade. — Chorée paralytique chez un enfant de huit ans ; hérédité arthritique et névropathique.

1er MALADE

M. Charcot : Le premier malade que nous allons étudier ensemble aujourd'hui est un homme de 33 ans, un pauvre hère s'il en fût, dénué de tout ou peu s'en faut, même d'intelligence. En vérité, il n'y a pas de sa faute, maintes fois il a essayé d'apprendre à lire, à l'école de son village d'abord, puis, plus tard, au régiment. Il n'a jamais pu y parvenir ; vous verrez plus tard l'intérêt qu'il y a pour nous à connaître ces détails ; pour le moment, dirigeons notre attention d'un autre côté.

Aujourd'hui, le malade se présente à nous comme atteint d'une douleur occupant le trajet du nerf sciatique gauche, datant de cinq ans environ ; douleur, peut-être, actuellement amoindrie, mais qui entretient encore à l'heure qu'il est une boiterie très marquée. S'agit-il bien là d'une sciatique ? c'est ce que nous allons avoir à rechercher.

Je vais prier le malade de se déshabiller. Lorsqu'il se sera dépouillé de ses vêtements, nous serons bien mieux placés en mesure d'observer chez lui les caractères d'une attitude particulière du corps, d'une déformation spéciale, sur laquelle je désire appeler votre attention, parce qu'elle est très peu connue encore, si je ne me trompe, des cliniciens, et qu'elle est suffisante, cependant, à elle seule pour nous mettre sur la voie du diagnostic.

Je ne saurais trop vous engager, Messieurs, surtout quand il s'agit de neuro-

3

pathologie, à examiner les malades *nus* toutes les fois que des circonstances d'ordre moral ne s'y opposeront pas.

En réalité, Messieurs, nous autres médecins, nous devrions connaître *le nu* aussi bien, mieux même que les peintres ne le connaissent. Un défaut de dessin chez le peintre et le sculpteur c'est grave sans doute au point de vue de l'art,

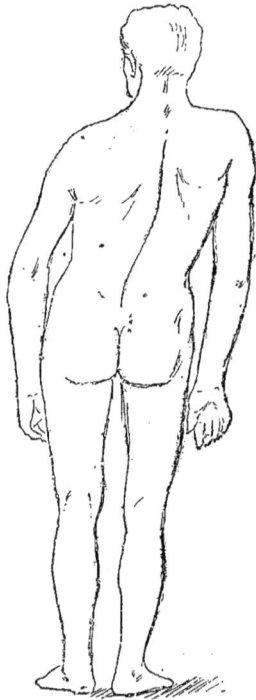

1er cas.

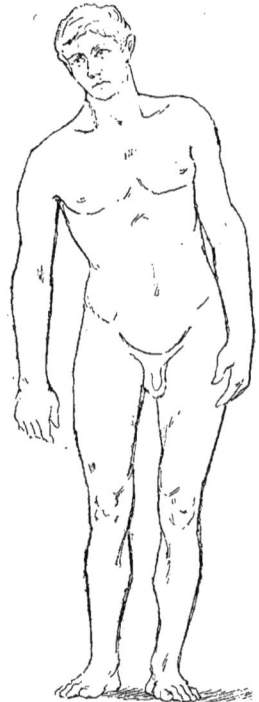

Fig. 9.

Sciatique gauche.   Sciatique gauche.

(Dessins extraits d'un article sur les Déformations de la Statique, in *Arch. de Neurologie* L. 15, 1888, obs. p. 12.)

mais en somme cela n'a pas au point de vue pratique de conséquences majeures. Mais que diriez-vous d'un médecin ou d'un chirurgien, qui prendrait, ainsi que cela arrive encore trop souvent, une saillie, un relief normal pour une déformation pathologique ou inversement? Pardonnez-moi cette digression qui suffira peut-être pour faire ressortir une fois de plus la nécessité pour le médecin comme pour le chirurgien, d'attacher une grande importance à l'étude médico-chirurgicale du nu. Bientôt, je l'espère, nous serons en possession d'un grand ouvrage orné de planches admirables, faites d'après nature, où vous

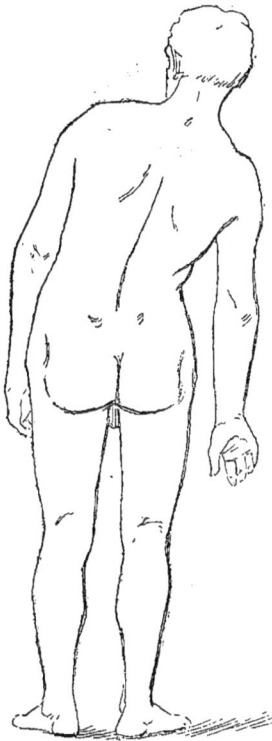
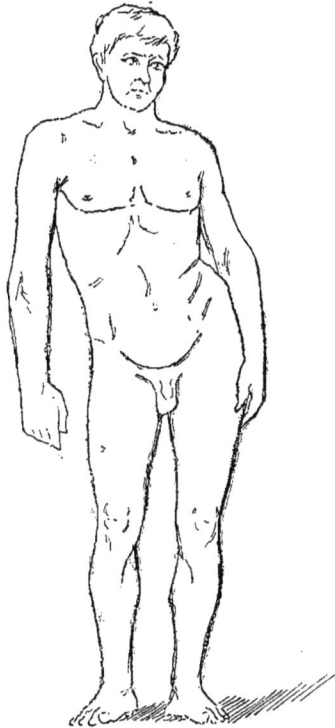

2ᵉ cas.

Fig. 10.

Attitude dans la Sciatique gauche.

Attitude dans la Sciatique gauche.

trouverez cette partie de notre science traitée avec tous les détails qu'elle comporte. C'est à M. le Dr Richer, mon chef de laboratoire, plusieurs fois mon collaborateur, que sera dû ce monument où l'on verra, pour le plus grand profit de tous, l'art et la science marcher de concert et se donnant la main.

Mais il s'agit d'en revenir à notre homme ; le voilà complètement nu ; notre salle est justement surchauffée comme le serait un atelier de peintre ; nous pouvons examiner le malade tout à loisir, sans le souci de commettre un acte d'inhumanité. Avant de concentrer notre attention sur lui, veuillez jeter les yeux sur les dessins que j'ai fait placer devant vous ; ils représentent justement cette même déformation que je veux vous faire reconnaître chez notre homme, observée cette fois sur deux autres sujets atteint de la même affection (fig. 9 et fig. 10). Cette déformation sur laquelle j'insiste actuellement et dont vous pouvez saisir maintenant les caractères, en consultant tour à tour les dessins puis l'homme nu, cette déformation, dis-je, est bien remarquable, bien facile à saisir. Elle saute aux yeux en quelque sorte. Elle a dû se présenter à moi, bien des fois, car je vous assure qu'elle n'est point très rare.

Eh bien, Messieurs, il arrive que je l'ai remarquée seulement il y a deux ans, pour la première fois, et je ne sache pas qu'avant moi elle ait été indiquée explicitement par d'autres (1). Singulière faiblesse de nos facultés d'observation qui fait que nous ne voyons pas les choses cependant parfaitement visibles sans le concours d'une adaptation particulière de notre esprit. Une fois la chose vue et bien vue, il est facile d'apprendre aux autres à la voir à leur tour. Mais le tout est de la voir une première fois.

Vu de dos le sujet nous montre le tronc assez fortement incliné sur la droite, l'épaule de ce côté est tombante ; l'épine offre une déviation par suite de laquelle dans la moitié inférieure elle offre une concavité regardant à droite et inversement dans la moitié supérieure ; la main droite, le bras étant pendant, descend beaucoup plus bas que la gauche ; à gauche le membre inférieur est légèrement fléchi. Je vous ferai remarquer, en passant, que de ce côté, le talon, dans la station debout est légèrement relevé, il ne porte pas sur le sol ; c'est là dans l'espèce une anomalie sur laquelle j'aurai à revenir.

Actuellement nous considérerons le sujet vu de face et nous constaterons

1. M. le professeur Erb, d'Heidelberg, dans une lettre publiée par le *Neurologisches Central-blatt* (n° 24, 1888, p. 689) nous fait connaître qu'il avait lui-même depuis longtemps remarqué l'attitude spéciale que prennent certains sujets atteints de sciatique, que d'ailleurs il existe, dans la « *Wiener med. Presse* 1886, n°^{s} 26 et 27, un travail sur la matière datant de 1886 et appartenant à M. C. Nicoladoni. Le mémoire de M. Nicoladoni est intitulé : « *Ueber eine art des Zusammenhanges zwischen Ischias und Scoliose* ». Un second cas du même genre se trouve paraît-il, dans le même journal 1887, n° 39. La note de M. Nicoladoni publiée en 1886 était restée absolument ignorée de M. Charcot lors de sa première observation sur ce sujet, laquelle date de septembre 1886.

une fois de plus l'inclinaison très prononcée du tronc vers la droite, la chute de l'épaule droite, etc., etc.

Eh bien voilà, Messieurs, une attitude spéciale incontestablement assez frappante. J'ajouterai qu'elle offre pour nous un intérêt pratique très particulier ; c'est qu'en effet elle paraît appartenir en propre à certaines formes d'une affection d'ailleurs fort vulgaire puisque c'est de la sciatique qu'il s'agit. Je ne dis pas, remarquez-le bien, qu'elle existe dans toute sciatique. Je suis même porté à penser qu'elle ne s'y voit qu'exceptionnellement et surtout, bien que non exclusivement, dans la forme intense. Ce que je tiens à relever, c'est que lorsqu'elle existe vous pouvez, presque à coup sûr, affirmer qu'elle est liée à une sciatique, à une sciatique grave, de longue durée, le plus souvent mais non toujours, et que cette sciatique existe sur le membre opposé au côté vers lequel a lieu l'inclinaison du tronc. L'inclinaison ayant lieu vers la droite, dites que la sciatique occupe le membre inférieur gauche, et inversement si l'inclinaison du tronc a lieu vers la gauche.

Bien des fois il m'est arrivé en me fondant sur la connaissance de ce genre de déformation, d'affirmer à distance non seulement l'existence de la sciatique, mais encore de localiser l'affection sur l'un ou l'autre côté du corps.

Pour plus de détails relatifs à ce genre de déformation, je vous engage à consulter un mémoire de mon ancien chef de clinique M. le docteur Babinski, où la question est traitée avec grand soin.

Ce travail a été publié dans les *Archives de neurologie* pour 1888.

Vous verrez là que la déformation peut être quelquefois relativement énorme comparée à celle d'aujourd'hui et conduire l'observateur non prévenu à penser qu'il existe quelque grave lésion vertébrale.

Quoi qu'il en soit, elle est suffisamment prononcée chez notre malade d'aujourd'hui pour que vous puissiez la reconnaître pour ce qu'elle est, et je suis convaincu que vous avez été amenés déjà par les indications que je viens de vous fournir à admettre qu'il s'agit chez notre homme d'une sciatique gauche.

Eh bien, actuellement il faut établir par une étude régulière qu'il en est bien réellement ainsi. Notre malade est-il bien et dûment atteint d'une sciatique gauche et de quel genre de sciatique est-il affecté ? Voilà, je le répète, ce qu'il convient de déterminer actuellement.

Remarquez d'abord les précautions que prend notre patient quand il s'agit de s'asseoir. Il ne s'assied pas sur la fesse du côté gauche, parce que cela exaspère sa douleur, il s'assied sur la fesse droite.

Vous remarquez encore que lorsqu'il s'agit de se lever, c'est ce même membre inférieur droit qui presque exclusivement fonctionne, et en somme l'attitude spéciale du corps que je signalais tout à l'heure à votre attention paraît n'être qu'une attitude instinctive dont le but est de diminuer autant que possible le travail du membre où siège la douleur en faisant porter sur d'autres membres le poids du corps.

Un autre fait encore qui frappe les yeux, c'est l'amaigrissement relatif que présente ce même membre inférieur gauche dans toutes ses parties, cuisse et jambe surtout. — La différence, à cet égard, entre les deux membres, est de plus d'un centimètre ; évidemment, d'après cela, si c'est bien d'une sciatique qu'il s'agit, c'est d'une sciatique ancienne, ou pour le moins d'une sciatique grave (sciatique neuritique).

Mais il sera intéressant, je crois, d'entrer ici dans une courte digression relative à l'histoire de la pathologie de la névralgie sciatique. Cette histoire, veuillez le remarquer, Messieurs, contrairement à ce que quelques-uns d'entre vous pourraient croire, n'est pas de date très ancienne.

C'est en effet seulement en 1764 que le Napolitain Cotugno, célèbre anatomiste et clinicien, fit reconnaître qu'il fallait séparer foncièrement l' « *Ischias arthritica* » de l' « *Ischias nervosa* » et que dans ce dernier groupe il y avait lieu de distinguer encore l' « *Ischias nervosa antica* » (névralgie crurale), de l' « *Ischias postica* » laquelle répond à ce que nous appelons, nous, communément aujourd'hui « la sciatique » ou « névralgie sciatique ». Il ne fallait rien moins alors, qu'un anatomiste doublé d'un clinicien pour déterminer exactement le siège de l'affection douloureuse à laquelle il serait juste, comme on l'a fait quelquefois, d'appliquer le nom de maladie de Cotugno (Dom. Cotunii, opuscula medica. T. II, p. I. *De ischiade nervosa*. — Napoli 1827).

L'histoire clinique de l'affection dont il s'agit n'a pas après Cotugno, pendant de longues années, sérieusement progressé. Il faut arriver jusqu'à Valleix pour voir la question du diagnostic des névralgies s'enrichir de la notion des *points douloureux*. On peut reprocher à Valleix, cependant, d'avoir, pour ainsi dire, voulu couler dans le même moule toutes les névralgies quelque fût leur siège sans reconnaître suffisamment ce que l'histoire clinique de chacune d'elles possède de spécial, et on peut ajouter d'inattendu pour celui qui ne voudrait considérer dans la névralgie occupant un nerf donné que ce que l'anatomie et la physiologie classiques de ce nerf peuvent lui apprendre.

En dehors du siège douloureux, combien de différences profondes, radicales même parfois, relatives à l'évolution, au pronostic, méritent d'être signalées cliniquement entre le tic douloureux et la névralgie sciatique par exemple, ou encore la névralgie brachiale. Oui, on peut l'affirmer, chaque espèce de névralgie a son histoire naturelle à part qu'il faut apprendre à connaître, telle qu'elle est, et il ne suffit pas pour être renseigné sur une « névralgie » donnée, de lui appliquer schématiquement les caractères que les névralgies diverses, comparées entre elles, peuvent avoir en commun.

C'est ici que l'intervention de Lasègue (1) me paraît avoir été décisive au

---

1. Ch. Lasègue. Considérations sur la sciatique, in *Archiv. générales de Médecine*, p. 585, 1864, t. II.

premier chef, et bienfaisante en proclamant une fois de plus la prépondérance légitime, et nécessaire, trop oubliée parfois cependant, de la méthode clinique dans toutes les questions de ce genre. Il a bien fait ressortir ce qu'à ce point de vue, la névralgie du nerf sciatique présente vis-à-vis des autres espèces du groupe, de spécial, d'original même.

C'est à lui qu'on doit aussi d'avoir nettement accusé l'existence de deux formes bien distinctes de l'affection : l'une relativement bénigne, quelque intense et douloureuse qu'elle puisse être, c'est la névralgie proprement dite ; l'autre maligne, grave au premier chef, dans laquelle la douleur occupe le nerf en quelque sorte d'une façon permanente et n'y sévit plus seulement par paroxysmes ; forme lente, chronique par exemple, marquée souvent par l'accompagnement de troubles trophiques de siège musculaire ou cutané et où l'affection paraît devoir être rattachée non plus cette fois à des lésions insaisissables à nos moyens d'investigation mais bien à une véritable lésion organique plus ou moins profonde du nerf sciatique lui-même.

Je ne veux pas négliger de vous rappeler en passant que la distinction nécessaire esquissée par Lasègue entre la Sciatique névralgie et la Sciatique névrite a été rendue plus accentuée encore et plus évidente par une série importante d'observations *ad hoc* qu'on doit à M. Landouzy (1).

Je ne saurais trop vous engager à prendre lecture des divers travaux que je viens de signaler à votre attention ; vous n'en saurez jamais trop sur l'histoire de la sciatique car il s'agit là, ne l'oubliez pas, d'une de ces affections vulgaires que l'on rencontre à chaque pas dans la pratique.

J'en reviens maintenant à notre cas. Eh bien, il n'est pas douteux qu'il s'agisse là d'une sciatique grave, d'une sciatique *névrite*. La maladie en effet dure depuis cinq ans déjà, ayant présenté pendant cette longue période des hauts et des bas. La douleur aujourd'hui étant devenue à peu près permanente ; l'amaigrissement, l'émaciation du membre, bien qu'il n'existe dans les muscles atrophiés, actuellement du moins, aucune trace de réaction dégénérative, peut bien être considéré comme la conséquence des troubles trophiques qui accompagnent la névrite.

Enfin l'existence passée, relevée par l'observation, d'une éruption de zona occupant le trajet du nerf douloureux plaide absolument dans le même sens.

Voilà des circonstances qui, je pense, ne laissent planer aucun doute sur le caractère particulier de la sciatique. En dehors de cela, tout est classique chez notre homme et chez lui les *points douloureux* spontanément ou relevés comme tels occupent les lieux d'élection.

Ainsi, nous distinguons un point sacro-iliaque (*a*), un point fessier (*b*), point post-trochantérien (*c*), plusieurs points fémoraux (*d, d, d*), un point péréo-

1. Landouzy. De la Sciatique. *Archives générales de médecine*, 1875.

néen (c), un point rotulien externe (qu'il ne faut pas confondre avec la douleur du genou qui s'observe dans les maladies de l'articulation de la hanche), enfin le point malléolaire externe (f); le point dorsal du pied manque sur ce sujet.

Ajoutons encore les traits suivants : quand le malade est couché à terre sur le dos et qu'on élève au-dessus du sol son membre gauche maintenu étendu,

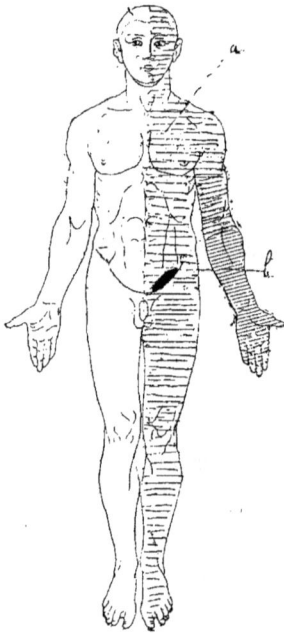

Fig. 11.

No 1. — Légende.
a. Anesthésie.
b. Plaque hystérogène.

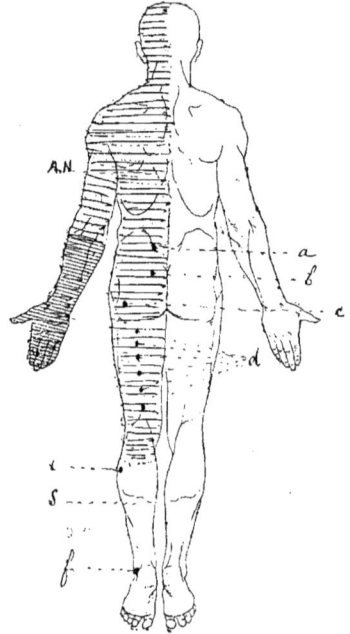

No 2. — Légende.
a. Point sacro-iliaque.
b. Point fessier.
c. Point post-trochantérien.
d, d, d. Points fémoraux.
e. Point péronéen.
f. Point malléolaire externe.
AN. Anesthésie.

on lui fait ressentir à un moment donné une douleur vive entre le grand trochanter et l'ischion, douleur qui résulte évidemment de la distension que dans cette manœuvre subit le nerf sciatique. Au contraire, si l'on imprime au malade reposant toujours à terre un mouvement brusque d'abduction ou d'adduction à la jointure, il n'y a pas de douleur produite et l'on ne perçoit pas de craquements. Ce dernier caractère joint à l'absence de douleur rapportée au genou, à l'absence de douleur provoquée par la percussion du grand trochanter, etc., etc., suffirait pour bien établir qu'il s'agit chez notre malade de l'*Ischias nervosa postica* et nom de l'*Ischias arthritica*.

L'attitude spéciale que présente notre homme et sur laquelle j'appelais votre attention en commençant, pourrait, elle aussi, contribuer à fixer le diagnostic dans les cas réguliers, classiques ; mais il y a à cet égard chez notre sujet, lieu de signaler une anomalie à laquelle j'ai fait allusion déjà et que je ne veux pas laisser passer inaperçue. Si vous voulez bien vous reporter au mémoire des *Archives de Neurologie* publié par M. Babinski, vous verrez que la caractéristique de l'attitude sciatique, fondée sur la comparaison des observations, connues jusqu'alors, est la suivante : *Inclinaison du tronc du côté opposé à la sciatique, absence complète de soulèvement du pied du côté malade.* Eh bien, Messieurs, il convient d'apporter un correctif au second terme de la formule ; en effet, ainsi que vous pouvez le reconnaître chez notre malade d'aujourd'hui où l'existence d'une sciatique régulière ne saurait évidemment être douteuse, le membre inférieur gauche, côté de la sciatique, est demi fléchi et en même temps le pied de ce même côté ne repose à terre que par la pointe, le talon restant élevé de plusieurs centimètres au-dessus du sol ainsi que cela se voit dans certains cas de coxalgie organique ou encore de coxalgie hystérique.

Ce n'était donc pas apporter trop de soin dans l'étude du cas que de nous efforcer de fonder le diagnostic sur une analyse comparative régulière et de ne pas nous en tenir à la seule considération de l'attitude qui, dans les exemples classiques, est cependant si caractéristique. Ceci nous montre une fois de plus qu'en pathologie il faut toujours compter sur le chapitre des anomalies et qu'il n'existe pas de signes absolument pathognomoniques.

Je terminerai ce qui concerne la sciatique de notre sujet, en vous faisant connaître quelques détails complémentaires relatifs à la marche de l'affection ; et en même temps aux circonstances qui peuvent avoir contribué à faire naître le mal.

V... des est sorti du régiment (il était dans les dragons) à l'âge de 26 ans. Il avait, au service, contracté la fièvre typhoïde; pas d'autres maladies à signaler. Une fois libéré, il est entré dans un établissement de fours à plâtre où il a travaillé pendant plusieurs années. Là il était exposé, le corps étant souvent en sueur, à prendre des refroidissements, il couchait d'ailleurs à cette époque-là dans une chambre humide où l'eau suintait des murs et, dans le même temps, il commettait des excès alcooliques sur une grande échelle.

4

C'est vraisemblablement par l'action répétée et combinée des causes qui viennent d'être énumérées que s'est déclarée la névralgie rebelle dont il souffre aujourd'hui.

Celle-ci s'est déclarée pour ainsi dire tout à coup sous une forme en quelque sorte suraiguë il y a cinq ans. Le séjour au lit à l'hôpital d'Argenteuil a été absolu pendant environ cinq semaines ; au bout de huit semaines, le malade a pu reprendre son travail ; mais il a toujours souffert depuis cette époque et il n'a cessé de marcher en boitant. De temps en temps, il s'est produit quelques exacerbations du mal qui, cependant, n'ont pas nécessité un nouveau séjour au lit ; mais, à un moment donné, notre malade mis dans l'impossibilité de fournir un travail suffisant a dû quitter le four à plâtre pour exercer la profession moins lucrative de terrassier. Et justement c'est alors qu'il se livrait à des travaux de terrassement, qu'il devint victime d'un *trauma-tisme* qui marque le début de la seconde partie de son histoire clinique.

Donc, il y a cinq mois, en déchargeant un wagon rempli de ballast, V...des reçut sur le front un coup qui le renversa à terre et lui fit perdre immédiatement connaissance. La durée de l'inconscience fut, parait-il, de dix minutes environ. Une plaie verticale, assez étendue et profonde, où l'on voit aujourd'hui la cicatrice froncée sur la partie médiane du front, laissa couler beaucoup de sang. Les jours suivants, il survint un peu de fièvre, et sous la plaie un abcès se forma qui s'ouvrit spontanément.

C'est huit jours après l'accident en question, alors que la fièvre avait cessé complètement, que la suppuration avait cessé elle aussi, que la plaie était en bonne voie de guérison, que se manifestèrent les premiers symptômes de l'affection nerveuse dont notre homme souffre actuellement à un haut degré et que je veux entreprendre d'étudier avec vous. Oui, depuis cette époque son caractère a changé complètement et il n'a pas discontinué d'être sous le coup de cette prostration et de ce découragement profonds dont il porte la marque évidente, aujourd'hui encore, sur son visage et dans son attitude, ainsi que vous n'aurez certainement pas manqué de le remarquer durant l'examen auquel nous venons de le soumettre à propos de la sciatique dont il souffre.

Eh bien, Messieurs, cette attitude triste, abandonnée si l'on peut ainsi dire, cette impuissance absolue où il est, assure-t-il, de se livrer au moindre travail, l'insomnie dont il souffre, les rêves épouvantables, terrifiants dont ses nuits sont tourmentées, tout cela paraissant bien nettement à la suite et comme con-séquence d'un coup violent reçu sur le front, tous ces phénomènes, dis-je, devaient nous guider dans la voie des recherches à faire pour arriver à établir la caractéristique de l'affection nouvelle, aujourd'hui surajoutée à la névrite sciatique. Nous l'interrogeons au sujet de ces rêves pénibles qui lui font redouter de chercher le sommeil. «Je vois, dit-il souvent, presque toutes les nuits une main qui m'étreint la gorge et qui m'étrangle ; alors je me réveille tout à coup, plein d'effroi et je ne puis plus dormir. Souvent aussi, il me semble que je suis près d'un précipice vers lequel je suis entraîné et où je tombe toujours du côté gauche : autrefois, avant mon accident, je ne rêvais jamais ; depuis, presque chaque nuit, je fais les rêves que je viens de vous dire.»

Nous mettons entre les mains du sujet qui ne présente aucune trace de paralysie soit dans les membres inférieurs, soit dans les membres supérieurs et qui peut exécuter, à l'aide de ces membres, tous les mouvements qu'on lui commande de faire, un dynamomètre.

L'instrument pressé aussi fort que possible donne 18, 20 de la main droite, bien qu'il s'agisse d'un sujet admirablement musclé, autrefois fort vigoureux et qui, dans les conditions normales, devrait donner au moins 80°.

Il y a donc à signaler déjà chez notre homme une véritable asthénie neuro-musculaire. — Voici l'exposé d'une série d'autres phénomènes que notre enquête nous a permis de relever. Il se plaint de souffrir constamment de la tête qui lui paraît enserrée comme dans un casque de plomb, surtout dans la région occipitale et en avant vers les bosses frontales. Il a de la confusion dans l'esprit ; il ne se souvient plus ; sans doute il n'a jamais été une forte tête, mais depuis l'accident il se trouve encore amoindri. — Il n'a plus de courage, plus de volonté, plus de goût pour le travail et il se fatigue depuis sous l'influence des moindres efforts.

Autrefois, malgré sa boiterie déterminée par la névrite sciatique, il travaillait encore clopin-clopant tant bien que mal de son métier de terrassier ; assez pour gagner sa vie. Il était gai ou pour le moins il avait de l'entrain. Aujourd'hui il est abattu, morne, maussade, incapable de toute initiative. — Ajoutez à ce qui précède qu'après les repas il se sent gonflé, tourmenté par le besoin d'expulser des gaz ; qu'alors, comme il dit, le sang lui monte à la figure et qu'il devient comme engourdi, somnolent et vous aurez réuni un certain nombre de caractères cliniques qui révèlent suffisamment chez notre malade l'existence de *la neurasthénie*, comme on l'appelle, affection assez bien déterminée aujourd'hui symptomatiquement, et qui paraît, enfin, définitivement installée dans les cadres nosologiques.

Vous savez que le plus généralement la *névrose neurasthénique* se développe à la suite d'excès de tout genre un peu prolongés, du surmenage intellectuel en particulier ; aussi chez les enfants est-ce une affection rare, parce que les enfants ne se laissent pas surmener intellectuellement ou, autrement dit, ils savent se soustraire à ce genre de surmenage.

Il n'en est pas de même des adultes. Ainsi, quand il s'agit, à l'âge de 16, 17, 18 ans, de commencer une carrière libérale, de passer les examens, le baccalauréat, par exemple, ou ceux qui sont exigés pour être admis dans une école spéciale, alors la neurasthénie se montre fréquente et elle sévit souvent avec force et ténacité. Chez notre malade, ce n'est évidemment pas de cette cause qu'il s'agit.

C'est le traumatisme, le choc nerveux qu'il faut invoquer ici, évidemment, les circonstances du cas le démontrent suffisamment et d'ailleurs, le développement d'états neurasthéniques en conséquence d'un traumatisme ou simplement d'un choc nerveux tend à devenir aujourd'hui de plus en plus un fait de connaissance vulgaire.

Vous trouverez entre autres plusieurs exemples bien caractérisés de névrose neurasthénique cérébro-spinale relatés dans le remarquable ouvrage de M. Page, comme conséquences de *collisions* de chemin de fer, *Railway spine, Railway brain* comme on dit encore (Voir H. P. *Injuries of the spine and spinal cord without apparent mechanical lesion and nervous shock in their surgical and medico legal aspects*. London 1885). Le choc nerveux, la commotion nerveuse, l'émotion nécessairement à peu près inséparable d'un accident qui souvent menace la vie, suffisent à produire la névrose en question ; l'action chirurgicale du traumatisme, ou autrement dit la production d'une contusion, d'une plaie, ou encore d'une commotion cérébrale proprement dite, ne sont pas des agents nécessaires pour faire apparaître le mal, bien qu'ils puissent contribuer à lui imprimer une forme grave. Mais au fond la maladie nerveuse se montre toujours la même quelle que soit la cause provocatrice. J'insisterai pour dire qu'une origine traumatique ne détermine par elle-même aucune particularité nosographique qui permette de la distinguer des neurasthénies développées sous l'influence de toute autre cause, du surmenage intellectuel par exemple. En d'autres termes, en face des causes si diverses qui peuvent en déterminer la production, l'espèce morbide : *neurasthénie cérébro-spinale* conserve en quelque sorte son indépendance, son autonomie, sa spécificité. C'est là une doctrine que j'ai été conduit à adopter par l'étude d'un assez bon nombre de faits, et que j'aurai, je pense, bien des fois l'occasion de justifier cliniquement dans le cours de ces leçons.

Mais, Messieurs, la neurasthénie n'est pas, tant s'en faut, la seule forme neuropathique qui puisse se produire sous l'action des causes occasionnelles dont nous parlions tout à l'heure : traumatisme ou choc nerveux. On pourrait dire, au contraire, qu'il n'est pas une seule des espèces composant la grande famille nerveuse qui ne se soit pas montrée dans les conditions étiologiques dont il s'agit. Telles sont les vésanies de tout genre, la paralysie agitante, l'épilepsie, la chorée, etc., etc., et par-dessus tout l'hystérie, oui, l'hystérie et principalement l'hystérie virile, plus commune, cela est facile à comprendre, que ne l'est l'hystérie féminine dans ces conditions de traumatisme que nous signalions tout à l'heure.

En somme donc, hystérie et neurasthénie, voilà les deux formes neuropathiques qui s'offrent le plus vulgairement à l'observation comme conséquence des chocs nerveux avec ou sans accompagnement d'une lésion traumatique chirurgicale.

Et, dans ces conditions-là : tantôt la neurasthénie règne seule, exclusivement ; tantôt, au contraire, l'hystérie est seule présente, tantôt enfin, l'une et l'autre se montrent coexistantes, combinées en proportions diverses.

La connaissance des faits qui précèdent devait nous conduire à rechercher, si, chez notre malade, la neurasthénie, fort apparente, n'était pas doublée de symptômes hystériques cachés et latents, et que seule, une analyse méthodique poursuivie dans une certaine direction pouvait nous révéler.

Or, Messieurs, les investigations poursuivies dans ce sens ont pleinement justifié nos prévisions. Non seulement notre sujet, en conséquence du coup qu'il a reçu au front est devenu neurasthénique, mais il est devenu aussi hystérique, cela nous sera maintenant facile à démontrer.

Nous avons procédé tout d'abord à l'examen du champ visuel. Vous n'ignorez pas le rôle important que joue dans la symptomatologie de l'hystérie, le rétré-

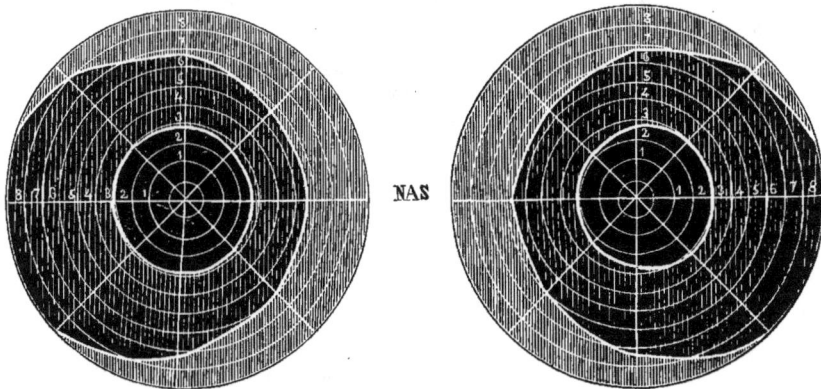

NAS

Fig. 12.

cissement monoculaire ou binoculaire concentrique du champ visuel sans accompagnement de lésion ophthalmoscopique de la rétine ou des milieux. Sans doute ce n'est pas là un signe absolument pathognomonique de la névrose, — il n'y a rien d'absolu dans ce genre, — mais on peut affirmer qu'à part le cas de la lésion de la partie postérieure de la capsule interne, le rétrécissement *permanent* du champ visuel ne se voit guère en dehors de l'hystérie. Je dis rétrécissement à l'état permanent, parce que je n'ignore pas que dans l'*épilepsie vraie*, à la suite des accès, le champ visuel présente souvent un rétrécissement plus ou moins prononcé, lequel s'efface peu à peu progressivement durant les quelques jours qui suivent ; après quoi a lieu le retour à l'état normal. Mais cela est un *rétrécissement temporaire*, remarquez-le bien, et pas un rétrécissement *permanent* ; je crois pouvoir affirmer qu'il en est de même pour le cas de la neurasthénie ; on peut observer comme l'a fait M. Westphal, dans cette affection-là, surtout au moment des vertiges, des rétrécissements du champ visuel, mais alors le rétrécissement ne persiste pas, il ne s'établit pas comme cela a lieu dans le cas de l'hystérie à l'état permanent. J'ajouterai qu'il paraît bien démontré aujourd'hui que les rétrécissements du champ visuel signalés dans l'alcoolisme, dans le saturnisme, etc., relèvent non pas directement de la cause toxique mais bien de l'hystérie dont celle-ci provoque le développement (hystérie toxique de quelques auteurs).

Pour ce qui est de l'hystéro-épilepsie à crises séparées, c'est-à-dire hystéro-épilepsie à crises mixtes d'un côté, *hysteria major*, et épilepsie, mal comitial, de l'autre, coexistant chez un même sujet, on peut affirmer que le rétrécissement permanent, lorsqu'il existe, se rattache à la grande hystérie *hystérie épileptiforme*, et nullement à l'épilepsie.

Chez notre malade, le rétrécissement concentrique, occupant les deux yeux à peu près également, existe, porté à un haut degré (Fig. 12), à l'état de permanence. Cette constatation rendait, d'après ce qui précède, fort probable que d'autres stigmates hystériques pourraient être mis en relief. J'ajouterai qu'un accompagnement fréquent du rétrécissement concentrique du champ visuel, lorsqu'il appartient à l'hystérie, se présente chez notre sujet ; je veux parler de la diplopie monoculaire ; cette anomalie se montre ici très accentuée dans l'œil du côté gauche (1).

Procédons maintenant à l'énumération sommaire des autres stigmates hystériques : il existe du côté gauche une obnubilation très prononcée, et très nette par conséquent de l'ouïe, du goût et de l'odorat (hémianesthésies sensorielles) ; une hémianalgésie cutanée (hémianesthésie sensitive) de tout le côté gauche du corps, tronc et membres. Cette hémianalgésie à la partie postérieure du corps est plus prononcée qu'en avant et dans de certaines parties c'est de l'hémianesthésie dans l'acception rigoureuse du mot (Voy. Fig. 11 *bis*.) Par une sorte d'anomalie fort curieuse, la jambe presque tout entière, au-dessus du creux poplité, en arrière, est sensible, ainsi que le pied, tandis qu'en avant, ces mêmes parties sont partout analgésiques.

C'en est assez déjà, dans les conditions où nous sommes, pour caractériser, l'hystérie. Mais il y a plus encore : l'attaque, que quelques-uns considèrent bien à tort, encore aujourd'hui, comme un syndrome nécessaire à la constitution de l'hystérie, l'attaque, dis-je, est ici représentée. Sans doute il ne s'agit pas cette fois de la grande attaque, à phases distinctes et ordonnées :

---

1. Voir sur la polyople monoculaire des hystériques : *Leçons sur les maladies du système nerveux*, t. III p. 322.

1° période épileptoïde ; 2° période des grands mouvements ; 3° attitudes passionnelles ; cela nous ne le voyons pas chez notre malade. Mais nous en voyons
assez cependant pour pouvoir affirmer que l'attaque existe à l'état rudimentaire,
en germe, ou si vous l'aimez mieux sous une forme fruste. Voici en effet ce que
l'on observe à gauche, en pleines régions analgésiques ; il existe au-dessus du
pli de l'aine et parallèlement à sa direction une plaque, allongée (Fig. 11 *bis*

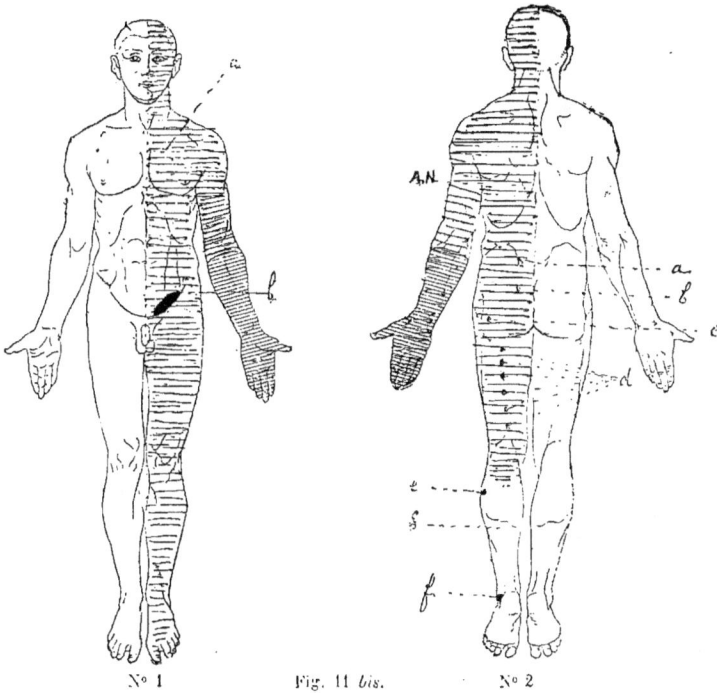

Fig. 11 *bis.*

N° 1   N° 2

n° 1, *b*.) ovalaire, hyperesthésique. Cette plaque est à un certain degré *hystéro-*
gène, c'est-à-dire que quand on y produit un frôlement rapide ou une pression
un peu vive, le malade ressent quelques-uns des phénomènes de l'attaque : « Il lui
semble, — c'est d'après son naïf récit que nous décrivons, — il lui semble, dis-je,
« que quelque chose lui remonte de l'aine gauche vers le ventre, la région du

cœur où il éprouve des battements rapides, la région du cou enfin, où il ressent comme un étranglement. Après quoi, ses oreilles sonnent et sifflent, ses tempes battent ; enfin la vue s'obscurcit, et il y a un instant d'inconscience. » Vous reconnaissez là les phénomènes de l'aura hystérique parfaitement caractérisés et les accidents qui la suivent représentent en quelque sorte, mais dans la catégorie de l'hystérie cette fois, le *vertige* épileptique, sans accompagnement de mouvements spasmodiques. Ces attaques, ou mieux ces rudiments d'attaque que nous venons de décrire, ne se montrent pas uniquement en conséquence de l'excitation artificielle des zones hystérogènes ; elles peuvent se développer spontanément.

Le malade en effet, depuis trois mois, a éprouvé ce qu'il appelle des syncopes, or, les syncopes dont il s'agit, non accompagnées de mouvements convulsifs, sont précédées de l'apparition d'une douleur dans la région hypéresthésique du flanc gauche et, consécutivement, de toute la série des phénomènes de l'aura que nous décrivions tout à l'heure. Donc, il s'agit évidemment ici d'attaques hystériques se produisant sous une forme rudimentaire, sans doute, mais suffisamment caractérisée pour qu'il soit facile de la désigner légitimement par son nom.

Nous voilà conduits bien loin de notre point de départ ; au premier abord, notre homme nous paraissait placé uniquement sous le coup d'une sciatique grave, sciatique névritique avec toutes ses conséquences. Vous reconnaissez maintenant que la situation est beaucoup plus complexe qu'elle ne paraissait l'être, et je ne suis pas fâché de vous faire remarquer une fois de plus, combien il importe d'examiner les malades sur toutes les faces, quand on ne veut rien négliger.

En somme, la deuxième partie de l'histoire de notre malade est plus intéressante encore peut-être que la première.

Voici, en effet, qu'à la suite d'un coup reçu au front, cause en apparence toute accidentelle, une double névrose s'est produite ; la neurasthénie d'un côté, l'hystérie de l'autre. Or, vous savez que nées dans ces conditions-là les névroses qui nous occupent, bien qu'il s'agisse d'affections sans lésions organiques appréciables, se montrent habituellement remarquablement tenaces, et parfois à peu près incurables.

Sans doute, une névrite sciatique datant de cinq ans et qui prive un malheureux ouvrier, pour longtemps, de l'usage régulier d'un de ses membres inférieurs, c'est une triste chose ; mais une neurasthénie profonde compliquée d'hystérie, qui entraînent avec elles la misère intellectuelle et morale pour toujours peut-être, c'est incontestablement chose plus grave encore.

Tels sont les faits : il ne sera certainement pas inutile actuellement de remonter encore une fois dans le passé de notre malade pour rechercher s'il n'y a pas soit dans son histoire propre, soit dans celle de sa famille, quelques circonstances de nature à faire comprendre la genèse, sous l'influence du choc nerveux des deux névroses : *hystérie et neurasthénie*. S'agit-il là d'une création de toutes pièces, œuvre de l'ébranlement traumatique, ou bien peut-on invoquer la prédisposition antérieure soit héréditaire soit acquise ? L'observation va montrer que chez notre malade, l'apparition des névroses en question, dans les circonstances où elles se sont produites, n'offrent rien d'inattendu, rien d'imprévu.

1° On sait bien aujourd'hui que l'alcoolisme prédispose à l'hystérie (1) ; or, le malheureux V..des, alors qu'il était employé dans un four à plâtre et qu'il y gagnait quelque peu d'argent, dépensait presque tout à boire. Il avoue que dans ce temps-là il buvait souvent en un jour, particulièrement le lundi, environ 1/3 de litre d'eau-de-vie, de l'absinthe et, en outre, environ 3 litres de vin. Jamais cependant ces doses énormes n'ont provoqué de grands accidents toxiques ; cela se bornait à de terribles colères quand il était ivre.

Néanmoins, sous l'influence de ces excès, il s'est produit sournoisement dans le système cérébro-spinal une modification profonde dont le traumatisme un beau jour a provoqué la révélation. Voilà pour ce qui concerne le côté relatif à la prédisposition acquise. Considérons actuellement les faits qui concernent la prédisposition héréditaire ; à cet égard, les documents abondent et ils sont fort significatifs.

Grands parents inconnus. Son père est mort de la poitrine. Un de ses oncles paternels, cultivateur, a eu la tête complètement dérangée pendant trois ans : il était alors sombre, triste,et ne voulait voir personne ; la guérison n'a pas été complète, le malade est resté « toujours un peu drôle ». Il est mort à 61 ans. — Une cousine germaine du côté maternel (fille du frère de la mère) tombe dans des attaques de nerfs, désignées épileptiques. — La mère de notre malade est morte de la poitrine. Un de ses frères était épileptique ; il tombait dans les attaques, environ tous les quinze jours ; il perdait absolument connaissance et écumait de la bouche. En voilà bien assez pour démontrer jusqu'à quel point V..des était prédisposé antérieurement à l'accident qui a provoqué, simultanément sans doute, la neurasthénie et l'hystérie.

TABLEAU DE FAMILLE DE V. . des	ONCLE	PÈRE	MÈRE	TANTE
	Aliéné.	Mort tuberculeux.	Morte tuberculeuse.	
		Notre malade ; sciatique Neurasthénie Hystérie	Frère du malade : Épileptique	Cousine germaine du malade : Épileptique.

1. Voir Charcot : Hémianesthésie hystérique et hémianesthésie toxique, leçon faite à la Salpêtrière. (*Bulletin médical*, Numéro du 25 mai 1887.)

6

La neurasthénie et l'hystérie associées ou isolées, telles sont, vous disais-je tout à l'heure, les névroses que font apparaître vulgairement le choc nerveux ou le traumatisme. Quelques auteurs cependant donnent, des affections nerveuses qui se manifestent dans ces conditions-là, une interprétation toute différente ; il ne s'agirait pas là, suivant eux, purement et simplement d'hystérie ou de neurasthénie. Il y aurait en quelque sorte création d'une espèce morbide nouvelle, toute spéciale, à laquelle on propose d'appliquer le nom de *névrose traumatique générale* pour bien rappeler son origine en quelque sorte spécifique.

Eh bien, Messieurs, je l'ai déclaré déjà et je le déclare aujourd'hui encore, éclairé plus que jamais par nombre d'observations, les faits publiés comme appartenant à cette prétendue névrose essentiellement *traumatique* peuvent être ramenés tous sans difficulté aucune à la neurasthénie et à l'hystérie isolées ou combinées.

Qu'il s'agisse d'une collision de chemin de fer, d'un choc nerveux quelconque avec ou sans traumatisme, tremblement de terre, accident de voiture, ou au contraire du surmenage intellectuel ou génital ; de l'alcoolisme, du saturnisme; peu importe, la névrose produite reste toujours essentiellement la même ; la cause provocatrice de l'affection, qu'elle soit le traumatisme ou autre chose, ne détermine même pas, en général, dans l'appareil symptomatologique quelque empreinte particulière qui permette de la reconnaître. En d'autres termes, non seulement il n'y a pas, que je sache, de névrose générale traumatique spéciale, mais en outre je ne vois pas que la neurasthénie et l'hystérie d'origine traumatique se séparent par aucun caractère clinique fondamental de celles qui ont été déterminées par d'autres causes.

En ce qui concerne la dernière affection je pense qu'il n'est nullement légitime d'admettre qu'il existe *toute une famille d'hystéries*, distinctes nosographiquement les unes des autres en même temps qu'elles sont distinctes par la forme.

L'*hystérie est une et indivisible*, c'est du moins mon humble avis.

Peut-on vraiment considérer la mélancolie, l'hypochondrie, l'aboulie, les rêves terrifiants, l'insomnie comme caractérisant *psychiquement* la « névrose traumatique » lorsque l'on sait par maintes et maintes observations que tout cela se rencontre nécessairement dans la neurasthénie et dans l'hystérie de l'homme avec ou sans l'intervention quelconque d'un traumatisme ; et, pour ce qui est des hémianesthésies sensorielles et sensitives, des rétrécissements du champ visuel, des contractures, etc., etc., qui se trouvent consignés dans les observations relatives à la prétendue névrose, de quel droit voudrait-on les dépayser en quelque sorte, en les distrayant du champ de l'hystérie ? Je crains bien que dans cette affaire l'étrangeté apparente du terme *hystérie*, lorsqu'on l'applique à l'homme, ne soit une des causes qui empêchent les observateurs de voir les choses telles qu'elles sont dans leur réalité.

En vérité cependant, les mots, surtout en nosographie, ne sauraient être qu'un symbole, ils ne peuvent pas prétendre à posséder la vertu d'une définition descriptive.

Mettez-vous bien dans l'esprit — et il ne faut pas, je pense, grand effort pour cela — qu'en soi le mot hystérie ne signifie rien, et peu à peu vous vous habituerez à parler d'hystérie chez l'homme sans penser le moins du monde à l'« utérus ». Ne songeons pas d'ailleurs à changer le mot contre un autre la *Neuropallie* de Piorry est tombée dans l'oubli ; Le *Tarassis* de M. le Dr de Lachèze, malgré l'excellence des observations auxquelles ce mot sert d'étiquette, n'a pas eu plus de succès (1). Le terme hystérie au contraire résiste depuis bien longtemps aux injures du temps et des hommes. C'est là incontestablement une marque de vitalité bien significative. Le mot vivra donc et continuera à désigner un groupe cohérent de faits nosographiquement enchaînés les uns aux autres. Il faut en prendre son parti.

Mais je ne veux pas m'appesantir maintenant sur ces questions relatives à la névrose traumatique ; ces questions je les ai touchées déjà bien des fois ; vous les trouverez parfaitement exposées, au besoin, dans plusieurs articles récemment publiés par mon ancien interne M. le docteur Guinon (2). articles auxquels je vous renvoie.

2° MALADE

(Entre une mère portant dans ses bras sa fille, enfant de 8 ans. Son mari l'accompagne, ces personnes se sont présentées à la consultation, ce matin, pour la première fois.)

M. CHARCOT. — Vous reconnaissez immédiatement, Messieurs, que cette enfant est atteinte de chorée, de chorée vulgaire parfaitement légitime. Les mouvements choréiques sont très caractéristiques, pas très intenses ni très précipités, plutôt lents. Ils occupent le cou, la face, les membres supérieurs, le tronc.

A la petite fille : Comment vous appelez-vous, mon enfant?

LA MÈRE. — Elle ne peut plus parler depuis quelques jours.

---

1. *Gazette des Hôpitaux*, 1884.
2. G. Guinon : *A propos de deux travaux récents sur l'Hystérie traumatique*. Progrès médical f. 347. 3 novembre 1888, id. — *De l'Hystérie dans ses rapports avec la chirurgie*. In Revue de Chirurgie, numéro 11 ; 10 novembre 1888, p. 930.

L'enfant (Avec une grande difficulté et articulant d'une façon presque inintelligible). — Hor...tense.

M. Charcot. — Tirez la langue.

(Aux auditeurs) : Vous voyez qu'elle peut encore, non sans effort toutefois, tirer sa langue hors de sa bouche ; mais elle ne peut pas l'y maintenir longtemps.

A la mère : Combien y a-t-il de temps qu'elle a ces mouvements?

La mère. — Un mois environ, monsieur ; mais cela augmente.

M. Charcot. — Rien de bien remarquable jusqu'ici, c'est un cas vulgaire, du moins en apparence. J'appellerai cependant votre attention sur ce fait que pendant toute la durée de notre examen jusqu'ici, les membres inférieurs sont restés absolument tranquilles, sans présenter aucun mouvement choréique. Est-ce donc que ces membres sont indemnes, non affectés de chorée? c'est bien peu vraisemblable.

A la mère : Pourquoi portez-vous cette enfant? Elle ne peut donc pas se tenir debout, marcher.

La mère. — Non, monsieur. Au commencement, ses jambes étaient agitées comme le reste ; mais depuis quelques jours, les mouvements y ont disparu. Elles sont devenues tout à fait molles, flasques, inertes. L'enfant ne peut plus du tout les mouvoir, elle ne peut plus se tenir debout ; voyez, quand on cherche à la faire marcher ses jambes se fléchissent sous elle, s'embarrassent l'une dans l'autre, et si on ne la soutenait pas elle tomberait à terre.

M. Charcot. — Je vous le fais remarquer une fois de plus, Messieurs, les membres inférieurs sont en effet flasques, mous. Impossible à l'enfant de marcher et même de se tenir debout. Quand on l'abandonne à elle-même sans soutien elle s'affaisse ; en même temps, le tronc se fléchit soit en avant soit en arrière; la tête tombe sur la poitrine. Eh bien, Messieurs voilà chez cette jeune choréique un incident qui mérite bien d'être signalé parce qu'il s'agit d'un fait encore insuffisamment vulgarisé et qui pourrait, si vous n'êtes pas prévenus, vous mettre dans l'embarras. Une paralysie est venue compliquer la chorée, direz-vous? En réalité, Messieurs, il ne faut pas voir là à proprement parler une complication. Aucun trouble de la sensibilité n'existe sur ces membres inertes et flasques, l'électrisation, j'en suis sûr, n'y montrerait aucune modification des réactions électriques ; la paralysie s'est développée progressivement, sans fièvre, et non brusquement pendant le cours d'un état fébrile. Des mouvements choréiques ont précédé dans les membres inertes aujourd'hui la paralysie. Ce n'est donc pas de *paralysie infantile spinale*, qu'il s'agit; et immédiatement pour ne pas prolonger sans profit cette étude de diagnostic différentiel, je vous dirai qu'il s'agit chez cette enfant d'une *forme paralytique*, de la chorée, de la *chorée molle* comme on dit encore.

Les choses peuvent aller beaucoup plus loin qu'elles ne le sont, chez notre petite malade ; la première fois que j'ai été frappé de l'existence de cette forme de chorée, c'était en 1879, chez une jeune fille de 12 ans.

Les quatre membres étaient flasques, dans la résolution complète, absolument incapables de tout mouvement volontaire. Il en était de même du tronc et de la tête : celle-ci était « tombante » et reposait sur un canapé où on avait placé l'enfant, à la manière d'un corps inerte ; pas d'anesthésie d'ailleurs, pas de rigidité, pas d'atrophie, les réflexes tendineux étaient absents. Je n'avais pas encore rencontré chose pareille, je fus un instant dans l'embarras. Quelques mouvements choréiques de la face, l'impossibilité de maintenir la langue hors de la bouche, la difficulté spéciale de l'articulation me mirent bientôt sur la voie du diagnostic. J'appris d'ailleurs que pendant plus d'un mois, les membres aujourd'hui paralysés et aussi la tête et le tronc avaient été agités de mouvements choréiques très prononcés.

La petite malade guérit complètement au bout d'une vingtaine de jours, de sa *chorée molle*, sans repasser par la période des mouvements convulsifs. Elle a malheureusement succombé deux ans après par le fait d'une maladie organique du cœur.

C'est ainsi que la paralysie choréique se termine toujours, autant que je sache. La guérison ici est la règle, même dans les cas où la paralysie est complète et plus ou moins généralisée. La chorée paralytique d'ailleurs paraît ne pas appartenir particulièrement aux cas où les mouvements gesticulatoires sont intenses ; on la voit survenir au moins aussi souvent, je pense, dans les cas de chorée légère.

En somme, vous le voyez, le pronostic de la chorée molle est généralement favorable et il n'y a aucune raison pour que cette formule se trouve démentie chez notre petite malade d'aujourd'hui.

Je ne saurais trop vous engager, pour en apprendre plus long sur cet intéressant sujet de la chorée paralytique, à prendre connaissance de la thèse inaugurale du docteur G. Ollive. Cette thèse a pour titre « *Des paralysies chez les choréiques* » ; elle a été soutenue à Paris en 1883. C'est, je crois, la première monographie qui ait été consacrée à l'étude particulière de cette forme de la chorée.

Je vais essayer maintenant de compléter par quelques interrogations l'histoire clinique de notre sujet.

A la mère : Votre enfant a-t-elle souffert de rhumatisme articulaire aigu ; c'est-à-dire d'un rhumatisme articulaire avec gonflement, rougeur des articulations et fièvre ?

La mère. — Oui, monsieur, il y a quatre mois ; cela a duré quelques semaines.

M. Charcot, *à la mère*. — Avez-vous souffert aussi, madame, de cette même maladie ?

La mère. — Oui, monsieur, et mon mari également.

Le mari. — Oui, cela est vrai, plusieurs fois ; ma mère également a eu les doigts des mains enflés et déformés.

M. Charcot.— Voici la part de l'élément arthritique dans la famille ; recherchons maintenant si l'hérédité nerveuse n'est pas en cause.

S'adressant à la fois *à la mère et au père* : Avez-vous connu des membres de votre famille atteints de maladies nerveuses ou ayant eu la tête dérangée ?

Le père. — Ma grand'mère qui est morte à 82 ans a été longtemps atteinte de démence. Elle avait toujours peur d'être volée : elle cachait son argent et d'autres objets lui appartenant et ne se rappelait plus après cela où elle les avait mis ; elle a eu un fils qui est mort vers l'âge de 40 ans, aliéné, à l'asile de Clermont.

M. Charcot. — Voilà certes une révélation importante.

A la mère. — Et vous, madame, qu'avez-vous à dire ?

La mère. — Rien dans ce genre.

M. Charcot. — A quel âge avez-vous eu votre rhumatisme articulaire ?

La mère. — J'ai eu deux attaques : la première à 19 ans, l'autre à 36 ans.

M. Charcot. — Avez-vous eu la chorée ?

La mère. — Non, monsieur, je n'en connais pas d'autre exemple dans la famille.

M. Charcot. — Vous avez eu d'autres enfants que celle-ci ; ont-ils été malades ? dites-moi ce qu'ils ont eu.

La mère. — La petite est la 7e de 10 enfants ; 8 survivent. Les deux autres sont morts dans la première enfance. Mon fils aîné est aujourd'hui âgé de 23 ans. Il a eu plusieurs attaques de rhumatisme ; son cœur a été pris — c'est pourquoi on l'a dispensé du service militaire. Mon quatrième enfant qui est une fille a eu, vers 7 ans, aussi une attaque de rhumatisme. Le cœur n'a pas été pris, les autres n'ont rien eu.

M. Charcot. — Racontez-moi l'histoire du rhumatisme de la petite qui est ici : a-t-elle eu avant d'autres maladies ?

La mère. — Oui, la rougeole à l'âge de 5 ans. Le rhumatisme s'est déclaré il y a quatre mois ; elle est restée au lit pendant un mois, elle avait des douleurs dans les cou-de-pieds surtout et dans les genoux avec gonflements.

M. Charcot. — Qu'est-il arrivé après ?

La mère. — Vers la fin de septembre, elle est tombée d'une balançoire sur la tête et s'est fait derrière la tête une blessure superficielle qui a pas mal saigné ; elle n'a pas perdu connaissance, mais peut-être qu'elle était déjà malade avant l'accident, car son caractère depuis plusieurs jours était très changé.

M. Charcot. — Quand la chose a-t-elle commencé ? Il y a un mois, dites-vous ?

La mère. — C'est difficile à dire exactement, mais déjà le 1er octobre, elle écrivait avec difficulté, faisait moins bien ses devoirs et n'avait plus à l'école de récompenses comme auparavant, ce dont elle se montrait vivement affectée. Nous avons dû la garder chez nous *à partir du 10 octobre* parce que les mouvements étaient très forts. Elle ne pouvait presque plus parler, laissait tout tomber. Les jambes sont faibles presque depuis le commencement, mais c'est depuis quelques jours seulement qu'elle ne peut plus s'en servir du tout, et qu'elles sont tout à fait paralysées.

M. Charcot.—Allons, vous pouvez vous retirer. Tout cela guérira très bien ; même la paralysie des membres inférieurs. Vous en avez peut-être encore pour un mois. Ne vous tourmentez pas(1).

---

1. Cette petite malade s'est présentée de nouveau à la consultation le 22 novembre, c'est-à-dire vingt-trois jours après la leçon du 30 octobre. La paralysie des jambes a disparu depuis une huitaine de jours. L'amélioration a ensuite rapidement progressé sur toute la ligne. On observe cependant encore quelques mouvements involontaires dans les bras, les jambes et la tête. La parole est redevenue distincte, peu de grimaces. Il lui est encore difficile d'écrire. Cependant elle réussit quoique avec peine à former à peu près les premières lettres de son nom. La force musculaire des membres inférieurs est assez prononcée ; quand elle marche on la voit, de temps à autre, lancer follement ses jambes à droite et à gauche. Rien d'anormal au cœur. Le traitement a consisté dans l'emploi du bromure de potassium à la dose de 3 grammes par jour et des préparations ferrugineuses.

(22 novembre 1888)

Imp. de la Soc. de Typ.— Noizette, 8, r. Campagne-1re, Paris.

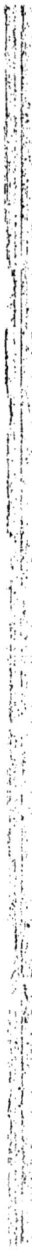

TROISIÈME LEÇON

1er Malade. — Intoxication par le sulfure de carbone.

2me Malade. — Hémiparaplégie spinale croisée (syndrome de Brown-Séquard), par lésion traumatique de la moelle épinière dans sa moitié latérale.

1er MALADE

M. CHARCOT : Vous avez sans doute, messieurs, pour la plupart du moins, entendu parler de l'industrie du sulfure de carbone. Cette industrie comporte d'abord la préparation du sulfure de carbone lui-même ; puis des industries en quelque sorte subordonnées, parmi lesquelles on peut citer par exemple la fabrication du caoutchouc vulcanisé. L'hygiène et la clinique ont à s'occuper de ces industries en raison de certains accidents principalement d'ordre nerveux auxquels se montrent sujets les ouvriers qui travaillent soit à la préparation du sulfure de carbone soit au maniement de cette substance, dans les diverses industries connexes. Le malade que vous avez sous les yeux vous offre justement un exemple du genre.

Il y a longtemps qu'on a signalé pour la première fois les accidents qui peuvent survenir par le fait de l'action du sulfure de carbone et parmi les auteurs qui paraissent avoir les premiers reconnu ces accidents, il faut citer Duchenne de Boulogne et Bouchardat.

Mais le premier travail approfondi sur la matière date de 1856 ; il est de Delpech et porte le titre suivant : *Mémoire sur les accidents que développent chez les ouvriers en caoutchouc l'inhalation du sulfure de carbone en vapeur.* Ce mémoire a été lu à l'Académie de Médecine.

On peut dire que, dans l'espèce, c'est là le travail initiateur. Un nouveau travail, dû au même auteur, est destiné à compléter les précédents et à en

7

asseoir les conclusions sur des bases plus solides, il date de 1863, et il est intitulé comme suit : *Nouvelles recherches sur l'intoxication spéciale que détermine le sulfure de carbone. Industrie du caoutchouc soufflé.*

Remarquez combien cette fois le titre est significatif : il est clair que l'auteur voudra s'attacher à démontrer que le sulfure de carbone a pour effet de déterminer chez les individus, exposés aux vapeurs qu'il dégage, une intoxication se traduisant dans la clinique par des caractères vraiment particuliers et qui permettront de distinguer l'affection ainsi produite, de toutes les névroses toxiques d'un autre ordre.

Ainsi, cela n'est pas douteux pour Delpech, c'est d'une névropathie *sui generis* qu'il s'agirait ici et qui pourrait être désignée sous le nom de *névrose sulfo-carbonée*. C'est dans le même sens qu'ont conclu la plupart des auteurs qui ont suivi Delpech dans la voie qu'il a tracée. Tous s'efforcent à l'envi de bien établir les caractères spéciaux des accidents nerveux produits par l'action du sulfure de carbone, afin de les distinguer aussi nettement que possible de ceux qui relèvent des intoxications saturnines, alcooliques, etc., etc. (1).

Eh bien, messieurs, nous avons justement sous les yeux un pauvre homme chez qui l'affection nerveuse dont il souffre actuellement a été évidemment développée — cela ressortira pleinement de l'analyse du cas — sous l'influence de l'action du sulfure de carbone, et nous allons être mis à même par conséquent d'étudier l'affection dans tous ses détails. Mais, messieurs, je crois devoir vous en prévenir immédiatement : l'analyse clinique ne nous conduira pas à trouver exactement ce que nous cherchons ; c'est une affection nerveuse vulgaire, très vulgaire qu'elle va mettre en évidence et nullement une *névrose toxique spéciale* ; nous serons conduits par là à nous demander si bon nombre des cas — la plupart peut-être — rattachés par Delpech à la prétendue névrose *sulfo-carbonée* n'appartiendraient pas purement et simplement au domaine très étendu d'ailleurs et très vaste de cette névrose « vulgaire » à laquelle je faisais allusion tout à l'heure.

Notre malade, donc, est un homme de soixante-trois ans, assez vigoureux autrefois. Mais depuis quelque temps, il a beaucoup perdu de ses forces et de son entrain.

Les accidents qui l'ont amené ici, datent cependant de six semaines ou deux mois à peine.

Quelques mots d'abord sur son passé. Nous n'avons pu découvrir, malgré toutes nos recherches poussées dans cette direction aucune tare névropathique dans sa famille, qui compte prétend-il, des centenaires.

Nous avons toute raison de croire, d'un autre côté, que P...on, a toujours été un homme sobre, nullement porté aux excès alcooliques ou autres, de mœurs simples et tranquilles. Dans son enfance, il a vécu à la campagne où il

---

1. Voir en particulier Banuet, Thèse de Paris 1885 ; Sapelier, Thèse de Paris 1885.

gardait les troupeaux. Il n'a jamais appris à lire. Vous voyez que ce n'est pas la culture intellectuelle qui l'a perdu. Je parlais tout à l'heure de sa sobriété : nous avons à cet égard une garantie ; il y a longtemps qu'il travaille dans les usines où l'on fabrique le sulfure de carbone. Or, dans cette industrie-là, sont seuls admis et conservés, les ouvriers qui ne boivent pas. D'ailleurs, nous ne trouvons absolument rien en lui qui puisse faire soupçonner que l'alcoolisme soit en jeu. Exerçant auparavant la profession de terrassier, P...on fréquente l'usine depuis 1872 ; mais il n'y a pas constamment travaillé. De temps en temps, par intervalles, il est revenu — pendant le cours de ces deux dernières années surtout—à son métier de terrassier. Quoi qu'il en soit, il était de nouveau attaché à l'usine depuis plus de quatre mois et n'avait pas cessé depuis lors d'y travailler régulièrement, lorsque le 24 septembre pendant qu'il procédait au nettoyage d'une cuve destinée à contenir le sulfure de carbone, survint l'accident qui l'amène aujourd'hui devant nous.

Il paraît qu'il n'est point rare de voir survenir semblables accidents, pendant ce même nettoyage des cuves ou bassins à sulfure de carbone. Voici d'ailleurs ce qui s'est passé : tout à coup P...on, après avoir éprouvé une sensation d'étouffement et ressenti dans le scrotum comme «une chaleur », s'affaise sur lui-même, sans pousser le moindre cri, comme frappé d'apoplexie ; ses camarades l'ont cru asphyxié ; ils assurent que pendant la durée de la perte de connaissance, qui a été d'une demi-heure environ, il ne s'est pas produit de convulsions. Enfin, il revint à lui et l'on put le ramener chez lui à pied, tout confus, tout ébaubi. Il est resté dans sa chambre pendant deux jours, et durant ces jours-là, il ne sait pas trop ce qui s'est passé ; mais le troisième jour, il ressentit dans le membre supérieur droit de forts engourdissements, et le lendemain au réveil il y avait dans ce même membre une paralysie très accentuée. Le même jour, le membre supérieur correspondant se prit à son tour de la même façon, mais d'une manière beaucoup moins prononcée, car toujours P...on a pu continuer à marcher tant bien que mal.

Ce fut alors que notre malade se présenta à la Pitié, où il fut admis le 28 septembre dans le service de M. le Dr Hutinel, dirigé à ce moment-là par M. le Dr Marie qui eut l'obligeance de nous l'adresser quelques jours après. Eh bien, messieurs, cette hémiplégie survenue rapidement après une attaque apoplectiforme a été la première révélation de l'affection nerveuse dont il s'agit de déterminer maintenant les caractères nosographiques.

Vous trouverez dans les mémoires de Delpech et dans ceux de ses successeurs, plusieurs observations d'hémiplégie à début brusque ou rapide attribués à l'influence de l'intoxication sulfo-carbonée. Mais ces observations-là datent déjà de quelques années, et aujourd'hui le neuropathologiste a le droit de se montrer plus difficile qu'autrefois à l'égard de la description d'une hémiplégie. Il ne suffirait pas actuellement de parler sommairement d'une paralysie plus ou moins intense, survenue plus ou moins subitement dans un ou plusieurs membres. Il s'agit encore de rechercher avec minutie la présence d'une série de caractères cliniques concomitants de l'impuissance motrice, qui seuls pourront permettre de déterminer nosographiquement l'affection. Malheureusement, ces détails ne se rencontrent pas, tant s'en faut, toujours dans les observations d'hémiplégie sulfo-carbonée ; parfois cependant, les descriptions en sont suffisamment explicites pour qu'il soit permis de rapprocher ces faits anciens du fait nouveau qui s'offre à nous présentement et dont nous allons tâcher de préciser les caractères.

Mais avant de procéder à notre démonstration, je tiens à déclarer que c'est à l'obligeance de mon collègue des hôpitaux, M. Marie, que je dois de pouvoir vous présenter aujourd'hui cet intéressant malade et, qu'en outre, la plupart des détails que nous allons vous développer à son sujet sont empruntés à une note que M. Marie va lire dans quelques jours à la Société médicale des Hôpitaux (1).

Si donc vous trouvez quelque intérêt à notre démonstration d'aujourd'hui, veuillez ne pas oublier, je vous prie, que c'est surtout à mon collègue qu'il faudra le rapporter.

Je vais prier notre malade de se lever et de faire quelques pas devant vous. Rappelez-vous que l'hémiplégie chez lui date de six semaines déjà. Remarquez qu'en marchant, notre malade traîne après lui son membre inférieur parésié, comme s'il s'agissait d'un corps inerte, conformément à la fameuse description de Todd, que je vous ai rappelée si souvent. Oui, remarquez-le bien, le membre parésié ne cesse de reposer sur le sol où il traîne, le malade ne fait aucun effort pour l'élever à chaque pas ; il n'y a pas trace d'une esquisse de ce mouvement de circumduction qui ne manque guère d'exister dans une hémiplégie ancienne de cause organique. C'est là un détail qui n'échappera pas, certainement, à ceux d'entre vous qui sont au courant déjà des questions de ce genre et ils ne manqueront pas d'en faire leur profit.

Considérons maintenant le membre supérieur gauche : il est pendant, sans rigidité, très affaibli, mais cependant est un peu déformé par ce fait que les doigts sont tous rigides, étendus en masse de façon à faire un angle droit avec la paume de la main ; il y a là vraiment contracture spasmodique, car on éprouve une résistance élastique lorsqu'on veut mouvoir les doigts aussi bien du côté de la flexion que du côté de l'extension. Oui, il y a ici une rigidité spasmodique, mais certes ce n'est pas là l'attitude des doigts en crochet que l'on observe dans les hémiplégies de cause organique suivies de contracture, et cette circonstance déjà est bien faite pour éveiller l'attention du connaisseur. La pression dynamométrique donne pour la main gauche parésiée 11 kilos, tandis qu'elle donne 60 kilos pour la droite. D'ailleurs, pas d'exalta-

---

1. *Sulfure de carbone et Hystérie*, comm. à la Société médicale des Hôpitaux, 9 novembre 1888, *Gaz. hebdom.*, 23 novembre 1888.

tion des réflexes soit aux membres supérieurs, soit aux inférieurs. Nous voilà déjà, par de certains indices, conduits à supposer que ce n'est pas ici de l'hémiplégie vulgaire de cause organique qu'il s'agit et cette première impression se trouvera confirmée par tout ce qui va suivre.

Le premier fait que nous relevons maintenant, c'est que la sensibilité cuta-

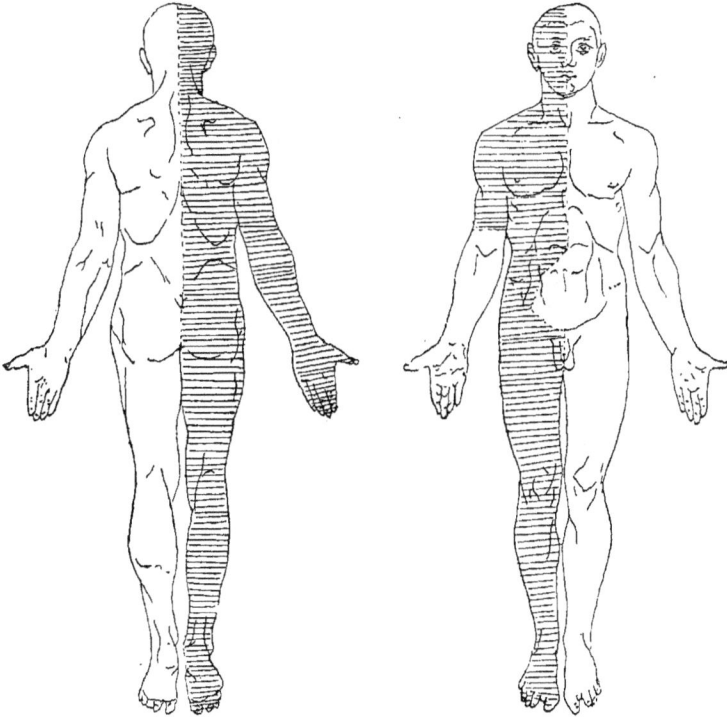

Fig. 13.

Hémiplégie chez un homme intoxiqué par le sulfure de carbone.

née est profondément atteinte sur toute l'étendue du membre supérieur paralysé, et également sur toute l'étendue du membre inférieur correspondant (Fig. 13.) Vous savez que cette circonstance est fort rare dans l'hémiplégie vulgaire ; on ne la rencontre guère dans l'espèce, que lorsqu'il s'agit d'une lésion de la partie postérieure de la capsule interne et encore dans ce cas la sensibilité n'est à peu près jamais atteinte au degré que nous constatons chez notre homme.

Nous relèverons de plus chez lui, un contraste remarquable entre la sensibilité cutanée qui est, comme nous le disons, très profondément affectée, et le mouvement qui lui, au contraire, n'est pas complétement aboli ; et c'est là encore un fait qui n'appartient pas aux hémiplégies de cause organique.

Ajoutons que ce n'est pas seulement sur les membres paralysés qu'est répandue l'anesthésie, mais encore sur toute la moitié gauche du tronc, en avant, en arrière et sur la moitié de la tête et de la face ; que cette anesthésie n'occupe pas uniquement la peau, qu'elle s'étend encore aux parties profondes. Ainsi les articulations peuvent être soumises aux mouvements de traction ou de torsion les plus énergiques sans que le malade ait notion de ce qu'on lui fait. Il ignore aussi si l'on déplace ses membres et ne peut déterminer la position qu'on leur donne, ou pour le moins n'a sur ces divers points que des notions extrêmement vagues.

A ces traits, ceux d'entre vous qui sont experts dans la matière n'ont pas manqué de reconnaître qu'il s'agit ici d'hémiplégie hystérique. Est-ce donc que cet homme à la barbe inculte, portant la marque d'une sénilité précoce, affaissé, morne, prostré, serait vraiment un hystérique ? Cela ne saurait étonner parmi vous que les nouveaux venus. Les autres savent ce qu'il en est de l'hystérie de l'homme et sous quel aspect elle se présente à chaque pas dans nos hôpitaux, depuis qu'on a appris à la connaître. Déjà même plusieurs de nos auditeurs se sont demandé, sans doute, chemin faisant, s'il n'en serait pas de même du sulfure de carbone que du saturnisme, de l'alcoolisme, voire même du traumatisme, tous *agents provocateurs* de l'hystérie.

Ce sont là des questions qui devront nous occuper tout à l'heure. Au préalable, nous devons nous appliquer encore à bien établir chez notre homme le diagnostic hystérie.

Nous ne reviendrons pas sur les symptômes signalés jusqu'ici : hémianesthésie sensitive cutanée et profonde totale, parésie concomitante des membres supérieurs et inférieurs avec perte du sens musculaire, absence de rigidité et d'exaltation des réflexes, alors que l'hémiplégie date de plus d'un mois, etc., ces phénomènes sont déjà par eux-mêmes suffisamment significatifs ; mais nous pouvons allonger la série.

Relevons en premier lieu la non-participation du facial inférieur à l'hémiplégie motrice, de telle sorte qu'il ne s'agit pas chez notre homme d'hémiplégie proprement dite, mais bien de monoplégies associées. Après tous les développements dans lesquels je suis entré l'an passé à propos de la non-participation de la face à l'hémiplégie hystérique, je crois inutile d'entrer à propos du cas d'aujourd'hui, dans de nouveaux développements sur ce sujet. Certes, il existe chez notre homme une légère déviation de la commissure labiale droite (côté paralysé), en bas et vers la droite ; vous ne considérerez pas cette déviation comme l'indice d'une paralysie du facial inférieur, si vous relevez avec soin l'existence facilement appréciable chez notre sujet de petites secousses convulsives qui soulèvent de temps en temps brusquement la lèvre supérieure droite, et aussi de secousses du même genre qu'on voit se dessiner par moments sur le côté droit du menton et de la lèvre inférieure.

C'est, vous l'avez compris, l'hémispasme facial et non pas la paralysie faciale qui est ici en jeu, et cette constatation qui vient corroborer le diagnostic hystérie, trouve son complément lorsqu'on fait tirer la langue au malade. Cet organe en effet prend alors cette forme de crochet à concavité dirigée vers le côté paralysé sur laquelle j'ai maintes fois insisté dans ma description du spasme glosso-labié des hystériques.

Chose remarquable, vous trouverez les caractères du spasme glosso-labié en question parfaitement indiqués dans plusieurs observations d'intoxication

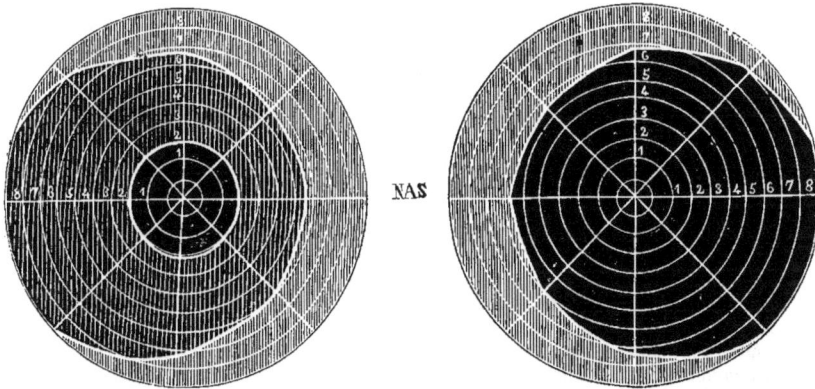

Fig. 14.

par le sulfure de carbone, en particulier dans deux observations de M. Delpech. Mais, naturellement, dans ces cas, la nature hystérique du spasme n'a pas même été soupçonnée. Au spasme glosso-labié nous devons ajouter encore d'autres stigmates également caractéristiques en premier lieu ; il y a rétrécissement permanent très prononcé du champ visuel à droite, côté de la paralysie motrice, tandis qu'à gauche, le champ visuel est normal.

Remarquez cette circonstance du rétrécissement portant exclusivement sur l'un des yeux, l'autre restant parfaitement indemne, parce que c'est là une circonstance relativement rare.

J'ai dit tout à l'heure *rétrécissement permanent*, parce que les rétrécissements de ce genre seuls sont caractéristiques de l'hystérie dans certaines affections, en effet, comme dans l'épilepsie par exemple : après l'attaque le même rétrécissement concentrique peut se présenter, — à la vérité toujours d'une façon temporaire. Pas de dyschromatopsie, mais *diplopie monoculaire* très prononcée ; pharynx insensible; ouïe à droite très affaiblie; goût nul du côté droit de la langue.

Voilà toute la série des stigmates classiques qui se déroule devant nos yeux, et après cela il n'est pas nécessaire, pour affirmer le diagnostic hystérie, de chercher ailleurs.

Sans doute notre homme n'a pas d'attaques convulsives ; on ne rencontre pas chez lui de plaques hystérogènes, hyperesthésiques. Mais vous savez que ces phénomènes-là ne 'sont nullement nécessaires à la constitution de la maladie hystérique, et à leur défaut, nous avons relevé assez de signes caractéristiques pour nous permettre de conclure en toute assurance.

Un mot maintenant sur l'état mental de notre malade. Si je n'admets pas que l'hystérie puisse être démembrée et qu'il soit permis de reconnaître autant d'hystéries distinctes et nosographiquement séparées qu'il y a de causes capables de provoquer le développement de l'affection, j'admets cependant naturellement que l'hystérie, espèce une et indivisible, des variétés, des 'formes ; cela est élémentaire. L'ivresse produit, par l'emploi de la même substance, prise aux mêmes doses, des effets fort différents chez les différents sujets. Celui-ci devient expansif et abonde en traits d'esprit qu'on ne lui connaît pas au même degré dans les conditions ordinaires, tandis que celui-là reste concentré, muet, abattu et stupide. On ne cesse de répéter aux cliniciens commençants que la pneumonie de Pierre n'est pas la pneumonie de Jacques, et cela doit être en effet pour lui matière de bréviaire. Pourquoi l'hystérie échapperait-elle à la règle ? De fait elle n'y échappe point et, relativement au côté psychique, j'ai fait remarquer bien des fois déjà qu'il ne faut pas s'attendre à rencontrer chez l'homme, ce *brio* morbide, fréquent en réalité chez la femme, mais dont quelques auteurs font, bien à tort, un caractère constant de la névrose hystérique. Les hommes hystériques de la classe ouvrière, qui, ainsi que le fait remarquer avec raison M. Marie, encombrent aujourd'hui les services hospitaliers de Paris, sont à peu près toujours des gens sombres, mélancoliques, déprimés, découragés, et justement le pauvre hère que nous avons sous les yeux présente, ainsi que je vous l'ai fait remarquer il y a un instant, toutes ces apparences-là. Le voilà timide, sombre, comme désemparé et remarquez-le bien, cette prostration psychique date exactement de l'accident survenu dans la cuve au sulfure de carbone. Autrefois notre homme n'était pas gai à proprement parler, mais il supportait les choses de la vie sans se plaindre et apportait même dans la lutte un certain entrain. Aujourd'hui le tableau s'est considérablement assombri, le pauvre diable se trouve tout changé ; il a la persuasion qu'il n'est bon à rien et se laisse aller à un découragement profond. Je me réserve de vous montrer ailleurs que celles des positions d'esprit des hystériques mâles tient certainement, en partie du moins, à ce que, chez eux, la neurasthénie se montre presque toujours associée en proportions diverses à la névrose hystérique.

Quoi qu'il en soit, je le répète, ces conditions de dépression mentale vous les retrouverez fréquemment chez l'homme hystérique ; chez lui également, vous aurez l'occasion de constater en outre une tendance à subir des rêves terrifiants. Cette tendance-là est fort prononcée chez notre malade d'aujourd'hui ; souvent, en effet, fort souvent, presque toutes les nuits depuis l'accident de la cuve, il est poursuivi par des loups, des lions, des animaux fantastiques et terribles ; ce matin même il nous a conté que la nuit dernière il s'était trouvé tout à coup entouré d'eau de tous côtés. L'eau montait, montait toujours, et allait couvrir la montagne ou il s'était réfugié, lorsqu'il se réveilla dans un état d'anxiété des plus pénibles. Si j'insiste une fois de plus sur les modifications psychiques fréquentes à observer chez l'hystérique mâle et très accentué en particulier chez le malade d'aujourd'hui, c'est qu'on a voulu les considérer comme appartenant à la prétendue *névrose traumatique* et constituant même pour elle un caractère qui la séparerait de l'hystérie.

Evidemment, c'est là une erreur.

Ces mêmes caractères appartiennent bien et dûment à l'hystérie virile et ils s'y observent non seulement lorsque la maladie relève d'un traumatisme ou d'un choc nerveux, mais lorsqu'elle s'est développée en conséquence de l'action d'une cause toxique, saturnine (sulfo-carbonée) ou, pour tout dire, sous l'influence d'une cause déterminante quelconque. Cet état mental particulier sur lequel je viens d'insister n'est donc pas l'apanage, la marque d'une hystérie spéciale, elle peut se rencontrer dans toutes les formes de l'hystérie.

Après avoir montré que tous les accidents nerveux relevés chez notre homme appartiennent sans exception à l'hystérie, plus ou moins mêlée à la neurasthénie, irons-nous prétendre que c'est l'hystérie encore qui a été en jeu dans toutes les observations publiées par Delpech et autres, comme exemple d'intoxication spéciale *sulfo-carbonée* ? Ce serait là, je pense, généraliser beaucoup trop vite. Sans doute, la lecture de ces observations nous révèle à chaque instant l'existence de phénomènes qui relèvent très certainement de la névrose hystérique ; tels sont les cas dans lesquels se trouvent signalés expressément le spasme glosso-labié, les étouffements, la boule, les sensations particulières dans les parties sexuelles, des contractures, des anesthésies ou des hyperesthésies, des crises enfin dont la description rappelle exactement celle des crises hystériques épileptoïdes dont plusieurs avec arc de cercle. Évidemment, ces observations-là se rapportent à l'hystérie et il faut en con-

8

clure, car les observations de ce groupe sont fréquentes, que dans la plupart des cas l'hystérie a été vue par les auteurs qui ont écrit sur l'intoxication sulfo-carbonée, par fragments, sans être reconnue par eux pour ce qu'elle est. L'hystérie serait donc d'après cela l'affection qui se développe le plus fréquemment en conséquence de l'action des vapeurs de sulfure de carbone ; il faudra à l'avenir pour savoir exactement ce qu'il en est, réellement examiner les choses de plus près qu'on ne l'avait fait jusqu'ici et songer à l'hystérie. Mais, dès aujourd'hui, on peut affirmer que toutes les observations, passées ou futures, ne se prêteront pas à cette interprétation exclusive. En effet, parmi les observations de Delpech et de ses successeurs il en est plusieurs où certainement ce n'est pas l'hystérie qui est en jeu. Je citerai comme exemples du genre les cas où les malades éprouvaient dans les membres des douleurs vives et soudaines, en même temps qu'ils marchaient d'une façon incoordonnée.

Ces malades-là ont été considérés quelquefois comme des ataxiques (ataxie sulfo-carbonée) ; il est bien plus vraisemblable qu'il s'agit ici de névrites périphériques analogues à celles, qu'on sait relever de diverses intoxications, alcoolisme, beriberi, etc., etc., et que l'incoordination motrice de ces malades, si l'on y eût regardé de près, eût présenté les caractères, non pas de la démarche tabétique, mais bien ceux de la démarche du steppeur, comme nous avons coutume de l'appeler. En tout cas bien évidemment, ces cas-là ne se rapportent pas à l'hystérie. Car si l'hystérie est capable de simuler une foule d'états morbides qui lui sont étrangers, il en est d'autres, contrairement à l'opinion de certains, qu'elle ne saurait simuler jamais devant un observateur attentif.

En résumé donc, il existe vraisemblablement des affections du système nerveux relevant directement de l'action des vapeurs du sulfure de carbone et qui mériteraient de porter le nom d'*affections nerveuses sulfo-carbonées*.

Il faudra s'appliquer, à l'avenir, à décrire ces affections plus minutieusement qu'on ne l'a fait jusqu'ici, et s'attacher surtout à les bien distinguer des symptômes hystériques qui se développent dans des circonstances analogues et pourront sans doute parfois se trouver entremêlés avec elles. C'est ainsi que, dans la pathologie des phénomènes nerveux saturnins et alcooliques, il faut savoir distinguer ce qui appartient à l'hystérie provoquée par l'intoxication, des accidents nerveux relevant directement de l'intoxication, et qui, lui appartenant en propre, méritent seuls de porter le nom d'accidents nerveux toxiques.

Maintenant que notre malade s'est retiré, disons un mot sur le pronostic et sur le traitement. Pronostic sérieux, cela paraît être la règle dans l'hystérie mâle des adultes. Le malade guérira difficilement s'il guérit : en tous cas, cela durera certainement plusieurs mois, plusieurs années peut-être, quoiqu'on fasse. Le sujet n'est pas hypnotisable. — Où va-t-on chercher que tout le monde, les sains comme les malades, peuvent être hypnotisés ? — Donc il ne pourra pas bénéficier des effets de la suggestion hypnotique. Mais la suggestion à l'état de veille pourra être efficace en ce qui concerne la paralysie, suivant la méthode dont je vous ai donné les règles dans une leçon de l'an passé. En dehors de cela l'hydrothérapie, les toniques, les reconstituants seront de mise. Il va de soi enfin, qu'il conviendra d'engager notre pauvre malade à renoncer aux usines ou l'on fabrique le sulfure de carbone ; mieux vaudra pour lui, si les forces lui reviennent, reprendre son métier de terrassier.

2° Malade.

M. Charcot : Le second malade sur lequel je viens aujourd'hui appeler votre attention est un jeune homme nommé Ch...ey, âgé de vingt-quatre ans, exerçant la profession de couvreur. Il est élancé, fluet, comme vous voyez, d'une figure plutôt agréable et d'allure quelque peu féminine.

Cependant, de très bonne heure, il a été attiré vers l'autre sexe, et c'est justement dans une affaire de femme qu'il est devenu victime de l'accident, ou mieux de l'attentat, dont nous allons, dans un instant, reconnaître les conséquences encore très accentuées, malgré les atténuations que le temps y a apportées.

L'événement auquel je fais allusion marque dans sa vie, et il a voulu en consacrer le souvenir sanglant par une inscription obtenue par le procédé du tatouage, qu'on lit sur la partie supérieure et interne de son avant-bras gauché : « Mort aux femmes infidèles. » C'est aux infidèles, aux infidèles seulement que la menace s'adresse et à cet égard par conséquent il se montre moins pessimiste que le grand poète qui, lui, pèche peut-être par excès de généralisation lorsqu'il dit de la femme, qu'elle est perfide comme l'onde: « *false like water.* »

Mais ce n'est ni le cas ni le lieu d'entrer ici dans une discussion scabreuse et j'en reviens aux circonstances de l'accident déjà signalé.

Donc, notre homme, qui alors comptait seize ans à peine, — c'était le 12 mars 1880, — il était bien jeune encore, vous l'avouerez pour courir les femmes, — se prit une nuit de querelle avec des « Italiens ». Les agresseurs étaient-ils bien des « Italiens », comme il le prétend ? Je l'ignore, et peu importe du reste. Quoi qu'il en soit, Ch....ey fut frappé par derrière, et reçut dans la partie supérieure du tronc, à la base du cou, un coup de couteau qui paraît avoir pénétré profondément. Vous pouvez encore reconnaître parfaitement vers les deuxième et troisième vertèbres dorsales, à un ou deux centimètres à droite des apophyses épineuses, la cicatrice presque verticale, longue de 3 centimètres environ qui marque encore le lieu où l'arme est entrée.

Messieurs, vous n'ignorez sans doute pas, au moins d'une façon sommaire, l'histoire chirurgicale des plaies de la moelle épinière qui se produisent dans

les conditions semblables à celles que nous venons d'indiquer à propos de
de l'accident dont notre malade a été victime. Un homme présente le tronc
incliné en avant, l'agresseur le frappe par derrière vers la partie médiane tantôt
et le plus souvent au niveau de la troisième ou la quatrième vertèbre dorsale
(cas de Müller, cas de Joffroy et Salmon), rarement plus bas vers la région
dorso-ombaire (cas de Viguès). L'arme pénètre entre les lames vertébrales, non
sans doute sans effraction, et, chose remarquable en raison de certaines combinaisons sur lesquelles je ne puis m'étendre, la moelle épinière subit, le plus
souvent, à ce qu'il semble, une section hémilatérale du côté opposé à celui où
l'arme a traversé la peau. quelquefois fort régulière, et qui ferait presque envie
à un expérimentateur (1).

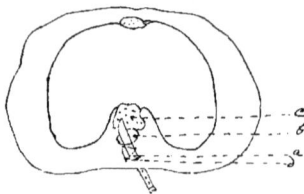

Cas de Müller.
a. Le couteau.
b. La moelle épinière.
c. Corps vertébral.
d. Apophyse épineuse.

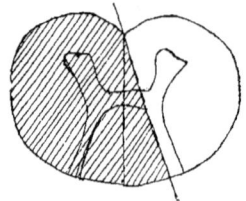

Fig. 15.

Cas de Müller.
Hémisection gauche de la
moelle épinière.

Chez notre homme le coup de couteau a frappé à droite de l'épine, et c'est,
ainsi que l'on en pourra juger d'après la symptomatologie qui va se dérouler
devant nous, sur la moitié latérale droite de la moelle épinière que la lésion
a porté.

Vout n'ignorez pas, très certainement, que les lésions de ce genre sont
graves au premier chef. Je vois dans les observations du groupe que j'ai par-
courues, que les sujets ainsi frappés meurent huit jours quinze jours, au plus,
après l'accident (2).

Or, vous voyez que notre malade a eu de la chance puisqu'il a échappé à

1. Voy. W. Müller *Beitrage zur Patholog. Anatomie und Physiologie des Menschlichen
Rückenmarke.* Leipzig. 1871. T. I, fig. 1 et 2.
2. Voir Charcot, *Leçons sur les maladies du système nerveux*, t. I, p. 103 et t. II, p. 132. —
Là se trouvent résumées les observations de Joffroy et Salmon et celles de Viguès.

ce qui paraît être la règle. Ceci et certains détails de l'observation me porte à émettre ici une hypothèse que nous essaierons de légitimer tout à l'heure! C'est que chez lui, il n'y a pas eu section hémilatérale gauche complète, mais seulement piqûre ; l'arme avait pénétré sans doute au sein de la moitié gauche spinale, mais seulement par la pointe; et si, à l'origine, les symptômes, comme vous l'allez voir, ont été ceux qui se rapportent à une section hémilatérale, c'est que rapidement se serait produit autour de la solution de continuité un processus inflammatoire limité, véritable myélite transverse hémilatérale gauche, équivalant quant à la forme paraplégique produite, à une section véritable. Mais, me direz-vous, dans un instant, lorsque je vous exposerai l'évolution des phénomènes paraplégiques, les symptômes spinaux ont été immédiatement portés au maximum avec tous leurs caractères particuliers et l'on peut penser qu'un processus inflammatoire consécutif nécessite pour se constituer un temps plus ou moins long ? — Cela est vrai, mais à cette objection je répondrai par avance que suivant une fort importante remarque de Brown-Séquard dans ces lésions hémilatérales de la moelle épinière, une simple piqûre portant sur une des moitiés de l'organe, équivaut, pour ce qui est des effets immédiatement observés, à une hémisection complète ; seulement, bien entendu, les effets de la piqûre sont en général transitoires, tandis que ceux de la section sont permanents ; il y aurait donc lieu d'admettre que, chez notre malade, dans les premières heures ou jours après l'accident, les symptômes ont relevé de la seule piqûre, tandis que plus tard ils doivent être rattachés à l'hémimyélite développée consécutivement au traumatisme.

Cette même hypothèse dont nous allons tout à l'heure chercher la justification dans l'histoire clinique de notre malade, expliquera de plus comment, par suite de la rétrocession des phénomènes d'irritation consécutive, le malade a pu survivre et même guérir, du moins partiellement.

Il est intéressant de recueillir de la bouche du malade des renseignements relatifs aux premiers effets de la blessure ; il nous apprend qu'il est resté tout d'abord pendant un temps assez long, parfaitement conscient et nous n'avons aucune bonne raison de douter de sa sincérité ou de la fidélité de sa mémoire.

« Je ne me suis pas aperçu, que nous avons toute raison de croire correct, la coup de couteau dans le dos. Seulement je suis tombé tout à coup ; c'est ma jambe gauche qui s'est dérobée sous moi. Il m'a semblé que cette jambe était cassée, brisée, qu'elle ne m'appartenait plus. On m'a aidé à me relever et j'ai essayé de me tenir debout. Mais ma jambe gauche s'y est refusée et je me suis affaissé de nouveau. »

D'après ce récit donc, que nous avons toute raison de croire correct, la paraplégie, l'hémiparaplégie motrice du moins, se serait immédiatement produite, conséquence dans notre hypothèse de la piqûre supposée.

Porté presque aussitôt après l'accident, à l'Hôtel-Dieu, Ch.....ey y fut admis dans le service de chirurgie, dirigé par M. le professeur Richet.

C'est là seulement qu'il parait avoir perdu conscience, et il y a dans ses souvenirs relatifs à cette époque une lacune de deux ou trois jours. — Il y aurait eu de la fièvre pendant ces jours-là et quelques-uns de ceux qui suivirent; il a le souvenir d'avoir entendu parler de températures montant à 41°.

Une autre particularité sur laquelle il insiste offre de l'intérêt parce qu'elle semble établir, conformément à notre hypothèse, l'existence d'un processus myélitique, qui, à un moment donné, aurait dépassé les limites de la moitié latérale gauche de la moelle. Je veux parler d'une retention d'urine qui aurait duré plusieurs jours et aurait nécessité plusieurs fois l'emploi de la sonde. Ce symptôme-là n'appartient pas à l'hémisection latérale traumatique simple, c'est-à-dire dégagée de toute complication.

Quoi qu'il en soit, ce qui parait bien établi, c'est qu'à son réveil le membre inférieur gauche était complètement inerte, paralysé, tandis que le membre inférieur droit était parfaitement libre de ses mouvements, mais par contre complètement insensible à toutes les excitations auxquelles les assistants de la clinique le soumettait. Evidemment c'est le syndrome de Brown-Séquard qu'on avait sous les yeux et le malade a entendu plusieurs fois retentir à ses oreilles le diagnostic : *hémisection latérale de la moelle épinière*. De fait, aujourd'hui encore, il parait fort au courant des caractères du syndrome introduit dans la science par Brown-Séquard et l'on comprend à écouter ce qu'il en dit, qu'il a souvent entendu disserter là-dessus des personnes compétentes.

Mais il ne sera peut-être pas inutile pour quelques-uns d'entre vous, que je rappelle ici très sommairement ce que j'entends par *Syndrome de Brown-Séquard*. Quelques-uns disent, remarquez-le en passant, *Maladie de Brown-Séquard* au lieu de syndrome. Je préfère de beaucoup le premier terme et je m'y attache. C'est qu'en effet il ne s'agit pas là d'une *maladie autonome*, mais seulement d'un ensemble symptomatique pouvant se rattacher à des affections très diverses. Ainsi en dehors de l'hémisection il y a lieu de signaler parmi les causes qui peuvent produire le syndrome, les lésions de nature très diverse, myélite, tumeurs intra-spinales ou extra-spinales, syphilitiques ou non, méningites caséeuses ou autres, ayant pour effet d'affecter profondément sur un point, le tissu de la moelle épinière dans une de ses moitiés latérales ou d'en déterminer la compression. Mais il suffira de parler de ce qui concerne la lésion traumatique ; c'est l'espèce du reste que Brown-Séquard a surtout considérée et ce qu'il en dit d'ailleurs peut s'appliquer, *mutatis mutandis*, fort aisément aux autres espèces. Chez les animaux donc, notre illustre ami a montré qu'une section hémilatérale complète de la moelle épinière déterminait régulièrement la production d'un syndrome, dont il a, sous le nom, si je ne me trompe, d'*hémiparaplégie spinale avec hémianesthésie croisée*, déterminé avec le plus grand soin les caractères cliniques. Il lui a été facile ensuite de montrer que ces caractères-là se trouvent représentés chez l'homme avec une exactitude parfaite dans les cas où une blessure spinale reproduit scrupu-

leusement — ce qui comme on l'a dit, n'est pas tout à fait rare — la lésion
expérimentalement provoquée. En quoi consiste donc la symptomatologie
dont il s'agit ? Je ne ferai pour ainsi dire qu'énumérer et je vous renvoie pour
plus de détail aux travaux du maître. La section porte, je suppose, comme dans
notre cas, sur la moitié gauche de la moelle, et voici alors ce qu'on observe :

A. Du côté gauche (côté correspondant à la lésion spinale) — plusieurs
des données qui vont suivre sont empruntées à la clinique de l'homme, postérieure, sur ce point, aux études expérimentales, mais il n'est guère douteux
qu'on les retrouverait chez les animaux avec tous leurs caractères : — 1° Paralysie motrice complète avec flaccidité du membre inférieur, fait déjà connu
de Galien ; — à un moment donné exagération des réflexes tendineux, tendance à la contracture ; — 2° La peau de ce membre est hyperesthésiée, et l'hypéresthésie remonte plus ou moins haut sur l'abdomen ou le tronc, suivant la
hauteur de la lésion spinale : elle est limitée de ce côté par une ligne presque
horizontale ; — obnubilation ou perte du sens musculaire; — 3° Elévation relative de la température ; — 4° Atrophie musculaire plus ou moins rapide parfois
avec réactions dégénératives ; — 5° Quelquefois troubles trophiques articulaires
(arthrite du genou).

B. Du côté droit (côté opposé à la section) : 1° Anesthésie cutanée de tout le
membre inférieur, remontant sur l'abdomen ou le tronc où elle se limite, plus
ou moins haut, par une ligne plus ou moins horizontale; — 2° Pas d'élévation de
température de ce côté ; — 3° Pas traces de paralysie motrice, pas d'atrophie,
pas d'exagération des réflexes ; — 4° Quelquefois troubles trophiques cutanés.
(eschare fessière).

C. Pas de troubles vésicaux.

Tel est l'ensemble symptomatique lorsqu'il s'agit de cas récents ou relativement récents. Naturellement nous ne devons pas nous attendre à rencontrer
tous ces symptômes chez un sujet qui a survécu, a récupéré presque intrégra-
lement — en ce qui concerne les fonctions motrices — l'usage de ses membres, et chez lequel il y a tout lieu de supposer, ainsi que nous l'avons dit en
commençant, qu'il n'y a pas eu hémisection proprement dite, mais seulement
piqûre ou peut-être même compression momentanée plus ou moins brusque.
Il est clair qu'une restitution progressive très accentuée sur certains points a
seule permis ce retour partiel mais fort remarquable cependant au fonctionnement normal. Aussi est-ce, dans l'acception le plus rigoureuse du mot, d'une
hémiplégie spinale fruste qu'il s'agit chez notre malade. Mais vous allez être
amenés à reconnaître que l' «inscription» n'est pas à l'heure qu'il est, tellement effacée qu'il soit devenu très difficile de la « lire ».

Voici du reste le tableau analytique des phénomènes qui peuvent être
actuellement relevés chez notre sujet :

A. *Côté gauche* : 1° Il n'existe plus trace de paralysie motrice dans le membre inférieur. Celle-ci aurait été absolue complète pendant une quinzaine

de jours ; à partir de cette époque le malade a commencé à pouvoir remuer progressivement les divers segments de ce membre. Au sortir de l'hôpital, six ou huit semaines après l'accident, il boitait encore, et il a éprouvé de ce côté une certaine gêne dans les mouvements pendant près de trois ans. Cependant il a pu très rapidement reprendre son métier de couvreur, qu'il n'a pas cessé depuis ; — 2° Aujourd'hui, pas d'élévation de température sur la peau de ce membre, au contraire ce membre est relativement plus froid que l'autre ; pas d'hyperesthésie cutanée, pas de modification du sens musculaire. Ces symptômes ont-ils existé autrefois ? Nous n'avons pas de renseignements à cet égard. — 3° Le réflexe rotulien est notablement exagéré ; pas de trépidation provoquée du pied ; — 4° Le membre gauche est remarquablement atrophié dans toute son étendue, ce dont témoignent suffisamment les chiffres suivants : cuisse gauche partie moyenne, 39 c. ; cuisse droite, partie moyenne, 43 c. ; jambe gauche, partie moyenne, 26 c. ; jambe droite, partie moyenne, 33 c. C'est donc une atrophie très remarquable ; mais M. Vigouroux qui a examiné la chose de près n'a pu retrouver là cependant la moindre trace de réaction de dégénération. Il faut donc admettre que si ici, comme je suppose que cela a lieu d'ordinaire dans les cas de ce genre, l'atrophie a été la conséquence d'une propagation du processus myelitique à la colonne des cornes antérieurs de la substance grise du côté de la lésion, il faut admettre, dis-je que cette altération n'a pas amené la destruction complète des cellules nerveuses de la région, et que la restitution *ad integrum* en a été possible pour la plupart d'entre elles.

B. *Côté droit* : 1° Pas de troubles du mouvement, jamais il n'en a existé ; — 2° Réflexes tendineux normaux ; — 3° Pas de modification du sens musculaire de ce côté, mais modification profonde de la sensibilité de la peau. A proprement parler ce n'est pas l'anesthésie proprement dite qu'on y rencontre, mais bien un trouble équivalent qui signale généralement l'existence d'une compression spinale ou d'une lésion organique des faisceaux postérieurs. Je veux parler du phénomène de dysesthésie, comme je l'appelle, qui consiste principalement en ce que le malade sent quand on le pince, quelquefois avec un retard notable, mais sans pouvoir préciser exactement le lieu où a porté l'excitation : de plus la sensation produite diffuse en quelque sorte au-dessus et au-dessous du point piqué ou pincé.

Enfin le froid, le chaud ou la piqûre ne sont pas reconnus comme tels mais donnent tous également naissance à cette vibration douloureuse ou pour le moins fort incommode dont nous parlions il n'y a qu'un instant à propos du pincement. Je ferai remarquer en passant que ce phénomène de dysesthésie, autant qu'on sache, paraît appartenir exclusivement aux lésions organiques spinales et qu'on ne le voit pas se combiner par exemple avec l'analgésie ou l'anesthésie des hystériques.

Rien de plus simple, vous le voyez jusqu'ici, que d'interpréter à l'aide de

l'hypothèse l'existence de ces reliquats de *l'hémiparaplégie spinale avec anesthésie croisée*. Il est un point cependant sur lequel il ne faut pas glisser et qui
aura dû vous frapper, c'est que du côté du tronc la ligne qui limite l'anesthésie
dysesthésique ne remonte pas aussi haut, il s'en faut de beaucoup, que cela

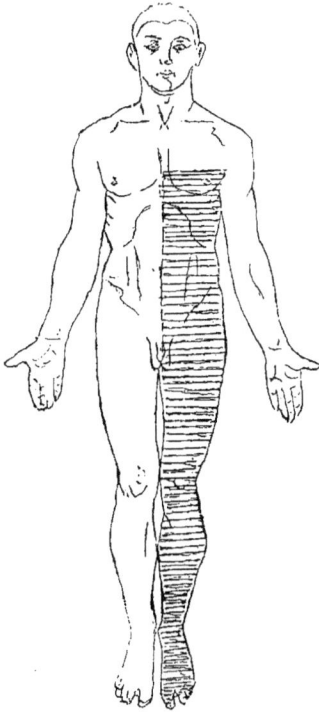

Fig. 16.

devrait être dans les cas, comme le nôtre, où la lésion est supposée avoir
porté au niveau des troisième ou quatrième vertèbres dorsales. Ainsi dans le
cas de Müller (Fig. 16) qui pour la plupart des détails est comparable au

9

nôtre cette ligne remontait jusqu'au niveau de l'aisselle tandis que chez notre malade (V. *fig.* 17),elle passe en avant par le pli de l'aine tandis qu'en arrière elle ne remonte pas même jusqu'à la taille.

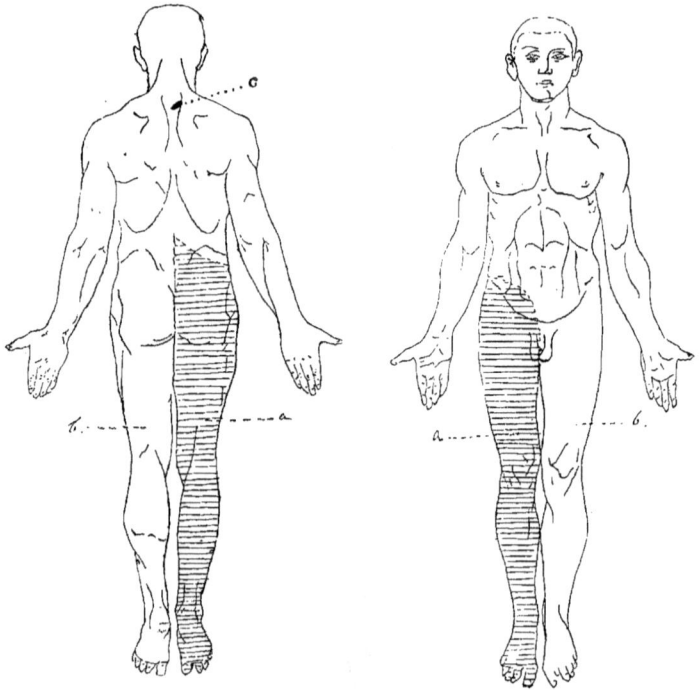

Fig. 17.
Hémiplégie spéciale avec hémianesthésie croisée.
  a. Côté anesthésié.
  b. Côté de la paralysie de mouvement.
  c. Cicatrice de la plaie.

Voilà sans doute une anomalie singulière, inexplicable en apparence. Mais il importe de ne pas oublier que l'observation de Müller est relative à un cas récent; le malade ayant succombé au bout d'une quinzaine de jours, tandis que chez Ch...ey l'accident remonte à huit ans. On peut donc admettre très légitimement ici, je pense, que ces modifications relatives à la distribution de l'anesthésie qui à l'origine devait s'étendre par en haut jusqu'au voisinage de l'aisselle, est une conséquence de la restitution progressive des parties lésées de la moelle.

C'est d'ailleurs en se rétrécissant de la périphérie vers le centre qu'a diminué progressivement le champ d'anesthésie dans plusieurs cas d'hémiparaplégie spinale, résultant de la compression par pachyméningite caséeuse portant sur un seul côté de la moelle, observés par M. Rosenthal et qui se sont terminés par la guérison (1).

En résumé, messieurs, je ne m'arrêterai pas plus longtemps sur ce cas qui vous offre, suivant moi, un intéressant exemple d'*hémiparaplégie spinale avec anesthésie croisée*, par lésion traumatique de la moelle épinière, terminé par la guérison, guérison incomplète sans doute, mais néanmoins fort acceptable encore telle qu'elle est.

Je m'en tiendrai, relativement à ce cas, à ce qui précède si il ne me venait pas à l'instant un scrupule. La raison en est que le malade en question m'a été adressé par un de mes élèves fort versé dans la connaissance des choses neuropathologiques, et dont je tiens les opinions en grande estime, comme un exemple d'hystérie traumatique. Les raisons principales en faveur de cette opinion alléguée par notre collègue, sont d'abord les anomalies que présente actuellement chez notre homme, sur certains points, le syndrome hémiparaplégie spinale, ainsi, par exemple, la limite d'anesthésie du côté droit placée trop bas pour une lésion de la moelle située au niveau de la 3e ou 4e vertèbre dorsale.

Mais, déjà, par avance, nous avons répondu chemin faisant, à ces arguments et relevé en particulier que la dysesthésie n'est pas autant qu'on sache, un phénomène hystérique. Nous ne croyons pas nécessaire d'y revenir à nouveau.

Notre collègue suppose que tous les phénomènes d'hémiparaplégie spinale survenus chez notre homme se sont développés chez lui par le mécanisme de la suggestion, dans le temps où en conséquence du choc nerveux produit par l'accident, son état mental pouvait être comparé à celui des hypnotiques dans la période somnambulique. Les dissertations faites autour de lui, lorsqu'il a été porté à l'Hôtel-Dieu dans un service de chirurgie, et relatives au syndrome de Brown-Séquard auraient été chez lui la cause de la réalisation toute psychique de ce syndrome.

Voilà une interprétation que nous ne saurions certes pas admettre. Vous n'ignorez pas en effet que dans les cas hystéro-traumatiques les paralysies avec

---

1. *Günstige formen von Hemiläsion des Rückenmarkes.* Wien 1887.

ou sans anesthésie qui se produisent en conséquence du choc local ne se réalisent pas du premier coup, en général. Elles n'apparaissent qu'à la suite d'une sorte d'incubation. J'ai beaucoup insisté là-dessus et je crois devoir y insister encore à propos du cas présent. Ce n'est pas en effet pour avoir entendu parler des symptômes liés à l'hémiparaplégie spinale que notre homme a créé psychiquement et réalisé objectivement toute la symptomatologie : non, cela n'est pas acceptable, car il est absolument démontré par les détails de l'observation, que chez le malade cette symptomatologie s'était déjà réalisée immédiatement après l'accident : avant même son admission à l'Hôtel-Dieu.

Je repousse donc absolument toute ingérence de l'hystérie dans la production du syndrome de Brown-Séquard chez notre malade, et je rattache ce syndrome à la lésion traumatique de la moelle épinière. Mais je n'irai pas jusqu'à prétendre que notre jeune malade est tout à fait exempt de phénomènes hystériques et je reconnais toute la valeur de quelques phénomènes relevés par notre collègue chez notre malade en dehors de l'hémiparaplégie et qui l'avaient conduit à supposer que celle-ci même pourrait bien, elle aussi, être de nature hystérique.

Ch...ey dont nous avons déjà signalé l'encolure un peu féminine, et aussi les excès vénériens et alcooliques, ne s'est pas présenté à l'hôpital dans l'espoir d'y être débarrassé des reliquats de son hémiparaplégie. De cela, il a pris son parti et il n'attend pas grand'chose des ressources de l'art. Mais il avait toussé, craché du sang ; c'est pour cela qu'il est venu demander secours ; or, un examen attentif a fait reconnaître qu'il n'existait en réalité aucune trace de lésion pulmonaire et l'on a été conduit à admettre qu'il s'agissait ici d'une de ces hémorragies névropathiques si communes chez les sujets hystériques : un examen du champ visuel qui signalait un léger rétrécissement semblait venir à l'appui de cette idée ; enfin on ne saurait ne pas tenir grand compte des antécédents héréditaires du sujet qui sont assez fortement accentués : son père en effet est aliéné et il est actuellement interné à l'asile de Ville-Evrard ; sa grand'mère maternelle a été sujette à des attaques d'hystérie.

Je ne me refuserai donc pas à admettre que l'élément hystérique soit représenté chez notre homme, mais très certainement, tout n'est pas hystérique chez lui et en particulier je crois pouvoir affirmer que le syndrome de Brown-Séquard relève ici d'une lésion spinale organique et nullement de la lésion toute dynamique ou fonctionnelle, en tout cas non appréciable pour nos moyens actuels d'investigation qui paraît être le substratum des symptômes hystériques.

ᴛ.ᴅ. des Soc. de Typ. · Noizet. 8, r. Campagne-Première. Paris

QUATRIÈME LEÇON

1° Attaque de sommeil hystérique ;
2° Amyotrophie par lésion articulaire ;
3° Deux cas de paralysie faciale périphérique avec hérédité nerveuse. Cas n° 1 : père aliéné, grand-père irrégulier, etc. Cas n° 2 : plusieurs cas de bégaiement et un épileptique dans la famille ;
4° Vertige de Ménière ; forme chronique et vertiges par accès.

1ʳᵉ MALADE.

M. CHARCOT : La malade qui vient d'être placée sous vos yeux est suivant le langage usité dans cet hospice, ce qu'on appelle une « *dormeuse* ». En effet, cette malade dort — si cela peut toutefois s'appeler dormir — depuis le 1ᵉʳ novembre dernier, c'est-à-dire depuis douze jours. En réalité, elle n'a pas depuis ce temps-là cessé de dormir, à sa manière bien entendu, nuit et jour, sans se réveiller jamais et il y a quelque bonne raison de croire qu'elle ne se réveillera pas de sitôt (1).

Dans le service où elle vit depuis bien longtemps on laisse aller les choses comme elles veulent aller, sans chercher à provoquer le réveil, sachant par expérience que dans ce cas cela serait inutile quels que fussent les moyens que l'on mettrait en œuvre ; et éclairé par ce qui s'est passé déjà antérieurement dans nombre de crises semblables, on assiste sans anxiété, sans émotion à ce

---

1. L'attaque de sommeil s'est terminée le 29 novembre. — La malade a donc « dormi » pendant vingt-neuf jours.

spectacle singulier avec lequel on s'est depuis longtemps familiarisé, vivant dans la conviction bien arrêtée qu'un beau jour, tôt au tard, tout rentrera dans l'ordre spontanément.

Ce n'est pas à la Salpêtrière qu'on en est encore à s'exclamer à la vue de pareils faits. Ils y sont trop fréquemment rencontrés; et au contact de l'observation régulière ils y ont depuis longtemps perdu ce caractère de merveilleux qu'on leur prête bien souvent encore parmi les laïques et dans les feuilles publiques.

Vous avez compris par ce qui précède que notre « dormeuse » a déjà son histoire ; j'ajouterai qu'elle a une longue et fort intéressante histoire. Au fond c'est une hystérique de la grande espèce et c'est généralement parmi ces hystériques-là du reste que s'observent les attaques de sommeil.

Elle est rentrée à la Salpêtrière en 1862, il y a vingt-six ans de cela, elle avait alors 27 ans elle en a maintenant 53. Vous trouverez tout ce qu'il vous est intéressant de savoir sur son compte, dans l'ancienne *Iconographie de la Salpêtrière* rédigée par MM. Regnard et Bourneville (t.III, 1879-1880, obs. XI, p. 118). Là vous apprendrez qu'Eudoxie H... est née d'une mère épileptique (?) et d'un père alcoolique, qu'elle a commencé à avoir des attaques vulgaires de grande hystérie à l'âge de 18 ans ; que vers cette époque, à l'âge de 20 ans, elle a été atteinte de paraplégie hystérique complète absolue qui jamais n'a guéri, et dont actuellement on peut reconnaître les reliquats ; les membres inférieurs, en effet, vous le constatez aujourd'hui, sont rigides, atrophiés et les muscles très certainement y ont subi des modifications organiques, depuis longtemps irréparables ; aussi la malheureuse est-elle depuis trente-trois ans absolument confinée au lit, n'ayant jamais quitté la division autrefois dirigée par M. Delasiauve, plus tard par Legrand du Saule et, en ce moment, par mon excellent collègue Jules Voisin à l'obligeance duquel je dois de pouvoir vous la montrer aujourd'hui. — C'est dans cet hospice même, en 1875, c'est-à-dire il y a treize ans, que les attaques hystéro-épileptiques jusque-là classiques, ont subi en quelque sorte une transformation et se sont changées, — j'insiste sur les termes que j'emploie, — se sont changées, dis-je, en attaques de sommeil. La première fois que la malade a « dormi », son attaque de sommeil a duré quarante jours, et depuis cette époque-là elle n'a pas cessé de dormir chaque année une ou deux fois, pendant des périodes de un ou deux, quelque fois trois mois, rappelant ainsi, en petit toutefois, l'histoire de la « Belle au bois dormant » qui en somme, entre nous soit dit, n'est que l'histoire embellie par l'art, d'une hystérique recherchée par un prince jeune et quelque peu écervelé.

J'ai déjà eu plusieurs fois l'occasion d'entretenir mes auditeurs de cette malade, plus particulièrement en décembre 1883 ; les leçons que j'ai faites alors à son sujet ont été publiées en italien par le regretté D⁽ʳ⁾ Miliotti de Milan *Lezioni cliniche dell anno scolastico* 1883-84. *Milano* 1885. Voir p. 24, *Attaco di sonno*, et 38 *ancora dell attaco di sonno*). La malade, lorsque je l'ai présentée dans cette occasion à la clinique, dormait déjà depuis sept jours ; elle a continué à dormir par la suite pendant plusieurs semaines encore. J'ai fait allusion, une fois de plus, à ce cas, dans une leçon publiée par le *Bulletin médical*, le 2 décembre 1887. J'engage ceux d'entre vous qui s'intéresseraient spécialement aux attaques de sommeil à consulter les documents que je viens d'indiquer ; et j'en arrive à l'étude clinique régulière des phénomènes qui s'offrent en ce moment à notre observation.

Notre malade dort donc depuis douze jours ; elle a dormi plusieurs fois, je l'ai déjà dit, pendant quarante jours et plus ; c'est donc un grand cas dans l'espèce. Il y a mieux que cela cependant, car le sommeil de ce genre peut durer non seulement pendant des mois, mais encore pendant des années, ainsi que vous le verrez par la lecture d'un très intéressant travail publié dans les *Archives de Neurologie* pour 1888 par M. Gilles de la Tourette (n°ˢ 43 et 44) ; mais les petits cas, ceux dans lesquels les attaques de prétendu sommeil durent seulement trois, quatre, huit, dix, douze jours, sont infiniment moins rares ; c'est ainsi que, dans le service, nous n'avons pas observé moins de cinq cas de cette catégorie dans le courant de ces deux dernières années. Vous voyez qu'en ces matières nous ne sommes pas pris tout à fait au dépourvu et que nous y possédons une certaine expérience ; d'autant mieux que tous les cas du groupe se rapprochent étroitement les uns des autres aussi bien dans l'ensemble que dans les détails, si bien que ce que l'on dit de l'un, on peut l'appliquer à l'autre, non pas toutefois sans tenir compte de quelques variations individuelles qu'on doit s'attendre à rencontrer toujours, alors même qu'il s'agit d'un groupe morbide des plus homogènes.

Je vous ferai remarquer en premier lieu que notre malade, qui paraît dormir si profondément, présente cependant une rigidité marquée dans les membres supérieurs qu'elle tient demi-fléchis sur la poitrine. Cette rigidité déjà contraste nécessairement avec la résolution qui caractérise au contraire l'attitude des membres dans le sommeil physiologique ; mais ne vous attendez pas à trouver cette rigidité chez toutes les « dormeuses ». Il en est et des plus légitimes, chez lesquelles les membres restent parfaitement mous et flexibles ; ce cas, même, paraît être le plus commun. Un caractère plus important et qui se trouve parfaitement accentué chez la malade d'aujourd'hui, c'est la vibration, les palpitations permanentes que présentent les paupières et qui se montrent d'autant plus prononcées que vous faites plus d'efforts pour découvrir l'œil. Evidemment cela n'appartient nullement au sommeil naturel ; non plus que l'absence très remarquable de toute espèce de ronflement dans une circonstance où le sommeil — ou ce qu'on appelle de ce nom — est tellement profond que ni le bruit du tam-tam, ni l'inspiration d'ammoniaque, ni la faradisation intense de la peau ou des muscles, des troncs nerveux eux-mêmes, ne sont capables de produire le réveil : vous le constatez, toutes ces expériences-là,quiseraient absolument décisives s'il s'agissait du vrai sommeil, ne provoquent ici aucun changement, pas même un soubresaut, pas même une modification, quelque légère qu'elle soit, de la physionomie. Evidemment, d'après tout cela, vous l'avez compris, il ne saurait être question dans notre cas, de sommeil naturel et il y a lieu par conséquent de faire ici un premier départ.

Je viens de vous présenter notre « dormeuse » comme parfaitement impassible devant tous les moyens vulgaires d'excitation même douloureuse, qui seraient très certainement efficaces à un haut degré dans le cas de sommeil naturel.Ainsi sont les choses en réalité dans tous les cas d'attaques de sommeil que j'ai observés jusqu'ici. Mais il y a excitants et excitants, je dois vous en prévenir; et justement, il arrive que chez certaines hystériques-dormeuses, les points hystérogènes dont l'excitation dans l'intervalle des périodes de sommeil est capable de faire éclater les accès convulsifs vulgaires, ou ceux-ci une fois développés d'en arrêter l'évolution, il arrive, dis-je, que chez ces sujets les points en question peuvent être utilisés soit pour provoquer le sommeil lui-même, soit au contraire pour provoquer le réveil. Les choses étaient ainsi en particulier chez la dormeuse dont j'ai raconté l'histoire dans le *Bulletin médical* du 2 décembre 1887. Chez elle on pouvait produire le sommeil ou au contraire y mettre un terme à volonté, le plus facilement du monde. Ce n'est pas tout à fait le cas qui se présente chez notre malade d'aujourd'hui : cependant vous voyez comment la compression de l'abdomen dans la région du flanc produi chez elle un tressautement accompagné d'une exclamation : Ah! ah! Mais à proprement parler il n'y a pas de réveil.

En somme, vous le reconnaissez,les palpitations,les vibrations des paupières, l'absence du ronflement qui devrait accompagner un sommeil en apparence aussi profond, l'impossibilité de produire le réveil même par l'application des plus fortes excitations, la rigidité des membres enfin, phénomène que vous ne devez pas toutefois vous attendre à retrouver dans tous les cas du même genre, tout cela concourt à établir que nous ne sommes pas en présence d'un sommeil physiologique. Et si nous y regardons encore de plus près, bien d'autres indices encore, comme par exemple le fait d'uriner au lit, fait à peu près général chez les « dormeuses », viendront, je pense, justifier à vos yeux, l'opinion que je professe depuis longtemps relativement aux cas de ce genre. C'est à savoir que le prétendu sommeil n'est autre chose qu'une attaque hystérique modifiée ou transformée, comme vous voudrez le dire.

Voici l'indication de quelques-unes des preuves que l'on peut invoquer à l'appui de cette manière de voir. En premier lieu l'attaque de sommeil est,dans bon nombre de cas,précédée et suivie des phénomènes ordinaires de l'attaque convulsive ou de ses prodromes. C'est ce qui a lieu dans la règle chez notre malade d'aujourd'hui : au moment où elle va entrer dans son « sommeil » elle est agitée, rit et pleure sans motif, elle a des hallucinations terrifiantes, en tout semblables à celles qu'elle présentait autrefois lorsqu'elle était sous le régime des attaques convulsives hystéro-épileptiques normales : les mêmes phénomènes plus accentués encore, et marqués par des spasmes toniques et des mouvements de salutation indiquent la fin de la crise ; ainsi sont les choses chez notre malade et chez beaucoup d'autres du même groupe ; il ne faudrait pas croire cependant que cette apparition de phénomènes d'hystérie convulsive à la fin et au début des crises de sommeil soit un fait général. Non, certainement cela n'est pas, et il peut arriver qu'on voie ces malades s'affaisser tout à coup et tomber lourdement à terre comme si elles venaient d'être frappées d'apoplexie foudroyante. Le sommeil a commencé aussitôt et il se prolonge désormais avec les caractères spéciaux que nous lui avons reconnus tout à l'heure.

Combien de fois nous avons vu nos « dormeuses » entrer tout à coup dans leur « sommeil » et se laisser choir soudain lourdement, sur le sol des cours, pendant une promenade, au beau milieu d'une conversation.

Mais j'en reviens aux caractères qui doivent nous conduire à admettre que le « sommeil hystérique » est en quelque sorte l'équivalent d'une série plus ou moins prolongée d'attaques régulières. J'indiquais tout à l'heure les phénomènes convulsifs ou psychiques qui souvent sont le prodrome de l'attaque de sommeil et marquent sa terminaison. Eh bien, les mêmes phénomènes se présentent fréquemment, en manière d'épisodes, pendant la durée même de l'attaque de sommeil à plusieurs reprises.

C'est ainsi que vous avez vu, par intervalle, la dormeuse que vous avez sous les yeux, se dresser tout à coup sur son séant, étendre les bras en avant, puis retomber sur son lit, pour recommencer ensuite, une fois encore ou deux, ce même mouvement, de façon à rappeler ce que, dans l'attaque hystéro-épileptique normale nous désignons sous le nom de *salutations*, et vous n'avez pas oublié sans doute qu'un peu avant chacune de ces salutations on voit chez la malade de l'écume sortir de la bouche comme pour marquer la place de la phase épileptoïde.

La dormeuse dont je vous ai entretenu le 2 décembre 1887, s'écriait quelquefois, sans se réveiller : « Émile, je t'aime ! » et deux fois nous l'avons vue, toujours sans se réveiller, se dresser tout à coup, se jeter à bas du lit et courir dans la salle en prenant des attitudes et en prononçant des paroles très significatives (période des attitudes passionnelles). Ainsi l'on peut dire que pendant *l'attaque de sommeil*, les phénomènes de l'attaque convulsive se manifestent souvent comme par lambeaux.

Enfin je ferai valoir ceci encore en faveur de la thèse que je défends : ainsi que cela se voit fort bien par l'histoire d'Eudoxie H…, les attaques de sommeil sont souvent pendant des années précédées par des attaques d'hystérie convulsive auxquelles elles tendent à se substituer et que définitivement, à un moment donné, elles remplacent.

Mais, me direz-vous peut-être, comment expliquer, s'il est vrai comme vous le prétendez que l'attaque de sommeil soit l'équivalent d'une série d'attaques convulsives hystériques, d'un *état de mal* hystérique en un mot, comment expliquer que l'attaque de sommeil puisse se prolonger pendant des jours et des mois même, sans interruption ? Eh bien, messieurs, si vous voulez vous reporter à ce que je vous ai dit dans le temps à propos de la très longue durée de certaines séries d'attaques hystéro-épileptiques, vous reconnaitrez que l'état de mal dans les cas de ce genre, peut se prolonger pendant une et parfois même pendant plusieurs semaines, de telle sorte qu'en somme, entre ces cas d'état de mal hystérique, à la vérité exceptionnels, et les cas d'attaques de sommeil, l'écart, du moins en ce qui concerne la durée, n'est pas aussi considérable qu'on serait tenté de le croire au premier abord. Sur ce sujet vous consulterez peut-être avec intérêt une leçon sur l'*État de mal hystérique épileptiforme* que j'ai donnée le 9 janvier 1885 et qui a été publiée par Mlle Bl. Edwards, alors mon externe, dans la *Tribune médicale* (16e volume, année 1885, p. 159.)

Consultez également sur cette même question les « *Lezione cliniche* » publiées par le Dr Miliotti en 1885 (*Dello stato di malo istero-épilettico et stato di malo épilettico*, p. 159). Vous trouverez là l'histoire très authentique d'attaques hystériques en série, qui ont duré quinze jours (8.000 accès) et vingt-six jours (avec 21.708 accès). Une malade de mon service, la nommée Habill..., est sujette à entrer de temps à autre dans ce genre d'état de mal. En décembre 1885 (Voy. Bl. Edwards, *loc. cit.*) elle a eu deux séries d'accès : la première qui a duré treize jours et où l'on a compté 4.506 accès, l'autre qui a duré quatorze jours et où l'on a compté 17.083 accès. Cette même observation recueillie par MM. Marie et Souza-Leite a été publiée dans le *Progrès médical* (sept. 1885). Il est fort remarquable qu'ainsi que je l'ai démontré, la température centrale ne s'élève pas notablement dans ces séries interminables d'attaques convulsives qui presque sans cesse et sans trêve se reproduisent en nombre presque prodigieux jour et nuit pendant un aussi long espace de temps. — Sous ce rapport il y a encore un rapprochement à faire entre l'*attaque de sommeil* et l'*état de mal hystérique*, car dans celle-là comme dans celle-ci la température reste au taux normal ou à peu près : ainsi, chez notre malade d'aujourd'hui, elle est de 37° 2 avec un pouls de 72,80 ; en même temps que la peau reste fraiche.

Vous le voyez par ce qui précède, la théorie que je soutiens trouve sa vérification alors même que l'on considérera la durée des attaques et il est rendu ainsi au moins fort vraisemblable, pour ne pas dire plus, que l'attaque de sommeil représente une attaque ou plus exactement une série d'attaques hystériques « transformées ».

Il y a cependant, entre celles-ci et celles-là, une différence que je ne voudrais pas passer sous silence, c'est que le « sommeil » une fois constitué s'établit pour un temps, à l'état de permanence, sans qu'il y ait de réveil, tandis que dans l'*état de mal hystéro-épileptique*, il y a de temps à autre des moments de répit, comme des entr'actes, pendant lesquels les convulsions et le délire s'interrompent momentanément. Mais je ne saurais voir là un motif de distinction vraiment essentielle, et je crois que sans forcer les faits nous pouvons rapprocher l'un de l'autre les deux états et les considérer comme deux modes équivalents d'une même perturbation fonctionnelle.

Il ne me reste plus grand'chose à vous dire concernant le cas d'attaque de « sommeil » que vous avez sous les yeux et les « attaques » de sommeil considérées en général. Voici cependant l'énoncé de quelques faits sur lesquels j'aurais le regret de ne pas insister un instant.

En premier lieu j'irai au-devant d'une question que certainement vous vous êtes tous posée pendant que je procédais à mon exposé : Comment notre malade peut-elle se nourrir pendant cette longue durée d'un sommeil profond ?

On pourrait invoquer ici, messieurs, pour certains cas, cette condition spéciale de la nutrition que présentent certaines hystériques, comparables sous ce rapport aux animaux en hibernation, et qui leur permettent de vivre pendant une période de temps relativement longue sans s'alimenter, du moins sans s'alimenter sérieusement. Mais cette condition d'après les recherches faites dans ces derniers temps dans mon service de la Salpêtrière par MM. Gilles de la Tourette et Cathelineau serait beaucoup plus rare qu'on ne l'a supposé et d'ailleurs nous n'avons pas à l'invoquer dans la circonstance actuelle : en effet notre malade se nourrit chaque jour ou pour mieux dire on la nourrit comme on va le faire devant vous.

Entre les dents légèrement serrées, on introduit, vous le voyez, à l'aide d'une cuiller, du lait ou tout autre aliment liquide ou semi-liquide qui, après avoir séjourné un instant dans la bouche, est bientôt automatiquement dégluti par la malade. Ainsi l'alimentation se fait chez elle tant bien que mal. Je dis tant bien que mal, parce que évidemment en temps ordinaire, cette alimentation serait relativement insuffisante.

MM. Gilles de la Tourette et Cathelineau ont en effet démontré par l'étude méthodique de six cas de sommeil hystérique — six cas, vous le remarquerez en passant, c'est un chiffre imposant dans l'espèce — que pendant la durée de l'attaque le poids du corps diminue rapidement en même temps que l'on constate par l'analyse des urines une constante diminution qualitative et quantitative de tous les éléments: volume, urée, phosphates, etc., etc. Il est au moins fort vraisemblable que chez H..., les choses se passent comme elles se sont passées sur les six cas étudiés par MM. Gilles de la Tourette et Cathelineau, chez lesquels l'alimentation se faisait absolument dans les mêmes conditions.

D'autres points à relever sont relatifs au diagnostic. J'ai déjà montré les différences assez considérables qui séparent le « sommeil » de nos dormeuses du sommeil naturel. Il serait trop long à l'heure qu'il est de poursuivre la comparaison avec tous les autres états qui de près ou de loin ressemblent plus ou moins au sommeil physiologique. Je me bornerai à vous montrer en quoi l'attaque du sommeil hystérique, diffère « des sommeils » propres à certaines formes de la névrose hypnotique ; je fais allusion ici, à ce que j'appelle le grand hypnotisme des hystériques, seul cas dans lequel les symptômes cérébraux particuliers qui marquent les trois états s'accompagnent de phénomènes somatiques correspondants. Seule, la période dite léthargique de ce genre d'hypnotisme caractérisée par l'apparence d'un sommeil profond avec résolution des membres pourrait être confondue avec l'attaque de sommeil hystérique ; laquelle attaque d'ailleurs peut être provoquée parfois chez quelques sujets, par les mêmes manœuvres (pression des globes oculaires, fixation du regard), qui chez la majorité des autres déterminent l'apparition du grand hypnotisme.

Mais la différence qui existe entre les deux états peut être facilement mise en relief, cliniquement, par la mise en jeu du phénomène de l'hyperexcitabilité névro-musculaire qui appartient exclusivement à la léthargie hypnotique. La pression sur les muscles, sur les trajets nerveux, ne détermine pas la contracture des muscles correspondants dans l'attaque de sommeil hystérique, tandis que, dans la léthargie hypnotique, ce phénomène ne manque jamais de se montrer au moins à un certain degré. Il est clair que lorsque les membres seront naturellement rigides, comme dans le cas que nous avons actuellement sous les yeux, le diagnostic se pourra faire du premier coup, car la résolution complète, absolue des membres, antérieurement bien entendu à la pression exercée sur les muscles ou sur les troncs nerveux, est un caractère inhérent à la léthargie hypnotique, et à ce propos je ferai remarquer chez notre malade d'aujourd'hui un fait qui m'a été signalé par mon collègue, M. Jules Voisin, et qui dans l'espèce, me paraît constituer une anomalie ; ce fait du moins je ne l'ai pas rencontré encore dans les autres cas assez nombreux de sommeil hystérique que j'ai observés jusqu'à ce jour. Vous voyez que lorsqu'on soulève les membres supérieurs de la malade, ceux-ci ne retombent pas et conservent au contraire la position qu'on leur a imprimée.

Ceci rappelle jusqu'à un certain point ce que l'on voit dans la période cataleptique de l'hypnotisme. Mais entre les deux cas la différence qu'on peut relever tout au moins chez notre sujet d'aujourd'hui c'est que, contrairement à ce qui a lieu dans la catalepsie bien formulée, les attitudes expressives imprimées aux membres supérieurs de manière à figurer ce qui se voit soit dans l'acte d'envoyer un baiser, soit au contraire dans l'acte de menacer du poing, n'ont pas pour effet d'affecter les traits de la physionomie d'une façon correspondante. Les traits restent immobiles, impassibles comme vous le voyez chez notre malade et j'ajouterai que chez elle aussi les yeux un instant maintenus ouverts par l'élévation des paupières ne tardent pas à se fermer de nouveau d'eux-mêmes, tandis que dans la vraie catalepsie du grand hypnotisme, cela n'aurait point lieu. Quoi qu'il en soit il est difficile de méconnaitre qu'il existe dans notre cas certains caractères, certains traits qui jusqu'à un certain point rappellent ce qu'on voit dans la catalepsie hypnotique et c'est là une circonstance qui méritait certainement d'être relevée ; il est possible en effet qu'elle se retrouve dans d'autres cas de sommeil hystérique lorsqu'on prendra le soin de l'y rechercher et alors ce serait un trait d'union de plus à signaler entre la névrose hystérique et le grand hypnotisme.

Vous savez comment dans ces derniers temps M. Debove et son élève M. Achard ont publié d'excellents travaux sur ce qu'ils appellent « l'apoplexie hystérique ». C'est à mon avis un grand service qu'ils ont rendu aux cliniciens en faisant bien connaître ces cas restés jusqu'à eux méconnus ou mal connus, dans lesquels l'attaque d'hémiplégie hystérique se développe brusquement, au milieu de symptômes qui rappellent ceux de l'apoplexie avec hémiplégie de cause organique. Je n'entreprendrai pas de séparer cliniquement cette apoplexie hystérique de l'attaque de sommeil, par la simple raison qu'à mon avis il s'agit là d'un seul et même état morbide. La seule différence à ce qu'il me semble, serait que dans les cas signalés par MM. Debove et Achard l'attaque de sommeil à début brusque est suivie d'hémiplégie, tandis que celle-ci fait défaut dans les autres, et à ce propos je pourrais citer comme éminemment propre à bien établir la relation sur laquelle j'insiste actuellement, le cas d'un hystérique (le fameux dormeur de Londres [1], que j'ai eu longtemps dans mon service et chez lequel les attaques de sommeil marquées par tous les caractères décrits plus haut, et dont la durée était en moyenne de six à huit jours, était dans certains cas accompagnée d'hémiplégie gauche, tandis que dans d'autres cas c'était le mutisme qui occupait la scène.

Mais en voilà assez pour aujourd'hui sur le sommeil hystérique : c'est un sujet sur lequel j'aurai certainement l'occasion de revenir quelque jour. Notre malade, toujours dormant, va être reconduite dans son service qui est situé peut-être à un demi-kilomètre d'ici. Elle aura donc à traverser de longues cours et il n'est guère vraisemblable que, pendant son trajet, elle se réveille. Il est même assez vraisemblable que je pourrai mardi prochain vous la présenter à nouveau telle que vous l'avez vue aujourd'hui, et ayant, par conséquent, pendant huit nouveaux jours, sans cesse et sans trêve, dormi du sommeil particulier dont nous venons de la voir dormir.

---

1. Le nommé Ch...ffat. dont l'histoire est rapportée dans le 3e volume des *Leçons sur les maladies du système nerveux*. — Voir l'*Appendice*.

2ᵉ Malade.

Je vais maintenant, conformément à nos habitudes, étudier avec vous quelques-uns des malades qui se sont présentés ce matin même à la consultation.

Le premier est une de nos anciennes connaissances. Nous l'avons traité, il y a environ deux ans, pendant plusieurs mois dans nos salles. Il est venu nous retrouver ces jours-ci et nous l'avons engagé à paraître devant nous, une fois de plus, ce matin. Ce n'est pas d'hystérie qu'il est question cette fois, mais bien d'une affection d'un ordre tout différent.

Il s'agit, vous le reconnaissez aux reliefs que font les muscles, d'un homme d'une vigueur peu commune, d'une sorte d'athlète.

Il est âgé de trente et un an.

Il ne procède pas de gens nerveux et jamais il n'avait été malade avant un accident dont je parlerai dans un instant. Il a servi dans l'artillerie pendant cinq ans sans jamais être arrêté par le moindre malaise ; ce n'est pas un alcoolique et jamais il n'a eu la syphilis. Il exerce la profession de gardien de le paix et c'est justement dans l'exercice de sa profession ingrate qu'il a contracté l'affection dont aujourd'hui encore il porte les traces.

Voici dans quelles conditions la maladie s'est produite : le 19 novembre 1886, vers 7 heures du soir, alors qu'il courait après un voleur, il fit une chute sur le genou gauche. Au moment de sa chute il ne ressentit pas grande douleur, et il put même continuer à faire son service, un peu gêné dans la marche toutefois, pendant près de trois quarts d'heure encore.

Examinons maintenant de près l'état actuel du malade ; nous compléterons dans un instant l'histoire des incidents qui se sont produits à la suite de cette chute.

M. Charcot (*au malade*) : Veuillez mettre à nu vos jambes et vos cuisses, dépouillez-vous de votre pantalon.

Veuillez considérer, Messieurs, les choses d'un peu près : au membre inférieur droit, vous le voyez (fig. 18) la musculature de la cuisse et de la jambe est bien celle d'un athlète, comme je vous le disais tout à l'heure et les reliefs musculaires déjà si accusés à l'état de repos, s'exagèrent encore lorsqu'on dit au malade de raidir ses membres autant que possible. Alors l'action des muscles extenseurs de la jambe devient tellement puissante qu'il se produit entre celle-ci et la cuisse, un angle obtus, ouvert en avant de façon à rappeler la déformation connue sous le nom de *genu recurvatum*. Pareille chose ne se

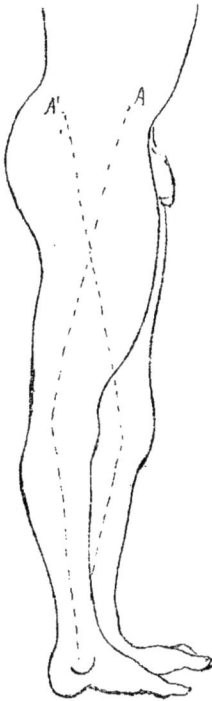

Fig. 18. — Les membres inférieurs vus de profil. La ligne imaginaire A, B, C, montre l'angle obtus ouvert en avant que font la cuisse et la jambe droites. A' ,B', C' montre au contraire l'angle ouvert en arrière que font la cuisse et la jambe gauches, ainsi que la tuméfaction apparente du genou de ce même côté.

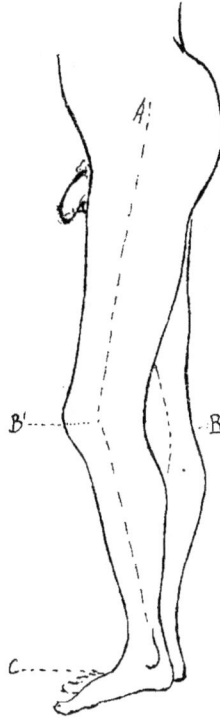

Fig. 19. — Les membres inférieurs vus de profil.

(Même signification des lettres que dans le cas précédent.)

(*Croquis d'après nature.* J. M. C.)

voit à l'état normal que chez les gens exceptionnellement vigoureux. Examinons maintenant l'état du membre inférieur gauche. Le contraste est vraiment très frappant. En effet, ce membre dans toute son étendue, cuisse, fesse et jambe, est très manifestement amaigri (fig. 18, 19, 20, 21); l'amaigrissement

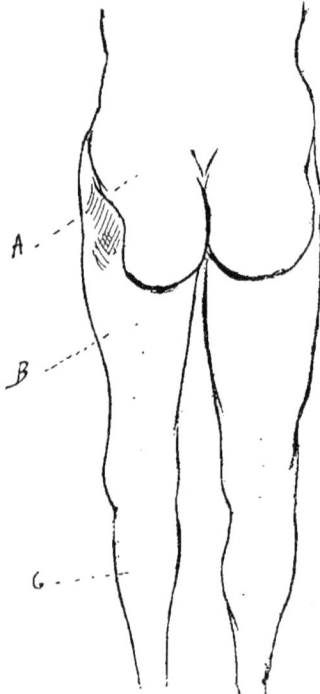

Fig. 20. — Atrophie totale du membre
inférieur gauche.
A, Fesse. — B, Cuisse. — C, Jambe.

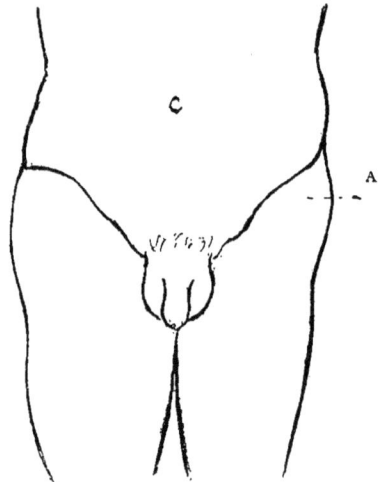

Fig. 21. — Le muscle tenseur du fascia
lata (A) est relativement conservé (1).

portant toutefois tout particulièrement sur les muscles antérieurs de la cuisse

1. Les croquis des fig. 18, 19, 20, 21 ont été recueillis en janvier 1887. Aujourd'hui, 13 novembre 1888, les choses, quant à ce qui est de l'atrophie, sont restées à peu près telles quelles; seulement celle-ci est un peu moins prononcée.

extenseurs de la jambe. Partout les reliefs musculaires sont relativement peu accusés, alors même que le malade fait tous ses efforts pour produire d'énergiques contractions.

Remarquez que, quoi qu'il fasse, ce membre reste demi-fléchi au niveau du genou (fig. 19 B.), en même temps que la rotule se montre très mobile latéralement, tandis qu'à droite elle est fortement fixée contre les surfaces osseuses articulaires, dans ces mêmes conditions d'extension forcée. Voilà, je le répète, un contraste bien remarquable dont il s'agira de faire ressortir la signification.

Mais auparavant, je veux compléter notre description par quelques détails. Vous voyez que le genou gauche est comme arrondi, il semble un peu tuméfié, flasque au toucher ; on pourrait croire que la synoviale contient du liquide ; nous nous assurons, par une palpation méthodique, qu'il n'en est rien absolument. Cette apparence tient évidemment, du moins cela nous paraît être, au défaut d'action des muscles tenseurs de la rotule et de la capsule articulaire.

Veuillez remarquer encore une fois la maigreur de la fesse gauche comparée à la fesse droite (fig. 20), celle de la cuisse gauche surtout prononcée, je le répète encore une fois, sur les muscles de l'extension (fig. 19 et 20).

La différence entre les deux cuisses, après deux ans, est encore de deux centimètres et demi. La différence de volume entre les deux mollets est un peu moins prononcée, mais elle est, cependant, encore très sensible (fig. 20).

Eh bien, Messieurs, après tous les détails dans lesquels nous venons d'entrer et étant donné la connaissance de l'accident du 19 novembre 1886, on peut en quelque sorte reconstituer, tant les phénomènes relevés sont caractéristiques, l'histoire tout entière de la maladie. J'insisterai particulièrement sur les traits suivants : atrophie musculaire d'un membre tout entier, mais manifestement prédominante sur les muscles extenseurs de l'articulation sur laquelle, lors de la chute, le choc a porté, — absence de troubles de la sensibilité. J'ajouterai, comme détails complémentaires, l'absence, reconnue ces jours-ci mais aussi dans les premiers temps du mal, de la réaction de dégénération et enfin l'exagération du réflexe rotulien du côté malade, beaucoup moins accentué aujourd'hui toutefois qu'elle ne l'était autrefois.

Voilà, je le répéte, l'énumération de faits qui, dans leur ensemble, constituent un syndrome vraiment caractéristique. Il révèle, quand tous ces caractères se trouvent réunis, l'existence d'une *atrophie musculaire de cause articulaire,* autrement dit d'une amyotrophie consécutive à la lésion d'une jointure.

Je ne m'étendrai pas, Messieurs, sur l'histoire générale de ces amyotrophies articulaires. C'est un sujet d'ailleurs que j'ai traité dans maintes circonstances, en particulier dans les *Leçons sur les maladies du système nerveux* (t. III, 1887, p. 27 et suivantes), et plus récemment dans les *Leçons du mardi* de la précédente année scolaire (p. 331). Je renvoie à ces leçons ceux qui voudraient approfondir la matière et je me contenterai aujourd'hui de quelques remarques qui s'appliquent plus spécialement au malade que nous avons sous les yeux.

L'histoire de l'affection articulaire qui, chez notre homme, a été la cause de tout le mal, est fort intéressante en ce sens qu'elle montre qu'une arthrite même légère, peut chez certains sujets avoir pour effet de déterminer très rapidement la production d'une amyotrophie très prononcée et qui longtemps privera le malade de l'usage de ce membre. Ainsi que je le faisais remarquer tout à l'heure, R... a pu, après sa chute, continuer, le soir, son service pendant plus de trois quarts d'heure. Il n'y avait pas de plaie, pas traces de contusion, et la nuit il souffrit à peine. Mais le lendemain matin le genou était rouge, tuméfié, et il y avait de la fièvre. Il fallut donc garder le lit. Les choses allèrent ainsi pendant trois jours. — Vers le quatrième jour, la fièvre ayant cessé, et la tuméfaction ainsi que la douleur s'étant considérablement amendées dans le genou, le malade commença à pouvoir quitter le lit et à faire quelques pas dans la chambre, fort gêné toutefois dans l'usage de son membre inférieur gauche qui était « très faible ». Au bout de quinze jours, il pouvait sortir de chez lui et se rendre à l'hôpital de la Pitié, près duquel il demeure, pour y prendre des consultations.

Le genou dans ce temps-là était encore un peu gonflé mais non douloureux, assure-t-il, et la gêne qu'il éprouvait pour marcher, il l'attribuait non à la douleur mais à la faiblesse du membre.

C'est six semaines après l'accident qu'il se présenta pour la première fois à la Salpêtrière où il fut admis : à cette époque, l'arthrite avait complètement disparu, sans laisser de traces; mais l'atrophie du membre tout entier, prédominant toutefois, comme c'est la règle en pareil cas, sur la région antérieure de la cuisse, était poussée déjà au plus haut degré. Toute trace de douleur était disparue dans le genou et cependant l'impuissance motrice dans le membre gauche tout entier, surtout en ce qui concerne les mouvements d'extension de la jambe, était fort prononcée.

C'est évidemment d'une paralysie amyotrophique qu'il s'agissait ici et cette amyotrophie développée en conséquence de l'affection articulaire s'était accusée bien rapidement, puisque au bout de six semaines elle était considérable. Il est clair qu'au milieu d'un pareil concours de circonstances, la théorie qui voudrait rattacher les amyotrophies de ce genre à l'influence de l'inaction prolongée des muscles ne mérite même pas d'être discutée, puisqu'en somme l'inaction totale n'a pas duré plus de quatre ou cinq jours. De même, on ne saurait admettre que ces amyotrophies soient la conséquence d'une propagation aux muscles d'un processus inflammatoire, car dans notre cas l'arthrite, en somme, a été fort peu de chose ; d'ailleurs, il serait bien difficile d'expliquer une extension aussi rapide d'un processus inflammatoire à toute l'étendue d'un membre et sa prédominance très marquée sur les muscles antérieures de la cuisse. Seule, la théorie imaginée par Vulpian, que j'ai depuis longtemps adoptée et soutenue, me paraît applicable à l'interprétation de toute la série de faits que nous venons d'exposer. Elle consiste,vous le savez, à admettre que sous l'influence de l'affection de la jointure, les nerfs articulaires centri-pètes, irrités à leurs extrémités périphériques, transmettent l'irritation jusqu'à la substance grise spinale, et plus précisément aux grandes cellules nerveuses des cornes antérieures : d'où l'amyotrophie consécutive (Voir *Leçons du Mardi*, 1887-1888,p.335).Pour avoir soutenu cette théorie un confrère allemand m'accu-sait ces jours-ci de « mysticisme ». Voilà une accusation faite pour me rendre rêveur, car je ne vois pas bien ce qu'il peut y avoir de « mystique » dans une théorie fondée sur des analogies anatomiques et physiologiques.D'ailleurs, quoi qu'il en puisse être, la théorie en question paraît être aujourd'hui fondée autrement que sur des analogies et sur des vraisemblances puisque, ainsi que M. Klippel l'a fait voir (Société anatomique,novembre 1887 et janvier 1888) la lésion supposée des cellules des cornes antérieures a pu se trouver réalisée et démontrée dans un cas par un examen nécroscopique attentif.

Il est d'autres enseignements encore fournis par notre cas. Voyez comment les amyotrophies de cause articulaire sont tenaces et durables,alors même que la cause provocative a été vraiment minime. Voilà deux ans que la maladie a commencé et chez notre homme elle laisse subsister des traces profondes ; l'atro-phie est,vous l'avez vu,considérable encore et les mouvements du membre sont, à l'heure qu'il est, toujours fort gênés ; c'est au point qu'il est impossible au malade de courir. Voilà qui est fait pour surprendre, lorsque l'on songe que, dans la règle, ce genre d'atrophie musculaire ne s'accompagne pas de la réaction de dégénération ; là, en général, toutes les réactions persistent, elles sont seulement affaiblies parallèlement. Eh bien, malgré tout cela, je le ré-pète, les amyotrophies en question sont fort rebelles. Je puis en parler en connaissance de cause car j'ai sur ce sujet quelque expérience et je puis citer en particulier le cas d'un employé de télégraphe qui a fait l'objet d'une de mes leçons cliniques (T. III, 2ᵉ leçon). Chez ce malade qui,lui aussi, avait été frappé d'une amyotrophie d'un membre inférieur en conséquence d'un léger traumatisme du genou, la guérison,définitive depuis,n'a pu être obtenue qu'au bout de plusieurs années.Et n'allez pas croire que la longue persistance de l'amyotrophie et de la faiblesse du membre, soit chez notre sergent de ville la conséquence de quelque négligence dans le traitement. Ce serait une erreur profonde ; le traitement électrique méthodique a été, chez lui, commencé dès son entrée à la Salpêtrière, il y a deux ans, c'est-à-dire de bonne heure, et il n'a pas cessé d'être continué depuis lors, régulièrement, sans grands inter-valles, le malade, depuis sa sortie de l'hospice ayant continé de se rendre à peu près tous les deux jours au service électro-thérapique annexé à la cli-nique.

La situation, sans doute, s'améliore peu à peu, progressivement ; mais combien il reste à faire encore, pour obtenir, si toutefois elle est possible, une restitution absolument complète.

La morale de tout ceci, Messieurs, c'est que nous ne devons pas, en présence d'une amyotrophie articulaire, alors même qu'elle a été déterminée par une lésion banale, porter un pronostic trop favorable.

La maladie sera longue, à peu près nécessairement quoi qu'on fasse, et il n'est pas certain qu'on doive toujours la voir disparaître complètement sans laisser de traces.

3e ET 4e MALADES

On introduit une petite fille âgée de douze ans accompagnée de sa mère ; elle est atteinte d'une paralysie faciale complète du côté gauche (paralysie périphérique); l'œil gauche ne peut pas se fermer complètement. Cette paralysie date de dix-huit jours, on s'en est aperçu un soir que l'enfant revenait de l'école. En même temps que la distorsion des traits de la face il y avait au début quelques douleurs derrière l'oreille gauche (1).

M. CHARCOT : Vous connaissez nos idées relativement à la paralysie faciale dite *a frigore*. Souvent l'impression du froid, quand elle a réellement existé, ne peut être considérée que comme une cause occasionnelle.

Il ne faut jamais négliger, quand il s'agit de paralysie faciale dite rhumatismale, ainsi que M. Neumann l'a bien montré, — si l'on veut se rendre vraiment compte de la situation, — de rechercher s'il n'existe pas quelque tare nerveuse dans la famille.

Or, voici quels sont chez cette jeune fille les antécédents de famille révélés par sa mère.

Son père a été il y a trois ans renfermé comme aliéné, à l'asile de Vaucluse où il est resté deux ans et demi. Son grand-père paternel qui a mené une vie

---

1. L'examen électrique a donné les résultats suivants le 10 novembre 1888 : forme légère de la réaction de **dégénérescence**. — Pronostic, quant à la durée, un mois environ. — « R. Vigouroux. »

très irrégulière, est mort paralysé d'un côté du corps. — Sa mère est nerveuse, très impressionnable ; la grand'mère maternelle a été paralysée du côté droit du corps et, paraît-il, aphasique à l'âge de 46 ans. — Un oncle maternel a été paralysé (?) à l'âge de 9 ans ; il est mort de la poitrine à l'âge de 30 ans.

Voilà les antécédents qui certainement viennent plaider fortement en faveur de la thèse soutenue par M. Neumann (1).

M. Charcot : ... C'en est assez sur ce cas. Voici qu'on nous amène un second exemple de paralysie faciale périphérique, autant que j'en puis juger par un examen très superficiel. — Mais voyez, on ne saurait s'y tromper ! la commissure labiale est tombante vers la droite et l'œil droit ne se ferme point.

Au moindre jeu de physionomie, on remarque que du côté droit les traits du visage restent absolument immobiles.

(Au malade) : Quel âge avez-vous ?

Le malade (en bégayant fortement) : Vingt-huit ans.

M. Charcot : Depuis quand avez-vous cette paralysie ?

Le malade : Depuis onze jours.

M. Charcot : Avez-vous ressenti un peu avant une impression de froid ?

Le malade : Je ne m'en suis pas aperçu, mais j'ai été consulter un médecin qui m'a dit que ce devait être l'effet d'un courant d'air.

M. Charcot : Eh bien, vous le voyez, Messieurs, voilà une étiologie imposée par le médecin !

(Au malade) : Avez-vous souffert du côté de l'oreille ou de la face, ces jours-ci ?

Le malade : Non, monsieur, absolument pas ; je n'ai rien senti du tout. Je me suis aperçu que j'avais la face tournée en me réveillant le matin. J'avais dormi comme de coutume.

M. Charcot : Le pronostic de la paralysie, comme durée, ne pourra être fourni, vous le savez, que par un examen électrique que nous aurons à pratiquer.

(Au malade) : Vous avez toujours bégayé comme vous le faites ?

Le malade : Oui, monsieur, c'est chez nous une maladie de famille. Mon père est bègue, mon grand-père paternel l'était également.

M. Charcot : Voilà, remarquez-le bien, Messieurs, une révélation inattendue, fort intéressante.

Le *bégaiement* en effet figure dans la famille neuropathologique et y occupe un rang distingué.

---

1. Voir, à ce sujet, dans un nouveau travail de M. Neumann : *De la prédisposition nerveuse dans l'étiologie de la paralysie faciale dite « à frigore »* (Union médicale, 15 novembre et 1er décembre 1888). Voir aussi *Leçons du mardi* 1887-88. La table.

Voilà donc un cas qui, comme le précédent, vient confirmer nos idées relatives à l'étiologie de la paralysie faciale dite *à frigore*. Mais pénétrons plus avant et peut-être aurons-nous à relever encore dans la famille quelque chose d'important.

(*Au malade*) : Y a-t-il dans votre famille quelque cas de maladie nerveuse autre que le bégaiement? le bégaiement en somme est plutôt une infirmité qu'une maladie.

LE MALADE : J'ai eu un frère, mort maintenant, qui a été traité à Bicêtre dans le service de M. Bourneville. C'était un enfant arriéré et il avait des attaques convulsives.

M. CHARCOT (*aux auditeurs*) : Eh bien, Messieurs, qu'en pensez-vous ? Voilà deux cas de paralysie faciale périphérique pris au hasard ; ne sont-ils pas au point de vue de l'hérédité nerveuse suffisamment significatifs ?

— · —

5ᵉ MALADE.

On introduit dans la salle un homme de 54 ans exerçant la profession de forgeron.

M. CHARCOT (*au malade*) : Pourquoi venez-vous nous consulter ?

LE MALADE : C'est que je me sens souvent menacé de tomber du côté gauche.

M. CHARCOT : Avez-vous des bourdonnements d'oreille, et de quel côté ?

LE MALADE : Oui, monsieur, du côté gauche et de ce côté-là je n'entends pas très bien. — (On constate en effet, sommairement, à l'aide d'une montre, que l'ouïe, du côté de l'oreille gauche, est fortement obnubilée.)

M. CHARCOT : Avez-vous remarqué que les bourdonnements de votre oreille soient plus forts au moment où vous êtes menacé de tomber à gauche ?

LE MALADE : Oui, quand j'ai le vertige, cela me prend par un mal de cœur et par un bourdonnement dans les oreilles.

M. CHARCOT : Êtes-vous jamais tombé par le fait de votre vertige?

LE MALADE : Non, je ne suis jamais tombé ; j'ai toujours pu me retenir.

M. CHARCOT : Mais vous êtes sérieusement menacé de tomber?

LE MALADE : Si je n'avais pas une canne, je serais exposé à tomber à gauche.

M. Charcot : Je vois que vous avez non seulement une canne, mais encore un parapluie. Il vous faut donc un double appui pour marcher dans les rues?

Le malade : Oh! monsieur, je ne puis pas marcher dans les rues : je suis toujours comme si j'étais pris de boisson, je titube; je n'ose pas sortir seul.

M. Charcot : Votre étourdissement est donc permanent, incessant?

Le malade : Oui, monsieur, à peu près, seulement par moment j'ai des étourdissements plus forts, avec crainte d'être précipité du côté gauche, et c'est alors que j'ai des envies de vomir.

M. Charcot : Vomissez-vous alors quelquefois?

Le malade : Non, je ne vomis pas, mais j'ai bien mal au cœur.

M. Charcot : A quoi ressemble le bruit que vous avez dans les oreilles?

Le malade : C'est une espèce de bourdonnement : on dirait un oiseau qui vole, cela augmente quand je tourne brusquement le tête, soit à gauche, soit à droite, cela augmente aussi quand je vais avoir un grand vertige.

M. Charcot : Et la nuit, quand vous êtes au lit, qu'est-ce qui vous arrive?

Le malade : J'ai souvent des vertiges, il me semble que je suis en mer, et quelquefois les croisées me paraissent monter au plafond.

M. Charcot : Avez-vous donc été en mer par un gros temps?

Le malade : Oui, monsieur, j'ai fait la campagne de Crimée.

M. Charcot : Vous n'avez jamais perdu connaissance au moment de ces vertiges?

Le malade : Non, monsieur, jamais; j'ai toujours dans ces moments-là la tête à moi.

M. Charcot : Avez-vous eu des douleurs d'oreille, des écoulements?

Le malade : Non, monsieur, jamais.

M. Charcot : Depuis quand avez-vous ces vertiges?

Le malade : Depuis six semaines seulement. J'oubliais de vous dire, monsieur, qu'au commencement de ma maladie, la première fois que j'ai eu le vertige, j'étais en chemin de fer et alors j'ai vomi.

M. Charcot : Avez-vous été traité déjà?

Le malade : Oui, monsieur, on m'a dit que j'étais atteint d'anémie cérébrale et l'on m'a fait prendre beaucoup d'iodure et de bromure. Ça ne m'a rien fait du tout.

M. Charcot : Je le crois bien. J'ai tenu, Messieurs, à faire parler ce malade devant vous, longuement, parce qu'il explique parfaitement son affaire.

Le diagnostic, certes, après ce colloque, ne vous paraîtra pas difficile. Il s'agit du vertige *ab aure læsa* se présentant non seulement sous la forme d'accès séparés, mais encore sous celle du vertige permanent sur laquelle j'ai appelé l'attention.

Il reste cependant encore, avant de fixer complétement ce diagnostic et de procéder au traitement, à rechercher s'il ne s'agit pas ici, comme cela a lieu dans certains cas, d'une accumulation cérumineuse dans le conduit externe, refoulant la membrane du tympan. Si cela était, il suffirait probablement d'enlever le bouchon pour mettre un terme aux accidents nerveux. Si, au contraire, le point de départ des accidents est soit dans l'oreille moyenne, soit dans l'oreille interne, peu importe en ce qui concerne les phénomènes vertigineux, le traitement sera toujours le même : le malade prendra pendant deux ou trois séries de quinze jours ou trois semaines, séparées par des intervalles de huit ou dix jours, le sulfate de quinine à la dose de 0,60, 0,80 à 1 gramme par jour. La cessation des sensations vertigineuses à la suite de ce traitement sera, si j'en juge d'après une expérience déjà longue, un résultat sur lequel vous pouvez compter presque nécessairement. Je vous ferai remarquer seulement que le vertige chronique résiste en général beaucoup plus à l'action de la médication que ne le fait le vertige par accès.

J'ai eu bien des fois l'occasion l'an passé de vous parler du vertige de Ménière et de son traitement par le sulfate de quinine. Si je reviens sur ce sujet fréquemment et avec insistance, c'est que je suis amené à constater à chaque instant, que les notions qui s'y rattachent n'ont pas encore pénétré suffisamment dans la clinique. J'ai eu, en effet, Messieurs, plusieurs fois l'occasion de vous faire remarquer qu'aujourd'hui encore des praticiens même distingués rapportent souvent soit à la congestion ou à l'anémie cérébrale, soit encore au vertige gastrique, ce qui appartient réellement au vertige *ab aure læsa.*

ır p. de ta Soz. de Typ. - Moizer. .8. r. Campagne-Première, Paris

CINQUIÈME LEÇON

1ᵉʳ Malade. — Cas complexe : paralysie spinale infantile, paraplégie alcoolique, attaques hystéro-épileptiques.
2ᵉ, 3ᵉ, et 4ᵉ Malades. — Paralysie faciale périphérique.

1ᵉʳ MALADE.

I

Messieurs, je vais faire comparaître, dans le but de l'étudier avec vous
médicalement, un sujet fort singulier, fort original et qui, au point de vue
clinique, offre un cas complexe assez difficile à débrouiller. Raison de plus
pour nous y attacher.

Nous l'avons depuis quelque temps sous notre direction dans cet hospice et
nous l'avons examiné plusieurs fois déjà avec intérêt. Il n'y a donc rien, chez
lui, qui soit tout à fait imprévu pour nous et nous pourrons par conséquent
entrer à son propos dans des détails circonstanciés. Sommairement, avant de
procéder à l'analyse, je tiens à vous le présenter comme un bizarre, un toqué ;
c'est, en tout cas, dans la catégorie faubourienne, un type parisien assez réussi,
et qui mérite à tous égards qu'on s'y arrête.

(Le malade est introduit.)

M. Charcot. — Veuillez remarquer, messieurs, tout d'abord sa démarche
et prêter attention au bruit qu'il fait lorsqu'à chaque pas ses pieds viennent
successivement frapper le parquet. Ceux d'entre vous qui ne sont pas tout à
fait neufs dans la matière, ont immédiatement reconnu qu'il s'agit ici de la
démarche du *steppeur*, ainsi que j'ai proposé de la dénommer (Voir *Leçons
du mardi*, leçon du 27 mars 1888) ; vous savez ce qu'on entend par là.
Steppeur vient du mot anglais *stepper* signifiant cheval qui a de l'action.

Or, une des particularités du steppeur, c'est que dans la progression il
fléchit ses cuisses à l'excès et élève ses pieds démesurément. Vous voyez ce

13

caractère se produire chez notre homme : à chaque pas il fléchit plus que cela ne se fait dans la marche physiologique la cuisse sur l'abdomen, et la jambe sur la cuisse, de façon à soulever les pieds anormalement au-dessus du sol ; mais ceux-ci sont flasques dans l'articulation tibio-tarsienne par suite de la paralysie des extenseurs et il en résulte que, en retombant sur le sol, chacun d'eux fait entendre deux bruits successifs, d'abord un bruit « de pointe », puis un bruit de « talon », le second bruit plus fort que le premier : tic, toc, tic, toc. Ceci contraste singulièrement avec la démarche classique du tabétique qui, à chaque pas, lance en avant sa jambe étendue et frappe du talon le sol, en produisant un bruit unique.

Ainsi que je le rappelais tout à l'heure, les gens qui marchent en steppant ont généralement une paralysie plus ou moins prononcée des extenseurs des pieds, et c'est justement à cette circonstance qu'est dû si je ne me trompe, pour la majeure partie du moins, le phénomène du steppage.

Chez notre homme vous constatez aisément, lorsqu'il est assis, cette paralysie et vous remarquez qu'elle est absolue à gauche, tandis qu'à droite elle reste incomplète. Là le pied est ballant absolument dans l'articulation tibio-tarsienne et le sujet est impuissant à en opérer la flexion dorsale, tandis qu'à droite ce mouvement est possible et en même temps le pied se porte dans l'*adduction* ; mais nous reviendrons sur ces détails dans un instant.

Eh bien, messieurs, ce fait de l'existence de la démarche du steppeur a dû déjà, chez quelques-uns d'entre vous, éveiller certaines idées relatives au diagnostic. Cette démarche, certes, n'est point spéciale à un seul état morbide ; on peut dire que c'est un complexus, un syndrome si vous voulez, commun à plusieurs espèces nosographiques.

Mais vous allez voir, par l'énumération que nous allons en faire que, même en dehors des particularités relatives à la marche, ces affections ont bien des traits en commun. Ainsi le *steppage* peut se voir dans l'intoxication saturnine, bien qu'il y soit un fait exceptionnel, la paralysie en pareil cas portant principalement et dans la règle à peu près exclusivement sur les extenseurs du poignet.

Il peut être un des symptômes des paraplégies arsenicales ainsi que nous l'avons pu constater récemment chez un sujet qui nous a été adressé par MM. Brouardel et Marie.

On l'observe encore très communément dans le béribéri sec ; souvent nous l'avons constaté en pareil cas chez des sujets venant du Brésil et aussi chez quelques personnes européennes ayant résidé à Panama, à l'occasion des travaux du percement de l'isthme.

Mais dans le cas que nous avons sous les yeux il est facile d'éliminer toutes ces causes là, et à la suite d'un interrogatoire même très sommaire, il devient, du premier coup, éminemment vraisemblable que la cause à invoquer, c'est l'alcoolisme.

Eh bien, messieurs, l'examen plus attentif auquel nous allons procéder n'aura pas pour résultat de démentir nos prévisions. C'est bien d'un steppage conséquence d'une paraplégie alcoolique qu'il est question ici ; cela ne sera pas, je pense, très difficile à démontrer.

Toutes ces affections toxiques qui peuvent produire la démarche du steppeur, offrent, je le disais tout à l'heure, des traits communs.

Elles paraissent toutes anatomiquement caractérisées par une lésion des nerfs périphériques, — névrite périphérique des auteurs — et par des lésions dégénératives des muscles correspondants ; ces lésions entraînent après elles tout un ensemble symptomatique dont la raison physiologique n'est pas en général très difficile à déterminer. Ce sont, par exemple, l'atrophie musculaire avec réaction de dégénération plus ou moins prononcée ; l'absence ou l'affaiblissement des réflexes rotuliens, quand, bien entendu, il s'agit des membres inférieurs ; enfin des troubles de la sensibilité manifestés spontanément ou provoqués seulement par certaines manœuvres, qui n'appartiennent pas à tous les cas du groupe, car il y a très certainement des paraplégies par névrite périphérique sans anesthésie et sans douleur.

Tous les symptômes plus haut signalés, y compris les troubles de sensibilité, se retrouvent au plus haut degré dans la paralysie alcoolique qui peut être considérée comme un type du genre, et qui, du reste, est celle que nous devons nous attendre à rencontrer surtout lorsqu'il s'agit d'un malade steppeur qui vient nous consulter à l'hôpital.

Nous avons prié le malade de mettre à nu ses membres inférieurs et nous pourrons maintenant procéder à un examen détaillé de ses muscles.

Voici ce que cet examen permet de constater. Les deux jambes et les deux cuisses sont considérablement atrophiées. A gauche cette atrophie est plus prononcée qu'à droite.

	Gauche	Droite
Circonférence de la jambe à 10 centimètres au-dessous de la rotule.	24 c.	29 c.
Circonférence de la cuisse à 15 centimètres au-dessus de la rotule.	31 c.	29 c.
Circonférence de la cuisse au niveau de la racine du membre.	44 c.	43 c.

Les deux pieds sont tombants, ballants dans l'articulation tibio-tarsienne mais cela est beaucoup plus prononcé à gauche qu'à droite.

Les deux membres inférieurs, surtout aux jambes et aux genoux, sont froids au toucher, surtout à gauche. C'est pourquoi le malade entoure habituellement la jambe et le pied de ce côté d'un matelas d'ouate recouvert d'une bande roulée. Cet appareil est destiné d'ailleurs non seulement à réchauffer le membre, mais encore à maintenir le pied, qui autrement serait ballant, fléchi à angle droit sur la jambe : disposition qui a pour effet de rendre pour ce membre l'acte de la marche moins difficile.

Là, dans ce même membre, les troubles vasomoteurs sont beaucoup plus prononcés que partout ailleurs : en effet il suffit que le membre inférieur de ce côté soit, dans la station assise resté pendant durant quelques minutes, pour qu'il prenne une teinte d'un rouge violacé qui, de l'extrémité du pied, s'étend jusqu'au niveau du genou.

Nous parlerons plus tard de l'anesthésie cutanée qui se montre sur la jambe et le pied gauches ; je me borne à signaler pour le moment qu'au niveau des mollets la pression exercée sur les muscles est douloureuse, douloureuse également est la percussion des tendons rotuliens.

Les réflexes tendineux, comme du reste les réflexes cutanés, sont abolis.

Nous donnons maintenant l'indication plus détaillée des principaux muscles atrophiés.

A gauche, presque tous les muscles de la jambe sont atrophiés. Les extenseurs plus encore que les fléchisseurs. A la cuisse, le triceps est très atrophié (Une partie seule du vaste interne est conservée). Cependant de ce côté le malade peut étendre la jambe sur la cuisse et opposer, dans l'attitude fléchie, une certaine résistance, grâce à cette circonstance que le tenseur du *fascia lata* est conservé.

A droite, le jambier antérieur est complètement atrophié. L'extenseur est bien conservé au contraire et en conséquence l'extension du pied est en partie possible ; mais dans ce mouvement-là, l'axe du pied est porté en dehors. Les muscles du mollet sont en partie conservés, surtout le jumeau interne. A la cuisse le triceps est aussi atrophié qu'à gauche : le vaste interne seul est conservé en partie mais ici le tenseur du *fascia lata* est complètement atrophié, ce qui fait que l'extension de la jambe sur la cuisse est complètement impossible.

Aux deux cuisses les adducteurs et les fléchisseurs (muscles postérieurs) sont bien conservés. Aux fesses les moyen et petit fessier sont un peu atrophiés, surtout à droite.

Il y a chez le sujet une ensellure lombaire assez prononcée.

Nous signalons en dernier lieu les principaux résultats, fournis par l'exploration électrique : A la jambe gauche, tous les muscles sont inexcitables, tant par le courant galvanique que par le courant galvanique et le courant faradique. Seul, le long péronier de ce côté présente une contraction faible et encore par l'action de très forts courants. A la cuisse gauche, le droit antérieur et le vaste externe sont inexcitables. Le vaste interne est excitable dans sa partie inférieure : son excitabilité est seulement diminuée sans inversion de la formule.

A la jambe droite, le jambier antérieur est inexcitable par les deux courants : dans les jumeaux, excitabilité un peu diminuée sans inversion. Les autres muscles, extenseurs des orteils, etc.., sont normaux. A la cuisse droite, le droit antérieur, le vaste externe, le tenseur du *fascia lata* sont complètement inexcitables, les autres muscles, adducteurs et fléchisseurs. de même que à gauche sont normaux.

A part certaines particularités que nous aurons à relever dans un instant parce qu'elles tendent à établir qu'il ne s'agit pas ici d'une forme pure et qu'il existe une complication que nous devons dégager, rien dans l'exposé qui précède ne vient directement à l'encontre de l'hypothèse d'une paralysie alcoolique. Toutefois, pour bien apprécier la situation, il faut avoir dans l'esprit qu'à l'heure qu'il est nous n'avons pas sous les yeux un processus en pleine activité, mais bien le résultat d'un processus éteint, c'est-à-dire d'un reliquat de maladie.

L'histoire de l'évolution du cas que nous devons exposer maintenant nous apprend en effet ce qui suit. Il fut un temps où l'impuissance motrice des membres inférieurs a été absolument complète.

Il y a eu plusieurs périodes de relèvement et de rechutes successives, enfin la guérison relative est devenue à un moment donné permanente. Les premiers symptômes de la paralysie actuelle paraissent remonter à sept ou huit ans. L'atrophie des membres s'était dès l'origine rapidement accentuée.

La démarche du steppeur était déjà manifeste en 1882. Pendant toute la période d'activité du mal, un certain nombre de symptômes caractéristiques qui aujourd'hui ont disparu, étaient fort accentués.

C'est ainsi qu'alors le malade souffrait surtout dans les jambes de douleurs vives et rapides rappelant jusqu'à un certain point par leur description celles des tabétiques ; en même temps il ressentait des picotements, des coups d'épingles d'une façon presque permanente, tout cela l'empêchait habituellement de dormir. Alors la peau des jambes et des pieds était peu sensible aux piqûres, mais on ne pouvait presser les tendons et les muscles, des jambes surtout, sans provoquer une vive douleur. Enfin les jambes et les pieds étaient chauds, œdématiés, tuméfiés. Joints aux modifications des réactions électriques, à la perte des réflexes rotuliens que nous avons pu constater, ces symptômes suffiraient en quelque sorte, à établir cliniquement, dans les conditions où nous sommes, l'existence de la paralysie alcoolique.

Pour ne pas entrer à propos des caractères cliniques de cette espèce de paralysie, dans une description en règle, je vous prierai de vous reporter à la leçon que j'ai donnée sur ce sujet, l'an passé (6 mars 1888).

J'ai hâte maintenant de vous montrer que l'étude des antécédents du malade et en particulier de ses habitudes de vie ne contrediront en rien nos assertions ; vous verrez qu'au contraire, elle viendra la confirmer de la façon la plus éclatante.

Je procéderai dans ce but, à l'exposé de quelques points de l'histoire des antécédents de notre malade. C'est un garçon d'environ 27 ans, né à Paris, au premier abord d'assez chétive apparence ; mais il affirme qu'il a pu autrefois dans une rude profession, déployer une grande force. Je me réserve de vous parler un peu plus tard de sa famille considérée au point de vue de l'hérédité nerveuse : pour le moment je me borne à relever que son père âgé de 57 ans est un ivrogne fieffé, batailleur, emporté, colère ; que sa mère boit aussi un peu et qu'il en est de même d'une de ses sœurs qu'il va voir assez souvent le dimanche et avec laquelle il s'est grisé plusieurs fois : « Il n'y a pas de mal, dit-il, à boire en famille. »

Rien d'étonnant qu'avec de pareils exemples sous les yeux il ait été enclin lui aussi, à abuser des boissons alcooliques ; il n'y a point manqué, en effet, et souvent, surtout dans une certaine période de sa vie, ses excès ont été véritablement énormes ; voici dans quelles circonstances : il a commencé à boire à l'âge de 14 ans alors qu'il faisait son apprentissage chez un cordonnier. « C'était un excellent patron, dit-il, mais il buvait ferme ; et quand il y avait quelque bonne noce à faire il m'emmenait toujours avec lui. » Aucun changement notable cependant ne s'est produit dans sa santé jusqu'à l'époque où il est entré comme garçon de jour dans le lavoir de la rue de Charenton. Je ne vous dirai pas tout au long ce qu'est à Paris, un lavoir, et ce que sont au point de vue des mœurs les personnes qui les fréquentent. Vous le savez du reste très probablement par la lecture que vous n'avez pas manqué de faire du très intéressant roman de M. Zola : *L'Assommoir*.

Quoi qu'il en soit, au lavoir de Charenton comme dans les autres sans doute, le travail commence le matin de très bonne heure. Le « garçon de jour » doit aider à porter le linge dont les blanchisseuses arrivent chargées.

C'est un rude labeur, paraît-il, car il s'agit souvent de lourds fardeaux. Il faut de temps en temps relever le courage du garçon et les pourboires abondent, destinés à stimuler son zèle : ainsi il est conduit à boire beaucoup et souvent.

Puis il y a encore, dans le travail, les temps de repos nécessaire, pendant lesquels après manger se font les causeries, les épanchements autour du comptoir, nouvelle occasion de boire : le vin, le rhum, l'eau-de-vie circulent alors tour à tour. Mais déjà on a pris l'absinthe et l'usage de cette substance en particulier paraît être très répandu au lavoir de la rue de Charenton ; on en peut juger du reste par une chanson qui y est fort à la mode. Je crois intéressant d'en détacher quelques fragments communiqués par notre malade qui la sait par cœur pour l'avoir bien souvent chantée « en société ». Cela s'appelle : *La Muse aux yeux verts.*

1er COUPLET

Voyez cet homme à la face blême,
Dont le regard semble à jamais éteint ;
Par la boisson il abrège sa vie :
Cet homme, ami, est son propre assassin.

D'un vert poison s'abreuvant avec rage,
Poison maudit que lui verse Satan
Boire toujours : voilà son seul courage,
Courage affreux qui conduit à néant.

REFRAIN

Amis, c'est la muse aux yeux verts
Fuyez devant ses folles étreintes,
Sachez que son nom c'est l'absinthe
Et que ses baisers sont pervers,
Car son amour était ma plainte (sic)
Fuyez tous la Muse aux yeux verts!...
Etc., etc.

C'en est assez : il y en a comme cela trois ou quatre couplets.

Ne voilà-t-il pas une brave et bonne chanson, bien intentionnée, bien morale! Mais hélas, les meilleurs conseils, alors même qu'ils sont présentés sous la forme poétique et renforcés par le concours du rythme musical, ne sont pas toujours suivis comme ils mériteraient de l'être. Notre pauvre garçon de lavoir, en particulier, malgré ces excellents préceptes qu'il a si souvent proclamés lui-même en chantant, n'en a pas moins continué à cultiver avec un amour effréné, non seulement la Muse « aux yeux verts » mais encore toutes les autres muses de même famille, dont les yeux sont d'autres couleurs.

Par le fait, divers symptômes de l'alcoolisme grave n'ont pas tardé à se manifester successivement chez lui.

Voici en effet ce que nous apprennent à cet égard les détails de l'observation :

En 1880, à l'âge de 20 ans, surviennent dans les membres inférieurs, les douleurs, les picotements, les crampes, surtout nocturnes, dont il a été question déjà. En même temps ces membres s'affaiblissent et bientôt les choses en viennent à ce point que Br..ot était devenu incapable de traîner la voiture du lavoir, ou de porter de lourdes charges. Néanmoins, il a continué à travailler jusqu'en 1882. A cette époque la parésie des membres inférieurs s'étant accentuée de façon à constituer une véritable paraplégie, le malade dut entrer une première fois à la Salpêtrière dans le service dirigé alors par M. Luys (Il y est resté du 18 juin au 18 août). Là il est demeuré pendant près d'un mois à peu près complètement confiné au lit. Les douleurs à la pression étaient vives, ainsi que les douleurs nocturnes : la tuméfaction des pieds et des jambes s'accentuait, etc., etc. En même temps le malade souffrait le matin de pituites, la nuit ses rêves étaient tourmentés par la vision d'animaux tels que rats, serpents, etc., etc.

La privation des boissons alcooliques, l'intervention de l'électrisation faradique, l'usage des bains sulfureux amenèrent assez rapidement une amélioration très notable.

Les douleurs cessèrent, l'impuissance motrice disparut en grande partie et à partir du 18 août 1882 le malade put reprendre son travail qu'il ne quitta plus qu'en 1887. Mais les jambes étaient toujours faibles, et la démarche du steppeur depuis longtemps accusée n'a désormais jamais cessé d'exister. Il fallut renoncer aux travaux très fatigants et se contenter dans le lavoir d'une position moins lucrative que celle qu'il avait autrefois. Il passait la nuit à surveiller les machines. Néanmoins les habitudes alcooliques ne firent pas trêve.

Il but de nouveau trop et trop souvent et bientôt apparurent de nouveau divers accidents qu'il est naturel de rapporter à l'abus des boissons alcooliques.

On note pendant cette période qui s'étend jusqu'en 1887, date de l'entrée à l'hôpital Laënnec, les faits pathologiques suivants : nombreux oublis : une fois il a failli faire sauter la chaudière du lavoir pour avoir oublié de la remplir d'eau ; véritables *absences* qui duraient parfois plusieurs heures et même plus encore, pendant lesquelles il ne se rendait pas compte de ce qu'il faisait et commettait des actes dont, au moment du retour aux conditions normales, il n'avait pas gardé le souvenir.

Plusieurs fois, sous cette influence, il a disparu pendant quelques jours de la maison où il habite et l'on a dû aller le réclamer à la Préfecture ; il ne sait dire ce qu'il a fait pendant ce temps-là. Une fois, il a jeté sa montre dans une bouche d'égout, et il ne peut expliquer par aucune raison cet acte stupide.

Les douleurs dans les jambes et les cuisses, les pituites, les insomnies, les rêves terrifiants avaient reparu.

L'affaiblissement des membres inférieurs s'était montré à nouveau, sans s'accompagner, cependant, comme dans le temps, d'une paralysie complète ; et, par l'accumulation de toutes ces circonstances, le travail étant devenu absolument impossible, B... dut demander une fois de plus à entrer à l'hôpital.

Il fut, nous l'avons dit, admis à Laënnec dans le service de M. le professeur Damaschino le 29 mars 1887 ; il y resta jusqu'au 23 janvier 1888. Il y a lieu de signaler pendant ce long séjour divers accès délirants qui tous ont été rapportés à l'alcoolisme et dont l'un n'a pas duré moins de huit jours ; pendant cet accès le malade très bruyant dut être maintenu au lit par la camisole de force. Il était quelque temps auparavant devenu complètement épris d'une jeune infirmière du service qu'il avait résolu d'épouser mais qui lui fut refusée par sa famille.

Le chagrin qu'il en éprouva fut, paraît-il profond, et c'est à la suite de libations auxquelles il se serait livré en manière de consolation que serait survenu l'accès délirant dont il vient d'être question.

II

Telle est la part, et vous voyez qu'elle est large, des phénomènes qui peuvent être rapportés à l'alcoolisme, dans le cas de notre homme. Mais ainsi que je vous l'ai annoncé, il s'agit chez lui d'un cas complexe et nous devons nous attacher à mettre en lumière actuellement les autres éléments qui le constituent.

En premier lieu je rappellerai ce que j'ai dit au moment où je décrivais la paraplégie alcoolique de notre homme.

« Il ne s'agit pas ici, vous disais-je, d'une forme pure : il y a une complication que nous devrons dégager. » De quelle complication s'agit-il donc ? Eh bien, messieurs, nous croyons pouvoir affirmer, en nous fondant sur l'histoire des premières périodes de la vie de notre malade qu'il a été frappé de très bonne heure, vers l'âge de dix mois, d'une paralysie spinale infantile de forme paraplégique développée à la suite de « convulsions ». Cette paralysie a été la cause que de tous temps à partir de l'âge de trois ans, époque tardive à laquelle l'enfant a commencé à pouvoir marcher, les membres inférieurs sont toujours restés grêles et faibles.

De fait, chez B..., avec une vigueur presque athlétique du tronc et des membres supérieurs, la démarche a de tout temps été anormale, un peu claudicante. « Il n'était pas solide sur ses jambes, il ne pouvait rester longtemps debout et lorsqu'il marchait, principalement lorsqu'il courait, il tombait fréquemment à terre sur les genoux. »

Aux reliquats de cette paralysie infantile sont donc venus se surajouter les phénomènes liés à l'intoxication alcoolique. c'est celle-ci qui, à un moment donné, a déterminé une impuissance motrice complète à peu près également répartie sur toute l'étendue des muscles des membres inférieurs mais prédominant toutefois, comme c'est la règle, sur les extenseurs des pieds ; puis à l'époque de la période régressive, le phénomène du pied tombant ainsi que la démarche du steppeur qui s'y rattache.

Mais aujourd'hui encore, on peut, si je ne me trompe, à côté des lésions qui relèvent de la paralysie alcoolique, discerner celles qui constituent les derniers vestiges de la paraplégie spinale infantile de date antérieure. C'est à cette dernière que nous croyons devoir rattacher, en particulier, l'inégale répartition de la paralysie et de l'atrophie dégénérative des muscles des membres inférieurs. C'est ainsi qu'aux deux cuisses le droit antérieur, le vaste externe,une partie du vaste interne étaient on peut le dire détruits ; le tenseur

14

du *fascia lata* est bien conservé à gauche, tandis qu'à droite il n'existe plus —
à la jambe gauche tous les muscles sont pris, extenseurs et fléchisseurs ; seul
le long péronier est en partie épargné — à la jambe droite, enfin, parmi les
extenseurs, le jambier antérieur est complètement détruit tandis que l'extenseur commun est très bien conservé. Sur cette même jambe, les muscles
fléchisseurs du pied sont détruits en partie seulement.

Cette inégale répartition des affections musculaires est chose vulgaire dans
la paralysie infantile, tandis que, dans la paralysie alcoolique, ces lésions
sont à peu près uniformément répandues dans toute l'étendue des membres ;
sauf en ce qui concerne leur prédominance symétrique sur les muscles de la
flexion dorsale des pieds.

Ainsi, je le répète, il ne nous paraît pas impossible de reconnaître chez
notre homme, même aujourd'hui, ce qui appartient à la lésion des cornes
antérieures spinales, et ce qui est la conséquence de la névrite périphérique
alcoolique.

Etant donné donc l'existence passée d'une paralysie infantile spinale dont
les vestiges sont encore parfaitement reconnaissables, il nous paraît intéressant
de rechercher actuellement si nous ne trouvons pas, dans les antécédents de
famille de notre homme, quelques particularités dignes d'êtres relevées en
tant qu'elles seraient conformes à une opinion que je professe depuis longtemps : c'est à savoir que la paralysie infantile spinale serait, au même titre
que l'ataxie locomotrice, la paralysie générale, l'épilepsie, l'hystérie, etc.,
un membre de la famille neuropathologique, ou autrement dit une maladie de diathèse nerveuse.

Voici autant, qu'il a pu être reconstitué d'après les souvenirs du malade
son « pedigree ».

A. Père âgé de 57 ans, mécanicien ajusteur. C'est un ivrogne et nous
l'avons déjà présenté comme tel. Il est fils naturel — pas de maladies
nerveuses bien déterminées ; mais il est emporté, colère, et dans la maison
les scènes d'ivrognerie sont fréquentes.

B. Mère, 53 ans, bien portante elle est, elle aussi, un peu portée à la boisson ; mais ce n'est pas à proprement parler une ivrognesse. Elle a trois
sœurs, également bien portantes, et trois frères. L'un de ceux-ci est un délinquant. Il a été, paraît-il, arrêté dans le bois de Vincennes commettant un
attentat à la pudeur. Il est resté douze mois à Sainte-Pélagie. Un autre frère
exerce la profession de marchand de vins ; il est très colère, excentrique, il ne
peut rester en place ; il change à chaque instant le siège de son établissement.

Du mariage de *A* et *B* sont nés quatorze enfants. Six d'entre eux sont morts
de « convulsions » ; Br... notre malade, est le septième ; on sait que lui aussi a
eu des « convulsions » et qu'il a été frappé de paralysie infantile.

Nous avons mentionné déjà que l'une de ses sœurs, plus jeune que lui, se
livre volontiers à la boisson, et qu'il s'est plusieurs fois enivré avec elle.

En consultant cet arbre généalogique, nous ne relevons chez les antécédents aucune maladie nerveuse typique, de parfait développement : seuls, peut-être, l'oncle délinquant et l'autre oncle marchand de vins voyageur pourront-ils être considérés comme des dégénérés, des déséquilibrés.

Mais on voit dans la famille, un peu partout, régner le vice d'ivrognerie. C'est ici le cas de rappeler que l'usage exagéré des boissons alcooliques peut chez celui qui abuse, supposé vierge de toute tare héréditaire, créer de toutes pièces en quelque sorte, en outre des accidents à proprement parler toxiques, la diathèse nerveuse qui pourra ou non se traduire déjà chez lui par une forme névropathique nosographiquement bien déterminée ; que, une fois contituée, cette diathèse nerveuse artificiellement produite pourra se transmettre aux descendants, par voie d'hérédité, et faire naître chez eux, par le concours de circonstances provocatrices appropriées, tantôt l'une, tantôt l'autre des espèces morbides dont l'ensemble constitue ce que nous appelons la famille neuropathique. Tout ce que nous avançons là repose sur nombre de faits cliniques en ce qui concerne l'influence de l'alcool ; on peut en dire autant relativement au saturnisme ainsi qu'en témoignent, entre autres, les faits signalés dans une intéressante note de M. Roques (*Dégénérescences héréditaires produites par l'intoxication saturnine lente*. Société de Biologie, 1872, t. IV, p. 243).

Enfin le surmenage intellectuel, surtout lorsqu'il est accompagné d'excès physiques, peut lui aussi, cela est bien connu, créer chez un individu resté jusque-là non taré une prédisposition nerveuse qui pourra, suivant les lois de l'hérédité se transmettre aux descendants.

Il n'est pas jusqu'aux états passionnels transitoires existant au moment de la conception chez les géniteurs qui n'aient pu être accusés d'avoir sur la nature de l'être procréé une influence décisive.

Les arguments abondent dans le domaine de la fantaisie en faveur de cette thèse. Ainsi, toutes les tribulations qu'il n'avait cessé d'éprouver depuis le jour où il avait été jeté « sur notre sale planète », Tristram Shandy en accusait son père qui, dans un moment solennel, s'était malencontreusement laissé impressionner par l'idée « qu'il avait oublié de remonter son horloge ». — « Pourquoi, s'écrie le bâtard Edmond dans le *Roi Lear*, nous injurient-ils toujours en nous jetant à la face ces mots de vilenie et de bâtardise ? Ne puisons-nous pas dans la lascive impétuosité de la nature furtivement satisfaite plus de vigueur et de fougue qu'il n'en faut pour procréer, dans un lit maussade, insipide et fatigué, toute une tribu de coquins légitimes engendrés entre deux sommes ! » (Scène II).

Il ne s'agit là, en vérité, que de prévisions géniales ; mais on ne saurait guère méconnaître que celles-ci trouvent un appui dans les faits tirés du domaine de l'observation régulière. Je me bornerai à vous rappeler à ce propos l'observation bien connue de M. le professeur Quatrefages, relative à une famille de quatre enfants dont un seul, conçu alors que le père était en état d'ivresse, était demi-idiot et presque sourd, tandis que les trois autres, nés dans d'autres conditions, étaient parfaitement intelligents (1).

Nous pourrions signaler également des faits du même genre relevant de la pathologie expérimentale ; c'est ainsi que MM. Mairet et Combemale rapportent dans un travail présenté récemment à l'Académie des sciences (2) qu'une chienne ayant été alcoolisée par l'absinthe de débit, il survint dans sa descendance au deuxième degré, chez un des produits un pied bot avec atrophie de plusieurs orteils et une gueule de loup ; chez un second produit, un atrophie du train postérieur.

C'en est assez sur ce point. Il est temps d'en revenir à notre malade : lui n'est pas un « Edmond » : c'est, paraît-il, un enfant parfaitement légitime ; aussi n'avons-nous pas à nous étonner de voir l'alcoolisme du père retentir sur lui septième enfant, sous la forme de paralysie infantile spinale, alors que six de ses frères et sœurs avaient déjà succombé en bas âge à la suite de convulsions.

III

Nous venons de reconnaître, dans l'histoire pathologique de B...ot l'existence de deux périodes successives : l'une, la première, marquée par la production de la paralysie spinale infantile ; l'autre, la seconde en date, par celle de la paraplégie alcoolique et de divers autres phénomènes toxiques du même ordre.

Il est dans cette histoire une troisième phase qu'il nous reste à étudier maintenant, et dont le début apparent a été signalé par le développement de crises convulsives à retour fréquent. Ces crises se sont pour la première fois montrées il y a près de deux ans pendant le séjour à l'hôpital Laënnec ; elles subsistent encore, dans toute leur intensité. Il paraît au moins fort vraisemblable que l'affection à laquelle elles appartiennent et dont elles constituent la manifestation la plus saisissante, a été déterminée en conséquence d'une vive contrariété, on pourrait même dire d'un vrai chagrin. A ce propos, pour bien établir la situation, il nous paraît nécessaire, désormais, de mettre en lumière chez notre malade tout un côté de son caractère et de ses mœurs que jusqu'ici nous avons laissé dans l'ombre. A cet égard, après ce que nous vous en avons dit précédemment vous pourriez le considérer peut-être exclusivement comme un être grossier et crapuleux, ne parlant guère que l'argot

---

1. Voir : Ribot. *L'hérédité psychologique*, p. 254.
2. *Influence dégénérative de l'alcool sur la descendance*, 5 mars 1888.

et la langue verte. Ce serait une erreur, messieurs, et aussi une injustice. Il y a quelque chose de tout cela en lui, bien certainement, et plus qu'il n'en faudrait, mais il y a aussi autre chose. B... sans doute, n'a pas été un parfait écolier, tant s'en faut ; il ne songeait dans ce temps-là qu'au jeu ; c'était dans l'acception rigoureuse du mot un mauvais élève, un cancre fort indiscipliné, très batailleur, et, en somme, au sortir de l'école, savait-il à peine lire et écrire !

Plus tard, par un retour singulier, il s'est rattrapé à cet égard en fréquentant régulièrement et avec quelque zèle, lorsqu'il était apprenti, les cours du soir. Actuellement il écrit non sans orthographe et non sans quelque prétention à l'élégance du style.

Il fait même des vers dans lesquels, sans doute, la mesure laisse souvent fort à désirer, mais où l'idée poétique n'est pas toujours absente. C'est le genre érotique qu'il cultive surtout ; mais dans les vers comme dans la prose c'est plutôt la quintessence qu'il vise et non les bassesses. Les arrangements de sa toilette sont conformes à son langage ; ses infirmités ne le découragent pas : il est coquet et porte habituellement une brillante cravate rouge en même temps que ses cheveux, très pommadés. sont disposés, comme il le dit « à la Capoul » ; c'est donc un élégant, dans son genre, et il se vante d'avoir, grâce à ses avantages, fait au lavoir, où on le désigne sous le nom caractéristique de « Don Juan », de nombreuses conquêtes.

Peut-être, à cet égard, fait-il le fanfaron ; toujours est-il que pendant longtemps il n'avait recherché que les amours légères ; tandis qu'un beau jour, il s'est laissé prendre à l'amour sérieux. De fait, à Laënnec il s'est amouraché d'une jeune infirmière qu'il voulait épouser à tout prix, et c'est justement à la suite du chagrin causé par le refus formel des parents de la jeune fille que sont survenus les accidents nerveux variés qu'il nous reste maintenant à décrire.

Et d'abord relevons que pour réagir contre les effets dépressifs du chagrin B... a plus d'une fois alors cherché les consolations dans l'abus des boissons alcooliques, dont il s'était pendant quelque temps tenu éloigné, si bien qu'il fut pris à cette époque d'un accès de *delirium tremens* ; mais les attaques convulsives qui se sont, comme nous l'avons dit, pour la première fois manifestées vers le même temps sont-elles, elles aussi, au même titre que le délirium tremens, de nature toxique ?

A cet égard, messieurs, je me rattache absolument à l'opinion professée par M. Magnan (1).

Il n'existe pas suivant moi d'épilepsie à proprement parler alcoolique.

Oui, sans doute, l'épilepsie existe souvent chez un alcoolique ou dans sa descendance, mais la cause toxique joue uniquement ici le rôle d'un agent

---

1. Magnan. *Influence de l'alcoolisme sur les maladies mentales.* Genève, 1878.

provocateur qui met en jeu une prédisposition spéciale antérieure, ou qui encore, dans certains cas, crée la diathèse nerveuse d'où pourra naître, par le concours de circonstances appropriées, l'affection convulsive.

Il n'en est pas tout à fait de même, vous le savez, de l'absinthisme ; l'absinthe, ainsi que l'a encore bien montré M. Magnan, est un convulsivant ; il y a en réalité une affection épileptiforme qui mérite vraiment de porter le nom d'absinthique, mais ces convulsions-là ne survivent pas à l'abus de la boisson toxique, elles cessent en même temps que lui. Ce n'est donc pas de cela qu'il s'agit dans notre cas où les attaques persistent telles quelles, se reproduisant comme par le passé, environ trois fois par mois, bien que le malade, très surveillé depuis son entrée à la Salpêtrière, ne puisse plus se procurer d'absinthe.

D'ailleurs maintes fois nous avons été témoin de ces attaques et nous pouvons affirmer qu'elles portent avec elles des caractères cliniques tellement précis qu'on ne saurait hésiter un instant, lorsqu'on les a vu évoluer, à leur attribuer le nom qui leur convient. Voici en effet ce que nous trouvons noté dans les observations *ad hoc* : le malade prévoit qu'il va avoir son attaque ; le premier signe précurseur est une douleur vive qu'il ressent dans le côté droit du tronc, au niveau de la région hépatique et qu'il décrit comme un sentiment de brûlure. De là part une *aura* ascendante qui monte vers le cou et y produit une sensation d'étranglement, puis vers la tête où surviennent des bourdonnements d'oreilles et des battements dans les tempes, une obnubilation de la vue, symptômes qui bientôt sont suivis de perte de connaissance.

Les accidents convulsifs se développent alors successivement suivant des règles aujourd'hui bien connues : d'abord c'est une phase marquée par des convulsions épileptiformes, ici peu accentuées ; puis se dessinent tour à tour les grands mouvements de salutation et l'attitude en arc de cercle ; enfin c'est le tour des attitudes passionnelles, des cris, des hurlements : alors on l'entend proférer de temps à autre le nom de Maria ! Maria ! c'est le roman de l'hôpital Laënnec qui se déroule devant les yeux de son esprit, la série se termine de la sorte, mais elle peut se reproduire un certain nombre de fois, sans temps d'arrêt, de façon à tenir la scène pendant une durée de plusieurs heures.

Vous avez compris, sans qu'il soit nécessaire d'y insister qu'il s'agit là d'une attaque de *grande hystérie* (*Hysteria major* : hystéro-épilepsie à crises mixtes) parfaitement caractérisée et ne différant que sur un point de celles que nous avons si fréquemment l'occasion d'observer chez la femme, dans cet hospice. Ce point est relatif à l'extrême violence des cris et des mouvements convulsifs chez l'homme. Trois ou quatre hommes ne sont pas de trop pour maintenir B... quand il est pris de ses attaques et le lit de fer sur lequel on est obligé de l'attacher a été plusieurs fois brisé en mille pièces.

Notre malade est donc un *hystérique*, cela n'est pas douteux et la recherche

des stigmates chez lui va donner plus de poids encore à notre assertion.
(*Fig.* 22). Il existe sur la tête, le tronc, les membres, une hémianalgésie

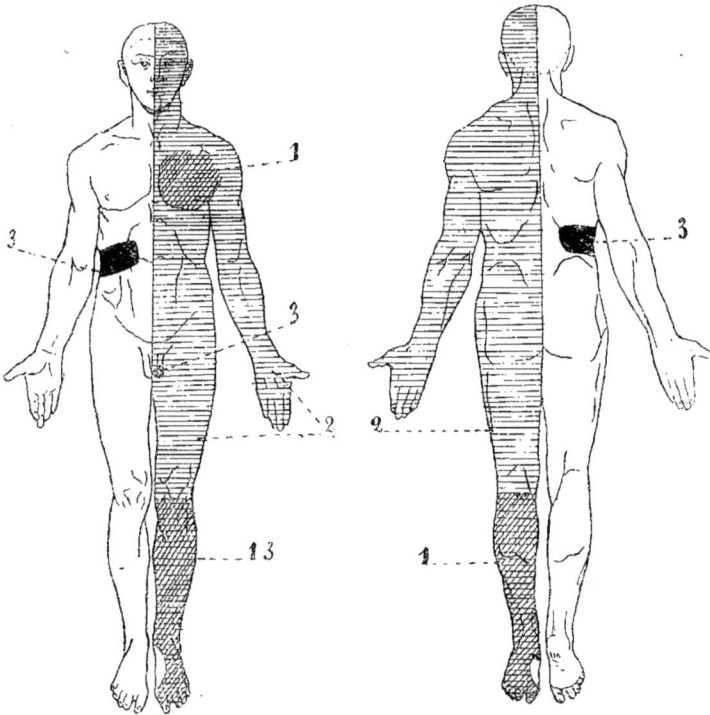

Fig. 22. — 1. Anesthésie complète.
2. Diminution de la sensibilité. — 3. Plaques hystérogènes.

gauche très nettement accusée, une anesthésie presque absolue sur la jambe
et le pied gauches. Les troubles sensoriels sont de leur côté très-bien caractérisés : goût diminué sur le côté gauche de la langue ; odorat obnubilé également à gauche ; ouïe affectée à gauche ; enfin on observe sur l'œil gauche tous

les caractères de l'amaurose hystérique complète, la vision de l'œil droit ne présentant aucune anomalie appréciable.

Voici d'ailleurs quelques détails plus circonstanciés relevés par M. Parinaud à propos de l'examen oculaire de notre malade (*Fig.* 23). L'examen de l'œil

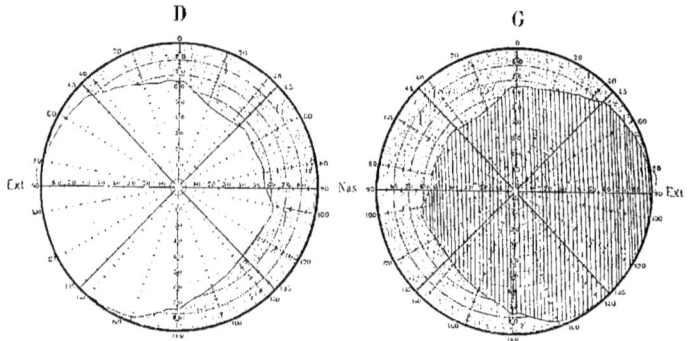

Fig. 23.

droit fait constater un champ visuel absolument normal. Pas de dischromatopsie, pas de polyopie monoculaire. Le champ visuel du rouge est, comme dans l'état normal, moins étendu que celui du bleu.

L'œil gauche présente au contraire une amaurose complète ; on peut s'en assurer en approchant vivement un doigt de l'œil gauche, le réflexe du clignement n'a pas lieu. En outre le malade ne présente pas de ce côté les modifications pupillaires relatives à l'accommodation aux distances. Point d'anesthésie cornéenne ou conjonctivale.

Lorsque, les deux yeux étant ouverts, on fait regarder au malade un carré de papier blanc, il ne voit qu'une image, laquelle disparaît si l'on ferme l'œil droit ; par contre si l'on place devant ce dernier œil un prisme donnant une déviation de l'image de 10 centimètres environ, le malade voit deux carrés de papier blanc, au lieu d'un ; si l'on interpose dans cette même expérience un verre coloré devant un des deux yeux, le malade voit une *image colorée* et une image blanche et les positions respectives de ces images, varient suivant la direction du prisme. Si, au lieu de placer le prisme devant l'œil droit, on le place devant l'œil gauche amaurotique, le malade ne voit qu'une seule image. Ainsi l'œil gauche, amaurotique dans la vision monoculaire, fonctionne normalement lorsqu'il s'agit de la vision binoculaire. Ces faits singuliers mais qui, plusieurs fois, déjà, ont été observés dans des circonstances analogues, avec un concours de précautions qui mettent à l'abri de toute erreur, peuvent-ils être interprétés en admettant pour la vision monoculaire et pour la vision binoculaire deux centres distincts? Je laisserai pour le moment la question sans solution, car il s'agit seulement pour nous actuellement de bien montrer que notre sujet présente réellement un ensemble fort caractéristique de symptômes hystériques; à cet égard, vous le voyez, les preuves abondent, et il paraît inutile de pousser plus avant.

Je ne veux pas oublier de mentionner cependant encore, avant de clore cette énumération, l'existence d'une plaque hypéresthésique hystérogène dont il a été déjà question du reste plus haut, située sur le tronc dans la région hépatique, et celle d'une plaque de même nature occupant le scrotum du côté gauche, avec participation du testicule correspondant.

Tels sont les trois grands éléments pathologiques que l'analyse clinique nous conduit à distinguer chez notre malade.

Vous avez bien compris qu'il ne faut pas voir là autant d'épisodes sans connexion mutuelle et réunis par le seul hasard sur un même sujet. Les lois d'une logique implacable règnent, au contraire, dans toute cette histoire.

L'alcoolisme du père a retenti sur le fils sous la forme de la paralysie infantile spinale. Les abus du fils, dont le père encore est au moins en partie responsable, ont déterminé chez celui-là la paraplégie alcoolique et préparé le développement de l'affection hystérique que des causes morales ont, à un moment donné, fait éclater. L'influence des abus alcooliques sur le développement de l'hystérie, surtout chez l'homme, est, on le sait aujourd'hui un fait de connaissance vulgaire et pour ne pas entrer actuellement, sur ce sujet, dans de longs développements, je vous renverrai à une leçon que j'ai faite il y a deux ans et que vous trouverez insérée dans le *Bulletin médical* du 25 mai 1887 (*Hémianesthésie hystérique et hémianesthésies toxiques*).

Il ne nous reste plus, messieurs, pour en finir, qu'à envisager les questions relatives au pronostic et au traitement. C'est l'hystérie qui aujourd'hui est ici l'affection dominante vraiment active; les lésions de la paralysie infantile *spinale*, aggravées un moment par celles qu'a produites l'intoxication alcoolique ne constituent plus guère que des infirmités incurables, derniers vestiges de maladies éteintes.

Que pourrons-nous faire en faveur de notre malade? C'est toujours chose fort sérieuse que l'existence d'une hystéro-épilepsie développée dans les conditions où il se trouve. Personne ne veut plus l'employer à cause de ses crises nerveuses fréquentes et d'ailleurs terribles, et aussi à cause de son état mental qui le rend irrégulier et oublieux.

C'est ici le lieu de rappeler que les affections nerveuses d'ordre dynamique, sans lésions appréciables, ne sont pas, tant s'en faut, toujours moins durables, moins tenaces que ne le sont les maladies dites organiques.

15

Telle est en particulier l'hystérie de l'homme, surtout celle de l'homme adulte, et pour ce qui est spécialement du sujet que nous avons sous les yeux, je ne pense pas qu'il puisse reprendre son travail assez sérieusement pour subvenir à son existence, avant plusieurs mois, plusieurs années peut-être.

Sans doute, la cessation des abus alcooliques, par la stricte observation des règles de l'hôpital, a eu pour effet de produire en lui quelques amendements auxquels ont contribué, d'un autre côté, l'emploi des pratiques hydrothérapiques et l'usage des toniques ; mais nous n'entrevoyons pas encore une solution définitive quelque peu prochaine (1). Les attaques chez lui, bien qu'un peu moins fréquentes que par le passé, persistent toujours et aussi les stigmates. Le mieux, je crois, sera d'obtenir son admission à l'hospice de Bicêtre, où à l'abri de la misère et des tristes préoccupations et privations qu'elle entraîne avec elle, il pourra pendant un temps suffisamment prolongé, suivre le traitement qui lui convient. Finir par Bicêtre ! Hélas, pauvre « Don Juan » !

2ᵉ Malade

Trois malades atteints de paralysie faciale périphérique sont introduits.

M. Charcot. — Le premier de ces trois malades dont nous allons nous occuper un instant est un garçon de 15 ans que nous vous avons présenté déjà le mardi 18 juin dernier (Voir *Leçons du mardi*, 1887-88, p. 463) comme un exemple de paralysie faciale douloureuse. En effet, le dimanche 3 juin il avait, le soir, ressenti une douleur dans la profondeur de l'oreille externe droite et en même temps un agacement des dents du même côté. Déjà, ce soir-là, il ne pouvait plus fermer son œil droit complètement. Le lendemain la bouche était de travers et la paralysie faciale était absolue. L'application du froid dans ce cas paraît avoir contribué à provoquer l'apparition de la paralysie ; mais on pouvait recueillir dans les antécédents personnels et héréditaires du malade les preuves d'une prédisposition nerveuse accentuée. Lui-même est névropathe ; dans l'enfance il a eu des convulsions ; la nuit il parle, s'agite, gesticule.

---

1. Comme cela arrive dans la plupart des cas de grande hystérie chez l'homme l'hypnotisation dans ce cas n'a pas été praticable.

Sa mère est une mélancolique, une anxieuse ; elle tombe de temps en temps, sans cause appréciable, dans des accès de tristesse qui durent plusieurs semaines, plusieurs mois.

Je crois devoir reproduire ici les paroles par lesquelles je terminais les considérations présentées à propos de ce malade dans la leçon du 18 juin 1888 : « Chez notre malade, les douleurs de l'oreille et des dents n'ont pas été intenses ; elles paraissent s'être développées presque en même temps, peut-être en même temps que la paralysie et elles n'ont pas survécu longtemps à son début ; d'après cela, conformément aux conclusions de M. Testaz, la paralysie devrait être considérée comme bénigne, facilement guérissable. Eh bien, messieurs, cela ne paraît pas être tout à fait le cas chez notre malade, car l'exploration électrique pratiquée il y a quatre jours a fait reconnaître chez lui une réaction de dégénération prononcée.

« De plus, quand à l'aide du marteau de Skoda, on percute les muscles du côté paralysé, on les voit agités de secousses fibrillaires qui révèlent en général, une modification organique assez prononcée des faisceaux musculaires. Notre cas donc, à n'en pas douter, n'appartient pas à la catégorie bénigne : il est vraisemblable, au contraire, que notre jeune client en aura pour longtemps. »

Il n'est pas sans intérêt de constater aujourd'hui ce qui est advenu chez notre jeune malade, qui n'a pas cessé d'être soumis au traitement électrique méthodique depuis le 20 juin, c'est-à-dire depuis 5 mois environ. Nous constatons aujourd'hui un amendement très remarquable. La plupart des mouvements volontaires ont reparu dans le domaine du facial paralysé ; il peut fermer parfaitement l'œil, faire contracter normalement les divers muscles de la joue et des lèvres ; l'excitabilité électrique cependant est encore en défaut. En somme les choses ont été plus vite que nous ne l'avions pensé en nous fondant sur l'*électro-pronostic* : nous pouvons espérer que sous peu la guérison sera complète. A ce propos je crois devoir relever ce qui suit :

Rien de mieux établi pour l'immense majorité des cas que la classification établie par M. le professeur Erb, des paralysies faciales en forme légère, moyenne, et grave, classification fondée sur l'électro-diagnostic qui, dans l'espèce, pourrait être appelé l'électro-pronostic. Mais il ne faut pas oublier que les règles établies par M. Erb, fondées incontestablement sur un nombre considérable de bonnes observations, comportent cependant quelques exceptions que relevait l'autre jour M. le Dr Neumann dans un travail publié par l'*Union médicale* (15 novembre 1888). On peut voir des cas de paralysie faciale qui, paraissant, au point de vue des réactions électriques, comporter un pronostic grave, guérissent cependant rapidement, tandis que des paralysies dites bénignes, d'après les réactions électriques, peuvent exceptionnellement persister pendant longtemps.

M. Dejerine a signalé un cas de ce genre (Société de Biologie, 9 août 1884), dans lequel l'autopsie a fait reconnaître dans le nerf facial l'intégrité de la grande majorité des tubes nerveux.

« Nous avons eu l'occasion, dit M. Neumann, d'observer des hémiplégies de la face dans lesquelles les résultats fournis par l'examen électrique ne s'accordaient en aucune façon avec l'intensité et la durée de la maladie ; et nous avons vu des paralysies faciales, ne s'accompagnant d'aucun changement dans les réactions électriques, persister pendant des mois entiers et ne se terminer que par une guérison incomplète. »

Ces cas qui paraissent échapper aux règles posées par M. le professeur Erb doivent être certainement fort exceptionnels. Ils suffisent cependant à montrer une fois de plus qu'il reste encore quelque chose à faire sur ce chapitre de la paralysie faciale qu'on pourrait croire à peu près complètement épuisé.

3ᵉ ET 4ᵉ Malades

Il s'agit ici de deux cas de paralysie faciale périphérique de date récente.

Le premier concerne un homme d'une trentaine d'années qui, il y a huit jours a souffert d'un coryza avec mal de tête et en même temps de douleurs derrière l'oreille du côté droit. La paralysie faciale a paru deux jours après. Impossibilité de fermer l'œil droit, joue droite flasque et immobile.

La réaction électrique indique une forme légère. Il a été impossible de trouver dans les antécédents héréditaires du malade la moindre trace d'une tare nerveuse.

Le second malade, âgé de 18 ans, est également atteint de paralysie faciale depuis une huitaine de jours ; c'est de la forme non douloureuse qu'il s'agit. Il s'en est aperçu le matin au réveil : il ne se rappelle pas avoir été soumis à l'action du froid. La recherche des antécédents nerveux dans la famille ou chez le sujet lui-même est restée sans résultat. La paralysie est très accentuée dans tout le côté gauche de la face : front, orbiculaire de l'œil, muscles de la joue.

Cependant il s'agirait, d'après les indications fournies par l'étude des réactions électriques, d'une forme légère.

44 0. de la soc. de Typ. - Noizet..,8. r. Campagne-Première, Paris.

SIXIÈME LEÇON

1° Chorée aiguë grave chez un jeune homme de 18 ans. — Antécédents nerveux héréditaires très accentués. — Rhumatisme articulaire aigu dans les antécédents personnels.

2° « Secousses » servant de prodromes aux accès chez une jeune épileptique de 15 ans. — Rétrécissement du champ visuel après les accès.

3° Hystérie chez un saturnin âgé de 28 ans.

1re MALADE.

MESSIEURS,

Je vais faire placer sous vos yeux un cas de chorée aiguë grave, menaçant au premier chef au point de vue du pronostic. La mort peut s'en suivre, en effet, dans un bref délai, et je crains beaucoup, je vous l'avoue, que ces tristes prévisions ne se réalisent. Je vous ferai remarquer en passant, messieurs, que depuis l'installation dans cet hospice de la consultation externe et du service de clinique, notre matériel d'observations, en ce qui concerne la chorée, est devenu fort riche.

Chaque année, en effet, nous sommes consultés par une soixantaine de choréiques des deux sexes et de tous les âges ; de fait nous en avons observé plus de cent cinquante, dans le courant des trois dernières années dont une quinzaine environ ont été admis dans les salles. — Cette remarque est destinée à vous montrer que si parfois nos opinions diffèrent sur certains points relatifs à cette affection de celles professées par quelques auteurs autorisés, nos assertions contradictoires ne sont pas fondées uniquement sur des

16

vues de l'esprit ; elles s'appuient au contraire, à peu près toujours, sur un nombre suffisant d'observations originales.

Vous comprendrez également par là comment nous avons été plusieurs fois mis en mesure, depuis cette époque, d'observer dans ce genre un certain nombre de cas rares, exceptionnels.

Un malade est introduit sur une civière.

M. Charcot : Voici notre malade, nous allons l'examiner très rapidement ; sa situation ne nous permet pas de le laisser longtemps sous vos yeux.

Je vous l'ai annoncé comme un choréique ; au premier abord vous pourriez ne m'en pas croire tant sont faibles et rares actuellement chez lui les gesticulations.

Il en était tout autrement il y a vingt-quatre heures à peine ; alors les mouvements choréiques étaient quant à la généralisation, à la persistance et à l'intensité, poussés au plus haut degré, subsistant nuit et jour, sans cesse ni sans trêve. Voici d'ailleurs l'histoire clinique de la maladie telle qu'elle s'est déroulée depuis son début jusqu'à ce jour.

Les premiers mouvements involontaires ont paru dans les bras et dans la tête vers le 5 novembre, c'est-à-dire il y a environ vingt-deux jours ; quinze jours auparavant, s'étaient montrées des douleurs articulaires avec gonflement occupant les deux cous-de-pied et qui ne durèrent que quelques jours ; c'était une réapparition fort atténuée d'un rhumatisme articulaire beaucoup plus intense, plus généralisé qui avait sévi au mois de janvier et sur lequel je reviendrai ultérieurement. Je me bornerai à relever en ce moment que cette attaque de rhumatisme a laissé, après elle. une lésion de l'endocarde marquée actuellement par un souffle assez rude siégeant à la pointe du cœur, au premier temps.

Les grands mouvements choréiques se sont manifestés d'abord sur le membre supérieur gauche ; deux ou trois jours après ils ont gagné le membre inférieur du même côté et la face enfin; une semaine après, le côté droit a été pris à son tour.

Le malade est venu à la consultation de l'hospice pour la première fois le mardi 13 novembre ; les mouvements choréiques étaient, cette fois-là encore, d'intensité moyenne ; ils s'étendaient, comme on l'a dit, aux quatre membres et à la face avec prédominance à gauche. La parole était déjà assez difficile ; pas de fièvre ; souffle vers la pointe du cœur. La seconde visite qu'il nous a faite date du 16 novembre, trois jours après la première. Les accidents nerveux s'étaient rapidement aggravés : le malade est ce jour-là, énormément agité sur la chaise où il se tient assis ; ses grimaces, ses gestes sont des plus désordonnés ; soudain il lance ses bras de chaque côté du tronc, croise ses jambes avec un grand luxe de mouvements ; il parle très difficilement, en changeant sans transition le ton de sa voix et en chantonnant. Si on lui dit de se lever, il le fait brusquement et, une fois debout, il sautille tantôt sur une jambe, tantôt sur l'autre, inclinant son corps d'un côté, puis de l'autre. Les mouvements anormaux sont toujours plus intenses du côté gauche que du côté droit. Chose intéressante à noter, parce qu'on a voulu en faire un caractère propre à certaines choses prétendues spéciales, à l'occasion des mouvements volontaires, les gesticulations s'atténuent, et même parfois cessent momentanément tout à fait : ainsi, il peut porter un verre à sa bouche, de la main droite surtout, sans répandre le contenu. Toutefois il lui est impossible d'écrire. Sommeil agité. Le traitement jusqu'ici a consisté dans l'emploi du bromure (4 à 5 gr.) et hydrate de de chloral (2 à 3 gr. par jour.)

Nouvelle présentation du malade le 19 novembre.

Empirement très accentué de tous les symptômes : le malade ne dort pour ainsi dire plus depuis deux nuits. Les gesticulations des membres et du tronc sont de plus en plus étendues. La situation évidemment devient sérieuse et sur la demande de sa mère le malade est admis dans les salles de la Clinique. Les difficultés qui se sont produites un instant après son admission sont, en ce qui concerne son état mental, une véritable révélation : Il fait dans la cour de l'hospice tout en gesticulant à l'extrême, une scène des plus bruyantes. Il prétend qu'il ne peut supporter l'odeur de la salle, qu'il ne saurait rester avec des gens d'aussi basse extraction que ceux qui s'y trouvent, etc., etc. Enfin on parvient à le calmer un peu et il consent à se coucher (Bromure de pot., 6 gr., hydrate de chloral, 4 gr.)

Mardi 20 *novembre*. — Le malade n'a pas dormi de la nuit ; il s'est montré très agité ; il se livre continuellement soit au lit, soit sur le fauteuil où il s'assied, à des gestes de grande étendue. Il projette sa tête violemment de côté et d'autre et en frappe les oreilles du fauteuil ou l'oreiller du lit. Il fait les grimaces les plus insensées, croise et décroise constamment ses jambes ; plie le tronc en avant et peu après le renverse brusquement en arrière ; il glisse incessamment sur le fauteuil où il est assis de façon que sa tête repose bientôt sur le siège et qu'on est à chaque instant obligé de le redresser ; au lit, même tendance à toujours descendre. On s'aperçoit que les coudes, le creux poplité commencent à rougir en conséquence des violents frottements auxquels ils sont incessamment soumis.

Sans doute il est de règle que dans la chorée, même la plus bénigne, il y ait à constater quelque perturbation mentale. Mais, désormais, chez notre malade, les troubles de ce genre dépassent évidemment les limites ordinaires c'est ainsi qu'il prétend avec assurance, être persécuté par les malades du service ; tous ceux qui ont aidé à le maintenir dans son lit ou dans son fauteuil l'ont, assure-t-il, cruellement brutalisé ; on l'accuse sans cesse, dit-il, d'avoir eu la syphilis ; le soir du même jour il nous affirmait qu'on lui avait coupé le « scrotum ». Par moments il semble reconnaître que tout cela est faux et nous dit : « Mais est-ce que je rêve ? » La température s'élève à 39° ; le pouls est à 120, régulier. (Bromure de sodium, 6 gr. ; chloral, 6 gr. ; extrait thébaïque, 0 gr. 05.)

Mercredi 21 *novembre*. — Cette nuit, il a dormi en deux fois près de trois heures. Ce matin néanmoins il est à peu près aussi agité qu'hier ; les gesticulations sont tout aussi étendues. C'est à peine s'il peut aujourd'hui articuler un mot distinctement. Les rougeurs dues au frottement s'étendent maintenant à la face postérieure et interne des bras. On n'a pu le laisser hors du lit, sur son fauteuil, qu'une heure ce matin. De même que les jours précédents, il ne peut avaler, et encore difficilement, que des aliments liquides. Même traitement. Température rectale de 38° 4 matin, 38° 8, le soir.

Jeudi 22 *novembre*. — Il a à peine dormi une heure cette nuit. Toujours extrêmement agité. Les gesticulations sont des plus intenses. Il n'a pu quitter un instant le lit où il rend les urines involontairement. Impossible d'émettre le moindre bruit articulé ; aussi, est-il fort difficile de se rendre compte exactement de son état mental. Toujours est-il qu'il paraît comprendre les questions qu'on lui adresse ; sur la demande qu'on lui en fait, il essaie de tirer sa langue, mais il n'y réussit pas et parvient seulement à ouvrir la bouche. La langue n'est point sèche. Même traitement. Température rectale : matin 38° 6, soir 38° 8.

Vendredi 23 *novembre*. — Bien qu'il n'ait pris qu'environ 2 grammes de chloral, il a dormi toute la nuit. Les mouvements choréiques sont moins étendus et plus lents qu'hier. Il y a donc à quelques égards une apparence d'amendement ; mais, s'agit-il d'une amélioration sérieuse ? on n'ose l'espérer. Le malade est, en réalité, très prostré, très amaigri, les yeux enfoncés. Les lèvres sont sèches, couvertes d'enduits ; la langue cependant reste humide.

On a eu raison ce matin, quant au pronostic, de se tenir sur la réserve, car le soir, bien qu'on ne puisse découvrir l'existence d'une complication viscérale quelconque, la température s'élève brusquement à 40° ; le pouls est à 120, régulier.

Samedi 24 *novembre*. — Le malade n'a pas paru agité cette nuit : mais son état ne n'en est pas plus rassurant pour cela : sans doute les mouvements anormaux des membres ainsi que les grimaces sont moins étendus moins fréquents. Il se borne à grincer des dents, à élever les sourcils brusquement pour les abaisser ensuite, à tourner les yeux presque convulsivement de tous côtés ; mais le facies est légèrement cyanosé, amaigri. La température est à 40° 3 ; le soir elle se maintient à 40°. Pouls très fréquent : près de 140 par minute et un peu après à 120 seulement ; arythmie très prononcée ; le souffle vers la pointe du cœur ne s'est pas modifié.

En outre de la solution de Fowler et de la teinture de Mars prescrites hier, on a administré aujourd'hui 0 gr. 75 de digitale. Poudre de viande, potion de Todd.

Dimanche 25 *novembre*. — Sommeil très agité la nuit ; il crie, délire, appelle sa mère. Toujours grincements de dents, mouvements divers de la face ; les gesticulations sont encore atténuées. Il ne paraît pas reconnaître les gens qui l'entourent. Quoi qu'il en soit, la température a notablement baissé : le matin, elle est à 39° le soir à 38° 6. S'agit-il là d'une défervescence de bon aloi : C'est bien peu vraisemblable. Le pouls ralenti est tantôt à 60°, tantôt à 80°, presque régulier : on suspend la digitale et l'on se borne aux toniques.

Lundi 26 novembre. — Même état qu'hier. Il avale difficilement, somnolence, avec cris inarticulés de temps à autre ; les mouvements dans les membres ont presque complètement disparu. Température 38°, pouls 130, 120.

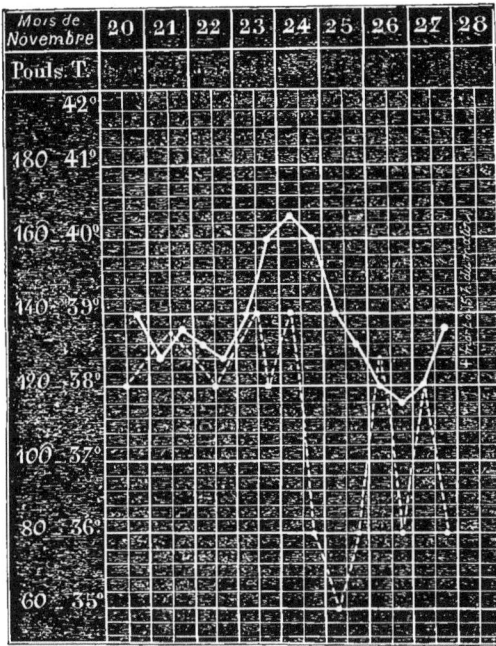

Fig. 21.

Voici enfin l'état dans lequel nous le trouvons aujourd'hui mardi 27. — Veuillez bien remarquer tous les détails que je vais relever chemin faisant dans le cours de notre examen.

Le tracé du pouls est (- - -) schématique, le pouls variant d'un instant à l'autre.

Ce qui frappe tout d'abord, avec le mutisme absolu du sujet et l'expression de torpeur de ses traits, c'est l'absence à peu près complète de mouvements involontaires : que sont devenues ces grandes gesticulations de ces jours passés ? Elles ne sont plus représentées actuellement que par de légères secousses des membres tant supérieurs qu'inférieurs, visibles surtout lorsque ceux-ci sont maintenus soulevés par la main de l'observateur et qui rappellent la description des soubresauts de tendons des fièvres graves.

Serait-ce donc qu'il s'agit ici de cette forme paralytique de la chorée dont je vous montrais l'autre jour un exemple ? Hélas ! non, il n'y a là qu'une apparence trompeuse ; la chorée molle paraît être généralement bénigne, tandis que, actuellement, le cas est évidemment sérieux. Je relèverai particulièrement, comme indices tristement significatifs, la teinte cyanosée générale des téguments et surtout des extrémités et du nez ; la maigreur extrême du sujet survenue très rapidement, bien que l'alimentation ait pu être continuée tant bien que mal ; la langue est sèche, le ventre creusé en bateau, comme ratatiné, etc., etc.

Le malade peut être ramené dans les salles : (Le malade est porté hors de de la salle), le voilà parti, nous pourrons parler de lui plus librement. Eh bien, messieurs, je vous dirai franchement, maintenant qu'il ne peut plus nous entendre, que je ne suis nullement rassuré sur son compte. L'amaigrissement rapide, la teinte cyanosée, la stupeur et jusqu'à la presque complète cessation des mouvements qu'on pourrait, dans d'autres circonstances, considérer comme un événement favorable, tout cela ne nous dit rien de bon ; et, bien que depuis hier, la température centrale ne se soit pas élevée au-dessus de 38°8, je redoute fort, quoi que nous puissions faire, une terminaison fatale dans un bref délai.

Oui messieurs, pour tout dire en un mot, je crains qu'il ne s'agisse ici d'une chorée mortelle. Est-ce donc que la chorée, cette affection que j'ai eu l'occasion fréquente de vous présenter comme généralement bénigne, puisse en réalité se terminer quelquefois par la mort? Eh bien, oui, cela peut arriver dans certains cas, et justement je veux, un instant, attirer votre attention sur les faits de ce genre.

Messieurs, il sera légitime, je pense, avec Lendet (Mémoire sur les chorées sans complications, terminées par la mort. *Arch. de Méd.* 1853, 2e série) et avec le Dr Sturges (*Chorea as a fatal disease.— On chorea*, p. 172. London 1881), de distinguer dans l'espèce deux ordres de cas tout à fait différents : Ceux dans lesquels on meurt pendant la chorée en conséquence de quelque complication organique telle que pneumonie, endocardite, etc. ; ceux dans lesquels, au contraire, on meurt sans complication de ce genre, par le fait même de la chorée si l'on peut ainsi parler.

Ce sont les cas du dernier groupe qui devront nous occuper exclusivement, car à mon avis, messieurs, si la terminaison par la mort a lieu chez notre pauvre garçon, comme je le redoute, ce ne sera pas, ainsi que je l'exposerai tout à l'heure dans le détail par suite d'une complication viscérale, cardiaque, pulmonaire ; en outre, mais bien en conséquence d'un processus particulier dont la raison physiologique ne nous est pas encore connue. Mais avant d'en venir à la discussion de ces points, il ne sera peut-être pas inutile de relever, en passant, qu'en tous cas, quelle qu'en soit la cause, qu'il y ait ou non complication viscérale imflammatoire, la terminaison par la mort, dans la chorée, est chose vraiment rare. Ainsi au rapport de M. Sturges. en prenant les registres de Guy's hospital pour 30 ans, Hughes a trouvé seulement 11 cas de chorée avec issue fatale; le Dr Dickinson, à Saint-Georges hospital, pour une période de 31 ans, 16 cas ; à l'hôpital des Enfants malades, dans une période de 15 ans, on n'en a pas compté plus de 6 cas.

Il y a tout lieu de croire d'ailleurs, bien que le départ à cet égard n'ait pas été fait régulièrement, que la chorée *mortelle par elle-même* est plus rare que la chorée mortelle par complication.

Mais j'en reviens à notre cas, qui, je le répète, représente un exemple de la première catégorie, c'est-à-dire un cas de chorée mortelle sans complication. La question à examiner est celle-ci. Comment, dans quelles circonstances meurt-on dans la chorée par *la chorée* ? Là-dessus, on le comprend, nous ne pouvons rien savoir qui ne soit fondé sur l'observation comparative d'un certain nombre de faits du groupe. Or la comparaison de ces faits apprend ce qui suit : Il ne paraît pas et je m'appuie ici sur les chiffres rassemblés par M. Sturges qu'avant l'âge de 7 ou 8 ans, et même jusqu'à 12 ans, on meure de la chorée sans complication; s'il y a quelques exceptions à cette règle, ce serait chez les filles qu'elles auraient été observées.

Après l'âge de 12 ou 14 ans, il se produit dans l'histoire clinique de la chorée une évolution fort remarquable, car alors, en effet, on peut voir survenir, contrairement à ce qui est la règle aux époques antérieures, des cas graves ; soit que la maladie en vienne à s'éterniser à l'état chronique (chorée chronique) soit qu'elle conduise, dans la forme aiguë, plus ou moins rapidement et sans le concours d'une complication organique viscérale, à la terminaison fatale.

C'est donc, en résumé, chez l'adolescent, chez l'adulte, et, aussi chez le vieillard ainsi que je l'ai plusieurs fois observé, qu'on peut redouter de voir survenir la mort dans la chorée non compliquée. Ainsi, en d'autres termes, chez l'enfant, au-dessous de 12 ans par exemple, quelle que soit l'intensité, souvent effroyable des convulsions choréiques, tant qu'il n'y a pas intervention de quelque complication viscérale redoutable par elle-même, l'issue fatale n'est pas à prévoir. Vous voyez, par contraste d'après ce qui a été dit plus haut, qu'il n'en est pas tout à fait de même lorsque la chorée survient à un âge plus avancé. Alors si la chorée se montre quelque peu intense, si même aucune complication alarmante n'est survenue, soyez attentifs, sachez vous tenir prudemment sur la réserve, en ce qui concerne le pronostic ; le cas peut tout à coup se montrer grave.

Nous venons de recueillir là, chemin faisant, un renseignement évidemment de grande importance. C'est à savoir que chez l'adolescent et l'adulte, la chorée aiguë peut par elle-même, exceptionnellement il est vrai, devenir une maladie fort sérieuse. Nous devons nous appliquer à rechercher maintenant si, étant donné l'existence de la chorée aiguë chez un adulte, il n'est pas certaines circonstances, qui, dans un cas particulier, puissent conduire à prévoir le danger. Parmi ces circonstances fâcheuses de nature à assombrir le pronostic de la chorée chez l'adulte, on peut au premier chef citer l'état de grossesse. C'est à juste titre que la chorée de la grossesse porte en clinique un renom fâcheux, non pas qu'il s'agisse là d'une chorée spéciale liée intimement à la grossesse, M. le Prof. Jaccoud a parfaitement montré que c'est dans ces cas-là, la chorée vulgaire qui est en jeu, aggravée par les conditions de la grossesse.(Clinique de la Charité p. 476). Les deux seuls cas de chorée mortelle qui se sont produits dans mon service à la Salpêtrière, dans le cours des trois dernières années, sont relatifs à des femmes grosses.

La première était une fille de 19 ans dont l'histoire a été rapportée par M. Guinon, mon interne, d'abord, dans la *France médicale* (n° 7, 19 janvier 1886). Cette fille nous paraît avoir succombé à la chorée, *par la chorée*. Les phlegmons suppurés qui s'étaient produits dans les membres en conséquence des mouvements désordonnés, et les vestiges d'endocardite ancienne relevés chez elle lors de l'autopsie, ne nous ont pas paru expliquer à eux seuls la terminaison fatale. Le deuxième cas est plus récent : il est relatif à une femme mariée âgée de 20 ans, enceinte de deux mois environ à l'époque où la chorée a débuté. Les mouvements étaient désordonnés au plus haut degré : On n'a pu découvrir cliniquement aucune complication viscérale.

La mort est survenue dix jours à peine après le début de la maladie convulsive ; on avait constaté un peu avant une température vaginale de 41 degrés : Malheureusement l'autopsie a été refusée.

Il ne paraît pas que l'existence antérieure du rhumatisme articulaire chez l'adulte atteint de chorée ait une influence très marquée sur la production des accidents qui conduisent à la terminaison fatale, dans les cas qui nous occupent. Toujours est-il qu'on peut voir la chorée survenir chez l'adulte dans des circonstances où il n'existe aucune trace d'une endocardite présente ou passée. Sur dix cas concernant des choréiques morts pendant la chorée relevé par M. Dickenson, on en compte trois chez lesquels l'endocarde ne présentait aucune trace de végétations. Sur trois cas du même genre, rassemblés par M. Peacock, les végétations faisaient défaut dans un cas. J'emprunte ces chiffres à l'intéressant ouvrage déjà cité de M. Sturges (1).

---

1. Tout récemment M. le Dr E. Powell, de Nottingham, décrivait deux cas de chorée aiguë

Il n'en est certainement pas de même de l'influence des émotions plus ou moins profondes, de la peur, ayant pu présider au développement de la chorée. Les chorées des adultes qui doivent se terminer par la mort reconnaissent souvent les causes susdites. Elles se font remarquer habituellement, antérieurement à l'apparition des mouvements choréiformes, comme aussi pendant le cours de l'affection, par des troubles psychiques plus profonds que cela n'a lieu d'ordinaire, par une exaltation mentale poussée au plus haut degré, ou encore de véritables troubles vésaniques.

On pourrait formuler ces résultats de l'observation clinique en disant que ce sont, chez l'adulte, les *chorées émotionnelles* qui surtout se montrent graves et j'ajouterai que, dans ces cas-là, une recherche attentive des antécédents de famille conduirait, vraisemblablement presque toujours, à la révélation de tares nerveuses des plus significatives. Nous verrons dans un instant que justement, ces conditions-là existent d'une façon très accentuée dans l'hérédité de notre malade.

Autre question : Quels sont, étant donnée la chorée chez un adulte, les signes prochains propres à indiquer que les choses prennent une mauvaise tournure? On doit, à ce sujet, rappeler en premier lieu que, généralement, la chorée grave chez l'adulte se fait remarquer par des mouvements d'une intensité extrême; ce n'est pas là une circonstance absolument nécessaire, mais c'est certainement le cas habituel. « On a peine à contenir les malades... Ils brisent les liens dont on les entoure, se roulent en bas de leur lit... etc., etc. Puis subitement, disent MM. Rilliet et Barthez », la violence des contractions diminue pour faire place à des soubresauts de tendons.

Incontestablement voilà qui est bien dit, et cet abaissement soudain de la violence des gesticulations choréiques, est certainement, dans ces conditions-là un symptôme de fort mauvais augure. Quelques traits devront être ajoutés pour compléter le tableau :

En premier lieu, l'amaigrissement rapide du malade, la teinte cyanosée des téguments, la cessation brusque d'un délire plus ou moins bruyant remplacé désormais par de la stupeur; la sécheresse de la langue, etc., etc. ; et enfin, par-dessus tout, l'élévation de la température centrale qui, brusquement, dans l'espace de quelques heures, dépasse 38°, 39° et s'élève jusqu'à 40° 41°. Voilà, je crois, l'un des éléments nécessaires du complexus morbide de fâcheux augure sur lequel j'attire spécialement votre attention et qui ne me paraît pas avoir été suffisamment mis en relief par les auteurs. Je l'ai rencontré pour ma part dans tous les cas de chorée mortelle sans complication, au nombre de

qui se sont terminés par la mort. Ils sont relatifs à un garçon de dix-neuf ans et à une femme de vingt ans. Le garçon présentait à l'autopsie des végétations sur le bord de la valvule mitrale chez la jeune femme morte « d'épuisement » cinq jours après son entrée à l'hôpital, l'autopsie est restée négative (*Semaine médicale, Lettres d'Angleterre*, par le Dr Keser, 9 janvier 1889).

17

cinq, qu'il m'a été donné d'observer, et je crois bien que son existence a également été constatée constamment par tous les observateurs qui ont pris la peine de le rechercher.

Mais, me direz-vous, votre cas d'aujourd'hui fait exception à la règle, sous ce rapport, car si la température s'est, chez votre malade, élevée rapidement à un moment donné, et elle a atteint un jour près de 40°3; bientôt après, vraisemblablement sous l'influence de la médication mise en œuvre (teinture de digitale), elle s'est abaissée très notablement ; peut-être, ajouterez-vous, vous laissez-vous trop vivement impressionner par les autres symptômes, à savoir la cessation des gesticulations, le délire, l'amaigrissement, le faciès cyanosé, etc., etc. Tout cela peut-être est réparable. Eh bien, Messieurs, vous direz tout ce que vous voudrez : je dois vous l'avouer, l'état de notre pauvre malade ne m'inspire aucune confiance et je redoute fort, je le répète encore une fois, qu'il ne succombe dans un bref délai. Son cas me remet en mémoire ce qui m'est arrivé souvent chez les vieillards affaiblis de cet hospice atteints de pneumonie lobaire, alors que, dans les premiers temps de mon exercice, je m'efforçais, peut-être un peu naïvement, d'enrayer la marche si habituellement fatale de la maladie, par l'emploi des agents antipyrétiques, en particulier de la digitale.

Nous obtenions ainsi assez facilement des courbes thermiques superbes et qui ne différaient en rien d'essentiel des courbes relatives aux cas terminés par la guérison. Mais, hélas ! les autres symptômes ne marchaient point de pair, et les malades succombaient, à la vérité, en pleine défervescence. Il faut tenir compte de ces défervescences de « mauvais aloi » et je crains bien que notre sujet n'offre un nouvel exemple du genre.

Quel est donc le mécanisme suivant lequel se produit la terminaison fatale dans ces cas de chorée des adultes aboutissant à la mort? Là-dessus, je n'ai pas de bien grands éclaircissements à vous donner ; tout ce qu'on peut dire, c'est qu'aucune lésion organique grossière n'explique ces terminaisons-là. Ainsi, chez notre malade, s'il succombe comme je le redoute, il n'y aura certainement pas lieu d'invoquer l'influence de la lésion mitrale dont l'auscultation nous a fait reconnaître l'existence; cette lésion date de loin, elle représente le résidu d'un processus éteint. Elle n'est pas l'expression d'une maladie en pleine activité et qu'on pourrait incriminer comme étant la cause de tous les désordres. J'ajouterai que nulle part ailleurs nous ne rencontrons dans ces organes de signes d'une lésion quelconque appréciable par nos moyens d'investigation clinique. La plupart des auteurs qui se sont occupés de la question, ont fait des remarques analogues et plusieurs d'entre eux ont proposé de rapporter la cause de la mort à une modification générale de l'organisme, et en particulier du système nerveux, résultant du surmenage, de l'épuisement causés par l'excessive intensité des gesticulations choréiformes. Sans doute il y a souvent quelque chose de cela dans la chorée mortelle; mais je ferai remarquer que l'intensité des mouvements n'est pas une condition absolument nécessaire à la production de la chorée grave et que, d'un autre côté, chez l'enfant au-dessous de huit à dix ans, ainsi que nous l'avons fait remarquer plus haut, les choréesles plus intenses quant aux mouvements, si elles ne sont pas compliquées de lésions viscérales, évoluent le plus souvent sans tourner à mal. Dans l'impossibilité où je suis de vous dire quelque chose d'un peu précis sur ce sujet, je me bornerai à vous proposer une comparaison, sans me faire d'illusion bien entendu sur la valeur des arguments fondés sur la seule analogie ; voilà du reste, de quoi il s'agit : il y a un rapprochement à établir, si je ne me trompe, entre la chorée mortelle et ce qui arrive chez les épileptiques dans les conditions dites de l'*état de mal* ; ici les accès convulsifs deviennent nombreux et ils s'enchaînent de façon à constituer une série à peu près ininterrompue. La température s'est élevée rapidement à 38° 5, 39°, 40° et au delà, et elle ne s'abaisse guère, alors que les convulsions ont cessé ou se sont considérablement affaiblies, le malade restant toutefois dans le coma Le danger est alors imminent,et si le malade succombe, ce qui est, hélas ! bien fréquent, l'autopsie ne révèle dans les organes aucune altération appréciable par nos moyens actuels d'investigation, qu'on puisse incriminer. C'est donc en pareil cas de la mort par l'*épilepsie* qu'il s'agit bien réellement et non pas de la mort déterminée chez un épileptique par l'intervention d'une complication viscérale. Il y a certainement de l'analogie entre ces cas relatifs à l'*état de mal* épileptique et ceux qu'on pourrait grouper peut-être sous le nom d'*état de mal* choréique ; et cette analogie-là, j'ai tenu à la faire ressortir, parce qu'elle conduira peut-être quelque jour à trouver une interprétation légitime des phénomènes communs, qui pour le moment nous échappe.

Mais en voilà assez pour aujourd'hui sur cette question des « chorées sans complication terminées par la mort ». C'est un sujet sur lequel j'aurai malheureusement, sans doute, l'occasion de revenir très prochainement à propos de notre pauvre malade.

J'en viens maintenant à compléter son histoire clinique antérieure aux phénomènes actuels, par quelques détails fort intéressants, concernant son passé et son hérédité.

Maladif pendant son enfance, A... el a eu au cou, vers l'âge de 2 ans, des ganglions scrofuleux suppurés dont il porte les traces. Sa santé s'était ensuite passablement amendée et il était devenu assez fort. Depuis deux ans il travaillait dans une pharmacie comme élève.

Depuis le mois de février 1888, il a souffert de plusieurs attaques de rhumatisme articulaire aigu de moyenne intensité durant chaque fois de huit à quinze jours ; elles ont sévi surtout en juin, juillet et août, et c'est alors que s'est développée, suivant toute apparence l'endocardite dont il porte les traces.

A partir de février, avant même le développement des accès de rhumatisme articulaire, son caractère était notablement changé ; il était devenu ner-

veux, irascible, se contrariant pour un rien ; au mois de mai, à la suite d'une
observation sans importance de la part de son patron, il avait, par un coup
de tête, quitté la pharmacie où il travaillait habituellement.

Ces changements de caractère s'étaient accentués surtout après le 13 mars,
époque où il fut soumis à une assez violente émotion : Il fut attaqué un soir
en rentrant chez lui par deux individus qui après l'avoir renversé, lui prirent
sa montre et son porte-monnaie, sans le frapper toutefois.

Le début de la chorée remonte, ainsi que nous l'avons dit, au commencement de novembre, vers le 5 environ. Une quinzaine auparavant, il avait été
repris pendant quelques jours de douleurs articulaires, avec gonflement dans
les deux cous-de-pied. Mais je le répète, c'est le 5 novembre seulement que
les mouvements choréiques ont commencé à s'accuser nettement.

Vous le voyez, messieurs, le rhumatisme articulaire joue, chez notre malade
un rôle assez important. On le voit sévir à plusieurs reprises avant le développement de la chorée et quelques médecins, après constatation de l'affection
articulaire, désigneront le cas sous le nom de chorée rhumatismale et croieront
peut-être avoir tout dit ; mais n'avez vous pas manqué de le remarquer,
messieurs, qu'il y a chez notre homme autre chose encore qui mérite bien
d'être relevé, c'est à savoir l'élément névropathique, lequel se révélera dans
tout son jour par l'étude des antécédents de famille. Messieurs, c'est cet élé-
ment-là qui, dans le drame morbide, me paraît devoir occuper sur la scène la
place prépondérante.

Vous connaissez certainement mon opinion relativement à la chorée dite
rhumatismale : Je me suis plusieurs fois exprimé, je pense, très nettement, à ce
sujet. A mon avis, permettez-moi de vous le rappeler en deux mots ; il n'y a pas
de chorée méritant d'être appelée rhumatismale dans l'acception rigoureuse
du mot : en d'autres termes, je ne crois pas que la chorée puisse jamais être
considérée comme un « équivalent » dans les centres nerveux, de l'affection
articulaire, ou des affections viscérales de la « fièvre rhumatismale » ; il me
paraît bien que l'opinion contre laquelle je m'élève est le résultat d'une illusion. La chorée et le rhumatisme articulaire coexistent souvent soit chez un
même sujet, soit dans la famille, cela n'est nullement douteux ; mais la coïncidence fréquente, l'alternance même de deux affections ne suffit nullement à
montrer qu'elles sont identiques et de même nature ; tout au plus cela peut-il
faire penser qu'il y a entre elles une certaine affinité dont il reste à rechercher
la raison d'être. Or la coïncidence dont il s'agit, bien que réellement très vulgaire dans le cas de la chorée, ne lui appartient certes pas en propre. On pourrait la signaler, bien que moins accentuée sans doute, mais très commune
encore, dans toutes les autres névroses à peu près sans exception ; ainsi dans
l'hystérie, dans le mal comitial, dans la paralysie agitante, dans la maladie
de Basedowe dans les vésanies, etc., etc. Cela saute aux yeux lorsque, cessant
de concentrer toute son attention sur un champ limité, le clinicien prend

« du recul » à l'imitation du peintre qui veut envisager le tableau non plus dans les détails mais dans l'ensemble. C'est en somme par un procédé d'obser-vation analogue qu'on a pu se convaincre, que la diathèse arthritique, dont le rhumatisme articulaire est un des représentants les plus communs, les plus vulgaires et la diathèse nerveuse s'associent volontiers l'une avec l'autre pour créer, en clinique, les combinaisons les plus variées, sans qu'on puisse dire qu'il y ait jamais entre elles cependant une véritable promiscuité. La coexis-tence très fréquente, mais nullement nécessaire, tant s'en faut, de la chorée et du rhumatisme est un exemple très frappant de cette association des deux diathèses ; mais, je le répète, ce n'est pas un exemple unique dans son genre et il n'est pas à proprement parler un seul des membres de la grande famille neuropathologique où cette association-là ne puisse être signalée.

Quoi qu'il en soit, à mon avis, ce n'est pas à titre de chorée associée au rhumatisme articulaire que l'affection, chez notre infortuné malade, s'accom-pagne de symptômes graves ; car l'on sait que le pronostic dans la chorée des rhumatisants, en dehors des complications viscérales, n'est pas plus fâcheux que dans celle qui se développe sans ce concours du rhumatisme. C'est donc ailleurs, je pense, qu'il faut chercher la raison des accidents graves observés dans notre cas ; déjà, tout à l'heure, nous avions été conduits à incriminer l'élément névropathique. Il me semble que cette accusation, appuyée déjà sur la connaissance des antécédents personnels du sujet, va se trouver mieux justifiée encore, par l'étude que nous allons faire des antécédents héréditaires.

TABLEAU SYNOPTIQUE DES ANTÉCÉDENTS DE FAMILLE DE A... EL

CÔTÉ PATERNEL		CÔTÉ MATERNEL	
GRAND-PÈRE	GRAND'MÈRE	GRAND-PÈRE	GRAND'MÈRE
Il s'est pendu cinq ans après le *suicide* de sa femme.	S'est *suicidé* en se jetant par la fenêtre.	0	Attaques de nerfs à l'âge de 43 ans.
LE PÈRE DU MALADE		LA MÈRE DU MALADE	
Suicide		*Hémoptysies nerveuses* (?) *supplémentaire* des époques, il y a douze ans.	
S'est noyé volontairement dans le canal St-Martin. — C'était un exalté. Il commettait de nombreux excès alcooliques, d'absinthe surtout. Il avait été atteint de CHORÉE à l'âge de 9 ans.			
1er enfant né à 7 mois.		2 autres enfants morts en bas âge.	Le 4e enfant, A... et Gabriel, notre malade, né le 13 avril 1871 (après le siége), ner-veux exalté, CHORÉE GRAVE.

Entrons dans quelques détails nécessaires pour bien faire ressortir tout ce qu'il y a d'intéressant pour nous, dans l'évolution de cet arbre *généalogique*.

Le père du malade exerçait la profession de peintre sur porcelaine ; or, le peintre sur porcelaine à Paris tient à la fois, généralement, de l'ouvrier et de l'artiste. Éducation souvent incomplète : assez d'éducation et d'instruction pour se faire illusion et croire qu'on peut juger de tout en dernier ressort; pas assez cependant pour bien juger; d'ailleurs lui était un exalté; il a été plusieurs fois compromis dans les affaires de l'Internationale, puis dans celle de la Commune et il a dû ,en 1871, fuir en Angleterre où il est resté jusqu'en 1878. Assez sobre jusqu'en 1871, il s'est mis, à partir de cette époque, à boire à l'excès ; il buvait d'habitude jusqu'à sept ou huit verres d'absinthe par jour.

En 1886, après avoir perdu, par son inconduite, une place qu'il avait au Mont-de-Piété et qui le faisait vivre, il est allé se jeter dans le canal Saint-Martin où il s'est noyé.

On nous apprend qu'à l'âge de neuf ans il avait été atteint d'une chorée qui aurait duré pendant près de dix-huit mois; c'est vraisemblablement d'une chorée à rechutes subintrantes et non pas d'une chorée chronique qu'il a dû s'agir à cet âge. Quoi qu'il en soit, l'affection serait survenue chez lui à la suite de l'émotion vive qu'il aurait éprouvée en trouvant son père pendu dans la cave de la maison. Déjà, quelques années auparavant, sa mère s'était également suicidée en se jetant par une fenêtre.

Voilà pour ce qui concerne le côté paternel ; vous voyez que de ce côté-là l'hérédité est fort chargée : trois suicides! Cela est très significatif. Le côté maternel n'est pas non plus indemne de tares nerveuses. La grand'mère du malade a en effet souffert d'attaques de nerfs et sa mère a été affectée d'hémoptisie, qu'on a été conduit à considérer comme étant d'origine névropathique.

Il n'est pas inutile de relever que notre sujet est comme on dit : « un Enfant du Siège » et qu'il est le dernier de quatre enfants dont les trois premiers sont morts en bas âge.

Avec une telle hérédité, on comprend aisément qu'A...el ait toujours été un sujet nerveux,singulier, bizarre, irritable et qu'à la suite de l'émotion violente qu'il a éprouvée lorsqu'il a été attaqué une nuit par des voleurs, il soit devenu plus déséquilibré encore, presque vésanique. On comprend ainsi d'un autre côté que, développée sur un tel terrain, la chorée ait pu prendre, presque dès l'origine, les allures d'une affection grave, et s'accompagner d'accidents de fâcheuse apparence qui nous font redouter pour bientôt une terminaison fatale.

2ᵉ Malade.

Le second sujet dont je veux vous parler maintenant est une jeune épileptique âgée de 15 ans qui est entrée dans le service depuis quelques semaines seulement. Nous en savons assez sur son compte pour pouvoir vous
dire que ce qui doit nous intéresser dans son cas est ce qui suit : 1° Il y a à
observer chez elle un phénomène qui n'est pas très vulgaire, et que je désignerai avec M. Reynolds sous le nom de « *secousses interparoxysmales* » de
l'épilepsie (*interparoxysmal starts*). 2° Elle présente en outre, après les accès,
un rétrécissement concentrique temporaire, ou passager, comme vous voudrez
dire, du champ visuel.

Voici d'abord quelques détails concernant les antécédents tant personnels
qu'héréditaires de notre malade ; relativement au second point nous n'avons
pu recueillir rien de bien précis.

L'enfant est orpheline ; elle a perdu son père et sa mère alors qu'elle était
encore très petite. Cependant sa grand'mère, qui l'a élevée, affirme que tous
les membres de la famille « étaient excessivement nerveux, aussi nerveux que
possible » ; on n'a jamais pu en savoir plus long.

Pour ce qui est de l'enfant elle-même, elle n'avait jamais, paraît-il, été malade lorsque, à 7 ans, elle fut un soir épouvantée par un gros chien qui se
jeta sur elle en grondant sans toutefois lui faire le moindre mal. C'est peu de
temps après cet événement que serait survenue la première crise comitiale et
par la suite les accès ont eu une tendance marquée à se répéter environ tous
les huit jours. C'est bien du mal comitial qu'il s'agit dans ce cas. En effet souvent il y a pendant l'accès, morsure de la langue et urines involontaires,
faits vraiment exceptionnels dans l'hystérie, même dans l'hystérie épileptiforme (hystéro-épilepsie). Les accès sont le plus souvent nocturnes, ils sont
marqués par une perte deconnaissance absolue et immédiate et le stertor de
la fin est assez prononcé.

En 1887, la petite, ayant été placée à l'hôpital des Enfants malades, a été
traitée par le bromure ; sous l'influence de cette médication, les crises qui auparavant, comme je l'ai dit il y a un instant, se montraient tous les huit jours,
n'ont plus paru qu'une fois par mois, pendant toute la durée du traitement.

Cette influence marquée de l'action du bromure fournit un caractère que,
pour le diagnostic, on pourrait utiliser, dans certains cas difficiles, je crois

en effet pouvoir affirmer l'opinion que jamais la fréquence des crises n'est sérieusement modifiée par l'emploi du bromure, même aux doses les plus élevées, quand il s'agit de l'hystérie, tandis que, au contraire, dans l'épilepsie, l'influence modératrice du médicament se fait toujours reconnaître au moins à un certain degré — Du reste l'enfant, examinée avec soin, ne présente aucune trace d'ovarie, d'analgésie ou d'anesthésie soit sensitive, soit sensorielle, à l'exception de ce qui concerne la vision, mais c'est là un point sur lequel on reviendra tout à l'heure, d'une façon particulière.

Je vous disais que l'accès n'était, chez notre jeune malade, précédé par aucune sensation d'aura et cela est vrai ; mais elle ressent cependant, dans la *règle*, des *avertissements*, des prodromes, annonçant presque à coup sûr que la crise est plus ou moins imminente, qu'elle éclatera dans un bref délai ; et justement ce qui constitue les « avertissements » dont il s'agit, ce sont les « *secousses* » sur lesquelles je vais actuellement vous dire un mot.

Voici en quoi elles consistent, chez notre malade. Ce sont de brusques mouvements cloniques qui, le sujet étant assis, les mains reposant sur le genou, élèvent tout à coup les membres supérieurs à 10 ou 12 centimètres au-dessus du plan de repos, puis ces membres retombent inertes presque aussitôt, pour être de nouveau soulevés par une ou plusieurs secousses. Lorsqu'elle est debout, ces secousses, qui rappellent les mouvements analogues produits sous l'influence d'une émotion brusque, d'une surprise déterminée je suppose par une détonation inattendue, ces secousses, dis-je, sont assez intenses pour faire « qu'elle laisse tomber ce qu'elle tient dans les mains ». Les secousses surviennent pour ainsi dire par accès très souvent répétés pendant la durée des trois ou quatre jours qui précèdent l'accès comitial ; d'abord discrètes le premier jour, elles se rapprochent de façon à devenir enfin presque incessantes, et c'est alors que l'accès éclate. Il est remarquable que ces secousses sont toujours antérieures à l'accès, jamais postérieures ; il est remarquable aussi qu'elles se sont manifestées dès les premières attaques et que jamais celles-ci ne paraissent sans en avoir été précédées. Elles ne sont marquées par aucune sensation pénible : elles ne s'accompagnent pas de crampes, en particulier. Elles ne se montrent habituellement pas la nuit.

Messieurs, parmi les auteurs qui ont écrit sur l'épilepsie, il en est peu qui n'aient pas mentionné les « secousses » dont il s'agit et que quelques-uns d'entre eux désignent sous les noms de « commotions prémonitoires (Herpin) « d'épilepsie parcellaire » (Burlureaux, *Dict. de Dechambre*, etc). Mais c'est surtout au Dr Reynolds, de Londres, qu'on doit une étude régulière du sujet. (Epilepsy, London 1881, p. 63, *clonic., spasm., star*). Ces secousses, qui doivent être distinguées des crampes et du tremblement qui quelquefois se produisent dans les mêmes circonstances, occupent les membres supérieurs, ou les membres inférieurs ou parfois les deux en même temps ; on les voit en outre se produire aussi chez quelques individus dans les muscles extenseurs du tronc, plus rarement dans ceux de la face et du cou. Dans certains cas, à peine visibles à l'œil tant elles sont légères, elles sont d'autrefois tellement puissantes que le malade peut être renversé à terre avec un cri produit par une action brusque des muscles respirateurs. Cela arrivait chez un jeune homme de 20 ans observé par M. Reynolds et j'ai vu la même chose survenir fréquemment chez une malade de mon service à la Salpêtrière.

Quelque intenses qu'elles soient d'ailleurs, les secousses ne sont à peu près jamais accompagnées de perte de connaissance, ce qui les distingue de la plupart des formes diverses du petit mal.

Je suis étonné que M. Reynolds considère les secousses dans l'épilepsie comme chose vulgaire ; cela ne répond pas à ce que j'observe dans mon service spécial, surtout composé de femmes (1) ; la vérité est qu'elles y sont plutôt rares.

Un des principaux points qui donnent de l'intérêt à la connaissance de ce phénomène, c'est qu'on l'observe non seulement, une fois l'épilepsie déclarée, comme prodrome immédiat de l'accès, mais encore souvent pendant plusieurs mois avant que celle-ci n'ait paru, autrement dit, dans la période précomitiale. Les secousses peuvent permettre alors, on le comprend, de prévoir à longue échéance la venue du mal et aussi de prendre des mesures en conséquence.

L'autre fait à considérer chez notre jeune épileptique, c'est, ainsi que je vous l'ai dit, l'existence plusieurs fois constatée chez elle, d'un rétrécissement concentrique et temporaire du champ visuel survenant après chaque accès. On a fait remarquer dans ces derniers temps qu'à la suite des attaques d'épilepsie proprement dite, il n'est pas très rare de voir le champ visuel subir un rétrécissement concentrique et régulier comparable au rétrécissement des hystériques. La seule différence apparente est que chez les hystériques le rétrécissement est permanent, tandis que dans l'épilepsie, il est essentiellement temporaire. On doit à MM. Oppenheim et Thomsen d'avoir appelé l'attention sur cet ordre de faits.

Un élève du professeur Mierzeewski, de Saint-Pétersbourg, le Dr Finkelstein, a repris le sujet et il a insisté sur ce point que, dans l'épilepsie, le rétrécissement du champ visuel est toujours transitoire, jamais permanent.

Dans la grande majorité des cas, le rétrécissement, dans l'épilepsie, suit les attaques, mais il peut arriver, comme l'a montré M. Heinemann (Virchow, Archiv. Bd 102. H 3. 1886) par une observation, que, par exception, le rétrécissement en question précède l'accès, à titre d'aura et cesse après lui.

Chez notre jeune malade, les choses rentrent dans le cadre vulgaire et c'est à la suite de l'accès que le rétrécissement se montre le plus prononcé.

1. Le service de la Clinique, à la Salpêtrière comprend environ 160 épileptiques femmes, non aliénées, considérées comme incurables.

Les jours suivants, le cercle s'élargit progressivement; mais le retour à l'état normal se fait attendre plus de quatre ou cinq jours, ainsi que vous pou-

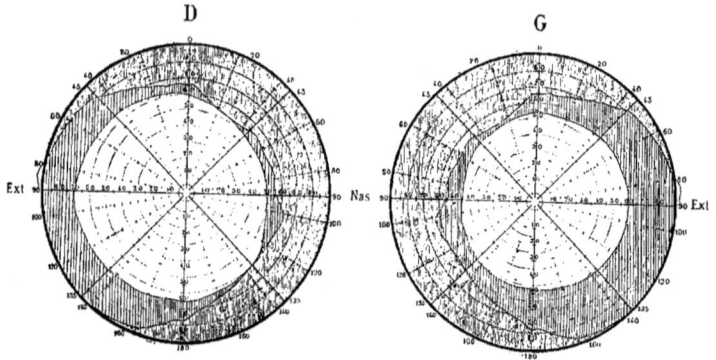

Fig. 25. — Champ visuel de D.... vue deux jours après l'accès.

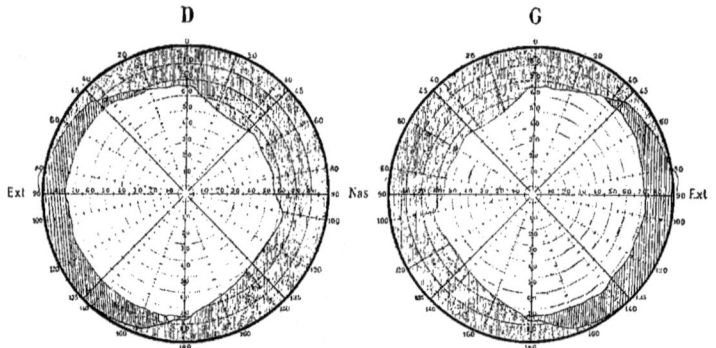

Fig. 26. — Champ visuel de D.... vue 9 jours après l'accès.
Retour presque complet à l'état normal.

vez le reconnaître sur les schémas que je vous présente (fig. 25 et 26). Si bien que lorsque les attaques se reproduisent à de courtes distances, tous les six ou huit jours par exemple, on pourrait dire que chez la malade le rétrécissement est un phénomène en quelque sorte permanent. Dans le but de bien établir que dans le cas de notre malade, où il s'agit d'épilepsie et non d'hystérie, le rétrécissement du champ visuel n'est pas un phénomène permanent, il ne sera pas sans intérêt de chercher à éloigner les accès les uns des autres ; nous pourrons y parvenir je pense par l'emploi du bromure de potassium donné à dose suffisante, 3, 4, 5, grammes en 24 heures, administré d'une façon continue. L'écart des accès qui s'en suivra à coup sûr nous permettra, je pense, de constater, plus aisément que nous ne l'avons pu faire jusqu'ici, le retour à l'état normal des limites du champ visuel. Nous reviendrons quelque jour sur ce cas pour vous faire part de ce qui sera advenu après l'expérience que nous allons mettre en œuvre.

3ᵉ MALADE.

Le dernier malade que je vous présenterai aujourd'hui est un nouvel exemple de ces cas aujourd'hui devenus presque vulgaires sur lesquels M. Debove a, le premier je crois, appelé l'attention et dans lesquels on voit l'hystérie survenir chez l'homme à la suite de l'intoxication saturnine (1). Il vous sera facile de reconnaître par la description du malade que chez lui l'hystérie provoquée par le saturnisme ne diffère en rien d'essentiel de ce qu'elle serait si son apparition avait été déterminée par tout autre cause telle que l'alcoolisme par exemple, ou l'action du sulfure de carbone ainsi que je le relevais l'autre jour, etc., etc., ou encore, soit une émotion morale, soit un traumatisme. L'hystérie est une, je le répète une fois de plus, et quelle que soit la cause occasionnelle qui la fait paraître, elle reste toujours la même foncièrement, partout où elle se présente, sans subir dans sa constitution nosographique de modifications radicales.

Voici le cas : il s'agit, comme vous le voyez, d'un homme de 28 ans assez

1. Voir la leçon sur l'*hémianesthésie hystérique* et les *hémianesthésies toxiques*. In *Bulletin médical*, 25 mai 1887

vigoureux ; nous ne rencontrons pas chez lui d'antécédents héréditaires qui méritent d'être gnalés. Il faut dire que la ligne maternelle lui est fort mal connue et pour ce qui est des antécédents personnels, ils n'offrent également

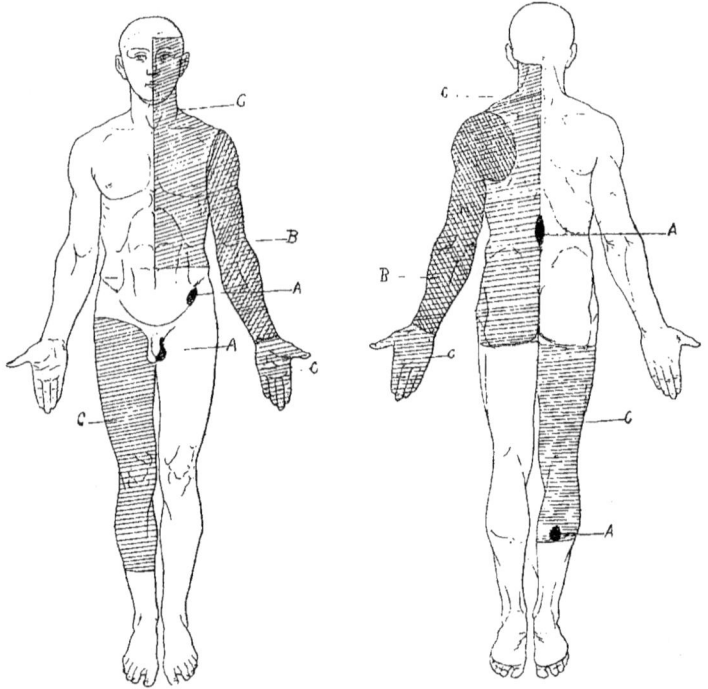

Fig. 27. — A. Points hystérogènes.
B. Anathésie cutanée.
C. Analgésie.

rien d'intéressant pour nous. Après avoir servi pendant vingt-huit mois dans l'armée, il a été réformée pour myopie avec choroïdite chronique ; après cela il a travaillé comme homme d'équipe au chemin de fer de l'Est pendant sept mois ; plus tard il a fait le métier de plombier pendant plus de deux ans, après quoi il est entré à Tours dans une fabrique de minium où il a été employé au « blutage ». C'est là que, pour la première fois, il a souffert à plusieurs reprises de coliques de plomb.

Quelques jours après la cessation de sa dernière colique pour laquelle il a été soigné à l'hôpital de Tours, c'est-à-dire en septembre 1888, il a commencé à s'apercevoir un matin au réveil que sa main gauche était le siège de fourmillements et que le membre supérieur de ce côté tout entier était devenu faible, pesant et lourd ; en même temps, à plusieurs reprises, il avait ressenti une tendance à défaillir qui l'avait, dans la rue, obligé à s'appuyer contre le mur et qui avait été précédée toujours par une sensation de constriction à la gorge, des sifflements d'oreilles, des battements dans les tempes, etc. Tels ont été les premiers symptômes relatifs à la maladie nerveuse que nous avons à considérer actuellement. Celle-ci n'a fait depuis que s'accentuer de plus en plus et c'est en raison de l'impossibilité où elle le met de travailler pour vivre qu'il est venu nous consulter le 19 octobre 1888.

Voici en quelques mots l'état actuel du malade : teinte jaunâtre et pâle des téguments ; liséré saturnin très net.

Les troubles permanents de la sensibilité sont disposés comme vous pouvez le reconnaître sur le schéma que je vous présente : Anesthésie cutanée absolue sur le membre supérieur gauche, se terminant en « gigot » du côté du tronc ; sur la main, il y a seulement analgésie ; analgésie de toute la moitié gauche du tronc et de la face. En avant, l'analgésie du tronc s'arrête au-dessous de l'hypocondre gauche, tandis qu'en arrière elle comprend la fesse. Le membre inférieur gauche est indemne de troubles de la sensibilité, tandis qu'à droite, au contraire, ceux-ci occupent la cuisse et les deux tiers supérieurs de la jambe gauche ; disposition croisée du reste fort singulière et certainement peu commune.

Plusieurs points ou plaques hystérogènes : l'une d'elles, la principale, occupe l'aine et une partie du flanc gauche ; quand on presse sur ce point, on détermine les phénomènes de l'aura, qui d'autres fois se produisent spontanément, ainsi que nous l'avons indiqué déjà.

Un autre point hyperesthésique possédant à peu près les mêmes propriétés que le précédent siège sur le testicule gauche ; un troisième occupe la limite inférieure du tiers supérieur du mollet droit ; un quatrième enfin se trouve sur la partie médiane de l'épine, un peu au-dessus de la région lombaire.

Double rétrécissement concentrique du champ visuel plus prononcé à gauche qu'à droite (fig 28) ; diplopie monoculaire, pas de dyschromatopsie. L'odorat et l'ouïe ne paraissent pas sensiblement modifiés. Le goût au contraire est à peu près aboli des deux côtés.

Revenons actuellement sur ce qui est relatif au membre supérieur gauche ; de ce côté, il n'y a pas, à proprement parler paralysie mais seulement parésie.

Le dynamomètre pressé par la main gauche donne 25, tandis que pour la main droite il donne 80. — Aucune participation à la parésie, soit du membre inférieur, soit de la face. Remarquez que sur le membre parésié, les troubles de la sensibilité, déjà très prononcés en ce qui concerne la peau, sont pour le moins tout aussi accentués en ce qui concerne la sensibilité profonde ; ainsi partout excepté à la main où le malade conserve quelques notions des mouvements imprimés aux doigts ou au poignet, le sens musculaire est complè-

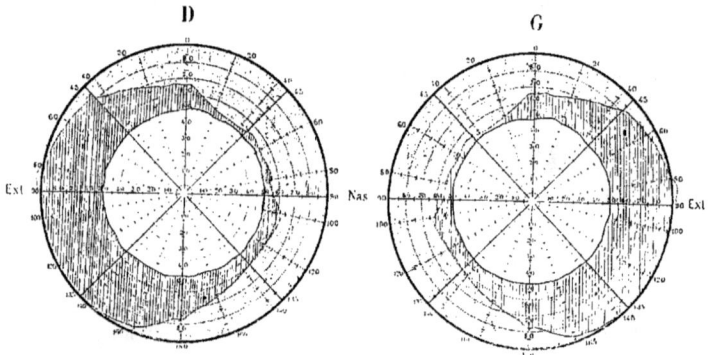

Fig. 28.

tement aboli et l'on peut tordre, distendre les articulations du coude et de l'épaule avec violence sans produire la moindre sensation. Il y a là un contraste entre les troubles de la sensibilité et ceux des mouvements, fort remarquable assurément, et qui paraît appartenir aux seules paralysies hystériques ; non pas qu'on le rencontre, bien entendu, dans tous les cas de ce genre, mais parcequ'on ne le trouve jamais, que je sache, en dehors de ces cas-là.

En voilà assez pour bien établir chez notre malade, l'existence de l'hystérie classique.

Rien n'y manque, anesthésies sensitives et sensorielles, points hystérogènes, etc... constituant des stigmates permanents, monoplégie d'un caractère spécial ; et, pour ce qui est de l'attaque, si elle ne s'accuse pas sous une forme très accentuée, elle est représentée cependant par *l'aura*, d'une façon très caractéristique.

Un mot, en terminant, sur les modifications qui se sont produites dans le caractère chez notre homme, depuis qu'il est devenu hystérique. Autrefois gai, plein d'entrain, il est devenu maintenant triste, apathique sans courage. Il recherche la solitude, fuit la société des camarades. Il s'émotionne facilement et pleure parfois sans motif. Les nuits sont tourmentées par des rêves terrifiants qui le réveillent en sursaut : Il se croit sur un toit ou sur un chemin bordé d'un précipice, et à chaque instant il se sent menacé de tomber du côté du gauche. Il croit qu'à la suite de sa chute imaginaire il perd un instant connaissance. En tous cas, il se réveille avec des sifflements dans les oreilles, des battements dans les tempes, le serrement bien connu de lui, de la gorge. De cela suit que l'on est porté à supposer que les cauchemars en question sont liés jusqu'à un certain point au développement de l'*aura* provoquée elle-même, peut-être au moins en certains cas, par la pression des zones hystérogènes déterminée inconsciemment par le malade durant son sommeil.

Peu importe du reste, pour le moment, que, pour ce qui concerne le dernier point, il en soit ainsi ou autrement. J'ai voulu surtout relever les modifications psychiques très accentuées, observées chez notre malade, afin de montrer une fois de plus que ces modifications-là n'appartiennent pas, ainsi que quelques auteurs l'ont prétendu, aux seules hystéries déterminées par un traumatisme.

IMP. NOIZETTE, 8, RUE CAMPAGNE-PREMIÈRE, PARIS.

Policlinique du Mardi 4 Décembre 1888

SEPTIÈME LEÇON

1° Relation de l'autopsie du sujet atteint de chorée présenté dans la dernière leçon.

2° Cas de chorée vulgaire chez une jeune fille âgée de 12 ans. Hérédité nerveuse et antécédents personnels névropathiques très chargés.

3° Cas d'hystéro-neurasthénie survenue à la suite d'une collision de trains chez un employé de chemin de fer âgé de 56 ans.

4° Deux cas de paralysie infantile spinale présentant quelques anomalies.

M. Charcot : Conformément aux sombres prévisions dont je vous faisais part mardi dernier, notre pauvre malade atteint de chorée aiguë a succombé dans la nuit du 27 au 28 novembre, c'est-à-dire dans la nuit même du jour où il avait été présenté à la leçon. — Voici comment les choses se sont passées.

La nuit du 26 au 27 avait été relativement calme ; mais la stupeur, ainsi que je vous l'ai fait remarquer au moment de la leçon, était portée à un haut degré ; la langue était sèche : les mouvements choréiques, atténués d'une façon remarquable, n'étaient plus représentés que par des espèces de soubresauts des tendons. N'oubliez pas cette teinte bleuâtre des téguments et cet amaigrissement énorme sur lequel j'appelai votre attention.

Dans la journée du 27, l'état persiste tel quel, sans modification très marquée. Le soir, même prostration, même stupeur ; langue toujours sèche, déglutition difficile. Le pouls qui, ce matin, était à 120-130, ne donne plus maintenant que 80, mais la température qui était à 38, s'est élevée à 38,8. La mort a eu lieu à 5 heures du matin.

19

Je crois intéressant de vous faire connaître les résultats de l'autopsie qui a été pratiquée vingt-huit heures après la mort. Je me bornerai à extraire du protocole, les détails qui nous intéressent particulièrement.

Cadavre très amaigri. Pas d'eschares au sacrum. Rigidité cadavérique très prononcée ; elle l'était déjà sept heures après la mort.

Crâne : pas de pachyméningite ; l'arachnoïde et la pie-mère ne sont ni épaissies ni opalescentes ; la seule altération à signaler ici est l'adhérence en plusieurs points de la pie-mère à l'écorce cérébrale des hémisphères, si bien que sur certains endroits on ne peut détacher cette membrane sans entraîner un peu de la couche la plus superficielle de la substance corticale. C'est là la

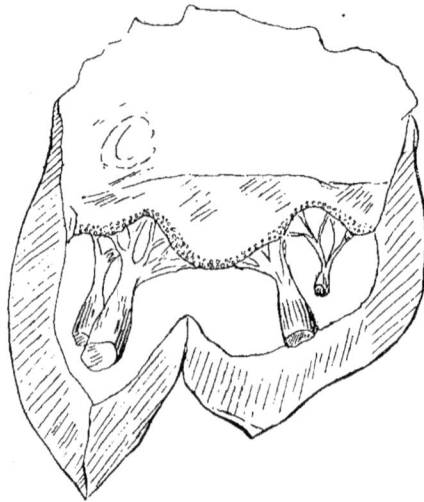

Fig. 29.

seule altération qu'il ait été permis de constater, à part un certain degré de congestion de l'écorce des hémisphères. Rien à noter du côté des ventricules, non plus que sur les coupes nombreuses pratiquées dans les parties centrales du cerveau. Rien du côté du cervelet ni du bulbe : la moelle épinière, à l'œil nu ne présente aucune trace d'altération.

Muscles des membres : Ils sont durs et présentent une teinte noirâtre.

Cœur : Aucune trace de péricardite. Le cœur est un peu augmenté de volume, principalement le ventricule gauche. Celui-ci pèse 270 grammes.

Ses cavités contiennent, surtout à droite des caillots noirâtres, évidemment formés pendant l'agonie.

La valvule mitrale saine sur sa face ventriculaire, présente tout le long de son bord libre, sur la face auriculaire, une couronne non interrompue de petites végétations verruqueuses, très nombreuses, déjà anciennes très certainement, dures, tapissant le bord libre de la valvule sur une hauteur de 1 à 3 millimètres. Pas de dépôts fibrineux sur ces végétations ; aucune d'elles n'est ulcérée, déchirée, et l'on est conduit à la suite d'un examen attentif à affirmer qu'aucune parcelle ne s'en est détachée pour former une embolie.

La valvule mitrale reste souple d'ailleurs, dans toutes ses parties et le rétrécissement pendant la vie était certainement fort peu prononcé. Aucune altération à signaler sur les autres valvules et orifices.

Poumons et plèvres sains.

Foie de forme, de couleur et de volume normaux. Il pèse 1.400 grammes.

Rate normale 110 grammes ;

Reins : pas d'altération.

Ainsi, en résumé, à part les quelques adhérences de la pie-mère à l'écorce cérébrale signalées sur certains points des hémisphères cérébraux, sans localisation déterminée, les résultats de l'autopsie sont purement négatifs et viennent à l'appui de l'opinion émise par nous mardi dernier à propos de la nature des accidents devant entraîner, suivant nous, l'issue fatale. Bien évidemment, ces accidents-là ne relevaient pas d'une lésion organique appréciable par nos moyens d'investigation, et, à cet égard, le rapprochement que nous avons proposé d'établir entre l'état de mal épileptique et l'état de mal choréique se trouve justifié.

1er Malade

Je vous présente actuellement une jeune fille âgée de 12 ans, atteinte de chorée vulgaire; le début s'est fait le 14 novembre; vous voyez que les mouvements choréiques, qui d'ailleurs ne sont pas fort intenses, sont accusés particulièrement du côté gauche, ils sont cependant très appréciables aussi à droite.

Je vous ferai remarquer en passant que les gesticulations s'atténuent un peu à l'occasion des mouvement intentionnels ; ainsi, lorsqu'il s'agit de porter à la bouche un verre ou une cuillère. Ce phénomène n'est donc pas l'apanage, comme quelques-uns paraissent l'avoir supposé, des chorées chroniques.

Rien au cœur. On assure que cette jeune fille n'a jamais souffert de rhumatisme articulaire aigu.

Voilà donc un cas fort banal incontestablement, en ce qui concerne l'expression symptomatique et je ne vous l'eusse point présenté s'il ne devait pas nous fournir cependant un certain enseignement à propos de notre pauvre choréique de 19 ans. Je faisais ressortir l'autre jour qu'à mon avis l'hérédité nerveuse jouait dans l'étiologie de la chorée un rôle beaucoup plus important qu'on ne l'avait jusqu'ici supposé. Sans doute le rhumatisme articulaire aigu figure souvent dans l'arbre généalogique des choréiques comme il figure dans leurs antécédents héréditaires ; mais les maladies nerveuses n'y font pas défaut non plus, et bien des fois même elles y règnent d'une façon prédominante ; tel est en particulier le cas de la jeune malade que nous avons sous les yeux.

Voici d'abord ce qui est relatif chez elle aux antécédents personnels.

Depuis l'âge de 6 ans, cette enfant s'est montrée sujette à des crises de colère, à des sortes d'accès de rage et de méchanceté tels que ses parents ont dû demander, lorsqu'elle avait atteint 8 ans, son admission à Sainte-Anne. Après sa sortie de cet asile, elle s'est montrée moins difficile à vivre, mais parfois encore fort emportée.

Elle est extrêmement peureuse ; elle regarde à plusieurs reprises sous son lit, tous les soirs avant de se coucher. Elle a des idées fixes, des manies qui font qu'elle reste des heures entières à s'habiller, à se peigner. Pas de troubles de la sensibilité générale ou spéciale ; pas de rétrécissement du champ visuel. Rêves fréquents la nuit, surtout depuis le début de la chorée, lesquels portent presque toujours sur une petite sœur morte récemment de la rougeole. C'est l'émotion éprouvée à l'occasion de cette mort qui paraît avoir du reste provoqué chez notre jeune malade le développement de l'affection.

Ajoutons en passant les traits suivants qui la marquent du sceau de la « dégénération physique ». Face asymétrique ; front plus bas à droite qu'à gauche ; nez dévié vers la droite ; tout le côté droit de la face et du crâne est plus petit que les parties correspondantes du côté gauche.

La bosse pariétale droite est plus proéminente que la gauche et située plus en arrière.

Actuellement, je vais mettre sous vos yeux le *pedigree* de notre jeune malade et vous allez reconnaître jusqu'à quel point il est chargé de tares nerveuses.

CÔTÉ PATERNEL		CÔTÉ MATERNEL
Un frère du père est mort *aliéné* à l'âge de 30 ans.	PÈRE, 45 ans. Rien de nerveux, pas de rhumatisme.	MÈRE, 38 ans. Plusieurs atteintes de *manie puerpérale* à la suite de ses dernières grossesses.
Une cousine germaine du père est « *un peu folle* » et a des attaques de nerfs.		

8 enfants dont 3 morts en bas âge.

Une des sœurs de la malade, âgée de 10 ans, a eu plusieurs attaques de rhumatisme articulaire.

Notre malade, âgée de 12 ans, choréique ; — a des idées fixes, des terreurs morbides, des accès de colère et de rage, etc.

Voilà un exposé qui certes n'a pas besoin de commentaires.

2e MALADE

Je saisis avec empressement l'occasion qui s'offre d'étudier avec vous un cas relatif à la prétendue *névrose* spéciale qui serait produite par les collisions de chemin de fer et que l'on désigne quelquefois sous le nom de *Railway-Spine* ou *Railway-Brain*. Plusieurs fois déjà je vous ai exposé l'opinion que je professe, relativement à la nature de ces cas. Il n'est point, vous ai-je dit et répété, une seule des affections nerveuses dont l'ensemble forme ce que j'appelle la famille neuropathologique qui ne puisse apparaître comme conséquence du schock nerveux ressenti dans un accident de chemin de fer. A savoir : paralysie agitante, épilepsie, vésanie, sclérose en plaques, etc., etc.

Mais, dans la règle, c'est la neurasthénie et l'hystérie, soit isolées soit combinées l'une avec l'autre en proportions diverses, qui s'offrent en pareille occurrence compliqués ou non de lésions organiques. On pourrait dire, si je ne me trompe, que dans ces conditions un peu spéciales des collisions de trains, s'il y a production d'une affection nerveuse purement dynamique, c'est-à-dire ne relevant pas d'une lésion matérielle appréciable, cette affection-là consistera dans la majorité des cas, — *normalement* si l'on peut ainsi parler, — dans la combinaison de deux névroses parfaitement autonomes, d'ailleurs indépendantes l'une de l'autre nosographiquement, mais qui semblent avoir l'une pour l'autre une grande affinité et coexistent en conséquence très vulgairement chez un même sujet. J'ai nommé la neurasthénie d'une part et l'hystérie de l'autre.

Le sujet que vous avez sous les yeux offre ainsi que vous le verrez un exemple de ce genre. Il ne représente pas, sans doute, dans l'espèce, un fait de première gravité ; les accidents nerveux dont souffre notre homme se montrent cependant chez lui sous une forme assez accentuée, assez typique, pour devenir l'objet d'une analyse clinique.

M. V...lois est âgé de cinquante-six ans. Il est employé au chemin de fer du Nord. Il y exerce depuis longtemps la fonction de chef de train. C'est, vous le voyez, un homme d'apparence robuste, trapu, — râblé comme on dit quelquefois, — aux traits énergiques.

Autrefois il était vaillant, actif, plein d'entrain, pas du tout émotif. Tout cela a changé depuis le mois d'août, c'est-à-dire depuis cinq mois, époque où a eu lieu l'accident que je vous dirai tout à l'heure. Avant d'en venir là, il sera bon d'insister un peu plus sur les antécédents de notre malade.

L'étude des antécédents de famille ne fournit aucun renseignement intéressant. Père mort d'un cancer du larynx à l'âge de 56 ans ; la mère n'a jamais souffert de maladies nerveuses : réponses également négatives en ce qui concerne les autres parents. Ainsi, ni la diathèse nerveuse, ni la diathèse arthritique, autant qu'il le sache du moins, ne se trouvent représentées dans la famille. Il n'en est pas tout à fait de même en ce qui le concerne personnellement. S'il est vrai qu'antérieurement à l'accident il n'a jamais souffert d'une affection nerveuse quelconque, il faut relever que, par contre, il a éprouvé deux accès de goutte parfaitement caractérisée et siégeant au lieu d'élection ; le premier accès il y a un an, en décembre 1887 ayant duré quinze jours, l'autre à peu près de même durée, vers le milieu de juillet 1888.

Au malade : Vous n'avez jamais eu la gravelle, des coliques néphrétiques ?

Le malade : Non, monsieur.

M. Charcot : Je remarque en passant qu'il ne présente pas de concrétions tofacées sur les oreilles.

Au malade : Vous avez eu la goutte deux fois? Où siégeaient la douleur et le gonflement.

Le malade : Oui, monsieur, chaque fois elle a duré de dix à quinze jours, Le gonflement était sur les deux orteils. — (Il désigne les articulations méta-tarso phalangiennes des gros orteils.)

M. Charcot : A quelle époque la douleur était-elle surtout vive ; la nuit ou le jour?

Le malade : Oh ! monsieur, c'était la nuit ; je ne pouvais jamais dormir : cela s'apaisait le matin, dans le jour. J'ai eu aussi plus tard une éruption sur la jambe gauche qu'on a appelée un eczéma variqueux.

M. Charcot : Allons, bien certainement c'est de la goutte qu'il s'est agi dans ces deux accès, il n'y a pas à s'y tromper.

Au malade : Avant cet accès de goutte, vous n'avez jamais été malade?

Le malade : Non, monsieur, jamais je n'avais connu la maladie.

M. Charcot : Vous avez servi?

Le malade : Oui, j'ai été aux chasseurs d'Afrique. J'ai fait la guerre d'Italie ; j'étais à Magenta, à Palestro, à Solférino. J'ai pris part aussi à plusieurs combats en Afrique, mais c'était presque insignifiant.

M. Charcot : Il est attaché à la compagnie du chemin de fer du Nord, depuis 1871, comme chef de train. Il n'avait, — j'y insiste, — depuis cette époque jamais été arrêté dans son travail, lorsque le 17 août dernier, alors qu'il con-duisait un train de marchandises, le fourgon dans lequel il se trouvait, fut, à l'occasion d'une manœuvre de gare, renversé par une locomotive qui le croi-sait perpendiculairement et littéralement broyé, paraît-il, en mille pièces.

Il ne saurait trop dire ce qui s'est passé en ce moment-là ; ce qu'il en raconte il le tient des assistants. Il lui semble cependant, mais il n'en est pas bien sûr, qu'au moment de l'accident il aurait entendu un cri de détresse par-tant de l'autre train ! « Oh ! ça y est. » Toujours est-il qu'il fut relevé, sans connaissance, au milieu des débris du fourgon écrasé. La collision avait eu lieu à Villeneuve-Saint-Georges ; il fallut environ une demi-heure pour le transporter à la gare de Paris d'abord, puis à l'hôpital de Lariboisière, et, pendant tout ce temps, il est resté inconscient.

Il n'est peut-être pas hors de propos de relever ici cette amnésie relative aux circonstances de l'accident. Elle est à peu près la règle dans les grands shocks nerveux et même dans certains cas de ce genre on peut observer ce phénomène remarquable de l'amnésie rétrograde que M. le professeur Azam de Bordeaux a bien étudié (1) dans ces derniers temps.

Dans ces cas, le malade a perdu non seulement le souvenir de ce qui s'est passé depuis le moment de l'accident, jusqu'à son retour à la connaissance,

---

1. Troubles intellectuels provoqués par les traumatismes cérébraux. *Arch. gé . de Médecine* 1881, février, p. 129.

mais encore le souvenir de ce qui s'est passé pendant une période de temps, plus ou moins longue, antérieurement à l'accident.

Et à ce sujet, permettez-moi d'entrer dans une courte digression pour vous dire quelques mots d'un de ces faits d'amnésie rétrograde dont j'ai été directement le témoin. Le 23 mai 1885 vers 9 heures, le matin — alors que je me rendais comme de coutume en voiture à la Salpêtrière, — sur le boulevard Saint-Germain, non loin de l'église Saint-Bernard, une femme qui traversait le boulevard et était parvenue sur la partie de la chaussée qui est pavée de bois, n'entendit ni le bruit de la voiture ni les cris de mon cocher et fut renversée par mes chevaux. La voiture continua à rouler, quoi qu'on fit pour l'arrêter, pendant quelques instants encore et heureusement la pauvre créature, pendant tout ce temps fut épargnée par les chevaux qui passèrent de chaque côté d'elle sans la piétiner sérieusement, puis par les quatre roues de la voiture qui ne la touchèrent point. Elle fut immédiatement transportée chez une crémière du voisinage où je la suivis.

Elle était sans connaissance, pâle, dans la résolution, et portait au-dessus du sourcil gauche une plaie verticale, de 1 centimètre de longueur à peine, peu profonde, avec léger thrombus, et qui saignait médiocrement. Elle reprit connaissance peut-être trois minutes après l'accident. Alors je la fis se tenir debout et je constatai que, à part la petite plaie ci-dessus décrite, elle ne présentait heureusement aucune lésion traumatique de quelque importance. Une fois debout, elle commença à répondre à mes questions et d'un air fort étonné faisant signe qu'elle ne comprenait rien à la situation, elle nous fit connaître qu'elle ne se rappelait nullement avoir été renversée par une voiture, ni même avoir traversé le boulevard, ignorant pourquoi elle était sortie. On lui demanda son nom ; elle ne put le trouver qu'au bout de quelques instants et quand on lui demanda où elle demeurait, il lui fut impossible de le dire. Sur ces entrefaites, se présenta un monsieur qui nous dit qu'elle était sa bonne, qu'elle demeurait dans le voisinage. Elle reconnut parfaitement son maître mais il ne lui fut pas possible de dire l'adresse de la maison où il demeure. Cette femme parlait d'ailleurs très facilement, avec une certaine volubilité même, sans le moindre embarras dans l'articulation des mots.

C'est vous dire, messieurs, que vous ne devrez jamais donner créance sans réserve aux récits que vous font volontiers les malades lorsque vous les inter-rogez sur les circonstances de l'accident dont ils ont été victimes. Ces circonstances, dans la règle, ils ne les connaissent que pour les avoir entendu narrer par les assistants, et j'ajouterai même que souvent, il se crée à ce propos dans leur esprit une sorte de légende, à laquelle ils accordent volontiers la confiance la plus absolue et qu'ils s'habituent à raconter naïvement, sincèrement, comme si elle représentait la réalité même. Tel a été le cas d'un pauvre diable dont j'ai raconté l'histoire dans le troisième volume de mes *Leçons sur les maladies du système nerveux.* (Appendice, p. 444 et suiv.) Il avait été renversé par une voiture et, contrairement à la réalité, il était poursuivi jusque dans ses rêves par la persuasion que les roues lui avaient passé sur le corps. Plusieurs fois, dans son sommeil troublé on l'a entendu s'écrier : « Arrêtez ! ne fouettez pas le cheval, il va m'écraser ! ah ! la voiture me passe sur le corps. » Et cette même doctrine, pendant la veille il la soutenait encore avec l'ardeur que communique une conviction profonde et il se fâchait « tout rouge » quand on faisait mine d'en contester la valeur.

Mais il est temps d'en revenir à notre chef de train. — Une fois à Lariboisière il reprit connaissance et on reconnut là qu'il ne présentait aucune blessure sérieuse ; il portait des contusions sur diverses parties du corps, le côté droit du thorax, les genoux, la tête ; voilà tout. Il put quitter l'hôpital au bout de quatre jours et se rendit chez lui où il garda le lit pendant une vingtaine de jours à cause d'une angioleucite qui s'était développée sur toute l'étendue de l'un des membres inférieurs. Il affirme que pendant ces vingt-cinq jours qui ont suivi l'accident, il ne ressentit, — à part les douleurs liées aux contusions, — aucun malaise nerveux, et lorsque guéri de son angioleucite, il quitta son lit, il croyait bien en être quitte, je ne dirai pas pour la peur, puisqu'il n'avait pas eu peur, du moins consciemment, mais pour toutes les petites misères qu'il avait traversées sans encombre. De fait, il se sentait fort dispos et se préparait en conséquence à reprendre très-sérieusement son travail.

C'est alors qu'il s'aperçoit pour la première fois que tout son être a subi une modification profonde. Il lui semble qu'il a perdu une partie de ses forces physiques, mais cela l'inquiète peu d'abord ; il est convaincu qu'il les reprendra par l'action : ce qui l'inquiète, ce qui le trouble profondément c'est que dans la gare où il s'est rendu plusieurs fois, à titre d'essai, les coups de sifflet le font tressauter et l'agacent d'une façon épouvantable. Quand passe un train en marche, il ne peut voir tourner les roues des wagons sans être pris d'un vertige qui l'affole. Il lui semble qu'il est attiré vers le train qui devra l'écraser. Et il ne s'agit pas là d'une émotion relative seulement aux choses du chemin de fer, car ces mêmes vertiges, ces mêmes tressautements, ces mêmes malaises indescriptibles, ces mêmes terreurs il les éprouve dans la rue lorsqu'il voit passer une voiture, lorsqu'un cocher fait claquer son fouet. A plusieurs reprises, il retourne à la gare pour s'aguerrir, comme il dit, mais toutes ses tentatives sont inutiles ; elles restent sans effet et il acquiert ainsi la triste conviction qu'il lui sera impossible pendant longtemps de reprendre son service.

Il s'aperçoit bien vite que son caractère est changé ; il est sans cesse envahi par des idées tristes ; il est devenu émotif, au plus haut degré. Lui, l'ancien soldat qui plusieurs fois a pris part à des combats et qui plus tard s'est trouvé comme chef de train mêlé à des accidents de chemin de fer, dont quelques-uns fort graves, il pleure aux plus futiles motifs. Il n'ose plus traverser seul les rues, il s'y sent étourdi, il craint d'être écrasé par les voi-

20

tures, troublé qu'il est par les moindres incidents, les moindres bruits. Il a, dit-il, la tête vide ; il n'a plus de mémoire ou pour le moins il a la mémoire très lente. S'il veut penser à quelque chose, combiner quelques idées, disposer quelque projet dans son esprit, il se sent bientôt la tête fatiguée. Si pour se distraire il prend un journal, à peine en a-t-il lu quelques lignes qu'il est obligé de le quitter. C'est qu'alors il éprouve dans les régions frontales et occipitales, à la nuque, un sentiment de constriction, de pesanteur souvent très pénible. Cette sensation ne le quitte jamais complètement mais elle s'aggrave très manifestement toues les fois qu'il se produit un acte intellectuel un peu prolongé, quel qu'il soit. A ces derniers traits vous reconnaissez les caractères de cette *Céphalée neurasthénique* dont je vous ai entretenu bien des fois déjà et qui se développe si fréquemment, vous le savez, d'une façon progressive, en conséquence du surmenage intellectuel, de l'anxiété produite par les affaires, d'un chagrin enfin.

Ici ce ne sont pas des efforts d'intelligence ou des chagrins qui ont été en jeu ; le mal s'est produit en conséquence d'un shock nerveux, d'un ébranlement soudain et il est intéressant de voir le même résultat déterminé par le fait de causes aussi différentes en apparence.

Ainsi, de par les symptômes céphaliques, voilà notre sujet nettement constitué comme neurasthénique : Céphalée spéciale, amnésie, vertiges, aboulie, tristesse, émotivité, etc., etc., rien d'essentiel n'y manque. Nous avons cependant encore à ajouter les traits suivants : Les nuits sont mauvaises, elles sont habituellement tourmentées par des rêves pénibles, quelquefois terrifiants. Ces rêves ne sont pas relatifs aux détails de l'accident dont du reste il n'a pas été témoin, témoin conscient du moins ; ils ne portent même pas, chose assez curieuse du reste, sur des accidents de chemin de fer, dont il a dû cependant entendre parler bien souvent ; non, il rêve de batailles, il se revoit à Palestro, à Magenta, en Afrique. Une des nuits précédentes, il a rêvé que des voleurs s'étaient introduits dans sa maison.

Vous n'ignorez pas que les troubles nerveux qui constituent la neurasthénie cérébro-spinale ont souvent un retentissement sur les viscères et en particulier sur l'estomac ; alors se produit une forme de dyspepsie à laquelle convient le nom de neurasthénique. Les choses sont ainsi en réalité chez notre malade. Bien qu'il ait conservé l'appétit, le matin sa bouche est souvent mauvaise, amère, pâteuse ; à peine aux repas les aliments sont-ils introduits dans l'estomac que celui-ci se gonfle, se ballonne, et peu après se produisent des gaz dont l'expulsion est pénible. « Le sang, » pendant et peu après le repas, monte à la figure. On ressent de la fatigue, du malaise un besoin impérieux de dormir. Cela, chez notre malade contraste singulièrement avec ce qui existait autrefois : quoique goutteux, il n'avait « jamais senti son estomac » et il est bien établi que la dyspepsie en question ne date que du jour où les symptômes de neurasthénie céphalique ont commencé à s'accentuer.

Parmi les autres symptômes neurasthéniques qui me paraissent devoir être signalés encore à propos du cas, je relèverai d'abord un affaiblissement

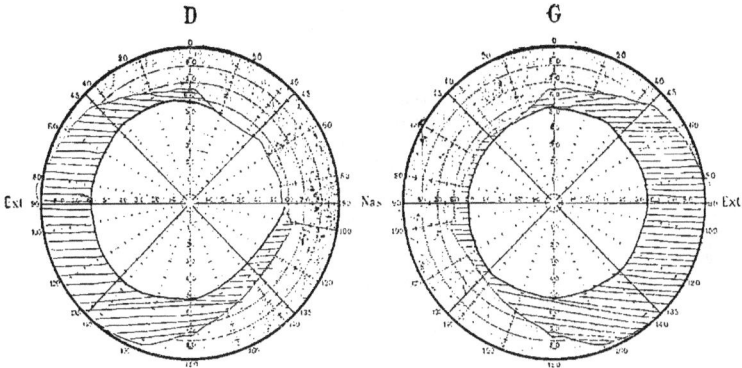

Fig. 30.

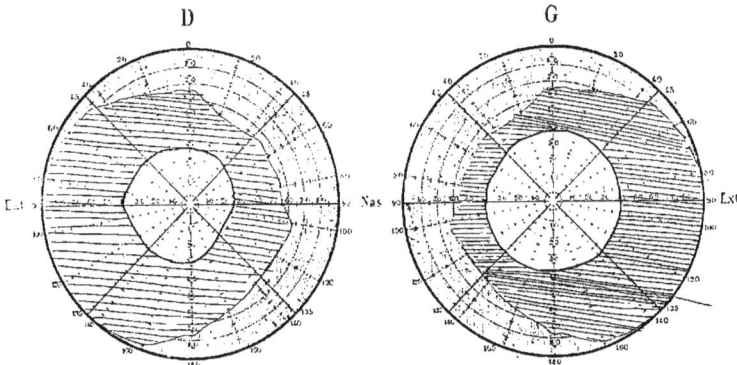

Fig. 31.

génital très prononcé et développé en quelque sorte tout à coup : puis, en dernier lieu une diminution très marquée de la force de pression dynamomé-trique. Ainsi tandis qu'un homme vigoureux de son espèce, et tel qu'il l'était, autrefois devrait donner par exemple 80° de la main droite, il ne donne lui que 28°, 30° au plus. Il reste, vous le voyez, bien au-dessous de la normale. Reflexes rotuliens conservés, plutôt un peu faibles.

Nous n'avons considéré encore, jusqu'ici, messieurs, qu'un des côtés du tableau.

Ainsi que je l'ai déclaré en commençant, l'hystérie se trouve chez notre sujet combinée à la neurasthénie. C'est là une assertion qu'il s'agit maintenant de justifier. Eh bien ! je relèverai en premier lieu que chez V...lois, il existe à l'état permanent un rétrécissement concentrique du champ visuel, peu prononcé dans les circonstances ordinaires (fig. 30), plus marqué au contraire à la suite de ce qu'il appelle ses attaques (fig. 31), ses étourdissements, sa syncope. D'ailleurs pas d'autres troubles de la sensibilité, pas d'autres stigmates, pas d'anesthésie, pas de lésion du goût, de l'odorat, etc., etc. Mais un rétrécissement concentrique permanent du champ visuel, comme marque hystérique, c'est déjà quelque chose, car, quoi qu'on en dise, pareil symptôme ne se voit guère, à part un ou deux cas de lésion organique aujourd'hui passablement déterminées, en dehors de l'hystérie. Il n'appartient pas en tout cas, je crois pouvoir l'affirmer en me fondant sur de nombreuses observations, il n'appartient pas, dis-je, à la neurasthénie non compliquée. Mais il y a plus, l'attaque hystérique est ici représentée nettement sinon sous la forme convulsive, du moins sous la forme non moins typique d'un vertige avec perte de connaissance précédé de l'évolution des phénomènes caractéristiques de *l'aura*. « Les bruits qui éclatent dans la rue, un cri, un coup de fouet, me font, dit-il, venir mes attaques ; alors j'éprouve des étouffements au cou, je ressens des bourdonnements dans les oreilles, des battements dans les tempes ; peu après ma vue se trouble, je chancelle et je suis menacé de perdre connaissance ; je suis obligé de m'appuyer à un mur. Quelquefois même j'ai perdu réellement connaissance pendant quelques secondes ; cela m'est arrivé, dit-il, en particulier, l'autre jour rue Lafayette à la suite de l'émotion que j'ai éprouvée en voyant tomber un cheval. Il m'a été impossible de rentrer chez moi sans l'aide d'un ami qui m'accompagnait. » En voilà suffisamment, je crois, pour justifier le diagnostic hystéro-neurasthénie que nous vous proposons d'admettre pour caractériser ce cas cliniquement.

Peut-être pourriez-vous penser, messieurs, que les désordres produits par le *shock nerveux* chez un homme robuste, exerçant les fonctions de chef de train, devront différer sur quelques points de ceux déterminés dans des circonstances analogues chez un homme cultivé, vivant surtout des choses de l'esprit, chez un médecin par exemple. Si vous pouviez le croire, messieurs, je serais en mesure de vous détromper en vous citant l'exemple d'un de mes amis, docteur en médecine, qui, à la suite d'un accident de chemin de fer (collision de trains), dont il a été la victime en Angleterre, a présenté des symptômes tout à fait comparables, par les traits fondamentaux du moins, à ceux que nous venons de décrire et a été, en conséquence, placé pendant plus de deux ans dans l'impossibilité absolue d'exercer sa profession. Il ne faudrait pas croire non plus que, symptomatologiquement, l'hystéro-neurasthénie développée dans une collision de trains (Railway Brain) diffère en rien d'essentiel de celle qui se développe en conséquence d'autres causes ; ce serait là encore une erreur, messieurs, dans laquelle vous ne devez pas tomber. M. le Dr Mathieu (1) a bien fait voir, àpropos d'un cas qu'il m'a communiqué et que j'ai présenté à la clinique de l'an passé (leçons du mardi ; Policlinique 1887-1888, sixième leçon, p. 62) comment la combinaison hystéro-neurasthénique, se présentant avec tous les caractères que nous lui avons reconnus chez notre traumatisé, peut se développer en dehors de toute action traumatique, de tout *shock nerveux*, chez un employé de chemin de fer, agent à la vérité d'un service actif (voyages de Paris à la frontière jour et nuit), et prédisposé aux affections nerveuses par son hérédité. Mais, même chez les agents qui ne voyagent pas, chez les employés de bureau, comme d'ailleurs dans toutes les conditions vulgaires du surmenage intellectuel, la névrose complexe sur laquelle j'appelle votre attention peut se montrer revêtue parfois de tous ces attributs caractéristiques, bien que dans ces conditions-là, ce soit plutôt en général, la neurasthénie simple dégagée de toute complication qui s'observe.

Mais en voilà assez pour le moment sur ces questions que je reprendrai certainement par la suite avec plus de détails. Je terminerai aujourd'hui par quelques mots relatifs au pronostic ; eh bien, le pronostic me paraît sérieux, non pas en ce qui concerne la vie bien entendu, elle n'est nullement menacée : mais en ce sens qu'il me paraît douteux que notre malade puisse jamais reprendre son service. Voilà près de six mois qu'il se traite régulièrement par l'emploi des toniques, des bromures, de l'électricité statique, de l'hydrothérapie. Il a obtenu sans doute un peu d'amélioration, il dort moins mal, mange avec plus d'appétit ; mais tous les symptômes, tant hystériques que neurasthéniques, persistent chez lui à un certain degré et la dernière expérience dynamométrique a donné seulement 14 pour la main droite et 50 pour la main gauche. Rien n'est plus tenace quelquefois, vous le voyez, que ces affections nerveuses purement dynamiques cependant, et mieux eut valu « pour moi », dit le malade,« une jambe cassée ».«Je vois bien, ajoute-t-il, que jamais je ne pourrai rentrer dans la compagnie puisque, comme au premier jour, je suis émotif, vertigineux, sans volonté et sans force. Le moindre bruit me fait tressaillir : Paris m'est insupportable. Je veux absolument me soustraire à tout ce bruit qui s'y fait : j'ai pris la résolution de demander ma retraite et d'aller vivre à la campagne, de façon à ne plus rien entendre de tout cela. »

Entre nous, messieurs, je crois qu'il est dans le vrai et je l'engage à suivre son idée.

1. Neurasthénie et hystérie combinées. Le *Progrès médical*, 1888, t. VIII, 6me série, p. 58.

3ᵉ ᴇᴛ 4ᵉ Mᴀʟᴀᴅᴇs

(Deux jeunes malades, l'un âgé de 12 ans, l'autre de 20 ans, sont introduits dans la salle de cours).

Les deux jeunes sujets qui viennent d'être placés sous vos yeux, sont l'un et l'autre atteints à divers degrés de l'affection assez bien connue aujourd'hui que l'on désigne assez vulgairement, d'après Duchenne de Boulogne, du nom de *paralysie spinale de l'enfance* (1). Immédiatement, ceux d'entre vous qui sont au courant des questions qui se rattachent à ce sujet, si je leur annonce qu'il n'y a pas longtemps que les malades ont été frappés, reconnaîtront qu'il s'agit de cas anormaux. De nos deux malades en effet, l'un est agé de 12 ans et l'autre a atteint sa vingtième année ; vous n'ignorez pas que la *paralysie infantile*, comme on l'appelle encore sans autre adjectif, pour plus de brièveté, ne survient dans la règle que de 1 an à 3 ans ; après 5 ans les cas sont déjà rares : après 10 ans ils sont tout à faits exceptionnels. Cette anomalie relative à l'âge auquel la maladie s'est développée ne sera pas la seule que nous aurons à relever chez nos malades et c'est là justement ce qui fera leur intérêt. C'est que, messieurs, si en pathologie descriptive nous recherchons surtout les cas typiques, il n'en est pas tout à fait de même dans la clinique où ce sont principalement les cas anormaux par quelque côté qui s'offrent à notre observation et qu'il nous faut analyser et débrouiller. Or, pour mieux faire ressortir ce qu'il y a d'intéressant à relever dans nos deux cas, je crois qu'il ne sera pas inutile de vous présenter au préalable un aperçu sommaire de l'histoire symptomatologique de la paralysie infantile considérée dans sa forme classique. Je crois même qu'il conviendra, en vue même du but à atteindre, de faire appel un instant aux connaissances anatomo-pathologiques, aujourd'hui à peu près décidément fixées que nous possédons sur la matière.

En réalité, ainsi que je l'ai fait remarquer, il y a longtemps (*Leçons sur les maladies du système nerveux*, t. II, p. 163, — cette leçon date de juillet 1870), la paralysie infantile peut être considérée, pour le commençant qu'on voudrait initier à la connaissance des maladies organiques du centre nerveux et de la moelle épinière en particulier, comme une maladie d'étude.

---

1. Synonymes : Téphromyélite ou Poliomyélite antérieure aiguë. — *Cornual myelitis, etc.*

De fait, dans un cas de l'affection dont il s'agit, se trouvent réalisées en quelque sorte les conditions d'une expérience instituée sur le vivant dans le but d'éclairer certains problèmes, autrement bien difficiles à résoudre, de la physiologie pathologique spinale.

Il s'agit, je suppose, de déterminer les effets que produisent les lésions destructives limitées étroitement aux cornes antérieures de la substance grise centrale de la moelle; il serait bien difficile, pour ne pas dire plus, il faut l'avouer, d'aller détruire chez les animaux, ces seules cornes antérieures, sans

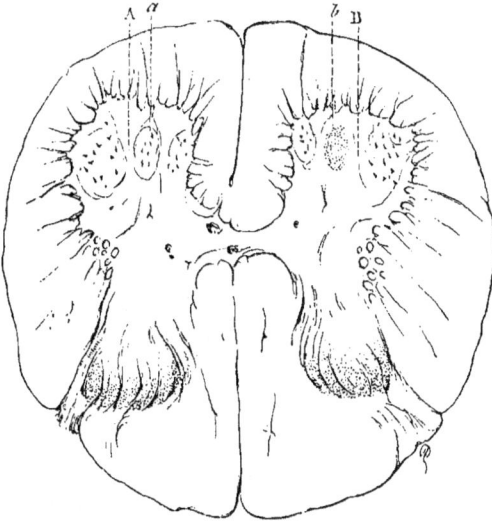

Fig. 32.— Croupe de la moelle faite dans la région lombaire. — A. Corne antérieure gauche saine, — a, noyau ganglionnaire sain. — B. Corne antérieure droite, — b, noyau ganglionnaire médian dont les cellules sont détruites et qui est représenté par un petit foyer de sclérose. (Extrait des *Maladies du système nerveux*, t. II. *Œuvres complètes de J. M. Charcot*).

intéresser sérieusement la reste de l'organe (1). C'est un problème devant lequel reculerait sans doute l'expérimentateur le plus habile, s'il lui fallait le prendre au pied de la lettre. Eh bien, ce problème-là, la maladie nous

1. Les expériences de M. Prevost de Genève répondent cependant en grande partie à cet idéal.

permet de le résoudre. Dans nombre de cas, les lésions qu'on rencontre dans la moelle épinière, chez les sujets qui ont été atteints de paralysie infantile spinale peuvent se montrer étroitement limitées non seulement à la substance grise centrale, mais encore plus explicitement, aux seules cornes antérieures de substance grise, tantôt aux deux, tantôt seulement à l'une d'entre elles ; j'ajouterai, que même dans les cornes antérieures, ainsi que cela se voit bien lorsqu'il s'agit de la région lombaire, la lésion peut ne pas se montrer uniformément répandue sur toute l'étendue de la corne, et affecter au contraire exclusivement, tantôt l'un tantôt l'autre des trois groupes ou amas cellulaires de la région.

On peut même supposer, — quelle que soit la théorie adoptée, — qu'à l'origine tout au moins, le processus morbide concentre son action dans le voisinage des cellules motrices des cornes antérieures et peut-être primitivement dans ces cellules elles-mêmes, et de là se répand par diffusion, non seulement dans les diverses parties de la substance grise centrale, mais encore quelquefois dans la substance blanche, avec ou sans participation des méninges. C'est là évidemment au point de vue de la physiologie pathologique le nœud de la situation. Voici en effet dans une des cornes antérieures de substance grise un ou plusieurs groupes de cellules motrices qui ont été détruits. La conséquence nécessaire de cette destruction sera l'absorption, plus ou moins rapide, du cylindre axile d'un nombre plus ou moins considérable de nerfs moteurs correspondants, par suite l'atrophie consécutive des muscles ou partie de muscle auxquels ces nerfs moteurs se rendent.

Mais il ne s'agit pas ici seulement de modifications anatomiques plus ou moins profondes ou étendues ; il y a lieu de relever les modifications fonctionnelles qui répondent à ces altérations, et se développent en quelque façon parallèlement à elles, car précisément ce sont ces troubles fonctionnels qui constituent à proprement parler la symptomatologie de la paralysie infantile spinale.

Au processus morbide qui rapidement, au milieu d'un appareil fébrile plus ou moins accentué, envahit la région des cellules nerveuses motrices des cornes antérieures et en détruit un certain nombre, répond une paralysie motrice plus ou moins complète du membre ou des membres rattachés anatomiquement et physiologiquement au foyer spinal ; cette paralysie est souvent dès l'origine absolue, complète, marquée par une flaccidité considérable des parties ; en effet, par suite de la destruction des centres de l'arc diastaltique, tous les réflexes spinaux, y compris celui qui détermine le tonus musculaire, et y compris aussi les réflexes tendineux, cessent rapidement d'exister. Cependant il n'y a pas à observer, — à moins d'anomalies méritant une étude à part, — de troubles de la sensibilité soit objectifs soit subjectifs dans les membres affectés ; la seule lésion des cornes antérieures ne les comportant pas : fait du reste déjà reconnu depuis longtemps expérimentalement par les expériences de Brown-Sequard et autres, et confirmé par l'histoire même de la paralysie infantile. Pas de troubles vésicaux, du moins dans la règle, de troubles trophiques cutanés ou sous-cutanés pouvant survenir comme conséquence de la pression exercée sur les parties, et, en particulier, pas d'escarres à la région sacrée.

Conformément, à peu de chose près, à ce qui se voit dans les cas de section expérimentale des nerfs moteurs, d'importantes modifications des réactions électriques se font reconnaître dès le quatrième ou cinquième jour sur les muscles le plus profondément affectés et l'on peut en suivre alors les progrès jour par jour. Dès les premiers jours le mal est fait : bientôt survient une période de réparation pendant laquelle les éléments nerveux et musculaires qui n'ont été que molestés, sans être décidément compromis, reviennent progressivement à l'état normal. Sur les membres qui ont été frappés de paralysie il en est un ou deux qui se dégagent en grande partie ; si un seul membre a été affecté, un ou plusieurs muscles ou groupes de muscles reviendront sur ce membre à l'état normal. En général, cette période de réparation, de reconstitution évolue en trois ou quatre mois ; au bout de six mois, et à plus forte raison au bout d'un an, il n'y a presque plus rien à attendre du traitement le mieux conduit, le plus méthodique, quelques exceptions à cette règle pourraient cependant être citées. Il est éminemment rare en tout cas, que survienne une guérison absolument complète ; même dans les exemples les plus légers, dans ceux où l'altération spinale est le plus limitée en même temps et le moins profonde, quelques muscles ou groupes de muscles resteront en général définitivement, à tout jamais condamnés. De ce côté encore, toutefois, il y a le chapitre des exceptions et l'on peut citer dans ce groupe les observations de Kennedy, celle de Frey comme des exemples fort rares du reste, d'une paralysie infantile spinale terminée par une vraie guérison. J'ai eu l'occasion, pour mon compte, d'observer dans le temps un fait de ce genre, dans lequel la paralysie absolue, complète de l'un des membres inférieurs, subitement développée au milieu d'un appareil fébrile à la vérité modéré, chez un enfant de 4 ans, — et reproduisant d'ailleurs toute la symptomatologie de la téphro-myélite antérieure aiguë, — a disparu au bout de quatre ou cinq jours sans laisser de traces. N'allez donc pas constamment, en présence d'un cas de paralysie spinale infantile, annoncer la perte totale et nécessaire de quelques-unes, au moins, des fonctions motrices des membres affectés ; attendez, avant de rien décréter, que quelques jours se soient écoulés et que le moment soit venu où l'électro-diagnostic qui, dans l'espèce, pourrait être dit électro-pronostic, vous met en mesure de prononcer en dernier ressort.

Au bout de quatre ou cinq mois, le processus morbide agressif est depuis longtemps éteint, et le processus de rétrocession s'est lui-même arrêté. C'est alors qu'est constituée la période des infirmités. Le membre affecté, considé-

21

rablement atrophié, amaigri, s'il s'agit d'un enfant, s'arrête dans son développement. La peau y devient habituellement froide, violacée, couverte d'une sueur gluante; il s'y produit des rétractions par prédominance d'action des muscles les moins altérés lesquelles conduisent aux membres inférieurs, à la production des pieds-bots (pieds bots paralytiques) etc. Les récidives ne sont pas à craindre, cependant il ne faut jamais oublier qu'à la paralysie infantile de date ancienne correspond nécessairement une lésion scléreuse et cicatricielle de la substance grise spinale, lésion indélébile désormais, toujours présente et que nous avons plusieurs fois retrouvée de la façon la plus réelle chez des sujets, qui frappés à l'âge d'élection, avaient atteint par la suite un âge très avancé. C'est là sans doute la raison qui fait que quelquefois chez des sujets devenus infirmes par le fait de la paralysie infantile, on voit plus ou moins tardivement se développer à titre de complications, ou mieux d'affections secondaires, diverses lésions médullaires et en particulier une forme d'amyotrophie spinale progressive: mais c'est là un sujet dont je me réserve de vous entretenir dans une autre occasion.

Dans l'esquisse qui précède destinée seulement à vous rappeler les grands traits de l'évolution normale, si vous voulez, de la paralysie infantile considérée dans son type vulgaire, j'en ai dit assez, je pense, pour que nous soyons actuellement mis en mesure de faire ressortir convenablement les particularités intéressantes des deux cas qui vont passer sous vos yeux.

Mais avant d'en arriver là je voudrais, en passant, saisir l'occasion de toucher à un point fort peu discuté encore, relatif à l'étiologie de l'affection qui nous occupe. J'ai été conduit par l'étude des antécédents héréditaires des sujets frappés de paralysie infantile, à penser que la maladie dont il s'agit, représente un des membres de la grande famille neuropathologique; quelques-uns des documents sur lesquels s'appuie mon opinion ont été consignés dans la thèse fort intéressante de M. le Dr Déjerine (1). Je me bornerai ici à relever quelques tableaux de famille qui me paraissent significatifs.

Voici d'abord l'histoire de la descendance d'un paralytique général (Voir le tableau ci-dessous) :

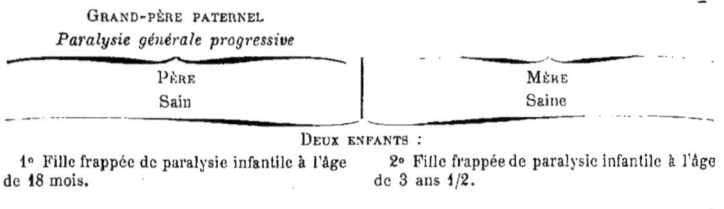

GRAND-PÈRE PATERNEL
Paralysie générale progressive

PÈRE		MÈRE
Sain		Saine

DEUX ENFANTS :

1° Fille frappée de paralysie infantile à l'âge de 18 mois.   2° Fille frappée de paralysie infantile à l'âge de 3 ans 1/2.

---

1. *L'hérédité dans les maladies du système nerveux.* 1886, p. 204.

Je relèverai à ce propos que plusieurs fois j'ai vu la paralysie générale progressive survenir chez des sujets qui dans l'enfance avaient été atteints de paralysie infantile. Le cas auquel est relative la figure 5 empruntée au 2ᵉ volume de nos Leçons sur les maladies du système nerveux (t. II, fig. 5, 8, p. 181), offre précisément un exemple de ce genre.

Un second tableau montrerait la paralysie infantile survenant chez le descendant d'une grand'tante aliénée.

Un troisième enfin, emprunté à la thèse de M. Déjerine, montrerait la maladie frappant le fils d'un paralytique général qui comptait dans sa famille plusieurs aliénés, une hystérique et deux sourds-muets.

Je pourrais multiplier ces exemples; je me bornerai pour le moment à exposer un dernier tableau qui me paraît être fort instructif.

COTÉ PATERNEL		COTÉ MATERNEL
SŒUR DU PÈRE *Scrofule*	PÈRE *Épileptique*	GRAND'MÈRE Plusieurs accès de *mélancolie.*
		MÈRE *Tuberculeuse*
COUSIN GERMAIN *Épileptique, aliéné*	1ᵉʳ FILS *Métallophobie* Agé de 10 à 12 ans ne pouvait toucher un objet de cuivre, surtout s'il était sale, sans éprouver une sensation de dégoût se traduisant par des crachottements.	2ᵉ FILS *Kleptomane* *a.* Vers l'âge de 10 à 12 ans, ramassait tous les objets métalliques qu'il pouvait s'approprier et les accumulait dans une cachette. *b.* Vers l'âge de 60 ans; un accès de *mélancolie* à l'occasion d'une maladie aiguë.

II

Sa femme issue d'une famille goutteuse est goutteuse elle-même (goutte régulière occupant les gros orteils).

Un fils frappé à l'âge de 4 ans d'une *paralysie infantile spinale typique.*

Ces faits tendent évidemment à faire reconnaître la paralysie infantile comme une maladie d'hérédité nerveuse. Mais je ne puis vous laisser ignorer que, par contre, certaines observations sembleraient contredire formellement cette opinion. C'est ainsi que tout récemment, dans le *Lyon médical* (janvier 1888), M. le Dr Cordier publiait treize observations de paralysie infantile développée dans l'espace de deux mois seulement (juin et juillet 1885), dans une population qui ne dépasse pas 1.500 âmes. De là à conclure que la paralysie infantile est une maladie infectieuse, peut-être contagieuse, la voie est facile aujourd'hui, et toute tracée. On ne saurait s'y engager cependant

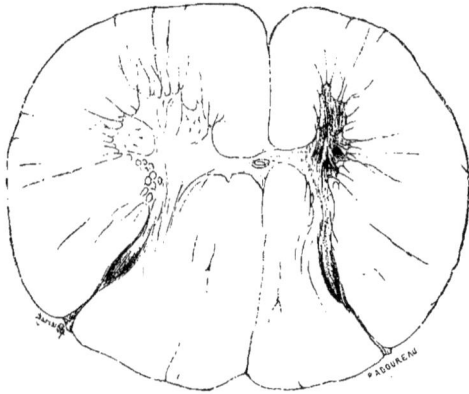

Fig. 33. — Coupe de la moelle à la région cervicale dans un cas de paralysie infantile du membre supérieur droit. — Pièce recueillie à la Salpêtrière chez une femme morte de paralysie générale à l'âge de 50 ans.

sans quelque réserve, car en somme cette très curieuse histoire d'une petite épidémie de paralysie spinale infantile, constitue encore, à l'heure qu'il est, un épisode absolument isolé.

J'en viens à l'étude de nos deux malades ; le premier est, comme vous le voyez, un gros et beau garçon d'apparence vigoureuse ; il est âgé de 11 ans. Il a été admis à la Salpêtrière le 17 octobre 1888. Il appartient à une famille de paysans normands, malins et retors, dont nous n'avons pas pu tirer grand' chose relativement aux antécédents héréditaires. Nous avons appris cependant ce qui suit, et ce sont là incontestablement des aveux intéressants. Un de ses oncles maternels est un goutteux émérite ; un autre oncle, du côté paternel cette fois, est faible d'esprit, *presque idiot* ; le père est un homme excitable, très emporté, il se met très souvent dans d'affreuses colères pendant lesquelles il ne sait plus ce qu'il fait !

L'enfant a une sœur morte en bas âge qui était née avec une sorte de paralysie d'un des membres supérieurs, probablement d'une paralysie obstétricale.

Lui, n'avait jamais été malade et l'affection dont il souffre aujourd'hui est attribuée, à tort ou à raison, par tous les siens, aux fatigues qu'il s'est donné à l'occasion de la fête du 15 août. Quoi qu'il en soit, voilà ce qui s'est passé : Le 16 août, l'enfant a mal à la tête, il a de l'inappétence ; il souffre un peu des « reins », ce qu'on attribue aux exercices gymnastiques qu'il avait faits la veille et qui consistaient surtout à renverser le tronc en arrière. Sur la partie douloureuse des reins, d'ailleurs, la mère aurait remarqué la présence d'une tache bleuâtre, d'une ecchymose? Le malade est resté au lit toute la journée. Le lendemain 17, allant mieux, il est sorti ; le 18, continuation du mieux ; il a pu aller communier. Le 19, le mal de tête reparaît vers le soir ; l'enfant a des courbatures dans les membres; il va se coucher de très bonne heure. La nuit du 19 au 20 a été fort agitée, il y a eu du délire, une fièvre vive et le lendemain matin lors d'une accalmie, le malade voulant aller aux cabinets, sentit son membre inférieur droit fléchir sous lui et tomba sur le parquet. La fièvre dura trois ou quatre jours encore, et c'est alors que commencèrent à se produire dans le membre paralysé des douleurs extrêmement vives paraît-il, et qui ont occupé à peu près le trajet du nerf sciatique à la fesse et sur la partie postérieure de la cuisse ; la région surtout douloureuse est encore aujourd'hui marquée par les traces de nombreuses pointes de feu qui ont été appliquées à plusieurs reprises. L'enfant se souvient parfaitement que ces douleurs qu'il qualifie d'atroces, revenaient par accès surtout nocturnes ; l'accès durait environ dix minutes, elles ont persisté pendant quinze jours en tout. Depuis longtemps, il n'y a plus sur ces régions de douleurs spontanées ; mais même encore aujourd'hui, trois mois et demi après le début de l'affection, il existe une certaine sensibilité à la pression sur le trajet du sciatique (1) entre le trochanter et l'ischion. L'existence de cette douleur méritait certainement d'être signalée, messieurs, parce que, dans l'espèce, elle constitue une anomalie. Dans la règle, en effet, ainsi que je le faisais remarquer en commençant, la paralysie infantile paraît évoluer sans s'accompagner de phénomènes douloureux, autant qu'on en puisse juger, toutefois, chez les très jeunes enfants qui ne rendent pas compte de ce qu'ils éprouvent.

Le fait est que ces douleurs qui précèdent quelquefois de quelques jours le début de la paralysie, et qui persistent parfois cinq ou six mois après, ainsi que l'a vu M. Seeligmüller, paraissent être relativement plus fréquentes, lorsque la maladie frappe les adolescents ou les adultes. Elles seraient dues en tout cas à

---

1. On éveille dans le membre paralysé un peu de douleur par la pression sur les points suivants : 1° Au niveau de la sortie du sciatique au-dessous de l'échancrure ; 2° A la base du triangle de Scarpa et au niveau de l'émergence du nerf crural ; 3° Un peu au-dessous du creux poplité.

l'extension du foyer, originellement limité dans la corne antérieure, aux régions postérieures de la substance grise, et peut-être même, dans certains cas, à l'invasion des méninges et des racines postérieures des nerfs. C'est sans doute dans des conditions analogues que se produiraient les hyperesthésies, ou au contraire, les anesthésies plus ou moins durables, observées dans certains cas et dont il n'existe d'ailleurs pas de traces chez notre petit malade.

A part ce fait de la présence, à un moment donné, d'une vive douleur occupant une partie du membre paralysé, il n'y a plus rien que de normal à signaler chez notre jeune malade, si ce n'est toutefois sur un point que je relèverai tout à l'heure.

La paralysie, à l'origine, ainsi qu'on l'a dit, était complète dans le membre inférieur droit où elle occupait à la fois les muscles qui meuvent la hanche, ceux qui meuvent le genou, ceux enfin qui meuvent l'articulation tibio-tar-sienne; aucune autre partie du corps n'a été touchée : mais chose remarquable, et c'est là justement le point que je signalais plus haut, presque tous les muscles qui ont été frappés, l'ont été du premier coup, au plus haut degré, de telle sorte que l'on pourrait dire qu'il n'y a pas eu, à proprement parler, contrairement à la règle, de période de rétrocession. Seuls, quelques mouvements d'abduction, d'adduction et de circumduction sont redevenus possibles à la hanche vers la troisième semaine. Mais la reconstitution n'a pas été plus loin ; partout ailleurs l'impuissance motrice est restée complète, absolue. Le membre est aujourd'hui flasque, atrophié (1), les réflexes cutanés et tendineux font complètement défaut, la peau du membre est froide, livide surtout à la jambe et au pied et couverte d'une sueur gluante. Le pied présente un léger équi-nisme.

Pour ce qui est des réactions électriques, elles sont absolument nulles dans tous les muscles de la cuisse, de la jambe et du pied et après trois mois de tentatives thérapeutiques appropriées, il n'y a plus guère d'espoir de voir se produire quelque retour favorable. La période d'infirmité est donc définitivement constituée.

Notre second malade est un garçon âgé aujourd'hui de 21 ans et qui a été admis dans nos salles il y a environ deux ans.

Il était âgé de 19 ans quand il a été frappé de la maladie dont il s'agit. Nous ne lui connaissons pas d'antécédents héréditaires dignes d'être signalés ; il raconte seulement que son père est éminemment irascible, violent même. Lui exerçait la profession de coupeur en souliers.

Jamais il n'avait été malade et il était en état de santé parfaite, lorsque le 4 septembre 1886, sans avoir subi l'influence d'aucune cause occasionnelle

---

1. Il y a entre les parties correspondantes des deux membres inférieurs des différences de un centimètre environ.

appréciable, un vendredi dans la journée, il ressentit des frissons, un peu de fièvre et se coucha. Le lendemain, au réveil, on constate la paralysie complète du membre inférieur gauche dans sa totalité. Le surlendemain matin, la fièvre continuant toujours, bien qu'à un degré modéré, le membre inférieur gauche a été pris à son tour. Enfin, le quatrième jour, la fièvre paraît-il était tombée et néanmoins, ce jour-là, la paralysie s'est étendue au membre supérieur droit. Aucune trace de douleurs. Mais, par contre, une paralysie vésicale dont il n'existe plus la moindre trace s'est produite dès l'origine et a exigé l'emploi du catheter pendant six jours ; fait anormal dans l'espèce vous le savez et qui paraît être relativement moins rare lorsque la paralysie spinale frappe les adultes.

La période de rétrocession a commencé au bout de 15 jours ; malheureusement, le membre supérieur droit : l'épaule, le coude d'abord, puis la main, s'est seul dégagé.

Rien de semblable ne s'est fait sentir dans les membres inférieurs qui, depuis l'origine, n'ont pas récupéré un seul mouvement soit dans les hanches, soit dans les autres articulations.

Inutile de dire l'état dans lequel se trouvent les membres inférieurs paralysés près de deux ans après le début ; flaccidité, algidité des membres, absence des réflexes de tout genre, rien n'y manque et pour ce qui est de l'exploration électrique, elle a montré aux cuisses l'existence d'une réaction de dégénérescence très nette et complète, pour la plupart des muscles. Les muscles de la jambe ne répondent plus aux excitations.

Ici encore nous avons sous les yeux un cas d'infirmité indélébile.

IMP. NOIZETTE, 8, RUE CAMPAGNE-PREMIÈRE, PARIS.

Policlinique du Mardi 11 Décembre 1888

HUITIÈME LEÇON

1re Malade. — Cas complexe. — Ataxie locomotrice et hystérie.

2º Malade. — Cas complexe. — Hystérie et sclérose en plaques.

(A propos de ces deux cas, on fait ressortir l'importance pour le diagnostic de l'étude des troubles oculaires.)

3º Malade. — Chorée molle chez un enfant de 12 ans. — Hérédité nerveuse.

M. CHARCOT : Je voudrais, à propos du cas qui va vous être présenté, relever une fois de plus ce grand fait nosologique, que même, et peut-être surtout en pathologie nerveuse, les espèces ou types morbides, offrent, dans la combinaison de leurs caractères cliniques une véritable fixité, une originalité réelle qui permettra à peu près toujours, de les reconnaître, ou de les séparer par l'analyse, alors même que plusieurs de ces espèces coexisteraient sur un même individu où elles peuvent former des complexus très variés. La doctrine que nous voudrions faire prévaloir en pareille matière est, vous le savez par ce que nous avons dit maintes fois sur ce sujet, que les complexus nosologiques dont il s'agit ne représentent pas en réalité des formes hybrides, produits variables et instables, d'un mélange, d'une fusion intime, mais plutôt le résultat d'une association, d'une juxtaposition dans laquelle chacun des composants conserve son autonomie. Et, à ce propos, je vous ferai remarquer, messieurs, qu'il est fort heureux, en pratique, que les choses soient réellement ainsi ; car autrement, comment le clinicien pourrait-il apprendre jamais à s'orienter, au milieu de groupes symptomatiques innombrables n'offrant pas de cohésion mutuelle, et toujours prêts au changement, à la métamorphose ? Je compte d'ailleurs, messieurs, m'attacher désormais dans

22

nos leçons à l'étude de ces cas complexes espérant y trouver l'occasion de vous bien convaincre que le déterminisme règne dans le domaine des associations d'espèces morbides, tout aussi bien que partout ailleurs en pathologie.

L'examen de notre malade d'aujourd'hui nous permettra aussi de vous montrer l'importance fondamentale, — mille fois proclamée déjà du reste et à juste titre, — des études d'ophthalmologie méthodique pour l'élucidation d'un très grand nombre de problèmes attenant à la pathologie nerveuse, surtout en ce qui concerne le diagnostic et le pronostic.

1ʳᵉ MALADE.

(*Une malade est introduite dans la salle de cours.*) Il s'agit, vous le voyez d'une femme déjà âgée ; elle a 58 ans ; elle exerce depuis très longtemps la profession de domestique ; elle va nous faire connaître elle-même en répondant aux questions que je vais lui adresser devant vous, les principales phases de sa maladie.

A la malade : Veuillez nous parler, je vous prie des premières douleurs que vous avez éprouvées.

La malade : Vous voulez parler de 1876 ?

M. Charcot : C'est cela même ; vous aviez alors 46 ans je crois ?

La malade : Oui monsieur ; c'est le commencement de mon mal ; j'ai eu alors d'atroces douleurs dans le dos ; cela est venu tout d'un coup, un beau jour je ne sais pourquoi ; mon dos était sensible partout comme si j'avais eu un vésicatoire à vif : on ne pouvait me toucher même légèrement, même et surtout en frôlant, sans provoquer une douleur affreuse.

M. Charcot : Peut être même que là une forte pression eût été moins douloureuse que le frôlement ?

La malade : Je ne saurais vous dire, monsieur ; mais c'était comme une ceinture de feu qui m'enveloppait et j'avais bien peur qu'on ne me touchât.

M. Charcot : Dans quelle partie du dos siégeait cette douleur ? y avait-il des élancements suivis de calme, ou était-ce tout à fait continu ?

La malade : Je ne puis préciser ; la douleur, il me semble, était partout dans le dos. Il y avait des élancements c'est vrai ; mais jamais d'intervalles de repos ; cela brûlait toujours affreusement nuit et jour.

M. Charcot : Remarquez, messieurs, cette rachialgie avec hypéresthésie extrême, n'admettant pas le moindre frôlement, donnant à la malade l'idée d'un vésicatoire à vif. Voilà un phénomène qui ne se voit guère, ainsi que je vous l'ai fait remarquer souvent, que dans deux affections en apparence fort éloignées l'une de l'autre, à savoir l'ataxie locomotrice et l'hystérie. S'agit-il ici de l'une ou de l'autre ? Avant de rien décider laissons parler les faits.

A la malade : Combien de temps cette douleur a-t-elle duré ?

La malade : Quatre jours, monsieur, après cela la grande douleur s'est apaisée ; mais pendant bien longtemps encore, je prenais toutes les précautions possibles pour qu'on ne me touchât pas le dos. Quand on ne me touchait pas je ne souffrais plus beaucoup, mais quand on me touchait le dos, même légèrement, c'était affreux. Cela a duré encore ainsi pendant quelques jours ; durant ce temps-là, je me tenais raide, toute d'une pièce, afin de ne pas mouvoir mon dos ; couchée dans mon lit c'était la même chose : je me tenais raide et, je me tournais d'une pièce afin de ne pas frotter mon dos sur le lit ou le heurter.

Quelques jours après, le mal a un peu changé ; il me semblait que j'avais une ceinture qui me serrait le corps et j'ai toujours gardé depuis, plus ou moins, ce sentiment de constriction. Il existe toujours un peu et augmente, de temps en temps, par moments.

M. Charcot : Veuillez remarquer, messieurs, cette « installation définitive » des douleurs en ceinture : cela est fort significatif dans l'espèce. Vous allez voir maintenant les divers symptômes de la maladie dont il s'agit dans ce cas, apparaître successivement non pas tout à fait dans l'ordre classique, mais avec une allure cependant suffisamment caractéristique ; et d'ailleurs la plupart des épisodes qui vont se dérouler l'un après l'autre devant vous chronologiquement, même si vous les considérez individuellement, sans tenir compte de leur relation mutuelle, vous apparaîtront avec une physionomie assez spécifique pour que vous soyez en mesure bientôt de formuler dans votre esprit le diagnostic.

Je me suis assuré, messieurs, qu'avant cette douleur du dos dont elle vient de nous donner la description, il ne s'était produit chez elle aucun symptôme qui mérite d'être relevé pour le moment. C'est donc l'invasion de cette rachialgie épouvantable, dont elle conserve encore le souvenir poignant, et dont la durée n'a pas dépassé quatre jours, qui a marqué le début de l'affection.

A la malade : Parlez-nous de ce qui s'est passé après la douleur du dos.

La malade : Quelques jours après, j'ai commencé à ressentir d'affreuses douleurs pareilles à celles que j'avais eues dans le dos, dans les pieds et les jambes d'abord, puis dans les bras et les mains, et un peu partout.

M. Charcot : Voyons, ne mêlons pas tout, procédons par ordre ; parlez-moi d'abord des douleurs des jambes, puisqu'elles sont les premières en date, voulez-vous nous dire quel genre de douleur c'était ; les éprouvez-vous encore aujourd'hui quelquefois, ces douleurs ?

La malade : Non, monsieur, je ne les ai pas aujourd'hui, mais je les ai ressenties encore il y a deux ou trois jours.

M. Charcot : Eh bien ! c'est cela que je veux dire : vous les avez encore de temps en temps ; elles sont pareilles à ce qu'elles étaient autrefois ?

La malade : Oui, monsieur, tout à fait.

M. Charcot : Par conséquent, vous les connaissez bien et vous pourrez nous les décrire ?

La malade : Oh ! monsieur, ce sont des douleurs tout à fait pareilles à celles que j'ai eues dans le dos. Il me semblait que dans les pieds, dans les jambes, dans les cuisses, on me donnait par-ci par-là, des coups de couteau ; ou bien j'avais les jambes traversées par des lames de feu ; cela me partait dans les genoux, dans les doigts de pieds, quelquefois dans les talons et aussi dans les mollets et dans les cuisses. Quelquefois il me semble que les douleurs se rejoignent.

M. Charcot : Vous m'avez dit que ces douleurs, vous les ressentiez encore aujourd'hui ; naturellement, il y a des temps où vous ne les sentez pas. Donc elles reviennent par accès de temps en temps ; combien de temps durent les accès de douleurs ?

La malade : Monsieur cela dure habituellement pendant quatre ou cinq jours, jour et nuit, surtout la nuit ; il y a maintenant douze ans que cela dure.

M. Charcot : Sont-elles aussi fortes maintenant qu'autrefois ?

La malade : Oui, monsieur, à peu près ; il n'y a pas longtemps, je suis restée huit jours sans dormir, à cause des douleurs.

M. Charcot : Et les coups de couteaux, sur le point où vous les avez ressentis, la peau devient-elle très sensible, douloureuse au moindre frôlement ?

La malade : Monsieur, c'est tout à fait la même chose que ce que j'ai éprouvé dans le dos. Quand les douleurs sont apaisées, la peau devient extrêmement sensible, je ne puis pas y toucher et même quand je n'y touche pas je souffre encore d'un sentiment de brûlure. Il me semble que mes jambes sont dans un brasier.

M. Charcot : Vous êtes sûre qu'il y a des intervalles parfaitement libres pendant lesquels vous ne souffrez pas du tout ?

La malade : Oui monsieur, certainement : ainsi aujourd'hui je me sens parfaitement bien ; je n'éprouve aucune espèce de douleur ; mais elle revient tous les dix, douze ou quinze jours, sans grande régularité, depuis douze ans.

M. Charcot : Veuillez retenir ceci, messieurs : les douleurs ressenties autrefois dans le dos, elle les a éprouvées un peu plus tard dans les membres inférieurs où elles se sont montrées avec les mêmes caractères, mais sous forme de crises qui n'ont pas cessé de se reproduire depuis, de temps à autre. Ce sont-là déjà des faits fort significatifs et très certainement plusieurs d'entre vous ont deviné de quoi il s'agit. Mais poussons plus avant.

A la malade : Vous nous avez dit tout à l'heure que les douleurs des membres inférieurs ont plus tard envahi les avant-bras et les mains ?

La malade : Oui, monsieur, mais cela s'est fait bien longtemps après, au bout de quatre ou cinq ans, peut-être.

M. Charcot : Pouvez-vous nous dire précisément, où les douleurs siègent dans les mains ; d'abord, existent-elles dans les deux mains ?

La malade : Oui, dans les deux mains, mais jamais dans les deux à la fois.

M. Charcot : Et comment sont les douleurs dans les mains ? sont-elles aussi fortes que dans les jambes ? montrez exactement où elles siègent.

La malade montre l'extrémité inférieure du bord cubital de l'avant-bras, l'éminence hypothénar et le petit doigt. — Voilà, dit-elle, où je les ressens, mais là, elles ne sont pas aussi vives que lorsque je les ai dans les jambes ; du reste, ce sont aussi de grands élancements.

M. Charcot : Ressentez-vous habituellement un engourdissement dans les deux derniers doigts des mains ?

La malade : Oui, monsieur, mais non constamment, je les ressens seulement de temps à autre.

M. Charcot : J'ai eu bien des fois l'occasion d'appeler votre attention sur ces engourdissements, sur ces douleurs fulgurantes, localisés dans le domaine cubital, occupant le plus souvent symétriquement les deux mains, mais pouvant, pendant longtemps, se montrer d'un seul côté, sur une seule main. Cela peut constituer, en somme, un incident morbide presque caractérisque et fort important à relever, dans certains cas par exemple, où les douleurs fulgurantes ne se sont pas montrées encore dans les cuisses, les pieds ni les jambes. Il est possible, en effet, que ces douleurs fulgurantes du domaine cubital précèdent de plusieurs années celles qui, dans la règle ordinaire, apparaissent dès le début dans les membres inférieurs. Vous comprendrez par là que l'existence précoce des douleurs cubitales associées à quelques autres symptômes de la série, tels que la diplopie par exemple ou la parésie vésicale, puisse permettre de fixer le diagnostic à une époque où la maladie en est encore à ses premiers commencements. Il y a bien longtemps, messieurs, que je me suis efforcé d'appeler l'attention sur cet ordre de faits ; mes premières études à cet égard remontent en effet à l'année 1872. (*Maladies du système nerveux,* t. II, 1° 2° 3° et 4° leçons.) Mais nous allons rencontrer maintenant, dans l'histoire de notre malade, un autre syndrome souvent précoce et également fort caractérisque que j'ai décrit dans ces mêmes leçons, auxquelles je viens de faire allusion et que j'avais signalé d'ailleurs, dès 1868, dans la thèse d'un de mes élèves, M. Dubois. Ce syndrome a fait, chez notre malade, son apparition en 1882, il y a six ans de cela, six ans après celle des douleurs fulgurantes.

A la malade : Contez-nous l'histoire de ces vomissements dont vous m'avez parlé bien des fois.

La malade : Monsieur, je vous l'ai dit, ce sont les douleurs des membres qui déterminent ces vomissements. Quand j'ai ces douleurs, je vomis ; je ne vomis pas quand je n'ai pas de douleurs.

M. Charcot : Est-ce des douleurs dans le dos ou dans les jambes dont vous parlez ?

La malade : Je n'ai plus souvent de douleurs dans le dos, bien que mon dos soit encore souvent sensible au moindre attouchement ; mais c'est des douleurs des jambes dont je parle ; ce sont ces douleurs qui souvent occasionnent mes vomissements.

M. Charcot : Elle veut dire que l'apparition des vomissements coïncide avec celle des crises de douleurs fulgurantes dans les membres.

Je ne vous ferai pas l'injure, messieurs, de suspendre plus longtemps le diagnostic ; tous vous avez compris, depuis longtemps déjà certainement, que c'est l'ataxie locomotrice progressive qui est en jeu ici ; et les vomissements par accès dont, en ce moment, nous parle notre malade ne sont pas autre chose que les fameuses « crises gastriques » qui, ainsi que je l'ai fait remarquer, il y a quinze ou seize ans, figurent souvent, dans la période aujourd'hui dite préataxique, parmi les symptômes les plus précoces.

A la malade : Souffrez-vous dans l'estomac quand vous vomissez ? qu'est-ce que vous vomissez ?

La malade : Je vomis de l'eau et des glaires : rien ne peut arrêter les vomissements, cela dure de une heure à dix ou douze heures. Je ne peux rien prendre pendant ce temps-là : je vomis tout. Mais quand c'est fini, j'ai presque aussitôt après l'idée de manger. Dans l'estomac, je ne souffre que des efforts que je fais ; c'est dans les membres que j'ai des douleurs.

M. Charcot : Est-ce que vous avez souvent ces crises de vomissements ?

La malade : Je les ai maintenant beaucoup plus rarement qu'autrefois et elles sont beaucoup moins fortes que dans le temps. Autrefois, elles me revenaient presque régulièrement tous les trois ou quatre mois.

M. Charcot : Remarquez, messieurs, cette sorte de périodicité des crises gastriques ; elle est quelquefois très frappante et pourrait déjà par elle-même, dans certains cas, contribuer au diagnostic. Mais je n'insisterai pas plus longuement sur l'histoire de ces crises gastriques : c'est un sujet qui mérite une étude toute spéciale et sur lequel nous aurons, sans doute, l'occasion, quelque jour, de nous arrêter avec insistance.

Je continue la série de nos investigations. Nous savons désormais dans quelle direction celles-ci doivent être dirigées. Nous en avons fini, sans doute, avec ceux des symptômes initiaux dont la malade, en évoquant ses souvenirs, peut nous rendre compte actuellement, ainsi que je vous le ferai reconnaître dans un instant. La période préataxique est close. L'incoordination motrice est devenue manifeste dans les membres inférieurs ; peut-être nous sera-t-il donné de déterminer, approximativement, l'époque à laquelle elle a commencé à se manifester.

A la malade : Depuis quand avez-vous remarqué qu'il vous était devenu difficile de marcher ?

La malade : Il y a quatre ans que j'ai commencé à m'apercevoir que je ne pouvais pas bien marcher dans l'obscurité ; même le jour, dans ce temps-là, il m'était difficile de descendre un escalier ; j'éprouvais alors comme un sentiment de vertige qui me faisait craindre d'être précipitée dans le vide. De temps en temps mes jambes fléchissent tout à coup, même sans douleurs, au niveau du jarret et je suis menacée de tomber par terre.

M. Charcot : C'est là vous le savez, ce que quelques auteurs anglais appellent du nom de « *giving way of the legs* ». Nous l'appelons, nous, « l'effondrement des jambes ».

A la malade : Voulez-vous vous lever, s'il vous plaît, et vous tenir un instant debout ? Fermez les yeux tout à coup : vous le voyez, les yeux fermés, la malade oscille et menace de choir ; c'est là ce qu'on appelle le signe de Romberg.

M. Charcot prie la malade de marcher ; elle fait quelques pas devant l'auditoire.

— La démarche, remarquez-le bien, ne répond pas au type classique ; la malade ne progresse pas en lançant ses pieds en avant, ceux-ci retombant avec bruit sur le sol à chaque pas, elle marche au contraire à petits pas et comme en titubant. Il reste beaucoup à faire sur les variétés de la démarche tabétique. Les infractions à la règle sont chose fréquente en pareil cas ; elles n'ont pas encore été l'objet d'une analyse minutieuse. Vous remarquerez, en outre, qu'ici, presque à chaque pas, il y a une esquisse du dérobement des jambes dont je parlais tout à l'heure (*giving way of the legs*), de telle sorte qu'il semble à chaque instant que la malade va s'affaisser sur elle-même ; cela imprime à la démarche une allure sautillante qui n'est point chose vulgaire.

La malade étant assise de nouveau, on constate que les réflexes rotuliens sont absents et que la force de résistance des diverses parties des membres inférieurs aux divers mouvements qu'on veut leur imprimer, n'est pas notablement diminuée.

A la malade : Vous urinez, je crois, difficilement ; depuis quand ?

La malade : Depuis trois ou quatre ans peut-être, je suis forcée de pousser pour uriner et l'urine ne sort que par saccades. J'ai aussi depuis ce temps-là une grande constipation. Il m'est arrivé quelquefois d'uriner dans mon lit.

M. Charcot : Il me reste, pour terminer cette énumération des symptômes tabétiques, à vous faire connaître les résultats qu'a donnés chez notre malade l'examen des fonctions oculaires. En premier lieu, on relève que les pupilles sont inégales et qu'elles sont à peine affectées quand on les soumet à une vive lumière, ainsi que quand l'œil est placé dans l'obscurité. Les pupilles se contractent au contraire comme dans les conditions normales, dans l'acte d'accommodation pour une courte distance. (Signe d'Argyll Robertson). Voici donc, de ce côté, un nouveau symptôme tabétique, d'ailleurs fort vulgaire dans l'espèce.

Je vais maintenant insister sur un détail dont nous a fait part la malade et dont il était fort intéressant de vérifier l'exactitude : elle nous assure qu'il y a trois ou quatre ans, dans un hôpital où elle a été admise comme ataxique, alors qu'elle s'était plainte, que, depuis plusieurs mois, la vision avait baissé remarquablement dans l'œil droit, un médecin avait déclaré à la suite d'un examen ophthalmologique attentif, qu'elle était atteinte d'une atrophie du nerf optique de ce côté. Rien de plus naturel, rien de moins imprévu, incontestablement, que l'existence d'une atrophie progressive du nerf optique dans le tabes. Il y avait lieu de s'étonner seulement qu'après cinq ans, l'autre œil ne fût pas affecté à son tour. Car, dans l'immense majorité des cas, l'atrophie progressive des nerfs optiques dans le tabes, aboutissant en dernier terme à la cécité, marche plus rapidement que cela.

Quoiqu'il en soit, procédant à l'examen ophtalmoscopique de l'œil incriminé chez notre malade, — cet examen a été fait par M. le Dr Parinaud, — nous n'avons pas été peu étonnés de reconnaître que dans cet œil-là comme dans l'autre, du reste, la papille était parfaitement normale. Il y avait donc eu, dans le temps, erreur dans le diagnostic.

Par contre, procédant méthodiquement et sans parti pris à l'examen des diverses fonctions visuelles, voici quel a été, chez notre sujet, le résultat de l'examen :

1° Il existe une diminution réelle, mais assez peu prononcée de l'acuité visuelle du côté droit. Mais celle-ci n'est pas la conséquence d'une lésion atrophique du nerf optique correspondant, puisque, ainsi que nous l'avons dit, l'aspect de la papille de ce côté présente les caractères de l'état normal.

2° Les pupilles sont inégales, le réflexe lumineux y fait défaut tandis que les réflexes de la convergence persistent (Signe d'Argyll Robertson). Voilà cette fois un phénomène tabétique déjà signalé plus haut d'ailleurs.

3° Dyschromatopsie dans les deux yeux pour le vert et pour le bleu, la malade au contraire perçoit le rouge parfaitement.

Ceci n'est pas, remarquez-le bien, un phénomène tabétique ; les malades atteints d'amaurose tabétique, lorsqu'ils deviennent achromatopsiques, perdent la notion du vert et celle du rouge : le jaune et le bleu sont perçus en général pendant fort longtemps encore alors que déjà la perception des deux premières couleurs a cessé d'exister. D'après les nombreuses observations que nous avons été à même de faire à la Salpêtrière sur une grande échelle, depuis plusieurs années, M. Parinaud et moi, ce n'est guère que dans l'hystérie qu'on voit la notion du rouge persister seule, celle des autres couleurs ayant disparu.

Y aurait-il donc, chez notre malade. complication d'hystérie?

4° L'examen campimétrique fournit à cet égard des résultats à peu près décisifs. Il existe chez notre malade un rétrécissement du champ visuel portant sur les deux yeux, régulièrement concentrique, plus prononcé à droite qu'à gauche (Fig. 34.) Ceci encore est un symptôme hystérique presque univoque

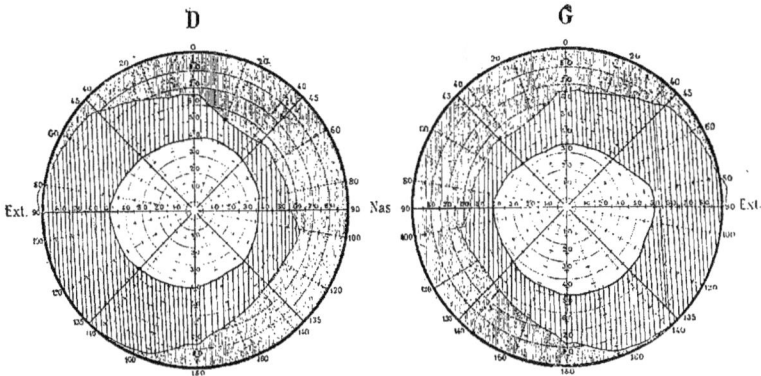

Fig. 34. — 5 décembre 1888.

pour peu qu'il soit bien établi. Nous nous sommes plusieurs fois assuré qu'il s'agit, dans notre cas, d'un rétrécissement permanent ; on sait que dans l'amblyopie tabétique liée à l'atrophie progressive des nerfs optiques, il y a aussi rétrécissement du champ visuel, mais c'est d'un rétrécissement inégal, à bords dentelés qu'il s'agit alors et nond'un rétrécissementrégulièrement concentrique.

La présence d'un élément hystérique chez notre malade n'est donc guère douteuse.

5° Elle est encore démontrée par le fait suivant: il y a dans les deux yeux diplopie monoculaire, en même temps que macropsie. Vous connaissez la valeur diagnostique de ces faits-là établie par les recherches de M. Parinaud (1).

Le résultat de ces investigations ophthalmologiques nous a donc conduit

---

1. Il existe en outre, chez cette malade une paralysie conjuguée des muscles oculaires dans les mouvements vers la droite, avec diplopie homonyme. C'est encore un symptôme qu'il n'est pas rare de rencontrer dans l'hystérie.

au résultat important que voici : — Tout n'est pas tabétique chez notre malade; l'hystérie est là, présente, il s'agit de lui accorder dans le complexus morbide, la part qui lui revient légitimement.

La voie des investigations cliniques était désormais toute tracée.

L'examen de la sensibilité cutanée a fait constater la présence d'une hémianalgésie droite (Fig. 35). Le goût du côté droit de la langue est à peu près com-

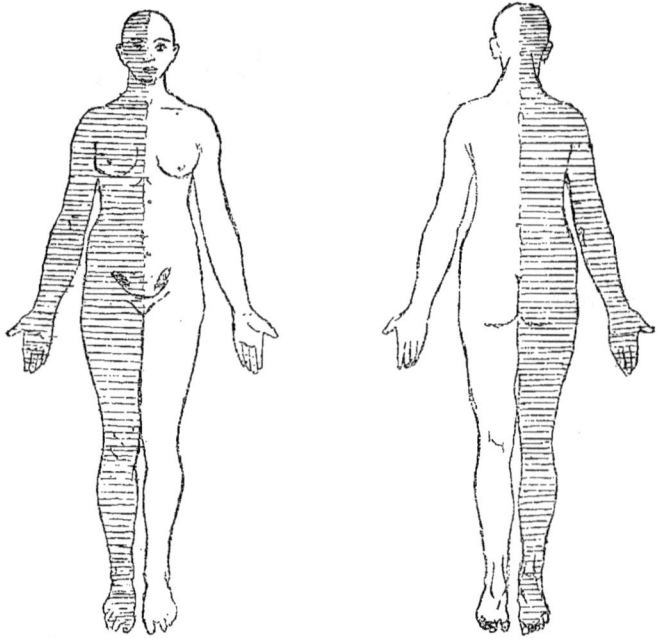

Fig. 35.

plètement aboli. Ovarie des deux côtés, surtout prononcée à droite.

En remontant dans le passé, on apprend que M...gnon a commencé en 1882, c'est-à-dire cinq ans après l'apparition des douleurs fulgurantes tabétiques, a éprouver ce qu'elle appelle ses crises nerveuses. Ces crises ont persisté jusqu'à ce jour.

Voici la description qu'elle en donne : c'est d'abord un certain malaise dont elle ne se rend pas bien compte, mais où domine un sentiment de tristesse ; puis surviennent des battements intenses au creux épigastrique d'où part bientôt la sensation de « quelque chose » qui monte dans la gorge et « l'étrangle ». Des cris, des sanglots, l'émission de larmes abondantes terminent la scène. Pas de perte de connaissance ; pas de mouvements convulsifs dans les membres. Ces crises, autrefois, revenaient tous les mois environ. Elles se sont dans ces derniers temps rapprochées sans changer de caractère.

Lorsque, en dehors des crises, on exerce une pression sur la région ovarienne droite, la malade ressent ces mêmes battements épigastriques, cette même sensation d'un corps étranger remontant vers la gorge, qu'elle décrit à propos de ses crises spontanées.

Voilà une description qui certes n'a pas besoin de commentaires : elle ne permet pas, en tout cas, de confondre les crises en question avec les attaques épileptiformes qui se montrent parfois dans le tabes.

« Ataxie locomotrice et hystérie » : c'est une combinaison qui d'ailleurs n'est pas inattendue pour vous ; je vous l'ai signalée plusieurs fois déjà l'an passé dans nos Leçons du mardi (*Voir leçon du* 12 *juin* 1888). Vulpian l'avait relevée d'ailleurs d'une façon expresse dans ses Leçons de 1879. « L'hystérie, dit-il, (p. 246) me paraît exercer une influence sur la production de l'ataxie locomotrice progressive. Il n'est pas très rare effectivement, de constater que des femmes atteintes d'ataxie ont été auparavant, pendant des années, tourmentées par tous les accidents de l'hystérie, par des accidents convulsifs entre autres. » Il faut ajouter que dans bien des cas aussi, c'est l'ataxie locomotrice qui prend les devants et précède l'apparition de l'hystérie. Est-ce à dire que, dans cette complication d'événements, il faut admettre que la maladie nerveuse, ataxie ou hystérie, qui se montre la première en date, joue vis-à-vis de l'autre le rôle d'agent provocateur ? (1).

Evidemment, il est possible qu'il en soit ainsi dans un certain nombre de cas : mais il ne faut pas oublier d'un autre côté que les deux affections, ataxie et hystérie, représentent deux membres de la même famille nosographique, et qu'il est tout naturel par conséquent qu'elles se montrent coexistantes sur un terrain particulièrement favorable à l'éclosion de semences de ce genre. Evidemment il y aurait en pareille circonstance plus qu'une coïncidence fortuite ; mais les deux maladies, bien que développées en raison de conditions communes, n'en évolueraient pas moins individuellement, chacune pour son compte, sans s'influencer beaucoup mutuellement.

Avant d'en finir avec cette malade, il me reste encore à relever quelques points qui ne sauraient passer inaperçus. Veuillez remarquer, tout d'abord,

---

1. Voir G. Guinon : *Les agents provocateurs de l'hystérie.* Thèse de Paris, 1889, p. 219 et suiv.

qu'il s'agit chez elle d'un cas d'hystérie tardive, sénile même,pourrait-on dire, car on ne saurait guère invoquer ici l'influence provocatrice de la ménopause. Les premiers symptômes d'hystérie, en effet, ont paru à l'âge de cinquante-deux ans et déjà à cette époque les règles avaient disparu complètement depuis quatre ans. Il y a bien eu,vers cette époque-là, explosion de quelques accidents nerveux, tels que, étourdissements, nausées, bouffées de chaleur alternant avec des frissonnements ; mais ce sont là des accidents vulgaires et qui peuvent se manifester sans accompagnement d'aucune tendance hystérique.

L'hystérie, faut-il ajouter, s'est développée chez notre malade en dehors de toute intervention connue, d'une cause provocatrice quelconque ; les symptômes tabétiques, lorsqu'elle s'est produite, continuant leur marche progressive sans exaspération notable. Pas de causes morales, pas de chagrins, pas de chutes, pas de traumatismes. A la vérité, les marques d'une prédisposition accentuée ne font pas défaut dans l'histoire des antécédents personnels de notre malade et c'est une circonstance à faire valoir dans l'étiologie de l'ataxie locomotrice aussi bien que dans celle de l'hystérie. M...gnon a été très faible, très délicate dans son enfance. Elle a uriné au lit jusqu'à l'âge de seize ans; elle s'est toute sa vie montrée émotive à l'excès, elle fond en larmes à l'occasion de la moindre contrariété, quand elle entend un morceau de musique funèbre où lorsqu'elle voit passer un enterrement ou encore lorsqu'elle assiste à la communion d'une jeune fille, etc. Pour ce qui est des antécédents héréditaires, les chemins pour la recherche sont absolument coupés de ce côté-là. M...gnon, en effet, est un enfant de l'hospice de Valognes ; elle n'a jamais connu ni son père ni sa mère. Il est vrai que cette qualité d'être issue de « parents inconnus » équivaut presque nécessairement au privilège de l'hérédité nerveuse.

2ᵉ MALADE.

La seconde malade qui va nous occuper n'est pas sans présenter de nombreuses analogies avec la précédente. Il s'agit en effet, là encore, d'une combinaison de l'hystérie avec une affection organique bulbo-spinale, à savoir la sclérose en plaques. Seulement ici, c'est l'hystérie qui paraît au premier abord dominer la situation et masquer l'autre élément nosographique. Une fois de plus, l'analyse de notre cas pourra servir à mettre en évidence le rôle éminent que peut jouer l'examen ophthalmoscopique, méthodiquement conduit dans l'élucidation de problèmes diagnostiques souvent fort complexes et, autrement, bien difficiles à débrouiller.

Avant d'entrer en matière je crois utile de vous rappeler, dans un aperçu sommaire, en les comparant les uns aux autres, ce que sont les divers symptômes oculaires qui contribuent à caractériser nosographiquement l'hystérie d'un côté, l'ataxie locomotrice et la sclérose en plaques, de l'autre ; notre tâche se trouvera, je pense, singulièrement facilitée par l'examen du tableau synoptique que j'ai placé sous vos yeux.

TABLEAU SYNOPTIQUE DES SYMPTOMES OCULAIRES
DANS LE TABES, LA SCLÉROSE EN PLAQUES ET L'HYSTÉRIE

	TABES (Ataxie locomotrice)	SCLÉROSE EN PLAQUES :	HYSTÉRIE :
1. Appareil moteur de l'œil.	*Paralysie par lésion d'un nerf moteur de l'œil* (noyau bulbaire ou nerf périphérique). Diplopie consécutive.	1° *Paralysies dans les mouvements associés des yeux*, nécessairement binoculaires et de cause centrale, — diplopie spéciale consécutive. 2° *Nystagmus*.	1° Quelquefois paralysies associées. 2° Spasmes des paupières. 3° Diplopie monoculaire, micropsie et macropsie (Parinaud).
Troubles pupillaires.	Signe de Vincent, Coïngt et *Argyll Robertson* : Insensibilité à la lumière, conservation du réflexe pour l'accommodation.	— Dans quelques cas *Myosis sthénique*.	0. 0.
Image opthalmoscopique la papille.	*Atrophie nacrée de la papille* (Atrophie tabétique).	2ᵉ cas. A. Simple décoloration de la papille. B. Névrite optique et atrophie blanche consécutive. (Cas d'Eulenbourg, de Gnauk).	0. 0.
Troubles fonctionnels consécutifs à l'affection du nerf optique ou à celle des centres visuels.	1° *Rétrécissement* concentrique, *inégal* du champ visuel. 2° Achromatopsie et dyschromatopsie *tabétiques*. Elle porte sur le vert et le rouge d'abord. Le jaune et le bleu conservés jusqu'au dernier terme. 3° *Cécité fatalement* progressive et portant sur les deux yeux.	1° Répondant au cas A : Amblyopie ou cécité *temporaires*. 2° Répondant au cas B : Rétrécissement inégal et achromatopsie comme dans l'ataxie. Amblyopie et cécité durables, non fatalement progressives.	1° Rétrécissement régulièrement concentrique portant sur un seul œil ou sur les deux. 2° Dyshromatopsie représentée par un simple rétrécissement du champ visuel pour les couleurs. Assez souvent la *notion du rouge* persiste seule, celle de toutes les autres couleurs ayant disparu. 3° Amblyopie ou cécité transitoires.

Ce sont, vous l'avez compris, les symptômes oculaires de la sclérose en plaques qu'il s'agit particulièrement de mettre en relief à propos de notre cas, en les comparant à ceux qui appartiennent à l'hystérie. Mais il ne sera peut-être pas inutile, pour mieux fixer votre attention, d'accuser des contrastes en faisant figurer dans cette comparaison les symptômes oculaires tabétiques. Il ne saurait être question ici, remarquez-le bien, que d'une esquisse à traits rapides et non d'une étude régulière. Un des troubles oculaires classiques dans la sclérose en plaques, en tant qu'il s'agit des fonctions musculaires de l'œil, c'est le nystagmus. Or, vous savez que ce symptôme ne se voit guère dans le tabes, si ce n'est dans certains cas rares, vraiment exceptionnels, étant mise à part, bien entendu, l'ataxie dite héréditaire (maladie de Friedreich) dans laquelle, au contraire, le nystagmus est fréquent; mais vous n'ignorez pas que cette dernière maladie est, nosographiquement, nettement séparée de l'ataxie locomotrice progressive.

La diplopie, dans l'ataxie est, dans la règle, la conséquence de la paralysie d'un des muscles moteurs de l'œil; dans la sclérose en plaques, au contraire, elle est surtout liée à une paralysie des mouvements associés des deux yeux. Une diplopie de même origine se voit assez souvent dans l'hystérie; mais dans celle-ci, c'est plus particulièrement la diplopie monoculaire qu'on observe et il importe de remarquer que ce symptôme-là n'appartient ni à l'ataxie ni à la sclérose en plaques.

Le signe d'Argyll Robertson appartient exclusivement à l'ataxie. Rien de semblable dans l'hystérie, non plus que dans la sclérose en plaques où l'on observe par contre quelquefois un myosis spasmodique, myosis qui peut s'exagérer encore, quelque prononcé qu'il soit déjà, sous l'action des rayons lumineux (Parinaud). Les symptômes hystériques ne reconnaissent pas, vous le savez, de lésions organiques appréciables: c'est une loi qui s'applique aussi bien, dans l'hystérie, aux symptômes oculaires qu'à tous les autres. De fait, il n'y a pas de lésion du fond de l'œil, appréciable à l'examen ophthalmoscopique dans l'amblyopie ou dans l'amaurose hystériques.

Il est est tout autrement dans l'amaurose tabétique. C'est alors qu'on observe cette image ophthalmoscopique, si spéciale, si caractéristique en général, qu'on désigne quelquefois sous le nom de papille nacrée, atrophie nacrée de la papille, papille tabétique. L'aspect papillaire est différent dans la forme vulgaire, essentiellement transitoire de l'amaurose liée à la sclérose en plaques. L'ophthalmoscope, en pareil cas, ne montre qu'une légère décoloration de la papille. Il n'en est pas de même lorsque par exception, — cette exception a été plusieurs fois signalée, en particulier par M. Eulenbourg et par M. Gnauck, — il n'en est pas de même, dis-je, lorsque l'amaurose, dans la sclérose en plaques, est la conséquence d'une névrite optique. Alors, même quand la lésion du nerf en est arrivée à la période atrophique, il est généralement facile encore de distinguer la papille d'un blanc mat, aux bords nébuleux qui marque la névrite optique, de la papille nacrée aux bords nets et tranchés qui distingue la forme tabétique. N'oubliez pas le pronostic fatal qui s'attache à la constatation de l'existence d'une papille tabétique ; l'amblyopie qui en est l'accompagnement symptomatique marche, quoi qu'on fasse, nécessairement à la cécité complète, absolue, et de cette cécité-là, on ne sort jamais. Il n'en est pas tout à fait de même des troubles visuels liés à la névrite optique dans la sclérose en plaques. Sans doute, trop souvent ils aboutissent eux aussi à la cécité permanente, irréparable, mais c'est là une triste conséquence qui n'est pas aussi fatalement inévitable que dans le cas du tabès. Il peut y avoir, cette fois, des atermoiements ou mieux encore des retours plus ou moins prononcés vers l'état normal et peut-être le médecin n'est-il pas aussi complètement désarmé.

L'examen campimétrique et la recherche de l'état de la vision pour les couleurs peuvent eux aussi fournir, dans la catégorie qui vous occupe, de précieux éléments de diagnostic. Le rétrécissement régulier et concentrique du champ visuel de l'hystérie contraste évidemment d'une manière frappante avec le rétrécissement inégal qui se voit dans l'atrophie tabétique et aussi dans les périodes avancées de l'atrophie par névrite optique. Il faut ajouter que l'achromatopsie qui se lie aux deux dernières affections du nerf optique n'est pas la même, si l'on peut ainsi parler, que celle qui se voit dans l'hystérie. Dans cette dernière, en effet, il est fréquent de voir la notion du rouge survivre seule alors que celle des autres couleurs est complètement effacée ; tandis que dans les deux premiers cas c'est nécessairement la notion du rouge et celle du bleu qui persistent, après que la notion du vert et ensuite celle du rouge ont successivement disparu. Tels sont, messieurs, les quelques faits que je tenais à vous rappeler avant d'entrer dans l'exposé de notre cas. Vous êtes ainsi, je l'espère, placés en mesure d'apprécier comme il convient l'intérêt des détails cliniques qui vont, chemin faisant, se dérouler devant vous.

Il s'agit d'une jeune femme de vingt et un ans, grande, élancée, comme vous le voyez, et en apparence bien constituée. Les antécédents héréditaires signalent plutôt l'influence arthritique ; son père est atteint de la gravelle ; elle a un oncle maternel qui souffre de la goutte. La névropathie toutefois ne fait pas défaut dans son arbre généalogique, car sa mère, morte de phtisie pulmonaire, était sujette à des crises nerveuses, sans perte de connaissance. Les antécédents personnels ne sont pas sans intérêt. Les tendances névropathiques de notre malade se manifestent de bonne heure : étant petite, elle était sujette à de violentes crises de colère ; à la moindre contrariété, à la moindre réprimande, elle se roulait à terre en criant, en agitant ses membres d'une façon désordonnée. Souvent, pour la calmer, on était obligé de lui projeter de l'eau sur la figure ou de lui faire prendre du sirop d'éther. Ces crises, avec l'âge, ont disparu pour faire place, en quelque sorte, à de véritables crises hystériques. Elle avait aussi autrefois des tics nerveux consistant en mouvements brusques des muscles de la face et du cou, lesquels tics ont également disparu.

C'est à l'âge de dix-huit ans qu'ont commencé à paraître les crises hystériques bien formulées. D'abord relativement légères et rares, elles ont pris, en septembre 1887, une plus grande intensité et se sont montrées fréquentes. La menstruation, jusque-là normale, s'est arrêtée, à cette époque. Après avoir séjourné à l'Hôtel-Dieu pendant quelques mois, la malade a été admise à la Salpêtrière en mars 1888, dans le service de la Clinique. Il s'agit chez elle d'attaques de grande hystérie avec les phases classiques et bien marquées, à savoir : aura régulière puis arc de cercle et grands mouvements, — la phase épileptoïde fait défaut — et, enfin, attitudes passionnelles. La durée des séries de crises ne s'étend pas au delà d'une demi-heure, trois quarts d'heure. Elles se reproduisent habituellement trois ou quatre fois la semaine.

La recherche des stigmates a fait reconnaître l'existence d'une double ovarie et d'une hémianesthésie cutanée gauche vulgaire avec anosmie gauche (voir le schéma n° 36) (1). Mais appliquée à l'étude des fonctions oculaires, elle devait révéler toute une série de faits inattendus et conduire ainsi à démasquer l'affection organique, qui jusque-là s'était tenue dissimulée derrière les manifestations hystériques. Et d'abord, dans cet examen, s'offre en premier lieu un nystagmus parfaitement caractérisé qui suffit pour donner l'éveil et nous engage à entreprendre une étude approfondie des fonctions oculaires.

Le regard vague, incertain qui frappe lorsqu'on examine la physionomie de la malade avec quelque attention, tient à l'existence d'un certain degré de parésie des mouvements associés de l'œil, laquelle parésie entraine avec elle de la diplopie. La diplopie par parésie des mouvements associés est un symptôme qui peut se voir dans l'hystérie ; mais lorsque les choses vont jusqu'à produire le « vague », l'incertitude du regard, c'est très vraisemblablement de la sclérose en plaques qu'il s'agit.

Les réflexes pupillaires sont normaux : pas de myosis spasmodique, pas traces du signe d'Argyll-Robertson. Polyopie monoculaire : c'est là incontestablement, dans les conditions où on l'observe chez notre malade, un symptôme hystérique.

Décoloration atrophique de la pupille, par névrite optique dans les deux yeux : voilà certes qui n'est pas hystérique.

Nous serions donc en présence d'un de ces cas de sclérose en plaques peu nombreux encore (cas d'Eulenbourg et de Gnauk) où la sclérose multiloculaire des centres nerveux s'accompagne de névrite optique.

---

1. Au membre supérieur gauche, l'anesthésie cutanée est compliquée d'anesthésie profonde. La malade a perdu, les yeux fermés, la notion de la position imprimée à ce membre ou à ses divers segments.

A cette révélation fournie par l'examen ophthalmoscopique correspondent les faits suivants : « Rétrécissement très pronoucé du champ visuel, dans les deux yeux, mais rétrécissement inégal, limité par des bords dentelés, rappelant ce qu'on voit dans l'ataxie. Il ne saurait donc être question ici, vous le

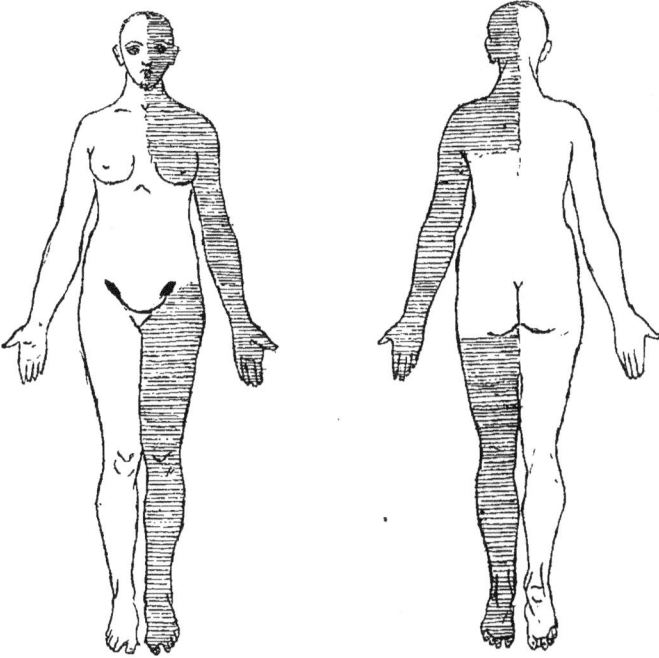

Fig. 36.

voyez, de ce rétrécissement concentrique et régulier qui, dans l'hystérie à stigmates, constitue en quelque sorte un symptôme banal ; b, Acuité visuelle dans l'œil droit 1/4, à gauche 1/6 (voir le schéma n° 37). Les résultats précédents ont été obtenus dans un examen fait le 28 mars 1888.

Ces jours-ci, 5 décembre 1888, un nouvel examen a montré ce qui suit (Voir le schéma n° 38) :

24

Le rétrécissement du champ visuel est beaucoup plus prononcé, surtout a droite, qu'il ne l'était il y a dix mois. L'acuité visuelle, elle aussi, a faibli

D   G

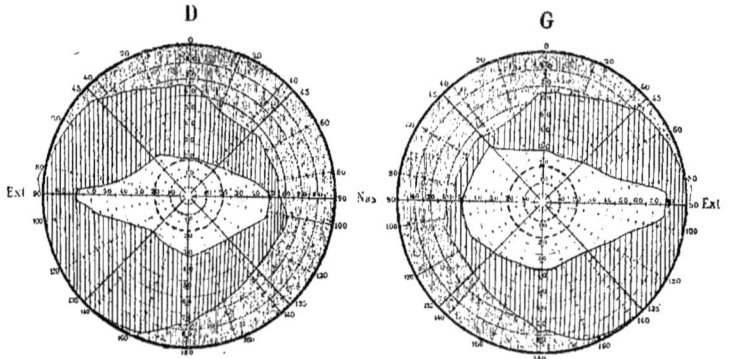

Fig. 37. — ▪ ▪ ▪ ▪ ▪ ▪ = Le champ visuel pour le rouge.
                ⋯⋯ ≈   —   pour le bleu.

D   G

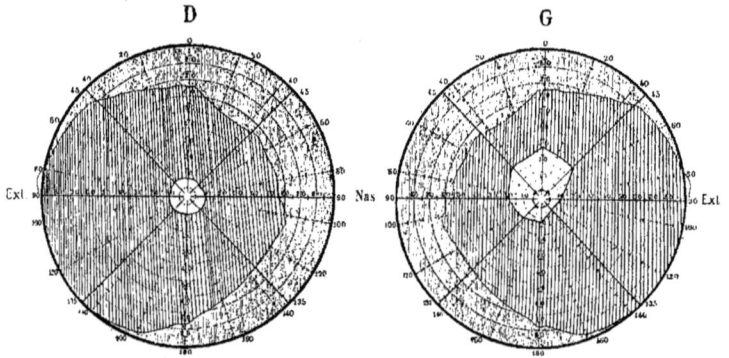

Fig. 38. — ▪ ▪ ▪ ▪ ▪ ▪ = Le champ visuel pour le rouge.

considérablement puisqu'elle n'est plus représentée que par 1/30ᵉ à droite, 1/20ᵉ à gauche. On note que depuis le mois de mars la malade a eu, à plusieurs reprises, des phases d'amaurose plus ou moins absolue : ainsi le vendredi 30 novembre, elle a été prise presque su bitement d'une cécité complète qui l'a forcée de rester alitée ce jour-là : le lendemain matin, elle ne distinguait que difficilement les objets. Ces symptômes avaient été accompagnés et suivis d'une forte céphalalgie. Ces phases d'empirement temporaire de l'amblyopie sont-elles le fait de l'hystérie ou de la sclérose multiloculaire ? cela me paraît difficile à décider : en tout cas, il y a là un contraste frappant avec les allures fatalement progressives de l'amaurose tabétique.

Il me reste à vous parler de la dyschromatopsie qui, dans ce cas particulier a présenté des particularités dignes d'être notées.

Note du 28 mars. — Il y a dans les deux yeux achromatopsie pour toutes les couleurs, à l'exception du bleu et du rouge, et, chose remarquable, conformément à ce qui se voit très vulgairement dans l'hystérie, surtout chez la femme, le cercle de la vision pour le rouge est plus étendu que celui de la vision pour le bleu. On sent là, si l'on peut ainsi parler, l'influence de l'hystérie et cette influence, on peut le dire, se maintient jusqu'à la dernière limite, car dans l'examen du 5 décembre, l'achromatopsie étant devenue complète pour l'œil droit, on note que le rouge est désormais la seule couleur qui soit perçue par l'œil gauche.

Voici donc sur un même sujet un mélange, une intrication, si vous voulez, évidemment fort remarquable, de symptômes oculaires dont les uns appartiennent à l'hystérie, les autres à la sclérose en plaques.

Mais vous venez de voir que si ces divers symptômes se montrent entremêlés ils ne sont point confondus cependant et qu'il est permis par l'analyse clinique de faire la part de chacun des deux groupes.

Quoi qu'il en soit, Messieurs, il importe de le rappeler encore une fois, c'est la découverte des symptômes oculaires que vous savez qui nous a amené à reconnaître que, derrière l'hystérie se cachait, chez P...et, la sclérose multiloculaire des centres nerveux. L'examen de revision du complexus que nous avons dû entreprendre, à la suite de cette révélation, n'a fait qu'établir plus solidement encore l'existence de l'affection organique cérébro-spinale dont il s'agit.

C'est ainsi que nous avons été conduit à mettre en valeur dans l'examen de notre malade toute une série de phénomènes qui autrement seraient restés dans l'ombre. A l'âge de 18 ans, c'est-à-dire antérieurement au développement des symptômes hystériques, P...et avait constaté déjà que sa vue faiblissait, et que la lecture lui devenait difficile : « à chaque instant, elle perdait la ligne » ; il lui semblait que « les lettres dansaient » par moments de droite à gauche, et de gauche à droite. — De temps en temps, elle était prise de diplopie. — Peu de temps après, la démarche devient titubante ; elle marche « comme une femme prise de boisson ». De 18 à 20 ans, la difficulté de la marche a été beaucoup plus prononcée qu'elle ne l'est actuellement. P... et était alors obligée de se tenir aux meubles. Plusieurs fois elle a eu des vertiges et une fois, elle est tombée, etc., elle a été un instant inconsciente (1). Vers la même époque, elle a éprouvé dans la main gauche un tremblement qui se manifestait lorsqu'elle voulait porter un verre ou une cuiller à sa bouche.

Quelques-uns de ces symptômes qui révèlent la sclérose multiloculaire se sont notablement amendés, depuis que l'hystérie s'est développée et semble avoir pris le dessus. Cependant, en outre du nystagmus et des divers phénomènes oculaires dont il a été question plus haut, on peut relever encore aujour-d'hui une démarche titubante, moins accentuée à la vérité qu'autrefois, et le tremblement intentionnel très manifeste dans le membre supérieur gauche. Les réflexes tendineux rotuliens et ceux de l'avant-bras sont exagérés; il n'y a pas, aux membres inférieurs, de trépidation spinale provoquée.

Bien qu'elle soit une affection organique, ces amendements temporaires de divers symptômes ne sont pas rares, tant s'en faut, dans la sclérose en plaques, et ils constituent même jusqu'à un certain point un des caractères cliniques de la maladie. Ils peuvent se produire, vous le savez, — car c'est un point sur lequel j'ai, dans mes leçons, l'habitude d'insister, — ils peuvent se produire à plusieurs reprises dans le cours de l'affection, surtout lorsqu'elle est encore de date récente : j'ai vu, par exemple, en pareil cas, la paraplégie spasmo-dique s'amender et disparaître même complètement deux ou trois fois avant de s'établir d'une façon définitive. Combien de fois ne vous ai-je pas fait recon-naître que le tremblement intentionnel des extrémités supérieures, après avoir été très prononcé pendant de longs mois, s'efface temporairement quel-quefois pour réapparaître un jour ou l'autre. Ces allures singulières, en tant qu'il s'agit d'une affection caractérisée anatomiquement par des lésions organiques relativement grossières, la rapprochent en quelque sorte clini-quement de l'hystérie, maladie mobile par excellence, du moins dans bon nombre de cas, et justement l'analogie que nous signalons ici a pu souvent rendre le diagnostic fort embarrassant. Mais ce n'est pas tout : ainsi que je l'ai maintes et maintes fois fait ressortir, il y a entre les deux affections une sorte d'affinité qui fait qu'on les rencontre très vulgairement combinées l'une avec l'autre dans des proportions et dans des relations diverses chez un même sujet. Incontestablement, d'après ce que j'ai vu du moins, la sclérose en plaques est de toutes les affections organiques des centres nerveux celle qui se com-bine le plus souvent à l'hystérie (2), et dans cette association, c'est tantôt la

---

1. A la suite de cette chute, en se relevant, elle était devenue tout à fait sourde des deux oreilles ; elle percevait seulement un bourdonnement continu et un sifflement aigu qui s'est affaibli en même temps que l'ouïe tendait à se rétablir. L'examen par M. le Dr Gellé, fait il y a quelques semaines, a donné ce qui suit : Affection purement nerveuse. Aucune lésion organi-que, conservation du réflexe binauriculaire et de la motilité normale des appareils de transmis-sion. Montre à 45 à droite, à 20 à gauche DV =O par faiblesse. Réflexes intacts.

2. Voir *Leçons du mardi* 1888-89. Leçon du 11 décembre 1888.

première, tantôt la seconde qui ouvre la marche. Bien souvent, j'ai vu les symptômes propres à la sclérose mutiloculaire se dégager en quelque sorte au milieu de symptômes hystéro-épileptiques préalablement établis de longue date, et vous voyez par contre, dans le cas qui nous occupe, la sclérose en plaques ouvrir la marche et céder le pas, au moins pour un temps, à l'hystérie.

Voilà certes une association morbide dont le souvenir mérite d'être gravé dans votre esprit et dont la connaissance dans la pratique vous épargnera bien des mécomptes.

3ᵉ MALADE.

On introduit dans la salle du cours un petit garçon d'environ douze ans ; il est accompagné par sa mère qui le tient sur ses genoux et par un de ses oncles.

M. CHARCOT. — On me signale ce cas comme un exemple de chorée molle. Nous allons voir. — En effet, il s'agit bien de chorée, et de chorée vulgaire ; mais les mouvements choréiques sont remarquables par leur lenteur. Il y a dans les membres, au tronc, au cou, un affaiblissement musculaire plus prononcé que de coutume : la tête est tombante sur la poitrine ; la station est fort difficile et la marche impossible. L'enfant ne peut parler. Il éprouve une grande difficulté à tirer la langue. — Je vous ferai remarquer que les réflexes rotuliens sont abolis ; — rien à l'auscultation du cœur.

M. CHARCOT (*A la mère*). — Quand a-t-il commencé à s'agiter ?

LA MÈRE. — Monsieur, il y a trois ou quatre mois ; il y a trois semaines il a failli être écrasé par une voiture et c'est depuis cette époque qu'il est devenu comme paralysé. Avant cela, il faisait bien plus de grimaces, mais aujourd'hui, vous le voyez, il ne peut plus se tenir.

M. CHARCOT (*Aux auditeurs*). — Je vous ai bien des fois parlé des chorées molles et je vous ai fait remarquer que la paralysie véritablement choréique ne paraît pas avoir de gravité.

(*A la mère*) : Cet enfant dort-il ?

LA MÈRE. — Très peu, monsieur ; - ses nuits sont fort agitées et il est devenu triste, indolent, depuis qu'il a ses mouvements.

M. Charcot. — A-t-il eu des rhumatismes articulaires ; a-t-il souffert dans les jointures ?

La mère. — Non, monsieur, il n'a jamais été malade auparavant; il n'a jamais souffert dans les jointures.

M. Charcot (*A la mère*). — Connaissez-vous bien votre famille et celle de votre mari? Connaissez-vous quelqu'un de vos parents qui ait souffert de quelque affection nerveuse, de la goutte, du rhumatisme ?

La mère. — Ma mère, monsieur, a eu la chorée à l'âge de douze ans; elle a été toute sa vie triste, taciturne.

M. Charcot. — C'est tout ?

La mère. — Oui, monsieur, de mon côté. — Vous connaissez son père. — Il a été atteint à 27 ans d'ataxie locomotrice. — C'est vous qui l'avez soigné: Voici l'ordonnance que vous lui avez donnée. Il est mort à 43 ans, au mois de septembre dernier, des suites de ce que l'on a appelé une méningite. Il déraisonnait. Il ne savait plus ce qu'il disait.

M. Charcot. — S'est-il agi là d'une combinaison de paralysie générale progressive avec l'ataxie ? C'est on ne peut plus probable.

(*A l'oncle du malade*): C'était votre frère. Vous devez bien connaître sa famille : y avez-vous connu des malades ?

L'oncle. — Un autre de mes frères âgé de quarante-cinq ans, bien portant, a eu, à plusieurs reprises, des douleurs dans diverses jointures sans être jamais obligé de garder le lit. Notre mère était rhumatisante: elle avait les doigts tout déformés, tout tordus.

M. Charcot. — Tout cela, Messieurs, est singulièrement significatif. Je vous fais remarquer, une fois de plus (1), puisque l'occasion s'en présente, comment dans l'arbre généalogique de cet enfant, la diathèse nerveuse occupe une large place à côté de l'arthritisme.

---

1. Voir *Policlinique* 1888–89, 2ᵉ leçon. p. 47.

IMP. NOIZETTE. 8. RUE CAMPAGNE-PREMIÈRE, PARIS.

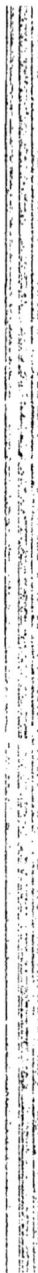

NEUVIÈME LEÇON

1er Malade. — Femme de 47 ans. Autrefois paraplégie par
mal de Pott ; la guérison date de vingt ans. — A l'époque
de la ménopause apparition d'accidents hystériques, simulant un retour du mal vertébral et de la paraplégie.

2e Malade. — Simulation hystérique du mal de Pott chez
un garçon âgé de 24 ans.

1re MALADE.

Vous avez devant les yeux une vieille connaissance à nous. Il y a plus de
vingt ans, en effet, que j'ai donné des soins, pour la première fois à cette
malade, dans cet hospice même, dont, depuis lors, elle n'est jamais sortie. C'était
en 1869 ; elle avait été admise à la Salpêtrière comme atteinte de paraplégie
consécutive au mal de Pott et son cas avait été considéré comme incurable. De fait, j'ai connu cette malade complètement paralysée des membres inférieurs et, en conséquence, rigoureusement confinée au lit pendant plus
d'un an. L'issue du cas a montré que le verdict d'incurabilité prononcé contre elle était beaucoup trop sévère. Elle a guéri en effet du mal de Pott, comme
on guérit de ce mal, c'est-à-dire conservant pour toujours la gibbosité caractéristique ; mais, pour ce qui est de la paraplégie, elle a disparu sans laisser
de traces, du moins en apparence. Toujours est-il que, depuis 1870, la malade
se tient debout sans fatigue, marche aisément, fait même de longues courses
en dehors de la maison ; elle est occupée chez un employé de l'hospice
comme domestique et nous savons qu'elle n'a cessé, jusque dans ces derniers
temps, de remplir avec zèle et exactitude ses fonctions.

Voici, du reste, l'histoire des phénomènes pathologiques qui ont été relevés

25

chez notre malade, dans les antécédents d'abord, puis dans le temps où elle a commencé à souffrir du mal de Pott, enfin en 1869, époque à laquelle elle a été soumise, pour la première fois à notre observation dans l'infirmerie de l'hospice.

Rien de fort remarquable à noter dans les antécédents héréditaires : père, mort à 52 ans, d'une maladie du cœur ; mère morte « hydropique » ; deux sœurs bien portantes.

Originaire de la Manche, elle est venue à Paris en 1864 et elle a servi comme domestique ; elle avait alors 23 ans. Elle n'avait, dans son pays, jamais eu de maladies graves, elle n'était point nerveuse, elle n'avait jamais eu d'attaques de nerfs ; elle se plaignait seulement de temps en temps de migraines.

Quelques semaines après son arrivée à Paris, elle devint souffrante, au point d'être obligée d'entrer à l'hôpital ; elle était pâle et se plaignait de palpitations de cœur intenses. Il y avait un peu d'œdème aux membres, inférieurs ; « chloro-anémie très accentuée », tel est le diagnostic qu'elle a alors entendu prononcer autour d'elle.

Pendant son séjour à la Charité, elle contracta une fièvre typhoïde qui paraît avoir été assez sérieuse et qui l'a tenue au lit pendant environ deux mois.

A partir de cette époque, elle n'a plus cessé pendant longtemps d'être malade ; elle put reprendre son travail cependant, et le continuer jusqu'en 1866 mais elle se sentait toujours fatiguée et était devenue très sujette aux « bronchites. »

C'est en 1866 que se sont montrés les premiers symptômes du mal de Pott. Douleurs vives dans le dos, dans les reins, autour de la ceinture puis, incurvation lente de la colonne vertébrale au niveau de la région dorso-lombaire, enfin affaiblissement des membres inférieurs, augmentant progressivement et aboutissant, au dernier terme, à une impuissance très prononcée.

La malade dut, en conséquence, demander de nouveau son admission à l'hôpital. Elle séjourna d'abord à Saint-Antoine dans le service de Lorrain jusqu'en 1867, puis de nouveau à la Charité, en 1868, dans le service de Pidoux ; c'est de là qu'elle fut, en 1869, envoyée à la Salpêtrière comme incurable.

A cette époque, la paraplégie était complète, ainsi que nous l'avons dit déjà : c'était, suivant la règle en pareil cas, d'une paraplégie spasmodique qu'il s'agissait. La trépidation par redressement de la pointe du pied (ce qu'on appelle aujourd'hui le phénomène du pied) était entre autres très marquée (1) ; pas de troubles marqués de la sensibilité dans les membres inférieurs. De temps en temps, il s'était produit un peu de rétention d'urine. Les douleurs en cein-

---

1. Il n'est pas question dans l'observation du phénomène du genou, lequel, dans ce temps là, n'était point connu, mais il n'est guère douteux que, s'il eût été mis en jeu, le réflexe rotulien se fût montré exagéré.

ture, bien qu'amendées d'une façon générale dans les derniers temps, reparaissaient de temps à autre.

Le traitement mis en œuvre, a consisté surtout dans l'application répétée cinq ou six fois, à des intervalles de trois semaines ou un mois, de petites pointes de feu, sur les divers points de l'incurvation spinale. Soit par le fait du traitement, soit par toute autre influence, les symptômes de paraplégie commencèrent bientôt à s'amender progressivement, en même temps du reste que la rétention d'urine et que les douleurs thoraciques. En juillet 1870, la malade était sur pied, et, en août, la guérison étant considérée comme complète ou à peu près, elle quittait l'infirmerie pour aller occuper d'abord une place dans un dortoir de femmes valides, puis pour entrer un peu plus tard au service d'un employé de l'hospice. Elle en était quitte pour la gibbosité qu'elle porte encore aujourd'hui. Elle était, comme je l'ai dit en commençant, restée absolument confinée au lit pendant plus d'un an. Les premiers débuts de la paraplégie remontaient alors à près de trois années.

Ici commence, messieurs, la seconde partie de l'histoire de notre sujet. Elle s'étend de 1870 à l'époque actuelle.

Depuis 1870, donc, Rose B...ot — c'est ainsi qu'elle se nomme — marche librement dans les cours de la maison, qui sont fort grandes comme vous savez, pour y remplir son office de servante ; elle sort même souvent de l'hospice pour faire dans Paris de longues courses. Plusieurs fois, par exemple, elle s'est rendue à pied de la Salpêtrière aux Ternes ce qui représente vous l'avouerez une bonne course. Et, messieurs, pendant cette longue période de dix-neuf années, il n'y a eu à observer rien d'anormal dans sa démarche. Je puis le garantir, ayant saisi maintes fois pendant cette longue période de temps, presque chaque année une fois, l'occasion de présenter B...ot à la leçon clinique comme un exemple de paraplégie par mal de Pott suivi de guérison. Point de raideur, appréciable à l'œil, dans les membres inférieurs qui se séparent aisément l'un de l'autre et ne tendent pas à rester accolés : pas de frottements des pieds sur le sol à chaque pas ; pas de tendance à se dresser sur la pointe des pieds, comme cela se voit dans un grand nombre des cas de paraplégie spasmodique, etc., etc.

Comment comprendre qu'une paraplégie spasmodique évidemment causée par la compression lente de la moelle épinière, compression qui nécessairement, autant qu'on sache, a produit dans le cordon nerveux, au niveau du point comprimé, les lésions de la myélite transverse, comment comprendre, dis-je, qu'une paraplégie de ce genre datant de trois ans, et, ayant persisté au plus haut degré pendant une période d'une année puisse guérir ainsi sans laisser de traces apparentes ? C'est là un point sur lequel je me réserve de revenir dans un instant. Dans le moment, je m'empresse de relever immédiatement, messieurs, que cette intégrité, qu'on pourrait croire absolue, des membres inférieurs n'est en somme qu'une apparence trompeuse. Oui, la paraplégie spasmodique persiste en quelque sorte à l'état rudimentaire chez ces malades qui paraissent bien complètement guéries de la compression spinale par mal de Pott. Cette paraplégie latente, si l'on peut ainsi parler, peut en effet, comme cela s'est vu chez B...ot, ne se manifester, par aucune anomalie dans la démarche et se révéler cependant à l'aide de certaines explorations propres à mettre en lumière des indices significatifs. C'est ainsi que constamment, chez B...ot, toutes les fois que, depuis vingt ans, j'en ai fait l'objet d'une démonstration, j'ai constaté l'existence dans les deux membres inférieurs d'une trépidation par redressement de la pointe du pied (phénomène du pied) assez prononcée et depuis que j'ai appris à connaître le signe de Westphal, une exaltation très manifeste de la secousse produite dans la jambe par la percussion des tendons rotuliens. Ces phénomènes persistent d'ailleurs, tels que je les ai vus jusqu'ici, aujourd'hui encore. Ainsi vous constatez chez notre malade la trépidation assez marquée produite par le redressement de la pointe du pied, mais vous remarquez surtout comment chaque percussion du tendon rotulien est suivie de trois ou quatre secousses brusques d'extension de la jambe, et si les percussions sont répétées rapidement un certain nombre de fois, vous voyez, à un moment donné, la jambe rester étendue sur le genou qui devient pour un temps rigide, le membre entrant ainsi en état de contracture spasmodique.

Eh bien, messieurs, je dis pour l'avoir maintes fois cliniquement reconnu que lorsque les choses sont ainsi, quel que soit du reste le genre de l'affection spinale dont il s'agisse (1), la paraplégie spasmodique existe réellement, en puissance, à l'état d'opportunité, comme l'a dit M. Brissaud et qu'il suffira souvent d'une cause excitatrice, en apparence fortuite, pour faire que la rigidité permanente se réalise définitivement sous une forme plus ou moins accentuée. Combien de fois, en effet, n'ai-je pas vu « la contracture latente » des membres inférieurs devenir rapidement contracture « effective », à la suite d'une chute sur le membre prédisposé, sous l'influence d'une irritation cutanée en apparence banale de ce membre telle que l'application d'un vésicatoire, ou encore en conséquence d'une faradisation intempestive, de la percussion produite par une douche lancée à jet plein, ou enfin par le fait de l'intervention de la strychnine donnée à contretemps.

Ainsi, messieurs, les sujets qui paraissent guéris d'une paraplégie par compression ne sauraient jouir en réalité le plus souvent peut-être, malgré toute l'apparence contraire, que d'une sécurité précaire : mille circonstances contingentes les menacent, qui peuvent, à un moment donné, changer le tableau en déterminant le retour de l'impuissance motrice. De toutes ces éventualités il est bon, je pense, que le malade soit prévenu, afin qu'il apprenne à les éviter, et a fortiori, il importe que le médecin ne les ignore

---

1. La même remarque s'applique aux cas d'hémiplégie de cause cérébrale.

point. C'est là, du reste, un sujet sur lequel j'ai plusieurs fois appelé l'attention dans mes *Leçons sur les localisations dans les maladies du cerveau et de la moelle épinière* (Paris, 1876, 1880 ; voir en particulier pp. 310 et suivantes). Vous consulterez également avec fruit sur ce même sujet, un travail de M. Ch. Féré inséré dans le quatrième volume des *Archives de Neurologie* (Paris 1882 p. 61).

Ce n'est pas uniquement, messieurs, en vue de relever les faits qui précèdent quelque intéressants qu'ils soient, que je vous présente aujourd'hui notre malade.

J'ai voulu surtout appeler votre attention sur des accidents survenus chez elle récemment ; lesquels accidents ont pu faire craindre une récidive du mal vertébral et consécutivement, un retour de la compression spinale. Ainsi, ce processus morbide, éteint depuis près de 20 ans, se serait réveillé dans ces derniers temps, et rendu manifeste par un nouveau retour agressif. Voici d'ailleurs, ce qui s'est passé. B..... ot qui, je le répète, pendant de longues années, n'avait dû s'arrêter. dans son service de domestique, que pour des indispositions tout à fait indépendantes de la maladie spinale, est venu nous trouver ces jours-ci se plaignant de douleurs vives dans le dos, autour de la base de la poitrine ; douleurs comparables, disait-elle, à celles dont elle avait souffert autrefois ; et, en même temps, elle avait senti ses jambes s'affaiblir et devenir raides comme dans l'ancien temps, au point que la marche lui était devenue très difficile. J'avoue qu'au premier abord, à entendre ce récit, notre impression avait été plutôt défavorable et nous nous sentions disposés à partager entièrement les craintes de la malade. Un examen plus attentif devait bientôt nous rendre plus réservés, et c'est justement l'exposé des motifs qui ont dissipé en grande partie nos craintes, que je tiens à vous faire connaître à présent.

Mais avant d'en arriver à ce point, je crois utile de vous remettre en mémoire quelques détails relatifs à la physiologie pathologique et à la symptomatologie de la compression lente de la moelle épinière dans le mal de Pott. Chose remarquable, bien que ce soit là une maladie éminemment vulgaire, on est resté bien longtemps sans s'entendre sur le mécanisme suivant lequel la moelle est affectée dans le mal de Pott. On sait comment dans une dissertation inaugurale fort remarquable, un de mes anciens internes, le regretté Michaud, a puissamment contribué à combler ce desideratum (1).

Avant lui, on admettait en général sommairement, que la paraplégie résulte en pareil cas de la courbure exagérée, souvent anguleuse que présente le

---

1. Voir Charcot. *Leçons sur les malades du système nerveux.* T. II p. 93. De la compression lente de la moelle épinière.

canal rachidien lorsqu'une ou plusieurs vertèbres se sont affaissées sur elles-mêmes. Mais, ainsi que Boyer et Louis l'avaient constaté, la paraplégie peut disparaître, alors que la courbure persiste au même degré. En second lieu, la paraplégie par mal de Pott s'observe parfois sans qu'il y ait la moindre trace de déformation de la colonne vertébrale ; enfin, et ceci constitue un troisième argument contre l'opinion autrefois courante, on sait — c'est un point sur lequel Cruveilhier a insisté, — que le rachis peut offrir les déformations les plus extraordinaires, sans que la moelle soit intéressée.

Il paraît établi, actuellement, que dans un certain nombre de cas la présence d'un abcès intrarachidien, qui déplace d'avant en arrière les méninges et la moelle, — les rapprochant ainsi de la partie postérieure du canal osseux, — est une des causes de la compression spinale et partant, de la paraplégie. Ce genre de refoulement n'est pas une simple vue de l'esprit fondée sur des considérations purement théoriques ; il s'appuie, dit le professeur Lanne-longue dans un livre excellent dont je vous conseille la lecture attentive, il s'appuie, dis-je, sur des faits cliniques probants (1). La plupart des chirur-giens, en effet, ont observé parfois qu'après l'ouverture d'un abcès par con-gestion dans le mal de Pott, la paralysie des membres inférieurs qui existait auparavant disparaissait. Il semble bien que, dans ces cas, la seule explica-tion qui rende compte des phénomènes observés est celle qui vient d'être donnée.

Sans doute, c'est ainsi que les choses se passent dans un certain nombre de cas. Mais, d'après les recherches poursuivies en commun avec Michaud, voici quel serait, suivant nous, le mécanisme le plus habituel de la compression spinale. La substance caséeuse, de provenance osseuse, repousse le ligament vertébral antérieur, le distend, l'ulcère sur un point, et vient enfin se mettre au contact de la dure-mère ; de telle sorte que celle-ci, par le fait d'une véritable contagion, devient à son tour le siège d'une végétation tuberculeuse. Il se produit là une sorte de pachyméningite spécifique (Pachyméningite externe tuberculeuse) dont le mode d'évolution a été minutieusement étudié par Michaud. Ce sont bien les lamelles externes de la dure-mère qui, ici, sur un point, végètent et prolifèrent, car la partie moyenne et la face interne restent souvent tout à fait indemnes.

Les produits de l'inflammation spécifique ainsi provoquée conservent une certaine cohésion et constituent sur la face externe de la dure-mère une espèce de champignon plus ou moins volumineux à base plus ou moins étendue qui est, en réalité, l'agent de la compression. Cette végétation caséo-tuber-culeuse tend à s'étendre de proche en proche à la surface de la dure-mère, mais rarement le champignon qu'elle constitue forme un anneau complet, de

---

1. Tuberculose vertébrale. Leçons faites à la Faculté de médecine. Paris, 1888, p. 110.

telle sorte que la moelle ne paraît en général comprimée que sur une partie de la face antérieure.

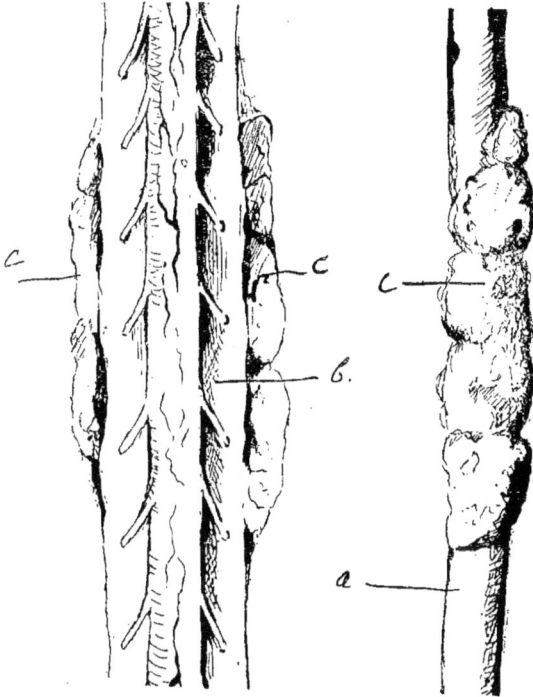

Fig. 39. — Pachyméningite caséeuse dans le mal de Pott. — *a* face externe de la dure-mère *b* la dure-mère étant incisée, on en voit la face interne ; *c. c. c.* champignon caséo-tuberculeux.

Il y a lieu de remarquer en passant que les racines nerveuses, dans leur trajet à travers des parties aussi altérées de la dure-mère, deviennent nécessairement le siège de lésions plus ou moins profondes. Ces lésions se traduisent pendant la vie par des symptômes que nous avons proposé d'appeler *pseudo-névralgiques*, mais qui seraient plus convenablement désignés peut-

être par le terme plus général de *symptômes radiculaires* proposé par
M. Gowers (1).

Tel est, pensons-nous, le mode le plus commun de compression spinale
dans le mal de Pott (2). Que devient, en pareil cas, le tissu de la moelle au
niveau du point comprimé? Nos observations nous ont conduit à reconnaître
qu'à la longue se produisaient nécessairement sur ce point les lésions de la
myélite transverse (3) avec toutes leurs conséquences, relatives à la formation
des dégénérations fasciculées ascendantes et descendantes.

Il est remarquable, messieurs, que des lésions aussi profondes, — celles de
la dure-mère aussi bien que celles de la moelle ne sont pas, tant s'en faut,
placées au-dessus des ressources de la nature et de l'art. Le champignon
pachyméningé peut s'affaisser, se dessécher en quelque sorte, et n'être plus
représenté sur la dure-mère que par une surface rugueuse, et pour ce qui est
de la moelle au point comprimé, elle peut retrouver l'intégrité de ses fonctions
alors même qu'elle n'a récupéré sa structure que d'une façon fort imparfaite.
Cela est établi par un certain nombre d'observations dans lesquelles, après avoir
duré une ou plusieurs années, la paralysie par mal de Pott a guéri cependant
sans laisser d'autres traces que cette exagération persistante des réflexes
rotuliens sur laquelle je viens d'appeler votre attention à propos de notre
malade. Dans un cas de ce genre, observé avec Michaud, cas relatif à une
femme de la Salpétrière qui avait succombé aux suites d'une coxalgie, alors
que la paraplégie par mal de Pott était guérie depuis plus de deux ans, la
moelle, au niveau du point où avait eu lieu la compression, présentait les
altérations suivantes: sur la hauteur d'un demi-centimètre environ elle n'était
pas plus grosse que le tuyau d'une plume d'oie et correspondait sur une coupe
durcie au tiers environ de la surface de section d'une moelle normale examinée dans la même région ; sa consistance était ferme, sa couleur grisâtre ;
en un mot, la moelle en ce point offrait toutes les apparences de la sclérose
la plus avancée.

Au sein des tractus fibreux denses et épais qui communiquaient à ce tronçon

---

1. *Dis. of the nervous system.* T. I, p. 246. Compression of the spinal Cord. London, 1886.

2. Suivant M.le D^rLannelongue,le refoulement de la moelle et des méninges peut être produit
par le développement de fongosités dans la direction du canal. Un certain nombre d'autopsies,
dit-il, fournissent des preuves à l'appui de cette manière de voir ; on trouve des fongosités dans
le canal vertébral, la dure-mère étant intacte, la moelle l'étant également, et n'accusant que des
lésions attribuables à une compression médiate et non tuberculeuse. Il ne s'agit plus alors de
pachyméningite engaînante et compressive, mais d'une compression médullaire produite à travers la dure-mère par une masse fongueuse. (Loc. cit. p. III.)

3. Suivant MM. Kahler (Prag. Med. Woch. 1883, n°s 47 ùnd 52), Pick (*Real Encyclopädie*,
art. Ruckenmark), les lésions de la moelle dans la paraplégie par compression, suite de
mal de Pott, resteraient pendant longtemps passives ; la participation de la névroglie n'aurait
lieu que très tardivement. Voir aussi Strümpel. (*Lehrbuch* der Sp. Path. und. Therap. etc.
2e Bd. 1 Theil. 3. Auflage, p. 167.

de moelle sa coloration grise et sa consistance ferme, le microscope faisait découvrir un certain nombre de tubes nerveux munis de leur cylindre axile et de leur enveloppe de myéline, en somme très normalement constitués.

Le nombre de ces tubes nerveux sains était, on le comprend, bien au-dessous du taux normal. J'ajouterai que la substance grise n'était plus représentée sur les coupes que par une des cornes de la substance grise où l'on ne retrouvait qu'un petit nombre de cellules intactes. Cependant ces conditions anatomiques, en apparence si défavorables, avaient suffi au rétablissement complet de la sensibilité et du mouvement dans les membres inférieurs (1).

Tels sont les faits anatomo-pathologiques que j'ai cru devoir vous remettre en mémoire. Il ne me reste plus, pour en finir avec la digression dans laquelle je viens d'entrer, qu'à relever dans la symptomatologie régulière de la paraplégie par mal de Pott, quelques-uns des principaux troubles fonctionnels qui s'y rattachent.

Et d'abord, je vous rappellerai que dans l'évolution de cette affection, les pseudo-névralgies (symptômes radiculaires) dont nous parlions tout à l'heure ouvrent le plus souvent la scène ; elles se manifestent, vous le savez, suivant le siège qu'occupe la pachyméningite, sous forme de douleurs en ceinture double ou unilatérale, sous forme de névralgie brachiale ou encore sous forme de sciatique. Elles précèdent souvent de longtemps la première apparition des symptômes de paraplégie spasmodique. Ce que ceux-ci offrent de particulièrement remarquable, c'est la prédominance marquée des troubles moteurs dans la plupart des cas, sur les sensitifs ; à part les quelques engourdissements et fourmillements qui marquent le début et disparaissent souvent ensuite, la transmission des impressions sensitives s'effectue longtemps d'une manière physiologique, alors que les mouvements sont déjà profondément altérés, et il est même rare qu'elle soit jamais complètement interrompue ou même très sérieusement intéressée. C'est là une particularité reconnue depuis longtemps par l'observation clinique, et qui établit un contraste avec ce qui a lieu dans les cas de myélites spontanées ou de tumeurs intra-spinales dans lesquels les lésions occupent très habituellement dès leur apparition les parties centrales de la moelle.

C'en est assez sur ce sujet pour le but que je me suis proposé d'atteindre et j'en reviens actuellement à l'examen de notre malade. Je vous rappellerai en deux mots les accidents dont la malade se plaint depuis le 9 décembre dernier, il y a un mois environ, et pour lesquels elle est venue nous consulter. Douleurs dans le dos au niveau de la gibbosité et de chaque côté de la poitrine sous forme de ceinture ; ces douleurs augmentent par la flexion de la

---

1. *Leçons sur les maladies du système nerveux.* T. II, p. 104 et suiv.

tête et du tronc en avant ; les jambes sont devenues raides ; la marche est
réellement difficile ; dans les membres supérieurs, qu'elle meut cependant
assez librement, elle éprouve au moindre mouvement une grande fatigue, un
sentiment de faiblesse, d'impuissance motrice, surtout quand il faut les tenir
élevés comme pour se peigner, et dans ces mouvements les douleurs du dos
et de la poitrine augmentent. Pas de troubles vésicaux d'ailleurs. Pas de
fièvre.

Toute cette symptomatologie, ainsi que nous l'avons dit plus haut, con-
duisait tout naturellement à penser qu'une nouvelle poussée de la maladie
ancienne, depuis si longtemps en apparence éteinte, s'était produite sous une
forme congestive ou autre, soit sur la dure-mère, soit dans la moelle elle-
même, et en réalité il est difficile de ne pas penser qu'il en ait été réellement
ainsi, du moins à un certain degré. On pouvait même craindre que les membres
supérieurs, épargnés dans la maladie première, ne participassent cette fois dans
une certaine mesure, à la parésie, en conséquence vraisemblablement d'une
diffusion de la congestion spinale vers le renflement cervico-brachial ou
encore par une extension de proche en proche de la pachyméningite externe.
Mais, ainsi que vous allez le voir, un examen plus attentif des phénomènes
cliniques devait nous conduire à reconnaître que la part des lésions organiques supposées a été ici vraiment effacée. Ces lésions, bien certainement,
n'ont pas joué d'autre rôle que celui de causes occasionnelles ou, si vous
l'aimez mieux, d'agents provocateurs qui, par un mécanisme dont nous
aurons à parler tout à l'heure ont mis en jeu une affection purement dynamique, fonctionnelle comme on dit encore ; et c'est justement cette affection
qui, aujourd'hui, sur la scène morbide occupe le premier rang. C'est elle, en
d'autres termes, qui actuellement caractérise vraiment la situation ; c'est elle
enfin qu'il faut apprendre à connaître pour établir le diagnostic, le pronostic,
et instituer convenablement le traitement. Voilà autant d'assertions qu'il s'agit
maintenant de justifier.

L'examen des membres inférieurs fait constater ce qui suit: la malade
exagère inconsciemment la faiblesse des membres inférieurs ; ceux-ci sont
réellement un peu raides, mais la résistance des divers segments du membre
aux mouvements qu'on veut lui imprimer, alors que la malade s'y oppose,
n'est pas moindre qu'elle ne l'était avant le 9 décembre ; j'en dirai autant
des réflexes rotuliens et du phénomène du pied. Ils sont sensiblement restés
ce qu'ils étaient autrefois. Par contre, en explorant la sensibilité, nous constatons, à notre grand étonnement, l'existence d'une anesthésie cutanée complète, absolue, totale, qui se répand sur toute l'étendue des deux membres
inférieurs depuis leur extrémité jusqu'à leur racine où elle se limite en avant
par une ligne qui suit exactement le pli de l'aine et en arrière par
une ligne qui suit le pli fessier inférieur. Eh bien, messieurs, voilà un fait qui
ne concorde guère avec l'idée d'un retour chez notre malade des phénomènes

dc compression spinale. Nous savons en effet que, dans celle-ci, les troubles de la sensibilité un peu sérieux se manifestent seulement lorsque l'impuissance motrice est portée déjà à un haut degré et justement, vous le voyez, c'est dans notre

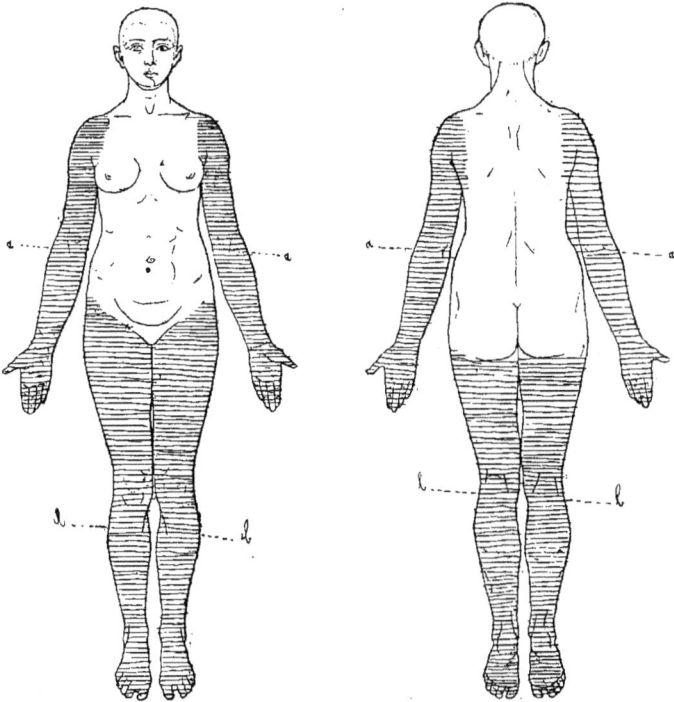

Fig. 40 et 41. — *aa, bb*. Anesthésie pour tous les modes de la sensibilité. Perte du sens musculaire.

cas, le contraire qui existe. Les doutes ne font que s'accroître si l'on examine l'état de la sensibilité profonde, celle-ci est modifiée au plus haut degré ; c'est à tel point que l'on peut tordre les jointures des orteils, du cou-de-pied, du genou sans que la malade s'en aperçoive, et en outre, les yeux fermés, elle méconnaît absolument les positions qu'on imprime aux divers segments du membre. Vous remarquerez, messieurs, qu'il y a là un ensemble de symptômes qui, dans la catégorie des affections organiques spinales ne pourraient guère se rencontrer que dans le cas d'une lésion profonde de la substance grise centrale et dans ce cas-là, nécessairement, les troubles moteurs seraient prononcés à l'avenant ; or vous savez que ce n'est point de cela qu'il est question ici. D'ailleurs, le mode de limitation de l'insensibilité vers la racine du membre était déjà pour nous une révélation ; vous y reconnaissez en effet cette disposition de « l'anesthésie en gigot » qui, ainsi que je vous l'ai bien souvent fait remarquer, constitue un des caractères cliniques les plus intéressants des paralysies hystéro-traumatiques en particulier, et en général des paralysies hystériques psychiques. S'agit-il donc chez notre malade d'hystérie ? Oui, et c'est chez elle l'hystérie qui actuellement domine de beaucoup. Cette assertion sera, je pense, pleinement justifiée par les détails qui vont suivre.

On trouve, exactement reproduites dans les membres supérieurs toutes les particularités que nous venons de signaler à propos des membres inférieurs ; même anesthésie cutanée complète, limitée « en gigot » vers la racine du membre, même anesthésie profonde, même perte de la sensibilité articulaire, même ignorance les yeux fermés de la position donnée aux diverses parties du membre ; j'ajouterai enfin, même absence de troubles sérieux dans le domaine du mouvement. Tel n'eût pas été, bien évidemment, le concours des symptômes dans le cas supposé d'une extension de la pachyméningite externe vers le renflement cervico-brachial : dans ce cas, en effet, les troubles anesthésiques, — expression d'une lésion des racines du plexus brachial — eussent été précédés nécessairement de douleurs pseudo-névralgiques vives, lesquelles font absolument défaut dans l'histoire de notre cas ; en même temps que les troubles du mouvement se fussent montrés beaucoup plus accentués qu'ils ne le sont en réalité. C'est donc encore l'hystérie qui est en jeu dans les membres supérieurs.

La présence de l'élément hystérique est encore marquée d'ailleurs, chez notre malade, par l'existence d'un rétrécissement unilatéral très net du champ visuel et aussi par une série d'autres phénomènes dont il sera question dans un instant.

En somme, messieurs, il n'est guère, chez elle, que la rachialgie et les douleurs en ceinture qui paraissent devoir être rattachées exclusivement à l'élément organique, et encore faut-il faire remarquer que la douleur accusée au niveau de la gibbosité n'est point exagérée par la percussion pratiquée à l'aide du marteau de Skoda et que, sur certains points, les douleurs thoraciques sont très superficielles, réveillées par un léger frôlement exercé à la surface du tégument externe.

En résumé, l'élément organique est représenté peut-être, symptomatiquement, chez B...ot par la rachialgie et l'affaiblissement parétique des membres inférieurs ; tout le reste appartient à l'hystérie.

C'est, il importe de le relever, à l'occasion de la ménopause que l'un et l'autre élément se sont développés. Depuis six mois, les règles qui jusque-là avaient été régulières, se sont supprimées ; à partir de cette époque, B...ot est sujette à des malaises variés ; elle ressent souvent des bouffées de chaleur qui

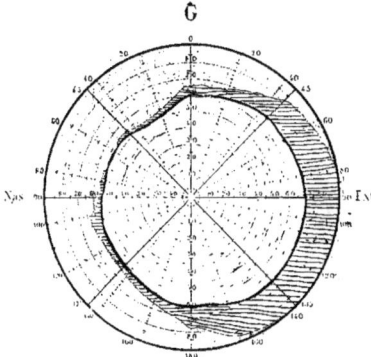

Fig. 42. — Champ visuel de l'œil gauche. Le champ visuel de l'œil droit est normal.

lui montent au visage, puis tout le corps se couvre de sueur. D'autres fois, ce sont des frissons qui « la glacent » ; elle souffre fréquemment de palpitations du cœur, d'insomnie ; elle est triste, inquiète, tourmentée par des bourdonnements d'oreilles. Elle pleure fréquemment pour le plus léger motif, et même parfois sans motif. Ce sont là, sans doute, des phénomènes qui se montrent vulgairement chez les femmes à l'occasion de l'âge critique et qu'on pourrait presque dire physiologiques : mais, la ménopause, vous ne l'ignorez pas, représente une période de la vie particulièrement favorable au développement ou à la réapparition de diverses affections, soit organiques soit purement dynamiques et pour ne parler que de celles-ci, on peut rappeler que, à côté de la chlorose de l'âge critique, il y a lieu de placer l'hystérie de la ménopause : c'est de cela qu'il s'agit simplement chez notre malade. La nature hystérique chez elle de la grande majorité des symptômes n'est pas douteuse ; et, si les accès convulsifs font défaut, les stigmates permanents sont, vous l'avez constaté, tellement accentués, tellement classiques, que leur identité ne saurait être un instant méconnue.

En terminant, il me reste un point à toucher. Les deux éléments pathologiques, dont nous venons de signaler la présence simultanée chez notre sujet, sont-ils restés absolument isolés l'un de l'autre, ou au contraire existe-t-il entre eux une certaine relation ?

Je crois, messieurs, que la relation existe en effet, et voici, je pense, en quoi elle consiste. La diathèse hystérique, vraisemblablement, a été mise en jeu dès l'origine des accidents liés à la ménopause : les phénomènes de compression spinale ne se sont manifestés qu'ensuite.

Quoi qu'il en soit, ce sont ceux-ci pensons-nous, qui ont déterminé la forme particulière et aussi la localisation spéciale qu'ont affecté les manifestations de celle-là.

Voici, du reste, comment je comprends les choses : par le fait de la reproduction, dans une certaine mesure des lésions organiques spinales, la malade a éprouvé des douleurs rachialgiques et en ceinture, en même temps qu'elle sentait les membres inférieurs s'affaiblir. Ces douleurs, cette parésie amplifiées par l'imagination, ont fait naître dans son esprit la crainte de voir se reproduire, sous une forme plus grave encore peut-être, toute la série des accidents paralytiques d'autrefois. Or, messieurs, vous ne l'ignorez pas, souvent l'état mental des hystériques se rapproche beaucoup de celui qui caractérise le somnambulisme hypnotique, en ce sens que, dans les deux cas, le phénomène d'auto-suggestion peut se produire aisément, prendre des proportions considérables et aboutir finalement à la réalisation objective des symptômes imaginés. C'est, messieurs, à ce que je crois, par ce mécanisme psycho-somatique qu'à l'exemple de ce qui a lieu dans les cas où il s'agit de la production des paralysies hystéro-traumatiques en conséquence d'un choc local, B...ot a « localisé », si l'on peut ainsi parler, « son hystérie » dans les membres inférieurs où elle éprouvait le sentiment d'impuissance motrice qui a été le point de départ de l'auto-suggestion. En même temps, comme cela devait être, les troubles parétiques ainsi produits se sont accompagnés des troubles particuliers de la sensibilité cutanée et profonde caractéristiques en pareil cas, de façon à reproduire le type univoque des paralysies hystéro-psychiques.

Pour ce qui est de la paralysie des membres supérieurs, qui se présente comme l'on a vu en tout semblable à celle des membres inférieurs, on pourrait dire qu'elle est le produit d'une suggestion par contre-coup ou autrement parlé, d'un raisonnement inconscient par analogie.

On pourrait dire encore qu'elle représente l'interprétation exagérée du sentiment de faiblesse, de fatigue accusé par la malade dans les bras, toutes les fois qu'elle voulait s'en servir en les élevant au-dessus de sa tête.

Mais je ne saurais aujourd'hui entrer dans de plus longs développements concernant la question de théorie et je reviens au côté pratique. Il est clair, d'après ce qui précède, que le pronostic est moins grave qu'il ne paraissait l'être au premier abord, car, en somme, ainsi que je l'ai déjà proclamé, c'est évidemment l'hystérie qui domine la situation, et il y a tout lieu d'espérer qu'elle n'a pas jeté encore dans l'organisme de racines profondes. Les applications de pointes de feu et le repos au lit pourront être utiles en vue de combattre le travail inflammatoire supposé, et pour ce qui est des phénomènes hystériques, il importe de rassurer la malade sur l'issue des événements, de relever ses forces et de savoir attendre.

2ᵉ MALADE.

Par le fait d'une coïncidence assez singulière, nous avons encore à parler du mal de Pott à propos de notre second malade. J'aurai à vous rappeler combien il est difficile parfois de reconnaître l'existence du mal vertébral tuberculeux dans les premières périodes de son évolution, alors par exemple que la gibbosité ne s'est pas encore produite ; et aussi comment l'ensemble des signes classiques sur lesquels repose le diagnostic de la maladie peut à cette époque être quelquefois simulé de la façon la plus frappante dans l'hystérie.

Bonneuil, où est né notre malade, Me...ier, aujourd'hui âgé de 24 ans, est, vous ne l'ignorez peut-être pas, un bourg situé non loin de Saint-Maur, sur les bords de la Marne. Ce n'est pas tout à fait la ville sans doute mais ce n'est pas non plus tout à fait la campagne, car, dans le lointain, on y entend en prêtant bien l'oreille le bourdonnement de la capitale ; d'ailleurs les relations directes entre les Parisiens et les habitants de Bonneuil sont chose fréquente surtout le dimanche, où elles s'opèrent sur une grande échelle par la voie nautique.

Ces préliminaires qui, au premier abord, paraissent étrangers à la cause, sont destinés cependant à en faire apprécier, comme il convient, certains détails relatifs au côté intellectuel et moral de notre homme. Nous ne voudrions pas vous le présenter comme un citadin accompli, ce serait forcer la note ; mais très certainement, ce n'est pas non plus un paysan vulgaire, bien que son métier soit de cultiver la terre. En somme, il a bien profité de sa fréquentation de l'école car il n'est pas sans instruction ; il écrit fort correctement et il aime la lecture ; il a vraiment d'assez bonnes façons et ses goûts sont plutôt relevés. Il est grand, assez bien taillé, d'une figure agréable, mais pâle et d'apparence délicate, un peu féminine. Dans ses antécédents héréditaires il faut relever que son père a été atteint d'une tumeur blanche au pied pour laquelle il a subi l'amputation de la jambe. Lui, a toujours été un peu faible, presque malingre et, il y a trois ans, il a souffert d'une grande maladie dont le nom sonne mal à l'oreille ; c'était paraît-il une pleurésie double. La durée en a été de six mois. Ajoutons qu'il porte dans l'épididyme du testicule droit une induration qui a été considérée comme étant de nature tuberculeuse. Il s'est cru pendant longtemps complètement guéri de tout cela ; cependant il accuse que, depuis cette époque, il n'a plus jamais retrouvé ses forces d'autrefois ; sa santé est restée chancelante, le moindre travail le fatigue. L'anémie profonde sous le coup de laquelle il vit actuellement date de ce temps-là. La tuberculose pulmonaire est-elle réellement en jeu chez lui ? cela est bien possible ; cependant, l'examen attentif des voies respiratoires ne nous a fourni aucun signe propre à justifier positivement ces craintes.

Dans ces derniers temps, il y a trois mois, à la suite d'émotions morales qui l'ont fortement remué, et dont je me réserve de vous entretenir plus loin, sa santé s'est altérée au point qu'il a dû être admis dans un hôpital.

Les symptômes nouveaux qui s'étaient produits alors et qui ont motivé cette admission, étaient tels qu'on avait émis l'opinion qu'il était atteint d'un mal de Pott ; et cette opinion, qui fut du reste bientôt abandonnée, vous paraîtra incontestablement fort soutenable pour peu que vous vouliez considérer un instant les choses d'un certain point de vue, à la vérité trop exclusif.

Rappelez-vous d'abord les antécédents héréditaires du malade : père amputé pour une tumeur blanche ; chez le malade lui-même, l'existence passée d'une pleurésie double, la présence d'une induration testiculaire peut être de nature tuberculeuse ; l'anémie profonde, enfin la prostration actuelle des forces, et aussi la faiblesse originelle du sujet ; voilà certes, des circonstances qui ne contredisent nullement à l'idée du mal de Pott.

Mais c'est surtout, sans doute, un certain ensemble de symptômes, encore présents aujourd'hui, et que nous pourrons par conséquent étudier avec vous, qui avait frappé l'attention. Vous avez vu notre malade faire son entrée dans la salle de cours en s'aidant d'une béquille qu'il porte du côté droit le tronc tenu raide dans la verticale, la région lombaire présentant une cambrure assez forte, les jambes traînantes, surtout la droite. Ce sont les douleurs dont il souffre et qu'il localise dans l'épine, à la partie inférieure de la région dorsale et dans la région lombaire, qui semblent commander cette attitude. Ces douleurs paraissent très vives ; elles se font sentir spontanément, et sont alors comparées à la sensation que produirait une brûlure ou un vésicatoire à vif ; mais elles sont exaspérées soit par la pression, soit par les moindres mouvements du tronc, et dans ces cas-là, elles se montrent bien plus vives encore ; elles rayonnent des deux côtés du tronc, le long des fausses côtes, et s'étendent en avant jusque dans les deux fosses iliaques, surtout dans la droite. Lorsque nous avons examiné le malade au lit, nous avons remarqué qu'il ne peut s'asseoir complètement. Lorsqu'il veut essayer de le faire, il tire de toutes ses forces sur la corde du lit et parvient ainsi à soulever ses épaules ; le tronc suit, tenu tout d'une pièce, mais ne s'élevant guère au delà d'un angle de 45 degrés.

Bien qu'il n'y ait pas trace d'une déformation vertébrale, voilà certes un ensemble de faits qui sont bien de nature à éveiller l'idée du mal de Pott ; d'autant mieux que la démarche traînante fait songer à l'existence d'une parésie des membres inférieurs et qu'un examen antérieur avait révélé déjà un certain degré d'excitation des réflexes rotuliens. Mais on ne saurait, en pareille matière, se borner à un aperçu sommaire, et, avant de rien décider, il est indispensable d'examiner les choses de beaucoup plus près. Vous n'ignorez pas que les chirurgiens relèvent avec insistance, et c'est bien à juste titre, les difficultés que présente le diagnostic du mal vertébral, à son origine, avant l'apparition de la gibbosité. Indiquons d'abord l'un des points dont ils recommandent l'étude attentive comme devant fournir les renseignements les plus importants : l'examen de la souplesse du rachis, suivant M. le professeur Lannelongue (1), de la mobilité des vertèbres peut donner des indications de premier ordre.

On sait qu'à l'état normal lorsque le tronc s'infléchit en avant et se redresse, lorsque ces mouvements opposés sont portés à leur maximum, on voit les courbures normales du rachis se modifier régulièrement surtout au cou et aux lombes ; les concavités s'effacent, se transforment même en courbures inverses et si, pendant que le malade effectue ces mouvements, on applique les doigts sur les apophyses épineuses, on sent facilement un certain degré de mobilité entre les vertèbres d'une région. De plus le patient n'en éprouve aucune gêne. Toutes ces particularités vous les pouvez constater chez cet homme sain que j'ai, pour permettre la comparaison, fait placer près de notre sujet et qui, le tronc dépouillé de vêtements, exécute devant nous les mouvements signalés ci-dessus.

Mais il n'en est plus de même chez notre malade, tant s'en faut : le tronc, lorsqu'il se fléchit en avant, ou se redresse, ou encore lorsqu'il tend à s'incliner sur l'un ou l'autre côté, se déplace tout d'une pièce, les mouvements manquent de souplesse. Il semble que les apophyses épineuses soient fixées l'une à l'autre ; ces mouvements sont d'ailleurs extrêmement limités en raison de la douleur intense qu'ils déterminent, lorsqu'ils sont poussés un peu loin. Or, justement, messieurs, telle est la rigidité anormale qui dès le début, avant toute difformité, constitue suivant les auteurs (2) un des caractères cliniques du mal de Pott.

D'après la description donnée par le malade, du siège, de l'étendue, du

1. Lannelongue, *Tuberculose vertébrale*, 1888, p. 146.
2. Lannelongue, *loc. cit.*

caractère des douleurs qu'il ressent, de leur exacerbation sous l'influence des moindres mouvements du tronc, on pourrait être conduit à penser que l'étude méthodique de ces troubles de la sensibilité fournirait des résultats conformes à ceux obtenus par l'examen de la souplesse du rachis, c'est-à-dire plaiderait dans le même sens. Eh bien, c'est justement ici que la lumière va se faire, que la véritable nature du cas va commencer à se dévoiler. Il n'est pas nécessaire en effet chez notre homme pour provoquer la douleur rachidienne d'exercer à l'aide du doigt, avec une certaine force, une pression profonde sur les apophyses épineuses, sur les apophyses transverses, sur les gouttières vertébrales. Une pression des plus légères, un simple attouchement, un frôlement suffisent, vous le voyez, pour éveiller une douleur vive et, si peu qu'on insiste, pour arracher des cris au patient.

En réalité, il existe là non seulement sur le rachis, mais encore partout où s'étend la douleur spontanée, une « hyperesthésie exquise » poussée au plus haut degré, qui, sans doute, occupe pour une part les parties profondes mais qui siège surtout dans le tégument externe. On s'en assure très exactement en formant sur un point quelconque des parties hyperesthésiées un pli de la peau que l'on comprime ensuite entre le pouce et l'index. Une pression même très légère de ce repli cutané suffit pour produire la douleur ; une pression un peu forte la porte au plus haut degré.

La pression a encore un autre effet sur lequel il nous faut particulièrement insister, car il constitue dans l'espèce une révélation très significative. Lorsqu'on presse sur la peau, même doucement, qu'on y exerce un frôlement superficiel ou encore lorsqu'on comprime légèrement un pli cutané compris entre deux doigts, la sensation produite chez le patient n'est pas seulement une douleur locale plus ou moins vive, qu'il compare généralement à une brûlure, c'est encore un sentiment de quelque chose qui monte du bas ventre, arrive à l'épigastre, au cœur où il se produit des palpitations, à la gorge où l'on croit sentir une boule qui vous étouffe, à la tête enfin où les oreilles sifflent en même temps que l'on ressent de forts battements dans les tempes. Evidemment, cette hyperesthésie du tégument si accentuée, telle qu'on ne la voit guère que dans de certaines conditions, chez les tabétiques ou les hystériques, et surtout cette sensation d'aura consécutive à la pression, ne sont pas l'expression d'une névrite intercostale déterminée par la compression exercée sur les racines nerveuses à leur passage dans les trous de conjugaison ou au travers des méninges épaissies.

C'est certainement d'autre chose qu'il s'agit, et nous voici amenés bien loin de l'idée du mal de Pott ; tout ce qu'il nous reste à relever maintenant dans l'histoire du malade nous en éloignera de plus en plus.

Examinons d'abord plus attentivement que nous ne l'avons fait jusqu'ici la distribution de l'hyperesthésie cutanée chez notre homme. La région hyperesthésiée forme comme une large ceinture qui, en arrière, au niveau du rachis, s'étend sur quelques vertèbres de la région dorsale inférieure et sur toute la hauteur des régions lombaires et sacrées ; c'est là où la sensibilité à la pression est la plus vive ; de chaque côté, à droite et à gauche, la ceinture s'étend sur les

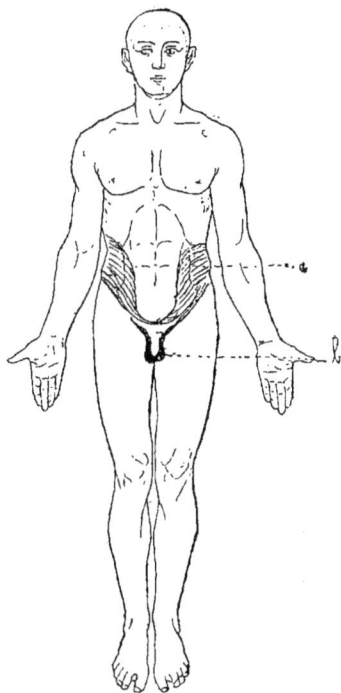

Fig. 43. — *a*. Plaque hyperesthésique ;
b. Hyperesthésie scrotale très accentuée et testicule douloureux.

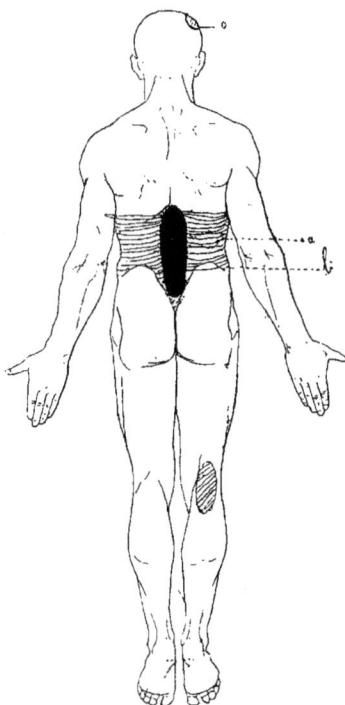

Fig. 44. — *a*. Ceinture hyperesthésique ;
b. Région où l'hyperesthésie est portée au *summum ;*
cc. Plaques hyperesthésiques.

lombes, contourne les hanches, envahit en avant les hypocondres et les régions inguinales, d'où elle se répand sur le scrotum et sur la verge, laissant indemnes les régions ombilicale et hypogastrique. C'est à l'existence de cette ceinture douloureuse qu'est due la rigidité si remarquable, le manque de souplesse que nous avons signalés expressément, à propos des mouvements du tronc soit en avant soit en arrière ; c'est à elle également qu'il faut rapporter la gêne marquée qu'éprouvent les membres inférieurs dans l'accomplissement de la marche ; il est facile de s'assurer, en effet, que les moindres tiraillements exercés sur la peau des cuisses, surtout à droite au voisinage de la zone hyperesthésiée, éveillent la douleur la plus vive, et, dans la marche, ce sont en partie des tiraillements de ce genre qui entravent l'exécution des mouvements du membre. En réalité, il n'existe pas de paraplégie proprement dite ; la résistance des divers segments des membres inférieurs aux mouvements qu'on veut leur imprimer, est énergique et si les réflexes rotuliens sont exagérés, on ne retrouve pas, par contre, la moindre trace du phénomène du pied, et il n'y a aucun trouble à noter du côté des fonctions de la vessie.

Sans qu'il soit nécessaire d'insister plus, vous avez sûrement reconnu que notre sujet offre un assez bel exemple de ces « simulations hystériques du mal de Pott, » sur lesquelles Brodie, Skey, Paget et plusieurs autres ont avec beaucoup de raison insisté, et à propos desquelles tout récemment M. Audry écrivait pour le *Lyon médical* un travail intéressant (1).

Mais, pour tirer parti de notre cas autant que possible, il nous faut encore actuellement rechercher dans l'ordre étiologique les circonstances qui ont pu présider au développement de la diathèse hystérique et provoquer l'apparition des manifestations névropathiques actuelles. Il conviendra aussi de compléter le tableau clinique par l'exposé de quelques nouveaux traits.

Je vous ai présenté déjà M...ier comme un sujet plutôt délicat, quoiqu'il s'agisse d'un paysan émotif, impressionnable et justement c'est dans une idylle, qui plus tard devait tourner presque au mélodrame, que se sont produites les émotions morales, causes vraisemblables du développement des accidents nerveux. Il y a deux ans, en septembre 1886, lors d'un débordement de la Marne, il fut assez heureux pour sauver près de Saint-Maur une jeune fille dont la vie était mise en danger par l'inondation. Une liaison s'ensuivit, toute platonique assure-t-il ; « c'était pour le bon motif. » On se rencontrait dans les blés, dans les endroits peu fréquentés des bords de la Marne, sous les saules ; les choses allaient pour le mieux depuis plusieurs mois lorsque survint la maladie qui le retint au lit pendant près de six mois.

Les relations, si longtemps interrompues, se renouèrent après la convalescence plus étroitement encore que jamais et vers le commencement d'août 1887 M...er rassemblant tout son courage se décida à aller faire sa demande en mariage. Hélas, il n'avait pas un sou vaillant, et la famille de la jeune fille

---

1. *Du pseudo-mal de Pott hystérique.* Lyon médical, 23 octobre 1887.

avait quelque argent. Le refus fut formel, absolu, brutal, ne laissant dans le cœur du jeune garçon que le désespoir.

Immédiatement après cet événement, il tomba dans une prostration profonde ; il ne mangeait plus ; ses nuits étaient sans sommeil, agitées par des rêves affreux et quelques jours après, fin août, il commença à ressentir les douleurs lombaires dont il souffre encore aujourd'hui et qui à cette époque l'obligèrent à s'aliter. Trois semaines environ plus tard, il fut admis à l'hôpital Saint-Antoine d'où grâce à l'obligeance de notre collègue M. Raymond, il fut dirigé sur la Salpétrière.

Telles sont les circonstances émouvantes au milieu desquelles l'hystérie s'est manifestée chez notre homme. Ce sont les douleurs rachialgiques qui ont paru en premier lieu, et vous savez comment elles ont pu un instant donner le change et faire errer le diagnostic ; mais bientôt survinrent des attaques qui devaient dévoiler immédiatement la véritable nature du mal.

Ces attaques, pendant le séjour à Saint-Antoine, se sont montrées durant un mois, presque tous les jours à la même heure ou à peu près, c'est-à-dire entre six heures et sept heures, généralement après le repas du soir. Remarquez bien cette périodicité vespérale car elle est déjà un indice ; elle appartient en effet à l'hystérie. Lorsque les accès épileptiques se règlent, c'est au contraire, je vous l'ai bien souvent fait remarquer, pendant la nuit vers deux heures après minuit ou le matin au réveil, qu'elles éclatent. Il y a bien aussi chez notre jeune homme des attaques qui surviennent dans la journée le plus souvent vers deux heures de l'après-midi mais celles-là sont beaucoup plus rares et alors elles sont moins prolongées. Celles du soir se reproduisent habituellement par séries presque ininterrompues, de façon à occuper une bonne partie de la nuit ; souvent elles ne cessent que vers 4 heures du matin.

Elles présentent les particularités suivantes : Au début, se produit une aura prémonitoire ; nous en avons déjà parlé à propos de l'étude des douleurs rachidiennes et j'ai montré là que cette aura se manifeste, en conséquence d'une pression exercée sur les parties douloureuses. Lorsque l'attaque doit se développer spontanément, le malade en est prévenu par une sensation particulière qui part du scrotum, remonte à l'épigastre, à la gorge où se produit un sentiment de constriction ; puis surviennent des palpitations, des battements dans les tempes, et enfin la perte de connaissance a lieu en même temps que les convulsions se déclarent.

Celles-ci sont des plus violentes, au point qu'il a plusieurs fois mis son lit en pièces. Toujours, il faut plusieurs personnes pour le contenir et il pousse des cris affreux. Les attaques ayant cessé depuis l'admission à la Salpétrière, nous ne pouvons dire si elles sont marquées par les trois phases caractéristiques de l'hystéro-épilepsie typique ; mais les détails qui précèdent, tout sommaires qu'ils soient, suffisent déjà pour établir que ce n'est pas l'épilepsie qui ici est en jeu. L'accès épileptique, quelque intenses d'ailleurs que soient les convulsions, évolue en effet, je vous le rappelle, lorsque le malade est couché ou à terre, sans bruit, sans fracas, sans grand déplacement du corps.

En voilà assez concernant les attaques qui sont, vous le voyez, suffisamment caractéristiques et j'en viens à l'exposé des faits révélés par la recherche et l'étude des stigmates. L'hypéresthésie cutanée n'est pas limitée aux plaques hystérogènes que nous avons décrites à propos de la rachialgie simulant les douleurs du mal de Pott. D'autres plaques de même caractère se voient, l'une au niveau du creux poplité du côté droit, l'autre au sommet de la tête vers la bosse pariétale (voir le schema n° 44).

Un certain degré d'hypéresthésie au froid et à la piqûre est répandu en outre sur toute la surface du corps, principalement sur le côté droit. Il est remarquable que les douleurs qui, sans provocation, existent à peu près constamment sur la plupart des plaques d'hypéresthésie, s'exaspèrent spontanément vers 6 et 7 heures du soir ; c'est aussi, remarquez-le bien, l'heure à laquelle se manifestent les attaques.

Il y a un double rétrécissement du champ visuel extrêmement accusé, et aussi prononcé à droite qu'à gauche.

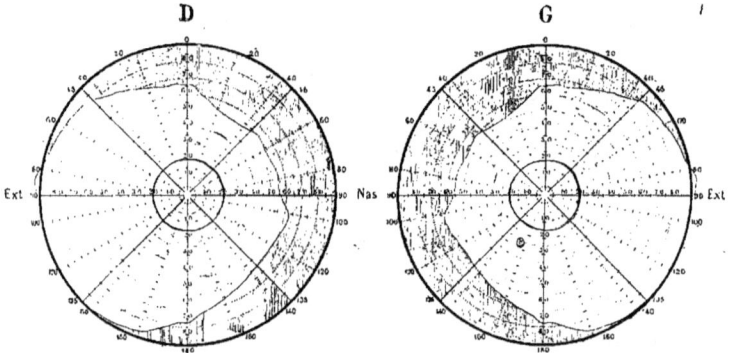

Le réflexe pharyngien est affaibli à gauche ; le goût est très émoussé surtout à gauche : obnubilation de l'ouïe et de l'odorat, également à gauche. Vous le voyez, le tableau est complet et il n'a guère besoin de légende.

Depuis quelques jours, il se manifeste chez notre homme une certaine tendance à l'amélioration ; les attaques, ainsi que je vous l'ai dit, sont devenues plus rares ; il marche un peu moins mal qu'autrefois, ce qui semble indiquer que les douleurs rachidiennes se sont atténuées ; le sommeil n'est plus agité comme auparavant par des rêves terrifiants : on pourrait même dire qu'il est devenu pour lui le « doux baume des âmes blessées » « *balm of hurt minds* » dont parle Shakespeare. En effet les images qui, pendant qu'il dort, se présentent aux yeux de son esprit sont maintenant toujours consolatrices. « Il voit sa fiancée parée pour la fête nuptiale ; il la promène en bateau, puis à travers les champs ; la nuit vient, le repas de noce à lieu chez le restaurant, « au Moulin de Bonneuil », dans le grand salon de cinquante couverts éclairé pour la circonstance d'une vive lumière ; il y a de la musique, des chants, des conversations animées (etc., etc). Au moment où, la fête terminée, il s'agit de conduire la mariée à son nouveau domicile, le rideau tombe soudain et tout est fini ; les choses ne vont pas plus loin ». Hélas ! dit-il en terminant son récit, tout cela n'est qu'un rêve.

Messieurs, dans les choses qui concernent les relations entre les deux sexes, même alors que les deux intéressés poursuivent le « bon motif » il y a toujours deux éléments à considérer, lesquels se mélangent en proportions diverses suivant les individus : un élément plutôt psychique, qui a son substratum dans les couches cérébrales supérieures, l'autre plutôt physiologique ou physique, comme vous voudrez l'appeler, qui siège dans les régions cérébrales inférieures ou dans la moelle. Quelques-uns d'entre vous pourraient supposer que, chez notre intéressant malade, ce dernier élément sans préjudice de l'autre ayant été mis très fortement en jeu, il en est résulté la production de cette hypéresthésie exquise des organes génitaux qui paraît jouer un rôle si important sur la scène morbide ; les partisans des « hystéries multiples » pourraient même, peut-être, se voir entraînés à considérer cette hypéresthésie, comme l'étiquette d'une hystérie spéciale l'« *Hysteria virilis amatoria* ». S'il en était ainsi, messieurs, je chercherais à vous détromper ; je vous ferais remarquer tout d'abord que les organes où règne l'élément « infime », ne sont pas chez notre sujet aussi fortement excités qu'on pourrait le supposer ; les confidences qu'il nous a faites ne nous laissent aucun doute à cet égard, et je relèverais en particulier à l'appui de cette assertion que, la nuit dans ses rêves, son lit n'est jamais souillé. Je ferais valoir en outre que l'hyperesthésie scrotale et testiculaire se rencontre quelquefois dans l'hystérie, provoquée par des causes qui n'ont rien, absolument rien à faire avec la « passion amoureuse ». C'est ainsi par exemple que les choses se sont passées chez un jeune maçon âgé de vingt-cinq ans que j'ai présenté à la Clinique il y a deux ans (1) ; ce jeune homme était devenu hystérique en conséquence d'une chute faite du haut d'un échafaudage ; l'hystérie à part, il en avait été

---

1. *Des paralysies hystéro-traumatiques chez l'homme*, Semaine médicale, 7 décembre 1887.

quitte pour la peur, car il n'avait souffert d'aucune lésion traumatique de quelque importance. Chez lui, l'hyperesthésie des testicules et du scrotum était aussi prononcée que chez notre malade d'aujourd'hui, et en même temps, par un singulier rapprochement, il existait, comme chez ce dernier, une rachialgie et des douleurs en ceinture qui avaient fait croire également à la présence du mal de Pott. Cependant, dans ce cas, le schock nerveux déterminé par l'émotion de la chute est bien le seul agent provocateur de l'hystérie qu'on puisse invoquer ; l'amour contrarié n'y était pour rien, absolument rien.

&cp. de la Soc. de Typ. - Noizet:.., 8, r. Campagne-Première. Paris

DIXIÈME LEÇON

Du traitement de l'ataxie locomotrice par la suspension,
suivant la méthode du Dr Motchoutkowsky.

MESSIEURS,

Je me propose de vous entretenir dans la conférence d'aujourd'hui de
l'essai que nous poursuivons depuis trois mois environ, ici, dans le service de
la Clinique, d'un traitement, nouveau pour nous, de l'ataxie locomotrice progressive et de vous faire connaître les résultats assez encourageants d'ailleurs jusqu'à ce jour, que ce traitement nous a donnés.

Il paraît à peine utile de vous rappeler qu'en matière d'ataxie locomotrice
progressive, nous ne sommes pas, tant s'en faut, — pour ce qui est relatif à la
thérapeutique — à la hauteur de nos connaissances anatomiques et cliniques
et c'est à juste titre, hélas ! que la maladie en question est généralement répu-
tée pour incurable, du moins dans l'immense majorité des cas. Tout ce que le
médecin éclairé peut espérer de voir survenir en cas d'ataxie, sous l'influence
des agents variés qu'il a appris à mettre en œuvre, ce sont des amendements,
des atténuations de certains symptômes ou encore des atermoiements, des
temps d'arrêt dans l'évolution fatale du mal ; à la vérité ces temps d'arrêt
lorsqu'ils se prolongent presque indéfiniment, comme cela arrive quelquefois
dans ces *formes bénignes du Tabes*, sur lesquelles j'ai bien des fois appelé
votre attention (1), ces temps d'arrêt, dis-je, équivalent presque à la guérison ;
mais cet événement, malheureusement bien rare, est, il faut le reconnaître
presque toujours un fait spontané plutôt qu'un produit de l'art, et certes il n'y
a pas là de quoi modifier, en rien d'essentiel, le sombre verdict prononcé par
l'opinion générale des médecins.

Je ne pense pas qu'à cet égard la nouvelle méthode soit appelée à changer

---

1. Tabes bénins, par le Dr Babinski. *Comptes rendus des séances de la Société de Biologie*
(Séance du 28 mai 1887).

radicalement l'état des choses ; mais, pour peu qu'à l'avenir elle se montre à la fois plus efficace que la plupart des moyens d'action dont nous disposons jusqu'ici, et aussi innocente dans son application que les meilleurs d'entre eux, elle ne manquera pas d'être acceptée avec empressement.

La méthode dont il s'agit appartient tout entière à M. le Dr Motchoutkowsky d'Odessa. Il l'a exposée dans un Mémoire publié en langue russe il y a cinq ans (1882), et resté je crois, jusqu'à ce jour, à peu près complètement dans l'ombre, du moins en France (1). Nous devons la connaissance de ce travail à M. le Dr Raymond, agrégé de la Faculté, qui a eu l'extrême obligeance de nous en communiquer une analyse détaillée. Nous mettrons celle-ci à profit dans un instant.

C'est le hasard, paraît-il, qui a fait naître chez notre confrère d'Odessa l'idée d'appliquer la suspension au traitement de l'ataxie locomotrice ; mais les semences que le hasard disperse à tous les vents ne sont pas, on le sait, toujours perdues : elles devaient cette fois, entre autres, rencontrer un terrain propice à leur germination et fructifier. Donc, notre confrère traitait depuis quelque temps un malade souffrant d'une déviation vertébrale et en même temps atteint d'ataxie, par l'application du corset de Sayre. Au bout de quelques jours, ce malade annonça que les douleurs fulgurantes très vives, siégeant dans les membres inférieurs, qui depuis longtemps le tourmentaient jour et nuit d'une façon presque continue, avaient à peu près complètement disparu à partir du jour où il avait commencé à porter le corset. Le contraste entre le passé et le présent était des plus frappants, l'amélioration obtenue, des plus saisissantes. Or quel avait été l'agent de cet amendement singulier des symptômes tabétiques : le corset ou la suspension elle-même ? Pour éclairer la question on résolut de traiter un certain nombre d'ataxiques, les uns par l'application du corset, les autres par la seule suspension, et après quelques tâtonnements on reconnut que, pour produire les effets thérapeutiques recherchés, celle-ci suffisait. Le corset était inutile ; il fut par conséquent rejeté.

Je tiens cette anecdote de M. Raymond qui, durant le séjour qu'il fit à Odessa à l'occasion de la mission scientifique dont il a été chargé l'an passé, l'a entendue de la bouche de M. Motchoutkowsky lui-même. Je dois encore à M. Raymond ainsi qu'à M. Onanoff, élève de mon service qui l'accompagnait dans son voyage, la connaissance de nombreux détails pratiques recueillis

1. *Application de la suspension des malades au traitement de quelques affections de la moelle épinière* par Motchoutkowski. Extrait du Journal *Vracha* (Le médecin) Pétersbourg 1883. — La seule revue scientifique qui ait donné une analyse détaillée de ce travail au delà des frontières russes est le « Physician and Surgeon » 1883. October. n° X. — M. John Marshall, professeur à University college, et M. le Dr Raymond y ont fait allusion, le premier dans son mémoire intitulé *Neurectasy or Nerve Stretching for the relief or cure of pain*, London, 1887 ; le second dans l'article *Tabes* du Dictionnaire encyclopédique des sciences médicales.

auprès de notre confrère russe concernant l'application de la méthode qui doit désormais porter son nom. Je leur dois également d'avoir bien voulu nous aider mon chef de clinique, M. Gilles de la Tourrette et moi, de leurs conseils éclairés par une compétence spéciale en la matière, dans nos premiers essais.

Avant de procéder à l'exposé des résultats obtenus dans nos propres recherches, il sera intéressant, je crois, de faire connaître, sommairement du moins, quelques-uns des faits consignés par le Dr Motchoutkowsky dans le mémoire auquel nous avons fait allusion plus haut. Ce travail contient plusieurs observations détaillées ; nous présenterons un abrégé des trois principales d'entre elles.

La première est relative à un homme âgé de 49 ans. Pas de syphilis antérieure. Les douleurs fulgurantes sont dites « atroces ». Douleurs en ceinture permanentes très pénibles. L'incoordination motrice est portée à un très haut degré et le signe de Romberg est très prononcé. Les reflexes rotuliens sont absents ; il y a une diminution très nette de la sensibilité aux membres inférieurs. Difficulté de la miction. Impossibilité d'accomplir l'acte sexuel. Myosis.

Au bout de 29 suspensions, le malade marche beaucoup mieux ; sa démarche, en réalité, est redevenue presque normale. Il n'a plus besoin de s'aider d'une canne comme il le faisait auparavant ; il lui est possible de se tenir sur un seul pied, pendant deux minutes environ. Les douleurs fulgurantes sont devenues beaucoup plus rares et elles sont très supportables maintenant, parfois à peine perceptibles.

Le traitement, après ces premiers résultats encourageants, a été continué et le nombre des suspensions a été de 97 en tout.

Lorsque le traitement a été terminé, les résultats obtenus étaient les suivants : 1° les douleurs fulgurantes avaient complètement cessé d'exister ; 2° diminution extrêmement remarquable de l'incoordination motrice pendant la marche. Le malade, sans canne, peut monter facilement un deuxième étage ; 3° les troubles permanents de la sensibilité qui existaient aux membres inférieurs, et en particulier les sensations de froid et les fourmillements qui étaient très pénibles ont complètement disparu. Disparition des douleurs en ceinture. Retour de la sensibilité normale ; 4° le signe de Romberg n'existe plus ; 5° augmentation légère du volume des muscles des membres inférieurs qui commençaient à s'atrophier.

Le traitement n'a pas eu d'effet sur le poids du corps, non plus que sur l'état des réflexes rotuliens qui restent toujours absents. Aucune modification n'est survenue dans le myosis. Par contre, retour des fonctions sexuelles autrefois complètement abolies.

Dans une lettre qu'il a bien voulu m'adresser récemment, M. le Dr Motchoutkowsky m'apprend que ce malade qui, depuis près de cinq ans, a cessé tout traitement, exerce actuellement à Odessa les fonctions de chef de la station des voitures publiques ; il est obligé de faire tous les jours des courses de 3 à 5 kilomètres. Les douleurs fulgurantes n'ont pas reparu.

Le second malade est âgé de 42 ans. Il a été atteint autrefois de syphilis. Il s'agit d'un cas d'ataxie très avancée. En effet, il est impossible au malade de se tenir debout sans l'aide d'une personne étrangère. Difficulté dans la miction, fréquents besoins d'uriner ; ils se répètent quarante fois dans les vingt-quatre heures. Douleurs fulgurantes intenses à retours fréquents, douleurs en ceinture ; crises gastriques très violentes. Aux membres inférieurs, le malade souffre de fourmillements et d'une sensation de froid. Absence des réflexes rotuliens. Signe de Romberg ; papilles normales : myosis, pupilles paresseuses.

Au bout de 22 suspensions, les douleurs fulgurantes avaient déjà perdu beaucoup de leur intensité. Après 80 suspensions, elles avaient complètement disparu. Le malade est devenu bien plus solide sur ses jambes : c'est au point qu'il peut marcher seul. La miction est redevenue à peu près normale ; les besoins d'uriner n'ont lieu que quatre, cinq ou six fois dans les vingt-quatre heures. Les crises gastriques ne se sont pas reproduites ; constipation moindre. Retour des fonctions sexuelles.

Le myosis est beaucoup moins prononcé et les pupilles réagissent beaucoup mieux qu'autrefois sous l'influence de la lumière. Lorsque les yeux sont fermés, c'est à peine si le malade oscille.

Par contre, le traitement paraît n'avoir eu aucune influence sur les réflexes rotuliens qui sont toujours abolis.

Troisième malade âgé de 35 ans : c'est à peu près le même cas que le précédent, seulement la syphilis n'existe pas dans les antécédents. A cause de l'emphysème et de l'artério-sclérose avec cœur forcé qui existaient chez ce sujet, on a essayé de remplacer la suspension par une traction exercée sur les membres inférieurs par le procédé de Volkmann. Le malade étant couché, on exerça pendant quelques jours une traction progressivement continue à l'aide de poids attachés aux pieds. Les résultats obtenus ont été satisfaisants. Disparition des douleurs fulgurantes ; retour très prononcé de la puissance motrice.

M. le Dr Motchoutkowsky fait connaître dans ce même travail qu'il a traité encore douze autres ataxiques par la suspension, presque tous avec le même succès. Les résultats sont favorables en ce qui concerne les douleurs fulgurantes et aussi l'affaiblissement des fonctions sexuelles. C'est contre ces deux symptômes tabétiques que le traitement en question paraît avoir l'influence la plus marquée.

La constatation de ce dernier fait a tout naturellement conduit notre confrère à essayer les effets de la suspension dans certains cas d'impuissance indépendants de la maladie tabétique, chez de jeunes sujets. Les résultats obtenus ont été généralement encourageants. M. le Dr Raymond m'a dit avoir vu à Odessa un Israélite de vingt-trois ans qui, devenu à un moment donné absolument impuissant, récupéra peu à peu sous l'influence de la suspension, sa virilité. Les premiers bons effets ont commencé à se faire sentir chez ce malade après la vingtième séance.

Quelques préceptes formulés par M.le Dr Motchoutkowsky dans son mémoire relativement au procédé opératoire méritent particulièrement d'être relevés. Il conseille de procéder graduellement en augmentant progressivement la durée de la suspension. Ainsi, le premier jour, la séance ne dépassera pas une minute ; le deuxième jour elle sera peut-être de une minute et demie ; on la portera à deux minutes le troisième, à deux minutes et demie le quatrième et ainsi de suite. En tous cas on ne devra jamais dépasser huit ou dix minutes et on n'oubliera pas que, plus le poids de l'individu est grand, moins longue devra être la durée de la suspension.

Il ne faut pas oublier non plus qu'il existe un chapitre des contre-indications. L'auteur insiste particulièrement sur les points suivants : ne devront pas être soumis à la suspension les sujets qui sont atteints de maladies du cœur et des gros vaisseaux, ceux qui souffrent d'une maladie chronique des poumons : phtisie, emphysème ; ceux qui ont éprouvé une ou plusieurs attaques congestives ou apoplectiques, ceux enfin qui sont sous le coup d'une anémie très prononcée.

Il est bon de ne pas omettre que, dans les cas où la suspension est applicable, les premiers effets favorables ne se sont souvent pas fait sentir avant la vingtième ou trentième séance ; quelquefois il a fallu aller beaucoup plus loin pour que les premiers résultats fussent obtenus.

Notre confrère devait tout naturellement se préoccuper de la question théorique ; comment agit la suspension ? C'est, suivant lui, en produisant une légère élongation des racines nerveuses qu'il compare de loin à l'élongation du sciatique, pratiquée il y a quelques années par un certain nombre de chirurgiens. Il s'agit aussi peut-être, en même temps, de modifications produites dans la circulation sanguine spinale à l'égard desquelles on ne s'explique pas très catégoriquement. Quoi qu'il en soit, il est bon de rappeler que la suspension a pour effet, en dehors de tout état morbide, d'augmenter le nombre des respirations par minute en même temps que l'amplitude et la force, tant des inspirations que des expirations, sont diminuées. Le pouls devient plus fréquent et la pression artérielle paraît plus élevée qu'à l'état normal.

Nous avons laissé pressentir que M.Motchoutkowsky avait appliqué la suspension au traitement de certains cas d'affection spinale ou cérébro-spinale autres que le tabes. Déjà nous avons parlé de « l'impuissance » en dehors de toute lésion organique. A part ces cas-là, les essais n'ont pas donné de résultats bien appréciables ; ainsi, tandis que dans les seize cas de tabes qui ont été traités par la suspension, les résultats ont été à peu près constamment favorables, à la vérité à des degrés très divers, ils ont été à peu près toujours nuls dans trois cas de paraplégie spasmodique, dans un cas de myelite diffuse chronique, enfin dans un cas de sclérose en plaques.

À propos des effets physiologiques de la suspension, nous devons à M. Onanoff l'indication des résultats de quelques expériences qu'il a entreprises, depuis son retour de Russie, chez un certain nombre de sujets sains, jeunes et vigoureux. En outre de l'accélération des mouvements respiratoires et de l'augmentation de la tension artérielle déjà signalées, il aurait vu se produire à la suite de trois suspensions une exagération manifeste des réflexes rotuliens, et, après quatre ou cinq suspensions, de l'insomnie, les nuits étant tourmentées par des rêves érotiques, des érections fréquentes ; ces divers phénomènes persistant durant quelques jours après la dernière opération. Relativement au dernier point, je ne crois pas que les expériences soient tout à fait probantes puisqu'il s'est agi de sujets « sains, jeunes et vigoureux » qui, probablement n'ignoraient pas « ce qui pouvait arriver. » Quoi qu'il en soit, vous n'êtes sans doute pas sans avoir entendu dire qu'il est quelquefois question dans les écrits pornographiques de certaines suspensions pratiquées dans certains lieux peu avouables chez « des affaiblis ou des anormaux». Voilà un sujet dont le médecin ne saurait certes pas se désintéresser complètement, tout scabreux qu'il soit. Il ne devrait pas perdre de vue, à ce propos, que si une curiosité vaine, surtout en ces matières, est souvent chose condamnable, la science, par contre, peut pénétrer partout, même dans les cloaques, sans y recevoir de souillures : Bacon a dit du soleil : « *Palatias et cloacas ingreditur, neque tamen polluitur.* »

Mais en voilà assez sur ces préliminaires ; il est temps d'en venir au but principal de la conférence d'aujourd'hui. Il s'agit donc maintenant de vous parler de nos propres recherches dont la mise en œuvre d'ailleurs, ne nous paraît plus avoir besoin de justification après ce que vous savez des résultats, incontestablement fort encourageants, obtenus par M. Motchoutkowsky.

Nous commencerons par l'exposé du procédé opératoire auquel, après quelques tâtonnements, nous nous sommes définitivement attachés depuis le commencement de nos essais.

L'opération en elle-même est chose des plus simples, mais encore nécessite-t-elle un certain *modus faciendi*, facile à acquérir sans doute, mais qui ne saurait s'inventer.

La suspension se fait à l'aide de l'appareil imaginé par Sayre (de New-York) pour placer le corset qui porte son nom et qui est appliqué pour le redressement des diverses déviations de la colonne vertébrale. Bien que cet appareil soit fort connu, il me semble qu'il ne sera pas inutile d'en donner ici une description sommaire.

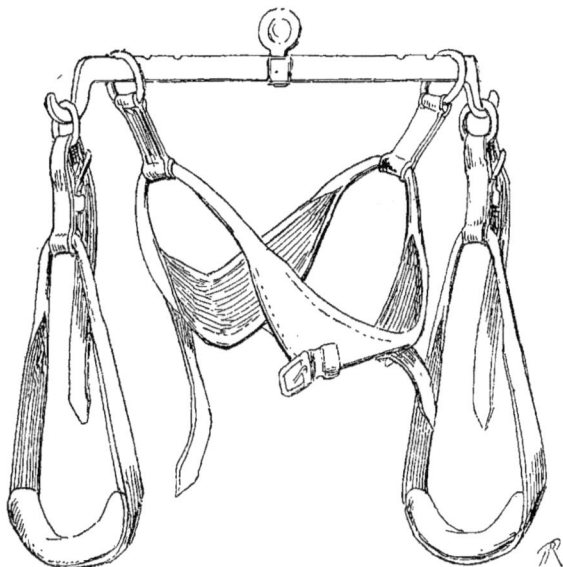

Fig. 46. — Appareil suspenseur.

Il se compose d'une tige de fer horizontale, de 45 centimètres de longueur, portant en son milieu un anneau dans lequel passera le crochet d'une moufle par l'intermédiaire de laquelle s'effectueront les tractions.

La tige porte à chacune de ses extrémités un crochet, auquel s'adapteront par une boucle, les pièces destinées à être placées sous les aisselles du patient.

Le bord supérieur de la tige présente de chaque côté, trois encoches dont on dira bientôt l'utilité. En outre de la tige de fer, l'appareil comprend deux pièces latérales pour les aisselles, une pièce médiane composée de deux pièces secondaires servant de soutien à la tête pendant l'opération.

Ces deux parties de la pièce médiane sont de forme triangulaire allongée, et sensiblement pareilles ; l'antérieure se place sous le menton, la postérieure au niveau de la nuque sous l'occiput. On reconnaîtra la pièce antérieure à ce fait qu'elle porte latéralement une petite boucle qui sert, lorsque l'appareil est en place, à réunir les deux pièces entre elles à l'aide d'une petite courroie qui empêchera le collier de glisser lorsque le malade sera suspendu. L'application

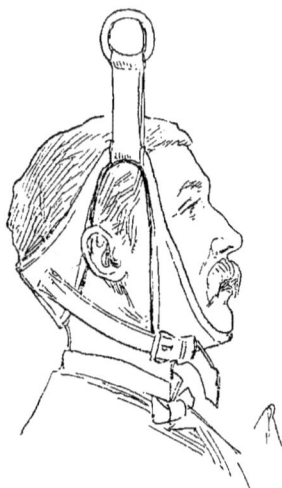

Fig. 47. — Appareil en place pour la tête.

de cette petite courroie joue d'ailleurs un rôle assez important; il importe en effet qu'elle soit assez serrée pour empêcher le glissement et qu'elle ne le soit pas trop cependant parce que dans ce dernier cas, la compression des jugulaires aurait pour effet de provoquer une stase veineuse susceptible d'amener des accidents.

A cet effet, la courroie est percée de huit à dix trous, et l'ardillon de la boucle se fixera du deuxième au cinquième environ suivant la grosseur du cou du malade.

Il est rare qu'on soit obligé d'interposer entre cette courroie et la peau un corps mou, un mouchoir, de l'ouate, de façon à amoindrir l'effet de la compression directe. L'application des pièces de la nuque et du menton est assez délicate et exige quelques soins. Elle devra varier quelque peu suivant la grosseur de la tête et du cou du sujet.

En ce qui regarde la grosseur de la tête, on fera varier les dimensions du collier en plaçant la boucle supérieure de la pièce dans le premier, le deuxième, ou le troisième des crans ou encoches que se trouvent sur le bord supérieur de la tige de fer ; plus la tête est volumineuse plus la boucle doit être placée en dehors.

Il est parfois nécessaire, lors des premières séances, chez les individus sensibles, trop gros ou trop maigres, d'interposer un corps mou entre le menton et la pièce qui est destinée à le soutenir.

Voici donc la tête en place. Il reste encore à placer les pièces des aisselles ; au premier abord elles pourraient sembler de peu d'importance ; cependant elles doivent en réalité être considérées comme les véritables régulateurs de la suspension. Il est nécessaire en effet que pendant l'élévation, la traction ne porte pas uniquement sur la tête et sur le cou, car en pareil cas la suspension ne serait pas tolérée ; il faut donc que le corps trouve quelque part un appui, mais d'un autre côté, il ne faut pas que ce point d'appui soit tellement effectif qu'il empêche l'élongation de la colonne vertébrale de se faire. En vue de cela, les pièces des aisselles, qui présentent la forme d'un ovoïde matelassé à son extrémité inférieure, sont munies en haut d'une courroie qui peut s'allonger ou se raccourcir à volonté suivant la taille ou le poids du malade.

Le jeu de cette courroie, on le comprend, est très important. En effet, lorsque la pièce axillaire est trop courte, il peut se produire une compression des troncs nerveux susceptible de déterminer des fourmillements, des engourdissements, nécessitant l'interruption de la séance. Lorsque la pièce est trop longue, au contraire, le tiraillement des muscles de la nuque devient intolérable, le corps ne trouvant pas un point d'appui suffisant.

On devra donc, chez chaque nouveau sujet, procéder par tâtonnements, et, au bout de deux ou trois séances en général, on sera fixé sur le cran où s'appuiera par en haut la pièce de la tête, sur la longueur qui devra être donnée à la courroie destinée à unir les pièces du menton et de la nuque, et à celles qui attachent à la tige de fer les pièces axillaires.

L'appareil étant bien disposé, le médecin commande à un aide de tirer sur la corde qui passe sur la poulie de la moufle, doucement, progressivement, sans secousses, évitant une élévation trop brusque afin d'habituer peu à peu en quelque sorte les muscles du cou à la traction qu'ils vont supporter. On doit engager le malade à éviter autant que possible les mouvements qui se produisent instinctivement, au moment où il sent qu'il quitte le sol ; on devra éviter aussi les déplacements latéraux, les mouvements de torsion qui pourraient se produire.

Le malade ayant quitté le sol, de telle façon que la pointe des pieds ne puisse le rencontrer, l'opérateur le soutient légèrement afin d'empêcher les oscillations. Dans le même temps, il fixe les yeux sur une montre à secondes pour régler minutieusement la durée de la séance.

Pendant que le patient est ainsi suspendu, on lui commande de temps en temps d'élever les bras doucement vers l'horizontale de façon à rendre, si cette pratique est tolérée, la suspension et la traction plus effectives.

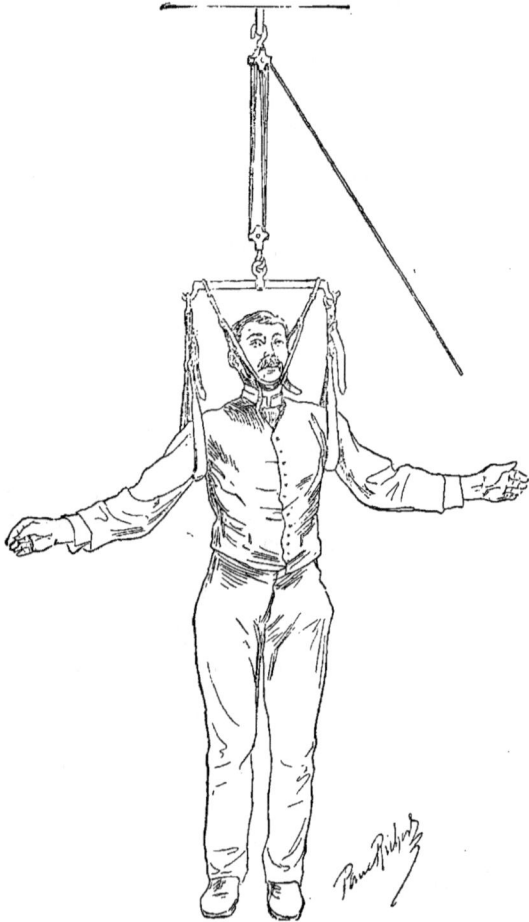

Fig. 48. — Le malade suspendu : mouvements latéraux des bras.

Nous pensons que la plus longue séance ne doit pas dépasser trois ou quatre minutes ; ce chiffre de trois minutes étant pris comme moyen terme. On commence le traitement par des séances de une demi-minute à une minute, et progressivement, on arrive au chiffre supérieur indiqué, lequel ne doit généralement pas être atteint avant la sixième ou la huitième séance.

A cet égard encore, il faut tenir compte de certaines susceptibilités individuelles et de particularités inhérentes, surtout au poids du malade. Alors par exemple qu'on n'éprouve aucune difficulté à faire tolérer d'emblée deux minutes de suspension à des malades pesant de 60 à 70 kilog., il n'en est plus de même chez des sujets qui pèsent 80, 90 kilog. et plus. Chez ces derniers, la traction qui s'exerce sur les muscles de la nuque est très forte, douloureuse même parfois, pendant toute la journée qui suit la séance, ce qui ne doit pas être quand l'opération est bien conduite.

Il est des malades chez lesquels le désir d'être soulagés est si impérieux qu'ils se croient en quelque sorte obligés de tout supporter sans se plaindre : mais en réalité l'opération ne doit entraîner ni douleur, ni fatigue, sous peine d'être inefficace.

Les séances ont été faites tous les deux jours, l'expérience ayant démontré que les séances quotidiennes étaient moins favorables. L'heure paraît importer peu. Lorsque le nombre des minutes fixé à l'avance s'est écoulé, le médecin commande de lâcher peu à peu la corde de façon à ce que le patient descende lentement, sans secousses. Lorsqu'il a touché le sol, on le soutient un instant pendant qu'on enlève les diverses pièces de l'appareil, et on l'asseoit ensuite, pendant quelques minutes, dans un fauteuil où il prend du repos.

Quelques détails d'ordre secondaire méritent d'être signalés encore. Le malade doit, au moment d'être suspendu, quitter son vêtement de dessus, de façon à avoir les bras libres ; le cou doit être à nu, ou du moins ne pas être serré dans un col étroit, afin d'éviter une compression qui pourrait avoir des effets fâcheux.

L'appareil de Sayre comporte, outre les pièces indiquées un trépied portatif à branches démontables muni à sa partie supérieure d'un crochet auquel se fixe la moufle sur laquelle passe la corde de traction. L'usage de ce trépied peut être excellent pour appliquer un corset chez les personnes dont la station debout est normale ; mais il n'en est plus de même chez les ataxiques qui souvent oscillent sur leurs jambes et qui, menacés de perdre l'équilibre, saisissent parfois convulsivement, dans le but d'y trouver un appui, les branches du trépied qu'ils pourraient renverser.

Tels sont les errements que nous nous sommes attachés à suivre dès l'origine de nos recherches. Celles-ci ont été inaugurées le 8 octobre, c'est-à-dire il y a trois mois environ et elles ont été depuis lors régulièrement poursuivies. Elles portent sur dix-huit sujets tabétiques ; quatre d'entre eux, qui n'ont pas été suspendus plus de trois fois et qui, pour des causes variées, ont cessé ensuite de fréquenter l'hospice, doivent être naturellement éliminés du groupe. Restent donc quatorze malades dont nous avons à nous occuper aujourd'hui. Il importe de relever que dans tous ces cas, il s'agit d'ataxie locomotrice parfaitement caractérisée, avancée le plus souvent déjà dans son évolution, et que dans aucun d'eux par conséquent le diagnostic n'a laissé subsister l'ombre d'un doute. La plupart de ces malades nous étaient d'ailleurs antérieurement déjà connus. Ils suivaient depuis plusieurs mois un traitement à la policlinique et recevaient chaque samedi, suivant nos prescriptions habituelles, une application de pointes de feu sur la région spinale. C'est dire que nous avions eu l'occasion fréquente de les observer avant l'époque où ont commencé les essais de suspension. Inutile d'ajouter qu'au moment même où celle-ci a été mise en œuvre tout autre traitement a été supprimé.

Le meilleur moyen de vous placer en mesure d'apprécier les résultats obtenus sera, je pense, de faire comparaître quelques-uns de nos quatorze ataxiques et de les interroger devant vous ; faute de temps, nous devons nous borner à vous faire connaître, dans un court exposé, ce qui est advenu chez les autres.

Premier malade. — Voici d'abord un homme vigoureux, âgé de 50 ans, le nommé D... elay, qui exerce dans une usine des fonctions de surveillance l'obligeant à se tenir debout et à marcher presque toute la journée. Il est fort empêché dans son travail depuis deux ans, époque à laquelle l'incoordination motrice des membres inférieurs a commencé à s'accuser.

L'observation abrégée qui constate l'état du malade au moment de la première suspension est ainsi conçue : début de la maladie il y a cinq ans par des crises de douleurs fulgurantes très vives. Il y a deux ans, fracture spontanée du péroné droit. Depuis deux ans, la marche est devenue difficile ; l'incoordination motrice est assez prononcée. Le malade ne peut marcher longtemps, il est obligé de s'asseoir à chaque instant ; fort souvent, quand il est debout ou qu'il marche, ses jambes se dérobent sous lui tout à coup. Les douleurs fulgurantes, depuis quelque temps, sont devenues presque continuelles, elles empêchent souvent le sommeil. Miction difficile ; la vessie se vide en cinq ou six fois. Signe de Romberg nettement prononcé. Impuissance complète depuis un an. Absence des réflexes rotuliens.

La première suspension a eu lieu le 22 octobre 1888. Le nombre des séances jusqu'à ce jour a été de trente-trois, chacune d'elles durant de une à trois minutes.

Dans la note relative aux effets produits nous relevons ce qui suit :

Dès la deuxième séance, une certaine amélioration s'est manifestée dans la marche et dans la miction. A partir de cette époque, et pendant un mois, les douleurs fulgurantes n'ont pas reparu. Elles sont revenues depuis, quelquefois, mais beaucoup moins intenses. — Douzième séance : La miction s'est améliorée encore. Le malade a pu descendre seul du tramway en marche, ce qui ne lui était pas arrivé depuis deux ans. — Quinzième séance : On constate la disparition du signe de Romberg. Le « dérobement » des membres inférieurs ne s'est pas produit depuis longtemps. — Vingt-troisième séance : Le malade a eu pour la première fois depuis un an une érection. Les réflexes rotuliens sont toujours absents. Le malade fait remarquer qu'il n'a pas ressenti ses douleurs, bien que le temps soit fort humide.

M. Charcot, *au malade* : Les douleurs dont vous souffriez étaient-elles très vives ; depuis quand les aviez-vous ?

Le malade : Je les ai ressenties pour la première fois il y a cinq ans ; elles étaient très aiguës, c'étaient des coups de poignard. Dans ces derniers temps, je les avais presque constamment, au moins tous les deux ou trois jours ; c'était presque impossible à endurer : souvent il m'était impossible de dormir.

M. Charcot : Voulez-vous me dire ce qui s'est passé à l'égard de ces douleurs depuis que vous suivez le traitement ?

Le malade : Les douleurs ont disparu après trois ou quatre suspensions. Elles sont revenues depuis, mais pas si fortes et après quelques nouvelles séances, elles ont disparu de nouveau. Elles ont bien voulu reparaître il y a trois ou quatre jours mais elles ont été très faibles, et elles n'ont pas duré. Maintenant, je dors toutes les nuits.

M. Charcot : Voilà certes un résultat intéressant. Vous n'ignorez pas que lorsque leurs douleurs sont vives, les ataxiques sont exposés à contracter la funeste habitude des piqûres de morphine : si l'on pouvait parvenir à les arrêter dans cette voie ou à les empêcher d'y entrer à l'aide de la suspension répétée, ce serait déjà de la part de celle-ci un bienfait signalé.

Au malade: Comment s'est produite la fracture de la jambe dont il est question dans votre observation?

Le malade : J'étais assis devant un bureau et je me suis baissé pour caresser mon chien qui était à mes pieds : la fracture s'est faite je ne sais comment ; je ne suis pas tombé, je n'ai même pas fait un faux mouvement.

M. Charcot : Voilà bien une fracture d'ataxique.

Au malade : Parlez-moi, je vous prie, de votre marche ; que s'est-il produit de ce côté?

Le malade : Je marche décidément beaucoup mieux. Je me tiens mieux debout. Autrefois j'étais menacé de tomber à chaque instant parce que mes jambes faiblissaient tout à coup ; cela ne m'arrive plus actuellement : je puis marcher presque toute la journée dans les magasins sans être forcé de m'asseoir à chaque pas.

M. Charcot prie le malade de se tenir debout les pieds rapprochés l'un de l'autre et de fermer les yeux. On constate dans cette épreuve l'absence du signe de Romberg ; puis, le malade étant assis, on peut reconnaître que l'absence des réflexes rotuliens persiste. — *S'adressant au malade :* Voulez-vous dire maintenant si vous avez gagné quelque chose pour l'émission des urines ?

LE MALADE : Oh ! de ce côté là, l'amélioration est bien marquée aussi. Autre-fois pour uriner j'étais obligé de m'y reprendre à cinq ou six fois, maintenant j'urine en une seule fois. C'est comme dans le temps, alors que je n'étais pas malade.

M. CHARCOT : Il y a encore un autre résultat obtenu dont il ne parle pas, sans doute par discrétion, mais que nous ne pouvons pas cependant passer sous silence ; c'est que les érections et les désirs sexuels ont reparu depuis quel-ques semaines ; les relations ont même pu avoir lieu dans des conditions à peu près normales. Seulement « les sensations, nous a-t-il dit, ne sont plus les mêmes qu'autrefois. »

En résumé, messieurs, vous le voyez, l'amélioration dans les symptômes s'est prononcée sur toute la ligne, et l'on ne saurait guère invoquer ici, je pense, non plus que dans les cas qui suivent, —pour se rendre compte des effets produits —, une influence de « suggestion » car les amendements se sont mani-festés lentement, progressivement, successivement durant une période de trois mois et ils ne se sont pas démentis un seul instant depuis l'origine.

Deuxième malade. — Le second malade est un nommé Des...mes, âgé de 43 ans. Il remplit les fonctions d'inspecteur dans un commissariat. Hérédité nerveuse très prononcée ; père exalté, instituteur, s'occupant active-ment de politique ; mère emportée ; un frère suicidé ; syphilis à l'âge de 20 ans.

Les douleurs fulgurantes ont commencé à se produire il y a cinq ou six ans. Démarche tabétique datant d'un an. Réflexes rotuliens absents. Signe de Romberg. Signe d'Argyll Robertson. Miction difficile. Impuissance depuis le commencement de 1888.

Début du traitement le 22 octobre 1888. Il y a eu jusqu'à ce jour trente-six suspensions de une demi-minute à trois minutes de durée.

Dès la deuxième séance, diminution d'un sentiment de pesanteur qui exis-tait dans les membres inférieurs ; la marche paraît être un peu plus facile. Après la huitième séance, amélioration très notable dans la marche qui est moins affectée par l'obscurité ; le malade descend les escaliers plus facilement. La miction est moins lente. Après la vingtième séance, on note le retour des érec-tions. Après la trente-sixième séance, on note de grands progrès dans la mar-che ; le malade peut faire maintenant de longues courses à pied : c'est ainsi que récemment, il s'est rendu à pied de la place d'Italie à Auteuil sans canne. Les douleurs fulgurantes sont, après quelques oscillations, devenues beaucoup plus rares et très supportables. Elles n'empêchent plus le sommeil. Le signe de Romberg a en grande partie disparu. Réflexes rotuliens toujours absents.

M. CHARCOT, *s'adressant au malade :* Tout ce que je viens de dire est-il bien exact ?

LE MALADE : Oui, monsieur, certainement ; je n'ai plus de douleurs maintenant depuis près de deux mois. Autrefois j'en avais fréquemment et bien souvent je ne pouvais dormir ; je dors bien maintenant.

M. CHARCOT : Quand avez-vous commencé à mieux marcher ? Comment va maintenant la vessie ?

LE MALADE : Une quinzaine de jours après le début du traitement, je me suis aperçu que je marchais mieux, cela ensuite s'est amélioré encore de jour en jour. Aujourd'hui, comme on l'a dit, je puis faire de longues courses sans canne ; j'urine beaucoup mieux, presque aussi bien qu'avant ma maladie. J'ai aussi des érections maintenant, seulement elles ne me servent à rien. Hier, je suis très bien descendu du tramway en marche.

M. CHARCOT, *au malade* : Ne faites pas trop de ces prouesses-là. Les os des ataxiques sont fragiles ; demandez ce qu'il en est au malade qui vous a précédé ici.

Troisième malade. — C'est un nommé G...fin, âgé de 32 ans. Il a été atteint de la syphilis à l'âge de 15 ans. Début il y a deux ans par des difficultés dans la marche. Dérobement fréquent des membres inférieurs. Les douleurs fulgurantes n'ont commencé à s'accuser qu'il y a un an. Besoins fréquents d'uriner et parfois incontinence d'urine. Sensation de coton dans les pieds et les jambes ; réflexes rotuliens absents, pas de signe de Romberg. Erections rares et imparfaites.

Début du traitement le 12 novembre 1888. Le nombre des séances a été de vingt-quatre. Une certaine amélioration dans la marche a commencé à se produire après la quatrième séance ; en même temps, moindre fréquence dans le besoin d'uriner. Après la septième séance le malade affirme qu'il sent mieux le sol, qu'il n'a plus de sensation de coton dans les pieds ; qu'il marche mieux. Après la vingt-quatrième séance, les résultats acquis sont les suivants : le malade peut faire d'assez longues courses sans se servir de sa canne, ses jambes ne se dérobent plus sous lui. Les douleurs vives ont disparu, elles ne sont plus représentées que par de simples chatouillements peu incommodes. L'engourdissement dans les membres inférieurs a cessé. Il n'y a plus d'incontinence d'urine. Les érections sont plus fortes et plus durables.

M. CHARCOT, *au malade* : Voulez-vous bien nous dire ce que vous pensez des effets du traitement que vous avez suivi ?

LE MALADE : Monsieur, ce qu'il y a de plus clair c'est que lorsque j'ai commencé le traitement, j'étais obligé de me faire conduire ici par ma femme qui me soutenait par un bras, tandis que de l'autre côté je m'appuyais sur une canne. Je venais de loin, car je demeure à peu près à trois quarts d'heure d'ici, rue de la Tombe-Issoire, près du parc Montsouris. Aujourd'hui je fais ce même trajet seul, sans être soutenu et sans canne. Il y a déjà un mois que je viens seul.

M. CHARCOT : Parlez-nous de vos douleurs, de vos urines.

Le malade : Je n'ai plus la sensation de coton sous les pieds. Je n'ai plus de douleurs mais j'éprouve quelquefois encore une espèce de chatouillement qui parait les remplacer. J'urine presque comme autrefois.

Quatrième malade. — Extrait de l'observation : B...geois (Louis), âgé de 41 ans. Pas de syphilis. Un oncle paternel a été atteint de paralysie générale progressive. Début en 1887 par de l'impuissance ; absence complète d'érection. L'incoordination motrice des membres inférieurs est très marquée. Douleurs fulgurantes peu intenses, mais il y a sensation douloureuse et obtusion de la sensibilité de la plante des pieds. Réflexes rotuliens absents. Signe de Romberg très net. Difficulté de la miction ; un peu d'incontinence de temps à autre. Mal perforant du pied. Signe d'Argyll Robertson.

Début du traitement, le 10 octobre 1889. Trente-huit séances de une demi-minute à trois minutes chacune. La démarche a commencé à devenir plus sûre dès la troisième séance, la miction plus facile, et, à partir de cette époque il a cessé d'uriner dans son pantalon comme il le faisait souvent autrefois. Après la cinquième séance, la sensibilité est redevenue normale à la plante des pieds. A partir de la seizième séance, la miction est normale. Après la vingtième séance il se produit pour la première fois depuis longtemps une érection, faible à la vérité.

Après la trentième séance, les résultats acquis sont : un état très satisfaisant de la marche, de la miction et des sensations pathologiques qui existaient dans les pieds. Le signe de Romberg a disparu ou, tout au moins, il est devenu fort peu accusé. Les réflexes rotuliens sont toujours absents.

Cinquième malade. — Le nommé S...on, 32 ans. Syphilis il y a sept ans. Début du tabes, il y a deux ans seulement, par un sentiment de faiblesse dans les membres inférieurs et une difficulté rapidement prononcée de la marche. Signe de Westphal, signe de Romberg, signe d'Argyll Robertson. Les douleurs fulgurantes se sont manifestées, pour la première fois, il y a dix-huit mois seulement. Elles sont peu intenses. Légère incontinence d'urine, un peu d'anesthésie plantaire. Érections très faibles.

Début du traitement le 14 novembre 1888. Après la quatrième séance, il se produit une amélioration très manifeste dans la marche. Le malade peut marcher beaucoup plus longtemps qu'il ne le faisait autrefois, il se fatigue moins. Après la sixième séance, les douleurs ont cessé d'exister, les pieds sentent mieux le sol ; le signe de Romberg est moins accusé. Après la douzième séance, la miction s'améliore notablement. Vers la vingt-deuxième séance, les érections, au grand étonnement du malade, reparaissent plus fréquentes et plus soutenues. Les réflexes rotuliens font toujours défaut.

Il ne me paraît pas nécessaire maintenant, messieurs, d'entrer dans les détails à propos des cinq autres cas d'ataxie locomotrice qui sont, en quelque sorte, calqués sur les précédents, et chez lesquels les effets produits par la suspension ont été, à peu de chose près, identiques. Mais je tiens à mentionner particulièrement que dans quatre autres cas, sur les quatorze du groupe, bien que l'ataxie fût en général symptomatiquement semblable à celle des dix autres, les résultats produits ont été presque nuls ou tout à fait nuls : dans un de ces cas même, ils pourraient être considérés peut-être comme ayant été plutôt défavorables.

Il s'agit dans ce cas, d'un nommé G...rges, âgé de 32 ans. Hérédité nerveuse très chargée, syphilis. Chez ce malade, l'évolution de la maladie avait été extrêmement rapide car, dans l'espace de six mois, les symptômes les plus divers de la série tabétique avaient presque atteint leur apogée. Au moment où le traitement a été commencé on note ce qui suit : Ptosis et strabisme à droite. Incontinence nocturne depuis trois mois. Marche très difficile, très incoordonnée : signe de Romberg très accentué, absence des réflexes rotuliens, anesthésie plantaire.

Début du traitement le 22 octobre. Le nombre des séances a été de trente et une, de une demi-minute à trois minutes chacune. Pendant le premier mois, résultats favorables : ainsi, après la quatrième séance, l'incoordination était devenue moindre. Vers la vingtième, la miction s'était améliorée, l'anesthésie plantaire avait disparu, le signe de Romberg était devenu moins prononcé ; mais de la vingt-cinquième à la vingt-huitième séance, on voit survenir, sans qu'aucune circonstance individuelle permette de l'expliquer, un empirement marqué par un retour de l'incoordination motrice, un accès de douleurs fulgurantes plus intenses que jamais, et une chute de la paupière supérieure gauche. Le traitement a été suspendu, du moins provisoirement. Toute médaille a son revers ; c'est presque un axiome. Le traitement par la suspension ne devait pas se soustraire à la loi..

En résumé, messieurs, sur quatorze cas d'ataxie locomotrice traités par la suspension pendant une période moyenne de trois mois, nous notons, dans dix cas une amélioration très notable et, dans plusieurs cas même, une atténuation vraiment remarquable de la plupart des symptômes spinaux. Dans quatre cas seulement, les effets ont été nuls ou peu appréciables et, dans l'un de ces derniers, après une période d'amélioration il y a eu empirement de tous les symptômes. Pas d'autres incidents à signaler. Dans plusieurs cas il y a eu des vertiges résultant d'une application vicieuse, bientôt corrigée, de la pièce mentonnière. Dans un cas seulement, où le malade était atteint de crises laryngées — ce cas ne fait pas bien entendu partie du présent groupe — le traitement a dû être suspendu dès la première séance à cause du sentiment de strangulation déterminé par l'application des pièces céphaliques.

Quelques remarques générales, relatives aux résultats obtenus dans les dix cas favorables, ne seront sans doute pas déplacées ici.

Nous rappelons que tous ces malades étaient des tabétiques avérés, déjà avancés dans le mal, et chez lesquels, par conséquent, le diagnostic avait pu être nettement établi. Chez presque tous, l'amélioration a commencé d'abord à porter sur la marche, sur l'incoordination. Elle s'est fait sentir dès les premières séances. Les malades nous ont dit souvent qu'aussitôt après la séance la marche est plus facile, plus assurée. Cette amélioration ne dure d'abord que deux ou trois heures ; mais après un certain nombre de séances, elle se prononce et devient permanente. Les malades se tiennent beaucoup plus facilement debout ; ils peuvent marcher sans aides, sans canne, faire des courses assez longues, etc., etc. La disparition du signe de Romberg, lorsqu'elle a eu lieu, a été presque toujours un phénomène tardif. Dans aucun cas, nous n'avons vu reparaître les réflexes rotuliens. Les troubles vésicaux ont été modifiés heureusement dans la plupart des cas, à la vérité souvent d'une façon tardive. La miction s'est régularisée, elle est devenue plus facile. L'incontinence a disparu, ou s'est pour le moins considérablement atténuée. Chez quelques malades, les fonctions vésicales sont redevenues normales. Il en a été quelquefois de même de l'impuissance, cette manifestation si fréquente du tabes et qui impressionne si fâcheusement les malades.

Les douleurs fulgurantes doivent être citées parmi les symptômes qui ont semblé le plus souvent bénéficier du traitement par la suspension ; ce résultat a été souvent obtenu dès les premières séances. Il a été facile à apprécier dans plusieurs cas où les douleurs étaient devenues presque continues et empêchaient le sommeil. Nous ne devons pas oublier que, plusieurs fois, la sensation d'engourdissement des pieds s'est atténuée ou a disparu et que, chez deux malades, des plaques d'anesthésie plantaire sont redevenues sensibles. Enfin il nous a semblé que l'état général lui aussi s'est le plus souvent amélioré et que le sommeil, fréquemment, est devenu meilleur, circonstance qui ne nous a pas paru devoir être uniquement attribuée à la disparition des douleurs fulgurantes.

Après tout ce qui précède, messieurs, il vous paraîtra sans doute évident comme à moi, que le traitement de l'ataxie locomotrice progressive par la suspension tel qu'il a été employé par M. le Dr Motchoutkowsky méritait bien d'être tiré de l'oubli où il était resté plongé jusqu'ici, et de nouveau mis en lumière. Les résultats obtenus jusqu'à ce jour sont, à mon avis, assez frappants pour qu'on les prône et qu'on les recommande sérieusement à l'attention des médecins particulièrement voués aux études neuropathologiques ; et, en ce qui me concerne, je puis témoigner que jamais je n'ai observé, dans l'ataxie, sous l'influence des divers autres modes de traitement qu'on lui oppose, des améliorations aussi prononcées, produites aussi rapidement sur un aussi grand nombre de malades à la fois. Mais après cette déclaration je serai le premier à relever qu'en cette matière, nous en sommes encore, sur plusieurs points, aux préliminaires. C'est qu'en effet, faute d'expériences suffisamment prolongées et suffisamment multipliées, il est une foule de questions qui se présentent à l'esprit et auxquelles nous ne saurions répondre. Ainsi, pour ne citer que quelques exemples, nous ne pouvons pas affirmer, si ce n'est d'après une observation unique appartenant à M. Motchoutkowsky, que les résultats obtenus puissent être vraiment définitifs, de nature à persister plusieurs années après la cessation du traitement. Nous connaissons bien la plupart des contre-indications relatives à la santé générale du sujet, qui doivent, dans certains cas, mettre en garde contre la pratique de la suspension, telles par exemple que les maladies organiques du cœur, la phtisie pulmonaire, les tendances apoplectiques, etc. ; elles ont été parfaitement signalées par notre confrère d'Odessa, mais nous ignorons d'autre part si, il n'y a pas à redouter encore chez certains sujets, sains en apparence, bien entendu en dehors du tabes, certains accidents relevant de la suspension qu'il est impossible de prévoir quant à présent. Nous ne savons pas non plus reconnaître encore, à certains caractères déterminés, les cas où la suspension, relativement aux symptômes tabétiques, sera certainement ou très vraisemblablement utile et les distinguer de ceux où son application serait de nul effet, ou peut-être même nuisible. Toutes ces questions là et d'autres encore, qui constituent à l'heure qu'il est autant de *desiderata* ne sauraient être éclairées, on le conçoit, qu'à la suite d'études suffisamment prolongées et établies sur une grande échelle. Pour ce qui est de nous, nous nous proposons de continuer celles que nous avons entreprises et de les étendre au plus grand nombre de sujets possible. Nous espérons pouvoir dans quelques mois vous faire connaître les résultats, quelsqu'ils soient, que nous aurons obtenus dans cette nouvelle série de recherches.

Suivant en cela l'exemple de M. Motchoutkowsky, nous avons essayé l'emploi de la suspension dans le traitement de quelques autres affections organiques des centres nerveux, autres que l'ataxie locomotrice, et aussi de quelques maladies purement névropathiques. M. le Dr Blocq, notre ancien interne, a traité de cette façon, dans le service une jeune fille de 13 ans, atteinte de la maladie de Friedreich. Cette malade, après un traitement de trente séances, a obtenu des améliorations très remarquables portant sur le signe de Romberg et, sur la titubation qui étaient très prononcée. Malheureusement, le corset ayant été appliqué dans ce cas, il est impossible de décider ce qui, dans le succès, revient à la suspension.

Les effets ont été favorables dans deux cas d'impuissance liée à la neurasthénie.

Par contre, un malade atteint de sclérose en plaques avec exagération considérable des réflexes rotuliens étant soumis au traitement, il survint chez lui après deux séances une rigidité spasmodique des membres inférieurs qui disparut heureusement au bout de trois jours.

Nous comptons, dans ce second groupe des malades non ataxiques, multiplier à l'avenir et varier les essais.

<hr>

APPENDICE

Après la leçon qu'on vient de lire, un grand nombre de malades se sont présentés à la Salpêtrière pour y être traités par la suspension. Naturellement, parmi ces nouvelles recrues, les ataxiques ont prédominé ; aujourd'hui 15 mars nous en comptons 114, dont 3 femmes, qui ont été soumis au traitement. Il y a lieu de les diviser en plusieurs groupes.

Trente malades sont venus de une à cinq fois seulement, et n'ont plus été revus ensuite. Beaucoup de malades d'ailleurs fréquentent l'hôpital dans le but d'apprendre à se suspendre, et après avoir fait emplette d'un appareil, ils continuent le traitement chez eux. C'est là une circonstance défavorable, on le conçoit, à l'observation, car il est assez rare que les malades qui sont en possession d'un appareil reviennent donner de leurs nouvelles. Toutefois, à ce propos, nous ne devons pas manquer de relever que nous avons pu, à la date du 8 mars, réunir tous les anciens malades présentés comme améliorés à la leçon du 15 janvier, et reconnaître à cette occasion que l'amélioration obtenue avait persisté dans tous ces cas et avait même notablement progressé chez quelques-uns d'entre eux. A la vérité, dans aucun de ces cas, les séances de suspension n'avaient été interrompues.

20 ataxiques sont venus de une à cinq fois et sont encore à l'heure qu'il est en observation sans qu'il soit possible, on le comprend, de rien conclure à leur égard.

14 ont été suspendus de six à dix fois, sans avoir présenté rien qui soit digne d'être noté, soit dans le sens de l'amélioration, soit dans le sens contraire.

7 ont été suspendus de quinze à vingt fois et au-dessus, sans avoir ressenti aucune amélioration.

38, comprenant 3 femmes, ont été suspendus de quatre à vingt fois et au-dessus, avec une moyenne de quinze suspensions et ont été améliorés très nettement bien qu'à des degrés divers.

5 enfin ont présenté des accidents de divers ordres qui ont motivé l'interruption des séances,

En résumé, en éliminant 64 cas pour lesquels il n'existe pas d'éléments d'appréciation, puisque nous ne saurions considérer comme infructueuses les séances avant la dixième, nous disons que sur un chiffre de 50 tabétiques ayant subi plus de dix à quinze suspensions, ou ayant été améliorés avant que ce chiffre ait été atteint, nous avons observé 38 améliorations, 7 échecs, 5 accidents.

L'analyse des 38 cas, dans lesquels une amélioration est survenue, nous conduit à formuler quelques propositions qui pourront contribuer peut-être à éclairer le chapitre des indications de la suspension dans le traitement du tabes.

Il nous a paru que les ataxiques frappés par la maladie lorsqu'ils sont très jeunes, et aussi, par contraste, ceux qui sont arrivés à un âge avancé ne retirent que peu de bénéfices de la suspension ; les premiers sans doute parce que chez eux, le tabes revêt le plus souvent une forme grave et évolue très rapidement, les autres pensons-nous parce qu'ils se présentent souvent dans un état de débilité qui nous a semblé peu favorable. Dans tous les cas on pourrait dire que, meilleur est l'état général, meilleur sera l'effet de la suspension.

Il est difficile de se prononcer avant la dixième ou quinzième séance sur le bénéfice qu'on pourra retirer ultérieurement de la suspension ; toutefois, il paraît certain qu'une amélioration qui se prononce rapidement dès les premières séances est d'un bon augure. Nous avons vu, dans certains cas, des améliorations obtenues rester stationnaires vers la dixième séance et ne s'accentuer ensuite que vers la quinzième ou vingtième séance.

Il est difficile de se prononcer sur la question de savoir si les ataxiques entachés de syphilis sont plus ou moins vite, ou plus ou moins certainement améliorés que ceux qui n'ont pas eu la vérole. Nous n'avons rien observé qui pût nous permettre de ranger, en nous basant sur l'existence ou la non existence de la syphilis chez eux, les ataxiques en deux catégories au point de vue des bénéfices qu'ils sont appelés à retirer de la suspension.

La forme des accidents tabétiques est plutôt à considérer : ainsi, les symptômes céphaliques, tels que paralysies oculaires, phénomènes laryngés, ou encore les crises gastriques semblent résister au traitement. En ce qui regarde ces derniers toutefois, il est impossible de rien décider encore, le nombre des cas de ce genre ayant été assez restreint.

Au contraire, l'incoordination motrice, les douleurs fulgurantes, les troubles vésicaux divers, la faiblesse générale, le signe de Romberg enfin, sont surtout favorablement influencés dans les conditions indiquées dans la leçon du 15 janvier.

Au cours des nombreuses suspensions pratiquées à la Salpêtrière, pendant ces deux derniers mois, nous avons vu survenir des accidents de divers ordres qui ont motivé la cessation du traitement et sur lesquels nous tenons à insister particulièrement.

Dans un cas, chez un homme de 55 ans, athéromateux, nous avons vu survenir après la dix-septième séance, un œdème des membres inférieurs résultant de troubles circulatoires cardiaques sans lésion orificielle appréciable (cœur forcé). L'œdème a cessé rapidement, d'ailleurs, après la suspension des séances.

Chez un homme âgé de 51 ans, tabétique confirmé ne présentant aucune lésion cardiaque et n'étant pas sous le coup de crises laryngées, un état lypothimique s'est manifesté à la suite de quelques séances, puis, à la suite de l'une d'elles, une véritable syncope ce qui a nécessité l'interruption du traitement.

Un second cas, où une des suspensions a été suivie d'une syncope que rien ne faisait prévoir, a été observé.

Chez un quatrième malade âgé de 43 ans, suspendu huit fois, les symptômes parétiques, déjà très prononcés du reste avant le traitement, se sont aggravés sous son influence. Ce malade était profondément anémié.

Enfin, dans un cinquième cas, est survenu à la suite d'une séance une paralysie radiale évidemment déterminée par la compression. Cette paralysie a disparu très rapidement.

Nous devons noter encore un fait observé en dehors du service. Il s'agit d'un cas de rupture d'une artériole athéromateuse déterminée par la compression exercée sur l'aisselle pendant l'application de la suspension.

Voilà des accidents qu'il importait de signaler hautement et qui sont bien de nature à montrer que la pratique des suspensions ne saurait être faite, sans critique, sans distinction des cas, et qu'il peut être dangereux dans certains cas de l'abandonner au malade lui-même.

Relevons, en passant, que trois de nos tabétiques améliorés présentaient avant le traitement une proportion plus ou moins considérable de sucre dans les urines.

En dehors du tabes, la suspension a été appliquée à huit sujets atteints de paralysie spasmodique, à trois sujets affectés de la maladie de Friedreich, enfin à quatre cas de paralysie agitante (maladie de Parkinson).

Aucun des malades atteints de paraplégie spasmodique (huit cas dont deux sont relatifs à la sclérose en plaques), n'a subi quant à présent plus de huit séances ; tous ont bien supporté la suspension, plusieurs affirment que, chez eux, la rigidité des membres inférieurs est devenue moindre. Mais, en raison du petit nombre des séances, il est difficile de se prononcer. Tout ce que l'on peut dire c'est que, à l'inverse de ce qui s'était produit dans un cas antérieur (sujet atteint de sclérose en plaques signalé dans la leçon du 15 janvier), la suspension a été parfaitement tolérée, sans produire jamais une aggravation des symptômes paralytiques.

Les trois malades atteints de maladie de Friedreich, traités par la suspension sans application du corset, n'en ont tiré aucun bénéfice appréciable. Il est vrai que le nombre des suspensions n'a pas dépassé encore six séances.

Par contre dans les cas de paralysie agitante, — nous relevons en passant qu'il s'est agi là de la véritable maladie de Parkinson et nullement d'un tremblement quelconque, — les résultats de la suspension ont été vraiment favorables. Ainsi, chez quatre malades de ce genre ayant subi de sept à vingt-trois suspensions, le sommeil est devenu meilleur, en même temps que le sentiment de chaleur qui se produit surtout la nuit s'est remarquablement amendé ; la rigidité des membres et les symptômes pénibles, parfois douloureux, que les malades y éprouvent ont été fortement atténués ; chez une des malades (femme de 43 ans) le phénomène d'antépulsion a disparu ; par contre, nous n'avons pas remarqué que le tremblement ait jamais subi une modification appréciable.

Nous nous trouvons encouragés, par ce qui précède, à conseiller le traitement de la suspension dans la maladie de Parkinson, surtout lorsque la raideur des diverses parties du corps et les sensations pénibles diverses qui l'accompagnent si souvent, se montrent particulièrement prononcées.

20 mars 1889.

IMP. NOIZETTE, 8, RUE CAMPAGNE-PREMIÈRE, PARIS.

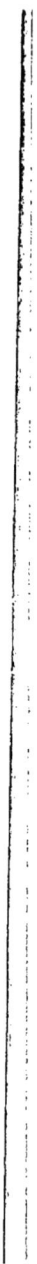

Policlinique du Mardi 22 Janvier 1889

ONZIÈME LEÇON

1er Cas. — Goutte articulaire, puis otite goutteuse; invasion soudaine du vertige *ab aure læsa* : diplopie, paralysie faciale transitoire. Le vertige s'établit à l'état permanent. — Traitement par le sulfate de quinine à hautes doses longtemps prolongées.

2e, 3e, 4e, 5e et 6e Cas. — Exemples de maladies de Basedow présentant certaines particularités intéressantes : tremblement, fièvre, paraplégie spéciale dans la maladie de Basedow. Combinaison de la maladie de Basedow avec l'hystérie, l'ataxie locomotrice progressive.

1er MALADE

M. Charcot. — Messieurs, le malade dont nous allons nous occuper en premier lieu est déjà connu de plusieurs d'entre vous. Je vous l'ai présenté en effet, une fois déjà, cette année même, à la clinique (Leçon du mardi 13 novembre 1888); mais alors, nous nous sommes bornés à tracer de son histoire une légère esquisse ; le cas est assez intéressant cependant, je crois, pour mériter d'être l'objet d'une étude plus attentive que nous allons entreprendre actuellement.

C'est un homme fort vigoureux, âgé de 55 ans environ, et qui exerce, ou plutôt exerçait il y a quelques mois encore, la profession non pas de forgeron, comme on l'a dit dans la leçon citée plus haut, mais bien de maréchal ferrant, ce qui du reste, à notre point de vue, revient à peu près au même.

Nous n'avons pu recueillir auprès de lui aucun renseignement précis con-

31

cernant les antécédents héréditaires. Il a servi autrefois comme maréchal dans un régiment de cavalerie et il a fait de nombreuses campagnes. Jamais il n'avait été malade lorsque, il y a dix ans, il a commencé à souffrir de douleurs dans les jointures dont la description ne laisse subsister aucun doute sur la nature de l'affection.

Ces douleurs articulaires en effet, ont eu pour caractère de se reproduire de temps à autre, sous forme d'accès, pendant lesquels une ou deux jointures seulement à la fois devenaient douloureuses et gonflées. C'est au gros orteil du côté gauche que la douleur s'est localisée, lors du premier accès, puis ça a été le tour de l'articulation métatarso-phalangienne du gros orteil du côté droit ; les genoux, les articulations des mains, des poignets, des coudes sont devenus plus tard le siège du mal. Le malade insiste sur ce fait, que les douleurs, pendant les accès, se montraient intenses tout particulièrement la nuit, et s'apaisaient notablement le jour. Les accès, en général, ne le retenaient pas plus de huit jours au lit. Il porte au niveau du coude gauche une petite tumeur dure, paraissant occuper l'épaisseur de la peau, mobile, qui nous paraît être constituée par un tofus, bien que l'on ne voie pas la substance d'un blanc crayeux transparaître à travers le tégument externe. Cette tumeur s'est développée à la suite des accès qui siègent dans les membres supérieurs. Pas de sucre dans les urines. Il a eu, à plusieurs reprises, des crises douloureuses dans la région lombaire et dans l'abdomen, lesquelles répondent certainement à la description de la colique néphrétique, bien qu'il n'y ait jamais eu, paraît-il, expulsion de calculs.

Quoi qu'il en soit, voilà un ensemble de phénomènes suffisamment caractérisé pour que vous ayez compris, à les entendre énumérer, que c'est la goutte qui est ici en jeu. Notre malade est donc un sujet arthritique au premier chef ; cela étant, nous pouvons nous attendre à voir survenir chez lui un certain nombre d'épisodes qui sont, en quelque sorte, dans la logique de la diathèse en question.

C'est dans ce sens, et non pas à titre d'événement purement accidentel, qu'il faut interpréter, croyons-nous, l'apparition, il y a deux ans, — époque depuis laquelle les fluxions articulaires n'ont plus reparu, — d'une affection de l'oreille gauche, peu douloureuse il est vrai, mais accompagnée de bourdonnements d'oreille et de surdité, rapidement survenue.

Il est intéressant de relever que cette otite goutteuse, — car c'est bien certainement de cela qu'il s'agit, — s'est accompagnée d'une paralysie du nerf facial gauche, offrant tous les caractères de la paralysie périphérique classique dite rhumatismale ; cette paralysie a cédé d'elle-même au bout d'une huitaine de jours.

Vous n'avez pas oublié, certainement, comment à plusieurs reprises, dans ces derniers temps, j'ai insisté sur la notion nouvellement introduite dans la science par M. Neumann, notion d'après laquelle la paralysie de **ce genre** est souvent une maladie d'hérédité nerveuse. Mais je n'ai jamais été jusqu'à prétendre, bien entendu, ni M. Neumann non plus je pense, que la paralysie faciale périphérique n'est jamais une affection toute locale, ne relevant d'aucune tare nerveuse, produite de toutes pièces en un mot par l'application plus ou moins directe du froid humide. J'ai émis seulement l'opinion que ces cas sont beaucoup plus rares qu'on ne l'avait cru jusque dans ces derniers temps ; en tout cas, personne n'ignore que, dans un groupe de faits assez nombreux, la paralysie faciale périphérique est, purement et simplement, la conséquence d'une otite, non pas seulement d'une otite grave avec lésions osseuses, mais encore d'une simple otite catarrhale ; c'est à un point que depuis longtemps Deleau, Roche (*Académie de médecine* 1857-1858), Wilde, Tröltsch, et plus récemment Tilmann (*Facialislähmung bei Ohrenkrankheiten*, Diss. Halle, 1869), ont bien mis en lumière.

Il n'est pas difficile de comprendre anatomiquement la production d'une paralysie faciale en conséquence d'une otite moyenne : on sait, en effet, que, dans la caisse, immédiatement en arrière et au-dessus de la fenêtre ovale est un relief osseux, l'aqueduc de Fallope, dans lequel se trouve contenu le nerf facial. Ce nerf n'est séparé de la cavité de la caisse que par une mince lamelle osseuse parfois criblée de trous, et, partiellement, par du tissu fibreux. Le nerf facial envoie d'ailleurs dans l'oreille moyenne deux branches et il reçoit la même artère nourricière que celle-ci. On imagine aisément, d'après cela, comment une inflammation même superficielle, ayant pris origine dans la caisse, peut se communiquer au contenu du canal de Fallope... (Tillaux, *Anatomie topographique*, p. 120 ; Erb, *Krank. der Nervensystem*, t. I, p. 448).

Inutile de dire que telle a été, suivant nous, la raison de l'apparition d'une paralysie faciale transitoire chez notre homme dans les circonstances que nous venons d'indiquer. Cette même paryalsie faciale devait reparaître, une fois de plus, dans des circonstances au moins fort analogues ; c'est ce que nous allons dire dans un instant. Un certain degré de surdité de l'oreille gauche et des bourdonnements presque constants ont survécu à la paralysie faciale qui du reste, ainsi que nous l'avons fait remarquer, avait disparu spontanément au bout de quelques jours seulement. Les choses en étaient là et F... se considérait comme très bien portant, lorsqu'il y a quatre mois environ, le 1er octobre 1888, la date est précise vous le voyez, se trouvant en wagon pour se rendre de Dijon à Paris, il fut pris inopinément des accidents que voici: tout à coup se produisent dans l'oreille gauche, des sifflements épouvantables par leur acuité et leur intensité ; en même temps survient un vertige caractérisé surtout par une tendance à être projeté vers la gauche, côté de l'oreille malade.

Cette sensation de translation violente était d'autant plus pénible qu'elle était, pour ainsi dire, continue et qu'elle s'accompagnait de nausées ; il y eut même quelques vomissements glaireux. Malgré tout, — cela est parfaitement établi dans le souvenir du malade, — il n'y eut pas un instant perte de connaissance ; il a assisté à tous ces phénomènes parfaitement conscient, mais non sans en éprouver, on le conçoit, un indicible malaise. Il était 8 heures du matin lorsque l'accès a été inauguré tout à coup par le sifflement d'oreille ; à 11 heures, époque de l'arrivée du train à Paris il n'était pas, tant s'en faut, terminé. Il fallut porter le patient pour le descendre de wagon et le placer sur une civière pour le transporter de la gare de Lyon à la rue du Faubourg-Saint-Antoine où il habite.

Là, les phénomènes vertigineux persistant tels quels ; on dut le mettre au lit. Ils durèrent encore du reste, presque sans atténuation, pendant une quinzaine de jours. Pendant cette longue période, le pauvre homme n'a pas cessé, pour ainsi dire, jour et nuit de sentir à chaque instant son lit verser tout à coup vers la gauche avec la crainte d'être entraîné dans sa chute ; parfois il lui semblait que son lit se soulevait par le pied, tandis que sa tête tombait en arrière. Les sifflements aigus dans l'oreille gauche les nausées, non suivies cependant de vomissements, pendant cette terrible quinzaine le tourmentèrent en quelque sorte sans relâche et sans trêve.

Il y a lieu de relever encore, pendant cette longue période de vertige permanent, la présence d'une diplopie revenant par moments laquelle n'a pas reparu depuis, et aussi l'existence d'une paralysie faciale en tout semblable à celle qui s'était produite il y a deux ans, lors de l'apparition des premiers sifflements d'oreille et des premiers symptômes d'obnubilation auditive. Cette fois encore, la paralysie a été absolument transitoire ; sa durée n'a pas dépassé dix jours, bien qu'aucune thérapeutique spéciale n'ait été dirigée contre elle.

Vous avez reconnu facilement dans ce qui précède, la description pour ainsi dire classique du syndrome *vertigo ab aure læsa*, vertige de Ménière comme on dit encore. Rien n'y manque : sentiment de translation soudaine entraînant le malade dans une direction toujours à peu près la même pour chaque individu, et survenant à la suite d'un sifflement aigu ressenti dans une oreille où l'ouïe est obnubilée ; nausées, vomissements, pas de perte de connaissance même dans les cas où le vertige est le plus intense : tout cela, je le répète appartient au type.

Bien qu'elles y soient exceptionnelles, et qu'elles ne lui appartiennent pas en propre, la diplopie à répétition et la paralysie faciale transitoire signalées tout à l'heure, ne sont cependant pas déplacées dans le tableau. La première, en effet, s'y observerait peut-être plus souvent qu'on ne l'a fait jusqu'ici, si l'attention était fixée sur la possibilité de son existence en pareil cas. On sait, en effet, que quelques auteurs, en particulier Hughlings Jackson (*Brain*, 1879) ; Robertson (*Mind* 1878) ; Schwalbach (*Zeitsch. für prakt Medicin* 1878) ont signalé des oscillations du globe oculaire survenant pendant la durée du vertige auriculaire. J'ai assisté, pour mon compte, à plusieurs accès d'un vertige de ce genre marquées chaque fois par la concomitance d'un strabisme temporaire accompagné de diplopie. C'est peut-être ici le cas de rappeler que Cyon (*Recherches expérimentales sur les fonctions des canaux demi-circulaires*. Thèse de Paris 1878, p. 63) a provoqué expérimentalement, chez l'animal, des oscillations en sens variés du globe oculaire par l'excitation des divers canaux demi-circulaires. Il ne serait pas impossible d'ailleurs qu'un certain degré d'oscillation des yeux fût dans l'espèce un phénomène fréquent, constant peut-être, non encore suffisamment remarqué.

Pour ce qui est de la paralysie faciale, nous avons dit plus haut quel a dû être le mécanisme de son développement il y a deux ans, et nous ne voyons aucune raison d'en invoquer un autre pour expliquer la récidive d'aujourd'hui. Il est on ne peut plus vraisemblable qu'une recrudescence survenue peut-être sous l'influence d'un courant d'air, de l'otite moyenne déjà existante, avec extension au labyrinthe, a déterminé la brusque apparition du vertige et de la diplopie, tandis qu'en se propageant au canal de Fallope l'inflammation a déterminé la paralysie. La coexistence, d'ailleurs, d'une paralysie faciale périphérique avec une otite accompagnée de vertige de Ménière, n'est pas un fait inattendu. Il a été observé plusieurs fois, en particulier par M. Léo qui, dans sa thèse inaugurale (*Th. de Paris* 1876, obs. III et IV, v. p. 26, 47 et 48), cite deux exemples du genre.

C'est ici le moment, sans doute, de faire connaître le résultat d'un examen otoscopique régulier pratiqué chez notre malade par M. Gellé, quelques semaines après l'accès qui vient d'être décrit. « Otites périostiques chroniques rhumatismales ; — lisez goutteuses. — L'oreille gauche offre des lésions très nettes d'otite chronique sèche ; déformation et enfonçure extrême du tympan gauche. Obstruction des deux trompes, étriers mobiles. Réflexes auriculaires : l'épreuve binauriculaire réussit par les pressions sur la droite, non par pression à gauche. Le diapason au vertex est perçu comme son à droite, et l'occlusion du méat gauche ne le mobilise pas. Le vertige et la paralysie faciale reconnaissent la même cause, à savoir l'otite rhumatismale. »

Voici donc ce grand accès vertigineux de quinze jours de durée enfin terminé. Le malade pourra désormais quitter le lit, se tenir debout même, s'alimenter enfin ; pendant toute la durée de l'accès, il était resté, à cause des nausées permanentes, complètement privé de nourriture. Il dort par moments une bonne partie de la nuit. Tout cela pour lui est un grand soulagement. N'allez pas croire, cependant, que la sensation vertigineuse ait disparu ; elle s'est atténuée sans doute, elle laisse du répit du moins en tant que sensation très pénible : mais désormais, la voilà pour de longs mois établie en permanence pour ainsi dire, à poste fixe, toujours présente à un certain degré. Elle subit, de temps à autre, la nuit comme le jour, sous l'influence de causes banales, telles, par exemple, qu'un mouvement brusque de la tête ou du corps, un bruit imprévu, quelquefois sans cause apparente, une exacerbation soudaine, dans laquelle on voit se reproduire, à part la diplopie et la paralysie faciale, tous les phénomènes signalés, lors du grand accès, à savoir : sifflements d'oreille, sentiment de chute brusque vers la gauche, nausées etc., etc. C'est ainsi Messieurs, que dans un certain nombre de cas de vertige de Ménière, — et ces cas sont évidemment les plus graves —, au lieu d'apparaître sous forme de crises distinctes, de courte durée, séparées par des intervalles de calme absolu, pendant lesquels les symptômes de la maladie locale d'où ils dérivent persistant, les accès tendent à se rapprocher, à se confondre, de manière à constituer un état vertigineux pour ainsi dire permanent où se dessinent des paroxysmes plus ou moins fréquents reproduisant tous les phénomènes des crises distinctes. Il y a longtemps que j'ai appelé l'attention sur la nécessité de bien distinguer en clinique le vertige *ab aure læsa*, à crises distinctes, de celui qui se montre à l'état permanent avec exacerbation survenant de temps à autre (1). Evidemment, ces deux ordres de faits ne sont pas foncièrement de nature différente et l'on peut dire qu'ils se fondent l'un dans l'autre par des cas de transition, mais très certainement il n'est pas inutile de relever que le pronostic est fort différent suivant qu'il s'agit de l'un ou de l'autre ; c'est un point sur lequel j'aurai d'ailleurs à insister particulièrement dans un instant.

Vous pouvez reconnaître, Messieurs, qu'aujourd'hui encore, quatre mois environ après le début solennel que nous avons signalé tout à l'heure, l'état vertigineux habituel persiste à un assez haut degré.

Voyez comment le malade, lorsqu'on le prie de faire quelques pas dans la salle, procède en titubant, supporté par deux cannes, s'efforçant de maintenir la tête et le tronc tout d'une pièce et fixant constamment ses pieds du regard.

La raison de cette attitude raide et de ce regard toujours dirigé droit vers la terre, la malade nous la donne en disant « qu'il est toujours en éveil parce que le moindre mouvement imprévu de la tête sur le tronc, pendant la marche, aurait pour effet d'exaspérer le vertige, et d'un autre côté il lui faut incessamment tenir ses yeux fixés sur le sol dans le but de s'adapter aux oscillations imaginaires que celui-ci lui paraît subir à chaque instant. »

Ainsi, l'attitude du malade en marche traduit jusqu'à un certain point la lutte à laquelle il ne cesse de se livrer contre l'ennemi toujours présent. Lorsqu'il est assis, il se sent beaucoup plus calme, et les vertiges ne surviennent guère alors qu'à la suite d'un bruit soudain, imprévu, ou encore d'un mouvement qui serait imprimé, à l'improviste, au siège qui le porte.

L'état actuel est, vous le voyez, fort pénible. Si cependant, vous le comparez à ce qui existait à la date du 13 novembre dernier, époque à laquelle le malade vous a été présenté pour la première fois, vous constaterez qu'il

---

1. *Leçons sur les maladies du système nerveux*, t. II, p. 348.

s'est produit dans sa situation un amendement très notable. Sans doute, le vertige existe en quelque sorte, toujours en puissance : il est imminent, prêt à paraître sous l'influence des causes occasionnelles ; mais lorsque le malade est bien calme, bien tranquille, assis ou couché surtout, la vie est relativement supportable. En effet, les accès provoqués sont devenus beaucoup moins intenses, beaucoup moins pénibles maintenant qu'autrefois et, pour ce qui est des grands vertiges spontanés, marqués principalement par ces terribles sensations de chute soudaine ou de tournoiement autour de l'axe vertical, que le malade dépeignait avec des couleurs si vives, ils ont complètement disparu.

Cette amélioration, encore fort imparfaite, sans doute, mais qui a déjà bien son prix, s'est effectuée, pensons-nous, sous l'influence du traitement prescrit le 13 novembre et suivi depuis cette époque avec persistance.

Du 13 au 28 novembre, le malade a pris chaque jour, 0,75 centigrammes de sulfate de quinine. Au bout de 2 ou 3 jours, ainsi que cela était prévu, il s'est produit, sous l'influence du médicament, une exaspération très marquée des bruits d'oreilles et des vertiges : ceux-ci se sont montrés si intenses et si fréquemment répétés que le malade a dû se confiner chez lui où il est resté presque constamment couché ou assis. Vous devez vous attendre, Messieurs, à voir survenir de semblables aggravations de tous les symptômes dans les premiers temps du traitement du syndrome de Ménière par le sulfate de quinine à dose élevée ; il est pour ainsi dire de règle que les choses soient ainsi, et de cela, vous le comprenez, il est absolument nécessaire que le malade soit prévenu dès l'origine ; sans quoi, il ne manquerait pas de se soustraire du premier coup à toute discipline. Prévenez-le, avec autorité, qu'il ne doit pas céder à ses premières impressions, et qu'il lui faudra passer outre ; en général, il se soumettra.

La cessation de l'administration du médicament, au bout de la quinzaine, eut pour effet d'amener bientôt un répit ; les symptômes, pendant les deux semaines de repos qui furent prescrites au malade, revinrent au niveau où ils étaient, antérieurement à l'époque où le traitement avait été commencé. Il ne s'était produit aucune amélioration sensible pendant cette première période.

On recommença l'emploi du sulfate de quinine à la même dose que par le passé le 13 décembre, avec prescription de le continuer sans arrêt pendant toute la durée de la quinzaine suivante. Les premiers jours ont été marqués, cette fois encore, par une exacerbation des bruits d'oreilles et des vertiges, en tout semblable à celle qui s'était produite lors de la première période du traitement. Mais cela ne dura point ; à partir du 20 décembre, les grands vertiges par accès, après s'être considérablement atténués d'abord, ont ensuite cessé de se produire. Jusqu'à aujourd'hui, 22 janvier, ils n'ont pas reparu.

Le résultat obtenu nous paraît satisfaisant et conforme à nos prévisions. Sans doute, nous restons bien éloignés de ce que l'on pourra appeler la guérison. Mais il ne faut pas oublier que nous nous trouvons en présence d'un cas de vertige de Ménière permanent, et que ces cas se montrent bien plus tenaces, bien plus rebelles à la médication quinique que ne le sont ceux où les crises, quelque intenses qu'elles puissent être d'ailleurs, se montrent séparées pas des intervalles libres.

Autant il est aisé, en général, pourrait-on dire, de triompher du mal dans les cas du dernier genre, autant cela est difficile, au contraire, lorsqu'il s'agit des premiers. Ainsi, chez notre malade, si j'en juge par une expérience déjà longue dans la matière, il nous faudra pour en finir avec les sensations vertigineuses dont il souffre, revenir peut-être à trois ou quatre reprises encore, à l'administration du sulfate de quinine, par quinzaines séparées par des intervalles de six ou quinze jours; peut-être même nous faudra-t-il élever les doses et les porter à un gramme et plus par jour. Mais notre malade est confiant, résolu, et je compte beaucoup sur lui pour arriver au résultat désiré.

Je puis affirmer que j'ai à peu près constamment atteint le but chez les malades auxquels je suis parvenu à faire partager ma confiance dans la médication et qui, en conséquence, loin de se décourager en présence de la durée nécessairement longue du traitement, quand c'est la forme permanente du vertige qui est en cause, ont au contraire secondé nos efforts. Dans le cas où il s'agirait d'un vertige à crises distinctes, la tâche serait, d'ailleurs, je le répète, beaucoup moins ardue : trois ou quatre quinzaines de médication suffiront le plus souvent pour amener la cessation des accidents vertigineux. Il est vrai que les récidives sont à prévoir, mais elles sont, en général, plus facilement combattues que les premières atteintes, et d'ailleurs, leur apparition n'est nullement fatale. La guérison peut, dès la première action thérapeutique, s'établir d'une façon définitive et persister à tout jamais.

Je saisirai, en terminant, l'occasion qui se présente de vous faire part de certaines critiques dont le traitement du vertige auriculaire par l'emploi prolongé du sulfate de quinine à doses élevées, a été plusieurs fois l'objet. On a émis, entre autres, l'opinion que cette pratique ne devait pas être exempte de dangers, puisque le sulfate de quinine — il en est de même du salicylate de soude — administré à haute dose chez le lapin, a pour effet de déterminer un état congestif hémorragique dans le labyrinthe et dans la caisse (1). A cela, je puis répondre que chez l'homme, je n'ai jamais vu se produire rien de semblable, bien que le traitement en question ait été inauguré il y a plus de 15 ans et que, depuis lors, j'aie eu l'occasion très fréquente de l'appliquer, aussi bien dans les cas de vertige permanent que dans les cas de crises séparées. J'ajouterai pour répondre à une autre critique (2), que l'administration

---

1. Kirchner, (Berl. Klin. Woch. 1881, n° 49.) Orne green. (Boston. II. 8 mars 1883.)
2. Lucae. (Real Encyclopedie Bd. 13, p. 30.)

prolongée de hautes doses de sulfate de quinine, suivant ma méthode, n'entraîne pas nécessairement, tant s'en faut, avec elle, la surdité complète de l'oreille affectée. Je pourrais citer entre autres, à titre d'exemple, un cas de vertige permanent d'une persistance rare, qu'il a fallu combattre pendant plus d'un an, par l'administration répétée par quinzaine, au moins six ou huit fois, de sulfate de quinine à des doses qui ont dépassé un gramme en 24 heures. Eh bien, après la guérison, l'ouïe est restée dans l'oreille malade ce qu'elle était au moment où le traitement a été institué.

2ᵉ 3ᵉ 4ᵉ 5ᵉ ET 6ᵉ MALADES.

Les circonstances nous ont permis de réunir, pour vous être présentés actuellement, cinq sujets atteints de la maladie de Basedow, et qui, tous offrent un certain intérêt. Ils nous fourniront l'occasion d'appeler votre attention sur quelques points, peu connus ou même non encore signalés, concernant la maladie dont il s'agit.

I. Voici d'abord un homme âgé de 43 ans, exerçant la profession d'employé de commerce, chez lequel le phénomène le plus saillant est un tremblement d'un genre particulier dont l'examen attentif fournirait déjà à lui seul un élément fort important pour le diagnostic. Ce tremblement occupe, non seulement les membres supérieurs, les mains en particulier, mais aussi les membres inférieurs dont les oscillations se communiquent au corps tout entier, ainsi qu'on peut s'en assurer lorsque le sujet étant debout, on place la main sur une de ses épaules ou sur le sommet de sa tête. Vous reconnaissez même, le malade s'étant dépouillé de ses vêtements, que la plupart des muscles du tronc sont, chez lui, en proie à des secousses rythmées. En même temps il existe un bruit laryngé saccadé, pouvant s'entendre à une certaine distance, et prouvant que les muscles respiratoires, eux aussi, participent aux trépidations.

Si l'on examine les choses de plus près, on reconnaît ce qui suit : le tremblement en question, étudié aux mains, avec le secours de la méthode graphique, paraît constitué par une série d'oscillations, de trépidations menues, brèves, se succédant l'une l'autre avec une grande rapidité. De tous les

32

tremblements méthodiquement étudiés jusqu'à ce jour, c'est, on peut le dire, avec le tremblement alcoolique et celui de la paralysie générale progressive, un de ceux dont les oscillations sont les plus nombreuses dans un temps donné, et c'est déjà là une marque qui contribue à le caractériser. Ainsi, chez notre homme, qui représente le type à cet égard, ce tremblement donne de huit à neuf oscillations par seconde, tandis que le tremblement mercuriel qui s'en rapproche beaucoup en donne seulement 5, 6 ou 7, la paralysie agitante en donnant, elle, de 3 à 6 seulement dans le même espace de temps.

Ce sont là, Messieurs, des données aujourd'hui devenues vulgaires, depuis la publication de la thèse de M. Marie et je ne m'y arrêterais pas en ce moment, si tout récemment, dans une société savante, on n'avait entendu un des membres de cette société particulièrement voué aux études neuropathologiques, laisser paraître, à l'égard du diagnostic des « maladies à tremblement », des hésitations qui certes ne sont plus de mise aujourd'hui (1).

J'ai fait placer sous vos yeux un tableau où sont inscrits les tracés obtenus par l'application de la méthode graphique, d'abord chez un sujet atteint de tremblement mercuriel, puis chez notre homme, qui représente ici le type parfait du tremblement de la maladie de Basedow : c'est bien entendu du tremblement des mains qu'il s'agit. Les deux ordres de tracés ne diffèrent pas seulement, vous le voyez, par le nombre des oscillations produites dans un temps donné ; ils diffèrent encore par les caractères suivants. Dans le temps de repos, les secousses du tremblement mercuriel cessent par moments de se produire, pour reparaître ensuite sans cause connue, et s'arrêter à nouveau. Le tremblement de la maladie de Basedow au contraire, est absolument continu. En outre qu'il reconnaît un rythme beaucoup plus régulier que l'autre, lors de l'exécution d'un mouvement voulu la différence qui existe entre les deux espèces de tremblement devient plus frappante encore ; en effet, dans le cas de tremblement mercuriel, l'acte de porter à la bouche un verre, une cuiller, par exemple, est modifié par de grandes oscillations qui rappellent exactement ce qui se voit dans la sclérose en plaques et qui font le plus souvent manquer le but ; tandis que, dans le même acte, les oscillations du tremblement de la maladie de Basedow n'augmentent pas notablement d'étendue et permettent à peu près toujours l'accomplissement à peu près régulier de l'acte.

Ajoutons que vis-à-vis du tremblement alcoolique et de celui de la paralysie générale progressive, le tremblement de la maladie de Basedow se distingue par cette circonstance que dans ce dernier les doigts ne tremblent pas individuellement, contrairement à ce qui a lieu pour les deux autres (2).

---

1. *Société médicale des hôpitaux*, mars et avril 1887.
2. *Leçons du mardi*, 1887-88, p. 378.

Ces traits cliniques qui caractérisent le tremblement de la maladie de Base-

5 secondes   5 secondes   5 se:ondes   5 secondes

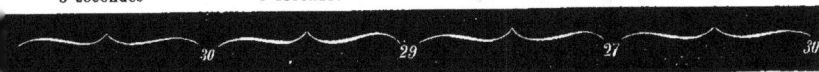

1° Tremblement mercuriel au repos (de 5 à 6 oscillations par seconde).

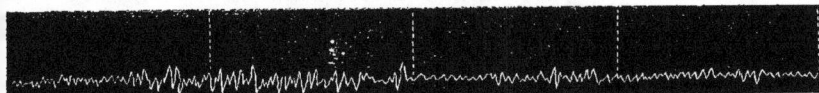

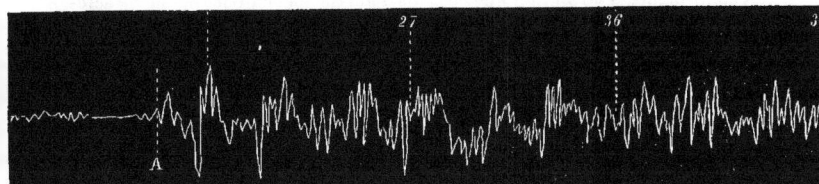

2° Tremble.nent mercuriel pendant l'exécution d'un mouvement. Le mouvement commence en A. Le tremblement devient bien plus accusé et plus irrégulier (de 5 à 7 oscillations par seconde).

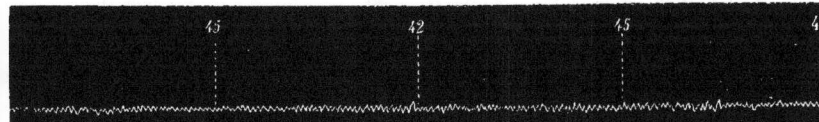

3° Tremblement de la maladie de Basedow (Marquat). Oscillations rapides, brèves, régulières (de 8 à 9 oscillations par seconde). Leur étendue n'augmente pas pendant l'accomplissement d'un acte intentionnel.

dow ont été parfaitement mis en lumière dans le travail de M. Marie. Associé à la tachycardie et à quelque autre phénomène de la série, tel que « les crises diarrhéiques », par exemple, un tremblement qui présenterait, bien accusés, ces caractères-là, permettrait d'affirmer l'existence de la maladie en question, alors même que l'exophthalmie et le goitre y feraient absolument défaut. Je n'ignore pas que cette notion des formes frustes de la maladie de Basedow que nous nous sommes depuis longtemps efforcé de vulgariser, n'a pas encore pénétré partout; ainsi, tout récemment, M. Fraenkel présentait à la Société de médecine de Berlin un cas qu'il considérait comme appartenant à la maladie de Basedow en l'absence de goitre et d'exophthalmie. La communication paraît avoir été accueillie avec quelque scepticisme et M. Virchow, en particulier, faisait ressortir à ce propos que sans aucun doute Basedow se fût refusé à reconnaître chez ce malade l'affection qu'il a le premier décrite. L'argument ne me paraît pas d'une valeur absolue : il est fort à présumer, en effet, que si Basedow eût continué à vivre il n'aurait pas manqué de se tenir au courant de la science ; certainement il aurait appris à connaître les dégradations que peut subir le type clinique qu'il a découvert, et il se serait placé en mesure de diagnostiquer les formes frustes à l'aide des caractères qui sont maintenant entre nos mains. En réalité, l'histoire clinique de la maladie de Basedow devait subir la même évolution que celle de l'ataxie locomotrice et de la sclérose en plaques par exemple, où l'on a vu les types primitivement créés, s'effacer en quelque sorte dans la pratique devant le nombre, toujours croissant — à mesure que l'œil du clinicien apprend à les reconnaître — des formes rudimentaires, des formes frustes, comme vous voudrez les appeler.

Notre cas d'aujourd'hui n'appartient pas aux formes frustes, car en outre du tremblement spécial et de la tachycardie, nous constatons chez le sujet une exophthalmie très manifeste et une tuméfaction de la thyroïde portant à peu près exclusivement sur le lobe droit. Il s'agirait donc là, en somme, d'un exemple vulgaire et peu digne de nous arrêter si nous ne devions pas y rencontrer, en l'examinant d'un peu près, quelques faits qui mériteront d'être signalés.

En ce qui concerne les circonstances étiologiques, rien qui sorte du cadre classique : on ignore s'il y a des antécédents héréditaires, une partie de la famille est inconnue ; par contre les causes occasionnelles ne font pas défaut. Notre malade est père de quatre enfants; il a récemment fait, en juin et en juillet 1888, des pertes d'argent fort graves pour lui, et il a dû, en outre, abandonner la place qui le faisait vivre. C'est sous le coup des émotions pénibles qui se sont produites en conséquence qu'il a commencé à ressentir les premiers symptômes de la maladie. Le tremblement s'est montré, le premier; tout à coup, un jour du commencement de septembre, étant à son bureau, ses mains se sont mises à trembler si fortement qu'il lui est devenu impossible de continuer à écrire. L'exophthalmie n'a été remarquée qu'en novembre et c'est vers la même époque que le goître a paru. Les palpitations de cœur, revenant par accès, sont de date plus récente. Pendant le cours des trois derniers mois, se sont produites plusieurs de ces crises diarrhéiques qui appartiennent au tableau régulier de la maladie de Basedow et dont je vous ai, du reste, entretenu plusieurs fois.

Après le tremblement dont nous avons indiqué déjà les caractères, l'exophthalmie, le goitre, la tachycardie enfin, marquée par un chiffre qui varie de 95 à 112 pulsations par seconde, l'étude de l'état présent fait reconnaître ce qui suit : amaigrissement très prononcé ; le malade assure qu'il aurait perdu 10 livres depuis trois mois. Il présente à un degré très marqué le phénomène de la « thermophobie », il a toujours trop chaud, la nuit il se découvre à chaque instant ; souvent le tronc est couvert de sueurs profuses. Cependant, la température, notée à plusieurs reprises a donné les chiffres suivants : le soir 37,4, 37,2 ; le matin 37, 36,8. Donc, ainsi que cela est la règle, — nous dirons plus loin si elle ne comporte pas des exceptions, — il n'y a chez notre homme, malgré l'accélération à peu près permanente du pouls, la thermophobie, les sueurs profuses, ni fièvre ni fébricule. L'examen des mouvements des globes oculaires, fait reconnaître l'existence d'un certain degré de paralysie de la convergence accompagné de diplopie, symptôme déjà relevé plusieurs fois en pareille circonstance par M. Möbius.

Jusqu'ici, vous le voyez, il n'y a rien dans notre cas qui ne soit à peu près de connaissance vulgaire. Mais voici une série de phénomènes qui, si je ne me trompe, n'ont pas encore été signalés dans la maladie de Basedow et qui ne doivent pas cependant y être tout à fait exceptionnels, car nous les retrouverons à des degrés divers dans trois des cas qui vont suivre. Notre malade nous a fait remarquer que souvent, pendant la station debout et dans la marche, sans qu'il éprouve la moindre sensation vertigineuse, les jambes fléchissent sous lui tout à coup. Deux fois même, de ce fait, il est tombé dans la rue, en avant, sur les genoux. Cela rappelle, vous le voyez, le dérobement des membres inférieurs dont j'ai eu souvent l'occasion de vous parler à propos de l'ataxie locomotrice. Mais le tabes ataxique n'est chez notre malade nullement en jeu : à la vérité les réflexes rotuliens font défaut chez lui, mais il n'a jamais rien ressenti qui ressemble à des douleurs fulgurantes ; la vessie fonctionne normalement ; pas de signe de Romberg, etc. etc. Enfin, il est facile de méconnaître qu'il existe une véritable parésie paraplégique ; les divers segments des membres inférieurs en effet, étendus ou fléchis volontairement par le malade, résistent fort peu aux mouvements de sens contraire qu'on leur imprime. S'agirait-il là d'un symptôme particulier lié à la maladie de Basedow ? C'est une question qui se présentera de nouveau un peu plus loin.

II. Le second sujet du groupe est cette femme âgée de 26 ans nommée Duf...che que je viens de faire placer devant vous, et dont la maigreur extrême n'a pas manqué de frapper vos yeux du premier coup. Cette maigreur, jointe aux quelques autres symptômes que nous vous dirons tout à l'heure, et plus particulièrement à une petite toux sèche qu'elle vient de vous faire entendre, lui donne volontiers l'apparence d'un sujet atteint de tuberculose pulmonaire à évolution rapide. Nous verrons dans un instant si cette première impression sera justifiée par l'étude du cas. Actuellement, j'en viens à l'exposé des principaux traits de l'histoire de notre malade.

Les antécédents de famille sont ici tout à fait favorables à la thèse d'après laquelle dans l'histoire de la maladie de Basedow, l'hérédité nerveuse tient une large place. La grand'mère maternelle de notre malade a été aliénée ; sa mère a des hallucinations de l'ouïe et de la vue, elle se croit persécutée, elle est actuellement enfermée en Suisse dans un asile du canton de Vaux. C'est donc l'hérédité de transformation qui est en cause. Son père a été à deux reprises frappé d'hémiplégie, mais nous n'insisterons pas sur ce dernier point, notre avis étant que les lésions cérébrales en foyer, hémorragie ou ramollissement, ne doivent pas, sans plus ample informé, figurer parmi les membres de la famille neuropathologique. Voilà pour la prédisposition héréditaire.

Les premières palpitations du cœur ont paru chez Duf...che quelques semaines avant la célébration de son mariage qui a eu lieu le 28 avril 1888, c'est-à-dire il y a environ dix mois. Elle avait eu quelques raisons de craindre que son futur mari ne fût un mauvais sujet, un ivrogne, et, sous l'influence de ces soupçons, elle était déjà devenue agitée, anxieuse. Ses prévisions devaient malheureusement se réaliser : presque immédiatement après la consécration de l'union, son mari qui, pendant les fiançailles, s'était contenu, donna immédiatement libre cours à tous ses mauvais instincts. Il se montra querelleur, méchant; il buvait parfois jusqu'à vingt *absinthes* par jour; c'étaient des scènes continuelles dans lesquelles la malheureuse a été plusieurs fois battue et même menacée du couteau. Elle dut quitter la place et s'enfuir au bout de trois mois de ménage. Sous l'influence de ces violentes émotions, dont l'action provocatrice puissante ne saurait être méconnue, les divers symptômes de la maladie se sont accumulés dans un court espace de temps ; déjà huit jours après le mariage, les palpitations étaient devenues presque incessantes, peu après se sont manifestés successivement : le gonflement de la thyroïde, une diarrhée d'un caractère spécial que vous connaissez par nos leçons de l'an passé, le tremblement, la thermophobie, l'amaigrissement enfin. L'exophthalmie a été remarquée tardivement. Quoi qu'il en soit, au bout de trois mois, la maladie était définitivement constituée, telle à peu près que nous la voyons aujourd'hui.

Voici l'indication sommaire des phénomènes de l'état actuel. En outre de l'exophthalmie, de l'amaigrissement, du goitre, de la toux sèche qu'il suffira de rappeler, il existe un tremblement surtout marqué aux mains, où l'on compte à l'aide de l'appareil enregistreur de 7 à 8 oscillations par seconde; ce tremblement est beaucoup moins accentué que dans le cas précédent. La malade est presque incessamment sous le coup d'une diarrhée particulière déjà signalée plus haut : c'est une diarrhée séreuse qui se produit à peu près régulièrement tous les deux jours et qui survient généralement après le déjeuner : il y a parfois jusqu'à 15 ou même 18 selles en 24 heures. L'appétit cependant, n'est pas notablement troublé. Sentiment de chaleur pénible (thermophobie), surtout la nuit, où il y a souvent des sueurs profuses répandues principalement sur le tronc. La peau paraît chaude, le pouls varie de 100 à 150.

(La malade est priée de se retirer.)

C'est ici le lieu d'en revenir à l'impression produite par la coexistence chez notre sujet, d'un certain nombre de symptômes qui viennent d'être énumérés : amaigrissement rapide et considérable, toux sèche, diarrhée, fréquence du pouls, peau chaude, sueurs profuses, etc., etc., voilà certes un complexus symptomatique d'une fâcheuse apparence et que le clinicien n'aime guère à rencontrer. Nous ne pouvons pas oublier toutefois que tous ces symptômes peuvent se présenter dans la maladie de Basedow en dehors de toute complication et que la fièvre entre autres, est simulée dans l'ensemble de tous ses caractères, sauf toutefois l'élévation de la chaleur centrale qui fait défaut, du moins dans la règle. Néanmoins, dans le but de dissiper toute inquiétude, nous devions nous livrer à un examen attentif de l'état des viscères et à une étude, poursuivie pendant quelques jours, de la température centrale. Sur le premier point les résultats ont été rassurants ; il n'existe aucun signe d'une lésion viscérale quelconque ; les poumons en particulier, paraissent parfaitement libres. Il n'en a pas été tout à fait de même pour ce qui concerne le second point. Voici, en effet, ce qu'a donné l'exploration thermométrique rectale poursuivie pendant ces neuf derniers jours.

Température rectale		Matin	Soir
Le 12 janvier		38°	38°,6
Le 13	»	38	38, 4
Le 14	»	38	
Le 16	»	»	39, 2
Le 17	»	39	»
	(Pouls 150)		
Le 18	»	38,8°	39
Le 19	»	38,6	38,6
Le 20	»	38,2	38,6
Le 21	»	38,4	

Ainsi, la fièvre existe chez notre malade, sans qu'elle puisse être expliquée par l'intervention de quelque cause banale ; elle existe non pas en apparence cette fois, mais en réalité, conformément à la définition de Galien : « *calor præter naturam* ». Quelle est la raison de cette fièvre ? existe-t-il quelque lésion viscérale qui aurait échappé à notre examen cependant attentif? La tuberculisation, malgré tout, n'est-elle pas en jeu? Telles étaient les inquiétudes qui nous hantaient lorsque nous avons rencontré dans un travail récemment paru, un certain nombre d'observations qui nous ont semblé propres à les dissiper, du moins en grande partie. Il s'agit d'une thèse intitulée:

« *Etude Clinique sur le goitre exophtalmique* », soutenue à la Faculté de Lyon en 1888, par M. Bertoye et inspirée par M. le Prof. J. Renault. L'auteur mon-tre qu'il peut se présenter dans la maladie de Basedow un état fébrile plus ou moins intense, plus ou moins durable, relevant de la névrose elle-même et non d'une complication viscérale accidentelle. Une des observations de M. Bertoye, celle qui porte le n° 1, nous a paru surtout intéressante : elle est relative à une femme de 36 ans, atteinte de maladie de Basedow à la suite d'émotions pénibles et qui a été tenue en observation pendant près de 22 mois. Tout a été classique dans ce cas, à part l'existence de la fièvre; celle-ci s'est montrée maintes fois pendant cette longue période, par séries de 15, 20 jours et plus, marquée par des températures de 38°5, 39° et même, bien que rarement, 40°. Dans les intervalles de ces accès, qui se produisaient principalement à l'époque menstruelle, les chiffres étaient ceux de l'état normal, 37°5, 37°2. Lorsque cette malade est sortie de l'hôpital, tous les symptômes de la maladie de Basedow persistaient à un certain degré ; mais l'état général ne laissait pas grand'chose à désirer. Un fait signalé par M. Bertoye dans cette observation nous paraît mériter d'être relevé parce que nous le trouvons reproduit dans notre cas, à savoir que, malgré l'élévation de la température centrale, la proportion des déchets urinaires n'a pas subi d'augmentation. Dans notre cas, en particulier, six analyses d'urine faites avec soin par MM. Cathelineau et G. de la Tourette ont donné les résultats suivants: urines claires, sans dépôt. Le résidu fixe, l'urée, les phosphates, sont au taux normal. L'urobiline n'est pas décelée par le simple examen chimique; il a fallu recourir à l'emploi du spectroscope qui a donné, mais très faiblement, la bande d'absorption caractéristique (1). Ce fait, s'il venait à se confirmer dans de nouvelles recherches, donnerait un caractère très singulier à l'état fébrile lié à la maladie de Basedow. Quoi qu'il en soit, nous pouvons dès à présent conclure de ce qui précède que la fièvre, indépendante de toute complication viscérale, peut, dans la maladie de Basedow, s'établir même pendant de longues périodes sans conduire à mal et nous voilà quelque peu rassuré sur l'avenir de notre malade.

Nous ne devons pas négliger de faire remarquer, cependant, que toutes les observations de maladie de Basedow avec fièvre, sans complication viscérale, recueillies pas M. Bertoye, n'ont pas eu une issue aussi favorable que celle que nous avons tout à l'heure prise pour exemple. Dans quelques-unes d'entre elles, en effet, on voit la température s'élever tout à coup à 39°5, 40° et au-dessus, en même temps qu'apparaît tout un cortège de symptômes cérébraux graves aboutissant rapidement à la terminaison fatale. L'autopsie, dans ces

---

1. Voici le tableau des moyennes des six analyses faites du 13 au 19 janvier :
Volume = 1.400 cc. Résidu fixe = 44 gr. 47 ; urée = 18 gr. 73, acide phosphorique, 1 gr. 98. Dans le cas de M. Bertoye, la proportion des déchets urinaires aurait même été diminuée.

cas-là, a été négative ; ils méritent donc, à tous égards, d'être rapprochés de ces faits de chorée et d'épilepsie avec état de mal rapidement terminés par la mort, dont je vous ai entretenus dans une précédente leçon (1).

Mais écartons les sombres pronostics, ils ne semblent pas applicables au cas présent ; nous espérons qu'ici l'évolution du mal pourra être entravée grâce au concours des divers moyens que nous comptons mettre en œuvre (2).

Encore un mot, avant d'en finir avec ce cas. Comme dans celui qui précède, il existe aux membres inférieurs un certain degré de parésie, sans troubles concomitants de la sensibilité, sans parésie vesicale, etc., etc., et les réflexes rotuliens sont très faibles. Plusieurs fois, il y a eu dérobement des jambes ; ces mêmes particularités, nous allons les retrouver chez la malade qui va suivre.

III. Il s'agit, cette fois, d'une jeune fille âgée de 18 ans, nommée Mon... rier, que je vous ai présentée déjà l'an passé(3), et dont je me bornerai, par conséquent, à vous rappeler l'histoire en abrégé. Les antécédents héréditaires sont ici très instructifs : père alcoolique ; il a bien des fois rendu les enfants témoins de scènes violentes ; une tante paternelle a les doigts des mains déformés par le rhumatisme articulaire chronique ; une cousine germaine, toujours du côté paternel, a été atteinte de chorée. Plusieurs frères de la malade sont morts de convulsions en bas âge ; une de ses sœurs a été sujette à des crises d'hystérie.

Elle a été somnambule dans l'enfance et, vers quinze ans, elle a eu des attaques de nerfs qui, pendant un an, se sont reproduites à peu près tous les mois. La maladie de Basedow a commencé à paraître chez elle, il y a 2 ans, peu de jours après une scène terrible dans laquelle son père, sous le coup d'un accès de delirium tremens, l'avait menacée de la jeter par la fenêtre. Le tremblement, l'exophthalmie, le goitre se sont succédé rapidement et en même temps, les crises hystériques ont cessé de paraître. La tachycardie a été très

---

1. *Leçons du mardi*, 1888, 1889, 6ᵉ leçon, 27 novembre 1888.
2. Le traitement électrique a été commencé en janvier 1889 et poursuivi à peu près régulièment tous les deux jours depuis cette époque (Méthode de M. Vigouroux) jusqu'à ce jour (3 mai). L'amélioration s'est produite peu après et s'est rapidement accentuée. La toux, les transpirations ont disparu. — La diarrhée est devenue rare. La chute des cheveux, qui avait commencé à se produire, s'est arrêtée. Les forces se sont relevées ; il y a augmentation de poids de 4 kilog. Les yeux sont peut-être un peu moins gros, mais le goitre est stationnaire. Le tremblement a beaucoup diminué et les membres inférieurs ne se dérobent plus. — La température rectale prise tous les jours depuis la fin de janvier n'a jamais dépassé 38°. — Le pouls varie entre 100 et 110.
3. *Leçons du mardi* 1887, 1888, p. 321.

33

accentuée ; amaigrissement rapide, thermophobie et sueurs profuses avec une température de 37° en moyenne ; crises diarrhéiques typiques à propos desquelles, pour les détails, je vous renvoie à la leçon du 10 avril 1888.

Sous l'influence du traitement électrothérapique, l'état de la malade s'est singulièrement amélioré, sur tous les points, depuis un an. Les symptômes de la maladie sont toujours présents, sans doute, mais ils n'existent plus que sous une forme atténuée, et il ne nous paraît pas téméraire d'espérer qu'un jour ou l'autre, par la continuation de l'emploi des moyens appropriés, la guérison définitive pourra survenir.

Le point sur lequel je tiens à insister aujourd'hui à propos de ce troisième cas de maladie de Basedow est le suivant. En premier lieu, on observe chez notre malade, ainsi que nous le faisions pressentir tout à l'heure, cette même parésie des membres inférieurs que nous avons rencontrée déjà chez nos deux premiers sujets à des degrés divers, et que nous retrouverons encore avec les mêmes caractères, mais cette fois sous une forme beaucoup plus accentuée dans un quatrième cas : absence ou diminution des réflexes rotuliens ; pas de troubles de la sensibilité quels qu'ils soient ; intégrité parfaite des fonctions de la vessie et du rectum, effondrement fréquent des membres inférieurs, etc. Tels sont, avec des variations en plus ou en moins, les principaux symptômes qui constituent cliniquement cette forme paraplégique spéciale sur laquelle nous allons revenir dans un instant.

Le second point est relatif à l'apparition chez la malade des symptômes hystériques, dans le temps même où ceux de la maladie de Basedow tendent à rétrocéder. La combinaison de l'hystérie avec la maladie de Basedow chez un même sujet n'est certes pas chose rare ; mais ce qu'il y a d'intéressant à relever à ce propos dans le cas actuel, c'est que les attaques hystériques qu'on a vu il y a deux ans s'effacer, au moment même où se développait la série de Basedow, ont repris comme de plus belle, depuis l'époque où celle-ci tend à disparaître. Il semble donc qu'il y ait là entre les deux névroses rivales, comme une lutte pour la prééminence, l'une cédant le pas lorsque l'autre paraît, et inversement. C'est là un incident de notre observation qui m'a paru mériter d'être mis en relief. L'hystérie est représentée aujourd'hui chez Mon...rier, non seulement par les attaques qui sont fréquentes, mais encore par un certain nombre de stigmates permanents à savoir : ovarie, hémianalgésie droite et rétrécissement double du champ visuel.

IV. Le quatrième cas de maladie de Basedow, sur lequel je veux appeler votre attention aujourd'hui est remarquable surtout par l'existence de cette paraplégie à laquelle j'ai fait allusion plusieurs fois déjà et qu'on voit ici atteindre un haut degré d'intensité. Grâce à elle, en effet, la malade a été, pendant plusieurs mois, affectée d'une impuissance motrice des membres inférieurs à peu près complète, et elle est restée dans l'impossibilité de se tenir debout et de marcher pendant près d'une année.

Ce cas est relatif à une nommée Man...llon, aujourd'hui âgée de 38 ans, qui est à la Salpêtrière depuis 4 ans environ. La maladie de Basedow a débuté chez elle il y a environ 9 années, alors qu'elle était âgée de 23 ans. Les symptômes se sont très notablement amendés dans le cours des deux dernières années.

Voici l'indication sommaire des principaux faits consignés dans l'observation de cette malade. L'étude des antécédents a appris ce qui suit : le grand-père paternel a eu des « idées noires » ; la grand'mère maternelle était sujette à des attaques de nerfs. Le père était vif, emporté, chagrin. Il avait été autrefois dans une position aisée, mais par suite de mauvaises affaires, il tomba tout à coup dans la misère, entraînant dans sa ruine toute sa famille. Le chagrin profond ressenti par Man...llon à la suite de ce triste événement a été à, n'en pas douter, chez elle, la cause provocatrice de la maladie ; celle-ci s'est développée, du reste, peu de temps après, à peu près en même temps que survenait une attaque de rhumatisme articulaire aigu d'une certaine gravité.

Les palpitations, bientôt suivies d'exophtalmie, ont marqué le début de la maladie (en 1880), et, peu après, le tremblement est survenu. Le goitre qui, à un moment donné, est devenu très volumineux, a paru dès la première année. En 1883, s'est produite une aggravation dans tous les symptômes déjà existants ; il s'y est joint en plus une diarrhée par crises à retours fréquents, de la polyurie, une toux sèche très fatigante, de la thermophobie avec sueurs profuses, enfin un amaigrissement notable. C'est vers la même époque qu'ont commencé à paraître les symptômes paraplégiques, s'accusant d'abord de temps à autre, par périodes suivies de rémissions durant lesquelles se montrait fréquemment, pendant la station ou la marche, qui parfois exigeait l'emploi des béquilles, le phénomène de l'effondrement des membres inférieurs.

La paraplégie s'était définitivement établie en permanence, et était depuis plusieurs semaines devenue à peu près complète lorsque la malade est entrée à la Salpêtrière en juillet 1884. Elle a persisté, à peu de chose près, telle quelle, au même degré, jusqu'en septembre 1885, époque à laquelle la malade a commencé à pouvoir se tenir debout et marcher. Les symptômes ordinaires de la maladie de Basedow ont, pendant ce temps, continué leur train : goitre volumineux, yeux très saillants, sueurs, chaleurs avec un pouls de 140 à 150 parfois. Cependant, la température centrale moyenne est de 37°4 ; elle s'élève

---

1. Le pouls monte encore quelquefois à 100. — La température ne dépasse pas 37, 37, 2.

parfois jusqu'à 37°7, mais elle ne dépasse jamais 38°. Anémie profonde ; tremblements vibratoires très marqués, etc. Tous ces symptômes-là ont commencé à décroître dans le temps même où les phénomènes paraplégiques se sont amendés ; ils existent tous cependant encore aujourd'hui à l'état rudimentaire, 9 ans après le début de la maladie, bien que la situation depuis 2 ou 3 ans se soit très notablement améliorée sur toute la ligne.

Nous devons insister maintenant sur les caractères que cette paraplégie a présentés. Ils sont assez particuliers, comme on va le voir. Ainsi qu'on l'a dit, lors de l'admission à la Salpêtrière, l'impuissance motrice des membres inférieurs était à peu près absolue. La malade avait dû y être transportée sur une civière ; elle était depuis plusieurs semaines déjà confinée au lit. Les membres paralysés sont légèrement amaigris, on n'y remarque cependant pas d'atrophie proprement dite, pas de secousses fibrillaires entre autres ; la température de la peau et sa coloration sont normales. La malade n'y accuse aucune douleur, fulgurante ou autre, aucune sensation de constriction ; pas d'engourdissement, pas d'hyperesthésie, pas d'anesthésie. Toutes les excitations cutanées sont perçues normalement ; pas de douleur à la pression. Le sens musculaire est parfaitement conservé ; lorsque ses yeux sont clos, elle sait très bien déterminer l'attitude qu'on donne à ses membres, les mouvements qu'on leur fait exécuter. L'impuissance motrice porte principalement sur le membre inférieur gauche où la malade ne peut mouvoir volontairement que les orteils, et encore n'est-ce qu'avec peine.

Elle n'oppose aucune résistance aux mouvements soit de flexion soit d'extension, qu'on veut imprimer à ses membres qui, au niveau des jointures, ne présentent aucune trace de rigidité, mais ne sont cependant pas absolument flasques ; absence complète des réflexes rotuliens ; réflexes cutanés nuls. L'examen électrique ne donne rien qui s'éloigne de l'état normal ; aucun trouble fonctionnel, soit de la vessie, soit du rectum ; pas de douleur en ceinture ou rachialgique. Lorsqu'on prend la malade sous les aisselles pour l'aider à se tenir debout elle s'affaisse sur elle-même.

Au moment où l'amélioration est survenue, quand la malade a pu commencer à se tenir debout et à marcher, elle a dû tout d'abord faire usage de béquilles ; plus tard elle a marché seule, sans appui, mais sa démarche est, pendant fort longtemps, restée titubante, fréquemment interrompue par des menaces d'effondrement en conséquence de flexions brusques et inopinées s'opérant dans les genoux. Ces particularités se retrouvent encore aujourd'hui à un certain degré bien que fort effacées.

Tel est l'ensemble des phénomènes, tant positifs que négatifs, sur lesquels j'ai voulu appeler votre attention. Il est assez particulier, je crois, pour qu'il soit permis de le distinguer des complexus symptomatiques qui peuvent s'en rapprocher par quelques côtés ; sans entrer dans une discussion en règle à ce propos, je me bornerai à faire remarquer que, très certainement, il ne s'agit pas là d'ataxie locomotrice, non plus que d'hystérie dont d'ailleurs notre malade ne porte aucun des stigmates connus (1).

Je crois pouvoir émettre l'opinion que le syndrome en question représente une forme particulière de paraplégie qu'il conviendra peut-être d'ajouter à la série déjà longue de ceux qui se rattachent plus ou moins directement à la maladie de Basedow et en font, en quelque sorte, partie intégrante, quoique placés sur le second plan par rapport aux symptômes cardinaux. Il paraîtrait même que, dans l'espèce, ce syndrome n'est pas très rare, à en juger du moins par cette circonstance qu'il figure, bien qu'à des degrés divers, dans les quatre observations que nous venons de passer en revue et qui par conséquent à cet égard constituent un groupe homogène.

V. Pour établir un contraste avec ces faits, de façon à mieux faire ressortir l'intérêt qui s'y attache, je vous présenterai en terminant un cinquième exemple de maladie de Basedow, dans lequel les membres inférieurs sont également le siège de troubles du mouvement ; mais, dans ce dernier cas, il nous sera facile de reconnaître que c'est l'ataxie tabétique qui est en jeu.

Le sujet est un homme de 45 ans, nommé Mes... mann qui, il y a sept ou huit ans, s'est mis à trembler des mains en même temps qu'il ressentait des palpitations de cœur et que ses yeux devenaient saillants. Ces symptômes de la maladie de Basedow existent encore aujourd'hui et la tachycardie, en particulier, est actuellement très prononcée.

Il y a trois ans, sont survenus dans les membres inférieurs des douleurs fulgurantes caractéristiques assez vives et revenant, suivant la règle, par accès. Peu après, s'est établie l'incoordination motrice qui, aujourd'hui, est fort accentuée. Le signe de Romberg existe. Parésie vésicale, fréquemment avec incontinence nocturne. Par exception, — et cette exception d'ailleurs n'est pas tout à fait rare dans l'espèce, — les réflexes rotuliens ont persisté ; ils se montrent même un peu exagérés.

Évidemment, il s'agit ici d'une combinaison de l'ataxie locomotrice et de la maladie de Basedow, dans laquelle celle-ci a précédé l'autre de quatre ou cinq années. Actuellement les deux maladies coexistent sans toutefois se confondre ; c'est donc un cas à ajouter à ceux déjà nombreux auxquels mon collègue, M. Joffroy, a fait allusion dans une des dernières séances de la Société médicale des hôpitaux (2).

1. Le cas de paraplégie survenue dans une maladie chez une femme atteinte de maladie de Basedow publié par M. Ballet, dans le n° 3 de la *Revue de médecine*, p. 299, me paraît comme à ce dernier, relever de l'hystérie ; ce cas appartient à M. le professeur Tessier fils, de Lyon.
2. Communication de MM. Barrié et Joffroy, en décembre 1888. Voir aussi Ballet, séance du 8 février 1889.

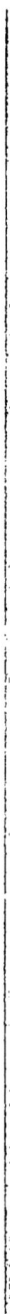

Policlinique du Mardi 29 Janvier 1889

DOUZIÈME LEÇON

1er Cas. — Accidents hystériques graves survenus chez une femme à la suite d'hypnotisations pratiquées par un magnétiseur dans une baraque de fête publique.

2e, 3e et 4e Cas. — Un cas de Neurasthénie et deux cas d'Hystéro-Neurasthénie chez l'homme.

Messieurs,

A côté des bienfaits de l'hypnotisme qui ont été suffisamment prônés et même, quelquefois, peut-être un peu trop exaltés dans ces derniers temps, il est équitable de parler des méfaits qu'on peut, à juste titre, lui imputer. Ceux-ci arrivent parfois à constituer des accidents morbides réellement sérieux et d'autant plus regrettables qu'ils sont, le plus souvent, la conséquence plus ou moins directe de manœuvres pratiquées par des gens qui, sans aucun mandat soit médical, soit scientifique, sont animés par la seule poursuite d'un but lucratif. La malade que vous avez sous les yeux offre un exemple du genre parfaitement typique, car on peut dire sans amplification qu'elle est la victime d'un magnétiseur pratiquant dans les baraques de foire.

Il s'agit d'une femme âgée de 38 ans qui est venue nous consulter avant-hier et que, ce jour-là, nous avons admise dans nos salles. Son histoire, par conséquent, ne m'est encore connue que très sommairement.

Je vais essayer de la compléter séance tenante en procédant devant vous à un interrogatoire. Mais, je dois vous en prévenir, nous allons rencontrer dans l'accomplissement de cette tâche des difficultés sérieuses ; la pauvre victime, en effet, a été, depuis cinq jours, placée sous le coup d'un mutisme complet, absolu. Non seulement il lui est devenu impossible d'articuler un mot soit à voix haute soit à voix basse, mais elle est incapable encore d'émettre, malgré tous ses efforts, un son, un bruit laryngé quelconque. A la vérité elle aura encore comme moyen de communiquer avec nous, la mimique qui est restée

34

fort intelligente, et aussi, ce qui vaut mieux, l'écriture ; car, si l'aphasie motrice « silencieuse », règne ici d'une façon absolue, la faculté de s'exprimer à l'aide de l'écriture est, par un contraste frappant, demeurée, ainsi que vous allez le reconnaître dans un instant, parfaitement indemne. Après cela nous aurons encore, pour y puiser des enseignements utiles à consulter, l'observation fort intéressante concernant cette même malade, communiquée par M. le Dʳ Séglas à la Société médico-psychologique, dans sa séance du 29 octobre 1888 (1).

Messieurs, rien qu'à entendre la rapide énumération des quelques traits cliniques que je viens de relever à l'instant, ceux d'entre vous qui sont au courant de notre enseignement des trois dernières années, ont immédiatement compris que c'est le mutisme hystérique qui est ici en jeu. Nulle part ailleurs, en effet, vous ne rencontrerez réuni cet ensemble de symptômes caractéristiques. Mais je ne veux pas m'arrêter pour le moment à établir cette assertion sur une discussion en règle, elle sera suffisamment justifiée par tout ce qui suivra. Je tiens d'ailleurs à procéder rapidement dans la démonstration des faits ; car nous ne devons pas oublier que l'hystérie est dans ses allures parfois mobile au plus haut degré : « bien fol est qui s'y fie ». Il pourrait bien arriver en somme que, sous l'influence de l'émotion éprouvée par la malade en présence de l'auditoire, l'ensemble symptomatique que nous avons sous les yeux s'évanouît tout à coup, et ainsi, à notre grand regret, l'occasion nous échapperait de vous montrer des phénomènes dont il importe que vous soyez rendus témoins.

M. Charcot, *s'adressant à la malade :* Veuillez, je vous prie, vous approcher de cette table qui est là, près de moi. (La malade comprend immédiatement ce qui lui est dit et elle s'approche de la table devant laquelle elle s'assied.) Combien y a-t-il de jours que vous ne pouvez plus parler ? Expliquez-moi votre cas... Répondez !

M. Charcot, *s'adressant aux auditeurs :* Examinez avec soin tous les détails de la pantomime à laquelle se livre notre malade ; vous voyez, elle fait signe d'abord qu'elle ne peut rien dire : mais la voilà qui, jetant les yeux sur la table, saisit avec empressement une plume qui y a été placée à dessein près d'un morceau de papier et elle se met à écrire avec une rapidité remarquable. Il y a là déjà, — je tiens à vous le faire remarquer une fois de plus, — un trait bien significatif. Vous n'ignorez pas, en effet, que les sujets chez lesquels l'aphasie motrice reconnaît pour cause une lésion organique, alors même qu'ils ont conservé les mouvements des doigts de la main droite, sont, dans l'immense majorité des cas, placés dans l'absolue impossibilité d'écrire. A peine quelques-uns d'entre eux ont-ils gardé le pouvoir de tracer quelques

1. Les dangers de l'hypnotisme, *Annales médico-psychologiques*, 7ᵉ série, tome 9, Paris, 1889 p. 103.

caractères informes ; ou si, par exception rarissime, il en est qui sont restés capables d'écrire quelques phrases plus ou moins correctes, plus ou moins intelligibles, ce n'est qu'à la suite de grands efforts et avec une extrême lenteur qu'ils y parviennent.

Ici, vous le voyez, c'est tout le contraire qui arrive ; il semblerait même, le plus souvent, que les sujets sont rendus plus habiles et plus prompts à exprimer leur pensée par l'écriture, en raison du besoin impérieux qu'ils en éprouvent. Voici du reste, pour répondre à nos questions, ce qu'elle a écrit très vite en caractères parfaitement lisibles et avec une rédaction qui ne laisse pas grand chose à désirer non plus que l'orthographe : « Depuis jeudi, à la suite d'une crise de nerfs et d'une attaque. Je voudrais parler, mais on dirait qu'il y a quelque chose qui m'en empêche. »

Notre malade est donc, vous le voyez, atteinte d'aphasie motrice, puisqu'il lui est absolument impossible de proférer un mot, une syllabe, bien qu'elle ait conservé dans les lèvres et dans la langue, des mouvements qui, bien qu'entravés quelque peu par un certain degré de raideur, suffiraient cependant, et amplement, pour produire une articulation distincte. A la vérité, la malade est aphone ; elle ne peut pas émettre un son, un bruit laryngé quelconque. Mais le larynx n'a rien à voir dans l'articulation des mots et si notre sujet n'était qu'aphone elle aurait tout au moins conservé la faculté de parler à voix basse, ce qui n'est pas, ainsi que je vous le fais constater.

Ainsi, c'est bien la faculté d'articulation qui fait défaut ici ; celle d'exprimer la pensée par l'écriture est au contraire parfaitement conservée.

Pour compléter maintenant l'étude du syndrome qui nous occupe, il nous reste à rechercher encore ce qui est advenu relativement aux deux autres éléments du langage. Notre malade peut-elle lire mentalement et comprendre ce qu'elle lit ? A-t-elle conservé la faculté de comprendre le sens des paroles qui viennent frapper ses oreilles ? Voici une petite expérience qui nous permettra de répondre à la première question. Je place sous ses yeux une feuille administrative sur laquelle sont écrits les mots : « Admission d'urgence. »

M. Charcot, s'adressant à la malade : Lisez, je vous prie, et dites-moi ce que cela veut dire ? — (La malade examine le papier, lit et se met immédiatement à écrire.)

M. Charcot, aux auditeurs. — Je vois qu'elle a écrit les mots : « Admission d'urgence » en les copiant textuellement sur la feuille qui lui a été remise ; ce n'est pas cela qu'il nous faut. Il y a des aphasiques par lésion organique qui sont capables de copier exactement les mots qui sont placés sous leurs yeux sans toutefois y rien comprendre.

S'adressant à la malade : Je vous demande ce que c'est qu'une admission d'urgence ? — La malade reprend le papier et écrit : « Admission d'urgence à l'hôpital, comme malade. »

M. Charcot, aux auditeurs : Allons, cette fois-ci c'est parfait : vous voyez que notre malade peut lire et qu'elle comprend fort bien ce qu'elle lit ; elle n'est donc point atteinte de *cécité verbale.*

Examinons ce qui est relatif au second point : Y a-t-il chez notre sujet *surdité verbale* ? Ceux qui en sont atteints vous le savez, ne sont pas sourds, dans le sens général du terme. Ils entendent parfaitement et distinguent tous les bruits qui viennent frapper leurs oreilles, même si ce sont des paroles articulées ; seulement ils les entendent « comme bruits » et ils sont incapables de comprendre ce que ces paroles signifient. En est-il ainsi chez notre malade ? C'est ce que nous allons voir : déjà vous avez pu remarquer qu'elle a très bien compris tout ce que nous lui avons dit, dès le commencement de l'interrogatoire, et qu'elle a agi en conséquence ; mais regardons-y encore de plus près.

M. Charcot : *s'adressant à la malade* : Voulez-vous regarder les objets qui sont sur la table et me désigner du doigt ceux dont je vais prononcer le nom ; montrez-moi le crayon !.. la feuille de papier, l'écritoire, la pelotte...

Aux auditeurs : Vous voyez qu'elle a indiqué les divers objets qu'elle a entendu nommer successivement, avec une grande précision, sans le moindre embarras ; elle n'est donc pas atteinte de surdité verbale.

Je vous ferai remarquer en passant que nous trouvons chez notre malade les conditions d'une analyse psycho-physiologique délicate : vous n'ignorez pas que, d'après nos études, le *matériel de la faculté du langage* se rapporte à quatre modes spéciaux de la mémoire du mot, à savoir : la mémoire motrice d'articulation, la mémoire motrice graphique, la mémoire visuelle et enfin la mémoire auditive du mot. La suppression isolée de chacune de ces mémoires est représentée en clinique par autant de formes de l'aphasie, à savoir : l'aphasie motrice d'articulation, l'agraphie, la cécité et enfin la surdité verbales. Eh bien ! le caractère fondamental du mutisme hystérique, c'est que la faculté motrice d'articulation, par une sorte de sélection fort remarquable, y est seule affectée, les autres demeurant parfaitement intactes ; tandis que lorsqu'il s'agit d'aphasie liée à une lésion organique, il est de règle que toutes les mémoires du mot soient touchées simultanément, bien qu'à des degrés très divers (1). L'aphasie motrice, en d'autres termes, est alors à peu près toujours compliquée en proportions diverses d'un certain degré d'agraphie, de cécité et de surdité verbales. Ces trois dernières, au contraire, font régulièrement défaut dans le mutisme hystérique ; c'est du moins ce qu'enseigne l'histoire naturelle de ce singulier syndrome, telle que nous la connaissons aujourd'hui.

Le mutisme n'est pas, tant s'en faut, le seul accident hystérique que nous ayions à relever chez notre malade ; il ne constitue même qu'un épisode récent survenu à la suite d'une des nombreuses attaques convulsives dont elle n'a pas cessé d'être tourmentée depuis le jour où elle a été hypnotisée, voici dans quelles circonstances (2) :

---

1. De l'aphasie en général et de l'agraphie en particulier. *Progrès médical*, 4 février 1888.
2. Nous reproduisons ici à peu près textuellement le récit de M. Séglas, *loc. cit.*, p. 103.

Le 7 août 1888, se trouvant à la fête d'Aubervilliers, Mme P... est entrée dans la baraque d'un magnétiseur : elle a assisté ce jour même à des hypno-tisations faites sur un certain nombre de personnes et elle a été fort impres-sionnée, dit-elle, d'en voir quelques-unes placées dans « l'état de cata-lepsie ».

Elle éprouva néanmoins le vif désir de se faire endormir elle-même, mais elle n'osa pas, son mari étant présent. Le lendemain elle revint à la baraque sans son mari et cette fois elle demanda à être hypnotisée.

Le magnétiseur essaya à plusieurs reprises de l'endormir par la fixation du regard. Elle affirme que jamais elle n'a perdu un instant le souvenir de ce qui se passait autour d'elle. Mais, par contre, à chaque tentative, elle sentait son corps et ses membres se raidir au point de ne pouvoir plus faire un mouvement : deux fois ses yeux ont tourné et une fois elle est tombée à la renverse. On la tirait assez facilement de cet état en lui soufflant sur les yeux. Bien qu'elle n'eût reçu d'autres « suggestions » que celles qui peuvent être communiquées à l'état de veille, elle est retourné chez ce même magnétiseur cinq fois en trois semaines ; elle ne pouvait pas s'en empêcher, dit-elle, c'était une obsession, un désir irrésistible.

Toujours les choses se sont passées comme ci-dessus ; chaque fois qu'on à voulu l'hynoptiser, elle a été prise de ses attaques de raideur ; jamais elle n'a dormi.

Plusieurs fois, le magnétiseur ayant eu grand'peine à la tirer de l'état où il l'avait plongée, elle l'a entendu prononcer ces paroles : « Elle est plus forte que moi ! »

Il a essayé plusieurs fois de la suggestion hypnotique sans jamais y par-venir : ainsi lui ayant affirmé un jour qu'il allait la brûler avec une lame de couteau rougie au feu, elle n'a pas senti de brûlure mais elle a eu très peur, néanmoins, et aussitôt elle est devenue raide, comme les autres fois.

A partir des premières tentatives d'hynoptisation, P... était devenue triste ; elle n'avait plus de goût à rien et elle négligeait les travaux de son ménage, elle ne pouvait plus ni penser ni compter, ses idées s'embrouillaient à chaque instant : elle se figurait constamment être placée sous la domination du magnétiseur auquel elle avait entendu dire « que, de loin comme de près, elle ne ferait que ce qu'il voudrait, quand même elle ne le voudrait pas ».

Plusieurs crises de convulsions toniques s'étaient produites sur ces entrefaites, semblables aux précédentes, mais cette fois sans provocation. Elle ne mangeait pour ainsi dire plus ; elle était tourmentée du désir de quitter son domicile et d'aller retrouver celui qu'elle considérait comme son maître : enfin un beau jour, n'y tenant plus, elle partit subitement de chez elle et alla le rejoindre, en effet, à la foire de Vincennes.

Elle resta avec lui deux jours au bout desquels, ayant appris que son mari avait déposé une plainte chez le commissaire de police, il la pressa de rentrer chez elle . Pendant toute la durée de la nuit qui suivit la réintégration au domicile conjugal, les crises de raideur furent presque incessantes ; elle se reproduisirent en grand nombre encore les jours suivants et la malade fut en conséquence admise à l'hôpital de Saint-Denis où elle resta une huitaine de jours.

Elle en sortit non guérie; depuis lors, en effet, les attaques continuent à paraître fréquemment et l'état mental est resté à peu de chose près ce qu'il était à l'origine. Les choses ont empiré récemment et le mutisme est survenu il y a cinq ou six jours, à la suite d'une forte attaque. C'est à cette occasion que le mari de la malade est venu nous prier d'admettre sa femme dans notre service.

Vous avez compris, Messieurs, que les attaques dont il a été si souvent question dans le cours de notre récit ne sont autres que des attaques hystériques : elles répondent à un type particulier dont vous trouverez la descriptions dans les « Études » de Paul Richer, auxquelles je vous renvoie pour les détails, sous le nom d'attaques de contracture (1) ; je me bornerai à vous en donner ici une description sommaire, faite surtout d'après l'étude de celles dont nous avons été témoin hier chez notre malade. Il y a une aura; battements de cœur, constriction épigastrique ; puis la malade, qui quelquefois reste debout, redresse la tête et se courbe légèrement en arrière : les bras, les jambes, le tronc se raidissent alors dans l'extension. La contracture est quelquefois assez forte pour que la rigidité des membres ne puisse être vaincue, même en déployant une grande force. Les paupières sont closes et animées d'un mouvement vibratoire. Il n'y a pas de perte de connaissance, pas de secousse, pas de grands mouvements, rien qui rappelle la phase épileptique, les contorsions ou les attitudes passionnelles des grandes attaques vulgaires. Les choses restent telles quelles pendant une période de temps variable qui, chez notre sujet, ne dépasse pas quelques minutes: on peut d'ailleurs, en lui soufflant sur la figure ou en la rappelant à elle d'une voix impérieuse, abréger quelquefois la durée de la crise.

Mais il s'agit ici, veuillez le remarquer, d'un petit cas. Nous avons vu en effet chez d'autres sujets les attaques présentant ces mêmes caractères persister quelquefois durant des heures entières, ne pouvant être modifiées par aucune de ces manœuvres, — pression ovarienne ou de divers points hystérogènes — qui, dans les attaques classiques, se montrent si fréquemment efficaces.

Le type d'attaque dont il est ici question et que nous avons pris l'habitude de désigner sous le nom « d'attaque de contracture », se rencontre assez rarement dans la pratique. Il ne faut pas le confondre avec l'attitude dite « en arc de cercle » partie intégrante de la grande attaque hystéro-épileptique, non

---

1. Richer. *Études cliniques sur la grande Hystérie*, 2ᵉ édition, 1885, p. 245.

plus qu'avec la catalepsie, dénomination dont on abuse tant et que l'on emploie si souvent à tort et à travers (1).

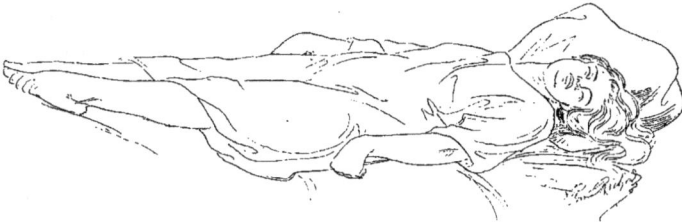

Fig. 52. — Attaque de contracture.

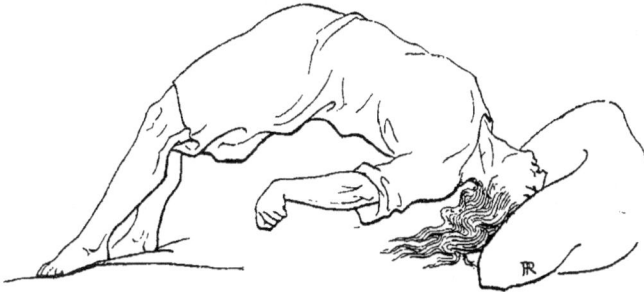

Fig. 53. — Arc de cercle.

J'ai vu ce genre d'attaque se produire plus souvent que le type classique dans les cas observés par moi, où les tentatives d'hypnotisation ont déterminé sur le coup, ou à courte échéance, l'apparition d'une crise hystérique. C'est là une remarque qu'il n'est pas sans intérêt de relever.

Il nous a été impossible de décider si notre malade porte quelques stigmates permanents de la névrose dont elle est atteinte, toutes les tentatives d'exploration soit de la sensibilité cutanée, par exemple, soit du champ visuel ayant abouti constamment à la production d'une attaque.

En résumé nous avons sous les yeux un exemple, si je ne me trompe,

1. A propos de catalepsie, voir également Richer, *loc.cit.*, chap. Catalepsie et états cataleptoïdes

bien propre à montrer, une fois de plus, que les pratiques d'hypnotisation ne sont pas pour le sujet mis en jeu, toujours innocentes. Sans doute elles n'ont pas créé ici la maladie de toutes pièces, car l'histoire des antécédents de Mme P... signale dans son passé deux attaques d'hystérie, l'une à l'âge de 19 ans, l'autre à l'âge de 20 ans ; mais le mal sommeillait depuis dix-huit ans, remarquez-le bien, lors de la mauvaise rencontre faite à la foire d'Aubervilliers.

Incontestablement les hypnotisations du mois d'août 1888 ont eu les conséquences les plus fâcheuses, puisqu'elles ont provoqué la réapparition des accidents nerveux qui cette fois se sont produits sous une forme grave. Depuis cette époque en effet, c'est-à-dire durant une période de six mois, les crises nerveuses, avec les troubles psychiques que vous savez, n'ont pas cessé en quelque sorte de sévir un seul instant et rien n'annonce qu'ils doivent bientôt s'atténuer et disparaître.

On pourrait aisément multiplier les exemples de ce genre car ils sont presque devenus chose banale pour s'être fréquemment reproduits dans ces derniers temps.

D'un autre côté, nombre de faits ont établi parallèlement que les accidents que nous signalons ne concernent pas seulement le sujet hypnotisé, mais qu'ils peuvent, dans les représentations publiques par exemple, en conséquence d'une sorte de contagion, se propager soit immédiatement soit à longue échéance aux assistants eux-mêmes. Comme conséquence fâcheuse des représentations théâtrales, on pourrait signaler entre autres le développement dans une population, dans une école, de ce qu'on pourrait appeler du nom de *manie hypnotisante active*.

J'ai cité un exemple du genre qui me paraît bien frappant et que je vous demanderai la permission de reproduire ici en quelques mots (1).

Il y a deux ans, un magnétiseur de profession donna sur le théâtre de Chaumont-en-Bassigny, des représentations de « fascination » qui émurent profondément toute la population, l'affolèrent, et déterminèrent par-ci par-là, quelques accidents plus ou moins sérieux. La manie d'hypnotiser pénétra jusque dans le collège de la ville. Plusieurs élèves pratiquèrent l'hypnotisme sur leurs camarades et quelques accidents nerveux s'en suivirent.

Le principal du Lycée mit bon ordre à la chose pour ce qui concernait les internes ; mais quelques externes surveillés n'en continuèrent pas moins leurs pratiques. C'est ainsi que les nommés Blan... et Thom... se sont plusieurs fois amusés sous un porche voisin de l'hôtel de l'Ecu à hypnotiser par la fixation des yeux un jeune garçon âgé de 12 ans que j'ai dans le temps présenté à la clinique. C'est le petit hypnotisme sans doute qu'ils obtenaient ainsi.

En tout cas ils réussirent à faire commettre au petit Blan..., en le sugges-

---

1. *Revue de l'hypnotisme*, 17 mai 1887, p. 326.

tionnant, des actions qui les réjouissaient énormément. Ainsi Blan... fut, dit-on, promené presque nu sur la place de la Banque-de-France ; il est allé demander à acheter un cheval chez un marchand de nouveautés, et autres facéties provinciales du même genre.

Jusque-là, il n'y a pas encore grand mal sans doute ; mais voici le côté fâcheux. Le jeune Blan... sans antécédents nerveux remarqués, n'avait jamais eu d'attaques jusqu'au moment où les premières tentatives d'hypnotisme ont eu lieu : mais, au bout de quinze jours, surviennent des crises se répétant presque tous les jours et qui effrayent considérablement les parents, d'autant plus que le jeune frère de notre petit malade, âgé de 4 ans seulement commençait lui aussi à présenter des symptômes du même genre. C'est pour mettre fin, si possible, à tout cela, que le père nous l'a amené, et d'après notre conseil l'a remis entre nos mains. Les accès à l'hôpital se sont répétés pendant quelque temps tous les deux ou trois jours. C'étaient des attaques hystériques assez bien formulées, précédées d'une aura : douleur de tête et battements dans les tempes, sifflements dans les oreilles ; puis survenaient des contorsions et l'arc de cercle. Enfin l'enfant prononçait quelques paroles relatives aux préoccupations de la veille. Il n'existait pas de stigmates hystériques. L'enfant est sorti, après cinq ou six mois de traitement, à peu près guéri.

Ce n'est pas la première fois que l'on voit des enfants *jouant à l'hypnotisme* produire sur eux-mêmes, ou sur leurs camarades, des accidents plus ou moins graves. Ainsi à Breslau, lors du passage du fameux Hansen, un enfant hypnotisé par un de ses camarades a été pris d'attaques de contracture qui durèrent plusieurs heures et qui se renouvelèrent par la suite. Un cas du même genre est cité par M. Mercati dans les Archives italiennes de psychiatrie.

Ces faits, ces considérations rendent évidente la nécessité d'une réglementation des pratiques d'hypnotisme, et il y a lieu de s'étonner qu'elles n'aient pas encore paru assez convaincantes pour faire adopter en France les sages mesures restrictives prises depuis longtemps déjà, dans la plupart des autres pays d'Europe à l'égard des représentations publiques des magnétiseurs.

L'hypnotisme peut être utile en thérapeutique, dira-t-on, et s'il peut nuire parfois, n'en est-il pas de même des plus précieux médicaments : l'opium, la digitale, par exemple, qui, dans de certaines circonstances et chez certains sujets, peuvent produire des effets fâcheux, songe-t-on à les condamner pour cela ? A cela, certes, nous ne contredisons pas ; mais d'un autre côté, n'est-il pas clair qu'une étude clinique approfondie, et par conséquent nullement à la portée des amateurs, pourra seule en matière d'hypnotisation, comme lorsqu'il s'agit d'opium ou de digitale, établir les indications et les contre-indications, ou, en d'autres termes, déterminer les conditions où l'on peut agir, et celles où, au contraire, il faut s'abstenir ?

Puisque la médecine, au nom de la science et de l'art, a, dans ces derniers temps, pris possession de l'hypnotisme, qu'elle seule peut savoir appliquer convenablement soit au traitement des malades, soit aux recherches physiologiques et psychologiques, n'est-il pas légitime que, dans ce domaine récemment conquis, elle veuille désormais régner en maîtresse absolue et repousser toute intrusion?

2ᵉ, 3ᵉ ᴇᴛ 4ᵉ Mᴀʟᴀᴅᴇs.

Lorsque l'on parle de neurasthénie ou d'hystérie mâles, il semble qu'aujourd'hui encore on ait presque exclusivement en vue l'homme des classes privilégiées, amolli par la culture, épuisé par l'abus des plaisirs, par les préoccupations d'affaires ou l'excès des travaux intellectuels. C'est là un préjugé que je me suis bien des fois déjà efforcé de combattre mais contre lequel il faudra lutter encore, sans doute, pendant longtemps, car il paraît loin d'être déraciné. Il est parfaitement avéré, cependant, que ces mêmes affections, du moins dans les villes, s'observent sur une grande échelle chez les prolétaires, les artisans le moins favorisés par le sort, ceux qui ne connaissent guère que le labeur physique. On ne saurait oublier d'ailleurs, qu'en somme, leur constitution psychique est foncièrement la même que la nôtre et que, comme d'autres, plus même peut-être, ils sont soumis aux conséquences perturbatrices des émotions morales pénibles, de l'anxiété qui s'attache aux difficultés de la vie, à l'influence dépressive de la mise en jeu exagérée des forces physiques, etc. ; sans parler du shock nerveux produit dans les grands accidents auxquels ils sont particulièrement exposés, non plus que des intoxications professionnelles dont le rôle pathogénique commence, depuis quelque temps seulement, a être convenablement apprécié. Il ne faut pas oublier, d'autre part, que l'hérédité nerveuse n'est pas l'exclusif privilège des grands de la terre ; elle exerce son empire sur la classe ouvrière comme partout ailleurs.

J'ai reçu ces jours-ci dans le service de la clinique un groupe de cinq cas bien propres à justifier les assertions que je viens d'émettre ; trois d'entre eux nous occuperont aujourd'hui ; les deux autres, faute de temps, seront renvoyés à la leçon prochaine. L'un de nos sujets représentera la maladie neurasthénique à l'état de pureté nosographique, c'est-à-dire régnant sans partage. Les quatre autres sont des exemples de ce que je vous proposerai d'appeler « l'hystéro-neurasthénie», combinaison fréquente dans la population ouvrière, et que vous aurez par conséquent bien souvent l'occasion d'observer dans la pratique d'hôpital. Il est curieux de remarquer, en effet, Messieurs, comment, depuis cinq ou six ans, les cas de ce genre semblent se montrer chaque jour plus nombreux dans les services de médecine générale. Je ne suis pas en mesure pour le moment de vous offrir à ce sujet une statistique en règle. Elle sera bien intéressante à relever quelque jour ; mais je puis parler d'après ce qui m'a été dit par plusieurs de mes collègues des hôpitaux, autrefois mes élèves ; et cette remarque s'applique non seulement aux services hospitaliers ordinaires mais encore à celui du bureau central où se présentent pour l'admission dans les hôpitaux des malades atteints des affections les plus diverses, sans sélection aucune. Est-ce donc qu'il s'agirait là d'une maladie nouvelle développée sous l'influence de nouvelles conditions d'existence? Je n'en crois rien, Messieurs, pour ma part ; la maladie date de loin je pense, et rien n'est changé à son égard ; c'est nous qui avons changé en apprenant à reconnaître ce qui pour nous, autrefois, passait inaperçu. « C'est l'esprit en effet qui oit et qui voit », et il ne voit guère sans éducation préalable; on le sait bien par l'histoire de l'ataxie locomotrice, maladie ancienne par excellence, sans aucun doute, et qui figure cependant en neuropathologie parmi les acquisitions les plus récentes à la fois et les plus envahissantes de la clinique (1).

I. Mais ce sont là des questions sur lesquelles j'aurai l'occasion de revenir : j'en viens actuellement à l'examen de notre premier malade. Il offre, vous disais-je, un exemple de neurasthénie sans mélange d'élément étranger. Il est âgé de 38 ans et se nomme Le.....er — il exerce la profession de maçon. — Dans son métier, il n'est pas tout à fait le premier venu : c'est ce qu'on appelle un « tâcheron ». Il travaille de ses mains sans doute mais il prend à sa charge des travaux qu'il répartit entre plusieurs ouvriers. Pas d'antécédents héréditaires. Il y avait un mois et demi qu'il était engagé dans une entreprise dont il espérait tirer des bénéfices importants pour lui, lorsque le 30 août, c'est-à-dire il y a cinq mois, en se rendant le matin à son travail, il fut mordu assez fortement à l'avant-bras droit par un gros chien de garde; l'émotion, tout d'abord, paraît n'avoir pas été très vive, la plaie avait été cautérisée et bientôt l'on avait appris, que, conduit à Alfort le chien avait été déclaré non enragé. Malgré des douleurs assez vives qu'il ressentait dans le bras droit, notre homme prenait patience ; il espérait que la morsure serait promptement

---

1. A la Salpêtrière où, à la vérité, il y a « sélection », on a compté, soit à la policlinique soit dans les salles, pendant le cours de l'année 1888, un total de 79 hystériques dont les yeux ont été examinés. Sur ce nombre, il y a eu 49 femmes et 30 hommes. (Compte rendu du service ophthalmoscopique de M. le D' Parinaud, pour l'année 1888, par Morax, externe du service de la clinique). *In Archives de Neurologie*, 1889, p. 436.

cicatrisée et qu'il lui serait permis sous peu de reprendre ses occupations. Cependant, dès cette époque voisine de l'accident, ses nuits étaient troublées par des cauchemars. Quinze jours se passent et voici que, contrairement à ce qu'il avait espéré, sa plaie n'est nullement cicatrisée, les douleurs sont encore fort intenses et il s'est produit du gonflement et des abcès. Tout espoir de pouvoir travailler manuellement devait être écarté pour longtemps, peut-être. C'est alors que commencent à sévir les vives inquiétudes, les impressions pénibles.

Le malade perd l'appétit. Il ne dort plus que d'un sommeil agité par des rêves pénibles. Il voit en songe des chiens, des chats furieux qui font mine de vouloir le mordre; des échafaudages mal ajustés sur lesquels il monte et qui menacent de s'écrouler sous lui, etc., etc.

Lui, autrefois vif, courageux, entreprenant, il se sent devenu faible, mou, triste, sans énergie; « il se laisse aller », comme il dit, et n'a plus de volonté.

Il ne peut même pas penser à ses affaires sans que sa tête se trouble. Enfin, au bout d'un mois la plaie et les abcès sont guéris, les douleurs ont cessé et il essaie de retourner à sa besogne; mais une grande faiblesse, une lassitude extrême l'obligent après quelques efforts à renoncer à tout travail.

Le voilà naturellement tout à fait désolé, d'autant plus que le propriétaire du chien qui l'a mordu refuse de lui payer l'indemnité qui lui est due ; aussi tous les symptômes nerveux qui, jusque-là, n'étaient encore qu'esquissés, empirent-ils rapidement, s'attachant à lui étroitement et pour longtemps.

Nous les retrouvons en effet aujourd'hui, après quatre mois, tels qu'ils n'ont pas cessé d'exister depuis cette époque :

Céphalée toujours présente, ne s'élevant jamais au taux d'une douleur vive; elle siège sur la région frontale et l'occiput surtout, mais s'étend parfois au crâne tout entier où elle donne une sensation pénible de compression et de poids, comparable à celle que produirait un casque lourd et trop étroit ; elle s'étend également à la nuque où le malade a des craquements lorsqu'il tourne la tête à droite ou à gauche. — *État vertigineux* habituel, principalement dans la station verticale et surtout la marche ; il lui semble que le sol s'élève par moments puis s'abaisse et, en marchant, il se dit obligé de regarder ses pieds ; — *affaiblissement de la mémoire* ou, pour mieux dire, mémoire lente et difficile à mettre en œuvre : « ma tête est comme vide, dit le malade, mes idées sont confuses », d'ailleurs les moindres opérations de l'esprit sont pénibles, même la lecture, et bientôt suivies d'une exaspération de la céphalée. Il est à remarquer qu'en général la douleur de tête s'atténue temporairement ainsi que les autres symptômes qui l'accompagnent pendant la période qui suit immédiatement les repas. — *Idées sombres, sentiment d'impuissance, absence de volonté, émotivité excessive, sommeil troublé* par les rêves dont nous avons parlé déjà : tantôt il est poursuivi par des animaux menaçants, chiens ou chats, qui veulent le mordre ; tantôt il se voit poursuivant l'accomplissement de la tâche qu'il a entreprise, mais mille obstacles imprévus se dressent devant lui, les échafaudages s'écroulent, les échelles se brisent; le temps passe et jamais, à son grand désespoir, il n'atteindra le but tant désiré. Voilà pour les symptômes céphaliques, les symptômes spinaux ne sont pas moins accentués.

Il y a un *affaiblissement remarquable de la force dynamométrique* : la main droite donne 45 seulement et la main gauche 55 ; le malade, cependant, n'est pas gaucher. Il se plaint d'être tout de suite fatigué lorsqu'il se tient debout ou qu'il marche; ses jambes sont très faibles, dit-il, et il y éprouve des sensations singulières ; il assure qu'il ne sait pas nettement où posent ses pieds. Cependant, pas d'analgésie ou d'anesthésie sous une forme quelconque; pas de douleurs autres que celles que provoquent des crampes qui se produisent de temps à autres dans les cuisses et dans les mollets ; pas de troubles vésicaux. Les réflexes rotuliens sont normaux et la station debout n'est nullement affectée par l'occlusion des yeux. Je ne voudrais pas omettre de vous parler d'une sensation de pression, de constriction pénible que le malade éprouve d'une façon habituelle sur toute l'étendue de la région du sacrum et qui s'exaspère remarquablement lorsqu'il s'est tenu debout quelque temps ou qu'il a fait quelques pas. J'appelle votre attention sur cette « *plaque sacrée* », comme je l'appelle, parce qu'elle constitue un des caractères de la neurasthésie spinale et qu'elle peut contribuer à distinguer celle-ci des parésies ou paraplégies par lésions organiques de la moelle épinière, qu'elle pourrait simuler. La « plaque sacrée » est, en quelque sorte, le pendant de la « plaque occipitale » ou « cérébelleuse» ainsi que la désignent quelquefois les malades, l'un des éléments les plus constants de la céphalée neurasthénique. — *Affaiblissement* des fonctions sexuelles, peu ou pas de désirs, érections faibles, imparfaites, aboutissant à des émissions séminales prématurées. Ici, chez notre sujet, contrairement à ce qui a lieu dans la majorité des cas du même genre, les troubles digestifs font à peu près complètement défaut : pas de dyspepsie flatulente avec rougeur de la face; pas de sentiment de malaise et de brisement des membres ; pas de somnolence survenant après les repas, ce qui montre bien, soit dit en passant, que ces troubles gastriques ne sont pas nécessaires à la constitution du syndrome neurasthénique. D'ailleurs, aucune association de symptômes hystériques ; rien qui rappelle les attaques ou leurs équivalents; pas de troubles permanents de la sensibilité générale ou spéciale, pas de rétrécissement du champ visuel en particulier. Notre cas d'aujourd'hui est donc en réalité, ainsi que nous l'avons dit en commençant, un exemple de neurasthénie cérébro-spinale pure, exempte de toute complication. Il reproduit exactement en effet, dans ses traits fondamentaux du moins, le tableau classique que le regretté Beard de New-York a eu le grand mérite de dégager du chaos de l'ancien « nervosisme » et qu'il a fait pénétrer dans le cadre de la clinique neuropathologique où il occupe actuellement une large place légitimement conquise.

Le complexus symptomatique en question répond assurément à une espèce morbide dont la fixité nosographique ne saurait être sérieusement contestée, puisqu'on la voit conserver son individualité dans les circonstances très variées où elle peut se développer. Ainsi, ce même état neurasthénique que nous avons vu s'installer chez notre homme sans culture, à la suite des événements que vous savez, vous le retrouverez revêtu de ses caractères essentiels, dans les conditions bien différentes, en apparence, du surmenage intellectuel, chez les écoliers, par exemple à partir de l'âge de 15 à 16 ans, époque à laquelle l'élève commence à pouvoir, par un effort de volonté, contraindre son cerveau à un excès de travail (1) ; chez les étudiants qui affrontent les concours, chez les savants, les gens de lettres au labeur acharné, chez les politiciens, les hommes d'affaires qu'écrasent de lourdes responsabilités et qui vivent incessamment bourrelés d'inquiétudes.

Dans les cas qui viennent d'être cités les facteurs étiologiques appartiennent à la catégorie des actions lentes ; mais il importe de remarquer que les causes à action brusque, telles qu'on les rencontre dans les grands accidents, chute d'un lieu élevé, collisions de trains, avec ou sans traumatisme (2), en tant qu'elles sont de nature à provoquer ce que l'on est convenu d'appeler le shock nerveux, pourront, à courte échéance, produire les mêmes résultats. Eh bien, je le répète encore une fois, malgré ces diversités d'origine, malgré ces différences relatives au sujet, le type morbide, à part quelques modifications d'ordre secondaire, reste à peu près immuable : c'est ce que nous aurons

---

1. M. Charcot a fait remarquer, depuis longtemps déjà, que l'écolier au-dessous de cet âge, se soustrait généralement, en restant passif, à toute tentative de surmenage intellectuel. M. Galton dans ses *Recherches sur la fatigue mentale* (Revue scientifique n°. 4, 26 janvier 1889) est arrivé au même résultat.

2. M. Charcot a recueilli ces jours-ci un assez bel exemple de neurasthénie cérébro-spinale sans mélange d'hystérie, survenu chez une dame américaine à la suite d'un accident de voiture ; voici l'abrégé de cette observation : Madame X... habitant Washington, a été, il y a deux ans, renversée du haut d'un « mail coach ». Elle est tombée à terre sur le gazon, sans se faire grand mal : elle n'a pas perdu connaissance un seul instant et elle n'a eu d'autre blessure qu'une bosse sanguine, siégeant à la région lombaire ; la douleur produite par cette contusion a nécessité le séjour au lit seulement pendant quelques jours ; mais, lorsqu'il s'est agi de se lever, les symptômes de la neurasthénie cérébro-spinale étaient déjà fort accentués : céphalée neurasthénique, à savoir plaque cérébelleuse et plaque frontale. — Tête vide, mémoire lente, impossibilité de fixer l'attention d'une façon un peu soutenue, — vertiges. La malade ne peut fréquenter le monde ; le moindre bruit, la lumière un peu vive ramènent les vertiges et exaspèrent la céphalée. — Dyspepsie atonique, gonflement de l'estomac après les repas avec rougeur de la face et sentiment de torpeur. — Neurasthénie spinale marquée par un sentiment de faiblesse dans les membres inférieurs et l'existence de la « plaque sacrée » ; à peine la malade peut-elle faire quelque pas sans voir s'exaspérer le sentiment pénible de pression qui occupe la région du sacrum — Aucun phénomène hystérique. Sa santé, avant l'accident, était parfaite à tous égards ; pas d'antécédents nerveux personnels. On n'a pu recueillir de renseignements concernant les antécédents de famille.

l'occasion de relever plus d'une fois en étudiant les faits cliniques qu'il nous reste à examiner.

Que dire de notre malade au point de vue du pronostic ?

Certainement le cas est sérieux. Il y a cinq mois déjà que cela dure et rien ne fait prévoir encore que nous soyions près de la fin. Il est remarquable que chez les sujets rustiques des classes ouvrières, les affections nerveuses sans « substratum » organique, la neurasthénie, l'hystérie par exemple, se montrent généralement, toutes choses égales d'ailleurs, plus graves et plus tenaces que chez les sujets plus délicats, plus impressionnables des classes lettrées; toutefois, dans le cas actuel, il ne faut désespérer de rien. Sous l'influence du traitement mis en œuvre, depuis l'entrée du malade à la Salpêtrière, et qui a consisté principalement dans l'administration des douches et l'emploi des toniques, il s'est produit un peu d'amélioration sur toute la ligne. Ces résultats sont encourageants; mais nous sommes encore bien loin du but qu'il nous faudrait atteindre pour que notre pauvre « tâcheron » pût aller reprendre ses travaux.

II. — Le second cas du groupe est relatif à un nommé Greff..., âgé de 31 ans, exerçant la profession de boulanger; c'est un homme d'apparence vigoureuse. Il gagne environ 7 francs par jour. Il a été soldat et a fait la campagne de Tunisie où il a été blessé. Peut-être y a-t-il eu autrefois, chez lui un peu d'abus alcooliques; mais ce vice n'existe plus depuis longtemps.

Contrairement à ce qui avait lieu chez le malade précédent, l'hérédité nerveuse ne fait pas défaut chez celui-ci :

COTÉ PATERNEL			COTÉ MATERNEL	
TANTE	AUTRE TANTE	PÈRE	MÈRE	TANTE
Aliénée ; dipsomane; s'est suicidée en se jetant par la fenêtre.	Dipsomane.	Aucune maladie nerveuse.	Aucune maladie nerveuse.	Aliénée mélancolique

Le FRÈRE du malade est sujet à des attaques qualifiées d'hystériques ; il avait, jusqu'à l'âge de 14 ans, été sujet à de violentes colères.

On voit que le tableau d'hérédité nerveuse est ici passablement chargé. Lui n'avait jamais été malade, lorsqu'il fut atteint, en novembre 1887, d'une pleurésie gauche qui nécessita trois ponctions,

Il est sorti de là pas mal affaibli ; cependant il avait pu depuis plusieurs mois, reprendre son travail, et tout allait bien, lorsqu'il lui vint à l'idée, le

16 octobre 1888, c'est-à-dire il y a quatre mois, d'aller avec des amis, faire sur la Marne, aux environs de Meaux, une partie de pêche « à l'épervier ». L'épervier est, vous le savez peut-être, un grand filet en forme d'entonnoir dont l'orifice très large est garni de balles de plomb. C'est, on le conçoit, un engin fort lourd, fort difficile à manier ; le pêcheur le porte replié sur son épaule gauche et il doit le lancer à l'eau de la main droite en le déployant en éventail. Or, au moment où, placé à l'extrémité du bateau, Greff... se préparait à exécuter le programme, il fut, en conséquence d'une fausse manœuvre, jeté à l'eau. Portant toujours son lourd fardeau, et le membre inférieur embarrassé dans la longue corde qui sert à tirer le filet de l'eau, il était gravement menacé de se noyer, bien qu'il soit bon nageur, lorsqu'enfin, après quelques minutes d'angoisses, il fut repêché et ramené sur le bateau. A ce moment-là, il perdit connaissance et lorsqu'il reprit ses sens, il se trouva couché à Meaux chez un ami. Il s'était passé environ trois quarts d'heures, il resta là, au lit, pendant une huitaine de jours, et durant cette période, une conjonctivite de l'œil gauche et une certaine douleur siégeant à la face interne de la cuisse du même côté ont été les seuls symptômes dont il ait souffert.

Au bout de ce temps, il a repris son travail, mais trois jours à peine s'étaient passés lorsque la conjonctivite gauche qui s'était amendée reprit comme de plus belle et en même temps la paupière de ce même côté se ferma : le malade ne pouvait plus l'ouvrir sans l'aide d'un de ses doigts et il remarqua qu'elle était animée de mouvements vibratoires. Il s'agissait donc là d'un blépharospasme. Peu après, la bouche s'était fortement déviée vers la droite, et lorsque la langue était tirée, elle se portait de ce même côté droit (spasme glosso-labié). Enfin, dix-sept jours environ après l'accident, se manifesta une parésie du membre supérieur gauche ainsi qu'une faiblesse avec crampes douloureuses du membre inférieur correspondant. Tels furent les premiers accidents nerveux qui ouvrirent la scène. Quelques jours plus tard, le tableau clinique était constaté tel que nous pouvons l'étudier aujourd'hui, trois mois environ après le début de la période d'état.

Ainsi que nous l'avons annoncé, les symptômes observés chez notre malade peuvent être ramenés, les uns à l'hystérie, les autres à la neurasthénie.

Nous commencerons par les premiers c'est-à-dire par les *symptômes relevant de l'hystérie.*

Le blépharospasme et le spasme glosso-labié de la période préparatoire ont actuellement complètement disparu ; Il n'existe plus aucune anomalie du côté de la face. Par contre, l'hémiplégie gauche s'est accentuée au membre supérieur où elle était restée fort incomplète ; la pression dynamométrique de la main gauche donne en effet 24. Le malade se plaint plutôt de douleurs que de faiblesses dans son membre inférieur gauche. En le déplaçant pour marcher, il ne le traine pas après lui comme cela a lieu si habituellement dans l'hémiplégie hystérique, il le porte au contraire tout d'une pièce en avant et en dehors, de façon à éviter autant que possible le tiraillement des parties molles de la face interne de la cuisse où existe une large plaque d'hyperesthésie cutanée et profonde (Voir le schéma). Au niveau de cette plaque, une

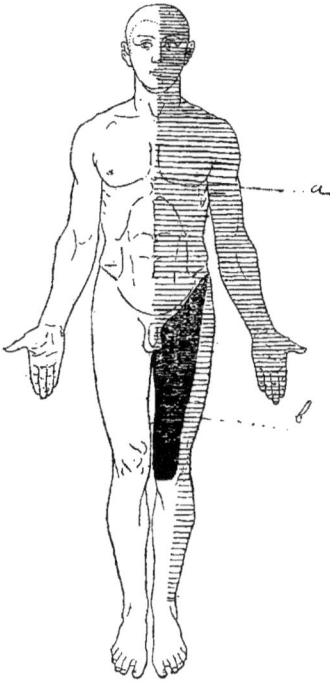

Fig. 54. — *a*. Anesthésie.
b. Hyperesthésie.

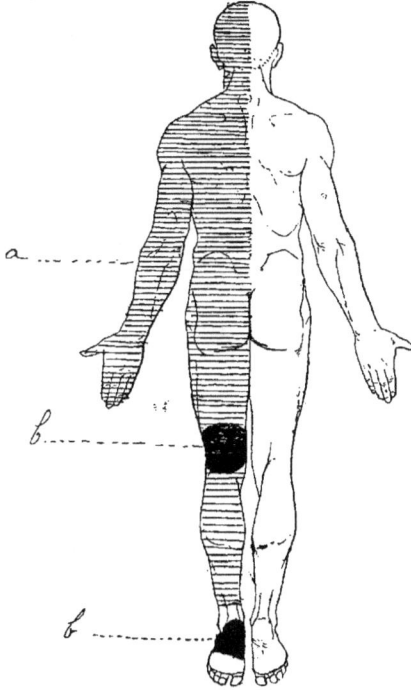

Fig. 55. — *a*. Anesthésie.
b. Hyperesthésie.

pression exercée sur la partie inférieure des muscles demi-membraneux, de-mitendineux, couturier et droit interne est douloureuse. Vous remarquerez que cette plaque hyperesthésique paraît répondre à la partie du membre qui a été, pendant la submersion, comprimée par la corde de l'épervier.

Hémianesthésie gauche sensitive absolue, interrompue seulement sur la face antérieure et interne de la cuisse, sur la face interne et antérieure de la jambe, sur toute l'étendue du pied.

36

Sur ces deux dernières régions, la sensibilité est normale; sur la première, il y a, comme on l'a dit, hyperesthésie cutanée et profonde. En arrière, une

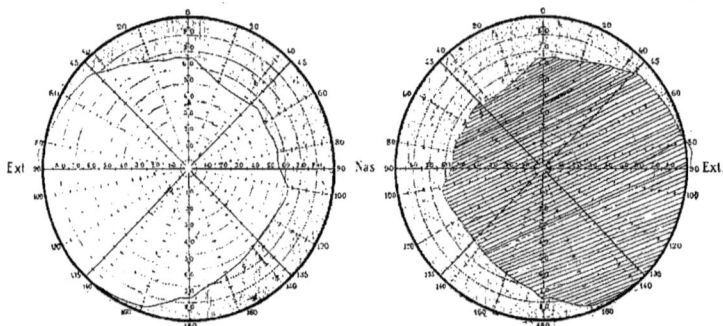

Fig. 56. — Champ visuel normal.　　　　　Amaurose.

Examen du 8 janvier 1889.

G

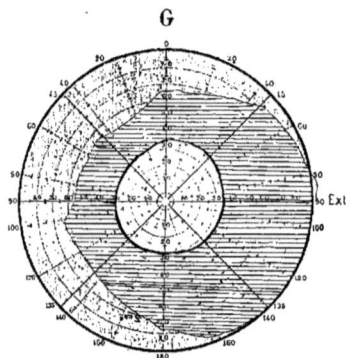

Examen du 22 janvier 1889.

Fig. 57. — Champ visuel de l'œil gauche. Celui de l'œil droit est normal.

plaque hyperesthésique occupe la partie inférieure de la cuisse gauche, au-dessus du creux du jarret.

Goût aboli sur toute l'étendue de la langue ; odorat aboli à gauche. Un examen du champ visuel pratiqué le 8 janvier 1889 fait reconnaître l'existence d'une amaurose complète sans lésion organique à gauche, le champ visuel du côté droit étant normal. Quatorze jours après, un second examen donne ce qui suit : rétrécissement très prononcé à gauche ; à droite, champ visuel normal. Dyschromatopsie complète à gauche et polyopie monoculaire.

Ni attaques ni équivalents d'attaques. Il n'existe pas de points hystérogènes.

Les rêves dont le malade est tourmenté la nuit pendant son someil méritent une mention spéciale. Il assiste à des scènes funèbres, un corbillard passe devant lui ; il porte en terre une de ses tantes qu'il a vu mourir. D'autres fois, ce sont des animaux étranges qui marchent en séries. Interrogé à l'improviste sur la question si les images qui passent devant ses yeux affectent de procéder toujours dans la même direction, il a répondu sans hésiter : « Oui : le corbillard et les animaux viennent toujours du côté gauche, se dirigeant de gauche à droite. » Or, le côté gauche est celui où siègent l'anesthésie cutanée ainsi que le rétrécissement du champ visuel. Nous aurons l'occasion de revenir bientôt sur cette circonstance et de la mettre en valeur.

Symptômes relevant de l'état neurasthénique. — Ils sont tout aussi accentués que les précédents et ont, en quelque sorte, procédé du même pas. Cependant la céphalée remonte peut-être aux premiers jours qui ont suivi l'accident, seulement elle s'est fort aggravée par la suite. Elle se présente d'ailleurs avec les caractères classiques que vous lui connaissez et consiste surtout en un sentiment de compression s'exerçant à la fois sur l'occiput et sur la région frontale ; elle est constante, permanente, et s'exaspère sous l'influence des moindres efforts que fait le malade pour mettre son intelligence en jeu. Grande torpeur cérébrale : sa mémoire s'est affaiblie, surtout pour les choses récentes, mais, même pour se souvenir des choses anciennes, il est obligé de faire un grand effort ; manque de courage absolu ; idées tristes, impossibilité de concentrer ses idées. Il se sent toujours fatigué, il se couche toujours vers 8 heures du soir et se lève très tard. Tandis que la main gauche paralysée donne au dynamomètre 21 la droite donne 55. Dyspepsie flatulente.

Il est intéressant dans ce cas de voir un homme vigoureux, mais à la vérité prédisposé par hérédité aux affections nerveuses, et, en outre, affaibli par une maladie antérieure, devenir, quelques jours après un accident qui l'a, on le conçoit, profondément ébranlé, à la fois neurasthénique et hystérique.

III.—Le dernier malade que nous examinerons aujourd'hui est un homme âgé de 48 ans, nommé Laf...cque, exerçant depuis l'âge de 17 ans la profession de plombier. Il est né en Bretagne et jamais il n'a appris à lire.

Pas d'antécédents héréditaires à noter, bien que ses parents lui soient connus.

Il a servi comme soldat au Mexique, puis en Algérie ; en 1870 il a été blessé à Gravelotte.

De dix-huit à quarante-cinq ans il a eu cinq fois des coliques de plomb.

Depuis trois ans il n'a éprouvé aucun accident de ce genre. Pas de liseré saturnin.

En 1884 il aurait eu des vomissements noirs et aurait été traité pendant quelques mois pour un « ulcère de l'estomac ».

La maladie actuelle a débuté il y a deux mois sans cause occasionnelle appréciable.

Rien n'avait été changé dans l'existence de Laf...cque. Il n'est pas marié ; il gagne sept francs par jour et se nourrit bien ; il n'a pas eu, dans ces derniers temps, de chagrins, d'émotions ; il n'a pas fait la noce, et il n'a été victime d'aucun accident. Il paraît d'ailleurs qu'il est plutôt impassible, apathique si vous voulez, et il ne sait pas trop ce qui pourrait l'émouvoir.

En un mot, à part l'intoxication saturnine passée, dont il ne porte actuellement aucune trace, nous ne trouvons rien dans son histoire qu'on puisse invoquer pour expliquer l'apparition des symptômes que nous allons étudier.

Le début s'est opéré progressivement, d'une façon fort singulière et bien propre, dans les premiers temps, à dépister le clinicien en lui faisant redouter le développement d'une lésion organique cérébrale :

C'était à la fin de novembre dernier. Pendant la matinée Laf...cque était obsédé par la vision d'une lumière de la grosseur du poing (?) dit-il, qui se plaçait devant l'œil gauche. Il avait de la diplopie ; les barreaux de son échelle lui paraissaient doubles. Était-ce déjà la diplopie monoculaire qu'il présente actuellement ? L'après-midi, la vision des lumières disparaissait, mais alors survenait un nuage noir qui se plaçait devant l'œil gauche. C'est de cette époque que date la céphalée dont il se plaint continuellement. Les troubles oculaires ont diminué ou du moins la gêne qu'ils produisaient a disparu au bout d'une huitaine. Mais alors des troubles du côté de la langue se sont manifestés.

Il y avait une certaine difficulté à articuler les mots ; en même temps le malade s'aperçoit qu'il a perdu le goût. « Les aliments ne sentent plus rien ; il lui semble qu'il mange de la terre. »

Les troubles de l'articulation ont disparu au bout d'une huitaine, mais de cette époque date une grande difficulté qu'il a de tirer la langue en dehors de la bouche, difficulté qui existe encore actuellement. Il paraît que cet organe n'a pas été dévié soit à droite soit à gauche.

Au commencement de décembre, L...... commence à éprouver un certain degré de faiblesse dans le membre supérieur gauche ; la main de ce côté ne pouvait plus tenir les outils ; en même temps, il y avait par instants des fourmillements dans ce membre ; un jour, il s'est aperçu qu'il était insensible, en voyant sa main couverte du sang d'une blessure qu'il s'était faite à un clou sans en rien sentir.

Quelques jours après, la faiblesse s'est étendue au membre inférieur gauche qui bientôt ne le porte qu'avec difficulté. L'hémiplégie a été progressive, comme on voit; elle a mis six semaines environ à se développer.

Le malade entre à la Salpêtrière le 19 décembre 1888, deux mois environ

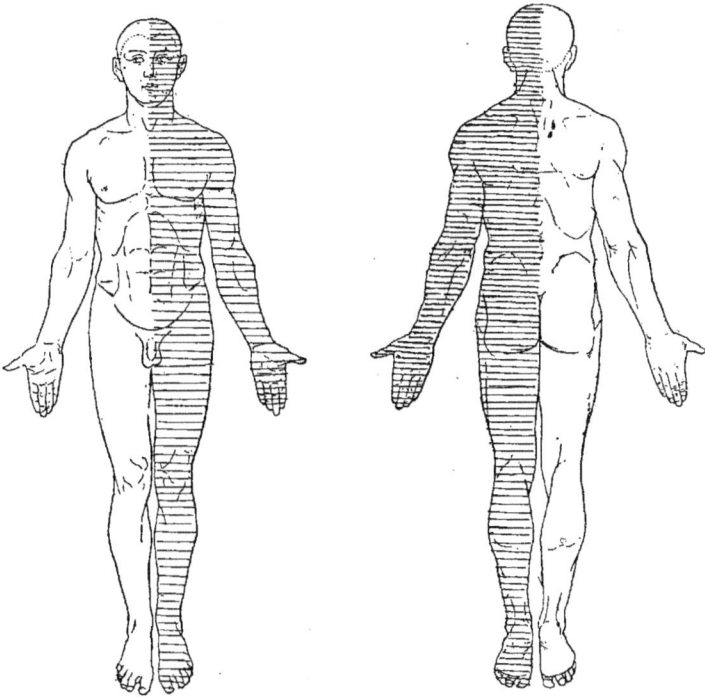

Fig. 58 et 59.

après le début des accidents. Voici l'indication des principaux faits relatifs à l'état actuel : hémiplégie gauche hystérique avec flaccidité typique ; aucune participation de la face, le membre supérieur gauche pend inerte ; la main de ce côté donne à peine 3 ou 4 kilog. au dynamomètre ; insensibilité superficielle et profonde de ce membre, perte des notions du sens musculaire. Même particularité pour le membre inférieur, en ce qui concerne l'insensibilité.

Le malade peut se tenir debout et marcher, mais il traine après lui, en marchant, son pied sur le soàl la manière d'un corps inerte (signe de Todd); réflexe rotulien très faible de ce côté, normal à droite.

Hémianesthésie gauche totale (douleur, température, contact). Hémianesthésie sensorielle. Ouïe : surdité complète à gauche (?) ; odorat affaibli à gauche, goût aboli des deux côtés ; rétrécissement du champ visuel

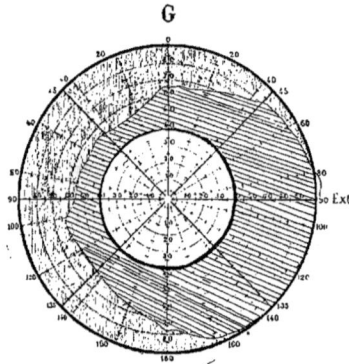

Fig. 60. — Champ visuel de l'œil gauche.

beaucoup plus marqué à gauche ; dyschromatopsie pour le violet ; anesthésie de la cornée et diplopie monoculaire à gauche. Il ouvre facilement la bouche ; mais il tire très difficilement et incomplétement la langue qui paraît contracturée ; celle-ci n'est déviée ni à droite ni à gauche, mais la pointe dépasse les arcades dentaires à peine de un centimètre et demi. La déglutition, de ce fait, est aussi un peu gênée.

Pas de points hystérogènes : anesthésie testiculaire gauche tandis qu'à droite la sensibilité de cet organe est normale.

Depuis le début de la maladie actuelle, le sommeil est fort écourté ; il dure à peine trois ou quatre heures par nuit et il est entrecoupé de rêves et de cauchemars.

Les rêves sont surtout professionnels ; il se voit sur un toit occupé à placer des corniches et des gouttières et parfois, croyant tomber, il se réveille en sursaut ou bien il croit travailler dans un puits et il lui semble tomber au fond.

Il rêve aussi fort souvent d'animaux : il voit surtout des couleuvres, des crapauds ; ces animaux lui paraissent avoir leur couleur et leur grosseur naturelle. Quelquefois, il les voit encore un instant après être réveillé. Il affirme que ces images, soit pendant le sommeil, soit après le réveil, sont toujours placées, par rapport à lui, du côté gauche, et qu'elles se meuvent de gauche à droite, reproduisant ainsi le phénomène que nous avons signalé à propos de la précédente observation.

Il n'y a pas à proprement parler d'attaques, mais bien des équivalents d'attaques : la nuit, dans son sommeil, souvent il étouffe, c'est comme un poids qu'il aurait sur le ventre et qui remonterait vers le creux épigastrique. Pendant le jour, il a, par moments, une sensation de boule remontant de la fosse iliaque gauche vers le creux épigastrique.

Les phénomènes neurasthéniques se sont manifestés dès l'origine et ont marché parallèlement aux symptômes hystériques : céphalée spéciale ; craquement dans le cou ; confusion des idées ; mémoire affaiblie ; abattement, découragement ; la physionomie exprime la prostration.

Rien n'est plus frappant que l'aspect et l'allure de cet homme. Il paraît, passez-moi le terme, « complètement ahuri et abruti » ; le dynamomètre donne de 58 à 60 k. seulement.

Nous aurons l'occasion de revenir sur les cas qui viennent d'être exposés, dans la prochaine leçon.

IMP. NCIZETTE, 8, RUE CAMPAGNE-PREMIÈRE, PARIS.

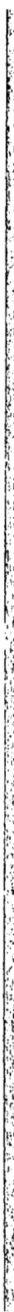

TREIZIÈME LEÇON

1er Malade. — Encore une dormeuse. — Réveil produit
par la compression exercée sur la région ovarienne.

2e Malade. — Contracture hystéro-traumatique chez une
tabétique.

3e et 4e Malades. — Deux cas d'hystéro-neurasthénie chez
l'homme faisant suite aux cas 3e et 4e de la précédente
leçon. — A ce propos considérations générales sur
l'hystéro-neurasthénie développée chez les individus de
la classe ouvrière.

1re MALADE

*Une jeune fille paraissant plongée dans un profond sommeil est amenée
dans la salle du cours sur un brancard,*

Messieurs,

Je vous ai présenté dans la leçon du 13 novembre dernier, vous ne l'avez
peut-être pas oublié, la nommée Hel...n, bien connue dans l'hospice comme
« dormeuse » et qui offrait, justement au moment où je vous l'ai montrée,
un bel exemple d'attaque de sommeil hystérique. Je viens de faire placer
sous vos yeux un nouvel exemple du genre. Notre malade d'aujourd'hui est
beaucoup plus jeune que ne l'était l'autre : elle a 16 ans à peine et c'est pour
la seconde fois seulement qu'elle dort. Le sujet du mois de novembre est au
contraire âgée de 53 ans, et elle est fort coutumière du fait de « dormir » car
depuis treize ans, elle n'a guère manqué d'être atteinte au moins une fois chaque

37

année, de son attaque de sommeil. A part ces circonstances, les deux cas sont vous allez le reconnaître, parfaitement assimilables, superposables même si vous l'aimez mieux ; aussi, dans l'exposé qui va suivre trouverons-nous l'occasion de relever une fois de plus, que le déterminisme règne dans les choses de l'hystérie comme partout ailleurs en pathologie.

Je vous dirai tout d'abord quelques mots concernant les antécédants de notre jeune « dormeuse ». La famille de son père n'est pas connue ; son père est mort « de la poitrine ». Sa mère n'a jamais été malade mais il y a eu un oncle maternel, exerçant la profession de marchand de vins qui était « épileptique », — sa sœur actuellement bien portante a été atteinte de chorée vulgaire à l'âge de 10 ans. L'élément névropathique, vous le voyez, ne fait pas défaut dans la famille.

Chez notre malade les premiers accidents nerveux de quelque importance se sont montrés il y a environ trois mois. Elle avait grandi considérablement dans l'espace de quelques mois et s'était énormément amaigrie ; les règles en même temps étaient devenues fort irrégulières. Vers le milieu de novembre dernier surviennent des vomissements très souvent répétés et se montrant, tantôt spontanément, c'est-à-dire sans causes appréciables, tantôt à l'occasion

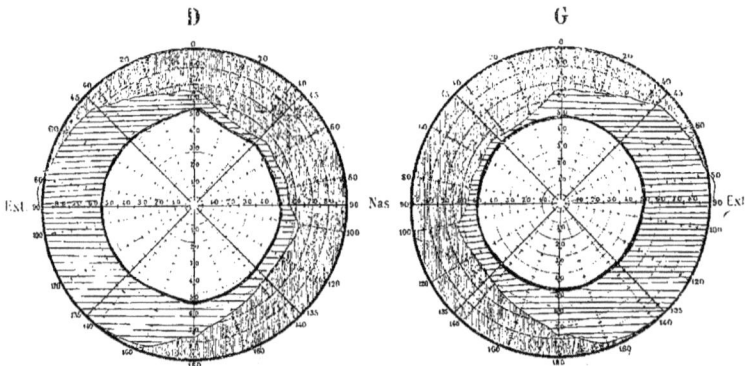

Fig. 61.

des tentatives d'alimentation. Dans ce dernier cas, ils se manifestent presque aussitôt après l'ingestion des aliments. Il semble que l'arrivée de ceux-ci dans l'estomac provoque immédiatement un réflexe qui aboutit à une régurgitation alimentaire ; et il est à remarquer, car c'est là un caractère clinique important que cette régurgitation se fait sans nausées, sans douleurs, à peu près sans malaises. Pendant les deux mois environ que ces vomissements ont été observés dans le service de la clinique (du 15 décembre au 17 janvier) on a plusieurs fois trouvé de l'urée dans les matières vomies et l'on a noté que la quantité d'urine rendue en vingt-quatre heures restait généralement au dessus de 500 grammes.

A partir du 17 janvier, les vomissements diminuent de fréquence et d'intensité : la malade mange avec un certain appétit, mais par contre on voit apparaître une série d'attaques hystéro-épileptiques parfaitement caractérisées qui semblent en tenir la place. La recherche des stigmates avait déjà fait reconnaître d'ailleurs l'existence d'une hémianalgésie sensitive et sensorielle gauche, avec rétrécissement double du champ visuel à 50 et ovarie à gauche.

Le 23 janvier, dans la matinée, survient la première attaque de sommeil ; le réveil a eu lieu le 25 au soir, c'est-à-dire presque trois jours après. Il a été marqué par le développement d'une attaque classique de grande hystérie. Une pesée faite le 23 même, précisément quelques instant avant que la malade ne s'endormit avait donné 37 k. 700 ; une autre pesée faite après le réveil a donné 36 k. 650 ; différence : 650 grammes, ce qui donne en moyenne une diminution de poids du corps de 220 grammes par jour. Pendant ces trois jours la température rectale moyenne a été de 37,4.

Antérieurement, durant la période des vomissements incoercibles les pesées avaient donné les résultats suivants : le 17 décembre 1888, 41 k. 200, le 30 décembre 38.100, le 17 janvier 1889, 36,350. On sait qu'à partir de cette dernière date les vomissements sont devenus moins intenses et plus rares, en même temps que la malade a commencé à manger avec appétit ; cela explique le chiffre 37,700 observé le 23 janvier jour où commença l'attaque de sommeil.

Les jours qui suivent l'attaque, la malade ne vomit presque plus et elle continue à bien manger ; le 31 janvier son poids avait atteint le chiffre de 38 kilos.

C'est ce jour là même, le matin à 9 heures, c'est-à-dire il y a juste cinq jours que s'est déclarée la seconde attaque, celle dont j'ai tenu à vous rendre témoins aujourd'hui. J'aurais pu naturellement, dès le début de la crise, craindre à chaque instant de voir la malade se réveiller, et de me trouver par là privé du plaisir de vous démontrer sur nature les détails d'un cas assez rare en somme et toujours intéressant, si je n'avais été rassuré par la circonstance que voici : MM. Gilles de la Tourette et Cathelinau ont démontré, vous ne l'ignorez pas, par l'étude de six cas de sommeil hystérique que, pendant la durée de l'attaque, le poids du corps diminue rapidement, en même temps que l'on constate par l'analyse des urines une constante diminution qualitative et quantitative de tous les éléments : volume, urée, phosphates, etc. Mais ces observateurs ont établi en outre que régulièrement, deux ou trois jours avant

le réveil, on voit le volume de l'urine, le poids de l'urée, le chiffre des phosphates se relever progressivement et aller toujours en augmentant ; de telle
sorte que l'on peut, en tenant compte de ces données, prévoir jusqu'à un certain point, quelques jours à l'avance, l'époque à laquelle le malade se réveillera. Or, chez notre dormeuse, une analyse faite le 3 ayant montré que ce
relèvement prémonitoire du volume de l'urine et du taux de l'urée ne s'était
pas encore prononcé, nous pouvons compter, que si on laisse aller les choses,
le réveil se fera attendre quelques jours encore.

Donc, le 31 janvier vers 9 heures du matin, la malade se sent indisposée,
inquiète, elle s'était levée de bonne heure ; elle se remet au lit et, à peine couchée, elle s'endort du sommeil pathologique, avec frémissement vibratoire des
paupières, cette fois sans crise convulsive préalable. On note que toutes les vingt
minutes environ la malade ouvre les yeux tout grands, s'assied sur son séant
et fait, en fléchissant son tronc en avant, trois mouvements de salutation profonde, après quoi elle s'endort de nouveau. La température est à 37,8 au
rectum.

Le lendemain 1er février. L'état est le même absolument : apparence d'un
sommeil profond, avec résolution complète des membres, trépidation des
paupières, etc. Il y a trois grandes salutations environ tous les quarts d'heure.
Température rectale, le matin 37,8, le soir 37,6.

Le 2 février. Trois fois dans la journée, elle ouvre les yeux, se dresse tout
à coup sur son lit et fait mine d'en sortir ; mais à peine l'a-t-on saisie pour la
contenir, qu'elle retombe et s'endort.

Les grandes salutations continuent d'ailleurs comme les jours précédents
au nombre de trois, environ, toutes les vingt minutes. Il y a un peu de raideur
dans le membre inférieur gauche ; toutes les autres parties du corps sont molles
dans la résolution absolue. Cependant il y a un peu de trismus ; mais on peut
le vaincre assez facilement. De fait l'alimentation est facile. La malade a pu
avaler aujourd'hui un peu de viande hachée, des haricots verts, du lait. Les
jours précédents elle avait pris 2 litres de lait dans les vingt-quatre heures.

3 février. Rien de changé dans la situation ; quatre fois elle se lève tout à
coup et fait effort pour sortir du lit ; vingt-sept grandes salutations, par groupes
de trois, en neuf fois

4 février. Mêmes salutations ; mêmes efforts de temps à autre pour sortir
du lit.

Aujourd'hui 5 février les choses sont exactement, vous allez le reconnaître,
ce qu'elles étaient les jours passés. La température est à 37,5. Même apparence d'un profond sommeil, sans ronflement toutefois. Bien que tous les
membres soient en résolution parfaite, les vibrations rapides qui se font
aux paupières montrent bien que ce n'est pas d'un sommeil naturel qu'il s'agit
ici. D'ailleurs voici venir un événement bien significatif : Vous le voyez, la
malade ouvre les yeux ; elle se dresse sur son séant et la voilà qui, sans

reprendre ses sens, exécute devant nous à trois reprises un profond salut. Puis elle retombe sur son lit et rentre dans le sommeil. Il est vraisemblable que les salutations vont recommencer tout à l'heure, dans un quart d'heure environ et chose bien remarquable on peut prévoir qu'elles se reproduiront cette fois encore comme par le passé, au nombre de trois. Nous retrouvons donc là cette tendance au rhythme et à la cadence, qu'affectent souvent, ainsi que j'ai eu maintes fois l'occasion de le signaler, les accidents hystériques convulsifs. Vous reconnaîtrez d'ailleurs dans ces grands mouvements de salutations un des épisodes les plus vulgaires de la seconde phase de la grande attaque hystéro-épileptique ; tandis que, d'un autre côté, les tentatives que fait parfois la malade pour sortir de son lit et s'enfuir, en prononçant des paroles dont on ne peut pas toujours saisir le sens, reproduisent le tableau des *attitudes passionnelles* ; et ces diverses circonstances si bien dessinées chez notre sujet, sont de nature à justifier l'opinion que je soutiens à propos du sommeil hystérique, à savoir : qu'il n'y faut pas voir autre chose qu'une grande attaque, ou mieux qu'une série de grandes attaques modifiées dans leur forme extérieure.

Les intéressantes recherches de MM. Gilles de la Tourette et Cathelineau, sont venues d'ailleurs donner à cette hypothèse un solide appui en montrant que, en ce qui concerne la perte de poids du corps, la diminution du volume de l'urine et l'abaissement du taux de l'urée, l'attaque de sommeil reproduit en tous points ce qui a lieu dans les séries d'attaques hystéro-épileptiques (1).

Mais c'en est assez sur ce point. Je voudrais vous montrer maintenant que notre « dormeuse », comme toutes ses pareilles, restera insensible à tous les moyens vulgaires d'excitation, même les plus puissants, que nous voudrions mettre en œuvre et qui ne manqueraient certes pas de produire le réveil s'il s'agissait d'un sommeil naturel quelque profond qu'il fût. Ainsi j'ouvre, non sans éprouver une certaine résistance, les paupières de la malade et je maintiens un instant ses yeux exposés au grand jour ; elles se referment aussitôt, convulsivement, et les vibrations palpébrales recommencent. Je la prends par l'un des poignets et je la secoue tout entière, violemment, à deux ou trois reprises : elle ne sourcille pas. La faradisation, vous le voyez, reste également sans effet ; on fait résonner le tam-tam tout près de son oreille. Il se produit en conséquence une certaine accélération dans les mouvements de palpitation des paupières et c'est tout ; toujours pas de réveil.

Nous savons que notre malade est *ovarienne gauche*, c'est dire, en d'autres termes qu'elle souffre d'une *ovarie* ou ovaralgie du côté gauche, comme vous voudrez l'appeler ; c'est, du reste, la seule partie hyperesthésiée que nous ayons constatée chez elle. Nous nous proposons de rechercher séance tenante quel

---

1. Voir le *Progrès médical*, n° du 4 mai 1889 et suivants.

sera l'effet, par rapport au sommeil, d'une pression exercée sur ce point douloureux. Vous n'ignorez pas que chez les hystériques dites *ovariennes*, pendant l'évolution de l'attaque convulsive, une compression un peu forte agissant
sur la région où siège l'ovarie a souvent pour effet de couper court à tous les
accidents, alors même qu'ils se montrent doués d'un haut degré d'intensité et
quelle que soit d'ailleurs la phase de l'attaque qui est en jeu. Si, par l'application de ce procédé, nous parvenons chez notre malade à produire le réveil,
ce sera une analogie de plus à relever entre l'attaque de sommeil et l'attaque
convulsive. D'ailleurs je ne suis pas fâché de saisir l'occasion de vous rendre
témoins, une fois de plus, d'une manœuvre fort simple et qui est appelée peut
être à vous rendre dans la pratique quelques bons offices.

M. Charcot s'approche du lit où est couchée la malade ; il applique sur le
flanc gauche de celle-ci, mis à nu, un peu au-dessus du pli de l'aine, l'extrémité des quatre doigts étendus de sa main droite qu'il dirige vers le petit
bassin, en exerçant une compression progressivement croissante de la paroi
abdominale. Bientôt la malade pousse un cri perçant, ouvre les yeux, et
aussitôt commence une attaque convulsive : ce sont d'abord plusieurs grands
mouvements de salutation semblables à ceux qui se montraient tout à l'heure
spontanément pendant la durée du sommeil, puis se produit l'attitude en arc
de cercle à deux ou trois reprises.

M. Charcot qui n'a pas cessé pendant ce temps de maintenir la main sur
la région ovarienne gauche, s'adressant à l'auditoire :

Ce n'est pas là, messieurs, tout à fait, ce que je voulais produire. Mais vous
n'ignorez pas que, si une compression ovarienne énergique détermine l'arrêt
des attaques, une pression moins forte peut avoir pour effet au contraire d'en
provoquer le développement. C'est vous le voyez le dernier cas qui s'est produit ici. Si nous voulons maintenant mettre fin à l'attaque convulsive que nous
avons ainsi provoquée, il nous faut insister sur la compression et la rendre
plus énergique. Cette fois j'y mets toute ma force, aussi le résultat désiré est-il
bientôt obtenu : les grands mouvements ont cessé complétement. La malade
se dresse sur son séant et jette un regard étonné autour d'elle.

La malade : Où suis-je, qu'est-ce qu'il y a ?

M. Charcot, *à la malade* : Eh bien vous êtes dans la salle du cours ; vous en
avez entendu parler ? Vous avez dormi. Quel jour sommes-nous ?

La malade, *avec un air de conviction* : Eh bien, jeudi !

M. Charcot, *aux auditeurs* : Jeudi est justement le jour où elle s'est endormie ; la voilà donc en retard de cinq jours. (*S'adressant à la malade.*) Qu'est-ce
que vous avez rêvé ?

La malade : Rien, je ne me rappelle rien.

M. Charcot : Allons ! je la crois bien éveillée maintenant. Peut-être pourrons-nous essayer de cesser la compression ovarienne sans crainte de voir re-

paraitre soit le sommeil, soit les crises convulsives. Vous le voyez, c'est ainsi que vont les choses, j'ai cessé toute compression et la malade reste parfaitement éveillée. On peut la ramener maintenant dans la salle ; la crise est terminée, pour l'instant du moins, car je ne prétends pas que ce réveil sera définitif. Cela peut être, mais cela n'est pas certain (1).

2e Malade.

Le cas dont nous allons nous occuper en second lieu est relatif à une femme de 40 ans qui, à la suite d'une chute sur le genou gauche, a été prise dans le membre correspondant d'une contracture spasmodique portant à la fois sur les extenseurs et sur les fléchisseurs de la jambe et de la cuisse. La chute a été la conséquence d'un dérobement des membres inférieurs déterminé lui-même par l'action d'une douleur vive et soudaine ressentie dans l'un des genoux. La malade est coutumière du reste de ces douleurs brusques et violentes et, à plusieurs reprises déjà, elle a été menacée, sans chute toutefois jusqu'ici, de l'effondrement de ses membres inférieurs.

Nous rechercherons tout d'abord ce que sont ces douleurs que la malade connaît depuis longtemps pour les avoir maintes et maintes fois éprouvées.

M. Charcot, à la malade. — Quand avez-vous ressenti pour la première fois vos douleurs dans les jambes?

La malade. — Monsieur, il y a à peu près trois ans.

M. Charcot. — Dites-moi, je vous prie, où vous les ressentez le plus souvent.

La malade. — Au voisinage du genou, tantôt dans la jambe droite, tantôt dans la gauche ; je les sens aussi aux chevilles, aux cuisses...

M. Charcot. — Vous viennent-elles souvent ?

1. Voir à ce propos ; Charcot. *De l'hyperesthésie de l'ovaire dans certaines formes de l'hystérie.* Leçons faites à la Salpêtrière en 1872. — *Mouvement médical* 1872 n° 3 et 4 et *the Lancet* 1872. — *Leçons sur les maladies du système nerveux.* t. I p. 320 — *La douleur iliaque dite ovarienne des hystériques a réellement son siège dans l'ovaire,* observations de M. Charcot développées dans une note communiquée à la société de Biologie (décembre 1881 par M. Féré.

La malade. — Très souvent maintenant. Mais quelquefois je suis cinq ou six jours sans les ressentir.

M. Charcot. — Dites-moi à quoi elles ressemblent ; si elles sont bien vives ; si elles vous empêchent de dormir ?

La malade. — Elles ressemblent à des coups de couteau qu'on me donnerait rapidement ; d'autres fois, on dirait qu'on me ronge les os ; quelquefois, quand je les ai la nuit, je ne puis pas dormir, elles me font crier. Souvent la peau devient extrêmement sensible au moindre toucher sur le point où je les ressens ; là, on dirait que la peau est à vif.

M. Charcot. — Voilà qui rappelle la description classique des douleurs fulgurantes tabétiques. Procédons, et voyons si cette première impression se trouve justifiée par le concours d'autres circonstances. (A la malade) Avez-vous quelquefois de semblables douleurs dans les mains, dans les bras ?

La malade. — Oui monsieur, fort souvent au bout de ces doigts-là qui sont engourdis. (Elle désigne, en disant cela, les deux derniers doigts de chacune des mains.)

M. Charcot. — Vous voyez qu'il s'agit du domaine cubital ; c'est là vous le savez, un siège presque classique des douleurs fulgurantes dans le tabes. (A la malade) Est-ce que vos jambes fléchissent quelquefois quand vous avez vos douleurs?

La malade. — Oui, quand les élancements sont forts dans les genoux et qu'ils me surprennent je suis menacée de tomber ; mais quelquefois aussi mes jambes fléchissent sans douleurs. J'ai aussi parfois de grands élancements très vifs dans le côté de la tête et de la face à gauche, à la nuque.

M. Charcot. — Voilà qui est assez significatif. D'autres renseignements que je puise dans l'observation détaillée que j'ai entre les mains viennent d'ailleurs déposer encore en faveur de l'idée que c'est bien le tabes ataxique qui est en jeu chez notre malade. En effet, il y est dit qu'il y a 3 ans, il a existé pendant 10 mois une diplopie par paralysie des droits externes pour laquelle elle a été traitée aux Quinze-Vingts. Aujourd'hui, si le signe d'Argyll Roberston fait défaut, il existe par contre encore de la diplopie homonyme due à une paralysie incomplète de la 6e paire à droite. Enfin depuis six mois environ sont survenus des troubles de la miction consistant en ce que la malade est obligée parfois de faire effort pour expulser les urines. A la vérité, sur le membre inférieur droit, non contracturé, le seul qu'on ne puisse en ce moment explorer à ce point de vue, on constate par la percussion du tendon rotulien que le réflexe, non seulement n'est pas absent, mais encore est plutôt exagéré. Mais l'on sait que dans le tabes, même le plus légitime, la persistance du réflexe rotulien n'est pas, tant s'en faut, chose rarissime.

Notre malade est donc, à n'en pas douter, une tabétique. Il convient de déterminer maintenant quelle est la signification de cette contracture spasmodique qui, chez elle, s'est produite à la suite d'une chute provoquée par l'effondrement tabétique des membres inférieurs. Mais il importe pour en venir à ce point, de bien établir au préalable les caractères cliniques de cette contracture et de préciser les circonstances dans lesquelles elle s'est produite.

C'était un matin vers 8 heures, il y a de cela trois semaines ; la malade descendait son escalier lorsqu'elle ressentit tout à coup dans les genoux, surtout dans le gauche, de très vives douleurs fulgurantes ; aussitôt elle pousse un cri, ses jambes se dérobent et elle tombe sur les genoux, le gauche portant sur une marche. Elle peut se relever aussitôt et reconnaître que ce genou ne présentait ni plaie, ni éraillures, ni ecchymoses. Il n'était pas douloureux ; il était à peine un peu engourdi ainsi que, dans toute son étendue, le membre correspondant. Seulement les douleurs fulgurantes y reparaissaient de temps à autre. D'ailleurs, la malade put, ce jour-là, remonter son escalier sans trop de gêne et le redescendre plusieurs fois. La rigidité a commencé à paraître seulement vers le soir et elle s'est installée progressivement ; assez vite cependant pour que, dans la nuit, elle ait acquis son plus haut degré de développement et se soit montrée telle que, après trois mois, nous la retrouvons aujourd'hui.

Voici maintenant la description du membre contracturé. La rigidité est aussi prononcée que possible dans le genou ; l'extension y est portée au plus haut degré, et, pour ce qui est de la flexion, elle est impossible à produire même lorsqu'on y met beaucoup de force. Il s'agit d'ailleurs là d'une résistance élastique et telle qu'on doit s'attendre à la rencontrer quand c'est une contracture musculaire spasmodique qui est en jeu. Le pied est libre dans l'articulation tibio-tarsienne. Il n'a pas pris d'attitude spéciale, et l'on peut le mouvoir dans tous les sens : il n'en est pas même de la hanche où les mouvements sont un peu limités dans toutes les directions. Les mouvements volontairement exécutés de cette articulation sont gênés, lents, mais il ne sont pas abolis car la malade peut élever le membre au-dessus du plan du lit et le porter en abduction et en adduction. Mais tous ces mouvements, je le répète, sont difficiles, exigent des efforts et leur amplitude reste toujours inférieure à celle des mouvements volontaires exécutés par le membre inférieur droit. On peut en dire autant des mouvements volontaires du pied ; tous sont possibles mais notablement limités, surtout le mouvement dorsal.

Toujours est-il que c'est dans les muscles extenseurs et fléchisseurs du genou que la rigidité spasmodique est le plus accentuée et là, ainsi que nous l'avons dit, les mouvements volontaires, comme les mouvements passifs, sont littéralement impossibles.

Dans toutes les manœuvres que nécessite l'examen des jointures, on constate que tous les mouvements qu'on leur imprime ou qu'on essaye de leur impriser ne provoquent aucune douleur. On reconnaît, du même coup, dans cette exploration que, pour la majeure partie, le membre contracturé est complètement privé de sensibilité, aussi bien la peau que les parties profondes.

38

L'anesthésie cutanée qui porte à le fois sur le tact, la douleur et les autres modes de la sensibilité, est limitée tant du côté du pied, que du côté de l'abdomen, d'une façon fort originale qu'on peut reconnaître sur le schéma ci-

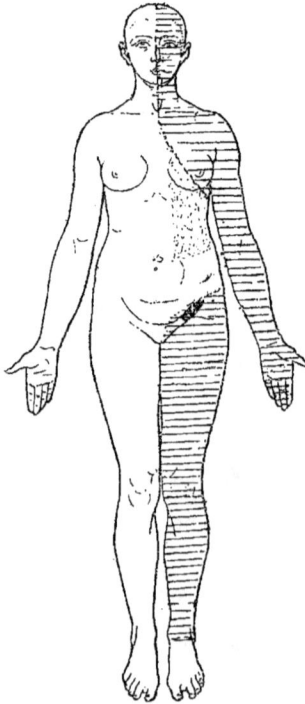 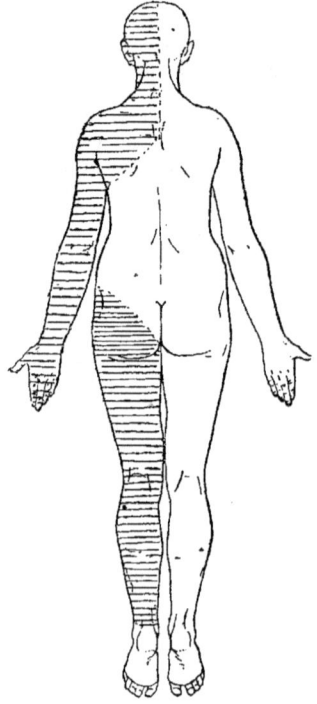

Fig. 62   Fig. 63

contre; ainsi du côté du pied la limite est marquée par une ligne circulaire déterminant un plan perpendiculaire à l'axe du membre, et passant à quelque centimètres au-dessus du pli de l'articulation du cou-de-pied ; du côté de la hanche la ligne limitante suit en avant le pli de l'aine, empiétant un peu sur l'abdomen, tandis qu'en arrière elle forme une courbe à convexité supérieure qui de l'extrémité interne du pli fessier remonte vers la crête iliaque.

Ce sont là des particularités que j'ai eu maintes fois l'occasion de relever, vous ne l'avez pas oublié, dans notre étude sur les *paralysies psychiques* et qui ici contribueront à fixer le diagnostic. D'ailleurs l'insensibilité, ainsi que je le disais tout à l'heure, n'est pas limitée à la peau : elle s'étend aux parties profondes ; on peut tordre, distendre les jointures restées libres sans produire aucune douleur ; l'on peut constater en même temps que lorsque ses yeux sont clos, la malade n'a aucune notion des mouvements qu'on imprime aux divers segments du membre, non plus que des attitudes qu'on leur donne : cela est ainsi, chose remarquable, même pour l'articulation du coude-pied, où cependant, comme on l'a fait remarquer, la sensibilité cutanée n'est pas sérieusement affectée.

Après l'exposé qui précède, il ne me paraît pas nécessaire d'entrer dans des développements, pour affirmer que l'affection du membre inférieur gauche n'est autre qu'une contracture hystérique, ou plus précisément une contracture hystéro-traumatique. Son début, rapide à la suite d'un traumatisme insignifiant, précédé cependant par une période d'incubation ; le caractère, au moins dans le genou, pour ainsi dire absolu de la rigidité spasmodique : l'absence d'une lésion quelconque des jointures : les troubles de la sensibilité cutanée et leur mode de limitation du côté des parties sensibles ; l'insensibilité des parties profondes et la perte de notion du sens musculaire, tout cela le démontre surabondamment.

Notre malade est donc hystérique ? Cela certes n'est pas douteux : les caractères cliniques de la contracture, survenue épisodiquement par le fait de la chute, suffit déjà pour l'établir : mais cela apparait bien plus manifestement encore, lorsque l'on remonte dans les antécédents de la malade, ou encore lorsqu'on étudie à ce nouveau point de vue les divers incidents neuropathiques qui ont précédé ceux qui relèvent du tabes ou s'entremêlent avec eux aujourd'hui encore :

Il n'y a pas d'antécédents héréditaires connus. Sa mère était une enfant trouvée.

A l'âge de 23 ans, étant enceinte et ayant atteint le 7e mois de sa grossesse, elle fut renversée par un bœuf. Il s'ensuivit une perte de connaissance qui dura, paraît-il, à peu près huit heures, sans convulsions.

A 28 ans, tracas, chagrins de ménage ; la misère arrive. — Elle devient alors habituellement morose, triste ; mais de temps en temps elle est prise d'un fou rire que rien ne justifie.

En ce temps-là, s'établit une douleur dans le côté gauche du ventre (ovarie) qu'elle n'a guère cessé de ressentir depuis. Peu après elle devient sujette à des accès de raideur, « accès de contracture » pendant lesquels elle ne perdait connaissance qu'incomplètement : L'une de ces attaques s'étant un jour prolongée beaucoup plus que d'habitude, — près de 48 heures, — son mari envoya chercher un médecin qui, après avoir examiné le cas, aurait prononcé assure-t-elle, les paroles suivantes qu'elle dit avoir entendu parfaitement : « Pupilles dilatées, pas de pouls, pour moi elle est morte ! » Qu'y a-t-il de vrai, dans ce récit confirmé d'ailleurs par le mari ? Quoi qu'il en soit, il s'agit, vous le voyez, d'un cas d'hystérie tardive et certes ce cas-là n'est pas le meilleur.

A l'âge de 31 ans se manifestent des signes de tuberculisation pulmonaire dont on reconnaît encore aujourd'hui les traces. Dans ce temps-là, il y a eu des hémoptysies.

Les attaques de raideur continuent à apparaître de temps à autre, alternant avec des attaques de sommeil.

A l'âge de 37 ans, apparaissent les premiers symptômes tabétiques ; douleurs fulgurantes, diplopie, etc., et depuis cette époque, c'est-à-dire depuis 3 ans, les phénomènes tabétiques n'ont pas cessé de s'entremêler, marchant parallèlement et sans s'influencer les uns les autres d'une façon marquée.

La recherche des stigmates, faite ces jours-ci, a permis de compléter le tableau déjà cependant fort chargé (voir les fig. 62 et 63). Léger rétrécissement double du champ visuel, polyopie monoculaire à gauche avec micropsie ; dyschromatopsie, pas de lésion papillaire ni pupillaire. — Abolition du goût et de l'odorat à gauche, acuité auditive très diminuée, également à gauche.

En outre de l'anesthésie du membre inférieur gauche, signalée à propos de la description de la contracture, il y a à noter une analgésie portant sur la moitié gauche de la face, la moitié supérieure du tronc jusqu'à la ligne médiane, l'épaule enfin et le membre supérieur tout entier ; ovarie gauche ; pas d'autres points hystérogènes. Dynamomètre main droite : 28 ; main gauche : 12 ;

Voilà donc un nouvel exemple de la combinaison, plusieurs fois déjà signalée par nous, de l'hystérie et de l'ataxie locomotrice progressive. A propos d'un détail, le cas actuel offre un intérêt particulier : la contracture hystéro-traumatique développée chez notre malade, sur un membre où le réflexe rotulien n'était pas aboli aurait-elle pu se produire également si, sur ce même membre, conformément à la règle ordinaire, le réflexe rotulien par le fait de la lésion spinale tabétique, eût fait complètement défaut ? Il y a là un point de physiologie pathologique qui mériterait bien à l'avenir d'être étudié.

Il ne nous reste plus pour en finir qu'à parler de thérapeutique. Que faire pour combattre la contracture, et remettre les choses dans l'ordre premier ? Certes, les moyens proposés ne manquent pas : aimant, électrisation statique, suggestion impérative à l'état de veille ou suggestion hypnotique si toutefois l'hypnotisme est praticable, applications métalliques, massage par frôlement, pèlerinage à la grotte de Lourdes, etc., etc. Le cas échéant aucun de ces moyens n'est à dédaigner et nous n'avons par conséquent que l'embarras du choix. Aucun d'eux toutefois ne porte avec soi, tant s'en faut, l'absolue certitude

de la réussite et en somme, il importe de le reconnaître, la doctrine, relativement au traitement des contractures hystériques, reste à l'heure qu'il est toujours un peu flottante. — Un certain nombre de points sont cependant désormais, si je ne me trompe, parfaitement établis. C'est à savoir, par exemple,
que toute intervention mécanique, chirurgicale, est dans ces cas-là, tant
que persiste l'élément spasmodique non seulement inutile, mais encore
fâcheuse, pernicieuse même quelquefois au premier chef, comme pouvant
aggraver la situation et prolonger le mal indéfiniment; c'est encore que, autant
les contractures sont faciles à résoudre au moment même de leur formation,
ou autrement dit, lorsqu'elles sont encore à l'état naissant, autant elles
résistent au contraire, opiniâtrement, à tous les moyens autrement efficaces,
lorsqu'on les a laissé durer et si l'on peut ainsi dire, prendre pied dans l'organisme. Enfin les contractures hystériques, cela n'est pas douteux, sont, toutes
choses égales d'ailleurs, moins persistantes chez les sujets qui ont des attaques
convulsives que chez ceux qui n'en ont pas. Il y a en effet, ainsi que je vous
l'ai dit maintes fois, une sorte d'antagonisme entre les accidents dit locaux de
l'hystérie (hystérie locale), tels que bruits laryngés, contractures etc., et les
attaques convulsives. Celles-ci d'ailleurs peuvent déterminer la résolution
d'une contracture établie déjà depuis longtemps à l'état permanent et, ainsi
que l'a bien montré M. le Dr Pitres il peut être utile parfois, pour atteindre ce
but, d'en provoquer le développement en mettant à profit la connaissance des
points hystérogènes. — Notre malade est une hystérique à attaque, et la
contracture d'origine traumatique qu'elle présente n'est pas de date très
ancienne; on peut donc espérer d'après tout cela que la guérison de cette
contracture ne sera pas très difficile à obtenir (1).

3e ET 4e MALADE.

J'en reviens actuellement au sujet dont nous nous sommes occupés dans la
seconde partie de la dernière leçon : il s'agissait, vous ne l'avez pas oublié, de
la forme clinique complexe que je vous proposais de désigner par le vocable
hystéro-neurasthénie, et à ce propos, je vous ai présenté deux exemples du
genre, auxquels nous pouvons, ainsi que je l'ai annoncé, ajouter aujourd'hui

---

1. Le lendemain de la leçon, à la suite de la mise en jeu du « Transfert » suivant la méthode
de M. Babinski, la contracture a disparu.

deux cas nouveaux ; nous aurons à comparer ces malades les uns aux autres et à faire ressortir comment ils constituent un groupe des plus homogènes, bien que sous le rapport des agents provocateurs de l'affection, il y ait lieu de relever entre les divers cas, des différences en apparence capitales. L'espèce morbide, en d'autres termes, conserve sa fixité, son originalité, son autonomie, en présence de la variété des causes occasionnelles ; tel est l'enseignement principal qui se dégagera surtout, si je ne me trompe, de l'étude comparée de nos quatre malades.

Tous nos sujets appartiennent à la classe des travailleurs manuels ; et en dehors de cet hospice où les besoins d'un enseignement spécial ainsi que les nécessités d'un traitement particulier les appellent, vous devez vous attendre à rencontrer fréquemment les malades de ce genre et de cette classe dans la population qui, à Paris, fréquente les hôpitaux généraux. On les y rencontre vulgairement et en proportion beaucoup plus considérable qu'on n'aurait pu l'imaginer, surtout, bien entendu, lorsque, il y a trois ou quatre années à peine, ils étaient encore presque généralement peu connus ou même tout à fait méconnus ; c'est là un fait que j'ai maintes fois déjà proclamé devant vous. A cet égard, j'ai ces jours-ci, ouvert une enquête que je me propose de poursuivre sur une plus grande échelle, et qui bien qu'à peine ébauchée encore, m'a déjà fourni cependant quelques résultats intéressants ; ainsi dans le seul service de M. Ballet, à l'hôpital Necker, il s'est à un moment donné, trouvé sur un total de 40 malades mâles, une réunion de 8 cas d'hystéro-neurasthénie. Il est vrai que M. Ballet, agrégé de la Faculté et ancien élève de cet hospice, s'occupe beaucoup et avec succès de pathologie nerveuse et qu'il a pu par conséquent, dans un but d'étude, attirer à lui quelques-uns de ces sujets. Mais à l'hôpital Saint-Antoine, les conditions n'étant plus les mêmes, je sais qu'on a compté cinq hystériques mâles, dans un seul service de 40 lits d'hommes. La proportion a été à peu près la même dans la plupart des autres services du même hôpital.

L'hôpital en question est, vous le savez, situé dans un faubourg très populeux où les ouvriers habitent en grand nombre : mais tous les hystériques ou les hystéro-neurasthéniques qui y sont admis ne sont pas des travailleurs manuels réguliers ; on compte parmi eux une assez forte proportion de gens sans profession avouée, sans domicile fixe, des vagabonds en un mot, qui couchent souvent sous les ponts, dans les carrières ou les fours à plâtre, et qui sont exposés à chaque instant à tomber sous le coup de la police. Serait-ce que le vagabondage conduit à l'hystéro-neurasthénie, ou que celle-ci, inversement, conduit au vagabondage ? Question délicate, intéressante au premier chef, au point de vue social, et qui méritera certainement quelque jour d'être l'objet d'une étude approfondie. Pour le moment, je me bornerai à vous faire part d'une impression qui m'est venue à la suite de quelques observations que j'ai faites dans cet hospice, où la consultation externe en de certains jours ressemble quelque peu à une « cour des miracles » : c'est que l'hystéro-neurasthénie serait chose vraiment fréquente, parmi les misérables, les loqueteux, les gens sans aveu qui fréquentent tour à tour les prisons, les asiles de nuit et les dépôts de mendicité. Je n'oublierai jamais un malheureux aux souliers éculés et troués, sale, émanant une odeur spéciale très repoussante, couvert de haillons tels que je n'en ai jamais vu de semblables, si ce n'est à Burgos, où il semble à la vérité exister un « art de porter les loques », en Irlande enfin, et dans quelques villes manufacturières d'Écosse et d'Angleterre. Vraiment il était navrant à voir. Il sortait du dépôt de Villers-Cotterets et demandait à être reçu dans les salles ; je constatai séance tenante qu'il était atteint d'une anesthésie cutanée généralisée absolue, et qu'il présentait quelques autres signes qui le désignaient comme un hystérique. Je ne demandais pas mieux que de l'admettre, soupçonnant que son cas était pour nous fort intéressant.

Malheureusement, je commis l'imprudence de lui adresser quelques questions qui lui parurent sans doute indiscrètes : il fit mine d'accepter le billet d'entrée que je lui offrais, mais il s'esquiva en prononçant ces paroles significatives : « En voilà un qui veut en savoir trop long, il ne m'y prendra pas. » Il me prenait peut-être pour un magistrat ; il oubliait tout au moins que pour le médecin tous les hommes, quels qu'ils soient, sont égaux devant l'art et ont droit indistinctement aux mêmes soins. J'ai eu plusieurs fois l'occasion de rencontrer d'autres cas du même ordre ; mais, quoi qu'il en soit, la fréquence de l'hystérie dans les prisons, les asiles et les dépôts de mendicité, n'existe encore dans mon esprit qu'à l'état de conjecture vraisemblable. Je serais heureux de voir la question soumise à une vérification en règle ; il y a là pour ceux de nos confrères qui ont accès dans les maisons de refuge ou de réclusion, un sujet d'étude qui me paraît digne d'exciter leur zèle, et qui promet, si je ne me trompe, une ample moisson de faits intéressants.

N'allez pas croire que « Saint-Antoine », comme on l'appelle dans le Faubourg, soit, à Paris, le seul hôpital où l'on rencontre beaucoup d'hystériques mâles. Je tiens de source certaine que dans la seule année 1888, il a été admis 15 cas d'hystérie mâle relevant pour la plupart d'une influence traumatique, dans un des services de l'Hôtel-Dieu (1).

C'en est assez sur ce point pour le moment : il est temps d'en venir à l'examen de nos deux malades d'aujourd'hui. Eux ne sont pas des vagabonds, ils ont été au contraire des ouvriers actifs, gagnant bien leur vie, jusqu'au moment où la maladie dont ils souffrent les a désemparés et réduits à l'état misérable où vous allez les voir.

1. Le premier que nous allons étudier est un homme âgé de 32 ans, d'apparence vigoureuse, nommé Tr...lay et exerçant la profession de maçon. Sa

---

1. Voir à ce propos, l'étude statistique publiée récemment par M. le Dr Marie : l'hystérie à la consultation du bureau central des Hôpitaux de Paris. V. progrès médical, p. 68, 27 juillet 1889.

physionomie, ainsi que son allure, ne sont plus aujourd'hui ce qu'elles étaient il y a quelque semaines, à une époque plus voisine du début de la maladie : il présentait vraiment alors l'image vivante de la désespérance et de l'abandon de soi-même. Il s'est repris, depuis, à cet égard en même temps que tous les autres symptômes se sont amendés, et bien qu'actuellement encore il paraisse pas mal abruti, on ne retrouve plus chez lui cette apparence de dépression mentale profonde qu'il présentait à l'origine.

L'histoire de ses antécédents héréditaires, dont vous pourrez reconnaître l'intérêt en parcourant le tableau ci-joint, est fort significative ; vous allez le voir.

CÔTÉ MATERNEL

CÔTÉ PATERNEL

Grand'mère maternelle, morte à 82 ans. *Trem-blement sénile depuis l'âge de 61 ans*, a été *folle* pendant quelque temps.

| Un frère du père, mort en 1886, à 65 ans. Il était sujet à des *étourdissements*. Mort en tombant du haut d'une voiture. | PÈRE, cousin de la mère, âgé de 77 ans, cultivateur, bien portant, mais *ivrogne*. | MÈRE, 76 ans, nerveuse irritable, violentes colères, *épileptique ou hystérique*. sujette à des étourdissements. Le malade l'a vue sans connaissance pendant plusieurs minutes. | Cousin germain de la mère, 50 ans marchand de vins, *ivrogne*, *a été enfermé plusieurs fois à Sainte-Anne*. |

8 enfants dont 2 seuls restent ; 1° un frère du malade, bien portant, *migraineux*. — 2° Le malade lui-même.

Lui, notre malade est un pauvre hère, sans intelligence.

Bien qu'il ait fréquenté l'école de 6 à 13 ans, il n'a rien pu rien apprendre : de fait, il ne sait ni lire, ni écrire. Mais, par contre il a bon cœur : il s'est jeté à l'eau un jour d'hiver pour sauver une femme qui se noyait ; il s'en est suivi une attaque de rhumatisme articulaire aigu qui l'a tenu au lit pendant six semaines ; d'ailleurs pas de convulsions dans l'enfance, pas d'alcoolisme, pas de maladies dignes d'être notées, en un mot, jusqu'à l'époque où est survenu l'accident, cause occasionnelle de la maladie dont il souffre actuellement.

C'était à la fin de mai 1888. Un échafaudage sur lequel il était monté pour travailler de son métier de maçon fut heurté violemment par une grosse voiture qui passait dans la rue et s'écroula. Il fut précipité sur le sol d'une hauteur de 10 mètres environ. Il perdit connaissance au moment même de l'accident et ne reprit ses sens que deux heures après ; il se trouva couché à l'hôpital Tenon. Il ne se rappelle rien de ce qui s'est passé lors de sa chute qui a eu lieu vers 5 heures du soir, et même il a oublié une bonne partie de ce qui s'est passé ce jour-là. Tous les renseignements qu'il nous donne à cet égard il les tient de ses camarades témoins de l'événement. Il serait tombé sur les reins et le côté droit. Pas de grandes blessures, seulement une petite plaie à la face externe de la cuisse droite, une autre au cuir chevelu dans la région pariétale droite, enfin quelques contusions sur le coté droit du tronc. Tout cela était fort léger, car au bout de 11 jours, le malade demandait à sortir de l'hôpital, se croyant complètement guéri.

Ici commence une période qu'il serait fort intéressant de pouvoir étudier avec soin mais sur laquelle malheureusement nous ne possédons que peu de renseignements. Recueilli par des parents qu'il a près de Fontainebleau, il passe chez eux environ trois mois. Là il se sent faible, souffrant aux moindres efforts, lorsqu'il essaye de se livrer à un travail manuel, de douleurs dans la région sacrée et d'une grande fatigue dans les jambes ; pas de douleurs de tête cependant ; mais le sommeil est souvent agité par des rêves effrayants et d'autrefois il y a de l'insomnie : de temps à autres des vertiges. En août, se sentant un peu mieux, il se croit assez fort pour reprendre son travail ; mais à chaque instant il se voit obligé de l'interrompre à cause des vertiges, des faiblesses survenant dans les membres inférieurs et des douleurs sacro-lombaires (plaque sacrée) qui se montrent à la moindre fatigue. Il continue néanmoins son métier de maçon tant bien que mal, jusque vers le milieu de décembre, époque à laquelle sans l'intervention d'une cause nouvelle, on voit les accidents nerveux se multiplier en même temps qu'ils s'accroissent rapidement et atteignent le haut degré d'intensité où ils se montrent encore aujourd'hui

Ainsi des accidents neurasthéniques appartenant surtout à la variété spinale, relativement légers puisqu'ils n'empêchent pas absolument l'exercice d'une profession manuelle, occupent seuls la scène pendant une période de près de six mois, et tout à coup, sans incident nouveau qu'on puisse incriminer, voilà que la maladie s'aggrave et prend un caractère nouveau. Ce qui s'est passé là doit être rapproché de ce que l'on voit assez fréquemment dans les collisions de chemin de fer, chez des individus qui, n'ayant pas été blessés ou contusionnés sérieusement semblent n'avoir été en somme que fort légèrement touchés et devoir, par conséquent, en être quittes pour la peur. On voit quelquefois ces gens-là au moment de l'accident porter secours aux autres blessés, puis regagner leur destination soit en montant dans un autre train soit même quelquefois à pied, ainsi que le fait a été constaté lors de la terrible collision de Charenton en 1881 sur la ligne du chemin de fer de Paris-Lyon-Méditerranée (1). Quelques troubles nerveux plus ou moins vagues, surtout des insomnies, sont tout d'abord seuls observés ; puis tout à coup, après plusieurs jours, plusieurs semaines ou même plusieurs mois, les symptômes de la maladie ner-

1. Vibert. *Etude médico-légale sur les blessures produites par les accidents de chemin de fer* Paris, 1888. — Guinon. *Les agents provocateurs de l'hystérie*. Paris, 1889.

veuse se démasquent dans toute leur intensité. Nous trouvons les cas de cet ordre signalés par tous les auteurs qui se sont occupés particulièrement des affections du système nerveux déterminées par les accidents de chemins de fer ; Erichsen, Page entre autres (2) et aussi Oppenheim (3). Il existe d'ailleurs, incontestablement, en dehors du traumatisme proprement dit, ou chirurgical si vous voulez, au point de vue des effets déterminés sur l'organisme, la plus grande analogie entre un effondrement d'échaffaudage de maçon et un choc de trains : même ébranlement physique — *shake and jar* —, même ébranlement psychique — *nervous schock* — de part et d'autre, et c'en est assez sans doute pour faire comprendre l'analogie des résultats produits.

Donc, vers le milieu de décembre, sans cause connue, l'on voit chez notre homme la situation empirer tout à coup.

Aux phénomènes neurasthéniques déjà indiqués, viennent se surajouter des symptômes nouveaux d'ordre hystérique, en même temps que les premiers s'aggravent.

Voici ce qui est arrivé alors : il a commencé à moins bien dormir encore qu'avant. Il se réveillait en sursaut, rêvant qu'il tombait du haut d'un échaffaudage ; puis il a rêvé d'animaux terribles : il voyait des lions, des tigres, des éléphants venir vers lui d'un air menaçant, sans sentir toutefois leur contact ; plusieurs fois ces images ont persisté durant quelques minutes après le réveil. Ces rêves, presque constamment, sont suivis d'une sensation d'oppression du creux épigastrique, avec serrement le long du sternum remontant jusqu'à la gorge. Le malade se réveille alors tout ému, respirant difficilement et ayant grand mal à avaler sa salive. Nous avons depuis bien longtemps, M. Richer et moi, signalé chez les hystériques hommes ou femmes, ces « rêves d'animaux » qui rappellent, vous le voyez, à un haut degré, les rêves des alcooliques.

Interrogé à l'improviste sur la question de savoir de quel côté par rapport à lui se présentent les animaux qu'il voit dans ses rêves et dont l'image persiste quelquefois après le réveil, il a répondu invariablement que c'était du côté droit, c'est-à-dire du côté où siège l'anesthésie qu'ils apparaissaient : c'est là une particularité déjà signalée dans les deux cas d'hystéro-neurasthénie étudiés dans la précédente leçon et que nous retrouverons encore dans celui qui suivra. Je ne fais que l'indiquer en passant, devant y revenir par la suite.

Il n'y a pas d'attaques convulsives ; mais il y a des représentants ou équivalents d'attaque ; il les appelle « ses étourdissements » ou encore « ses vertiges ». Il y est sujet depuis deux mois environ, et ils se manifestent principalement pendant le jour. Si vous examinez les choses d'un peu près, vous reconnaîtrez bien vite qu'il ne s'agit pas là d'étourdissements vulgaires. Il

2. Page. *Injuries of the Spine*. London, 1885, p. 165.
3. Oppenheim. *Real. Encyclopädie*, art. RAILWAY SPINE.

ressent d'abord des battements de cœur, un serrement qui monte de l'épigastre à la gorge ; des cercles lumineux se présentent à ses yeux (scotome scintillant ?) ; puis, ce sont des sifflements dans les oreilles, des battements dans les tempes : c'est alors que la vue s'obnubile, et que survient ce qu'il appelle son vertige. Quelquefois il perd connaissance et plusieurs fois il est tombé à terre, sans présenter de convulsions ; parfois cependant la chute a été accompagnée de secousses musculaires.

Dans les descriptions qui précèdent nous retrouvons la plupart des phénomènes classiques de l'aura qui précède les attaques hystéro-épileptiques. Il y a, vous ne l'avez pas oublié, des hystéro-épileptiques à crises typiques, qui parfois ressentent les phénomènes de l'aura pendant un temps sans que l'attaque proprement dite s'ensuive (1). Il y a d'autres cas, et ceci se voit surtout chez l'homme, où la crise est constamment représentée par l'aura telle qu'elle vient d'être décrite plus haut, sans jamais êtes suivie d'attaques convulsives. Enfin, sans sortir de l'hystérie, Richer, sous le nom d'accès épileptiques incomplets, a donné la description d'une variété d'attaque qui ressemble beaucoup au vertige comitial quand il s'accompagne de quelques contractions musculaires rapides et localisées à certains groupes de muscles (accès épileptiques incomplets de Herpin). Voilà autant de faits qu'il faut avoir présents à l'esprit, lorsque chez les hystériques, surtout chez les mâles, on se trouve en présence de certains « étourdissements ou vertiges ». de certaines « syncopes » comme on les appelle encore, dont l'interprétation peut paraître difficile. Ce ne sont là le plus, souvent, suivant la terminologie que je proposais tout à l'heure d'adopter. que des équivalents ou représentants d'attaques hystéro-épileptiques ou si vous l'aimez mieux des « attaques avortées ».

Les rêves et les « étourdissements » malgré l'amélioration qui s'est produite, récemment, dans tous les symptômes, persistent encore actuellement à un certain degré, et si vous y joignez les résultats obtenus chez notre homme par la recherche des stigmates, toujours présents, vous aurez complété, en ce qui le concerne, le tableau des symptômes hystériques tel qu'il s'offre à nous aujourd'hui.

Voici l'énumération des stigmates en question. — Diminution de la sensibilité cutanée dans tous ses modes sur toute l'étendue du corps. — Véritable hémianesthésie à droite : léger rétrécissement du champ visuel pour les deux yeux. Voy. les fig. 64, 65, 66. 67 p. 290, 291. Pas de polyopie monoculaire ; pas de dyschromatopsie — peut être un peu de nystagmus. Diminution très prononcée du goût des deux côtés de la langue. Abolition du réflexe pharyngien. Odorat très diminué surtout à gauche. Au repos léger tremblement vibratoire des mains, lequel disparait si on fait étendre la main et écarter les doigts.

1. Paul Richer. *De l'attaque hystéro-épileptique*, 2e édition, p. 22.

Ainsi que nous l'avons fait remarquer, les symptômes de neurasthénie spinale ont été les premiers en date, et ils ont seuls tenu la scène pendant une

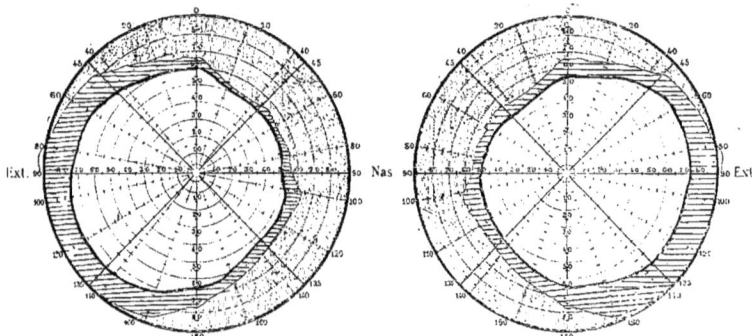

Fig. 64. — 12 décembre 1888.

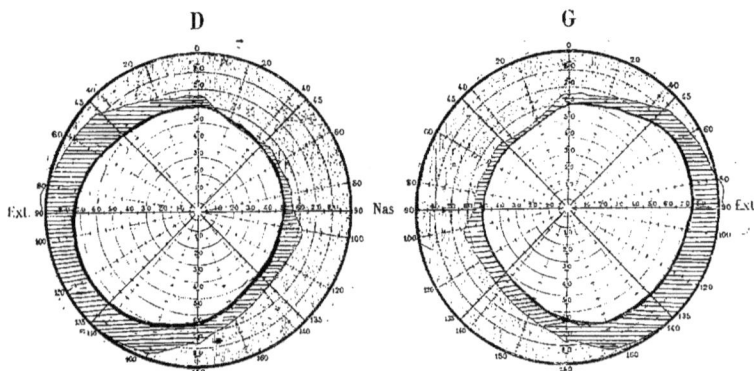

Fig. 65. — 23 janvier 1889.

période de plusieurs mois avant l'apparition des symptômes hystériques ; mais ils se sont notoirement aggravés au moment même où ceux-ci se sont manifestés. Voici en quoi ils consistent aujourd'hui :

Tr...lay a la tête lourde, comme serrée dans un cercle de fer. Il ne peut pas entendre un bruit sans tressauter. Il lui semble qu'il n'a plus de mémoire ; il ne peut plus penser à rien sans que la céphalée s'aggrave. En somme, à cet égard,

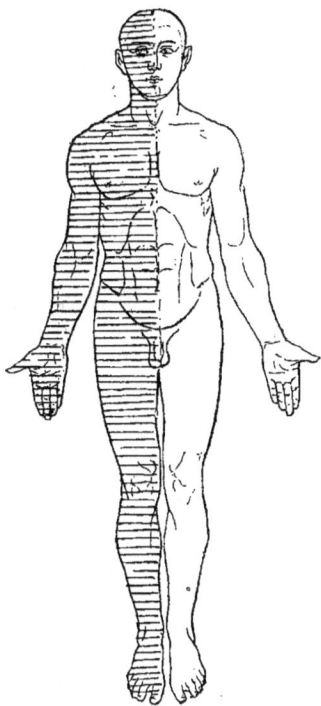
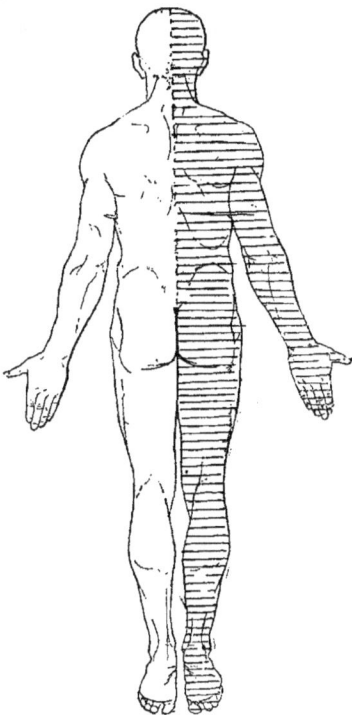

Fig. 66.   Fig. 67.

il se trouve dans les conditions auxquelles conduit le surmenage intellectuel, bien que chez lui l'intelligence n'ait pas été en cause ; et à ce propos il n'est pas sans intérêt de relever en passant comment la lente influence du surmenage de l'esprit, et la brusque action d'un ébranlement psychique soudain, bien qu'il s'agisse là de causes en apparence fort différentes, peuvent aboutir cependant au même résultat.

La neurasthénie spinale du début s'est accentuée : la « plaque sacrée » est plus prononcée que jamais ; les membres inférieurs sont faibles et facilement fatigués. Le dynamomètre donne pour la main droite 18 et pour la gauche 25. Pas de troubles gastriques bien prononcés.

Ainsi étaient les choses il y a un mois à peine ; comme nous l'avons dit, elles se sont amendées depuis sous l'influence du traitement (bromure de potassium, toniques, bains sulfureux.) Les cauchemars et les vertiges sont plus rares le malade a l'air moins découragé, moins prostré. Le dynamomètre donne actuellement 45 pour la main droite et 65 pour la main gauche ; mais les stigmates persistent tels quels ou à peu près et pour arriver à la guérison il reste encore beaucoup à faire. L'homme, — et l'on peut dire l'homme vigoureux surtout — lorsqu'il est tombé dans l'hystéro-neurasthénie, n'en sort pas si facilement... quand il en sort ! Notre malade très certainement sera pour longtemps encore incapable de se livrer à un travail manuel suivi, et en particulier de remonter sur son échafaudage.

II. Ce même ensemble symptomatique que nous venons de relever à l'instant chez notre maçon tombé du haut d'un échafaudage, nous allons le retrouver plus accentué encore peut-être, si cela est possible, chez le dernier sujet qu'il nous reste à examiner, bien que chez lui il n'y ait pas à invoquer le moindre traumatisme, le moindre ébranlement physique. Il est vrai que cette fois l'ébranlement *psychique* a été aussi profond, aussi terrible, ajouterai-je, qu'on le puisse imaginer. Vous allez en juger.

Voici ce qui s'est passé : C'était le 27 septembre 1887, c'est-à-dire il y a quinze mois, Con...ns, âgé de 53 ans, ouvrier laborieux, gagnant 7 francs par jour, exerçait son métier de menuisier en bâtiment, dans une maison en construction où son fils, âgé de 18 ans, travaillait justement. lui aussi, comme couvreur. Or, il arriva que l'infortuné jeune homme fut précipité du toit où il travaillait, c'est-à-dire de la hauteur d'un sixième étage environ, sur le pavé de la rue où il fut tué raide.

Con...ns, aux clameurs poussées par les assistants, accourut sur le lieu du drame et se trouva face à face avec le cadavre de son malheureux fils, horriblement défiguré. Certes il dut, en ce moment-là, ressentir une des impressions morales les plus cruelles qu'on se puisse figurer, d'autant plus que ce fils était de sa part, paraît-il, l'objet d'une affection profonde. Aussitôt il s'évanouit et resta inconscient pendant quelques minutes.

A partir de ce moment-là, tout est changé en lui. Il ne se sent plus le même qu'auparavant. Lui, autrefois gai et remuant, il est devenu triste, maussade. Il évite la société qu'il fréquentait dans le temps avec plaisir. Il dort mal ou quand il dort, son sommeil est agité par des rêves très fatiguants et très pénibles. Ils se rapportent à son fils qu'il revoit enfant et heureux, ou par un contraste sinistre, pâle, défiguré, ensanglanté tel qu'il était au moment de l'accident. Il sent sa mémoire affaiblie, il est distrait, ne se souvient pas de ce qu'il a fait quelque temps auparavant. Il souffre de la tête d'une façon à peu près constante. Il a, dit-il, sur la tête comme un casque lourd qui lui comprime le front sur chaque tempe et l'occiput, et il ressent au moindre mouvement du cou des craquements. Les fonctions génitales sont très affaiblies ; après avoir mangé il se sent tout gonflé, il a des éructations, le sang lui monte à la figure et il est tout somnolent. Il est faible, facilement fatigué, pas assez cependant pour ne pas continuer son travail.

Tels sont les accidents nerveux d'ordre neurasthénique qui seuls ont régné chez notre homme pendant une période de plus de douze mois. Il semble que chez ces natures rustiques, non amollies par la culture, où l'hystéro-neurasthénie se développe sous l'influence d'une cause brusque, à action violente et non-comme conséquence des applications lentes d'une cause déprimante, il semble, dis-je, que ce soit la neurasthénie qui constamment précède l'hystérie et lui prépare en quelque sorte le terrain. Il paraît, en d'autres termes, qu'en pareil cas pour devenir hystérique il faille passer par la neurasthénie. De fait, les choses ont été ainsi chez le dernier malade dont nous nous sommes occupés ; elles se sont produites absolument de la même façon chez celui que nous étudions en ce moment. Les manifestations hystériques ont éclaté tout à coup, bruyamment, sur le fond neurasthénique, sans l'intervention d'une provocation nouvelle.

Le 7 octobre dernier, il y a près de cinq mois, étant monté sur une échelle, occupé à poser une planche, il se sent tout à coup comme ébloui par des étincelles qui brillent un instant devant ses yeux (scotome scintillant ?) ; les oreilles lui tintent, sa vue s'obnubile, il se sent comme étourdi, perd connaissance et tombe à terre Au bout d'un quart d'heure, il est revenu à lui un instant, paraît-il, puis il est redevenu inconscient, cette fois pour huit heures environ. Quand il est sorti de cet état il était atteint d'hémiplégie gauche ; les gens qui l'ont secouru au moment de l'accident assurent que cette hémiplégie existait dès l'origine.

Quoi qu'il en soit, elle persiste aujourd'hui encore, à peu près telle qu'elle était au début, un peu amendée toutefois, et il nous est possible d'en étudier les caractères cliniques qui sont fort accentués et fort significatifs.

Nous rappellerons d'abord quelques symptômes qui ont existé durant les premiers jours de l'hémiplégie et qui, aujourd'hui, se sont effacés : langue tirée vers la droite, quoique, remarquez-le bien, l'hémiplégie soit à gauche. La commissure labiale est fortement déviée en haut et à gauche ; spasme des paupières de ce même côté. Tous les phénomènes ci-dessus se rapportent au spasme glosso-labié des hystériques. — Il y a eu du mutisme pendant quelques jours (mutisme hystérique). « J'entendais et je comprenais bien, dit le malade, tout ce que les autres disaient, et les mots me venaient pour répondre. Mais c'était ma langue qui ne voulait pas tourner. »

L'hémiplégie des membres persiste seule actuellement. Elle a été à peu près complète au début, et, à cette époque-là, les membres supérieurs et inférieurs gauches étaient flasques, absolument inertes. Il lui fallut rester au lit pendant huit jours. Puis, quand il a pu marcher, le membre inférieur était traîné sur le sol comme un corps inerte, suivant la description bien connue de Todd.

Hémianesthésie gauche complète, cutanée et profonde, portant sur tous les modes de la sensibilité, occupant la face, le tronc, les membres Voyez fig. 69 et 70. Perte du sens musculaire, de la notion de position, etc. Les troubles de la sensibilité sont tels qu'on ne les observe jamais à ce degré-là, vous le savez, que dans l'hémiplégie hystérique.

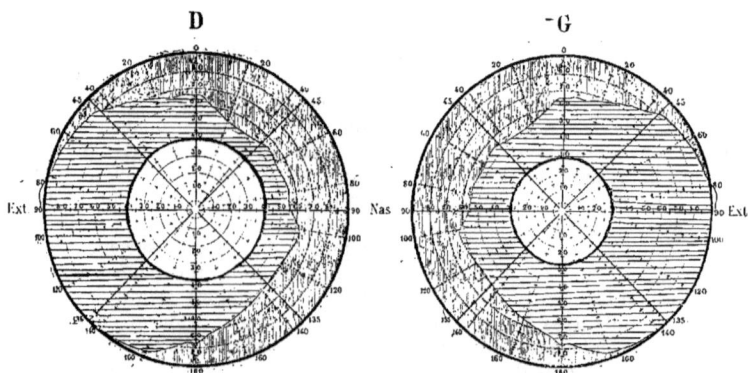

Fig. 68.

L'anesthésie en effet, est non seulement sensitive mais encore sensorielle ; rétrécissement double du champ visuel, plus prononcé à gauche, pas de polyopie monoculaire mais micropsie, macropsie. Dyschromatopsie, ouïe affaiblie à gauche, goût aboli sur toute l'étendue de la langue. Insensibilité du pharynx (Fig. 68).

Le dynamomètre a donné il y a un mois 60 à droite, 10 à gauche. Aujourd'hui qu'il y a eu de l'amélioration, il donne 60 à droite et 25 à gauche.

Les rêves depuis l'apparition des symptômes hystériques ont un peu changé de caractère. Ils ne sont plus relatifs à la mort de son fils. Il voit, maintenant surtout, des animaux féroces, un chat gris qui le mord et avec lequel il lutte. Il assure que ces animaux s'avancent vers lui venant du côté gauche.

Il est vraisemblable que la grande attaque qui a inauguré le début des phénomènes hystériques a été une attaque de sommeil, ou apoplectiforme comme vous voudrez l'appeler ; aujourd'hui il n'y a pas de grandes attaques convulsives mais celles-ci sont suffisamment représentées par les phéno-

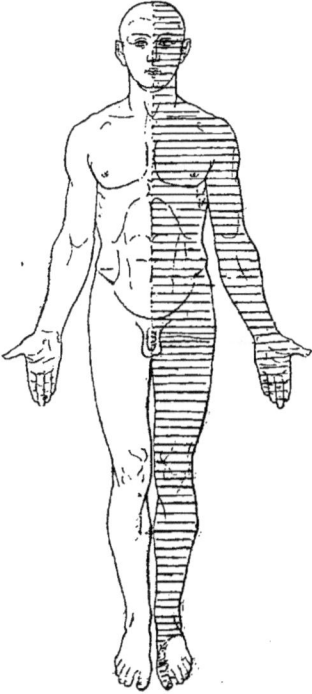

Fig. 69.   Fig. 70.
Le scrotum est sensible ; la moitié gauche de la verge est insensible.

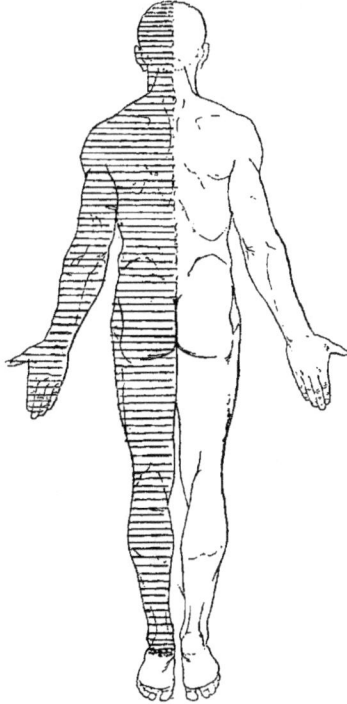

mènes suivants. De temps à autre Con...ns ressent dans les membres paralysés quelque chose qui lui monte vers le cou et qui l'étrangle. Il entend alors un bruit dans son oreille gauche ; sa vue s'obscurcit et bientôt il perd con-naissance. En ce moment-là les membres sont raides ; peu après ils sont pris de trépidation, puis son cou gonfle de nouveau ; il étouffe, il crie, « saute

40

comme une hystérique » suivant la relation de la veilleuse de nuit, et fait de tels mouvements que son lit en est ébranlé. Les convulsions, d'une façon générale, prédominent du côté gauche, c'est-à-dire du côté où les membres sont paralysés. (attaque hystéro-épileptique à forme d'épilepsie partielle.)

Voilà certes un tableau fort complet et parfaitement classique. Personne ne doutera que c'est bien ici d'hystéro-neurasthénie qu'il s'agit.

Il ne me reste plus, pour en finir avec ce cas, qu'à vous parler des antécédents tant héréditaires que personnels qui le concerne. Il est établi que Con...ns était un homme vigoureux, robuste, d'un bon moral, avant l'époque de la mort terrible de son fils. Il a eu autrefois la fièvre typhoïde et la syphilis; mais de tout cela il n'était point resté de traces. Il a servi et a fait la campagne de Crimée.

Ci-joint un tableau qui fait connaître ses antécédents héréditaires.

COTÉ PATERNEL		COTÉ MATERNEL	
DEUX ONCLES	PERE	MÈRE	ONCLE MATERNEL
Très emportés et buveurs.	Alcoolique, emporté, il tombait raide quand il avait bu. — Mort d'apoplexie?	Très emportée, mais pas d'attaques de nerfs. Mort par cancer de l'utérus.	Très colère.
UN FRÈRE	FRÈRE MORT	UNE SŒUR	
Épileptique	Apoplectique	avait eu souvent des convulsions étant jeune.	

NOTRE MALADE — Hystéro-neurasthénique.

On voit que les tares nerveuses ne font pas défaut dans la famille

Je crois utile en manière de conclusion de grouper dans un tableau synoptique les principaux faits de l'histoire des quatre hommes hystéro-neurasténique étudiés dans la séance d'aujourd'hui et dans celle qui l'a précédée. Voir le tableau pages 298, 299.

Il suffira, je pense, de jeter un coup d'œil sur le tableau pour être frappé des faits suivants :

Il s'agit dans tous les cas d'artisans âgés de 31 à 53 ans, pleins de vigueur et d'activité avant le développement des symptômes hystéro-neurasthéniques. En général, ce sont les phénomènes neurasthéniques qui ouvrent la scène, et, si l'on peut ainsi dire, préparent le terrain sur lequel se développent, un peu plus tard, les symptômes hystériques.

Sous le rapport des symptômes, les quatre observations sont en quelque sorte identiques : on pourrait dire qu'elles se superposent à peu près sur tous les points ; d'un côté mêmes phénomènes psychiques, même dépression mentale, même céphalée neurasthénique, même affaiblissement des forces physiques; de l'autre côté même stigmates sensitifs et sensoriels, mêmes hémiplégies motrices avec spasmes glosso-labiés etc, etc. L'attaque est représentée trois fois sur quatre.

Sous tous ces rapports, on le voit, l'uniformité est parfaite. Il n'en est plus de même lorsque l'on consulte les colonnes du tableau relatives aux circonstances étiologiques. Il est vrai que dans la majorité des cas, trois fois sur quatre, nous trouvons les antécédents héréditaires névropathiques fort chargés : mais par contre, lorsqu'il s'agit des causes occasionnelles, provocatrices auxquelles on est conduit à rattacher l'apparition plus ou moins immédiate des accidents nerveux jusque-là nuls, inconnus ou pour le moins restés latents, nous avons à relever des différences vraiment capitales. Ainsi chez l'un de nos sujets, le n° 1, la maladie se développe en apparence spontanément, sans l'intervention d'une cause appréciable quelconque ; le saturnisme est la seule influence qu'on puisse invoquer et encore ; chez le second au contraire elle apparaît en conséquence d'une chute dans l'eau, par suite de laquelle le pauvre garçon a failli se noyer ; chez le troisième il s'agit de la chute d'un échafaudage. On peut entre ces deux derniers cas reconnaître à la rigueur des traits communs : il y a eu en effet à la fois ébranlement *physique* et ébranlement *psychique* soudainement produits, comme cela se voit dans les collisions de train ; mais que dire alors du quatrième sujet chez lequel tous les symptômes se manifestent sans le concours d'aucun ébranlement physique par le seul fait de l'épouvantable saisissement qu'il éprouve à la vue du cadavre de son fils, tué en tombant du haut d'un toit ? Tout cela certes vient à l'appui de la proposition que je formulais en commençant. En matière d'hystéro-neurasthénie survenant chez l'homme vigoureux, voué aux travaux manuels, la forme nosographique reste fixe en présence de la variété des causes occasionnelles. Il ne paraît pas, en d'autres termes, que la cause occasionnelle détermine sur les symptômes dont elle provoque l'apparition une empreinte particulière, suffisamment originale pour permettre de deviner quelle a été cette cause ou même de le conjecturer. En manière d'épreuve, on pourrait formuler le problème suivant, dont la solution je pense, ne saurait être donnée dans l'état actuel des choses. Nos quatre malades seront mis à la disposition d'un clinicien expert en pareilles matières ; il pourra les examiner tout à loisir : il lui sera interdit seulement, bien entendu, de s'enquérir de la cause occasionnelle. Pourra-t-il, d'après la seule considération des symptômes, de leur évolution, etc., arriver à la déterminer même approximativement ; pourra-t-il déclarer que chez celui-ci la maladie est survenue spontanément, que cet autre a failli se noyer, que celui-là est tombé du haut d'un échafaudage, que le dernier enfin a été à la fois saisi de douleur et d'effroi à la vue du cadavre de son fils ? Évidemment non ; et ce que je dis là, relativement aux cas précédents, je pourrais le répéter à propos des hystéro-neurasthénies produites par les collisions de train (*Railway spine*), dont je vous montrais un bel exemple, dans la leçon du 4 décembre dernier. Avec toute la bonne volonté possible je m'efforce d'apprendre à reconnaître les grands caractères qui, suivant quelques auteurs, distingueraient la névrose *traumatique* des autres formes de l'*hystéro neurasthénie mâle traumatique* ou *non traumatique*, en vérité, je ne les vois pas.

Un mot en terminant sur cette circonstance notée dans nos quatre observations que les images visuelles d'animaux, d'enterrements, ou de toute autre
nature, vues en rêve et persistant quelquefois un instant après le réveil,
apparaissent constamment du côté correspondant à l'hémianesthésie, côté où
le rétrécissement du champ viusel est dans la règle, le plus prononcé. Ce fait
est en quelque sorte le pendant de celui que nous avons mis en lumière, il y a
longtemps déjà (*Progrès médical* n° 3, janvier 1878 (1) chez les femmes hystériques hémianesthésiques. Il est très commun que ces malades, même dans
leurs périodes d'accalmie, soient tourmentées par la vision imaginaire d'animaux,

NOMS ET PROFESSIONS AGE	ANTÉCÉDENTS HÉRÉDITAIRES NERVEUX OU ARTHRITIQUES	ANTÉCÉDENTS PERSONNELS	CAUSE PROVOCATRICE (occasionnelle)	SYMPTOMES NEURASTHÉNIQUES
I LAF...CQUE, plombier, 48 ans. V. 12e leçon III.., p. 265.	*Inconnus.*	*Coliques de plomb.*	*Aucune cause apparente.*	*Céphalée ; dépression psychique ; mémoire affaiblie; dyna momètre, 58,55.*
II GRE..FE, boulanger, 31 ans, 12e leçon. II., p. 261.	*Très chargés.*	O	*Chute dans l'eau en pêchant à l'épervier. Menacé d'être noyé il y a 4 mois.*	*Céphalée, dépres sion psychique, mé moire affaiblie, dys pepsie. Dynam. 55, 21*
III TREM...AY, 32 ans, maçon, 13e leçon, p. 285, sq.	*Très chargés.*	*Rhumatisme articulaire aigu. — Esprit faible.*	*Chute d'un échafaudage (hauteur 10 m.), il y a 7 mois.*	*Céphalée, dépression mentale extrême, air sombre, mémoire confuse, dyspepsie, affaiblissement sexuel. Dynam., 18, 25 puis 45, 65.*
IV CONST..s ,menuisier en bâtiment, 53 ans, 13e leçon, p. 292, sq.	*Très chargés.*	O	*Saisissement en présence du cadavre de son fils tué par accident, il y a quinze mois.*	*Céphalée, dépression mentale, tend. mélancolique, mémoire confuse, dyspepsie, affaiblissement sexuel, dynam. 10, 60 puis 25, 60.*

1. Leçons sur les maladies du système nerveux. 4e édition, page 424.

de chats, de rats, de bêtes fantastiques qui semblent courir sur le parquet ou sur le mur voisin. Ces animaux, généralement de couleur noire ou grise, plus rarement d'un rouge vif, se présentent pour chaque malade du même côté, et ce côté où l'hallucination se dessine est toujours celui qui correspond à l'hémianesthésie et par conséquent à l'amblyopie. Habituellement, les animaux passent en série et courent rapidement venant de derrière la malade et se dirigeant d'arrière en avant. Ils disparaissent aussitôt qu'elle tourne les yeux de leur côté.

On voit que ces phénomènes, intéressants aussi bien au point de vue de la psychologie pathologique qu'au point de vue de la clinique, sont exactement les mêmes chez l'homme hystérique.

STIGMATES HYSTÉRIQUES ~NSITIFS ET SENSO-RIELS	PARALYSIES HYSTÉRIQUES	ATTAQUES OU ÉQUIVALENTES D'ATTAQUES	RÊVES	ÉPOQUE DU DÉBUT DES ACCIDENTS NERVEUX
récissement double champ visuel, Pha-~nx insensible, ob-~b. du goût, hemia-~sthésie gauche.	*Hémiplégie gauche, contracture de la langue.*	*Aura montant de la fosse iliaque gauche, boule.*	*Vipères, couleuvres, il les voit quelquefois à l'état de veille, ils se préssntent à gauche.*	Il y a deux mois.
*Rétrécissement du ~amp visuel, Pha-~nx insensible, goût *ecté, hémianesthé-~ gav.che.*	*Hémiplégie gauche avec douleur à la cuisse, blepharospas-me à gauche, langue tirée à droite.*	0	*Rêve de son acci-dent, voit des enterre-ments qui viennent de la gauche.*	*Début quinze ours après l'accident. La neurasthénie et l'hys-térie se montrent si-multanément.*
Rétrécissement du amp visuel, pha-~nx insensible, obnub. : goût, hémianes-ésie droite.	*Hémiparésie droite.*	*Aura, vertiges, per-tes de connaissance.*	*Rêve de son acci-dent, rêves d'animaux, éléphants, lions qui se présentent du côté droit.*	*La neurasthénie d'a-bord, l'hystérie trois mois après.*
Rétrécissement du ~amp visuel, perte : goût, anesthésie ~aryngée, hémianes-ésie gauche.	*Hemiplégie gauche, langue déviée à droite, bouche tirée à gauche et en haut, spasme de l'œil gauche.*	*Attaques apoplec-tiformes (de sommeil), aura et vertiges.*	*Rêve de l'accident, rêves d'animaux qui se présentent du côté gauche.*	*Les phénomènes neu-rasthéniques appa-raissent aussitôt après l'accident. Les symp-tômes hystériques un an après.*

A.L. ... .. soc. de Typ. - Noizet..., 8, r. Campagne-Première. Paris.

QUATORZIÈME LEÇON

Cas d'automatisme comitial ambulatoire.

MESSIEURS,

Vous avez devant vous un malade nommé Men...s, que quelques-uns connaissent fort bien déjà. Je vous l'ai présenté ici même, il y a un an environ, à l'occasion d'accidents nerveux analogues à celui qui nous le ramène aujourd'hui. Il est sujet à des accès consistant en ce que tout à coup (1), au milieu de ses occupations habituelles, sans prodromes bien marqués, il perd la conscience de ses actes, se met en marche résolument sans savoir cependant où il va, à la manière d'un automate et ne reprend sa lucidité qu'au bout d'une période de temps dont la durée peut varier de quelques heures à quelques jours. Le dernier accès qu'il a éprouvé, et à propos duquel il vient nous consulter à nouveau, n'a pas duré moins de dix jours.

I

Men... s, va tout à l'heure nous raconter lui-même ce qu'il sait de ses *fugues* ; au préalable, je crois utile de vous rappeler qu'il est âgé de 37 ans, marié, père de deux enfants bien portants et qu'il est fort rangé, de mœurs douces, absolument étranger aux excès alcooliques ou autres ; que jamais il n'avait été malade jusqu'à l'époque où, il y a deux ans, commencèrent à paraître, sans cause appréciable, les crises nerveuses dont la description va nous occuper, et qu'enfin, l'étude de ses antécédents de famille poussée aussi loin que possible ne nous a rien appris qui mérite d'être signalé. D'ailleurs sa

---

1. Voir Leçons du mardi 1887, 1888. — Leçon du 31 janvier, p. 165.

41

physionomie est, comme vous le voyez, parfaitement calme, absolument dénuée de traits accentués, neutre si vous voulez, exprimant toutefois plutôt l'intelligence.

Il exerce la profession de *Livreur de marchandises à domicile*, pour le compte d'une des grandes maisons de fabrication de bronze d'art de la rue Amelot, à Paris. Pendant dix-neuf ans, il est resté chez le même patron, M. X... qui, retiré des affaires depuis peu de temps seulement, accompagne aujourd'hui son ancien employé auquel il porte le plus vif intérêt, pour témoigner, au besoin, à la fois de sa moralité et de sa véracité.

S'adressant au malade : — Voulez-vous me dire, je vous prie, comment vous avez employé votre journée du vendredi 18 janvier ? Ses occupations, je le répète, messieurs, consistent essentiellement à porter, dans la voiture de la maison où il est employé, des commandes telles que : objets de bronze d'art, candélabres, etc., qu'il livre aux clients et dont il touche les factures.

Le malade : Ce jour-là, je suis parti de bonne heure de la maison, ayant à faire de nombreuses courses : il me fallait aller d'abord boulevard Saint-Germain, puis faubourg Saint-Honoré ; de là rue des Abbesses à Montmartre, après cela rue de Châteaudun, et en dernier lieu rue de Mazagran. Je suis monté chez le client de la rue de Mazagran et j'avais reçu son argent. Il devait être à peu près sept heures du soir lorsque je redescendis dans la rue ; à partir de ce moment-là je ne me rappelle plus rien, absolument rien.

Toujours est-il que je ne suis pas remonté dans la voiture qui m'attendit longtemps ; le cocher, ne me voyant pas revenir, prit le parti de rentrer à la maison, où il fit connaître qu'il ne savait pas ce que j'étais devenu.

M. Charcot : Ainsi, à partir du 18 janvier, 8 heures du soir, la nuit complète se fait dans son esprit. — *Au malade* : Quand vous êtes-vous réveillé ?

Le malade : Le 26 janvier ; il était deux heures de l'après-midi.

M. Charcot : Cela fait donc huit jours moins cinq heures, soit cent quatre-vingt-neuf heures. Où étiez-vous quand vous avez repris connaissance ? Contez-nous cela, je vous prie, dans tous les détails.

Le malade : Je me suis trouvé sur un pont suspendu, au milieu d'une ville que je ne connaissais pas ; en ce moment-là, passait un régiment avec la musique militaire en tête ; c'est peut-être cela qui m'a réveillé. Alors je me dis : que vais-je faire ? Si je demande le nom de la ville où je suis on va me prendre pour un fou ; alors il me vint à l'esprit de demander le chemin de la gare ; on me répondit : prenez la rue de Siam, passez le pont-levis et allez toujours tout droit. J'arrive à la gare et j'apprends là que j'étais à Brest.

M. Charcot : Ainsi, messieurs, parti de la rue Mazagran à Paris, vers 7 heures du soir, le 18 janvier, le voilà huit jours après, au milieu d'une ville, qu'il ne connaît pas, où il n'a pas de relations, et dont il n'a jamais beaucoup entendu parler, sans savoir comment il y est venu. — *Au malade*. Étiez-vous sale, vos souliers étaient-ils usés ?

Le malade : Non, monsieur, mes habits étaient propres, et mes souliers aussi. Ils n'étaient pas usés comme dans quelques-unes de mes autres crises.

M. Charcot : Remarquez bien ce détail : ses habits sont propres, ses souliers ne sont pas usés ; cela ne démontre-t-il pas qu'il n'a pas fait la route à pied ; qu'il a dû prendre par conséquent un billet de chemin de fer à destination de Brest, l'exhiber plusieurs fois pendant le trajet et le remettre enfin à l'employé, lors de l'arrivée ; qu'il n'a pas couché à la belle étoile et qu'il a dû, vraisemblablement, entrer dans un hôtel où il a été logé et nourri pour son argent... Je ne vois guère qu'on puisse, si l'on considère les choses d'un peu près, échapper à la nécessité d'admettre, comme parfaitement fondées, les suppositions que je viens d'émettre, et j'ajouterai que, dans l'accomplissement de tous ces actes si complexes, il a dû fatalement, quoique inconscient ou pour le moins subconscient, se conduire à la manière d'un homme éveillé, tranquille, sain d'esprit, agissant de propos délibéré et en un mot ne commettre aucune action et ne présenter rien dans ses allures ou dans sa physionomie qui pût le faire considérer comme un malade, comme un aliéné.

Au malade : Vous aviez, m'avez-vous dit, de l'argent dans votre poche ?

Le malade : Oui, monsieur ; c'est la première chose à laquelle j'ai pensé quand je me suis réveillé. Arrivé à la gare, j'ai compté mon argent. J'avais touché 900 francs dans la journée du 18 pour le compte de mon patron. Il me restait 700 francs dans mon portefeuille ; j'avais donc dépensé 200 francs, je ne sais comment. Je n'étais pas très étonné de tout cela parce que pareille chose m'était déjà arrivée, plusieurs fois, comme vous savez, en petit. Mais je craignais que ma maladie ne me reprit, et ne m'obligeât à recommencer les voyages involontaires et à dépenser ce qui me restait de l'argent du patron. J'aurais bien désiré retourner immédiatement à Paris et me mettre ainsi à l'abri, mais le train était parti depuis deux heures. J'étais donc forcé de rester ; j'avais une faim atroce et une soif terrible : je me rendis dans un restaurant du voisinage où je déjeunai de grand appétit...

M. Charcot : La soif ardente est un symptôme qu'il a remarqué à la fin de presque toutes ses crises .

Au malade : Allons, continuez ; racontez-moi bien toutes vos mésaventures.

Le malade : Pendant que je déjeunais je me demandai ce qu'il y avait à faire pour me tirer d'embarras. Je pensai que mon nouveau patron devait être bien inquiet et qu'il fallait lui envoyer une dépêche ; mais j'étais surtout tourmenté par l'idée que je pouvais repartir malgré moi, aller je ne sais où et dépenser encore de l'argent. En me rendant à la gare pour écrire la dépêche, je rencontrai un gendarme qui se promenait de long en large ; alors l'idée me vint de lui raconter mon affaire et de me mettre sous sa protection.

M. Charcot : Mal lui en prit, messieurs, vous allez le voir. Que lui avez-vous dit, au gendarme ?

Le malade : Je lui ai conté tout ce qui m'était arrivé ; je lui ai montré mes papiers, ma carte d'électeur. Je lui ai expliqué que j'avais de l'argent sur moi, et je lui en ai dit le chiffre en même temps que la provenance ; je lui ai présenté aussi l'ordonnance que voici et que vous m'avez dit de porter toujours avec moi pour la montrer en cas de besoin...

M. Charcot : Ah oui ! L'ordonnance que je vous ai donnée le 27 août de l'an dernier ; veuillez me la remettre. Elle porte en tête le diagnostic : « *Crises comitiales ambulatoires* », puis vient la prescription de bromure ; et, en bas, ma signature ; tout cela écrit en grosses et lisibles lettres. Qu'a dit le gendarme après l'avoir lue ? j'imagine que pour lui c'était un grimoire. Mais il aurait pu comprendre, pour le moins, qu'il s'agissait là de médecine et un médecin consulté lui aurait expliqué ce que tout cela voulait dire.

Le malade : Monsieur, après avoir lu le papier, il me l'a rendu en me disant : « C'est bien, je connais ça » et il m'a conduit au poste. Là il m'a pris mon portefeuille et il l'a déchiré pour voir s'il ne contenait pas quelque compartiment secret ; puis il a fouillé toutes mes poches assez brutalement. Alors je lui ai dit : « Je vois que vous me prenez pour un voleur, vous avez tort ; c'est moi qui ai été vous trouver et qui vous ai dit que j'avais de l'argent sur moi ; envoyez une dépêche à mon patron, il vous renseignera et vous reviendrez de votre erreur... — « C'est bien, je connais tout ça, répondit-il ; nous verrons bien ! » et il s'en alla me laissant dans une espèce de casemate percée de meurtrières sans vitres et où il n'y avait pas même de paille pour se coucher ; c'est là que j'ai passé la nuit.

M. Charcot : Une dépêche avait été envoyée au patron par le gendarme ; hélas ! la réponse qui arriva le lendemain matin vers 9 heures n'était pas faite pour améliorer la situation de notre pauvre client : elle était conçue à peu près comme il suit : « Maintenez l'arrestation ; l'argent qu'il porte est à moi. »

Le malade : Oui, monsieur, c'est cela. Le patron est nouveau, il ne me connaît pas depuis longtemps. Il n'a pas de raison de s'intéresser à moi, comme monsieur qui m'accompagne, chez qui j'ai été employé pendant près de vingt ans ; je ne lui en veux pas, mais il aurait dû se renseigner avant de répondre, cela m'eût évité bien des désagréments. Quand le gendarme m'a montré la dépêche il était tout fier : « Vous voyez bien, m'a-t-il dit ; je connais ces affaires-là. » Alors il m'a mis les menottes et m'a conduit, à pied, à travers la ville, au Palais de Justice. Mais le procureur n'était pas là, alors on m'a conduit au fort de X... Là on a pris mon signalement, puis on m'a fait déshabiller pour s'assurer que je n'avais rien gardé sur moi ; après quoi on m'a fait entrer dans un quartier où il y avait des prévenus de bien mauvaise mine. Le lendemain j'ai été conduit, en voiture cellulaire, devant le procureur qui, cette fois, était là. Je lui ai expliqué que je n'avais pas été arrêté par le gendarme, mais que j'étais allé vers lui en lui racontant mon affaire et en lui déclarant la somme d'argent que j'avais sur moi ; que tout cela s'était passé

parce que je suis malade et j'ai montré de nouveau votre ordonnance. Le
magistrat l'a à peine regardée,et il me l'a rendue en disant : « C'est bien, c'est
bien ; nous verrons. »

M. Charcot : Absolument comme le gendarme! vous le voyez, ces messieurs,
c'est triste à avouer, ne sont pas fort impressionnés par l'appréciation des
médecins; c'était, cependant, si je ne me trompe, le cas, ou jamais, de réclamer
l'avis d'un expert. Certes, il n'en eût pas manqué à Brest où existe une école
bien connue dans laquelle enseignent des professeurs fort distingués. Mais
bah! on préfère, sans doute, juger les choses en s'éclairant des seules lumières
de la « raison pure ». — *Au malade :* Combien de temps, en somme, êtes-vous
resté en prison, comment en êtes-vous sorti? — Laissons-lui conter, messieurs, tous les détails de sa triste aventure; ils ne sont pas étrangers à la
cause, tant s'en faut. Ils serviront, pour le moins, à mettre bien en relief
qu'en un cas du même genre, une procédure plus équitable et mieux éclairée
épargnerait à l'infortuné prévenu mille tribulations imméritées.

Le malade : Monsieur, je suis resté en prison six jours pleins. On m'a mis
en liberté le septième jour, après avoir reçu une nouvelle dépêche de mon patron
qui disait : « J'apprends que mon employé est malade, ayez pour lui des
égards. » Alors on m'a donné 41 fr. 35 pour prendre le train et c'est ainsi que
je suis revenu à Paris.

M. Charcot : Telle est la fin de l'histoire ; mais ce n'est pas le cas de dire :
« Tout est bien qui finit bien. » Il serait plus approprié à la situation de rappeler
l'adage : « Un malheur ne vient jamais seul. » En effet, dès son retour, notre
pauvre homme a été « remercié » par son nouveau patron, qui ne veut pas,
cela se comprend du reste, courir par son fait de nouveaux risques ; et, de plus,
s'adressant à une Société de secours mutuels dont il est membre pour obtenir
un subside, il lui a été répondu par un refus formel, sous le prétexte que la
maladie dont il souffre aurait été causée par « l'intempérance ». Nous, qui savons
péremptoirement ce qu'il en est à cet égard, nous ne pouvons accepter cette
fin de non recevoir, et nous délivrerons à notre client un certificat en règle
constatant que « l'intempérance » n'est pour rien dans le développement de
la maladie en question. Nous lui délivrerons en outre un deuxième certificat,
qu'il devra toujours porter sur lui, expliquant dans tous ses détails les caractères de l'affection, et cette fois ce certificat portera le cachet de l'administration de l'Assistance publique de Paris.

Ce nouveau document aux allures officielles lui sera-t-il plus utile, le cas
échéant, que ne l'a été le précédent ?... peut-être !

Vous savez, messieurs, quel est le diagnostic auquel nous nous sommes
arrêtés à propos de ce cas ; nous l'avons formulé il y a un an déjà : Il s'agit
là, suivant nous, *d'automatisme comitial ambulatoire* ; c'est-à-dire d'une « forme »
ou, comme on dit encore, d'un « équivalent épileptique » marqué par l'accom-

plissement inconscient d'actes de la vie ordinaire, plus ou moins compliqués, avec impulsion à marcher, à se déplacer, à voyager.

Ce diagnostic, je voudrais, chemin faisant, essayer de le justifier une fois de plus devant vous ; mais, pour ce faire, il est nécessaire de vous remettre en mémoire les principales circonstances du cas. Je pourrais, à ce propos, me contenter de vous renvoyer à ce qui en a été dit dans le recueil des leçons du mardi de l'an passé (p. 155), mais je crois indispensable, cependant, d'insister ici même, une fois de plus, sur les épisodes les plus caractéristiques de l'observation. La tâche nous sera du reste singulièrement facilitée si vous voulez bien jeter les yeux sur le tableau synoptique que j'ai fait placer sous vos yeux ; il résume sous une forme facile à saisir, les grands faits de l'histoire pathologique de notre homme.

ANNÉE 1887									ANNÉE 188
MARS	AVRIL MAI	JUIN	JUILLET	AOUT	SEPTEMB.	OCTOBRE	NOVEMBRE DÉCEMBRE	JANVIER FÉVRIER	MARS
Le 15 1er accès. Durée : 14 heures.		Le 30 2e accès. Durée : 42 heures.		Le 23 3e accès. Durée : 53 heures.		Le 18 4e accès. Durée : 3 heures. Accès avorté.			Le 1 5e acc Durée 3 heur Mal tête de de duré Accès avorté
		Le 27. On commence l'emploi du Bromure à la dose par jour de 4 grammes la 1re semaine de chaque mois, 5 la 2e, 6 la 3e, 7 la 4e et ainsi de suite sans interruption les mois suivants.							

La première fois qu'il a été atteint de l'un de ces accès dont le dernier l'a, dans les circonstances que vous savez, conduit à Brest, c'était le 15 mars 1887. Il était alors âgé de 34 ans 1/2 ; c'est déjà, dans l'espèce, une anomalie ;

l'épilepsie en effet éclate plus tôt dans la vie, du moins dans la règle, mais il y a le chapitre des cas exceptionnels, et les « épilepsies tardives », comme nous les appelons volontiers, ne sont pas, en somme, tellement rares. Une autre anomalie est que l'automatisme ambulatoire ne paraît être chez notre homme précédé par aucun des phénomènes qui signalent habituellement le petit mal soit vertigineux, soit convulsif, soit encore les grandes absences. Quand il est sous le coup de ses crises, nous le savons par la déposition de témoins oculaires parfaitement dignes de foi, ses allures, sa physionomie, son regard ne présentent rien de particulier qui le distingue d'un homme parfaitement éveillé et à l'état normal. Il est seulement, a-t-on dit une fois, « un peu pâle » — c'est tout ; — d'ailleurs pas d'accidents épileptiques vulgaires dans l'intervalle des accès ambulatoires, pas de morsure de la langue, pas d'urination invo-

ANNÉE 1888					ANNÉE 1889			
AVRIL.	MAI	JUIN JUILLET AOUT	SEPTEMB.	OCTOBRE NOVEMBRE DECEMBRE	JANVIER	FÉVRIER MARS	AVRIL	MAI
					Le 18 6e accès. Durée : 8 jours.		7e accès. Durée : 2 heures. Accès avorté.	
Le 2. Le Bromure est diminué de 1 gramme chaque semaine, donc 3, 4, 5, 6 grammes.		Le 27. On cesse le Bromure qui sans interruption a été pris pendant un an.		Le 30. On reprend le Bromure, dose 4, 5, 6, 7 grammes.				

lontaire, etc., etc., cela n'existe pas actuellement et cela, dans le passé, n'a jamais existé chez notre malade, qui, je crois devoir le répéter, n'a jamais souffert autrefois d'une maladie nerveuse quelconque et ne compte pas.

autant qu'on puisse le savoir, de tares héréditaires dans sa famille. Ainsi, le accès automatiques sont chez lui parfaitement isolés ; j'ajouterai qu'ils sont, si l'on peut ainsi parler,tout à fait silencieux, tranquilles,exempts,en d'autres termes, de ces manifestations émotives violentes et bruyantes qui sont un des caractères habituels, presque classiques, des crises comitiales psychiques, et il y a encore là, vous l'avez compris, une anomalie de plus à signaler.

Mais, me direz-vous, je ne vois que des anomalies dans votre cas ; sur quels fondements faites-vous donc reposer votre diagnostic? Je vous répondrai, messieurs, que je n'ai nullement la prétention de vous présenter ici un exemple régulier,vulgaire,facile à déchiffrer;oui, le cas est exceptionnel, anormal par plus d'un côté ; mais je ne vois là qu'une raison de plus pour le considérer de très près ; car, vous le savez, l'étude des cas rares ou parodoxaux, aussi bien en nosographie qu'en zoologie et en botanique,projette souvent sur les questions les plus ardues une vive lumière. En somme, messieurs, le principal argument que je puisse faire valoir en faveur de mon diagnostic est plutôt d'ordre pratique. L'emploi du bromure de potassium, à doses suffisamment élevées et suffisamment prolongées, a eu sur le retour des crises, les détails de l'observation le démontrent, une influence d'arrêt très marquée en même temps qu'il les a atténuées ; et certes, cet argument-là n'est pas sans valeur. Mais je me réserve de revenir là dessus tout à l'heure et pour le moment, j'en reviens, à l'exposé des faits cliniques.

Donc l'accès du 15 mars 1887, le premier de tous, a éclaté chez Men.. s au milieu d'un état de santé parfait. La durée en a été de quatorze heures seulement. *S'adressant au malade* : Voulez-vous nous répéter une fois de plus ce que vous savez relativement à cet accès ?

Le malade : J'étais parti ce jour-là de la rue Amelot à 8 heures pour me rendre avenue de Villiers faire un recouvrement. Je me rappelle très bien être allé jusqu'à la porte de la maison où j'avais affaire. Il paraît que je n'y suis pas entré. J'ai oublié tout ce que j'ai fait depuis lors. Je crois seulement que j'ai vu le Mont-Valérien et peut-être le pont de Saint-Cloud. Lorsque je suis revenu à moi, il était 10 heures du soir et je me trouvais au beau milieu de la place de la Concorde.

M. Charcot : Croyez-vous avoir marché tout le temps ?

Le malade : Monsieur, je le suppose : mes souliers étaient tout usés.

M. Charcot : Aviez-vous de l'argent dans votre poche ? avez-vous mangé en route ?

Le malade : Je ne crois pas avoir mangé. En tout cas je n'ai rien dépensé ; j'avais en partant quelques sous dans ma poche ; je les ai retrouvés tels quels lorsque je suis rentré chez moi.

M. Charcot : Ainsi, vous le voyez, messieurs, c'est tout comme dans l'affaire de Brest ; inconscient ou subconscient, il se conduit à peu près comme s'il était conscient. Il n'est agressif envers personne, et sa conduite, ses allures sont telles qu'il passe au milieu de tous sans être remarqué (1). — *Au malade :* Vous deviez être bien fatigué après tout cela.

Le malade : Oui, monsieur, je n'ai pu travailler que le surlendemain ; mais le troisième jour j'étais parfaitement bien, puis je ne me suis plus senti de rien absolument, pendant trois mois et demi.

M. Charcot : Vous avez eu votre second accès le 30 juin. Il a été, je crois, plus long que le précédent ? Contez-nous ce que vous en savez.

Le malade : Oui, monsieur, il a duré quarante-deux heures. Donc, le 30 juin, à 3 heures de l'après-midi, je suis parti pour Passy où je devais porter des candélabres. J'étais allé par l'omnibus. Après ma livraison, j'ai pris le tramway et, arrivé au Trocadéro, il m'a pris l'envie d'aller voir de près où en était la construction de la Tour Eiffel ; je me rappelle fort bien avoir vu les premières assises de la tour ; après cela je ne me souviens plus de rien du tout. Je me suis réveillé seulement, comme je vous l'ai dit l'autre fois, le surlendemain à 9 h. 1/2, nageant dans la Seine.

M. Charcot : Ah ! oui, je me souviens de l'aventure, c'est la seule fois qu'il ait, dans ses fugues, commis une action dramatique, à grand fracas. Il avait, si je ne me trompe, pris à la station de Courcelles un billet pour Bercy où il a oublié de descendre. Le train continue sa marche et voici qu'en passant sur le pont National notre homme, qui occupait une place à l'impériale, se précipite tout à coup dans la rivière. Il faisait très chaud, il aura été attiré par la vue de l'eau. Heureusement il est bon nageur , il gagne rapidement la berge où il rencontre des sergents de ville qui étaient accourus pour lui porter aide et qui le conduisent au poste de secours. — *Au malade :* Est-ce bien cela ? Dites-nous le reste.

Le malade : Oui, monsieur, c'est exactement cela ; au poste de secours j'ai rencontré l'employé du chemin de fer qui m'a réclamé mon billet ; je l'avais dans ma poche et je le lui ai donné ; mais il m'a fallu payer un supplément parce que j'avais dépassé la gare de Bercy. Je sais exactement l'heure à laquelle tout cela s'est passé, car, sans le savoir, j'avais remonté ma montre.

M. Charcot : Ainsi, messieurs, automatiquement et sans qu'il lui en reste le moindre souvenir, il prend à la gare de Courcelles un billet pour Bercy, qu'il paye bien entendu ; également sans le savoir il a remonté sa montre et, dans le train, sa conduite est celle d'une personne normale jusqu'au moment où, sans qu'il en connaisse le motif, il se précipite dans la Seine. — *S'adressant au malade :* On vous a reconduit chez vous ?

Le malade : Non, monsieur. Le secrétaire du commissaire, auprès duquel on m'a conduit, me connaissait justement, il m'a laissé partir seul.

M. Charcot : Vous ne pouvez pas dire ce que vous avez fait pendant la nuit

---

1. Voir pour plus de détails, relativement aux premières crises, la Leçon du 31 janvier 1888, p. 156 et suivantes.

du 30, la journée et la nuit du 1ᵉʳ juillet ? Où avez-vous couché ? Avez-vous mangé ?

Le malade : Monsieur, je n'en sais absolument rien. Je n'ai pas dû manger. J'avais, en partant de chez moi, le 30, à peine 1 fr. 50 dans ma poche, et lorsque je suis sorti de l'eau j'avais encore quelques sous.

M. Charcot : Remarquez bien ceci, messieurs, le premier accès a duré quatorze heures, et le second quarante-deux. C'est-à-dire vingt-huit heures de plus. Nous voici arrivés au troisième accès, dont la durée sera plus longue encore. Ce dernier, d'un autre côté, s'est produit le 23 août, c'est-à-dire moins de deux mois après le deuxième, de telle sorte que l'on peut dire qu'à mesure qu'ils se reproduisent, les accès offrent une tendance marquée à s'allonger et à se rapprocher.

Au malade : Vous étiez, je crois, le 23 août, vers 11 heures, rue Oberkampf. De là vous êtes allé on ne sait où et vous vous êtes retrouvé le surlendemain, à 5 heures du soir, couché près de la Seine non loin du pont d'Asnières.

Le malade : C'est exactement cela, c'est cette fois-là que j'ai été à Claye...

M. Charcot : Ah oui. c'est juste : vous avez dû remarquer que dans sa première crise, il lui a semblé que pendant sa fugue, il avait vu le Mont-Valérien et le pont de Saint-Cloud. Cette fois-ci encore il a conservé un lambeau de souvenir, et ce souvenir paraît très précis. Il affirme avoir passé par un bourg, nommé Claye, à sept lieues environ de Paris, et être entré dans un restaurant où il a commandé un bifteck qu'il n'a pas mangé...

Le malade : Oui, monsieur, je suis parfaitement sûr de tout cela. Je suis sûr d'avoir lu sur une des dernières maisons de la ville une inscription portant ces mots : Claye ; 14 kilomètres. Cela m'a frappé je ne sais pourquoi. J'ai dû commander aussi du café, car j'avais du sucre dans ma poche, mais je ne sais pas si je l'ai bu. Après cela, je ne sais plus rien. Je me suis réveillé, comme vous dites, au bord de la Seine sous le pont d'Asnières auprès d'un pêcheur qui a paru fort étonné de me voir là. J'étais fort sale, il est vrai, et mes chaussures étaient dans un état déplorable.

M. Charcot : Messieurs ces épisodes, détachés d'une histoire perdue, qui survivent au milieu de l'oubli profond de tout le reste, sont un fait bien digne d'être relevé, tant au point de vue psychologique qu'au point de vue clinique. Il se retrouve, si j'en juge d'après quelques observations personnelles, bien plus fréquemment qu'on ne le pense, dans l'automatisme comitial accompagné, tel qu'il l'est ordinairement, d'actes violents, désordonnés, agressifs. Je pourrais citer, à ce propos, le cas d'un épileptique qui est venu me consulter il y a deux ou trois ans de cela ; il me raconta qu'à la suite d'un de ses accès il était entré dans un état de fureur maniaque qui l'avait mené à tout briser chez lui ; après quoi, jetant partout l'épouvante, il s'était enfui dans les champs. Là, il revint à lui quelques heures après l'événement, et reprit le chemin de sa maison, ne sachant absolument rien de ce qui s'était passé. A la vue des meubles bouleversés, brisés, saccagés, il fut d'abord frappé d'étonnement et d'effroi ; mais un souvenir d'abord confus, puis peu à peu plus précis, plus arrêté, se produisit en lui : et il se dit tristement, à lui-même : « Je comprends maintenant ce qui est arrivé ; j'ai cru rêver tout cela : mais je vois bien qu'il ne s'agit pas d'un rêve, c'est moi, hélas ! qui ai tout fait ! »

On pourrait aisément multiplier les exemples du genre. Trousseau, d'ailleurs, a insisté déjà sur cet ordre de faits. Je tiens seulement, pour le moment, à établir sur ce point spécial un rapprochement entre notre cas et les cas vulgaires, et vous voyez qu'à cet égard il n'y a pas d'opposition entre les deux ordres de faits.

C'est à la suite de ce troisième accès, le 27 août 1887, c'est-à-dire 4 jours après, que Men...s, sur le conseil de notre honoré collègue le Dr Delasiauve, est venu nous consulter. Nous vous avons dit, messieurs, plus haut, comment il nous a paru que le cas devait être considéré, et la thérapeutique a été instituée en conséquence. Nous avons prescrit au malade de faire usage journellement d'un mélange contenant à la fois du bromure de potassium, du bromure de sodium, du bromure d'ammonium. La dose, par jour, devait être pendant la première semaine de 4 grammes de principe actif, de 5 grammes la deuxième semaine, de 6 la troisième, de 7 grammes enfin la quatrième ; après quoi, le mois suivant, on devait recommencer par 4 grammes la première semaine, 5 la deuxième, 6 la troisième, 7 la quatrième et ainsi de suite sans interruption même d'un jour, pendant une longue période de temps, 6 mois pour commencer. Cette prescription, messieurs, a été suivie par le malade très régulièrement, au pied de la lettre, et vous allez être menés à reconnaître jusqu'à quel point les événements sont venus justifier notre hypothèse relative au diagnostic. Voici, en effet, ce qui s'est passé à partir du commencement du traitement jusqu'à ce jour.

La fin d'août, le mois de septembre, une partie du mois d'octobre se passent sans nouvelles manifestations du mal. Le 18 de ce dernier mois, éclate un petit accès dont je tiens à vous faire connaître les principaux détails. Le malade va lui-même nous dire ce qu'il en sait, ou mieux ce qui lui en a été dit par les personnes qui l'ont vu en ce moment-là.

Le malade : Ce jour-là, je suis parti comme d'habitude pour faire des livraisons ; j'étais dans la voiture de la maison, assis à côté du cocher qui ne s'est absolument aperçu de rien d'extraordinaire.

M. Charcot : Je ne veux pas oublier, à ce propos, de relever en passant l'absence constatée au moins une fois, de cri, de manifestations convulsives, ou encore de grands vertiges avec grimaces, face livide, chute, etc., etc., au début de l'accès ambulatoire. En a-t-il été de même pour les autres accès ? Cela, d'après tout ce que nous en savons, est au moins fort vraisemblable.

Le malade : Je suis allé d'abord rue de Clignancourt chez un premier client et je me rappelle très bien ce que j'y ai fait ; puis rue de Clichy, mais de cette seconde course je n'ai qu'un vague souvenir ; enfin rue de Villiers, justement chez monsieur qui m'accompagne. J'avais à y démonter une suspension très lourde. Je ne me rappelle pas du tout être entré chez lui ; j'ai démonté la suspension, je l'ai emportée dans la voiture qui m'attendait en bas. Je ne me souviens absolument pas de tout cela, mon patron m'a dit qu'il n'avait rien remarqué en moi rien d'extraordinaire.

M. X... : Non, monsieur, c'est vrai, je n'ai rien remarqué chez Men...s si ce n'est qu'il était un peu pâle ; ma femme, qui le connaît depuis longtemps, m'a dit après coup qu'elle lui avait trouvé l'air un peu drôle ; mais je ne crois pas qu'une personne étrangère eût pu voir chez lui quelque chose de particulier.

LE MALADE : Une fois dans la voiture, je me suis réveillé peut-être un quart d'heure après être descendu de chez M. X. Mon oubli avait duré cette fois à peu près trois heures, pas plus, et j'ai fait bien des choses pendant ce temps-là.

Quand je me suis remis, j'ai senti une grande fatigue, comme si j'avais été roué de coups, et j'avais une soif atroce. En rentrant chez moi, j'ai bu plusieurs verres d'eau.

M. CHARCOT : A mon avis, messieurs, il s'est agi d'un accès cette fois avorté, atténué pour le moins, sous l'influence de l'action du bromure. Le premier accès avait duré quatorze heures, le 2e quarante-deux heures, le 3e cinquante-trois heures tandis que le 4e, lui, ne dure que trois heures. C'est ainsi que, dans l'épilepsie convulsive, on voit par le fait de l'administration du bromure se produire des accès atténués, souvent représentés seulement par des vertiges sans accompagnement convulsif et dont les malades ont quelquefois conscience ; ces accès, qu'il ne faut pas confondre avec « le petit mal » spontanément développé, eussent pris, très vraisemblablement, si le bromure n'avait pas été administré, les proportions d'un grand accès convulsif.

Quoi qu'il en soit, à partir de ce quatrième accès, la maladie pendant une longue période de quatorze mois n'est plus représentée désormais que par une crise de mal de tête semblable à celui qu'il a ressenti plusieurs fois au début de ces accès ; ce mal de tête a siégé, cette fois comme les autres, au niveau de la tempe gauche. Il s'est montré un an, presque jour pour jour, après le premier accès.

Il a duré environ quatre heures. Il n'y a pas eu de perte de conscience ; mais le malade prétend avoir senti que, s'il eut été à pied « il aurait fait une fugue comme les autres fois », c'est encore là à n'en pas douter un accès avorté par le fait de l'action du bromure.

Les mois de mai, juin, juillet, août et septembre se passent sans qu'on ait pu remarquer chez notre homme aucun accident nerveux. Il avait repris toutes ses habitudes, son travail, ses visites en ville, et sa santé générale ne laissait rien à désirer. Il avait depuis longtemps repris confiance en lui-même : de fait il se croyait guéri. Déjà le 2 mai 1888, nous l'avions autorisé à diminuer d'un gramme chaque jour les doses du médicament qui le fatiguait un peu, disait-il. En septembre (fin de septembre), c'est-à-dire un an après le commencement du traitement, il prit sur lui d'en suspendre complètement l'emploi.

Mal lui en prit, vous allez le voir. A la vérité, les mois d'octobre, novembre, décembre et une partie de janvier, se succédèrent sans incident ; mais le 18 janvier, trois mois et demi après la cessation du bromure, éclate tout à coup, sans causes provocatrices apparentes, et dans les circonstances que vous savez, le grand accès de huit jours de durée qui l'a conduit à Brest, et qui a été pour lui l'occasion de tant de tribulations imméritées et de tant de misères.

Vous pourrez suivre d'un coup d'œil rapide toutes les péripéties de cette longue histoire, si vous voulez bien parcourir le tableau chronologique que j'ai fait préparer pour la circonstance (V. p. 308). L'ensemble des faits établit ici, si je ne me trompe, l'influence décisive, et en quelque sorte caractéristique du bromure sur le retour et l'intensité des accès. Après que le médicament est administré, et tant qu'on persiste dans son emploi, les accès, après s'être atténués d'abord et éloignés, disparaissent ensuite complètement pendant une longue période de temps ; on cesse d'administrer le bromure et voilà qu'au bout de trois mois, le mal reparaît sous la forme d'un accès exceptionnellement intense. Ces résultats thérapeutiques suffisent je crois, en grande partie pour révéler la nature du mal. C'est dans l'épilepsie seule, tant convulsive que vertigineuse ou psychique, qu'on voit le bromure produire des effets aussi nettement accusés ; certes il ne les produit pas, je m'en porte garant, dans les attaques délirantes ou convulsives de l'hystérie.

La morale de tout ceci, c'est qu'il va falloir reprendre le médicament immédiatement et en continuer désormais l'emploi pendant une période de temps indéterminée. Les doses seront ce qu'elles ont été lors de la première prescription, c'est-à-dire 4 grammes par jour la première semaine du mois, 5 la seconde, 6 la troisième et 7 la quatrième et ainsi de suite les mois suivants. Nous espérons pouvoir ainsi, à la longue, vaincre le mal ou pour le moins en atténuer considérablement les effets. Y réussirons-nous ? c'est ce que l'avenir nous apprendra (1).

Men..s et la personne qui l'accompagne se retirent.

---

1. La médication a donc été reprise le 12 février 1889 ; rien de nouveau jusqu'au 14 avril. Ce jour-là, est survenu un accès qui n'a pas duré plus de deux heures. Le malade le décrit, ainsi qu'il suit : « Je suis sorti de chez M. R..., marchand de meubles et de bronzes, rue Saint-Lazare, pour le compte duquel je travaille maintenant, à 2 heures de l'après-midi. Je devais aller rue des Bons-Enfants d'abord pour y chercher du drap, puis passage Saulnier pour y prendre des patères. J'étais à pied. Dix minutes peut-être après mon départ, étant dans la rue, j'ai perdu conscience. Avant, j'étais parfaitement bien portant et, cette fois, je n'ai pas senti de mal de

II

Je pourrais en rester là et passer outre; mais rien ne nous presse en ce moment, et pour mieux relever encore l'intérêt du cas que nous venons d'étudier ensemble, je crois utile d'en rapprocher un certain nombre de faits analogues en ce sens que, comme dans le nôtre, le sujet exécute sans le savoir et sans le vouloir, c'est-à-dire automatiquement, des actes souvent fort complexes. Nous choisirons surtout, naturellement, ceux dans lesquels on le voit marcher, se promener en public, voyager même et, avec une apparence d'intelligence et de lucidité souvent parfaites, résoudre toutes les difficultés que l'on rencontre nécessairement dans l'accomplissement régulier de tels actes. Ces faits existent dans la science en certain nombre; ils peuvent être ramenés à plusieurs groupes que nous nous proposons de passer en revue successivement. Dans cet exposé qui ne saurait être d'ailleurs que très sommaire, nous chercherons surtout l'occasion, en faisant valoir les analogies et les différences, de déterminer la place que le cas de Men... s doit occuper dans la série de *l'automatisme ambulatoire*, et nous serons conduit par là, si je ne me trompe, à reconnaître encore une fois que c'est au groupe comitial qu'il appartient.

On raconte que John Stuart Mill a composé la plus grande partie de son « Système de logique » pendant les promenades qu'il avait l'habitude de faire chaque jour dans les rues de Londres, entre Kensington et India house. Plusieurs fois on l'a rencontré l'après midi dans Cheapside, avec l'air d'un homme fort préoccupé, se frayant cependant la voie avec beaucoup d'aisance parmi les passants, très nombreux à cette heure du jour, sans les heurter le moins du monde et sans se cogner contre les colonnes à gaz (1). Sans être un Stuart Mill, combien de fois ne nous est-il pas arrivé dans certains moments de grande préoccupation, de gravir un escalier sans le savoir et d'arriver devant la porte fort étonnés de ce que nous avions fait inconsciemment.

Ce sont là des exemples d'automatisme physiologique en quelque sorte; mais c'est, si l'on peut ainsi dire, du *petit automatisme*, qu'il s'agit ici car s'il a perdu, en tout ou en partie, le souvenir des actes moteurs qu'il a accomplis, en se pro-

---

tête; je me suis réveillé seulement à 4 heures en rentrant rue Saint-Lazare, fort étonné de voir que j'avais fait mes commissions puisque je rapportais avec moi mon drap et mes patères. Les personnes chez lesquelles j'ai été rue des Bons-Enfants et passage Saulnier ne se sont aperçues de rien. Elles ont dit seulement que j'avais la figure « pâle et tirée ». En rentrant, je me suis senti très fatigué, comme d'habitude après très fugues, et j'avais besoin d'étendre les bras et de m'étirer comme on le fait quand on se réveille.

Aujourd'hui, 15 juillet, nous apprenons de Men.. s qu'il n'a pas eu d'autres crises; le bromure a été continué conformément à la prescription, sans interruption.

1. Carpenter, *Mental Physiology.* 5e édition, p. 131.

menant on en montant un escalier, le sujet conserve pour le moins celui des actes psychiques qui, pendant ce temps-là, ont occupé son esprit.

La Pathologie nous fournira aisément des cas beaucoup plus accentués. Le groupe, en particulier, des *amnésies traumatiques*, sur lequel j'ai eu l'occasion déjà d'appeler votre attention, fournit de nombreux exemples du genre (1). Il n'est pas rare, en effet, à la suite d'un choc sur la tête, ayant déterminé, une commotion cérébrale, de voir survenir un état d'amnésie plus ou moins profonde et plus ou moins prolongée, accompagnée d'automatisme ambulatoire. Un des cas les plus remarquables dans cette catégorie, est incontestablement celui qui a été rapporté à la Société médico-psychologique de Paris, séance des 23-26 octobre 1885, par M.le Dr Rouillard (2).

Il s'agit d'une sage-femme, Mme T..., âgée de 54 ans, vétéran dans son métier qu'elle exerce depuis plus de vingt-cinq ans et où elle a acquis une grande réputation d'habileté. Pas de maladies nerveuses antérieures à l'affection dont il va être question, pas d'épilepsie en particulier, pas d'hystérie. Dans la nuit du 8 au 9 août, on sonne chez elle ; elle ouvre une des fenêtres de l'entresol où elle demeure, et demande ce qu'on lui veut. On vient la chercher pour aller assister à la Chapelle, une de ses clientes, qu'elle a accouchée deux fois déjà, et qui est près d'accoucher une fois de plus. Le mari est là, en bas, qui attend dans la rue. Mme T... descend son escalier qui est très raide, très étroit, tortueux, et, arrivée aux dernières marches, elle fait une chute et perd connaissance. Il était environ 3 heures du matin. On la trouve étendue sur le côté droit ; pas d'écoulement sanguin, ni par le nez ni par les oreilles, pas de vomissements, pas de relâchements des sphincters. Ses traits n'étaient pas convulsés, la langue ne sortait pas de la bouche ; comme elle est fort lourde on parvint non sans peine à l'asseoir sur une chaise. L'état d'inconscience dura un quart d'heure environ.

Lorsque Mme T... revint à elle, elle demanda un peu d'eau sucrée avec douze gouttes d'arnica. Sa voix était faible, mais les mots étaient bien articulés. M. C... qui était venu la chercher lui demanda si, malgré l'accident, elle pouvait venir faire l'accouchement ; elle se leva et dit : « Allons. » Dans la rue elle dit à M. C... qui lui donnait le bras : « Où me menez-vous ? — Mais chez moi, à la Chapelle, ma femme est en douleurs. — Votre femme ? Je ne la connais pas ! Comment s'appelle-t-elle ? — Mme C..., vous le savez bien ! — Elle est donc enceinte ? — Mais vous l'avez vue avant-hier. — Allons ! — Et votre sac, vous l'avez oublié. (En effet le sac a été retrouvé plus tard dans l'escalier.) — Je n'ai pas besoin de sac. Vous avez bien du fil et des ciseaux chez vous ! Vous m'ennuyez ! Allons ! » M. C... trouve que Mme T... n'est pas de bonne humeur et n'insiste pas.

---

1. Leçons du mardi, 1888-89 p. 134.
2. Annales médico-psychologiques, p. 39 et p. 127, t. III, 49e année, Paris.

On arrive à la Chapelle après une course d'un kilomètre environ. Mme T... touche la femme et dit : « Vous en avez encore pour deux bonnes heures. Tenez, marchez dans la chambre, moi, je suis plus malade que vous, je vais m'étendre sur votre lit. Donnez-moi auparavant un peu d'eau fraîche et de l'arnica. » Elle se met un bandeau elle-même : elle a une énorme contusion ecchymotique du front et de la joue et peut à peine ouvrir l'œil droit.

Elle s'étend sur le lit et paraît s'assoupir. Au bout d'une heure, elle se lève. La femme en couches souffre beaucoup et pousse des cris épouvantables. Mme T... la fait coucher, prépare tout, dispose elle-même la layette sur un meuble. L'accouchement se fait normalement vers cinq heures et demie comme Mme T... l'avait prédit. Elle donne d'ailleurs ses soins avec intelligence, pratique le toucher vaginal à plusieurs reprises, soutient le périnée pendant l'expulsion du fœtus, pose deux ligatures au cordon et le coupe, lave l'enfant et l'essuie, lui oint légèrement la tête d'huile, lui panse le nombril et entoure le pansement de quelques tours de bande, auxquels elle fait quelques points de couture, l'habille et l'emmaillotte, puis délivre la mère. Elle examine le placenta, le tourne, le retourne, déplie les membranes et dit au père : « Vous pouvez jeter cela. » Puis elle lave la mère, l'essuie, lui passe du linge propre sous elle et dit : « Maintenant donnez-moi quelque chose à boire... » Elle s'asseoit, prend du thé avec quelques gâteaux secs, et cause avec les personnes présentes de choses et d'autres, mais avec peu d'entrain et répétant toujours la même chose.

Vers 8 heures 1/4, l'accouchée se plaint et réclame l'assistance de la sagefemme. « Allons, dit Mme T..., voyons ! » et elle soulève le drap. A ce moment, Mme T... est prise d'un violent frisson, elle ferme les yeux, son corps tremble, elle a froid. Puis elle rouvre les yeux, et *voit* alors la scène. Elle regarde autour d'elle d'un air ahuri, ne comprend pas où elle est, reconnaît mal les assistants qu'elle connaît presque tous de longue date. Rêve-t-elle ? Comment est-elle venue ? Et se tournant vers les assistants : « Est-ce qu'elle accouche, cette femme-là ? » Le mari est tellement étonné qu'il n'y peut répondre. « Vite une cuvette, de l'eau, de quoi écrire. » Puis elle pratique le toucher et dit : « Mais elle est délivrée ; où est le délivre ? — Mais il est jeté. — Tant pis j'aurais désiré le voir. Où est l'enfant ? Tiens il est emmailloté et bien emmailloté ma foi ! — Mais c'est vous qui l'avez habillé ! — Allons donc, dit-elle, vous voulez rire... » Elle se fait raconter ce qui s'est passé, est très étonnée de se voir une forte bosse à la tempe et d'éprouver une grande gêne dans les mouvements du côté droit. Craignant d'avoir fait quelque bévue pendant cette période d'inconscience, elle déshabille l'enfant qu'elle trouve fort bien arrangé. Elle constate aussi que la délivrance a été bien faite et qu'aucun débris de placenta ne se trouve dans la cavité utérine.

Malgré tous ses efforts, elle n'a pu jusqu'ici se rappeler rien de ce qu'elle a fait pendant cette période qui a été de cinq heures et demie environ, de 2 heures 3/4 du matin à 8 heures 1/4 (1).

J'ai tenu à rapporter cette importante observation dans le détail, parce qu'elle montre bien quelle peut être la durée de l'état automatique dans ces circonstances de l'amnésie traumatique, et quelle peut être la complication vraiment étonnante, ainsi que l'admirable adaptation des actes accomplis durant cet état. « Faire une course d'un kilomètre, dit à ce propos l'auteur de l'observation, boire, manger, échanger quelques paroles sans en garder le souvenir, c'est déjà chose curieuse. Mais faire un accouchement et le bien faire, lier et couper le cordon, délivrer la mère, lui donner, ainsi qu'à l'enfant, des soins minutieux, le tout pendant cinq heures et demie et sans pouvoir se le rappeler, voilà qui paraît extraordinaire. » Oui, sans doute, cela paraît être extraordinaire, quand on n'est pas familiarisé encore avec les faits de cet ordre, mais ces faits-là ne sont pas, tant s'en faut, sans exemples; ils tendent à se multiplier parce qu'on y prête plus d'attention chaque jour, et, au fur et à mesure qu'ils s'accumulent, on s'habitue à les trouver moins singuliers. Toujours est-il que, dès à présent, au point de vue qui vient d'être signalé, il y a lieu d'établir, vous l'avez compris, messieurs, en ce qui concerne bien entendu le côté psychologique, non le côté nosographique, un rapprochement entre l'observation de Mme T... et celle de notre malade Men.. s qui, par suite de ce rapprochement même, vous paraîtra, en quelque sorte, moins étrange, moins inattendue. Dans les deux cas, même inconscience profonde, en effet, contrastant avec des actes automatiques remarquablement compliqués, rappelant absolument par leur aisance et leur précision ceux de la vie consciente, tant ils semblent parfaitement adaptés à un but. Il est vrai que la durée de la période automatique n'a pas dépassé cinq heures dans le cas de Mme T..., la sage-femme, tandis qu'elle a pu, lors du dernier accès, dans le cas de Men.. s atteindre jusqu'à huit jours. Mais on ne saurait trouver là, en somme, le motif d'une séparation fondamentale. L'état mental, considéré comme syndrome, comme épisode, paraît être essentiellement le même chez les deux sujets ; l'accès ne dure que cinq heures dans un cas ; dans l'autre, il dure quatorze heures, quarante-deux heures, cinquante-trois heures, huit jours enfin dans la crise de Brest ; mais, pour se prolonger, la modification psychique qui préside à l'accès ne change pas pour cela de caractère. Il n'y a donc là en définitive qu'une question de degré.

Voici l'indication de quelques autres exemples d'amnésie traumatique avec automatisme que, dans le but d'éclairer mieux encore la situation, je crois utile de signaler à votre attention. On cite volontiers le cas de Kaempfen qui fait partie des mémoires de l'Académie de médecine pour 1835 (2). Il s'agit d'un

---

1. Rouillard, *loc. cit.* p.39.
2. Mémoires de l'Académie de médecine, t. IV, p. 489, 1835.

officier de vingt-huit ans qui fait une chute de cheval dans un manège et tombe sur le côté droit du corps, principalement sur le pariétal droit. Cette commotion est suivie d'une légère syncope (?) Revenu à lui, il remonte à cheval et continue sa leçon d'équitation pendant trois quarts d'heure avec une grande régularité. Au sortir de là, il ne se rappelait ni sa chute, ni ce qui a suivi. Six heures après l'accident, il commence à retenir la phrase qu'il s'est entendu adresser tant de fois depuis : « Vous êtes tombé de cheval ». Vingt-quatre heures après la chute, il ignore encore qu'il l'a faite, et il ne connaît ce qui s'est passé ce jour-là que par ce que lui a appris le récit des témoins.

M. Ferré a observé un fait fort semblable au précédent qu'il a consigné dans sa thèse inaugurale sur l'amnésie traumatique publiée en 1881 (1). M. M..., élève de Saint-Cyr, tombe de cheval au manège; après une perte de connaissance de quelques minutes, il se rend avec ses camarades au dortoir, parcourt cinq cents mètres et monte deux étages, dépose sa cravache, passe ses fausses manches de travail et les attache, descend en récréation, mange du pain et boit du vin. Il va ensuite chercher sa planche à dessin, sans la confondre avec celle d'un voisin, se rend à l'étude et se met à tourner de l'encre de Chine. A ce moment, le professeur lui parle et c'est alors seulement qu'il reprend possession de lui-même, après quelques minutes d'ahurissement. Ses souvenirs personnels ne datent que de cet instant.

Une jeune femme, dont l'histoire a été rapportée par M. Motet, tombe, en descendant de wagon, sur les fesses sans se blesser et ne perd pas connaissance. On peut se demander si, dans ce cas, c'est l'ébranlement physique ou l'ébranlement psychique qui a été en cause; toujours est-il qu'à la suite de cet accident, quoique devenue amnésique, elle a marché et causé même, pendant quelque temps, sans savoir où elle allait ni pourquoi elle était venue.

Une autre observation citée par M. Motet, à propos du fait précédent, est fort intéressante pour nous en ce sens que, par certains côtés, elle rappelle jusque dans les moindres détails le cas de Men..s ; mais cette observation doit, suivant nous, trouver sa place dans le *groupe épileptique* où nous allons avoir à relever maintenant quelques exemples topiques.

L'automatisme, avec ou sans impulsion à la déambulation, se rencontre, pour ainsi dire, à chaque pas dans l'histoire du *mal comitial*; mais le plus souvent, on le sait, et cela est pour ainsi dire dans la règle lorsqu'il s'agit du délire épileptique post-convulsif, les malheureux malades s'ils se sont échappés et ont parcouru les voies publiques se retrouvent, lorsqu'ils sortent de leur crise, soit au poste de police, soit dans un asile. C'est que sous l'influence d'hallucinations terrifiantes, d'émotions dramatiques, ils ont répandu l'épouvante

---

1. Cité d'après Rouillard, *loc. cit.*

autour d'eux, brisant tout sur leur passage, et commettant même trop souvent des actes homicides.

D'autres fois, principalement peut-être, mais non exclusivement, tant s'en faut, quand il s'est agi du petit mal, la scène est moins bruyante, plus calme ; mais le résultat pratique, en somme, est analogue car le malade commet inconsciemment des actes répréhensibles, délictueux, et, pris en flagrant délit, on l'arrête. M. Gowers, dans son Traité de l'épilepsie, cite le cas d'un maître de musique qui, pris de vertige comitial au milieu de sa leçon, s'est mis à se déshabiller comme s'il allait se mettre au lit. J'ai revu, ces jours-ci, un pauvre diable de professeur attaché à une école professionnelle qui m'a consulté bien souvent depuis quelques années, et qui est sujet à des accès de petit mal à la suite desquels, souvent, comme le malade de M. Gowers, il se déshabille sans le savoir et va se coucher en plein jour. Tout récemment, il s'est déshabillé en pleine classe, pendant son cours, et cet acte coupable, dont il n'est pas responsable cependant, l'a conduit devant les tribunaux.

Certes, ces cas-là ne sont point rares. Ce n'est pas ainsi, vous le savez, que les choses se sont passées dans l'observation que nous avons en vue d'éclairer. Notre homme dans ses fugues inconscientes, et c'est là un caractère vraiment particulier de son cas, s'est toujours conduit en public, vous ne l'avez pas oublié — à part toutefois le jour où il s'est précipité dans la Seine — sans se faire remarquer de personne, et il n'eût peut-être jamais connu la prison si, à la suite de la grande crise de Brest, il n'avait pas eu la malencontreuse idée de se confier à un gendarme dans les circonstances que vous savez. Ce sont donc les faits d'automatisme tranquille, pondéré, si l'on peut ainsi parler, c'est-à-dire sans accompagnement d'actes tragiques ou simplement répréhensibles, qu'il nous faut relever surtout pour les rapprocher du cas de Men..s. Ces faits-là ne sont point très vulgaires. Le cas de ce magistrat cité par Trousseau qui, siégeant à l'Hôtel de Ville, comme membre d'une société savante, sortait nu tête, allait jusqu'au quai et revenait à sa place prendre part aux discussions sans aucun souvenir de ce qu'il avait fait, est bien connu. Un employé de bureau se retrouve à son pupitre, les idées un peu confuses sans autre malaise. Il se souvient d'avoir commandé son dîner au restaurant ; il apprend qu'il a mangé, qu'il a payé, qu'il n'a pas paru indisposé et qu'il s'est remis en marche vers son bureau. Cette absence avait duré environ trois quarts d'heure (1).

Mais ce n'est là encore, si l'on peut ainsi parler, que du *petit automatisme* et d'ailleurs le caractère ambulatoire, dans les observations jusqu'ici citées, n'est pas très accentué. Il n'en est pas de même dans celles qui vont suivre. Elles vont nous faire connaître des cas dans lesquels les accès d'inconscience ou de

1. Voir sur ce sujet Hughlings Jackson, West Riding Asylum Reports. Traduction dans la *Revue scientifique* du 19 février 1876. — Falret, *Arch. générales de Médecine*, 1860, avril et octobre 1861. — Ribot, *Maladies de la mémoire*, 1881, p. 54.

subconscience marqués par une impulsion morbide à la déambulation, ont, comme chez Men..s, embrassé une période de plusieurs jours, huit jours dans quelques cas. Tardieu, dans son étude médico-légale sur la folie cite, on le sait, l'exemple d'un menuisier qui tout à coup pose ses outils, abandonne son établi et marche sans s'arrêter pendant huit jours; il était allé à soixante lieues de son domicile et y était revenu sans savoir pourquoi. C'est ici que doit être placé, suivant nous, le cas de M. Motet auquel nous avons fait allusion plus haut et que cet auteur croit devoir classer dans la catégorie des amnésies traumatiques transitoires. Celles-ci, autant qu'on sache, ne survivent pas longtemps au choc physique qui leur a donné naissance et surtout, après avoir paru immédiatement après l'accident, elle ne se reproduisent pas par la suite, sous forme d'accès plus ou moins souvent répétés et séparés par des intervalles libres. D'un autre côté, il n'est point rare, on le sait, de voir un choc sur la tête, agissant à la manière d'une cause provocatrice et non pas créatrice, déterminer l'apparition d'attaques d'hystéro-épilepsie qui, jusque-là, n'avaient point paru et qui se perpétueront par la suite: on peut affirmer qu'il en est quelquefois de même de l'épilepsie considérée dans ses formes les plus variées et telle est l'interprétation que nous croyons devoir donner du cas de M. Motet dont nous allons rappeler les faits les plus importants (1).

« Un jeune homme qui, après avoir fini son temps de service militaire dans les meilleures conditions physiques et morales, gagnait sa vie en servant les maçons tomba un jour de la hauteur du deuxième étage d'une maison en construction, dans les circonstances que voici. Il portait sur la tête une auge de plâtre et montait à l'échelle, lorsqu'un échelon se brise sous son pied; il est précipité et tombe à travers l'ouverture béante de la cave. Il se fracture la jambe droite et la cuisse gauche. Il reste huit jours dans un état comateux, près d'un an paraplégique et enfin il se rétablit. Mais l'amnésie est restée complète pendant des mois. La réparation s'est faite progressivement, et chose assez curieuse, la mémoire s'est rétablie jusqu'à la minute même de l'accident; il se souvient maintenant du bruit que l'échelon a produit en se brisant. Mais cet homme qui, jusque-là, n'avait jamais été un épileptique est resté depuis sujet à de véritables accès de vagabondage; il part, marche devant lui, sans conscience de ses actes, automatiquement, et ne s'arrête au bout de quatre heures, dix heures et plus, qu'exténué de fatigue et mourant de faim. Il se demande alors où il est, ce qu'il est venu faire dans un endroit inconnu de lui. Il rentre chez sa mère sans pouvoir donner aucune explication de son absence.

« Il s'est marié, et depuis il a encore été sujet à des fugues du même genre. L'une d'elles entre autres a été remarquable à la fois par son intensité et par

---

1. Voir Motet, *Annales médico-psychologiques*, 1886, p. 128.

sa durée. Il avait obtenu une place de concierge qu'il cumulait avec la fonction de distributeur de prospectus. Il s'est toujours acquitté très honnêtement de sa besogne. Un jour il a dans sa poche l'argent d'un trimestre de loyers ; il part en pantoufles, se rend à la gare de Lyon, prend un billet pour Marseille ; de Marseille il se rend à Toulon, de Toulon à Nice, de Nice à Marseille, retourne de Marseille à Toulon, puis il revient à Paris, et *réveillé, c'est le mot propre, il apprend qu'il a disparu depuis huit jours,* qu'il a emporté environ 1.500 francs appartenant à son propriétaire. Il se rend de lui-même chez le commissaire de police qui le met en état d'arrestation. L'affaire vient en cour d'assises et le président, sur la demande du défenseur, renvoie à une autre session et nous commet, dit M. Motet, pour examiner cet homme dont nous n'avons pas eu grand'peine à démontrer l'irresponsabilité. »

Nous voyons là pour notre compte un cas d'épilepsie tardive, sous forme d'accès d'automatisme ambulatoire, développée à la suite d'une lésion traumatique et les analogies qui existent entre ce cas et le nôtre, sauf en ce qui concerne la cause traumatique absente dans le dernier, est véritablement des plus frappantes ; on pourrait même aller jusqu'à dire, qu'à part la circonstance étiologique, il y a identité entre eux, tant la fugue de Marseille chez le sujet de M. Motet, ressemble pour la durée comme pour les menus détails, à la fameuse fugue de Brest chez le nôtre.

Voici donc l'observation de Men....s qui cesse de sembler prodigieuse, étonnante, comme elle pouvait vous le paraître lorsque je vous la présentais à l'état d'isolement. A l'avenir, elle pourra être citée sans crainte de provoquer l'incrédulité. Elle rentre en effet désormais dans une règle commune à tout un groupe, puisqu'elle a son pendant aussi bien dans l'observation de Tardieu citée plus haut, que dans celle de M. Motet, et j'ajouterai que quelques recherches *ad hoc* rendraient bientôt, à n'en pas douter, le groupe auquel elle appartient plus compact et plus dense. Il me suffira de vous renvoyer à ce propos aux remarquables mémoires de M. J. Falret sur l'état mental des épileptiques publié dans les Archives de médecine pour 1861 (1) ; vous trouverez là l'histoire de deux épileptiques avec accès automatiques ambulatoires dont les uns sont accompagnés d'actes violents, tandis que d'autres s'accomplissent tranquillement, silencieusement. L'un d'eux qui, dans plusieurs de ses accès, avait tenté de se suicider, sans le savoir, se promenait d'autres fois, inconsciemment mais fort tranquillement, pendant plusieurs jours. L'autre est resté, une fois, deux jours hors de chez lui. Tranquillement et sans avoir été remarqué par personne, il avait fait à pied, sans boire ni manger, le trajet de Paris à Amiens. On pourrait assez facilement accumuler les cas du même genre.

---

1. Page 431.

C'est ainsi que, caractérisée déjà comme appartenant au mal comitial, par les résultats si nets de l'emploi du bromure contre les accès, l'observation de Men..s l'est encore, une fois de plus, vous le voyez, par l'ensemble des phénomènes cliniques.

Il ne me reste plus, pour terminer la tâche que je me suis proposée aujourd'hui de remplir, qu'à faire figurer dans le tableau afin d'y mieux mettre en relief l'objet sur lequel je veux appeler toute votre attention, quelques exemples d'automatisme ambulatoire relevant d'affections autres que l'épilepsie.

Plusieurs d'entre vous en entendant raconter les détails du cas de Men...s, ont sans doute pensé au *somnambulisme*. En effet, lorsqu'on entend dire qu'un homme se promène dans les rues inconsciemment, se conduisant cependant comme s'il était éveillé et conscient, cela rappelle tout naturellement la description répandue dans le vulgaire du somnambule; mais nous n'ignorons pas que dans la catégorie du somnambulisme il y a plus d'une distinction à faire.

Pour ce qui est relatif, en premier lieu, au somnambulisme dit naturel et, quelquefois aussi, physiologique (noctambulisme, sleep walking, etc.), il importe de remarquer tout d'abord que, à son sujet, nous en sommes encore à la période des informations (1), les observations régulières étant véritablement très rares. En ce qui me concerne, en dehors du cas auquel j'ai fait allusion dans la 9ᵉ leçon du mardi de l'an passé (2), je ne crois pas qu'il ait été observé de près une seule fois dans ce service auquel je suis attaché depuis une trentaine d'années, et qui contient une division de près de 200 femmes hystériques ou hystéro-épileptiques. Il n'est pas inutile, sans doute, de relever encore à propos de la rareté des cas de ce genre, que suivant la remarque fort juste d'Echeverria, la plupart des faits rapportés au noctambulisme dans lesquels les actes commis ont eu un caractère agressif appartiennent, le plus souvent, suivant toute vraisemblance, à l'épilepsie.

Vous voyez que, d'après cela, le somnambulisme naturel ne peut pas être considéré encore, à l'heure qu'il est, cmome un type parfaitement étudié et pouvant servir de paradigme dans l'étude des états analogues. Certes, ce n'est pas de ce côté-là qu'il faut, pour le moment, chercher la lumière. Nous ne pouvons guère, par conséquent, que répéter à cet égard ce que l'on trouve dans les auteurs. Nous rappellerons seulement, parmi les faits qui, dans l'espèce, paraissent le mieux établis, que le somnambulisme naturel s'observe beaucoup plus fréquemment chez la femme que chez l'homme, beaucoup plus rarement chez l'adulte que chez les enfants et les adolescents; que le somnambule

1. Hack Tuke. *Sleep walking and hypnotism*. — London 1884. Voir aussi Echeverria: *On nocturnal Epilepsy*. Journal of mental Science, January 1879.
2. *Loc. cit.* p. 111.

marche presque toujours les yeux grands ouverts avec un regard d'amaurotique, se dirigeant de propos délibéré ou, plus exactement, avec les apparences
d'une volonté ferme vers les lieux où semblent l'entraîner les circonstances
d'un rêve qu'il met en action ; suivant, sans hésiter, pour parvenir à son but,
des sentiers périlleux; sautant, comme on l'a vu, dans le cas de la Salpêtrière,
par-dessus les murs avec une dextérité et une souplesse qu'on ne lui connaît
pas à l'état de veille ; évitant, dans la poursuite de l'accomplissement de ce
que l'on pourrait appeler son programme, les personnes qui se placent devant
lui pour lui faire obstacle. Il les tâte quelquefois sans chercher toutefois à les
reconnaître et passe à côté d'elles pour continuer son chemin sans en tenir
autrement compte ; il semble en d'autres termes en faire abstraction, parce
qu'elles ne font pas partie de son rêve. Inutile d'insister, je pense ; vous
voyez suffisamment, par ce qui précède, qu'entre le noctambulisme et l'état
comitial ambulatoire tel que nous l'avons observé chez Men..s, les différences
l'emportent sur les analogies, bien que celles-ci, à certain égard, soient
cependant en somme assez étroites.

Dans le *somnambulisme provoqué* par des manœuvres d'hypnotisation, serait-
il possible de provoquer par suggestion des fugues aussi longues, aussi acci-
dentées que celles qu'il nous a été donné d'observer chez Men..s. D'après les
études récentes, qui tendent à établir que des résultats de ce genre peuvent
se produire « en petit », il ne paraît pas invraisemblable que, dans certaines
circonstances particulières, probablement fort rarement rencontrées, ils
pourront s'obtenir « en grand ». Mais pour le moment, à ma connaissance du
moins, pareille chose ne s'est pas encore vue. Le sujet suggestionné en pareil
cas, marcherait, sans doute, droit devant lui, parfaitement conscient de tous
les actes qu'il accomplit, mais aussi parfaitement ignorant du motif qui les
lui fait accomplir, comme sous l'impulsion d'une force étrangère, irrésistible.
Ce sujet là serait vraisemblablement un hystérique à stigmates.

Il existe dans la science un certain nombre d'exemples de ce qu'on a appelé
quelquefois le *somnambulisme spontané pathologique* ; c'est une forme qui
appartient à l'hystérie : les accès ambulants sont en général, dans ces cas
là, précédés et suivis par une attaque d'hystérie convulsive. Cela n'est point
nécessaire cependant, et l'automatisme de ce genre peut se manifester quelquefois primitivement. Il ne s'agit pas ici, du moins dans la règle, d'automatisme silencieux, tranquille, comparable en un mot à ce que nous avons
observé dans la plupart des accès de Men..s (1). La scène au contraire est généralement des plus bruyantes rappelant, en somme, ce qui a lieu dans le

---

1. Dans ces derniers temps, mon collègue J. Voisin a cité plusieurs exemples de « fugues »
d'hystériques, dans lesquelles les actes étaient coordonnés, méthodiques, de telle sorte que les
sujets, bien qu'inconscients présentaient l'apparence extérieure de personnes normales (*Semaine
Médicales*, 10 août 1889, p. 291).

délire post-épileptique vulgaire. Ainsi, dans une observation bien connue de mon collègue et ami le Dr Mesnet, on voit une femme de trente ans, après avoir éprouvé pendant la nuit une attaque hystérique convulsive, se lever, s'habiller, faire sa toilette et descendre dans le jardin ; là elle marche les yeux ouverts, ne répondant pas aux questions qu'on lui adresse, sautant par-dessus les bancs quand elle en rencontre, se détournant des obstacles qu'on lui oppose en se plaçant devant elle ; au bout d'un certain temps de promenade plus ou moins accidentée, elle remonte tranquillement se coucher : à peine au lit survient une nouvelle attaque d'hystérie. Au réveil aucun souvenir de ce qui s'est passé. La crise d'automatisme avait duré environ deux heures. Une autre fois cette même malade, après avoir éprouvé encore une attaque d'hystérie cette fois suivie d'extase, se lève, s'habille comme la nuit précédente. Bientôt, elle croit voir des bêtes qui menacent ses enfants ; elle ouvre la fenêtre et veut se précipiter dans la rue. Un instant après, elle court à travers sa chambre, saute par-dessus les meubles et, après deux heures d'agitation, elle se couche et est prise bientôt, comme lors de l'accès précédent, d'une crise convulsive.

Les cas de ce genre ne sont point très rares dans l'histoire de l'hystérie. Nous pourrions les multiplier aisément. On parvient quelquefois, dans ces cas-là, à l'exemple de ce qui a lieu dans le somnambulisme provoqué des sujets hypnotisables, à imprimer aux membres des malades des attitudes cataleptiques, ainsi que l'a signalé M. Pitres et aussi à provoquer, par suggestion, des hallucinations. Ce fait semble, vous le voyez, tracer un trait d'union entre le somnambulisme provoqué par hypnotisation et le somnambulisme spontané des hystériques. Ce dernier, d'un autre côté, me paraît avoir la plus grande analogie avec ce que, dans la description de la grande attaque hystero-épileptique, nous avons appelé « la période des attitudes passionnelles » (troisième phase de l'attaque régulière). Et même, la ressemblance sur les points essentiels est, entre les deux cas, tellement étroite que nous sommes portés à les considérer comme étant foncièrement identiques ; nous croyons en d'autres termes que le prétendu somnambulisme spontané des hystériques n'est autre chose que « la période des attitudes passionnelles » prolongée au delà de la durée que celle-ci présente dans les conditions ordinaires ; mêmes hallucinations, en somme, tantôt tristes ou terrifiantes, tantôt gaies au contraire ; mêmes attitudes et mêmes actes en rapport avec la nature des représentations mentales, et, ce qui est fort remarquable également, c'est que, dans la série classique des phases de l'attaque, le somnambulisme hystérique, quand il ne se montre pas à l'état d'isolement, occupe la même place que la phase passionnelle à laquelle il se substitue. C'en est assez sur ce point pour le moment ; c'est un sujet qui demanderait à être étudié à part.

Ce serait ici le lieu de vous dire un mot de cette forme de somnambulisme spontané à accès considérablement prolongés, dans laquelle, à propos d'une observation devenue célèbre, M. Azam est parvenu à démontrer l'existence aujourd'hui reconnue de tous, de ce qu'il a appelé *la double personnalité* ; mais le temps nous presse actuellement, et je dois conclure.

Je ne ferai donc que signaler en passant comme devant figurer sur l'arrière-plan dansle tableau clinique que j'ai voulu placer sous vos yeux toute une collection de cas divers que M. le Dr Tissié a ingénieusement réunis, pour en montrer les analogies et en signaler les différences, dans sa thèse inaugurale intitulée : Les Aliénés voyageurs (1). Dans un premier groupe de cas, les sujets ne sont pas inconscients ; ils ne le sont pas du moins pendant toute la durée de leur entreprise vagabonde : ils savent, ou à peu près, ce qu'ils font et les responsabilités qu'ils encourent, mais pour eux, il n'y a pas d'hésitations, pas d'obstacles : ils marchent comme dominés par un désir impérieux, une volonté toute puissante qui se substitue à la leur et la maîtrise. M. Tissié les appelle assez justement des *captivés*. « X..., avant de s'échapper, songe à une ville dont le nom a frappé ses oreilles ; il se figure y rencontrer des monuments superbes. Le désir de la visiter s'empare de son esprit et, un beau jour,il part abandonnant tout... mais, cruelle déception, la réalité ne répond pas à la splendeur du rêve. » Cela ne l'empêche pas, quelque temps après, de visiter une nouvelle localité : il repart sans autre raison que celle de satisfaire son besoin. Ce sont là,en somme, dit M. le Dr Duponchel, dans une intéressante étude sur ce qu'il appelle le *déterminisme ambulatoire* (2), des suggestionnés ; la suggestion pouvant venir soit de l'intérieur, soit encore de leur propre fonds,ou du moins paraître telle, car il est impossible souvent de saisir l'événement qui l'a provoquée.

A une autre catégorie appartiennent les délirants qui,convaincus qu'ils sont des réformateurs de l'humanité, des prophètes, parcourent le monde pour répandre leurs doctrines ; ceux qui avertis par une voix qui leur crie « tu es roi » vont à la recherche de leur royaume, etc. Mais je m'arrête dans cette énumération, ne pouvant avoir la prétention de tout indiquer même sommairement.

Je crois, d'ailleurs, en avoir dit assez pour légitimer les développements dans lesquels je suis entré à propos du cas de Men..s, et pour justifier la dénomination d'*automatisme comitial ambulatoire*, que je vous ai proposé d'adopter pour le caractériser.

---

1. Paris. Doin 1887.
2. *Etude clinique et médico-légale. Des impulsions morbides à la déambulation observées chez des militaires*, par le Dr Emile Duponchel, professeur agrégé au Val-de-grâce. Paris, 1888.

QUINZIÈME LEÇON

1er Cas. — Crises gastriques tabétiques avec vomissements
noirs.

2e Cas. — Chez un israélite : paralysie et contracture hystériques développées à la suite d'un repos (sommeil) de
plusieurs heures sur la terre humide.

1er MALADE

Voici un homme dans la force de l'âge — il est âgé d'environ 37 ans, — qui, à
la suite de prodromes dyspeptiques vulgaires, sans caractères bien déterminés,
a commencé à ressentir tout à coup, il y a cinq ans de cela, des accidents gastriques en apparence des plus graves : douleurs cardialgiques très vives ;
vomissements incessants présentant souvent une couleur noire, marc de café ;
inappétence absolue, grande prostration des forces,etc. Ces accidents ont continué tels quels pendant une dizaine de jours, après quoi ils se sont remarquablement atténués. Mais ensuite, persistant toujours à un certain degré, ils
se sont établis pour ainsi dire en permanence pendant une longue période de
cinq années, s'exaspérant seulement de temps à autre, sous forme de crises
violentes, semblables à la première, tant par l'intensité que par la durée ; ces
crises se reproduisaient, d'une façon assez régulière tous les mois d'abord, puis
plus tard tous les trois ou quatre mois. Durant les trois premières années, les
médecins consultés se sont invariablement, paraît-il, crus en présence tantôt du cancer gastrique, tantôt de l'ulcère rond. Ce diagnostic était erroné
cependant : la véritable nature du mal s'est révélée, vers la fin de la troisième année, au moment où sont apparus des symptômes spinaux formels
tels, entre autres, que l'incoordination motrice des membres inférieurs, et le

45

signe de Romberg, ne laissant planer aucun doute sur l'existence de l'ataxie locomotrice progressive.

C'est alors seulement, et fort tardivement, vous le voyez, qu'on a reconnu qu'il ne s'était pas agi là d'une maladie primitive de l'estomac, mais bien de troubles gastriques subordonnés à l'affection spinale.

L'erreur commise et entretenue pendant si longtemps pouvait-elle être évitée? Je le crois, Messieurs; je crois qu'à de certains indices que j'aurai à cœur de relever tout à l'heure et de bien mettre en lumière, on eût pu, si je ne me trompe, même dès l'origine, soupçonner pour le moins, affirmer peut-être, la présence de la maladie tabétique et se trouver conduit à y rattacher les troubles gastriques. Mais pour en arriver là, il eût fallu, de toute nécessité, avoir présente à l'esprit l'histoire naturelle de ce que nous avons appelé « les crises gastriques » tabétiques et avoir appris à les considérer non seulement dans leur type vulgaire, classique, mais encore dans les formes très variées, souvent paradoxales en apparence et presque méconnaissables, qui en dérivent. Il eût fallu savoir également comment, par leur association avec un ou plusieurs des autres syndromes de la série tabétique, ces troubles gastriques si particuliers peuvent permettre d'établir le diagnostic pendant la période souvent fort longue, qui, dans la règle, précède l'incoordination ou, autrement dit, l'ataxie motrice : dix, douze, quinze ans même peut-être avant que celle-ci se soit constituée, à supposer qu'elle se constitue jamais.

Je viens de signaler, Messieurs, des questions qui me paraissent dignes de tout votre intérêt : je me propose de m'y arrêter un instant, en manière de préambule; après cela, nous pourrons entreprendre avec plus de profit l'étude clinique du cas de notre malade.

I

L'existence possible dans le tabes de troubles gastriques particuliers se trouve mentionnée dans un assez grand nombre d'observations recueillies, il y a fort longtemps déjà, par divers auteurs et en particulier dans le cas n° 176 de l'ouvrage de M. Topinard; mais le mérite d'avoir affirmé qu'il y a une véritable connexité entre ces troubles viscéraux et la lésion spinale, appartient à M. Delamarre, auteur d'une thèse qui date de 1866 et qui, si je ne me trompe, a été inspirée par le regretté Raynaud (1). Cependant la description caractéristique, répon-

---

1. *Des troubles gastriques dans l'ataxie locomotrice progressive.* Paris 1866. — L'une des observations publiées par l'auteur a été recueillie, en 1865, à l'Hôtel-Dieu, dans le service de M. Barth, suppléé par M. Raynaud.

dant en d'autres termes au type prédominant, et permettant de séparer cliniquement les troubles gastriques réellement subordonnés au tabes, de ceux qui
ne s'y trouvent adjoints que par le fait d'une coïncidence plus ou moins fortuite, cette description, dis-je, ne se trouve pas dans le travail de M. le
Dr Delamarre, non plus que dans ceux, sur le même sujet, qui ont été publiés
dans le cours des cinq ou six années suivantes. Elle a été formulée, je le crois
du moins, pour la première fois, dans les leçons que j'ai faites à la Salpêtrière,
en 1872, et qui ont été publiées cette année-là dans le journal *le Mouvement
médical* (1). Je crois utile de la rappeler telle, ou à peu près telle qu'elle a
été présentée alors, en y ajoutant toutefois quelques traits intéressants qui
n'avaient pas été remarqués encore dans ce temps-là.

1° En premier lieu, il convient de relever particulièrement que les « crises
gastriques » bien que leur apparition puisse être tardive dans l'évolution du
tabes, appartiennent fort souvent, le plus souvent peut-être, à la période de
la maladie où l'ataxie motrice n'a pas encore paru et que j'appelais, à l'époque,
la « période des douleurs fulgurantes ». On a proposé tout récemment pour
désigner cette phase de la maladie dont j'ai indiqué le premier les grands caractères, et qui quelquefois, comme vous savez, se perpétue indéfiniment sans
jamais aboutir aux troubles locomoteurs, la dénomination beaucoup plus appropriée de *période préataxique* à laquelle je souscris bien volontiers (2).

Là, dans ma description, les crises gastriques figurent au premier rang à côté
d'autres troubles viscéraux du même ordre tels que les crises vésicales et les crises
rectales. Elles se rencontrent souvent presque isolées, seuls représentants, en
quelque sorte, pendant fort longtemps, de la maladie tabétique. « Maintes fois,
disais-je en 1872, j'ai vu ce syndrome détourner l'attention du médecin et
lui faire méconnaître la véritable nature du mal ; je m'y suis laissé prendre aussi
plusieurs fois dans le temps. Un notaire de province vint me consulter, il y a dix
ans, pour des accès cardialgiques, présentant les caractères que je vais indiquer ; il souffrait en même temps de douleurs paroxystiques, peu accentuées
d'ailleurs. Je ne connaissais pas alors le lien qui rattache ces divers accidents.
Les crises gastriques ont disparu ; mais le malade a présenté par la suite
tous les symptômes de l'ataxie locomotrice la mieux caractérisée. La première
fois qu'il m'a été donné de reconnaître la véritable signification des crises
gastriques, il s'agissait d'un jeune médecin qui, en outre de ces crises, présentait des douleurs fulgurantes et une hydarthrose de l'un des genoux, développée spontanément (arthropathie des ataxiques) : l'incoordination motrice
ne s'est manifestée chez lui que quelques mois plus tard. Tout cet ensemble de

---

1. Voir les *Leçons sur les anomalies de l'ataxie locomotrice*, publiées dans le *Mouvement
médical* de 1872 (21, 28 sept., et 19, 26 octobre ; 1 et 30 nov. ; 14 déc. et 8 janv. 1873). Voir
aussi les *Leçons sur les maladies du système nerveux faites à la Salpêtrière*, t. II, 1re partie.
2. A. Fournier, *Leçons sur la période préataxique du Tabes*, 1885.

symptômes — crises gastriques, douleurs fulgurantes, arthropathies qui, en apparence, n'ont aucune connexité — revêt un cachet presque spécifique aussitôt que l'on considère les choses sous leur véritable jour. J'ai encore vu les crises gastriques coexister avec les douleurs fulgurantes, pendant plus de cinq ans, sans accompagnement de désordres moteurs chez M. T... Le diagnostic était rendu facile dans ce cas, par l'existence d'une atrophie commençante d'un des nerfs optiques. L'opinion que j'émis, presque dès l'origine, sur la nature du cas, fut néanmoins vivement contestée par plusieurs médecins qui visitèrent le malade. Plus tard mes prévisions ne se sont que trop justifiées ». Ce que je disais à cet égard en 1872, est, aujourd'hui encore, parfaitement exact. Je ne vois vraiment rien d'essentiel à y ajouter (1).

2° Les crises ou attaques typiques, — nous ne nous occupons que de celles-là pour le moment, — sont essentiellement constituées ainsi qu'il suit : a douleurs cardialgiques violentes souvent atroces, s'irradiant parfois dans le dos et dans l'abdomen; b vomissements incoercibles, dans l'acception rigoureuse du mot, car rien ne les peut calmer ; les matières vomies sont des aliments d'abord, puis un liquide, glaireux muqueux, quelquefois bilieux, sanguinolent. Les vomissements noirs, couleur de marc de café sont véritablement, paraît-il chose fort rare. Après le cas de notre malade d'aujourd'hui, je n'en ai rencontré qu'un du même genre : il appartient à Vulpian ; j'aurai l'occasion de le signaler en temps opportun.

Dans ces derniers temps, le liquide rendu par vomissement dans les crises gastriques a été examiné chimiquement, et l'on a reconnu plusieurs fois qu'il contenait un excès d'acide chlorhydrique libre, sans traces, soit d'acide butyrique, soit d'acide lactique. Cette circonstance d'une hypersécrétion d'acide chlorhydrique, en pareil cas, explique suffisamment pourquoi les malades souffrant de crises gastriques se plaignent parfois très vivement d'une sensation de brûlure, siégeant soit à la région de l'estomac, soit le long de l'œsophage (2).

3° Les troubles gastriques apparaissent tout à coup, le plus souvent sans signes prémonitoires, et ils se terminent également tout à coup. Ainsi, nuit et jour, pendant une période de temps qui peut s'étendre à trois, cinq, huit, ou quinze jours, rarement plus, les douleurs et les vomissements sévissent sans cesse, et sans trêve ; la moindre tentative d'alimentation, l'ingestion d'un liquide quelconque, exaspèrent les vomissements et les douleurs, et voici qu'un beau jour, sans que rien l'ait pu faire prévoir, tous les accidents disparaissent soudain « comme par enchantement ». Entre l'état souvent effrayant de tout à l'heure et le retour à l'état normal il n'y a, en quelque

---

1. *Leçons sur les maladies du système nerveux*, t. II, 2ᵉ édit., p. 35.
2. Voir sur ce sujet, après Sahli 1885, Simonin, thèse de Lyon, inspirée par le professeur Lépine, 1885, — J. Hoffmann sur *Symptomatologie der Tabes*, im Archiv für Psychiatrie XIX Bd, 2ᵉ heft. — Lannois, *Revue de médecine*, 1887, n° 5, p. 433.

sorte, pas de transition ; délivré de son mal le sujet qui, il n'y a qu'un instant, ne pouvait supporter aucun aliment, aucun médicament, peut immédiatement sentir le besoin de manger, et manger souvent même avec un appétit exagéré, sans crainte de voir l'estomac se révolter. Le contraste est des plus frappants, et voilà incontestablement une forme de cardialgie bien singulière, bien remarquable dans ses allures. A cet égard, les crises gastriques tabétiques peuvent être légitimement rapprochées des crises diarrhéiques de la maladie de Basedow où le début brusque et la brusque cessation des accidents constituent également un caractère clinique prédominant.

C'est ici le lieu de relever que, pendant la durée de la crise gastrique, en outre de la prostration déterminée par l'intensité des douleurs, la répétition incessante des vomissements, et la suppression totale de l'alimentation, on peut voir se produire diverses modifications de l'état général dont il faut bien être informé ; tantôt c'est une sorte d'indolence, d'indifférence, voire même de stupeur qui fait que le malade, presque inconscient d'ailleurs, ne répond pas aux questions qu'on lui adresse : tantôt il est froid, algide, présentant une teinte violacée, de façon à reproduire l'image d'un cholérique. Ce sont là des circonstances intéressantes principalement pour le diagnostic et sur lesquelles nous aurons à revenir.

4° Un autre caractère à noter, c'est que la crise gastrique ne constitue jamais un épisode unique ; l'apparition première d'une de ces crises doit toujours faire prévoir celle de crises semblables qui se reproduiront ensuite, à des intervalles de durée variable, mais souvent à peu près la même pour chaque cas particulier, pendant une période de temps qui peut s'étendre à trois, quatre, cinq, six années et même plus. Cette régularité du retour périodique des crises gastriques que je signalais tout à l'heure n'est pas, bien entendu, chose mathématique ; elle n'est pas non plus un fait absolument général. Il est bien remarquable cependant de voir, dans nombre de cas, les crises gastriques séparées à peu près régulièrement par des intervalles libres d'un, deux ou trois mois et quelquefois plus. Rarement les crises sont beaucoup plus rapprochées, mais c'est un point dont il y aura lieu de s'occuper dans le chapitre des anomalies.

5° Lorsqu'elles se montrent dans le cours de la période préataxique, les crises gastriques du tabes se trouvent nécessairement associées aux autres syndromes de la série tabétique qui remplissent cette période, et cette circonstance contribue, avec les caractères cliniques si originaux que présentent ces crises considérées en elles-mêmes lorsqu'elle se montrent dans leur type de parfait développement, à les faire reconnaître pour ce qu'elles sont. C'est ainsi que les crises de douleurs fulgurantes, les crises vésicales, tantôt coexistent et tantôt alternent avec elles. Mais il est particulièrement remarquable de voir les crises gastriques s'associer avec une sorte de prédilection a des syndromes tabétiques qui ne comptent pas parmi les plus vulgaires ;

tels sont par exemple les arthropathies ainsi que l'a relevé M. Buzzard (1), et principalement les crises laryngées. Cette dernière association n'a rien qui doive surprendre lorsqu'on sait que, d'après les observations de MM. Pierret, Jean, Demange et Oppenheim, les troubles laryngés tabétiques aussi bien que les troubles gastriques, relèvent d'une lésion plusieurs fois constatée des noyaux bulbaires du spinal et du pneumogastrique (2); l'association fréquente des arthropathies et des crises gastriques est certainement beaucoup moins facile à comprendre, A ce propos, puisqu'il vient d'être question d'anatomie pathologique je rappellerai que, depuis fort longtemps, déjà, nous avons reconnu, Vulpian et moi, chez des tabétiques qui avaient souffert pendant longtemps de crises gastriques, l'absence de toute altération appréciable soit de la membrane muqueuse de l'estomac, soit des nerfs ou des ganglions du plexus solaire (3).

6° On peut guérir des crises gastriques; je pourrais citer plusieurs cas dans lesquels, après avoir souffert de ces crises pendant plusieurs années, le malade en a été enfin délivré, les autres symptômes tabétiques continuant, à la vérité, leur évolution progressive ; et justement, le sujet que nous avons devant les yeux offre un exemple de ce genre. Mais on peut aussi en mourir, et alors la terminaison fatale a lieu pendant la crise, tantôt au milieu de symptômes de collapsus, avec traits tirés, algidité, crampes, ainsi que l'a signalé Vulpian ; tantôt à la suite de symptômes comateux ainsi que je l'ai vu plusieurs fois.

Tel est, Messieurs, suivant moi, ce qu'on pourrait appeler le *paradigme* des crises gastriques tabétiques. Il ne sera pas sans intérêt maintenant, je pense, de relever les principaux traits d'une observation relativement ancienne où l'on voit l'auteur mettre en relief avec une admirable sagacité les grands caractères cliniques de ces crises.

C'était en 1842, c'est-à-dire à une époque où l'on ne connaissait rien de l'ataxie locomotrice progressive ; — il est vrai que l'observateur était un maître, un grand maître : il s'appelait Graves. — Il s'agissait, dans ce cas dont j'emprunte les détails aux intéressantes leçons de M. Buzzard (4), d'un gentleman âgé de 23 ans, — nous avons là un exemple de tabes précoce, — qui, pendant le cours des années 1829, 1830, 1831 et 1832 a été sujet à des crises douloureuses accompagnées de vomissements dont la durée était de cinq ou six jours environ, et qui répondaient pour les points essentiels à la description qui vient d'être donnée. Les symptômes spinaux ne parurent qu'en 1832, c'est-à-dire quatre

---

1. T. Buzzard, *Clinical Lectures on the Diseases of the nervous System*. London 1882, p. 165, 235, etc.
2. Demange, Revue de médecine, n° 3. Paris 1882. — Oppenheim, Archiv für Psychiatrie, **XX**, heft I.
3. Paul Dubois, thèse de Paris. 1868, p. 70-71.
4. *Loc. cit.*, p. 195.

ans après le début des accidents gastriques, sous la forme d'incoordination motrice et c'est alors seulement que les douleurs de caractère fulgurant furent pour la première fois remarquées. Il est expressément relevé dans l'observation que, après avoir vomi nuit et jour, pendant une période de cinq ou six jours, le malade s'écriait tout à coup, à la fin de la crise qui se terminait comme par enchantement : « Maintenant cela va bien : *Now I am well.* » « Le passage d'un état mortel de nausées et de vomissements incessants, à un sentiment de faim impérieuse était soudain... Tout à l'heure c'était un pauvre diable rejetant tout ce qu'il prenait, et souffrant horriblement des constrictions gastriques des plus douloureuses ; une heure après on le trouve mangeant n'importe quoi, avec un appétit vorace, et digérant tout, avec la plus grande facilité (1). »

J'ai voulu, par cette citation, vous faire reconnaître la puissance de résistance qu'offrent, à l'égard des injures du temps, les observations recueillies par un maître attentif et sagace, et du même coup graver plus profondément dans votre esprit les traits qui caractérisent cliniquement les crises gastriques tabétiques, lorsqu'elles se présentent sous leur forme typique.

Il semble que lorsqu'on est en présence de cette forme clinique si accentuée, si originale, on ne puisse en aucun cas, se méprendre et qu'on soit autorisé, sans plus attendre, à conclure à l'existence de la maladie tabétique. Cependant, il y a six ou sept ans, M. le professeur Leyden, de Berlin (2), a proposé d'introduire dans les cadres nosologiques, des *crises gastriques* possédant cliniquement tous les grands caractères signalés plus haut, mais ne se rattachant cependant pas au tabes, et devant constituer par conséquent, une espèce autonome. J'ai pris beaucoup de soin à étudier les faits allégués par M. Leyden en faveur de l'opinion qu'il soutient, et j'y ai vu signalées « des douleurs rapides dans les membres », accompagnant ou suivant les troubles gastriques ; d'autres fois, les malades ont présenté du strabisme ; d'autres fois enfin, la maladie au bout de trois ans a abouti à une « paralysie (?) des membres inférieurs », etc., etc., de telle sorte que, malgré la confiance absolue que j'ai dans la sévérité clinique de M. Leyden, mon impression est, après la lecture de son travail, que l'existence de crises gastriques en tout semblables cliniquement à celles du tabes, mais totalement indépendantes, cependant, du tabes, n'est pas encore chose démontrée.

Tout récemment, mon ami, M. le Dr Debove, dans une communication faite à la Société médicale des hôpitaux (le 23 janvier 1889) est revenu sur ce sujet à propos du cas d'un forgeron âgé de 56 ans, qui depuis six ans souffrait de *crises gastriques typiques* d'une intensité extrême, durant cinq ou six jours et

---

1. *Loc . cit.*, idem.
2. *Ueber periodisches Erbrechen* ; *Gastrischerisen.* — Zeitsch für klin. Medicin. Berlin 1882.

reparaissant tous les trois ou quatre mois. La quantité des matières vomies dans chaque crise est considérable. État général grave : cyanose, crampes dans les mollets, algidité, pouls concentré ; le malade ressemble à un cholérique. Plusieurs fois on l'a cru sur le point de mourir. Amaigrissement rapide. Les crises cessent tout à coup « comme par enchantement » et elles sont séparées par des intervalles parfaitement libres de tout accident nerveux ; pas de douleurs fulgurantes. Les réflexes rotuliens ont persisté : en un mot, aucun symptôme de la série tabétique n'accompagne les crises. M. Debove conclut, d'après ce cas, comme M. Leyden, à l'existence de crises gastriques indépendantes du tabes. Je ne puis méconnaître le grand intérêt qui s'attache à cette observation : néanmoins, en supposant même que quelques-uns des signes tabétiques qui se dissimulent le plus facilement, tels par exemple que le phénomène d'Argyll Robertson, n'aient pas échappé à l'observation, je demanderai à rester sceptique et à attendre de nouvelles observations. Les cas de crises gastriques, et l'on peut en dire autant des crises laryngées, marchant pour ainsi dire à l'avant-garde, dans l'évolution du tabes, et précédant, presque isolées, pendant une période de trois, quatre, cinq ans, l'apparition de l'ataxie, ne sont pas chose rare. Une période de six ans ne dépasse donc pas la mesure du possible ; qui nous dit que d'un jour à l'autre, la nature des crises gastriques déjà vraisemblablement accentuée dans le sens de l'ataxie locomotrice, chez le malade de M. Debove, ne se révélera pas définitivement, dans tout son jour, par l'adjonction de quelque symptôme tabétique ostensible et d'une portée décisive.

Messieurs, ainsi que je vous l'ai fait remarquer bien des fois, il faut s'attendre en clinique à voir les descriptions toujours un peu artificielles du nosographe s'altérer parfois, dans la réalité concrète, au point même, peut-être, de devenir méconnaissables et, justement, un des labeurs du clinicien est d'apprendre à dépister ces formes frustes, défigurées et à les ramener aux types d'où elles dérivent. Les crises gastriques tabétiques n'échappent pas, tant s'en faut, à cette règle et, en ce qui les concerne, après avoir cherché tout à l'heure à dégager les caractères typiques, il nous faut ouvrir maintenant le chapitre, fort riche encore, vous allez le reconnaître, des formes anomales. Il me semble que, dans ces derniers temps, la théorie des accidents gastriques tabétiques a été un peu embrouillée par la multiplication inutile des espèces et le morcellement porté à l'excès ; je crois qu'il est possible de la ramener, ainsi qu'il va suivre, à une formule très simple.

1° Dans un premier groupe de cas la crise gastrique conserve tous les caractères fondamentaux du type ; elle s'écarte de celui-ci seulement par l'in-

---

1. Je ne suis pas converti encore à la doctrine *des crises gastriques essentielles*, bien que j'aie lu avec soin les observations rapportées par M. le Dr Reimond de Metz, dans les Archives de Médecine (juillet 1889, p. 38).

tensité insolite des divers symptômes : ainsi les douleurs gastriques ou d'autre siège peuvent se montrer véritablement atroces ; c'est alors qu'on voit le malade pousser des cris affreux, se rouler dans son lit et prendre les attitudes les plus bizarres de façon à ce que l'accès simule, non plus les accidents de l'ulcère rond ou la simple gastralgie, mais bien les coliques hépatiques ou néphrétriques les plus intenses, voire encore un empoisonnement. D'autres fois l'anomalie consiste dans la prédominance de ces symptômes de collapsus dont il a été question plus haut. Le sujet est algide, cyanosé, ses traits sont tirés, il est dans un état de prostration profonde et incapable de rendre compte de sa situation. Chez un malade de ce genre, auquel j'ai pendant longtemps donné des soins, et dont les occupations l'obligeaient à voyager sans cesse, les crises gastriques, toujours accompagnées de collapsus à symptômes graves, étaient l'objet d'interprétations différentes, suivant le pays où elles se déclaraient. Ainsi en Angleterre c'était, croyait-on, de la « goutte remontée à l'estomac » : *Gout in the Stomach* » qu'il s'agissait, tandis qu'en Italie c'était d'une « fièvre pernicieuse algide » etc., etc. Je l'avais engagé à porter toujours avec lui une pancarte où se trouvait écrit le vrai diagnostic, destinée à être placée sous les yeux des médecins au moment de l'attaque afin de leur épargner les tâtonnements. Je ne sais s'il a suivi mon conseil.

Enfin d'autres fois encore, l'indifférence et la stupeur signalées ailleurs prendront les proportions de l'état soporeux ou même du coma, et l'idée pourra naître, en conséquence, dans l'esprit du clinicien, que c'est une affection cérébrale organique, une néoplasie intracranienne, par exemple, qui est en jeu ; cela est arrivé dans un cas qui m'a été communiqué par mon interne M. Dutil.

2° Chez quelques tabétiques, les crises gastriques, bien que conservant toujours leur caractère de périodicité, ne sont plus représentées que par la douleur, ou, pour le moins, les vomissements font défaut : alors les accès « sont constitués, dit M. A. Fournier, qui a bien décrit les cas de ce genre, par la « succession d'une série de douleurs véritablement *crampoïdes*, c'est-à-dire par des sensations douloureuses semblant dues à un état de contracture stomacale, de crampe d'estomac suivant l'expression habituelle. Ces douleurs sont des plus pénibles, aiguës, atroces même en quelques cas. Mais elles se produisent *à sec* si je puis ainsi parler, sans déterminer, au moins dans la plupart des cas, de vomissements alimentaires ou muqueux. Cette sorte de gastralgie tabétique est de forme essentiellement intermittente. Elle se manifeste par accès (1). »

Je dois à mon ancien interne, M. le Dʳ Blocq, la communication d'une observation qu'il a recueillie, dans le temps, au Val-de-Grâce, dans le service de M. le Dʳ Kelsch et qui rentre dans cette catégorie. Il s'agit d'un capitaine

---

1. A. Fournier, *loc. cit.*, p. 207.

âgé de 40 ans qui, depuis quinze ans était sujet à des douleurs fulgurantes. Il présentait, depuis quatre ans, des crises gastriques revenant à de longs intervalles, trois ou quatre fois seulement par année. Celles-ci consistaient dans la présence de douleurs épigastriques très vives avec inappétence, le tout accompagné d'un accablement général très accentué. Il n'y avait pas de vomissements. La crise durait environ quinze jours. Elle apparaissait tout à coup, sans prodromes et se terminait brusquement « comme par enchantement ».

3° Dans un troisième groupe l'anomalie est, si l'on peut ainsi parler, de sens inverse, c'est-à-dire que les vomissements et autres accidents de la crise persistant, ce sont les douleurs qui font défaut. Vulpian a fait allusion aux cas de ce genre (1). Un malade de M. le professeur Fournier était sujet à des crises durant environ six jours, qui se caractérisaient par des vomissements répétés avec intolérance absolue de l'estomac pour toute espèce d'aliments, de boissons ou de remèdes. Tout ce qui était ingéré, sous quelque forme que ce fut, était expulsé séance tenante. Une observation du professeur Pitres publiée dans le *Journal de médecine* de Bordeaux appartient à la même série (2). Le sujet est un homme de 50 ans chez lequel les crises gastriques, représentées uniquement par des vomissements accompagnés du malaise qu'ils entraînent nécessairement ont, pendant près de trois ans, constitué l'unique manifestation de la maladie tabétique.

4° Quelquefois les crises se rapprochent au point qu'elles deviennent journalières ; mais en même temps leur durée se raccourcit. Ces cas sont, je crois fort rares. Je dois à M. Blocq l'histoire d'un ataxique âgé de 54 ans, autrefois employé au ministère de la guerre. L'observation a été recueillie comme l'une de celles citées plus haut, à l'hôpital du Val-de-Grâce, service de M. Kelsch. Le début de la maladie avait eu lieu il y a onze ans, inauguré par les crises gastriques en question qui ont persisté, à l'état d'isolement, pendant sept ans. Ce n'est que depuis quatre ans que les douleurs fulgurantes sont venues s'y adjoindre. Les crises débutent brusquement, vers 4 heures du matin à peu près tous les jours, par un sentiment de pesanteur à la région épigastrique bientôt suivi d'une douleur vive que le malade compare à celle que produirait la morsure d'un chien furieux. Puis surviennent les vomissements alimentaires d'abord, après cela bilieux et muqueux. La cessation a lieu brusquement vers 9 heures du matin. La durée est donc, vous le voyez, de quatre à cinq heures seulement.

5° Cela nous conduit à vous parler de faits qui ne sont pas fort rares, dans lesquels la longueur de la crise, au lieu d'être de trois, quatre, cinq jours comme dans les conditions du type, s'allonge extraordinairement de

---

1. *Maladies du système nerveux, loc. cit.*, p. 322.
2. 27 janvier 1884.

façon à ce qu'elle dure quinze, vingt jours, un mois et même plus, en même temps que les intervalles se raccourcissent. Ces faits, par une transition ménagée, nous conduisent à ceux où les accidents vulgaires de la crise à savoir, les douleurs, les vomissements, l'inappétence, etc., etc., s'établissent en quelque sorte en permanence de façon à sévir pour ainsi dire, sans cesse et sans trêve, pendant une période de plusieurs mois, neuf mois dans un cas de M. Buzzard (1). Dans les cas heureusement tout à fait exceptionnels où pareille chose a lieu, le caractère de périodicité qui appartient aux crises gastriques est encore, malgré la tendance à la continuité, représenté le plus souvent par des exacerbations de tous les symptômes qui surviennent de temps et autre, et contrastent avec des périodes d'apaisement.

II

En ce qui concerne les crises gastriques, le cas du malade que nous sommes préparés maintenant, par tout ce qui précède, à étudier avec profit se rapproche justement des faits de la dernière catégorie. La périodicité des crises est bien marquée en effet chez lui, vous allez le voir, par l'apparition brusque et la cessation également brusque des principaux accidents; mais les intervalles libres ne sont pas parfaitement accusés. On y voit persister, pour ainsi dire, en permanence, pendant un certain temps du moins, des troubles des fonctions de l'estomac qui rendent l'alimentation à peu près impossible ; de plus, les crises, chez notre homme, s'éloignent encore du type par la présence fréquente dans les matières rendues par les vomissements, d'un liquide noir rappelant la couleur marc de café ; mais nous reviendrons là-dessus tout à l'heure. En dehors de ces particularités les crises gastriques, chez notre homme, rentrent nettement dans la règle en particulier par ce fait que, durant plus de trois ans, elles se sont montrées à peu près isolées, indépendantes en tout cas de l'incoordination motrice, laquelle ne s'est manifestée qu'au bout de la troisième année.

Nous allons maintenant adresser au malade quelques questions ; ses réponses nous mettront, je pense mieux à même d'apprécier la réalité objective des faits sur lesquels je veux appeler votre attention. Vous voyez qu'il s'agit d'un homme bien constitué, solide d'apparence, fatigué seulement par la maladie dont il souffre depuis bien longtemps.

S'adressant au malade : C'est bien le 3 décembre 1883, que votre maladie d'estomac a commencé ; avant ce jour-là vous étiez bien portant ?

Le malade : Oui monsieur. Je me rappelle la date exactement. Je n'avais

---

1. *Loc. cit.*, p. 255.

jamais été malade auparavant. Cependant, depuis cinq ou six mois, avant que le mal ait éclaté, mes digestions étaient pénibles. Le mois qui a précédé la première crise, j'avais du dégoût pour la nourriture ; quelquefois j'avais des hoquets.

M. Charcot : Il y a donc eu dans ce cas des prodromes : quoi qu'il en soit, le 3 décembre 1883, le matin, en se réveillant, il a ressenti tout à coup dans le ventre des douleurs vives qui ont remonté vers l'estomac et s'y sont fixées. Bientôt, ces douleurs ont été accompagnées de vomissements noirs, couleur de suie. Les douleurs étaient à peu près incessantes ; les vomissements noirs se reproduisaient environ toutes les trois heures. Tout cela a persisté pendant dix ou douze jours. Après quoi, les douleurs ont cessé, ainsi que les vomissements ; mais il est resté de l'inappétence, un dégoût profond pour les aliments ; le lait, le champagne le koumis pouvaient seuls être supportés et telle a été pendant fort longtemps la seule alimentation du malade. C'est ainsi qu'il nous a raconté les choses.

Le malade : Oui, monsieur, c'est bien ainsi que les choses se sont passées. J'étais tellement faible au sortir de la crise que, pendant plus de quatre mois, je n'ai pas pu sortir du lit : d'ailleurs je ne pouvais pas manger et les crises revenaient de temps en temps.

M. Charcot : Nous verrons cela tout à l'heure ; parlons seulement pour le moment de la première crise. Ne m'avez vous pas dit que, dans ce moment-là, vous avez été presque inconscient.

Le malade : Inconscient, pas tout à fait, mais fort engourdi ; je ne voyais rien, je ne pensais à rien, je ne reconnaissais personne. Cela a duré deux jours. Le premier jour je n'ai pas reconnu mes parents.

M. Charcot : A partir de cette époque, les crises ont reparu, à peu près régulièrement tous les mois...

Le malade : Pas précisément tous les mois, monsieur, mais tous les trente-huit jours.

M. Charcot : Cela revient à peu près au même, Messieurs, vous le reconnaîtrez. Ce qui importe, vous l'avez compris c'est la presque régularité qu'ont affectée les crises dans leur réapparition périodique. — S'adressant au malade : C'est seulement pendant la durée des crises, et non dans les intervalles que les vomissements noirs ont paru ?

Le malade : Oui, monsieur, c'est bien cela. Les crises parties, je ne souffrais plus, je ne vomissais plus ; j'étais presque bien. Seulement, je ne pouvais pas manger, j'étais dégoûté de tout, et j'étais extrêmement faible. Les vomissements noirs, dans la crise, ne venaient pas toujours tout de suite. J'avais d'abord des douleurs de ventre remontant à l'estomac, puis survenaient des nausées ; après cela je rendais ce que j'avais avalé ; les vomissements glaireux, jaunes, puis noirâtres se montraient ensuite. Les douleurs et les vomissements sévissaient dans toute leur force pendant quatre ou cinq jours.

Alors, c'était un martyre : cela durait nuit et jour, je ne savais où me mettre, après cela il y avait un apaisement ; mais, pendant dix jours, j'avais encore de temps en temps des douleurs et des vomissements de telle sorte que je n'étais tout à fait tranquille que pendant une période de quinze à vingt jours chaque mois puisque, comme je vous l'ai dit, les crises revenaient tous les trente-huit jours.

M. Charcot : Je vous remercie. Malgré plus d'une anomalie qui en modifie plus ou moins profondément, à certains égards, la physionomie classique, vous reconnaîtrez ici, Messieurs, aisément les caractères fondamentaux de la crise gastrique tabétique. La périodicité typique, entre autres, est parfaitement accusée, malgré la persistance de troubles digestifs dans l'intervalle des accès. Pour ce qui est des vomissement noirs, ils sont, à la vérité, chose rare en pareille circonstance, puisque nous ne trouvons à cet égard, dans les annales du tabes, qu'une seule observation comparable à la nôtre, celle déjà citée de Vulpian (1). Mais leur présence dans les crises tabétiques n'est pas faite, je pense, pour dérouter le médecin et il n'est pas nécessaire pour s'en rendre compte d'imaginer la complication de quelque lésion organique de l'estomac, étrangère au tabes. Il est à remarquer, en effet, que dans notre observation, comme dans celle de Vulpian, le vomissement noir n'apparaît jamais que dans la période des crises ; cela n'est-il pas de nature à faire penser que le processus qui dans la muqueuse gastrique prépare son développement est semblable à celui qui, suivant les observations de M. le professeur Straus, produit chez certains ataxiques, des ecchymoses cutanées, en conséquence des accès de douleurs fulgurantes (2) ?... S'adressant au malade : Voulez-vous me dire ce qui vous est arrivé à partir de la quatrième ou cinquième crise, c'est-à-dire cinq ou six mois après le commencement de tout.

Le malade : Je vous ai dit que j'ai commencé à me lever à la fin seulement du quatrième mois. J'étais extrêmement faible ; d'une maigreur extrême. Je n'avais toujours pas faim ; je me nourrissais à peine. On m'a cru atteint d'abord d'un cancer de l'estomac, et plus tard d'un ulcère simple. On me traitait en conséquence : j'étais à la diète lactée ; d'ailleurs je ne pouvais pas prendre autre chose que du lait ; cela a duré trois ans. D'autres disaient ne pas savoir ce que j'avais. On m'a envoyé plusieurs fois à Vichy, puis à Chatel-Guyon. C'est là, en 1886, c'est-à-dire trois ans après le début, qu'on a commencé à dire que je pourrais bien être un ataxique. En effet, dans ce temps-là, j'ai commencé à marcher difficilement en lançant les jambes comme je le fais aujourd'hui.

M. Charcot : C'est bien, mais parlez-nous de vos crises gastriques.

---

1. *Loc. cit.* Maladie du système nerveux, 1879, p. 271.
2. J. Straus. *Des ecchymoses tabétiques à la suite des crises de douleurs fulgurantes.* Archives de neurologie 1880-81, N° 4, p. 536.

Le malade : Monsieur, elles ont continué jusque dans ces derniers temps. A partir du sixième mois, elle ont commencé à s'éloigner ; elles ne revenaient plus que tous les trois ou quatre mois, au lieu de revenir comme auparavant tous les trente-huit jours. Elles ont continué ainsi jusqu'en octobre dernier. Elles ont donc duré cinq ans en tout. Je ne les ai pas eues depuis cette époque et j'espère qu'elles ne viendront plus. La dernière a été atroce : j'étais à Chatel-Guyon : elle a peut-être été provoquée par des lavages de l'estomac qu'on me faisait à cette époque. Les douleurs ont été terribles ; j'ai eu des vomissements noirs très abondants ; après cela je suis tombé, m'a-t-on dit, dans un état très grave. Il paraît que je suis resté sans connaissance pendant près de trois jours.

M. Charcot : Cependant vous m'avez dit qu'avant cette époque déjà l'état de votre estomac s'était amélioré.

Le malade : C'est vrai, monsieur. Les crises, à la vérité, bien que moins fréquentes, duraient toujours trois ou quatre jours et elles étaient souvent très intenses, mais la quantité des matières vomies était moins grande ; cela ne dépassait pas deux litres par jour. Dans les intervalles j'étais moins faible, moins dégoûté des aliments. Cependant, ce n'est que depuis ma dernière crise, c'est-à-dire depuis quatre mois, que mon estomac s'est remis à peu près complètement ; depuis ce temps-là, je m'alimente à peu près comme tout le monde, je mange de la viande saignante, des pommes de terre, je bois du vin sucré, etc., etc. Je me crois guéri de ce côté-là.

M. Charcot : Je l'espère. Je vous rappelle à ce propos, Messieurs, que les crises gastriques de l'ataxie sont chose curable ; il en est de même des crises laryngées, des paralysies des muscles moteurs de l'œil, des crises vésicales et de bien d'autres symptômes de la série qui peuvent n'exister que passagèrement, bien que la maladie persiste d'ailleurs foncièrement et continue progressivement sa marche vers le but fatal. Il n'est guère en somme que l'atrophie tabétique des nerfs optiques, qui, une fois constituée, ne rétrocède jamais, même temporairement et aboutisse irrévocablement à la cécité absolue.

Messieurs, je vous ai dit au début de cette leçon que, suivant moi, on eût pu chez notre patient, même dès l'origine de la maladie, reconnaître les troubles gastriques pour ce qu'ils sont, et éviter de tomber dans l'erreur qui semble avoir été entretenue avec persistance pendant une longue période de trois années. Il me paraît, que cette assertion est déjà en grande partie ratifiée par la description même que vous venez d'entendre de ces accidents gastriques, puisque, au milieu de tant d'anomalies, les caractères essentiels du type, peuvent être cependant facilement retrouvés ; elle sera justifiée plus encore, et pleinement légitimée, par l'exposé qui va suivre. Vous allez voir, en effet, que, dès le commencement de la maladie, les crises gastriques se sont trouvées associées à quelques symptômes univoques de la série tabétique, de manière à constituer un complexus parfaitement significatif, du moins pour un observateur expert en pareilles matières.

S'adressant au malade : A quelle époque vous a-t-on coupé la luette ? pourquoi l'a-t-on fait ?

Le malade : Monsieur, c'est un peu après la première crise d'estomac. J'avais une toux sèche, incessante, fort bizarre et qui étonnait les médecins. Dans ce temps-là je n'avais pas à la suite des quintes, des suffocations comme j'en ai eu depuis. Du reste, l'opération ne m'a absolument pas soulagé.

M. Charcot : A quelle époque avez vous commencé à avoir la voix rauque, détonnante comme vous l'avez aujourd'hui ? Veuillez prêter, Messieurs, attention à la voix qu'émet notre malade quand il parle. Il détonne à chaque instant ; de plus, de temps en temps, quand la respiration se précipite, vous entendez, à chaque inspiration, un léger cornage.

Le malade : Je me suis aperçu, monsieur, que j'avais la voix rauque et basse lors de ma première crise, c'est-à-dire à la fin de 1883.

M. Charcot : Vous le voyez, tout cela date de l'origine du mal. Je vous dirai immédiatement que l'examen fait ces jours-ci, par M. Cartaz, du larynx chez notre malade, donne la raison de cette dysphonie, de la raucité de la voix et aussi du cornage. Il existe en effet une paralysie incomplète de la corde vocale gauche, ou autrement dit, du muscle crico-arythénoïdien postérieur Tout cela, remarquez-le bien, Messieurs, eût pu être reconnu il y a cinq ans. Le même examen donne, en partie du moins, la raison des crises laryngées qui, vous allez le voir, ont, dès le commencement, joué un rôle important dans l'histoire clinique de notre sujet.

Je fais allusion ici à une hyperesthésie très accentuée de la muqueuse laryngée, reconnue également par M. Cartaz. Elle occupe surtout à droite la région des cordes vocales supérieures et inférieures ; on serait en mesure très certainement de provoquer des crises laryngées artificielles si l'on insistait quelque peu sur la titillation de ces régions...

S'adressant au malade : A quelle époque avez-vous eu la première de ces grandes crises de larynx qui quelquefois vous jettent à terre sans connaissance ?

Le malade : C'était à Vichy, monsieur, en 1884, après ma septième ou huitième crise d'estomac. J'étais près de la source où j'allais boire. J'ai senti un chatouillement à la gorge, je me suis ensuite mis à tousser de ma toux quinteuse et rauque plus fortement que d'habitude et, tout à coup, je suis tombé à terre absolument privé de connaissance. J'ai été fort étonné quand je me suis réveillé, couché par terre et qu'on m'a dit ce qui était arrivé.

M. Charcot : La même chose vous est arrivée plusieurs fois depuis, je crois ?

Le malade : Oui, monsieur, quatre ou cinq fois. La dernière fois il y a un mois. Mais habituellement les choses ne vont pas si loin. Je sens un chatouillement vers le côté droit du larynx, comme si on me passait à l'intérieur, de ce côté-là, une barbe de plume ; puis je me mets à tousser d'une toux sifflante comme si j'avais la coqueluche. Je suis menacé de suffoquer. Mais alors je ne tombe pas et je ne perds pas connaissance.

M. CHARCOT, *aux auditeurs* : Vous venez d'entendre un récit fort intéressant, dans lequel figurent en quelque sorte tous les accidents laryngés possibles du tabes, accidents permanents à savoir : voix rauque, dysphonique, cornage ; accidents transitoires et paroxystiques, à savoir : accès de toux « coqueluchoïde » comme on les a quelquefois appelées ; crises laryngées spasmodiques avec tendance à la suffocation ; crises laryngées enfin sous forme d'ictus. La description de ces dernières surtout est fort remarquable, parce qu'il s'agit là en somme d'un accident plutôt rare dans le tabes. Vous n'oublierez pas que, ainsi que je l'ai montré depuis longtemps déjà, l'ictus laryngé, ou, autrement dit, le vertige laryngé comme je l'appelle, n'appartient pas, tants'en faut, exclusivement au tabes. On le trouve en effet, plus fréquemment peut-être, chez certains sujets goutteux, atteints de laryngite chronique et aussi chez quelques asthmatiques. L'arthritis en somme paraît être en jeu dans la plupart de ces cas (1).

Mais j'en reviens, Messieurs, à notre malade. N'est-il pas clair que tous ces symptômes laryngés si accentués, si caractéristiques, pour peu qu'on y eût pris garde et si on les eût considérés soit en eux-mêmes, soit dans leur relation avec les crises gastriques, eussent suffi pour révéler la véritable nature du mal, et pour empêcher, en ce qui concerne ces dernières, de tomber dans le diagnostic erroné d'une affection organique de l'estomac. La chose vous paraît évidente maintenant et il n'est guère utile d'insister. Je ferai remarquer seulement que l'existence de douleurs fulgurantes parfaitement accentuées, remarquée pour la première fois dès 1883, eût pu dès cette époque contribuer puissamment à éclairer la situation.

Il ne me reste plus, pour en finir avec ce cas, qu'à compléter l'observation par quelques nouveaux détails. L'incoordination motrice, ainsi que je vous l'ai dit, a paru seulement au commencement de 1886, c'est-à-dire il y a trois ans.

Voici maintenant l'énumération sommaire des symptômes révélés par l'étude de l'état actuel. La démarche tabétique est, chez le malade, tout à fait conforme à la description typique : les membres inférieurs sont à chaque pas comme projetés et retombent lourdement sur le sol en frappant du talon. Le signe de Romberg est très accentué. Les douleurs fulgurantes occupent non seulement les membres inférieurs mais encore les trajets nerveux du domaine

---

1. Voir sur les *accidents laryngés tabétiques*, les *Leçons du mardi* 1887-1888, p. 85, 269, 277 et, sur l'*ictus laryngé* en particulier : *Progrès médical*, 1879, p. 317.

cubital, symétriquement des deux côtés. Les réflexes rotuliens sont absents. Atrophie. également prononcée des deux côtés, des muscles qui remplissent le premier espace interosseux. Troubles urinaires consistant dans la nécessité de faire effort, de pousser quand on veut rendre les urines. Celles-ci s'écoulent quelquefois involontairement à la moindre émotion. Anaphrodisie complète, depuis trois ans. Jamais il n'y a eu de diplopie, mais le signe d'Argyll Robertson est bien dessiné. Les crises gastriques ont, comme on l'a dit, cessé d'exister depuis plusieurs mois et nous pouvons espérer qu'elles ne se reproduiront pas.

Certes, voilà un pauvre homme chez lequel la terrible maladie tabétique, semble avoir voulu exercer toutes ses cruautés; j'ajouterai qu'il a été frappé de très bonne heure, c'est-à-dire vers l'âge de 30 ans. D'après mon expérience, dans ces cas de tabes précoce, on doit s'attendre à rencontrer presque toujours dans les antécédents héréditaires des tares nerveuses plus ou moins accentuées. Il n'en est rien chez notre homme; l'étude de sa famille ne nous a rien appris. Il est vrai que nous n'avons pas pu être renseignés dans toutes les directions. Nous avons appris seulement qu'un de ses frères, fort intelligent du reste paraît-il, est un original fieffé. Il a changé deux ou trois fois de religion : c'est beaucoup!

Il n'y a jamais eu traces de syphilis, et les fatigues corporelles, non plus que les émotions morales, ne sauraient être incriminées comme causes occasionnelles provocatrices. Notre malade a de l'instruction. Il a exercé tour à tour la profession d'employé de commerce et d'entrepreneur. Jamais il n'a travaillé de ses mains et jamais il n'a eu de véritables chagrins.

C'est un de ces cas, vous le voyez. et ils sont fort nombreux encore, où l'ataxie procède on ne sait d'où, et vient on ne sait comment.

2e MALADE.

Le second malade que nous avons à étudier aujourd'hui est un nommé Klein, israélite hongrois, âgé de 23 ans. Nous aurons le regret de ne pouvoir pas l'interroger devant vous ; nous ne pouvons communiquer avec lui qu'à

47

l'aide des quelques mots d'allemand qu'il possède ; et c'est ainsi que nous avons recueilli, près de lui, les renseignements dont je vais vous faire part,

Je vous le présente comme un véritable descendant d'Ahasverus ou Cartaphilus comme vous voudrez dire. Le fait est qu'à l'exemple de ces névropathes voyageurs dont je parlais l'autre jour, il est mû, constamment, par un besoin irrésistible de se déplacer, de voyager, sans pouvoir se fixer nulle part. C'est ainsi que, depuis trois ans, il ne cesse de parcourir l'Europe, à la recherche de la fortune qu'il n'a pas encore rencontrée.

Il a d'abord traversé l'Allemagne, s'arrêtant à Dresde, à Leipsick, à Breslau, à Berlin ; exerçant un instant, dans chacune de ces villes, son métier de tailleur, dans le but de ramasser quelque argent lui permettant de continuer son voyage. De Berlin il passe en Angleterre qu'il trouve « triste » et où il ne reste que deux mois. De là, riche de 70 *schellings,* il se rend à Anvers où il s'installe pendant quatre mois ; mais, l'ouvrage venant à manquer, il part pour Bruxelles où, à son grand désappointement, il ne trouve pas de travail.

Bientôt son trésor s'épuise et n'ayant plus que 4 francs en poche, il prend le parti de se rendre à Liège, à pied. Mille misères l'attendaient dans ce voyage pédestre qui n'a pas duré moins de cinq jours. Les deux premiers jours il a dû marcher sous une pluie battante, à travers des chemins défoncés. Le matin du troisième jour, c'était le 2 août 1888, la pluie ayant cessé un instant il se couche, vers 9 heures, tombant de fatigue et trempé jusqu'aux os, le long de la route, sur la terre humide. Là il s'endort lourdement, reposant sur le sol par le côté droit du corps. Il a dormi jusqu'à 2 heures de l'après midi.

Il est certain que, pendant toute la durée de son sommeil, il n'a pas changé un instant de position, car c'est seulement sur le côté droit que ses vêtements ont été couverts de boue. Au réveil il ressentait, dans toute l'étendue du membre supérieur droit et dans la cuisse ainsi que le genou du même côté, des douleurs vives accompagnées d'un sentiment d'engourdissement fort pénible. Il lui fallait cependant malgré tout se remettre en marche, il n'était qu'à mi-chemin et, ses ressources pécuniaires étant complètement épuisées, il ne devait plus compter que sur la charité publique. Il rassembla toutes ses forces et continua sa route clopin-clopant, traînant sa jambe gauche dont il souffrait beaucoup. Enfin il arriva à Liège le cinquième jour, dans un état déplorable et fut reçu à l'hôpital anglais où il resta traité, paraît-il, pour un « rhumatisme » à l'aide de l'électricité. Sa famille lui ayant, sur ces entrefaites, envoyé quelque argent, il se rend à Spa, toujours à pied, et de là à Verviers où il entre encore à l'hôpital. Il y éprouva quelque soulagement de sa douleur sous l'influence de bains de vapeur locaux qui lui furent administrés. Il quitte Verviers pour Metz où il arrive boitant plus que jamais. L'association israélite de cette ville lui donne quelque quelque secours d'argent qui lui permettent de prendre le train pour Châlons-sur-Marne.

De Châlons, toujours souffrant et boitant, il se met en route à pied pour

Paris, marchant environ quatre heures par jour, et vivant des quelques aumônes qui lui sont faites par ceux de ses coreligionnaires qu'il rencontre dans les villes où il s'arrête chemin faisant.

Je n'ai pas cru, Messieurs, devoir vous épargner les détails relatifs à toutes ces pérégrinations singulières parce qu'elles révèlent chez notre homme, si je ne me trompe, un état psychique particulier qui nous conduit à le considérer comme un anomal, un déséquilibré. Il était important également de bien mettre en relief les misères, les privations, les fatigues excessives dont il a souffert pendant ses voyages, et d'insister aussi sur cette malencontreuse matinée du 3 août où il est resté couché, dormant, pendant plusieurs heures sur la terre humide, reposant par le côté droit du corps : ce sont là, en effet, des circonstances qui nous paraissent avoir joué un rôle important dans le développement de la maladie que nous devons étudier maintenant.

Klein a fait son entrée à Paris le 11 décembre 1888 ; le lendemain il se présentait à la Salpêtrière où il a été admis dans le service de la clinique.

Il faisait vraiment peine à voir ; déguenillé, sale, pâle, amaigri, tombant de fatigue et tout ahuri, il présentait vraiment l'image poignante du complet dénûment. Il avait les pieds meurtris et, pendant plusieurs jours, il ne se sentit pas le courage de sortir un instant du lit. Enfin, lorsque sous l'influence du repos et d'une alimentation à discrétion il se fut un peu remis, l'examen que nous fîmes de son état nous apprit ce qui suit.

Aucun signe d'une lésion viscérale organique quelconque. En dehors de l'émaciation, de la prostration et de l'anémie profondes dont il a été question plus haut, tous les symptômes à relever sont relatifs au système nerveux. Il existe dans toutes les articulations du membre supérieur droit un certain degré de rigidité qui dépend d'un spasme musculaire. Le bras est appuyé et immobilisé sur le côté droit du thorax ; l'avant-bras est fléchi à angle obtus sur le bras et en même temps fixé dans la pronation forcée. Le poignet est légèrement fléchi sur l'avant-bras et entraîné dans l'abduction. Les doigts rigides dans l'extension, sont fléchis en masse, à angle droit vers la paume de la main et en même temps fortement déviés vers le bord cubital. (Fig. 71).

Veuillez prendre note, Messieurs, de cette déformation particulière de la main et des doigts que je vous ai fait remarquer déjà dans des circonstances analogues à celles que nous rencontrons ici (1). Cette contracture spasmodique du membre supérieur droit date, paraît-il, des premiers jours qui ont suivi la journée du 2 août. A cette époque, ce membre était, comme on l'a dit, le siège de douleurs et d'engourdissements qui ont disparu depuis. La peau du membre contracturé est dans toute son étendue, épaules, bras, avant-bras, main *frappée*

---

1. 13e *Leçon du mardi*, 1887, 1888, 1889, passim.

d'anesthésie complète et relative à tous les modes de la sensibilité. La limitation de l'anesthésie du côté des parties restées sensibles se fait par une ligne courbe de façon à déterminer la disposition aujourd'hui bien connue dite en *manche de gigot*. L'insensibilité s'étend aux parties profondes. Les déplacements imprimés aux divers segments du membre, les tractions, les tensions, exercées sur les diverses jointures ne sont pas perçus.

Tous ces caractères sont tellement accentués, tellement nets, qu'on ne saurait douter qu'il s'agit là d'une contracture hystérique. C'est dans l'hystérie, dans l'hystérie seule en effet, autant qu'on sache, que l'on rencontre des troubles de la sensibilité de ce genre aussi accentués et ainsi disposés. Cette première impression sera confirmée d'ailleurs par tout ce qui nous reste à dire.

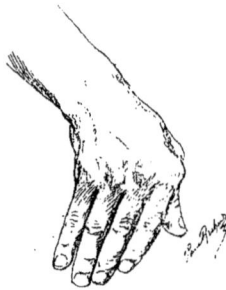

Fig. 71.

Le membre inférieur droit présente, au niveau de la hanche et du genou, une rigidité comparable à celle que nous venons de relever à propos du membre supérieur correspondant ; c'est là encore la contracture spasmodique qui est en jeu. Les troubles de la sensibilité sont, également sur ce membre, très nettement accentués et disposés d'une façon caractéristique : Anesthésie cutanée en manchon se limitant par en haut suivant une ligne parallèle au pli de l'aine et par en bas suivant une ligne circulaire, perpendiculaire au grand axe du membre, passant à quelques centimètres au-dessous du genou. (Fig. 72, 73). Les mouvements passifs imprimés à l'articulation coxo-fémorale ne sont pas perçus. Il n'en est pas de même en ce qui concerne le genou Celui-ci est douloureux lorsqu'on le meut ou qu'on y exerce une pression profonde et la boiterie qui, aujourd'hui encore, malgré l'amélioration survenue de ce côté dans ces derniers temps, est fort prononcée, dépend non seulement de la rigidité des articulations, mais encore de la douleur qui, à chaque pas, se fait sentir dans le genou. Cependant pas de tuméfaction, pas d'empâtement, pas de chaleur révélant l'existence d'un travail inflammatoire. On sait que la boiterie date des premiers jours de la maladie ; dans ce temps-là les douleurs occupaient,

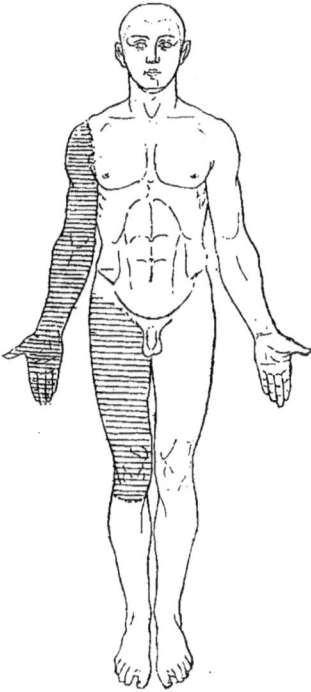

Fig. 72.

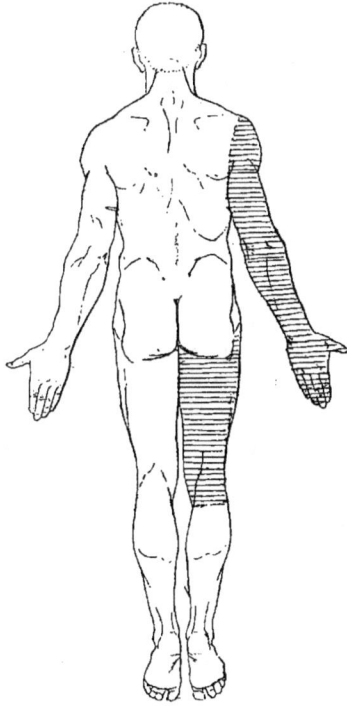

Fig. 73.

semble-t-il, toute l'étendue de la cuisse ; aujourd'hui elles se sont, si l'on peut ainsi parler, concentrées sur le genou.

La recherche des stigmates sensoriels est restée généralement infructueuse. Pas de rétrécissement du champ visuel. Pas de troubles de l'odorat, de l'ouïe. Seul l'examen de la langue a fait reconnaître que la sensibilité générale ainsi

que le goût avaient disparu complètement sur la moitié droite de l'organe.
La perte partielle ou totale du goût, soit dit en passant, constitue un stigmate qui, d'après ce que j'ai vu, se rencontrerait assez fréquemment chez des
hystériques mâles qui n'en portent pas d'autres. Sa constatation, ne l'oubliez
pas, pourrait par conséquent vous être, le cas échéant, d'un précieux secours,
dans une circonstance difficile.

Pas d'attaques, pas de représentants d'attaques, pas de points hystérogènes.

Pour ce qui est de l'état psychique nous n'avons guère à signaler que les
rêves généralement pénibles qui, depuis qu'il est tombé malade, troublent
ses nuits. Tantôt il revoit les scènes de grèves auxquelles il a assisté en Belgique, et il se croit poursuivi par des gendarmes ; tantôt ce sont des chiens
énormes qui se précipitent sur lui, « toujours de droite à gauche (1) » et au
moment où il va être mordu, il se réveille, etc., etc.

On a déjà fait allusion à son instabilité, à sa manie des voyages. Ses récents malheurs ne l'ont, paraît-il, nullement guéri, car il se propose aussitôt
qu'il sera remis sur pied de partir pour le Brésil. Il est remarquable que, chez
notre homme, on ne rencontre pas de symptômes neurasthéniques bien
accentués ; pas de céphalée, pas de plaque sacrée, pas de confusion de l'esprit, pas de vertiges, etc. L'hystérie paraît être chez lui primitive ; pour le
moins c'est elle qui, de beaucoup, domine la situation.

Après nos études de l'an passé et de cette année, je ne crois pas nécessaire
de nous arrêter, Messieurs, à discuter le diagnostic que nous avons formulé
tout à l'heure et dans lequel nous sommes entrés en quelque sorte de plain
pied. Je me bornerai donc à faire ressortir les analogies, qui, suivant moi,
rapprochent étroitement notre cas, des exemples nombreux de paralysies
hystéro-traumatiques, avec ou sans accompagnement de contracture, sur lesquels j'ai eu l'occasion d'appeler votre attention. Évidemment, c'est d'un fait
rentrant dans cette catégorie qu'il s'agit chez notre homme. J'imagine que le
contact prolongé des membres droits avec la terre humide en même temps
que la pression à laquelle ils ont été soumis par l'action du poids du corps
doivent être considérés ici comme l'équivalents d'un agent traumatique
localement appliqué. La pression a été dans ces membres la cause d'un engourdissement parétique, tandis que l'action du froid humide y a occasionné des
douleurs « rhumatoïdes ». Celle-ci et celui-là, conformément à ce processus
d'autosuggestion dont je me suis efforcé plusieurs fois de vous enseigner le mécanisme, ont abouti, en conséquence d'une sorte d'action réflexe psychique, à
la production dans les membres intéressés, de la paralysie et de la contracture, et celles-ci ont revêtu, ainsi que cela est de règle en pareille circonstance, tous les caractères des contractures et des paralysies hystériques.

1. Il est à remarquer que dans ce cas il n'y a pas de rétrécissement du champ visuel.

L'état mental particulier qui a rendu possible cette évolution, je l'assimile, vous le savez, à celui qu'on observe dans le somnambulisme provoqué par hypnotisation. Chez notre homme il se sera développé en conséquence de la débilitation physique et de la démoralisation profonde qu'il a subies pendant le cours de ses malheureux voyages.

Il était d'ailleurs, antérieurement peut-être, déjà spécialement prédisposé à la névrose hystérique. Il est israélite, remarquez-le bien, et le fait seul de ses pérégrinations bizarres nous le présente comme mentalement soumis au régime des impulsions ; à la vérité, la recherche des antécédents héréditaires n'a pas fourni de résultats précis, mais il nous a raconté l'histoire d'un de ses grands-pères mort en 1848 en Russie, « sous le knout (?) » et cette circonstance est bien de nature à faire supposer, pour le moins, que sa famille a dû vivre plus d'une fois sous le coup d'émotions dramatiques.

Quoi qu'il en soit, Messieurs, je ne crois pas que son cas soit grave au premier chef. Déjà, en effet, sous la seule influence de l'amélioration survenue dans l'état physique et moral de notre malade, en conséquence des soins hygiéniques qui lui ont été prodigués, nous avons vu les accidents d'ordre nerveux se modifier rapidement d'eux-mêmes de la façon la plus favorable. Si les choses continuent à aller de ce train il pourra, comme il l'espère, reprendre dans quelques semaines le cours de ses singulières pérégrinations (1).

---

1. A la date du 10 août, on note que le malade peut être considéré comme à peu près complètement guéri. Les troubles sensitifs et sensoriels ont disparu ainsi que les troubles moteurs. La santé générale est excellente.

IMP. NOIZETTE .. ., RUE CAMPAGNE-PREMIÈRE, PARIS.

SEIZIÈME LEÇON

Un cas d'abasie trépidante survenue à la suite d'une intoxication par la vapeur de charbon.

Nous allons étudier ensemble un cas qui très certainement excitera votre intérêt. Il est relatif à un syndrome rare, encore peu connu, et qui, mal interprété, pourrait devenir l'occasion d'erreurs fort regrettables. Le complexus symptomatique dont il s'agit s'est développé à la suite d'une asphyxie par la vapeur de charbon et, très certainement, en conséquence de cette intoxication. Mais il y aura à rechercher si les troubles fonctionnels que nous allons décrire appartiennent réellement à la nosographie de l'intoxication oxycarbonée, ou si, au contraire, cette intoxication a joué seulement dans le développement des accidents pathologiques, le rôle d'une cause occasionnelle, en provoquant l'apparition d'un mal auquel le sujet était antérieurement disposé. C'est, Messieurs, je puis vous le dire à l'avance, à cette dernière opinion que nous serons conduits à nous attacher, après discussion.

I

Il s'agit d'un homme âgé de 41 ans, nommé Ro...el, employé dans une imprimerie. Il paraît bien constitué et d'apparence assez vigoureuse, un peu pâle seulement et déprimé mentalement. Je me réserve de vous parler en temps et lieu de ses antécédents héréditaires, et aussi de ses antécédents personnels qui sont les uns et les autres, vous le verrez, fort intéressants à connaître. Pour le moment, j'en viens de suite à la description des phénomènes morbides au sujet desquels il est venu nous consulter.

Je vous le présente couché sur un lit; ce n'est pas, Messieurs, qu'il ne puisse pas se tenir debout; mais je tiens à vous bien montrer qu'au lit, il a dans les membres inférieurs la liberté de tous ses mouvements et ne présente aucun des signes révélant une affection spinale connue, soit de l'ordre organique, soit de l'ordre dynamique. Ainsi, si je lui dis de mouvoir ses membres dans diverses directions, il exécute tous les mouvements prescrits avec force et précision, aussi bien lorsque ses yeux sont fermés que lorsqu'ils sont ouverts. A tous les efforts que je fais pour plier ses membres ou pour les fléchir, il résiste admirablement. Donc, tout ce qui est relatif aux mouvements dans cette exploration paraît être absolument normal. Pas de rigidité, pas de contracture, pas traces de troubles quelconques de la sensibilité cutanée ou profonde. Les réflexes rotuliens sont normaux; peut-être y a-t-il une légère tendance à la trépidation par redressement de la pointe des pieds, surtout du côté droit, mais cela est, en somme, peu accentué; remarquez une fois de plus qu'il se retourne dans son lit, se plaçant à volonté sur le dos, sur le ventre, avec la plus grande aisance. Et pendant qu'il est encore couché, je vais vous rendre témoin du fait suivant: c'est un nageur; eh bien, vous voyez que sur mon invitation, il exécute parfaitement les mouvements assez compliqués de la natation; vous serez amenés tout à l'heure à comprendre l'intérêt qui s'attache à cette constatation.

Maintenant le malade, soulevé par des aides, va être transporté du lit sur une chaise; le voilà assis : je vous fais remarquer que dans cette nouvelle situation, il n'existe non plus aucune anomalie motrice dans ses membres inférieurs.

Enfin, je prescris au malade de se lever et de se tenir debout. Vous le voyez, la station est ferme, absolument normale; les yeux fermés, il n'oscille pas le moins du monde. Il peut se tenir sur un seul pied. Je lui dis d'écarter ses jambes, de se fendre comme dans l'escrime, il exécute sans hésitation et avec prestesse tous les mouvements prescrits.

Ainsi, Messieurs, voici un homme qui couché, assis, est tout à fait libre d'exécuter avec force et coordination parfaite tous les mouvements possibles des membres inférieurs; la station debout est absolument normale. Nous avons suffisamment constaté, d'ailleurs, qu'il n'offre aucun signe d'une paraplégie soit molle, soit spasmodique, qu'il n'est pas non plus ataxique... En quoi consistent donc, me direz-vous, ces troubles fonctionnels si particuliers dont vous dites le malade atteint? Ils vont se révéler immédiatement, Messieurs, lorsqu'il voudra exécuter les mouvements de la marche.

Remarquez que je l'ai prié de marcher d'un pas ordinaire, seulement un peu précipité, et le voilà qui part, le corps incliné en avant, les membres inférieurs raides, dans l'extension, pour ainsi dire collés l'un contre l'autre, portant sur la pointe des pieds; ceux-ci glissent en quelque sorte sur le sol et la progression se fait par une sorte de trépidation rapide rappelant ce que l'on voit dans certains cas de paraplégie spasmodique lorsque le phénomène de l'épilepsie spinale y est très accentué. Mais nous savons déjà que ce n'est point de cela qu'il s'agit ici. Lorsque le sujet est ainsi lancé, il semble qu'il soit à chaque instant menacé de tomber en avant ; en tout cas il lui est à peu près impossible de s'arrêter de lui-même. Il lui faut le plus souvent s'accrocher à un corps voisin. On dirait un automate mû par un ressort et, dans ces mouvements de progression raides, saccadés, comme convulsifs, il n'y a rien qui rappelle la souplesse des actes de la marche normale... Se détourner, pour lui, pendant qu'il marche, ou plutôt court à petits pas, c'est une affaire d'état ; reculer c'est chose absolument impossible.

Si nous voulons arriver à comprendre le mécanisme de cette *marche trépidante*, comme je vous proposerai de la désigner, Messieurs, il nous faudra l'étudier dans les conditions plus simples de ce que j'appellerai « la mise en train ». Le malade étant debout, tranquille, immobile, je le prie de se mettre de nouveau en marche. Il se montre d'abord tout hésitant, on dirait qu'il s'essaye et se prépare à accomplir un acte pour lui d'une exécution fort difficile ; à chaque pas qu'il veut faire, au moment où le genou se fléchit pour élever le pied et le porter ensuite en avant, comme c'est la règle dans les conditions normales, il se produit tout à coup un mouvement contradictoire et brusque d'extension du membre inférieur tout entier, mouvement qui redresse le genou et a pour effet consécutif de fixer, en quelque sorte, le pied sur le sol, l'empêchant de s'en détacher. Ce qui vient de se produire sur un des membres, se produit maintenant de la même façon sur l'autre ; il semble à ce moment que le sujet serait condamné à l'immobilité, les membres inférieurs placés dans l'extension et appliqués l'un contre l'autre, si, pour progresser il n'usait pas d'un artifice consistant à se dresser sur la pointe des pieds, en même temps qu'il penche son corps en avant, comme pour s'entraîner... Enfin, après quelques essais, le voilà parti et, conformément au mécanisme que je viens d'indiquer, il glisse sur le sol, plutôt qu'il ne marche, les jambes raides, ou pour le moins se fléchissant à peine, les pas étant en quelque sorte remplacés par autant de brusques trépidations.

Cette progression par petits pas précipités rappelle assez bien les mouvements rapides et cadencés de certaines chorées rythmées dont je vous ai présenté l'an passé plusieurs exemples ; mais la comparaison, remarquez-le bien, n'a guère de valeur qu'au point de vue pittoresque. Il ne faut pas s'y laisser prendre. Il y a, en effet, entre les deux ordres de phénomènes une différence foncière, capitale : c'est que les mouvements de la chorée rythmée, et c'est là d'ailleurs un trait commun à toutes les chorées méritant ce nom, se manifestent en dehors de tout acte volontaire, alors que le sujet voudrait garder le repos, tandis que, chez notre homme, c'est exclusivement lorsqu'il veut se déplacer en marchant que les trépidations apparaissent. Jamais elles ne se produisent involontairement, dans les temps de repos, soit que le malade se tienne couché ou assis, soit qu'il se tienne dans la station debout. En somme, les mouvements en question ne sont autres que ceux de la marche elle-même, à la vérité plus ou moins profondément altérés, mais conservant néanmoins sur un mode précipité, le caractère rythmé qui est propre à cet acte physiologique.

Ainsi, Messieurs, voilà un homme qui ne *sait* plus marcher, du moins, comme on marche dans l'état normal ; il a *désappris* la pratique des actes moteurs de la marche ordinaire. Ils sont remplacés chez lui par les mouvements anormaux, pathologiques que nous avons essayé de décrire. Et, cependant, contraste frappant, les mouvements vulgaires, non étroitement spécialisés des membres inférieurs, tant élémentaires que complexes, — comme lorsqu'il s'agit de les fléchir, de les étendre, de les diriger vers un point déterminé, de se tenir debout ou encore de se « fendre », comme dans l'escrime, — ces mouvements-là, dis-je, ne sont nullement affectés, ils ont conservé toute leur force et toute leur précision.

Il y a plus, et c'est ici surtout, que la singularité du syndrome se révèle dans son vrai jour. De tous les modes possibles de progression, la marche ordinaire, normale, vulgaire, comme vous voudrez l'appeler, est pour ainsi dire le seul qui soit intéressé chez notre malade : ainsi je lui prescris de se déplacer pour se rendre d'un point à un autre de la salle du cours en *sautant à pieds joints*, ou encore à *cloche-pied* et vous voyez qu'il exécute ces actes complexes prestement, délibérément, sans que ceux-ci soient le moins du monde troublés, à aucun moment, par l'intervention intempestive de mouvements contradictoires. Il en est absolument de même lorsqu'il s'agit de *marcher à quatre pattes*. A ce propos, notez en passant que lorsqu'il est debout, il peut fléchir ses genoux pour se baisser et s'accroupir, puis inversement les étendre pour se redresser, avec la plus grande aisance. C'est ici le lieu de vous rappeler que, tout à l'heure, étant couché sur le ventre il a exécuté régulièrement les mouvements de natation, et en même temps nous relèverons par contre, que prié par nous de se livrer à une danse qu'il connaissait fort bien autrefois, la polka, il lui est impossible comme vous voyez, malgré toute la bonne volonté qu'il y met, de répondre à notre désir.

Mais voici maintenant un dernier trait bien remarquable. Notre homme, je le répète encore une fois, ne peut pas marcher tranquillement, posément, comme tout le monde, c'est bien entendu, vous en avez été témoins. Eh bien, depuis hier, à la suite de leçons *ad hoc* qui lui ont été données par un des élèves du service, il est devenu capable de marcher à grands pas, emphatiquement, à la manière d'un acteur jouant un rôle tragique. C'est ainsi désormais qu'il procède dans les cours de l'hospice, pour se rendre d'un bâtiment à l'autre, excitant, chemin faisant, conformément à une loi bien connue, l'hilarité de tous ceux qu'il rencontre (1). •

1. Il n'est pas hors de propos d'indiquer sommairement certaines anomalies qui s'observent chez Ro..el, dans l'exécution de certains mouvements des membres supérieurs et en particulier

Qui eût pu deviner, Messieurs, que les divers mécanismes relatifs aux mouvements de progression, tel que la marche, le saut, la danse, la nage, etc., etc., fussent aussi indépendants les uns des autres qu'ils paraissent l'être d'après ce qui précède, et aussi indépendants d'un autre côté de ceux qui président aux mouvements vulgaires, non spécialisés des membres inférieurs? Un pareil isolement, une semblable autonomie de fonctionnements en apparence aussi connexes pouvait-il être prévu *à priori*? Évidemment non. Que les choses sont réellement ainsi, telle est cependant la conclusion qui s'impose en présence des faits que nous venons d'exposer et c'est un exemple de plus à citer parmi ceux qui montrent qu'une analyse clinique délicate a souvent le pouvoir de dégager des faits physiologiques, autrement condamnés à rester dans le chaos. Lorsque la démonstration en est faite, il n'est plus aussi difficile, sans doute, de comprendre comment l'une de ces fonctions pourra être dérangée ou même complètement supprimée, alors que les autres, en tout ou en partie, continueront à s'effectuer suivant les conditions normales. On ne saurait oublier que l'enfant n'apporte en naissant que, la prédisposition à exécuter les mouvements de la marche, et que, pour arriver à opérer régulièrement cet acte, il lui faut un long apprentissage. Il lui faudra ensuite par une éducation nouvelle, apprendre à sauter, à danser, à nager, etc., etc., comme il lui faudra apprendre à écrire, à articuler les mots. Tout cela ne s'acquerra pas, tant sans faut, sans travail et sans efforts ; c'est dire anatomiquement et physiologiquement qu'il devra organiser dans les centres nerveux pour chacun de ces groupes de mouvements spécifiés, systématisés, différenciés,

de la main. Le malade exécu e par aitement à l'aide de ces membres et spécialement des doigts de la main les mouvements généraux qui lui sont prescrits. Pas d'incoordination, pas de tremblement dans l'accomplissement de ces actes. Mais, au contraire, lorsque tenant la plume il veut écrire, on voit qu'après avoir tracé quelques mots, quelques lignes même, parfaitement lisibles et régulières, il se met à ne plus tracer que des jambages informes, très courts, de plus en plus rapprochés et qui finissent par se fusionner en une ligne tremblée. Il est à remarquer que les premières lignes de la page d'écriture, et les premiers mots de chaque ligne, ainsi que les premières lettres de chaque mot sont d'une manière générale les mieux tracés, comme si chaque ligne, chaque mot, étaient pour lui un nouveau départ, une reprise. Il en est des chiffres et des nombres comme de l'écriture, et si on lui fait, sur une page, dessiner une série de cercles en lui disant de s'efforcer de les faire tous de même dimension, on s'aperçoit qu'à mesure qu'ils se multiplient, ils deviennent malgré lui de plus en plus irréguliers et de plus en plus petits. Ce désordre moteur relatif à l'écriture nous paraît différer complètement de l'agraphie aphasique : dans celle-ci il y a perte des images motrices graphiques, des lettres et des mots. Le sujet qui d'ailleurs a conservé dans les doigts de la main l'exécution normale de tous les mouvements vulgaires, a perdu précisément et exclusivement la mémoire des mouvements qu'il faut faire pour donner leur forme aux lettres et pour les assembler sous forme de mots. Chez notre malade, au contraire, les images motrices graphiques subsistent dans toute leur intégrité, ainsi que cela est démontré par cette circonstance qu'il est capable d'écrire correctement des lignes entières, et que, toujours, le commencement des lignes est parfait. Il ne s'agit pas non plus de la crampe des écrivains où, après qu'on a tracé quelques mots, il survient dans certains muscles de la main des crampes pénibles, qui font qu'on est obligé d'abandonner la plume.

autant de groupes cellulaires distincts, où résideront désormais les « mémoires partielles » qui présideront à l'accomplissement de chacun de ces actes. Que ces groupes cellulaires dont les éléments histologiques doivent être agencés, coordonnés, en vue de la mise en jeu d'un mécanisme spécial, constituent véritablement autant de centres fonctionnellement autonomes, c'est ce que démontrent justement les cas du genre de celui que nous avons sous les yeux, puisqu'on y voit un de ces groupes plus ou moins profondément atteint sans qu'il y ait participation aucune des autres.

II

La première fois que j'ai remarqué ce singulier syndrome que nous désignerons, si vous le voulez bien, sous le nom d'*abasie* — incoordination ou impuissance motrice relative au mécanisme de la marche, — il se montrait combiné à l'*astasie* — incoordination ou impuissance motrice relative à la station debout — qui pendant un certain temps en a masqué la présence (1). Vous ne devrez pas vous attendre, soit dit en passant, à rencontrer toujours dans ce domaine-là, pas plus qu'ailleurs du reste, des formes absolument pures, des types parfaits.

C'était, je crois, en 1877. Il s'agissait d'un jeune garçon jusque-là parfaitement bien portant ; il était tombé malade tout à coup, en conséquence de l'émotion qu'il ressentit un jour que, dans la maison d'éducation où il faisait ses études, il dut, devant Mgr l'évêque qui la visitait à l'occasion de je ne sais quelle solennité, réciter quelques vers latins. Au sortir de la cérémonie, il se coucha avec un grand mal de tête et éprouvant un grand affaiblissement dans les membres inférieurs. Le lendemain matin, le médecin qui fut appelé trouva l'enfant sans fièvre, mais dans l'impossibilité absolue de marcher et même de se tenir debout ; cependant, la remarque en a été faite expressément, il pouvait, étant au lit, imprimer à ses membres tous les mouvements possibles, avec la même force et la même précision que dans l'état normal. Lorsque le jeune malade me fut amené je constatai également que, couché au lit ou assis, la force musculaire et la coordination des mouvements était parfaitement conservées dans les membres inférieurs ; d'ailleurs pas d'exagération ni d'abolition des réflexes, aucun des symptômes pouvant révéler une lésion organique spinale. Cependant soulevé hors du lit, et soutenu par deux aides dans le but de l'aider à se tenir debout, il ne savait imprimer à ses membres que des

1. Les termes *abasie* et *astasie* ont été pour la première fois employés dans le sens où nous les prenons ici par M. Blocq, *Arch. de neurologie*, nos 43 et 44, 1888. Ils lui ont été suggérés par M. Girard, membre de l'Institut.

mouvements bizarres, incoordonnés, contradictoires ; il se laissait « traîner » et ne pouvait pas marcher : la station debout, lorsqu'on l'abandonnait à lui-même, était d'ailleurs impossible. Je le fis placer dans un établissement hydro-thérapique des environs de Paris, où il vécut dans l'isolement, séparé de sa famille. Au bout d'un mois un grand changement s'opérait ; l'enfant ne mar-chait pas encore, mais il pouvait se tenir debout et progresser en sautant *comme une pie,* à cloche-pied, tantôt sur une jambe tantôt sur l'autre et c'est ainsi que, pendant quinze jours, il parcourait toute la maison. Il pouvait éga-lement marcher à quatre pattes et grimper même sur les arbres. A la fin du deuxième mois, la guérison survint tout à coup. La marche redevint soudain tout à fait normale. Ce fut comme une révélation. Ce fonctionnement compli-qué qu'il avait désappris depuis deux mois, il l'avait réappris, en un instant. Une rechute survint quatre ou cinq mois après, sans cause connue ; l'impossibilité de se tenir debout et de marcher reparut exactement comme la première fois. Cette fois la maladie n'a duré qu'un mois. La guérison depuis s'est maintenue définitivement.

Ajoutés à cette observation, quelques autres faits du même genre que j'ai observés depuis, sont devenus le point de départ d'une étude que j'ai publiée en 1883, en collaboration avec mon élève M. Richer, dans le premier numéro de la *Medicina contemporanea* (n° 1, p. 6), journal dirigé par le professeur Sem-mola. Ce travail a pour titre : *Sur une forme spéciale d'impuissance motrice des membres inférieurs, par défaut de coordination relative à la station et la marche.* C'est le premier essai, si je ne me trompe, d'une description régu-lière de l'astasie et de l'abasie, fondée sur la comparaison d'un certain nom-bre d'observations ; mais je tiens à ne pas vous laisser ignorer que la première mention du syndrome se trouve dans un ouvrage déjà ancien de M. le profes-seur Jaccoud intitulé : *Paraplégie et ataxie du mouvement* (1). Là, sous la rubrique : *Ataxie par défaut de coordination automatique,* l'auteur décrit un trouble moteur consistant en ce que « les mouvements sont normaux lors-« qu'ils sont exécutés dans la station couchée et assise ; ils ne deviennent « ataxiques que dans la station debout et pendant la marche ; on voit alors « des contractions involontaires troubler l'équilibre ou interrompre l'harmonie « de l'acte fonctionnel, toutes les fois que la plante du pied touche sur le « sol ». M. Jaccoud semble penser qu'il s'agit ici de la mise en jeu d'une hyper-kinésie morbide de la moelle par le contact de la plante du pied sur le sol. Cette interprétation ne me paraît pas tout à fait fondée et je crois même que les cas d'abasie pure, c'est-à-dire ceux dans lesquels la station reste normale, la plante des pieds reposant cependant sur le sol, suffisent pour la contredire absolument. Toutefois, si la théorie n'est pas acceptable,

1. Paris 1864, p. 653.

la description du complexus symptomatique, toute sommaire qu'elle soit, n'en est pas moins parfaitement exacte et vraiment saisissante.

Après cela, j'ai trouvé dans un ouvrage du professeur Weir-Mitchell, de Philadelphie, *sur les maladies du système nerveux chez la femme,* publié en 1885 (1), le passage suivant : « La malade conserve le libre usage de « ses membres quand elle est couchée. Mais, debout ou à genoux, l'absence de « coordination se manifeste immédiatement. La malade tombe alors d'un côté, « cherche à se redresser, tombe en conséquence de l'autre côté... Les efforts « dirigés dans le but de rétablir l'équilibre dépassant la mesure, il semble y « avoir défaut dans l'action antagoniste normale des muscles... Cette forme « d'incoordination est relative seulement aux mouvements complexes, elle « n'apparaît pas dans les cas de mouvements vulgaires des membres ; la « faiblesse n'y est pour rien, car la malade, assise, montre une force consi- « dérable. » Évidemment c'est bien de notre abasie qu'il s'agit ici et l'auteur ne manque pas, du reste, de différencier le syndrome des autres formes d'in-coordination motrice avec lesquelles on pourrait le confondre et en particulier de l'ataxie hystérique décrite par Briquet (2) et par Lasègue (3), dans laquelle le trouble moteur est sous la dépendance immédiate de l'anesthésie et de la perte du sens musculaire et ne s'observe qu'alors que les malades sont privés du contrôle de la vue.

Je suis revenu sur cette question de l'abasie dans mon enseignement de 1883-84 à propos d'une observation intéressante dont je reparlerai, et que vous trouverez exposée et discutée dans le compte rendu de mes leçons cliniques de cette année-là, publiées en langue italienne par le regretté Dr Miliotti (4). Vous lirez également avec intérêt quelques faits relatés par le Dr Erlenmeyer dans son travail sur les *convulsions statiques réflexes,* lesquelles paraissent se rapporter au sujet qui nous occupe (5), et aussi un cas fort intéressant qui très certainement s'y rapporte, consigné par le Dr Romei dans la *Gazetta degli ospitali* en 1885 sous le nom de « paraplégie infantile du seul acte de la marche (6). »

Mais le travail où vous trouverez les renseignements les plus complets sur la matière est celui que mon ancien interne, M. le Dr Blocq, a écrit pour les archives de neurologie de l'an passé. Nous y trouvons, en outre de quelques observations personnelles à l'auteur, une discussion approfondie et une

---

1. *Diseases of nerv. Syst. in Women,* Philadelphie, 1885, p. 39.

2. Traité de l'hystérie, p. 477.

3. Études. t. II, p. 25.

4. Charcot. — *Lezioni cliniche dell anno scolastico* 1883-84, redatte dal Dott. Dom. Miliotti Milano, 188;.

5. Erlenmeyer. — *Uber statische reflex Krampf,* Leipsick, 1885. p. 808.

6. S. Romei *Paraplegia infantile nel solo atto della ambulatione (Gazetta degli ospitali. –* 1885, n° 76, p. 605.)

excellente mise au [point de tous les documents qui se rapportent à la question (1).

Tout récemment, ces jours-ci même, M. le professeur Grasset a commencé à faire paraître dans le *Montpellier médical*, sur un cas d'hystérie mâle avec *astasie-abasie*, une série de leçons qui exciteront certainement un vif intérêt (2).

III

Actuellement, il ne sera pas hors de propos, je pense, d'esquisser à grands traits quelques-uns des faits principaux de l'histoire de l'*astasie* et de *l'abasie* telle qu'elle peut être constituée aujourd'hui d'après les documents, à la vérité peu nombreux encore, qui sont en notre possession : soit une quinzaine d'observations tout au plus.

Je rappellerai en premier lieu, l'absence chez tous les sujets où l'affection se présente dégagée de complications, d'une altération quelconque dans les membres inférieurs, des divers modes de la sensibilité, y compris le sens musculaire, des réflexes tendineux, de la nutrition des muscles, etc., etc., et surtout l'absence d'un trouble quelconque dans l'exécution des mouvements de ces membres, tant que le malade est couché ou assis. C'est seulement, je le répète, lorsqu'il se lève, ou lorsqu'il veut se mettre en marche que le désordre se manifeste ; souvent, le plus souvent peut-être, la station et la marche sont affectées simultanément et il peut arriver par conséquent, lorsque l'astasie se montre complète, absolue, que l'abasie, comme je le faisais remarquer tout à l'heure, à propos d'une observation particulière, reste pendant longtemps masquée, dans l'impossibilité où l'on est de la mettre en relief ; car, cela est clair, l'impuissance absolue à se tenir debout entraîne nécessairement celle de marcher. Mais l'abasie, au contraire, peut se montrer parfaitement dans son jour, quand l'astasie, ce qui se voit fréquemment, reste incomplète. Je ne crois pas qu'il existe encore une seule observation dans laquelle les mouvements spécifiés pour la station aient été seuls affectés, ceux de la marche restant parfaitement indemnes. Mais, par contre, les faits d'abasie isolée, indépendante de l'astasie, ne font pas défaut, bien qu'ils paraissent rares, et justement notre cas d'aujourd'hui peut être cité comme un exemple du genre. Après cela, il importe, en manière de contraste, de faire figurer au premier rang, dans la caractéristique du syndrome, la conservation souvent parfaite du souvenir des actes moteurs coordonnés pour le saut, la danse, la nage, et autres

---

1. De l'astasie et de l'abasie, *Arch. de neurologie* n⁰ˢ 43-44, 1888.
2. *Montpellier médical* du 17 mars 1889, n° 5.

groupes de mouvements complexes associés en vue d'un but spécial pouvant permettre au malade de se déplacer, de se transporter comme il l'entend d'un point à un autre.

Un autre fait à relever maintenant, c'est que malgré l'unité foncière du syndrome, les phénomènes de l'abasie ou de l'astasie ne se manifestent pas toujours dans la clinique sous le même aspect; à cet égard il y a à considérer un certain nombre de groupes répondant à autant de types symptomatiques distincts les uns des autres.

a. Je signalerai d'abord les cas dans lesquels le malade qui, couché, exécute cela est bien entendu, avec les membres inférieurs, tous les mouvements de l'état normal, se trouve, lorsqu'il veut quitter le lit, dans l'absolue impossibilité de se tenir debout, ne fût-ce qu'un instant, et s'affaisse aussitôt sur lui-même; puis immédiatement après, ceux où, soutenu par deux aides, il pourra se tenir debout, mais dans lesquels, aussitôt qu'il s'agira de marcher, les membres resteront accolés l'un à l'autre, sans raideur toutefois, les pieds ne se détachant du sol qu'avec peine. On dirait alors un très jeune enfant complètement inexpérimenté encore dans l'exécution du mécanisme de la marche qui, soutenu par sa nourrice, s'exerce gauchement à esquisser ses premiers pas. Ces faits-là constitueront ce que j'appellerai, si vous le voulez bien, le groupe *paralytique* ou *parétique*, suivant le cas (astasie, abasie paralytique).

Dans les cas ci-dessus mentionnés, il semble que la fonction spéciale, marche ou station debout, soit purement et simplement supprimée ou affaiblie, vraisemblablement en conséquence d'une action d'inhibition sommaire ; il n'y a pas, à proprement parler, perversion des actes moteurs, incoordination motrice : on ne voit pas, en d'autres termes, les actes moteurs complexes mis en cause, troublés dans leur fonctionnement par l'intervention de mouvements contradictoires. Il n'en sera plus de même dans les deux groupes qui vont suivre.

b. Chez une malade à la fois astasique et abasique que j'ai observée en 1886 (1), — les mêmes faits se sont reproduits chez plusieurs autres sujets du même ordre que j'ai rencontrés depuis lors, — la station debout était à chaque instant troublée par de brusques flexions du bassin sur les cuisses et des cuisses sur les jambes, assez analogues à ce que l'on voit se produire lorsqu'une personne se tenant raide sur ses jambes reçoit à l'improviste un coup sec sur le creux du jarret ; cela rappelait fort bien aussi ces effondrements (*giving way of the legs*) qu'on observe si fréquemment chez les tabétiques dans la période préataxique.

Dans la marche ces troubles atteignaient leur maximum. En effet, à chaque pas que fait la malade, dit l'observation, elle se baisse et se redresse alternativement par des mouvements brusques et rapides, et à mesure qu'elle avance

---

1. M. Blocq. *loc. cit.*, observation IX.

ces secousses se montrent de plus en plus violentes, de plus en plus précipitées. Par moments il semble que, en raison de l'intensité de ces mouvements, elle soit menacée de tomber à terre ; on la voit alors faire quelques pas en arrière, présentant l'apparence d'une personne qui s'étant butée à un obstacle, cherche à reprendre son équilibre. Les secousses dont il est question, rythmées comme l'est elle-même la marche normale dont elles ne sont, si l'on peut ainsi parler, que la caricature ne consistent pas seulement en des mouvements successifs d'abaissement et de redressement du tronc. Si on cherche à les analyser, on reconnaît bientôt ce qui suit : on voit, au moment même où la malade se baisse, les cuisses se fléchir sur les jambes et le tronc se fléchir sur le bassin, la tête éprouvant par rapport au tronc, un mouvement de flexion et de rotation, et les avant bras se fléchissent à leur tour sur les bras. Il paraît clair que ce sont ces mouvements de flexion exagérés et brusques des membres inférieurs, substitués à ceux de la marche normale, qui menacent à chaque pas l'équilibre, occasionnent les mouvements du tronc, de la tête, des membres supérieurs, et aussi ces mouvements de recul qui peuvent être considérés jusqu'à un certain point comme des actes de compensation. La malade en question, comme les autres du même groupe, pouvait sans la moindre difficulté sauter à pieds joints, à cloche-pied, marcher à quatre pattes, etc., etc.

Sous cette forme les mouvements anormaux des membres inférieurs, dans la station et dans la marche, rappelleraient assez bien, en raison de leur amplitude, les grandes gesticulations de certaines chorées ; mais ils s'en distingueraient immédiatement, vous l'avez compris, par cette circonstance qu'on les verrait disparaître aussitôt que la malade cesserait de se tenir debout ou de marcher. Jamais ils n'apparaîtront lorsque la malade est assise ou couchée. Ils sont, en réalité, exclusivement liés en pareil cas au mécanisme de la station et de la marche, conformément à la définition de l'astasie et l'abasie. Pour distinguer les faits de ce groupe, je proposerai d'adopter la dénomination *d'abasie choréiforme* (type de flexion).

c. Enfin je désignerai sous le nom *d'abasie trépidante* la forme dans laquelle la marche est gênée par des mouvements d'exécution contradictoire qui raidissent les membres inférieurs, et consiste en une sorte de piétinement, de trépidation rappelant, mais avec exagération, ce que l'on voit dans certaines paraplégies spasmodiques. Le cas qui fait l'objet de la présente leçon, ainsi que celui qui vient d'être publié par M. le professeur Grasset, peuvent être cités comme des types du genre.

Je ne prétends pas, remarquez-le bien, que la classification que je vous propose d'adopter en ce moment épuise tous les modes possibles de l'abasie et de l'astasie et doive être considérée comme définitivement arrêtée. Loin de là, je ne la considère que comme un premier essai, un plan provisoire ; je n'ignore pas en effet que sur ces matières nous n'en sommes encore, à beaucoup d'égards, qu'à la période des études préparatoires. Mais je crois avoir indiqué cependant les principaux points de repère, ou, si vous voulez, les grands jalons autour desquels viendront se grouper naturellement les variétés sans doute fort nombreuses qui pourront se présenter dans la clinique.

Abasie . . . . { *a.* Paralytique ou Parétique.

Astasie . . . . { *b.* Ataxique (avec incoordination motrice.) { 1° Choréiforme. 2° Trépidante.

Je ne crois pas qu'il soit nécessaire d'insister sur les caractères qui permettront de distinguer cliniquement les troubles moteurs abasiques de ceux qui se voient dans l'ataxie locomotrice, la paraplégie spasmodique, diverses affections choréiformes, la paraplégie hystérique, etc., etc. Ce sont des points que nous avons d'ailleurs touchés un instant, chemin faisant ; on ne saurait d'un autre côté, confondre l'abasie, avec les diverses formes de spasmes fonctionnels ou professionnels, comme vous voudrez les appeler, qui peuvent occuper les membres inférieurs, tels que spasmes des gens qui travaillent à la machine à coudre, des rémouleurs, des chorégraphes, par exemple. On ne saurait méconnaître cependant l'analogie assez étroite qui existe entre ces deux ordres de faits dans lesquels on voit des mouvements anormaux apparaître exclusivement à l'occasion de l'exécution d'un fonctionnement spécial. Mais il suffira, pour la pratique, de remarquer que dans l'abasie il n'y a pas à proprement parler de spasme et que dans certains cas même c'est un état paralytique ou parétique qui est en jeu.

Le syndrome abasie s'observe surtout dans le jeune âge, entre 10 et 15 ans ; mais il peut se présenter aussi chez des sujets âgés de 22 à 25 ans, ou beaucoup plus tard, à l'âge de 41 ans, comme chez notre malade d'aujourd'hui ; plus tardivement même encore à l'âge de 52 ans, ainsi que cela a eu lieu dans une des observations recueillies par M. Blocq. Le sexe mâle paraît être affecté presque aussi fréquemment que le sexe féminin. La plupart des sujets atteints, qu'ils soient jeunes ou vieux, comptent parmi les prédisposés par hérédité à contracter des maladies nerveuses. Les troubles moteurs abasiques se manifestent d'ailleurs chez eux, quelquefois tout à coup, en conséquence d'une cause provocatrice telle qu'un traumatisme souvent fort léger, dans lequel l'ébranlement psychique l'emporte de beaucoup sur l'ébranlement physique ; ou encore dans la convalescence d'une maladie aiguë qui a profondément débilité l'organisme, d'une fièvre typhoïde par exemple, des suites de couches difficiles, ou encore de l'intoxication par l'oxyde de carbone comme cela s'est fait justement, nous le dirons tout à l'heure, chez le malade ici présent.

Quelquefois l'abasie s'associe chez le malade à divers stigmates : hémianesthésie, rétrécissement du champ visuel, etc., qui révèlent manifestement l'existence chez lui de la névrose hystérique. Mais telle n'est pas la règle et bien qu'il s'agisse encore, dans ces cas-là, fort souvent du moins, d'hystérie, l'ataxie abasique peut se montrer isolée, à titre de manifestation monosymptomatique de la névrose, au même titre que les divers bruits laryngés, certaines contractures et tant d'autres phénomènes du même genre. Quoi qu'il en soit il n'est guère douteux que dans la grande majorité des circonstances l'abasie relève d'une lésion purement dynamique. Mais il faut compter sur les anomalies possibles. S'il est vrai, en effet, comme tout porte à le croire, que les groupes cellulaires divers qui président aux mouvements spécifiés pour la marche, la station, le saut, etc., constituent dans l'axe cérébro-spinal autant de centres distincts les uns des autres, on peut concevoir que chacun de ces groupes puisse être plus ou moins gravement intéressé par une lésion organique. Mais, comme il est vraisemblable qu'en pareil cas, la lésion ne sera pas étroitement localisée dans tel ou tel des centres en question, et s'étendra aux parties voisines, on devra s'attendre à la voir se traduire pendant la vie, par un ensemble de phénomènes complexes parmi lesquels l'abasie ne jouant peut-être qu'un rôle effacé, pourra être difficile à reconnaître.

Après cet exposé sommaire des faits, faut-il vous parler de théorie ? A cet égard, Messieurs, nous n'aurions à vous offrir que des vues hypothétiques plus ou moins vraisemblables ; rien de parfaitement établi ; vous trouverez d'ailleurs les considérations que j'ai présentées à plusieurs reprises dans mon enseignement sur cette question-là, développées avec talent dans le travail de M. Blocq (1). Je me bornerai ici à relever que, suivant toute probabilité, les divers appareils relatifs à l'exécution des mouvements de la station, de la marche, du saut, etc., comportent chacun deux centres ou groupes cellulaires différenciés dont l'un siège dans l'écorce cérébrale, tandis que l'autre réside dans la moelle épinière ; ces deux centres étant reliés l'un à l'autre, bien entendu, par des fibres commissurales. Le groupe spinal, le plus compliqué des deux, sans aucun doute, est chargé de l'exécution automatique, inconsciente des actes coordonnés pour l'accomplissement de chaque fonction ; tandis que le rôle relativement beaucoup plus simple du groupe cortical consiste dans l'émission volontaire des ordres prescrivant tantôt la mise en jeu, tantôt l'accélération ou le ralentissement, tantôt enfin l'arrêt définitif des actes exécutés par le groupe spinal correspondant. Dans celui-ci, en d'autres termes, réside la *mémoire psychologique* des actes sommaires qu'il faut prescrire soit pour mettre en jeu l'appareil, soit pour en arrêter le fonctionnement, tandis que la *mémoire organique*, qui préside à l'exécution, dans tous leurs détails, des mouvements prescrits réside, dans celui-là. Vous voyez par là que, dans chaque cas particulier, il y aura à se demander si

---

1. Blocq, *loc cit.*

l'affection qui vient troubler l'accomplissement du fonctionnement normal doit être cherchée dans l'encéphale ou, au contraire, dans la moelle.

Je compare quelquefois les groupes cellulaires spinaux relatifs à la marche au saut, à la danse, etc., aux rouleaux hérissés de pointes des orgues de Barbarie ; à la disposition variable, pour chaque rouleau, ou, pour chaque partie d'un rouleau, de ces pointes qui actionnent les flûtes, correspondent des airs différents ; les groupes cérébraux, corticaux, seraient, dans cette comparaison, représentés par les ressorts qu'il suffit dans l'orgue de déplacer d'une certaine façon pour mettre en action tel ou tel rouleau ou, au contraire, pour en suspendre le mouvement. C'est ainsi que, dans la marche par exemple, le centre spinal, correspondant au jeu de ce mécanisme complexe, une fois activé par le centre cortical, continuera à agir « automatiquement » jusqu'à ce que survienne l'ordre d'arrêt. On comprend que, dans un appareil de ce genre, le fonctionnement vicieux puisse provenir d'un changement survenu soit dans l'organe de la mise en jeu, soit dans l'organe d'exécution. Mais je ne veux pas insister sur cette comparaison qui ne saurait avoir d'autre prétention que de vous présenter dans une image aisée à concevoir un agencement de faits complexes autrement difficile à se représenter mentalement.

IV

Il est temps d'en revenir maintenant à l'étude du cas particulier qui fait l'objet de la leçon d'aujourd'hui. Nous avons décrit le syndrome à propos duquel le malade est venu nous consulter et nous avons cherché à le classer, à le catégoriser. Il convient maintenant de vous faire connaître les circonstances au milieu desquelles il s'est manifesté, quel a été, en particulier, dans son développement, le rôle de l'intoxication oxy-carbonée qui, ainsi que je vous l'ai dit en commençant, s'est produit antérieurement. C'est ce que nous rechercherons tout d'abord.

Ro...el, pour le moment employé à l'imprimerie Chaix, gagne environ 6 francs par jour. Il occupe, au dernier étage de la maison qu'il habite, une petite chambre placée immédiatement sous les toits, sans cheminée et qui ne reçoit l'air ainsi que le jour que par une croisée à tabatière. Le 15 novembre dernier, se sentant fatigué, malade, enrhumé, il rentra chez lui de bonne heure, et sur un réchaud de charbon qu'il alluma, il prépara de la tisane. Après l'avoir bue, comme il faisait très froid, il ferma le châssis de sa fenêtre sans avoir pris la précaution d'éteindre le réchaud, puis il se coucha et s'endormit... Trois jours après, il se réveillait dans un des lits de l'Hôtel-Dieu, fort étonné de s'y voir.

Vous comprenez, sans qu'il soit nécessaire d'insister, ce qui s'est produit là ;

il y a eu intoxication oxy-carbonée poussée à un haut degré. Cependant,cette perte de conscience prolongée pendant une période de trois jours, peut-elle être considérée comme appartenant entièrement au coma qui relève de l'asphyxie par la vapeur de charbon ? Je ne le crois pas : cet état comateux autant qu'on sache, ne persiste pas, en général, pendant plus de huit, dix, douze heures après lesquelles on en guérit ou on'en meurt ; mais il peut être suivi par un état d'amnésie relevant,lui aussi,de l'intoxication et qui a été dans ces derniers temps étudié avec soin par quelques auteurs, en particulier, par MM. de Beauvais, Bouchereau, Briand et quelques autres. Cette amnésie qui, dans certains cas,peut avoir le caractère rétrograde, c'est-à-dire faire oublier au malade les circonstances qui ont préparé l'asphyxie, et qui peut aussi entraîner avec elle une sorte de démence temporaire, s'étend quelquefois à plusieurs semaines.

Évidemment, quelque chose de ce genre s'est produit chez notre homme; nous possédons d'ailleurs à cet égard des renseignements significatifs. Ainsi, un jeune garçon de sa connaissance ayant été le troisième jour de son séjour à l'hôpital, le voir pour prendre de ses nouvelles, il lui a parlé sans le reconnaître, et a, d'ailleurs, complètement oublié, depuis, la visite qui lui avait été faite. Il n'a conservé, du reste, qu'un souvenir assez vague de tout ce qui s'est passé les quelques jours qui ont suivi. C'est donc assurément de l'amnésie oxy-carbonée qu'il s'est agi ici et cette amnésie appartient bien et dûment à la nosographie de ce genre d'intoxication. Peut-on en dire autant des autres accidents nerveux, et en particulier de l'abasie qui se sont,par la suite, produits chez notre malade? Il n'en est rien, pensons-nous, mais pour légitimer cette assertion il nous faut passer rapidement en revue les diverses affections du système nerveux qui peuvent être considérées comme relevant directement de l'agent toxique oxy-carboné, comme créées de toutes pièces par son action délétère sur l'organisme.

A la vérité, nous ne sommes pas encore parfaitement renseignés sur tous les points qui concernent cette question-là. On peut tenir cependant pour définitivement acquis les faits qui suivent : dans l'intoxication par l'oxyde de carbone, il y a à relever des accidents immédiats parmi lesquels figurent le coma, puis l'amnésie dont il a été question tout à l'heure ; certaines anesthésies absolues occupant les mains et les pieds dont M. le Dr Brissaud a fait une intéressante étude dans sa thèse d'agrégation, et enfin des *paralysies périphériques* dont nous devons la description aux importants travaux de MM. Bourdon, l'initiateur dans la matière (1), Leudet (2), Rendu (3), Lancereaux (4) et quelques

---

1. Bourdon. Thèse inaugurale 1843.
2. Leudet. Arch. gén. de médecine 1865, puis, travail lu à l'Académie de médecine 1883
3. Rendu, Société médicale des Hôpitaux 13 janvier 1882.
4. Lancereaux, *Union médicale* 16 et 19 février 1889.

autres. L'observation communiquée à la Société médicale des hôpitaux par M. Rendu est, au point de vue clinique, particulièrement intéressante à consulter. Les paralysies en question sont, tantôt des monoplégies, comme cela s'est vu dans le cas de M. Litten, récemment publié par le *Progrès médical* (1) ou des hémiplégies dans lesquelles il peut y avoir participation de la face, ainsi que cela avait lieu dans l'observation de M. Rendu. Ce sont, en tout cas, des paralysies avec flaccidité, accompagnées de gonflement, d'empâtement des parties molles, de coloration rouge ou violacée du tégument, des altérations décrites sous le nom de *peau lisse*, de la formation de bulles pemphigoïdes, de vésicules d'herpès ou d'autres troubles trophiques encore. On s'accorde assez généralement à faire dépendre ces paralysies et les troubles trophiques concomitants de l'existence de névrites périphériques. Elles paraissent se terminer à peu près toujours par la guérison dans un court espace de temps.

Un second groupe comprend des troubles cérébraux apparaissant tardivement, à longue échéance, un mois peut-être après l'accident qui a déterminé l'asphyxie, à une époque où le sujet paraissait avoir complètement récupéré sa santé. On voit alors à cette époque survenir inopinément de l'apathie, de l'embarras de la parole, des paralysies motrices des membres avec ou sans contracture; plus tard de la stupeur et enfin le coma précédant la terminaison fatale. Ces accidents-là ont été surtout étudiés en Allemagne (2). Ils sont la conséquence de ramollissements partiels souvent symétriques de la substance cérébrale, siégeant plus particulièrement dans les noyaux lenticulaires et dont un des caractères est de ne pas être subordonné à une lésion des parois artérielles.

A cela se bornent, pour le moment, nos connaissances précises relativement aux affections du système nerveux qui peuvent survenir en conséquence de l'intoxication par l'oxyde de carbone. Il est toutefois une maladie nerveuse dont on pouvait s'attendre qu'elle viendrait un jour ou l'autre prendre sa place ici. On sait aujourd'hui, par de nombreuses observations, comment les intoxications, alcoolique saturnine, sulfo-carbonée, etc peuvent occasionner le développement de la névrose en question. Il était à prévoir qu'il en serait de même de l'intoxication oxy-carbonée, et justement notre observation pourra, si je ne me trompe, être citée désormais comme un exemple du genre. Seulement, vous avez compris que l'hystérie développée en pareille circonstance, ne saurait appartenir à la nosographie de l'intoxication par l'oxyde de carbone au même titre que les amnésies, les paralysies par névrite périphérique, ou les ramollissements cérébraux dont nous parlions tout à l'heure; de ces dernières affections, on peut dire qu'elles relèvent immédiatement de l'action

---

1. P. 130, 1889.
2. Voir les travaux de Simon, Arch. fur Psychiatrie, t. I; Klebs. Virch. Arch. Bd. 32. 1868; Volchen, Berliner Klein. Woch.

exercée sur l'organisme par l'agent toxique et qu'elles ont véritablement été créées par lui, tandis que celui-ci, dans le cas de l'hystérie, ne saurait être considéré que comme une cause occasionnelle qui provoque accidentellement, en quelque sorte comme le ferait par exemple un traumatisme, la manifestation de la névrose chez un sujet prédisposé. Les amnésies, les paralysies en question, méritent véritablement, par conséquent, d'être qualifiées du nom d'oxy-carbonées pour bien marquer la dépendance étroite où elles sont vis-à-vis de l'action toxique, tandis que l'hystérie, pour s'être développée à la suite et en conséquence de l'intoxication, n'en conserve pas moins son individualité propre et son indépendance : elle n'est pas pour cela modifiée en rien d'essentiel ; elle reste après l'application de la cause toxique ce qu'elle eût été, si elle se fût développée spontanément, variable dans ses formes, mais toujours la même au fond.

V

C'est ici le lieu, je pense, de vous faire connaître les antécédents tant héréditaires que personnels de notre malade. Ils sont les uns et les autres parfaitement significatifs ainsi que vous allez le voir.

Son père s'est suicidé par pendaison. Cela a été, paraît-il, un suicide par amour. Il était adonné aux boissons alcooliques qu'il prenait fréquemment en grand excès. Il rentrait souvent ivre à la maison et alors, se livrant à de violentes colères, il cassait tout chez lui. Devenu veuf il s'amouracha d'une femme qui l'abandonna bientôt, et c'est le désespoir que lui causa cet abandon qui le conduisit au suicide.

Le malade connaît mal ses parents du côté paternel ; sur leur compte il ne peut rien dire de précis.

Sa mère n'était pas nerveuse ; elle est morte à 60 ans, hydropique.

Une sœur de sa mère a été internée à l'asile d'aliénés de Saint-Yon, près Rouen. Les autres oncles ou tantes du côté maternel ne sont pas connus.

Ro...el a eu neuf frères et deux sœurs, la plupart morts en bas-âge. Il ne lui reste plus qu'un frère. Ce frère s'est fracturé plusieurs fois l'une des cuisses sous l'influence de causes banales, insuffisantes à produire de tels résultats dans les conditions de l'état normal). Il éprouve depuis quelques années dans les membres inférieurs, des douleurs très violentes, apparaissant brusquement et revenant sous forme d'accès : parfois si ces douleurs le prennent pendant qu'il marche, les jambes fléchissent tout à coup, involontairement et il est menacé de tomber à terre. Il n'est guère douteux qu'il s'agisse là d'une affection tabétique.

Ce frère a eu six enfants dont quatre sont morts en bas-âge. L'une des fillettes qui ont survécu, âgée aujourd'hui de onze ans et demi, est sujette à des crises de nerfs, pendant lesquelles elle se débat très fort. On dit que la première crise se serait produite à la suite d'une peur ?

Il ne sera peut-être pas hors de propos en manière de résumé de placer devant vous un tableau synoptique où vous pourrez embrasser d'un seul coup d'œil les principaux faits de l'histoire pathologique de cette famille, où la mort prématurée a sévi tant de fois, et dont les membres qui ont survécu portent avec eux pour la plupart une tare nerveuse plus ou moins accentuée :

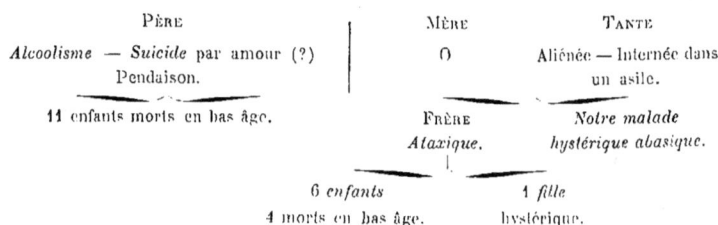

Père	Mère	Tante
Alcoolisme — *Suicide* par amour (?) Pendaison.	0	Aliénée — Internée dans un asile.
11 enfants morts en bas âge.	Frère *Ataxique*.	*Notre malade hystérique abasique*.
	6 *enfants* 4 morts en bas âge.	1 *fille* hystérique.

Les antécédents personnels ne sont pas moins riches de faits intéressants. Etant enfant, vers l'âge de 5 ans Ro...el eut une nuit, pendant son sommeil — j'expose ici son propre récit — « une grande peur ». Il se vit en rêve, couché au pied d'un mur élevé qui se présentait à sa gauche. Il était étendu sur le dos et regardait avec étonnement cette muraille qui lui paraissait énorme, lorsque tout à coup par-dessus la crête il aperçut l'extrémité d'une échelle dressée de l'autre côté. Sur l'échelle se présenta un homme, au visage ensanglanté, portant dans ses mains un pavé énorme qu'il lui laissa tomber sur la tête... Le malheureux enfant se réveilla en sursaut, tout épouvanté. A partir de cette époque, pendant une longue période de huit ou dix ans, presque toutes les nuits, ce même cauchemar se reproduisit toujours à peu près à la même heure, avec une régularité presque mathématique. A peine Ro...el s'était-il endormi que la muraille se dressait sur sa gauche, puis apparaissait l'échelle, puis l'homme à la face couverte de sang, et enfin le pavé venant frapper sa tête : à ce moment là, il se réveillait poussant des cris affreux, et sa mère accourait pour le tranquilliser. J'appelle votre attention sur ces rêves terrifiants, reproduisant toujours la même scène, stéréotypés en quelque sorte, qui viennent parfois avec une régularité implacable troubler le sommeil. On les voit figurer souvent chez les enfants issus de nerveux et qui ont été eux-mêmes, plus tard, victimes de maladies nerveuses diverses.

A partir de l'âge de 14 ans, il est devenu sujet à des migraines qui le font beaucoup souffrir et qui reviennent à peu près tous les dix ou quinze jours. Elles ne durent pas plus de vingt-quatre heures.

C'est un homme intelligent ; bien qu'il n'ait fréquenté l'école que jusqu'à l'âge de 15 ans, il s'est acquis une certaine instruction. Il a même des goûts littéraires assez élevés, et certaines tendances poétiques, surtout dans le genre élégiaque. Dans sa petite bibliothèque, figurent les œuvres de Chateaubriand, de Molière, de Lamartine, et surtout d'Hégésippe Moreau, dont il aime à apprendre par cœur certaines tirades.

Il est timide, impressionnable, craintif ; d'une complexion délicate. Il a dû quitter presque aussitôt, après l'avoir embrassée, la profession de serrurier en bâtiments, parce que le métier était trop dur pour lui et que, d'ailleurs, il était sujet à éprouver de terribles vertiges lorsque travaillant, à une certaine hauteur, il devait passer sur une planche étroite. C'est à partir de ce moment-là qu'il a commencé à travailler dans une imprimerie.

C'est un original, vivant assez retiré. Il est célibataire et paraît n'avoir jamais eu l'envie de se marier.

Malgré tous ces indices qui accusent suffisamment ses tendances neuropathiques, il n'avait jamais été véritablement malade, lorsqu'il y a trois ans il éprouva un profond chagrin qui « remua tout son être ». Son meilleur ami, celui chez lequel il avait placé toute son affection, toute sa confiance et qu'il considérait comme le plus honnête homme du monde, fut surpris en flagrant délit de vol et condamné à deux ans de prison. A la suite du choc moral qu'il ressentit dans cette circonstance, sa santé fut complètement bouleversée ; depuis lors, dit-il « je ne suis plus le même homme qu'autrefois ». De fait il est devenu morose et cherche la solitude. Souvent le soir, lorsqu'il rentre chez lui après son travail, il se sent envahi par une grande tristesse et éprouve un malaise indéfinissable. « Je sens alors mon cœur qui se serre, dit-il, je me sens suffoqué, puis tout à coup je pleure abondamment, après quoi je me sens soulagé. » Ces espèces de crises le prennent fort souvent ; il lui arrive journellement de pleurer, à la moindre émotion. « Quand j'entends lire un passage pathétique, je me mets à sangloter ».

A ces troubles divers, il faut ajouter un sentiment de grande faiblesse ; il est devenu apathique, sans entrain, sans-courage et travaille lentement.

Il y a quelques mois, un jour qu'il traversait une place, il fut pris du malaise dont il a été question tout à l'heure, puis de suffocation. Bientôt sa vue se troubla et il s'affaissa sans connaissance. On dut le transporter chez lui. Lorsqu'il reprit ses sens, il pleura abondamment et la crise cessa. Ces attaques avec perte de connaissance n'ont pas reparu depuis cette époque. Mais il est toujours resté fort sujet à ces accès de tristesse et à ces « petites crises de nerfs » pendant lesquelles il suffoque et verse des torrents de larmes.

Telle était la situation, lorsque survint l'asphyxie du 15 novembre. Nous en sommes restés, vous ne l'avez pas oublié, dans l'exposé des suites de cet accident, au moment où le malade, après une période amnésique que nous avons considérée comme relevant de l'intoxication par l'oxyde de carbone, revient définitivement à lui.

Il s'aperçoit alors qu'il portait sur chacune des jambes, à la partie externe des mollets, une brûlure profonde, produite par l'action de sinapismes qui lui avaient été appliqués pendant la période comateuse. Ces brûlures avaient été recouvertes d'un pansement fixé à l'aide d'un certain nombre de tours de bande. Or il raconte, remarquez bien cela, qu'à la vue de ces plaies larges et profondes, qui guérissaient difficilement et des pansements qui les recouvraient, il lui vint dans l'esprit que peut-être il en avait pour toute sa vie, et qu'il était fortement menacé de ne plus pouvoir marcher. « J'avais la tête très faible, dit-il, en ce moment et nuit et jour j'étais obsédé par cette idée que je ne pourrais plus marcher. C'était devenu une idée fixe. »

Cependant il commença à se lever le deuxième jour après l'accident, et il put se promener un peu dans les salles de l'hôpital. Mais il se sentait très faible des jambes et il y éprouvait une certaine raideur. Néanmoins, cinq jours après, il put quitter l'hôpital et, les jours qui suivirent, bien que ses « mauvaises idées » lui revinssent de temps en temps, il se sentait un peu rassuré sur les suites de son asphyxie, en voyant qu'il était capable de faire, sans trop de peine, d'assez longues courses.

Mais voilà qu'un certain jour, le 10 décembre 1888 — l'asphyxie avait eu lieu vingt-cinq jours auparavant — il se rencontre dans la rue, sur un trottoir, face à face, avec un homme qui marchait en sens inverse. Il s'arrêta tout à coup et se détourna pour lui livrer passage ; mais quand il voulut reprendre sa route, il s'aperçut, non sans en éprouver une grande émotion, qu'il lui était devenu impossible de marcher « comme tout le monde ». Il piétinait sur place absolument comme il le fait aujourd'hui. Cela ne dura cette fois que quelques secondes ; mais les jours suivants le même phénomène se reproduisit de temps à autre, d'abord seulement à l'occasion de la rencontre d'un obstacle, puis spontanément, sans cause apparente. Cette difficulté à marcher, ces tressautements sur place, ces trépidations se répétèrent de plus en plus fréquemment et, en fin de compte, Ro...el devint absolument incapable, à un moment donné, de sortir dans la rue sans le secours d'un aide. Bientôt, l'abasie trépidante telle que nous l'avons décrite en commençant était définitivement constituée ; elle s'était établie en quelque sorte en permanence et c'est alors que le malade s'est présenté à la Salpêtrière pour implorer notre secours.

Je n'ai pas voulu omettre, Messieurs, dans ce récit, un seul des incidents, quelque insignifiants qu'ils aient pu vous paraître, qui se sont produits chez notre homme à partir du jour où a eu lieu l'asphyxie. Par là j'ai voulu vous mettre à même d'apprécier par vous-même le rôle éminent qu'a dû jouer chez lui l'élément « psychique », dans le développement des symptômes abasiques.

N'oubliez pas les précédents : à l'origine des choses, tares héréditaires névropathiques fort accentuées ; les dispositions nerveuses du sujet se révèlent en conséquence dès l'enfance, par des phénomènes d'ordre pathologique à savoir les terreurs nocturnes, les cauchemars persistant durant plusieurs années et par ces tristesses sans motifs, ces attendrissements faciles, ces tendances poétiques même qui, sans dépasser les limites de l'état physiologique, marquent cependant un acheminement vers les frontières de la maladie. Ces frontières sont décidément franchies à la suite du « chagrin de cœur » qu'il a ressenti si vivement il y a trois ans et qui l'a si profondément ébranlé à la fois physiquement et moralement. Alors l'état morbide s'est décidément constitué et la forme névropathique qu'il a revêtue n'est point difficile à caractériser : crises de suffocation suivies de larmes, revenant presque tous les jours et éclatant au milieu d'accès de tristesse profonde qui le portent à rechercher la solitude, et pendant lesquels, fréquemment, il éclate en sanglots. Une fois se produit une véritable attaque de nerfs précédée d'aura et accompagnée de perte de connaissance.

Il n'est pas nécessaire d'insister ; évidemment, bien qu'il n'y ait point là de stigmates, pas d'anesthésies sensorielles ou sensitives, pas de plaques hyperesthésiques, c'est la névrose hystérique qui est en jeu.

C'est au milieu de ces circonstances, en quelque sorte préparatoires, que l'intoxication oxy-carbonée, en produisant dans cet organisme déjà si fortement ébranlé une perturbation plus profonde encore des centres nerveux, est venue fournir en quelque sorte le dernier appoint ; c'est alors, dans la convalescence de la maladie toxique, que sont apparus les symptômes abasiques qu'il faut considérer maintenant comme relevant non pas de l'intoxication mais bien de la diathèse hystérique dont ils sont, cela est vrai, une manifestation rare, peu connue encore, mais parfaitement caractérisée, cependant, nosographiquement.

On peut aller plus loin, pensons-nous, et chercher à pénétrer, jusqu'à un certain point du moins, le mécanisme suivant lequel ce singulier syndrome s'est produit, et pourquoi c'est celui-là qui est apparu de préférence à toute autre détermination hystérique.

N'oubliez pas que notre malade était déjà, avant l'asphyxie, sous le coup de la diathèse hystérique et remettez-vous en mémoire les caractères que présentait son état mental au moment où sortant du coma d'abord, puis après cela de l'amnésie toxiques, il a repris, à peu près mais bien imparfaitement encore sans doute, la possession de lui-même. N'était-il pas psychiquement dans des conditions particulièrement favorables soit aux « suggestions » venant du dehors, soit aux « autosuggestions », au même titre que les prédisposés à la suite d'un ébranlement traumatique, collision de chemin de fer, ou tout autre. « J'avais la tête très faible », dit-il en rappelant les souvenirs de cette époque ; j'ai cru en me sentant si déprimé et en voyant les grandes plaies qui couvraient mes jambes et ne guérissaient point que, désormais, je ne pouvais

plus marcher ; c'était chez moi comme une idée fixe, j'y pensais nuit et jour. »
D'ailleurs la douleur produite par les plaies, la gêne et le sentiment de constriction, occasionnés par les appareils de pansements, semblaient à chaque
instant, avec la faiblesse réelle des membres inférieurs, venir corroborer cette
idée qui, au moment où le hasard lui a fait dans la rue rencontrer un obstacle,
a pris chez le malade le caractère d'une image « forte » et s'est objectivée sous
la forme de l'abasie. C'est là en somme, vous le reconnaissez, le mécanisme
que nous avons bien des fois invoqué pour expliquer le développement de
ces « paralysies psychiques », « *dependent on Idea* » comme les appelle Reynolds,
qui, chez les sujets doués des aptitudes morbides que confère la diathèse
hystérique, se produisent en conséquence d'un ébranlement traumatique, d'une
émotion vive ou encore d'une préoccupation obsédante.

Mais, me direz-vous, pourquoi, dans un cas, est-ce l'abasie qui se manifeste,
tandis que dans un autre ce sera la paraplégie avec le concours des troubles
plus ou moins accentués de la sensibilité qui en général l'accompagne? A cela,
je suis obligé de l'avouer, je me vois fort embarrassé de répondre catégoriquement. Peut-être, veuillez le remarquer, n'y a-t-il pas si loin de la paraplégie hystérique totale, qui embrasse, et annihile pour un temps tous les
modes d'activité motrice et sensitive des membres inférieurs, à l'abasie qui
par une sorte d'analyse ou de dissection, comme vous voudrez dire, n'attaque
et ne compromet que ceux des mouvements de ces membres, qui sont spécialisés pour un genre particulier de fonctionnement : la marche. Je relèverai
d'ailleurs, et c'est par là que je terminerai, que, chez les sujets capables
d'entrer dans le grand hypnotisme, on peut, ainsi que l'a rappelé M. Blocq
dans son intéressant travail, produire expérimentalement, pour ainsi dire à
volonté, suivant la nature de l'injonction, tantôt l'abasie et tantôt, au contraire, la paraplégie complète. D'après les résultats obtenus dans ces expériences, il y a lieu de penser, dit M. Blocq — et, à cet égard, je suis complètement de son avis — qu'en pareil cas l'injonction « tu ne peux plus marcher »
suggère, chez le sujet, l'idée d'une impuissance motrice complète, portant sur
l'ensemble des mouvements des membres inférieurs, et de fait se manifestant
par une paraplégie plus ou moins absolue ; tandis que la sentence « tu ne sais
plus marcher » suggérera seulement l'idée d'une impuissance relative, limitée
aux mouvements de la marche et dont l'incoordination abasique sera en
quelque sorte la traduction clinique. C'est ainsi que dans ce domaine où l'élément psychique d'idéation joue évidemment un rôle considérable, à des variations à peine accentuées qui nous paraissent représenter des nuances fort
délicates, répondront peut-être, dans la réalisation objective, des phénomènes
en apparence séparés par des différences radicales.

J'en viens maintenant à ce qui concerne le pronostic : à en juger par ce que
nous savons de l'histoire naturelle de l'incoordination motrice abasique, notre

homme doit guérir et peut-être guérira-t-il promptement: je craignais même, je vous l'avoue, ces jours-ci, que cette heureuse solution ne se manifestât trop rapidement, avant la leçon, de telle sorte que j'aurais été ainsi privé du plaisir de vous rendre témoins, *de visu*, d'un syndrome fort original et qui du reste paraît être assez rare. C'est qu'en effet, il s'agit ici d'une lésion purement dynamique, car rien ne permet de supposer que, par exception, l'abasie relève chez lui d'une lésion organique. Il bénéficiera donc du caractère purement hystérique de l'affection, et, laissant de côté les réserves qu'il convient toujours de faire, en pareille matière, surtout quand il s'agit de l'homme — je le répète une fois de plus devant lui, dans l'espoir qu'il appréciera l'importance de ce verdict favorable : il guérira.

Il guérira, vous l'entendez bien, de l'accident local, du syndrome ; je ne parle pas ici pour le moment de la maladie tout entière.

Qu'allons-nous faire pour l'y aider ? Les toniques et l'hydrothérapie contribueront à relever les forces prostrées. Simultanément, contre l'accident déterminé par « auto-suggestion » nous emploierons « la suggestion » de sens contraire, soit à la faveur de l'hypnotisation si celle-ci est praticable, soit, s'il en est autrement, tout simplement à l'état de veille, et, dans ce dernier cas, après que le malade aura été pleinement rassuré sur l'issue des événements, il s'agira surtout, vous l'avez compris, de le rééduquer, de lui apprendre à nouveau ce qu'il a désappris. Et, pour en venir là, nous ferons tous nos efforts pour réveiller chez lui, par tous les moyens possibles, la représentation mentale, à la fois visuelle et motrice, des mouvements de la marche normale.

Imp. de la Soc. de Typ. - Noizet. 8, r. Campagne-Première, Paris.

Policlinique du Mardi 12 Mars 1889

DIX-SEPTIÈME LEÇON

1er Malade. — Nouvel examen du malade atteint d'abasie trépidante présenté dans la dernière leçon.

2e Malade. — Chez une femme : paraplégie alcoolique avec rétractions fibro-tendineuses.

3e et 4e Malades. — Hystérie et dégénérescence chez l'homme.

MESSIEURS,

Je vous présente de nouveau le sujet atteint *d'abasie trépidante*, qui a fait l'objet de la leçon de mardi dernier. Cet homme guérira, vous disais-je, ou, pour parler plus exactement, les troubles abasiques qui font son tourment disparaîtront rapidement, très rapidement peut-être et même j'exprimais devant vous la crainte qu'ils ne disparussent un peu trop tôt, de façon à vous priver de l'avantage de les étudier à loisir, *de visu*. Eh bien, Messieurs, nos prévisions se sont en grande partie réalisées, car aujourd'hui, ainsi que vous pouvez le constater, et cela date de quelques jours déjà, notre homme peut marcher normalement ou peu s'en faut ; la propulsion trépidante ayant à peu près complètement disparu.

Veuillez remarquer toutefois que lorsqu'il se met à marcher, il y a au départ encore pas mal d'hésitation et que lorsqu'il veut tourner sur lui-même on voit reparaître à un certain degré cette trépidation qui autrefois s'étendait à tous les mouvements de la marche. Elle se manifeste encore lorsque, pendant qu'il marche, on vient inopinément le pousser par derrière. En somme, le résultat observé n'est pas encore absolument parfait puisque le trouble moteur se retrouve, à un certain degré, dans certains actes relatifs à la marche ; mais ce qui est obtenu déjà se perfectionnera rapidement, je l'espère, et peut-être pourrai-je dans quelques jours vous montrer le malade complè-

51

tement débarrassé de ces troubles de la marche qui, jusqu'à aujourd'hui, n'avaient pas cessé même un instant d'exister durant une période d'environ trois mois.

Vous me demanderez maintenant de vous dire comment ce résultat important a pu être obtenu ? Je vous rappellerai qu'en terminant la dernière leçon j'insistais sur ce fait que, du moment où l'abasie chez notre sujet reconnaissait pour point de départ une cause psychique ayant agi suivant le mécanisme de l'auto-suggestion, c'était particulièrement sur des procédés visant cette origine qu'il fallait compter, sans négliger toutefois bien entendu la médication indirecte s'adressant au relèvement des forces physiques. Ce que la suggestion a fait, la suggestion devra le défaire ; voilà certes une formule fort encourageante : mais il ne faut pas la prendre au pied de la lettre et maintes fois vous aurez l'occasion de reconnaître qu'en ces matières les résultats ne sont pas aussi faciles à obtenir que le pensent certains simplistes.

Quoi qu'il en soit, voici comment nous avons procédé : le malade soumis à l'emploi du fer et des toniques a reçu tous les jours une douche froide. Mercredi dernier, le lendemain de la leçon, on l'a soumis à une tentative d'hypnotisation par la fixation du regard, les autres procédés ayant échoué. La séance n'a pas duré moins d'une demi-heure. Le seul résultat obtenu a été de provoquer chez le malade une grande fatigue, des lourdeurs de tête, des douleurs dans les orbites. J'avoue que ces essais ont été faits un peu par acquit de conscience ; nous ne comptions pas beaucoup sur leur efficacité. Nous avons appris en effet depuis longtemps que, chez les hystériques mâles, — je ne parle que de ceux qui fréquentent les hôpitaux de Paris, — l'hypnotisation qui, ailleurs, assure-t-on, produit de si merveilleux effets, ne réussit guère.

Mais si la suggestion hypnotique nous échappe le plus souvent en pareil cas, il n'en est pas toujours tout à fait de même de la suggestion à l'état de veille. Le malade avait été déjà fort influencé sans doute par ce qu'il avait entendu dire durant la leçon. Vous savez que tout ce que nous y avons dit était fait pour le persuader qu'il guérirait, et qu'il guérirait rapidement. Les élèves du service lui avaient prodigué à leur tour leurs encouragements, et ils s'étaient attachés en outre à lui persuader qu'en regardant bien attentivement les autres marcher devant lui il réapprendrait bientôt à marcher lui-même. Cette rééducation s'est faite, en effet, en quelques leçons ; déjà le jeudi, la marche était devenue plus délibérée et plus correcte, la trépidation plus rare. De nouveaux progrès, les leçons de marche continuant toujours, se sont effectués les jours suivants, et aujourd'hui vous savez comment sont les choses.

En présence de ce résultat, nous n'allons pas imprudemment entonne le chant de victoire ; nous n'ignorons pas en effet combien dans la catégorie des accidents hystériques les résultats sont incertains, les récidives faciles ; il pourrait bien se faire qu'à la moindre émotion, le désordre reparût et je vous ai fait remarquer tout à l'heure plusieurs fois que si, pendant qu'il marche, on vient inopinément pousser le malade par le dos, les trépidations reparaissent pour un temps. Nous pouvons espérer toutefois qu'à la longue l'émotivité et la suggestibilité s'atténueront à mesure que les forces reparaîtront, et qu'alors notre malade sera suffisamment guéri pour pouvoir, sans danger, rentrer dans la vie commune.

2ᵉ MALADE.

Voici une femme nommée Be... cut, âgée de quarante ans, que nous avons admise à la Salpétrière, dans le service de la clinique le 20 février dernier, c'est-à-dire il y a une vingtaine de jours. Elle avait été d'abord, il y a trois mois envoyée de son domicile à l'hôpital Bichat, où bientôt elle fut prise d'un délire violent. Ce délire — remarquez bien tous les détails qui vont suivre, ils ne sont pas étrangers à la cause — ce délire, dis-je, a motivé son évacuation sur Sainte-Anne avec un certificat portant : « atteinte de *manie aiguë*, elle trouble le repos des autres malades. »

Elle ne resta à Sainte-Anne que quelques jours pendant lesquels le délire initial s'était calmé. On la fit alors passer à Villejuif ; les renseignements fournis sur son compte par le médecin de Sainte-Anne, dans une note *ad hoc*, faisaient connaître qu'elle « était atteinte d'un léger affaiblissement intellectuel avec excitation passagère, loquacité, insomnie, *faiblesse musculaire*. » Peu après l'admission à Villejuif, les dernières traces de l'excitation disparurent ; ce fut désormais cette faiblesse musculaire déjà remarquée à l'asile Sainte-Anne qui devait occuper le premier plan et cette faiblesse, Messieurs, s'éleva très rapidement à la hauteur d'une véritable *paraplégie d'un genre spécial* dont les premiers débuts, ainsi que nous l'apprendront les renseignements fournis ultérieurement, remontent à quatre ou cinq mois.

C'est en raison de l'existence de cette paralysie, dont je veux vous laisser le soin de faire vous-mêmes le diagnostic à mesure que l'exposé des symptômes va se dérouler, que la malade nous a été bienveillamment adressée par notre collègue M. le docteur Briand, pour en faire le sujet d'une démonstration clinique.

Donc, l'étude de la paraplégie en question va nous occuper principalement ici, mais nous ne négligerons pas cependant, et pour cause, les troubles cérébraux, aujourd'hui atténués et relégués en quelque sorte sur le second plan. Ils sont, vous le remarquerez bientôt, fort intéressants à connaître car ils pourront contribuer dans une certaine mesure à accuser la caractéristique du cas.

Cette paraplégie porte à la fois sur les membres inférieurs et les supérieurs, prédominant toutefois de beaucoup dans ceux-là ; il est intéressant de remarquer même, dès à présent, qu'aux membres supérieurs, aux mains surtout où elle était assez accentuée lors de l'admission de la malade à l'hôpital, elle tend chaque jour à s'atténuer. Il n'est pas difficile toutefois, aujourd'hui encore, de la mettre en évidence ainsi que nous le ferons tout à l'heure.

Occupons-nous tout d'abord de ce qui est relatif aux membres inférieurs. Les lésions à relever portent à la fois sur le mouvement et sur la sensibilité. Il y aura lieu aussi d'accuser l'existence concomitante de troubles trophiques. Vous êtes frappés tout d'abord, en examinant la malade, de voir que les jambes sont en permanence et symétriquement fléchies sur les cuisses et celles-ci sur le bassin. Cette attitude, elle ne peut d'elle-même la modifier que très légèrement, à l'aide de quelques mouvements obscurs et très limités qui se passent dans les jointures de la hanche et du genou. Elle n'est certainement pas le fait, remarquez-le bien, d'une contracture spasmodique des muscles, d'origine spinale. L'observateur n'éprouve pas, en effet, lorsqu'il cherche soit à produire l'extension, soit à exagérer la flexion, cette résistance élastique, à peu près égale dans les deux sens, qui est la caractéristique de ce genre de contracture de plus les réflexes rotuliens sont complètement supprimés, contrairement à ce qui aurait lieu, nécessairement, s'il s'agissait d'une paraplégie spasmodique, et il n'y a pas non plus de trépidation par redressement brusque de la pointe des pieds. On constate, au contraire, lorsqu'on cherche à produire l'extension des membres fléchis, une résistance brusquement et sans transition portée à son maximum, toute mécanique si l'on peut ainsi parler, et qui très évidemment dépend de ce que les tendons des muscles fléchisseurs se sont raccourcis en même temps que, peut-être, s'est faite une production péri-articulaire de tissu cellulo-fibreux. Le fait de cette formation de nouveau tissu fibro-cellulaire autour de la jointure et du raccourcissement des tendons fléchisseurs, cause pour la majeure partie de l'attitude spéciale que présentent les membres inférieurs, doit être noté par vous soigneusement ; nous aurons à y revenir dans un instant.

Remarquez maintenant, je vous prie, l'attitude des pieds. Ils sont tombants, dans l'équinisme, avec une tendance très marquée à l'adduction, surtout prononcée lorsque la malade fait effort pour les redresser ; ce qui tient à cette circonstance anomale, dans l'espèce, que le jambier antérieur n'est pas affecté au même degré, tant s'en faut, que le sont les péroniers. Quoi qu'il en soit, dans l'ensemble, l'action des muscles extenseurs est généralement très faible et le sujet résiste mal quand on veut malgré lui produire la flexion plantaire du pied.

Cette même faiblesse d'action des muscles extenseurs se retrouve aux membres supérieurs, en ce qui concerne les mouvements du poignet. La main est tombante, beaucoup moins à proportion que les pieds cependant, et la résistance que la malade peut opposer à la flexion qu'on lui imprime est facilement vaincue.

C'est ici le lieu de noter l'amaigrissement énorme et rapidement développé, qu'ont subi les masses musculaires, aux jambes particulièrement, mais aussi aux cuisses. Il ne s'agit pas là d'une simple émaciation, mais d'une diminution de volume des masses musculaires correspondant à certains troubles trophiques révélés par l'électro-diagnostic. Il existe, en effet, une réaction de dégénération bien nette sur les muscles antérieurs de la cuisse et sur les muscles péronniers et même,sur certains d'entre eux, les choses sont poussées assez loin pour qu'il y ait abolition complète de l'excitabilité électrique dans tous ses modes (1).

Messieurs, j'espère que, dans votre esprit, vous avez convenablement groupé déjà les faits qui viennent d'être successivement exposés, à savoir

---

1. Examen électrique pratiqué par le Dr Vigouroux.

Nerf sciatique poplité externe.
Droit. 20 él. 46 degr. KSZ.
Gauche. 19 él. 50 degr. KSZ.

Muscle vaste interne.
Dr. faradiquement et galvaniquement : néant.
G. Farad. 100 millim. Galv. 19 él. 150 deg. KS = AS.

Jambier antérieur.
Dr. Farad. 80 millim. Galv. 18 él. 70 degr. KS > AS.
G. Farad. 95 millim. Galv. 18 él. 80 degr. KS.

Extenseur commun des orteils.
Dr. Farad. néant. Galv. 18 él. 80 degr. KS < AS. contraction lente
G. Farad. néant. Galv. 19 él. 39 degr. KS < AS.

Long péronier latéral.
Dr. Farad. néant. Galv. 18 él. 70 degr. néant.
G. Farad. néant. Galv. 20 él. 120 degr. néant.

Court péronier latéral.
Dr. et g. néant.

Pédieux.
Dr. Farad. et galv. néant.
G. Farad. 70 millim. Galv. 26 él. 70 degr. KS. < AS.

Jumeau externe.
Dr. Farad. 70 millim. Galv. 27 él. 130 degr. K S seul.
G.   id.   id.   Galv. 30 él.   id.   id.

Jumeau interne.
Dr. Farad. 85 millim.
Gauche Farad. 70 millim..
Aux membres supérieurs, pas d'anomalie évidente.
Résumé: Diminution ou abolition de l'excitabilité (Long péronnier lat.) et altération qualitative (Extenseur commun des orteils et pédieux).

surtout la non-existence de la contracture spasmodique, l'absence de réflexes rotuliens et du phénomène du pied ; la paralysie affectant d'une façon prédominante les extenseurs des pieds et des mains symétriquement; la réaction de dégénération très accentuée dans la plupart des muscles paralysés, etc.; si cela est, vous avez bien vite reconnu que ces faits, considérés dans leur ensemble suffisent, en grande partie, pour caractériser une classe de paralysies, relevant, ainsi que certaines études récentes tendraient à l'établir, non pas d'une lésion spinale, mais bien d'une lésion des nerfs périphériques, classe dans laquelle, en tout cas, le premier rang est occupé par les paralysies toxiques.

Mais examinons les choses plus attentivement encore, et peut-être retrouverons-nous dans l'étude plus minutieuse des phénomènes cliniques présentés par notre malade, quelques nouveaux traits nous permettant de suivre de plus près la ligne qui doit nous conduire au diagnostic étiologique.

Nous ne reviendrons pas sur les troubles trophiques musculaires déjà signalés, mais nous vous ferons remarquer que la peau des genoux, collée en quelque sorte aux parties sous-jacentes, est lisse et luisante, et que s'il n'y a pas de gonflement œdémateux des jambes et des pieds, ces parties-là prennent lorsque les membres inférieurs sont, durant quelques minutes, restés pendants, une teinte violacée très prononcée, j'insisterai enfin tout particulièrement sur ce fait, déjà signalé plus haut, qu'il existe au niveau de certaines jointures, des rétractions fibro-tendineuses, cause d'attitudes vicieuses permanentes, lesquelles rétractions, remarquez-le bien, se sont produites avec une extrême rapidité puisqu'elles ne datent certainement pas de plus de deux ou trois mois. Eh bien, Messieurs, les *troubles trophiques* qui viennent d'être énumérés, et particulièrement les *rétractions fibro-tendineuses*, désignent particulièrement, dans la classe des paralysies par névrites périphériques, celles qui relèvent de l'*intoxication alcoolique*.

J'ai insisté sur le rôle important que jouent ces rétractions dans la clinique des paralysies alcooliques, dans une leçon que le *Bulletin médical* a publiée il y a environ deux ans (1), et à laquelle je vous prie de vous reporter : le sujet en vaut la peine. Là, j'ai montré que les productions cellulo-fibreuses capables d'amener des déviations et de nécessiter à un moment donné, — lorsque la paralysie est guérie, — une intervention chirurgicale, peuvent s'observer dans les circonstances les plus diverses. Ainsi, on les voit se produire chez certains sujets, dans diverses paraplégies spasmodiques et en particulier dans celles qui sont la conséquence de la pachyméningite cervicale hypertrophique ou du mal vertébral de Pott. On peut les voir aussi survenir dans certains cas de contracture hystérique, là où très certainement il n'existe

---

1. Numéro du 23 mars 1887

pas de lésion spinale appréciable par nos moyens actuels d'investigation anatomique.

« Pourquoi. tout étant égal d'ailleurs dans ces cas, du moins en apparence, la complication fibro-tendineuse se produit-elle chez certains sujets et non chez les autres ? Qu'ont donc de particulier les sujets chez lesquel elle se produit? S'agit-il là d'une influence diathésique, d'un élément rhumatismal, arthritique que présenteraient ces sujets ? On sait que certaines rétractions fibreuses indépendantes de toute paralysie, comme la rétraction de l'aponévrose palmaire, par exemple, relèvent, au moins souvent, d'une influence arthritique. C'est là un point qu'il serait intéressant d'éclaircir et sur lequel, malheureusement, je ne suis pas en mesure de donner pour le mcment de renseignements précis. » Ainsi m'exprimais-je il y a deux ans, et je ne vois rien-à ajouter à ce que j'ai dit alors; mais je tiens à relever tout spécialement le rôle que, dans cette même leçon, j'attribuais à la rétraction fibro-tendineuse dans les paralysies alcooliques.

La rétraction en question, disais-je alors, n'est pas exclusivement propre aux paraplégies spasmodiques: elle peut se montrer encore dans des paralysies où la déformation ne dépend pas d'une contracture spasmodique des muscles ; tel est le cas de la paralysie alcoolique. Il y a dans ces cas-là, vraisemblablement en conséquence d'une névrite périphérique, qu'on dit primitivement développée, une atrophie des muscles extenseurs suivie d'une chute du pied, analogue à la chute du poignet qu'on observe dans la paralysie saturnine ; rien ne retient la flexion du pied, qui est flottant, ballottant, que l'influence de la pesanteur.

« Dans d'autres cas cependant, la prédominance des fléchisseurs, moins profondément affectés que les extenseurs, oppose une légère résistance bientôt vaincue ; là même il ne s'agit pas d'une déviation spasmodique, mais d'une déviation paralytique ; la tonicité des muscles les moins altérés est seule en jeu pour maintenir la déformation. Il est enfin un troisième ordre de faits, dans lequel cette fois l'équinisme ainsi produit. est maintenu désormais par le fait de la rétraction des tendons d'Achille, combinée avec la production du tissu fibreux périarticulaire. J'ai observé deux cas de ce genre dans lesquels, après guérison de la paralysie, l'intervention chirurgicale, entre les mains de M. Terrillon, a été nécessaire pour produire le redressement du pied. L'opération dans ce cas, comme d'ailleurs dans les cas de paraplégie spasmodique auxquels on a fait allusion plus haut, a eu lieu en plusieurs temps. La section du tendon d'Achille n'a pas suffi pour obtenir le redressement; il a fallu, à deux ou trois reprises, produire l'extension forcée et déchirer les brides fibreuses périarticulaires. Les malades, d'ailleurs, ont parfaitement guéri. »

Aujourd'hui, Messieurs, je puis ajouter que si ces rétractions, ainsi qu'on l'a vu, ne sont pas un fait absolument constant dans les paralysies alcooliques, elles y sont cependant un fait très fréquent ; que. de plus, elles ne se voient pas autre part au même degré, de telle sorte que, quand dans une paralysie présentant d'ailleurs les caractères que nous avons relevés plus haut, on voit les rétractions fibro-tendineuses se produire très rapidement, on est conduit à penser que l'intoxication alcoolique est en jeu.

J'ajouterai également que le tendon d'Achille ainsi que les tissus périarticulaires de l'articulation tibio-tarsienne ne sont pas, en pareil cas, les seules parties qui puissent être affectées ; les tendons des fléchisseurs de la jambe et le tissu fibro-cellulaire qui entoure le genou peuvent être, eux aussi, le siège des rétractions qui déterminent et maintiennent les déformations(1); c'est ce que démontre justement le cas que nous avons sous les yeux.

A ce propos, remarquons en passant que la présence fréquente des rétractions dans la paralysie alcoolique, n'est pas chose faite pour surprendre lorsqu'on sait que d'autres troubles trophiques ou vaso-moteurs, tels que l'œdème, l'empâtement, la peau lisse, les lésions des ongles enfin, y sont vulgaires.

Nous voilà donc déjà, par la seule considération des phénomènes cliniques, amenés à conclure que, suivant toute vraisemblance, pour ne pas dire plus, la paraplégie que nous avons sous les yeux n'est autre qu'une *paraplégie alcoolique*. Mais peut-être, en poursuivant notre analyse clinique, rencontrerons-nous encore de nouveaux documents propres à corroborer nos prévisions à cet égard.

En réalité, Messieurs, l'étude des troubles de la sensibilité présentés par notre sujet, va fournir à l'appui de notre thèse des arguments à peu près décisifs.

Vous avez remarqué peut-être que dans les manœuvres d'exploration auxquelles, à plusieurs reprises, ont été, chez notre malade, soumis les membres inférieurs, elle a le plus souvent manifesté des signes de douleur ; c'est qu'en effet, ces membres sont douloureux, hyperesthésiés. et il y a à distinguer, sous ce rapport, les douleurs ou sensations pénibles, anomales en tout cas, qui se produisent spontanément et celles qui se manifestent seulement par le contact ou par la pression.

Les premières, fort accentuées, consistent en des piqûres se produisant fréquemment et en un sentiment de brûlure, occupant principalement les jambes et les pieds. Ces sensations douloureuses s'exaspèrent la nuit ; la malade s'en plaint amèrement, « on dirait que mes jambes sont dans du feu », tels sont les termes dans lesquels elle s'exprime à ce sujet. Elles contribuent pour une bonne part à déterminer les insomnies dont elle souffre, et

---

1. C'est à ces rétractions qu'était dû le recroquevillement des membres inférieurs observé par M. Lancereaux, dans un cas de paralysie alcoolique. Dans ce cas, il y avait flexion de la jambe sur la cuisse, et de la cuisse sur le bassin élevée à un très haut degré. Cette double flexion même était portée à son extrême limite aux genoux, car les muscles du mollet étaient appliqués sur les muscles postérieurs de la cuisse. Voir : Brissaud, *Des paralysies toxiques*, thèse d'agrég. Paris, 1886, p. 25.

peut-être sont-elles aussi en grande partie la cause de ce recroquevillement des membres inférieurs, de ces [attitudes vicieuses, signalées au commencement, et qui peu à peu se seront fixées, en quelque sorte, par suite de la

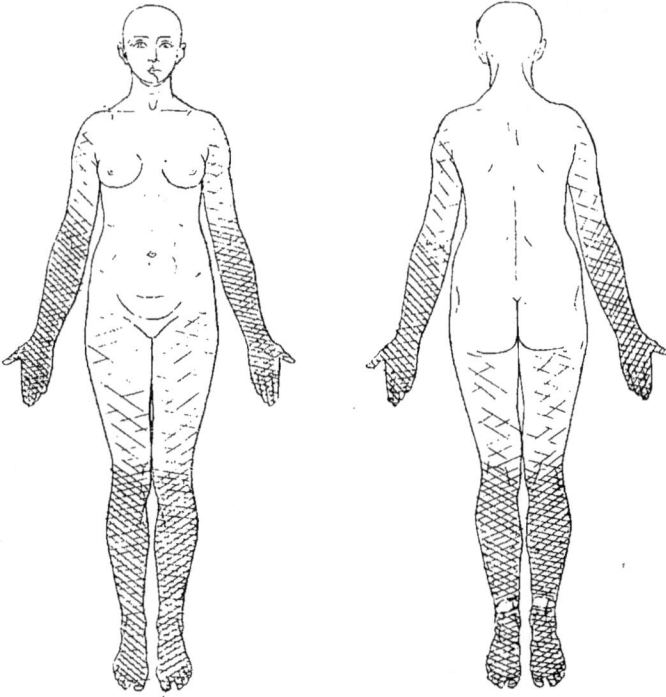

Fig. 74   Fig. 75
Distribution des troubles de la sensibilité cutanée chez la nommée Be ...eut.

formation des brides fibreuses périarticulaires et de la rétraction des tendons.

Pour ce qui est des douleurs provoquées, elles se manifestent par un simple contact même léger de la peau, sur les pieds principalement et sur le tiers inférieur des jambes ; elles se manifestent également, et d'une façon plus accentuée, lorsqu'on exerce une pression un peu forte sur les masses musculaires, principalement aux mollets. Ainsi les masses musculaires, elles aussi, remarquez-le bien, sont douloureuses.

Il est intéressant de relever que les excitations portant sur la peau de la jambe et du pied sont perçues avec un retard qui peut aller jusqu'à trois secondes; que les sensations douloureuses produites par ces excitations, contact ou pincement, ne sont pas exactement rapportées, lorsque les yeux sont fermés, au point excité, mais presque toujours un peu au-dessus; que ces diverses excitations, quelles qu'elles soient, se traduisent uniformément par un sentiment de brûlure qui se répand au-dessus et au-dessous du point où elles ont été produites et qui leur survit pendant quelques secondes. Remarquons enfin que ces troubles de la sensibilité se retrouvent avec tous leurs caractères, quoique fort atténués, toutefois, aux membres supérieurs, plus particulièrement sur la partie inférieure des avant-bras et sur les mains où ils atteignent leur maximum (voir les fig. 74 et 75).

Eh bien, Messieurs, il me semble que, en ajoutant à ce qui a été dit plus haut des troubles moteurs et des troubles trophiques observés chez notre malade, les troubles particuliers de la sensibilité que nous venons de relever, nous avons de quoi compléter le tableau clinique de la paralysie alcoolique. C'est bien d'elle qu'il s'agit décidément dans notre cas; je ne crois pas qu'il existe de paralysies autres que celle-là dans lesquelles on retrouve ce même concours si caractéristique de circonstances; si ce n'est peut-être — d'après quelques observations que j'ai faites chez des sujets venant du Brésil ou de l'isthme de Panama, — dans certains cas de Beriberi-Sec, affection essentiellement exotique, que, dans le diagnostic, il sera généralement facile d'éliminer. J'ajouterai que, même après la constatation faite chez notre malade, à un moment donné, d'une chute de la paupière, puis d'une inégalité pupillaire aujourd'hui encore présentes, avec signe d'Argyll Robertson, il est impossible également de ne pas éloigner, dorès et déjà, l'idée du tabes. Remarquez en particulier chez notre malade le caractère des douleurs qui ne rappelle en rien la description classique des douleurs fulgurantes; l'absence des troubles vésicaux, la réaction des masses musculaires, les rétractions fibro-tendineuses, et enfin le mode d'évolution de la maladie, pour ainsi dire subaigu et qui contraste singulièrement avec la marche éminemment lente et traînante de l'ataxie locomotrice progressive.

Malgré tout, peut-être persiste-t-il encore quelque doute dans l'esprit de plusieurs d'entre vous; et peut-être aussi pensez-vous que nous avons bien tardé à interroger la malade, dans le but d'obtenir d'elle des aveux nous permettant d'asseoir le diagnostic, cette fois sur des bases inébranlables. Eh bien, je vous ferai remarquer à ce propos qu'il s'agit ici d'une femme et que, dans mon expérience du moins, jamais les femmes alcooliques, alors même que vous les prendriez en flagrant délit, n'avoueront leur vice. Or, notre malade d'aujourd'hui n'échappe pas à cette règle; elle nie tout, effrontément; ce n'est donc pas, vous le voyez, de ce côté-là qu'il faut attendre la lumière. Sans doute nous avons à ce sujet des renseignements absolument précis qui nous apprennent que depuis longtemps elle se livre à la boisson ; mais ce n'est pas d'elle que nous les tenons, remarquez-le bien ; ils nous ont été fournis par sa famille.

D'ailleurs n'allez pas croire que ces réponses toujours négatives des alcooliques du sexe féminin lorsqu'on les interroge sur leurs habitudes de vie, soient constamment le fait d'une dissimulation systématique, voulue et préméditée. Il faut, pour être équitable, tenir compte de l'état d'hébétude et d'amnésie dans lequel sont plongés la plupart des sujets de cette catégorie. Et justement, celui que nous avons sous les yeux peut être cité comme un type du genre. Il est certain, ainsi que cela résulte des interrogatoires auxquels nous l'avons maintes fois soumise depuis qu'elle a été admise dans nos salles, qu'il existe dans ses souvenirs de nombreuses lacunes; il lui est, par exemple, impossible de reconstituer exactement les grandes époques de son existence. Elle ne peut déterminer la date à laquelle son mari est mort ; tantôt elle dit que cet événement, qui a cependant changé de fond en comble ses conditions d'existence, date de quelques mois seulement, tandis que d'autres fois elle le fait remonter à plusieurs années ; jamais du reste elle ne tombe juste.

Il est des jours où elle pousse des cris toute la nuit, se plaignant avec amertume de ses « brûlures » qui l'ont empêchée de dormir et, le lendemain, elle viendra prétendre qu'elle n'a pas souffert et qu'elle a passé une nuit excellente. Ces variations d'un jour à l'autre dans le récit des faits qui la concernent doivent nous rendre indulgents et nous porter à croire que vraiment, par moments, elle oublie peut-être les écarts auxquels elle s'est livrée. Quoi qu'il en soit, Messieurs, cette amnésie que je viens de relever chez notre sujet est, je le répète, un fait assez caractéristique et que vous devrez vous attendre à rencontrer fréquemment chez les individus atteints de paralysie alcoolique. Il en est de même des rêves particuliers, et pour ainsi dire classiques, qui, chez eux, jouent un rôle important. Ils sont fort bien formulés chez notre malade ; ainsi, tantôt elle voit des animaux bizarres et effrayants qui la menacent ; tandis que d'autres fois, comme par contraste, elle entend de la musique, voit des illuminations, nombre de personnes joyeuses et parées ; elle croit en un mot assister à une fête. L'autre jour elle était persuadée qu'en effet une grande fête de nuit était donnée par le directeur de l'hôpital ; et même, l'illusion persistant quelque temps après le réveil, elle voulut à toute force se lever pour aller y prendre part. On rencontre, vous le savez, de semblables rêves chez les hystériques non alcooliques. Mais ce n'est pas d'hystérie qu'il s'agit ici certainement. C'est bel et bien l'alcoolisme qui est en jeu ; cela va être rendu évident, une fois de plus, par l'exposé que nous allons vous présenter des antécédents de notre malade.

Son père était un alcoolique ; il est mort à l'âge de cinquante-huit ans. Elle a une tante maternelle âgée de soixante-douze ans qui, depuis longtemps, est en enfance.

Elle est aujourd'hui âgée, comme on l'a dit de quarante ans ; elle n'avait jamais été malade dans son enfance, et nous ignorons si elle a présenté, dès cette époque, des stigmates névropathiques.

Elle avait vingt-cinq ans, lorsqu'elle s'est mariée à un limonadier. Dans le café qu'elle dirigeait avec son mari, elle tenait le comptoir, et c'est dans ces circonstances qu'elle a contracté l'habitude de boire. Son mari étant mort en 1882, elle a abandonné son établissement et s'est mise à faire de la couture ; mais entraînée par sa funeste passion elle ne faisait que boire, surtout de « l'amer Picon » et du cognac. Elle ne travaillait guère. La misère vint. .Pendant longtemps on ne remarqua pas que sa santé fût en rien altérée ; mais il y a quatre ou cinq mois apparurent les premiers phénomènes d'intoxication. Tous les renseignements qui vont suivre ne viennent pas, bien entendu, de la malade ; ils nous ont été communiqués par son beau-frère, qui durant cette période l'a suivie de près. Ce furent des troubles intellectuels qui ouvirent la scène ; elle était excitée ; ne savait plus ce qu'elle disait : la nuit elle ne dormait guère ; elle était tourmentée par des rêves pénibles dans lesquels elle se croyait poursuivie par des animaux. Elle avait même parfois, étant parfaitement éveillée, des hallucinations de la vue. Ainsi, en décembre, elle crut un soir voir tout à coup, sur le mur de sa chambre, courir une grosse araignée noire ; elle se mit, une bougie à la main, à la poursuite de cet animal imaginaire qu'elle voulait à toute force attraper et brûler. Habituellement, elle se plaignait, surtout la nuit, de démangeaisons, siégeant principalement aux membres inférieurs ; elle éprouvait la sensation d'eau bouillante qui lui coulait sur les jambes et qui la brûlait. Elle disait souvent qu'on lui « coulait du feu dans les genoux. »

L'affaiblissement des membres inférieurs remonte à peu près à la même époque. La malade ne s'en inquiétait guère, elle l'attribuait à « des varices » dont elle avait souffert déjà pendant ses grossesses. Déjà, en décembre, elle éprouvait beaucoup de difficultés à monter son cinquième étage. Il lui arrivait souvent de sentir ses jambes fléchir tout à coup et se dérober sous elle. Le 1er janvier son beau-frère a constaté qu'il lui était littéralement impossible de monter seule dans son lit. Il a remarqué en même temps que la paupière de son œil droit était tombante.

Elle était vraiment dans un état pitoyable lorsqu'elle est entrée à l'hôpital Bichat, vers le 5 ou 6 janvier. C'est là, ainsi que nous l'avons dit, qu'a éclaté le délire bruyant vraisemblablement sous l'influence de l'abstention à laquelle elle aura été soumise.

Vous savez le reste : de Bichat elle a passé à Sainte-Anne, et de Sainte-Anne à Villejuif, service de M. le Dr Briand, où le diagnostic a été formulé ainsi

qu'il suit : « Alcoolisme chronique avec affaiblissement des facultés intellectuelles. *Paraplégie alcoolique avec atrophie* ». On ne saurait mieux dire et
vous avez compris sans qu'il soit nécessaire de plus insister, que c'est bien de
cela qu'il s'agit.

Depuis que la malade est entrée dans nos salles il s'est produit chez elle de
l'amélioration sur toute la ligne : La mémoire est toujours fort en défaut sans
doute et je ne crois pas du reste que jamais, les choses allant au mieux, elle
se rétablisse complètement ; mais l'insomnie est moins prononcée et il y a
moins de rêves pénibles. D'un autre côté, un retour très accentué des mouvements s'est produit du côté des membres supérieurs et pour ce qui est des
membres inférieurs la malade commence à pouvoir un peu partout leur
imprimer volontairement quelques mouvements. Les troubles de la sensibilité sont eux aussi beaucoup moins prononcés qu'ils ne l'étaient à
l'époque où nous avons examiné le sujet pour la première fois. Au train dont
vont les choses, je ne doute pas qu'avec le concours du temps et de l'électrisation méthodique, on ne parvienne à obtenir de ce côté des résultats très
satisfaisants. Toutefois, quand les mouvements seront redevenus possibles, il
faudra de toute nécessité, nous l'avons fait prévoir, pour que la malade
soit mise en mesure de se tenir debout et de marcher, procéder chirurgicalement au redressement des parties.

On pourra dire alors que la guérison a été obtenue ; oui, sans doute ; mais
vous n'ignorez pas qu'en pareille matière, il y a à considérer le chapitre des
récidives. Elles sont, hélas ! presque fatales. Vous connaissez le proverbe :
« Qui a bu boira ». Il répond bien à la réalité des choses et je vous ai raconté
souvent l'histoire d'un cas dans lequel j'ai vu la paralysie alcoolique chez un
« gentleman » guérir trois fois ; mais, chaque fois après la guérison, le malheureux retombait bientôt dans son vice. Il a terminé l'histoire en se suicidant.

A part la question des récidives, le pronostic de la paralysie alcoolique
d'après ce qui a été dit vous paraîtra plutôt favorable ; je crois qu'il l'est en
réalité dans la majorité des cas, lorsqu'il s'agit d'un premier accès et que les
choses n'ont pas été poussées trop loin. Il importe que vous sachiez cependant
que, de temps à autre, on rencontre des cas de paralysie alcoolique se présentant absolument avec toutes les apparences de ceux qui guérissent, et qui
néanmoins, inopinément, sans que rien puisse le faire prévoir, prennent tout
à coup la plus mauvaise tournure ; le pouls s'accélère, la respiration se précipite, les extrémités prennent une teinte bleuâtre, et en un mot, par le fait de
l'intervention de troubles bulbaires que rien ne peut conjurer, survient rapidement la terminaison fatale (1). Deux fois j'ai assisté, non pas impassible, je vous

1. Voir sur la paralysie alcoolique, la Leçon du mardi 6 mars 1888.

prie de le croire, à l'évolution de ce drame ; d'abord chez une jeune et belle Américaine de vingt-trois ans, puis plus récemment chez une femme de trente ans
environ qui a été admise dans le service. Je ne vous fatiguerai pas par l'énumération des moyens mis en œuvre pour arrêter les progrès du mal : ils sont
hélas ! tous restés sans effet.

3ᵉ ET 4ᵉ MALADES.

Je vais maintenant, Messieurs, faire passer sous vos yeux, pour les soumettre à votre examen clinique, deux malheureuses créatures bien dignes d'exciter la compassion. On peut dire que l'une et l'autre ont été touchées du doigt
par la fatalité antique, aujourd'hui remplacée par la fatalité héréditaire ; ils
pourraient s'écrier l'un et l'autre :

> « Qu'avons-nous fait, ô Zeus, pour cette destinée ?
>
> . . . .
>
> « Nos pères ont failli : mais nous qu'avons-nous fait ? (1)

Tous deux sont des dégénérés (2), des déséquilibrés, des faibles intellectuellement et moralement, surtout l'un d'eux qui a commis plusieurs délits ; mais
soit dit entre nous, je les crois bien peu responsables l'un et l'autre du mal
qu'ils ont pu faire, ou qu'ils pourraient faire. Malgré quelques tentatives
louables de la part de leurs parents, ils n'ont pu ni l'un ni l'autre acquérir la
moindre instruction ; ils ne savent ni lire, ni écrire. Dans la société, comme
bien vous pensez, leur famille n'appartenant pas aux classes privilégiées, ce
sont des déclassés ; de fait ils n'ont pas de domicile fixe et ils vivent en exerçant des professions douteuses, interlopes. L'un d'eux est saltimbanque ; il se
dit « artiste ». La vérité est que son art consiste à faire « l'homme sauvage »
dans les baraques de foire ; l'autre gagne bien pauvrement son pain de chaque
jour en chantant dans les rues.

Voilà qui est fort bien, direz-vous ; le tableau promet d'être piquant. Mais
où voulez-vous en venir ; en quoi tout cela peut-il concerner votre enseignement ?

Eh bien, Messieurs, ce que je tiens à vous montrer, c'est que les deux pau-

---

1. Les Erinnyes. 2° p. V. p 44. 1870.
2. Voir sur la combinaison de l'hystérie avec les diverses formes de la dégénérescence
mentale plusieurs travaux inspirés par M. le Dʳ Ballet : —Marquezy : *L'homme hystérique*,
Bulletin médical, août. — Tabaraud. *Des rapports de la dégénérescence mentale et de
l'hystérie*, thèse de Paris, novembre 1888.

vres hères que je viens de vous présenter sont l'un et l'autre sous le coup de la diathèse hystérique. Ils en portent, vous allez le voir, l'un comme l'autre les marques non méconnaissables : attaques et stigmates permanents. Où l'hystérie va-t-elle se nicher ? Je vous l'ai montrée bien souvent, dans ces derniers temps dans la classe ouvrière, chez les artisans manuels, et je vous ai dit qu'il fallait la chercher encore sous les haillons, chez les déclassés, les mendiants, les vagabonds ; dans les dépôts de mendicité, les pénitenciers, les bagnes peut-être !

Vous verrez qu'un jour, tout compte fait, en raison de l'extension singulière que semble prendre l'hystérie mâle dans les classes inférieures de la société à mesure qu'on apprend à la mieux connaître, on en viendra à poser la question suivante : la névrose hystérique est-elle vraiment, comme on l'a cru, comme on l'a prétendu jusqu'ici, plus fréquente chez la femme que chez l'homme (1)? Toujours est-il que, quelle que soit la solution qui, dans l'avenir, sera donnée à cette question, nous voilà dès à présent amenés bien loin de l'idée que nos prédécesseurs des siècles passés se faisaient de l'hystérie, lorsqu'ils n'y voyaient qu'une « suffocation utérine ».

I

Occupons-nous d'abord de « l'homme sauvage ». C'est un nommé Lap..sonne : il est aujourd'hui âgé de 48 ans. Sa physionomie est quelque peu en rapport avec la profession qu'il exerce. Il a, en effet, comme vous voyez, l'air abruti, stupide, renfrogné, féroce même. En réalité, il est vraiment terrible dans de certains moments, et il a alors commis plusieurs fautes graves, pour lesquels, du reste, il a été sévèrement puni par la loi militaire. Il paraît s'être fort amendé depuis lors.

Je ne vous parlerai de son histoire, de ses antécédents qu'il ne nous a contés lui-même que sous toutes réserves. Ce n'est pas qu'il mente, à ce que je suppose, et il me paraît au moins fort vraisemblable que les « gros faits » de sa vie se sont passés en réalité comme il nous le raconte. Mais nous nous sommes facilement aperçu, en l'interrogeant à maintes reprises, qu'il n'a pas de mémoire et qu'il enchevêtre les faits les plus éloignés par la date où ils se sont produits. Voici en résumé, d'après la critique que j'ai faite des documents qu'il m'a fournis, l'histoire de notre homme, telle que je vous propose de l'admettre.

Il affirme qu'il n'y a pas eu dans sa famille d'antécédents nerveux. A cet égard, je me permettrai de ne pas l'en croire. Il est même impossible que

1. Voir à ce sujet l'Etude statistique déjà citée du Dr Marie, *Progrès médical* p. 68, 87, juillet 1889.

cela soit : d'ailleurs, dans la recherche de ses antécédents, le chemin est coupé ; il ne connaît pas du tout la famille de son père.

Sa mère et sa tante sont mortes de maladie cardiaque. Celle-ci avait fréquemment souffert du rhumatisme articulaire. Nous trouvons là, pour le moins, les marques de l'élément arthritique, qui, si fréquemment, concourt au développement héréditaire des affections névropathiques.

A l'âge de douze ans, il aurait été atteint d'une fièvre typhoïde grave. C'est de cette époque qu'il faut faire dater sa faiblesse intellectuelle et son amnésie. Ce qu'il avait, antérieurement à cette maladie, appris à l'école il l'a depuis complètement oublié et n'a jamais pu le réapprendre. Il avait toujours eu d'ailleurs des goûts de vagabondage ; il aimait à courir les champs, et évitait autant que possible de se rendre à l'école.

Il avait dix-huit ans lorsque, n'ayant pu apprendre aucune profession, il s'engagea dans la marine. Il fit là six ans de service, sans encombre et il allait être libéré, lorsqu'à la suite, à ce qu'il assure, d'une discussion avec un adjudant, il jette cet officier par dessus-bord et se trouve par suite condamné à mort. Sa peine fut commuée, paraît-il, en dix ans de travaux forcés : en conséquence, il fut envoyé en Algérie où, pendant huit ans, il a été occupé à travailler sur les routes. Il finit son temps à la Nouvelle-Calédonie.

C'est de son séjour en Algérie que datent la plupart des tatouages caractéristiques dont il a le corps couvert. Voyez, il porte sur le côté gauche de la poitrine une « croix d'honneur » imaginaire ; sur son avant-bras gauche on lit l'inscription suivante « mort aux gendarmes. » Au beau milieu du tronc, un peu au-dessus du sternum, se présente une figure de femme, décemment couverte qu'il dit être la nuit. Pourquoi la nuit ? il n'a jamais pu le dire. Je signalerai encore, sur le bras droit, le dessin d'un homme « en costume de mousquetaire » destiné à représenter, paraît-il, le gouverneur de la colonie pénitentiaire, et un peu plus bas celui d'un autre homme en costume « d'Ecossais » ? J'aurais à signaler encore bien d'autres tatouages, plus ou moins bizarrement placés, mais la plupart d'entre eux sont tels que leur description blesserait l'honnêteté ! c'est pourquoi je passe outre. Tout cela, Messieurs, est-il assez absurde ? mais remarquez-le bien, pour nous médecins l'examen de ces inscriptions, de ces images symboliques bizarres, n'est pas à dédaigner. On peut dire, en effet, qu'elles sont parfaitement dans la situation, et qu'elles font en quelque sorte partie de la caractéristique de l'état mental de notre homme.

Il avait environ trente-cinq ans lorsqu'il fut mis en liberté. Les dix années qui ont suivi sa libération ont été marquées par des incidents pathologiques nombreux et qu'il nous faut mettre en relief. Les mille francs, provenant de son « prêt », qu'il avait touchés, furent bientôt dépensés en orgies de boisson. C'est à cette époque que commencent à paraître les délires surtout nocturnes où il voit des animaux féroces, des lions surtout qui le menacent et contre lesquels il se défend à l'aide d'un couteau dont il frappe les murs. Une fois, il s'en est frappé lui-même au bras gauche, produisant une large blessure dont il porte encore la cicatrice.

C'est vers la même époque qu'ont commencé à paraître des crises nerveuses convulsives, qui n'ont pas cessé de se manifester de temps à autre depuis et que nous allons retrouver par la suite.

Pendant cette longue période de dix années, les excès alcooliques n'ont pas manqué d'aller leur train et en conséquence, Lap..sonne n'a pas cessé de fréquenter, tantôt les hôpitaux lorsque les accidents nerveux dont il souffrait le laissaient à peu près calme, tantôt l'asile Sainte-Anne ou encore Bicêtre lorsqu'il était pris de délire bruyant.

Cependant, dans les intervalles de ces crises, il s'est livré, car, après tout, il fallait vivre, à des professions diverses : il y a cinq ou six ans, il a dû cesser de servir les maçons, comme il le faisait depuis son départ de la Nouvelle-Calédonie, parce que — remarquez bien ce détail caractéristique, — il était devenu faible de tout le côté droit, du membre supérieur surtout : les objets qu'il portait lui tombaient, dit-il, de la main droite, « lorsqu'il ne les regardait pas ». Cette parésie de la main droite, avec perte du sens musculaire, nous allons la retrouver tout à l'heure telle quelle, cinq ou six ans au moins après le moment où elle a été pour la première fois remarquée.

Après avoir quitté les maçons, Lap.. sonne a été « employé de ménagerie » dans les fêtes publiques. Dans ce temps-là, dans le but de s'élever dans la profession, il a fréquenté les cours d'un nommé M... s'intitulant artiste et demeurant rue des Quatre-Chemins à Aubervilliers où il enseigne les trucs de bateleurs. C'est chez ce professeur qu'il a appris à avaler des sabres, des étoupes enflammées, à manger du verre cassé, etc., etc. — Il a par la suite figuré dans l'établissement bien connu du décapité parlant. Mais, dans le cours des dernières années c'est surtout, dans le rôle « de l'homme sauvage » qu'il paraît dans les foires des environs de Paris. Là, on le montre enfermé dans une cage de fer, tout noirci des pieds à la tête, portant un bonnet de plumes, et des chaînes aux pieds ; là, au grand ébahissement des badauds, on le voit, manger en rugissant de la viande crue, voire même, à ce qu'il prétend — mais peut être à cet égard se vante-t-il — des lapins vivants.

Qui eût pu penser que ce « terrible cannibale » n'est après tout qu'un malheureux névropathe, un hystérique ! Cela est cependant ainsi et chez lui. vous allez le reconnaître, les caractères de la névrose hystérique sont on ne peut plus nettement accentués.

Voici d'abord l'exposé de ce qui est relatif aux stigmates permanents (Voir fig. 76, 77, 78). Il y a une hémianesthésie droite relative à tous les modes de la sensibilité et à peu près absolue. Perte du sens musculaire dans le membre supérieur droit. Il ne peut rendre compte les yeux fermés des divers déplacements qu'on imprime aux différents segments de ce membre, et les articulations peuvent y être brutalement tordues ou distendues sans que le sujet en ait la moindre notion.

Il y a parésie des membres supérieur et inférieur du côté anesthésié (côté

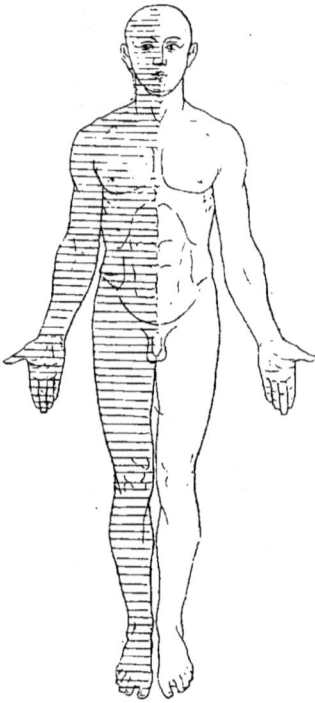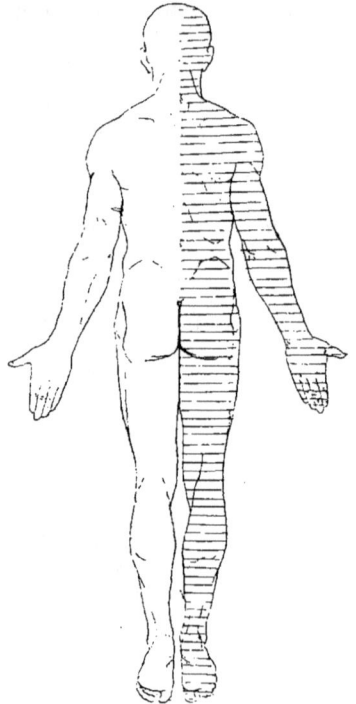

Fig. 76.   Fig. 77.

droit). Le dynamomètre donne 20 pour la main droite, 35 pour la main gauche.

N'allez pas croire que cette insensibilité de tout un côté du corps, qui, suivant toute probabilité date de fort loin, ait été pour quelque chose dans le choix qu'il a fait de la profession de bateleur expert dans l'art d'avaler des sabres, du verre pilé, des étoupes enflammées,etc. En effet, ainsi que cela arrive chez la plupart des hystériques, il est resté sans se douter de son existence jusqu'au moment où elle lui a été révélée par les explorations *ad hoc* auxquelles nous l'avons soumis. D'ailleurs, ainsi que nous l'avons dit, l'anesthésie est exactement limitée au seul côté droit du corps,même en ce qui concerne le voile du palais et le pharynx.

Les troubles sensoriels ne sont pas moins accusés. L'examen du champ visuel décèle qu'à droite il y amaurose complète, tandis qu'à gauche existe un rétrécissement du champ visuel très prononcé (à 13°). Il y a de plus microme-

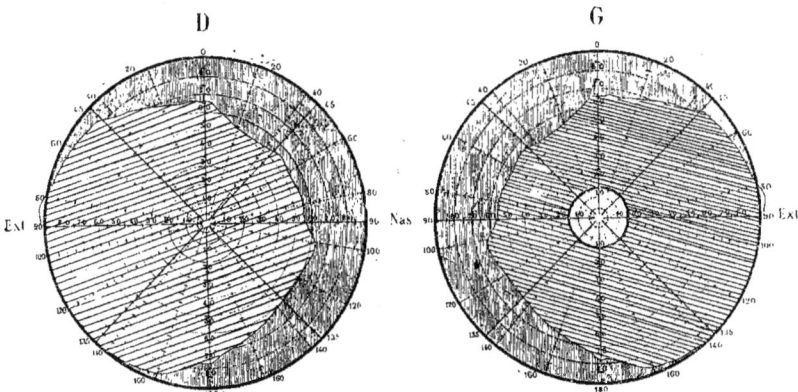

Fig. 78. — Amaurose à droite.

galopsie ; pas de diplopie monoculaire. L'odorat est obnubilé du côté droit. Rien à noter relativement au goût et à l'ouïe. Il n'y a pas de points ou plaques hystérogènes.

Nous ne sommes pas encore tout à fait renseignés sur la forme que présentent les attaques convulsives qui se reproduisent chez lui de temps à autre, assez fréquemment, paraît-il,depuis six ou sept ans. Il en a eu trois ou quatre seulement depuis son entrée à l'hôpital. Voici d'après la relation des gens du service qui ont assisté à quelques-unes d'entre elles ce qu'on a observé généralement. Ces attaques se sont régulièrement produites toutes vers quatre ou cinq heures du soir. Il y a une *aura* : le malade se plaint de mal de tête, de confusion dans l'esprit, de tristesse ; il ressent des battements dans les tempes et des bruits d'oreille épouvantables : tout cela dure environ une demi-heure. Après quoi, s'il n'a pas pris soin de se coucher, il tombe à terre, tout à coup, comme une masse ; alors surviennent les convulsions épileptoïdes, toniquesd'abord, puis cloniques ; il y a de l'écume à la bouche, pas de morsure de la langue, pas d'urination involontaire. Un léger stertor termine la scène ; après cela, le malade revient à lui assez rapidement et se relève en se frottant les mains et en se grattant la poitrine, comme si la peau de ces parties était le siège d'une vive démangeaison.

D'après la description que nous venons d'en donner, ces accès doivent être considérés comme représentant une anomalie prévue et classée des attaques hystéro-épileptiques, consistant en ce que la période dite épileptoïde se présente à l'état d'isolement, ou en d'autres termes n'est suivie, contrairement à la règle du type, ni de la phase « des grands mouvements » ni de celle « des attitudes passionnelles ». Vous savez qu'à ne les considérer qu'en elles-mêmes et indépendamment des circonstances concomitantes, ces attaques ainsi réduites à la phase épileptoïde, ne sauraient être distinguées de l'accès comitial qu'en ce qu'elles sont précédées d'une aura caractéristique plus ou moins prolongée et que, suivant une règle qui souffre cependant quelques exceptions, la morsure de la langue et l'urination involontaire y font défaut.

Mais d'après les renseignements que nous avons recueillis auprès du malade lui-même, notre homme aurait de temps en temps alternant avec les précédents d'autres accès qui rappellent exactement cette fois l'image classique de l'attaque épileptique, à savoir : apparition plutôt la nuit, début soudain sans prodromes, morsure de la langue, urination involontaire, stertor prolongé, abrutissement au sortir de la crise, etc., etc. Si cela est réellement, il s'agirait, vous l'avez compris, d'hystérie et d'épilepsie coexistant chez notre homme, mais vivant chez lui en quelque sorte séparément, côte à côte, sans promiscuité ; combinaison qui dans la nomenclature, depuis longtemps usitée dans cet hospice, est désignée sous le nom d'*hystéro-épilepsie à crises séparées*.

Après cet exposé des faits, il ne sera pas hors de propos, Messieurs, d'indiquer sommairement, en manière de résumé, quelques-uns des principaux enseignements qui en découlent.

J'ai placé devant vos yeux une malheureuse créature sans intelligence, sans mémoire et sans jugement ; faible aussi moralement, bien entendu, et émotive ; manifestement marquée en un mot au sceau de la dégénérescence mentale, telle que Morel l'a comprise. Vous avez vu notre homme, pendant une bonne partie de son existence, placé constamment sous le coup des impulsions morbides qui plusieurs fois l'ont poussé à l'accomplissement d'actes délictueux ; puis livré à lui-même il mène une vie errante, vagabonde et exerce des professions à peine avouables. Sur ces entrefaites l'alcoolisme était intervenu, et sur ce fonds admirablement préparé pour en favoriser et en grandir l'action, il exerce des ravages. C'est alors que, sous l'influence puissante de cet agent provocateur, l'hystérie apparaît avec les attaques et les stigmates qui lui sont propres, puis aussi peut-être, du même coup, l'épilepsie avec les accès qui la caractérisent.

Voilà certes une série d'événements qui se succèdent et s'enchaînent suivant les lois d'un déterminisme implacable ; et, dans cette évolution en quelque sorte logique, des épisodes pathologiques rien n'est fait, j'en suis sûr, pour vous surprendre, préparés que vous êtes à en comprendre la raison, par nos études antérieures.

Comment le médecin pourra-t-il espérer intervenir utilement dans cette triste affaire : peut-être autrefois, eût-on pu tenter d'opposer une digue aux envahissements successifs du mal ; mais, aujourd'hui que les destinées sont accomplies, le mieux sera, je pense, de chercher à obtenir l'admission du malheureux « homme sauvage » dans un asile où il trouvera protection contre ses propres écarts en même temps qu'il sera mis dans l'impossibilité de nuire aux autres.

II

J'en viens au second malade du groupe. C'est un pauvre diable, âgé de vingt-quatre ans, portant le nom de Ro... eau. Oh! la nature, la *nature immorale* comme certains philosophes pessimistes l'appellent, ne l'a pas ménagé. Lui aussi est un dégénéré, et cette fois l'hérédité nerveuse nous sera facile à établir. Son intelligence est faible, pour ne pas dire plus ; il n'a jamais pu apprendre à lire ; sa marche est gênée par l'existence de deux pieds-bots congénitaux et on lui voit au cou de nombreuses traces de scrofule. De plus, il bégaye horriblement comme vous aurez dans un instant l'occasion de le constater. Cependant, malgré cela, avec la permission des autorités compétentes, il vit de la profession de chanteur des rues, dans la banlieue de Paris. Voyez, il porte constamment dans sa poche son pauvre livret de licence, sale, crasseux « à vous tirer des larmes. » Quand il parle, il ne peut pas assembler deux mots de suite, tant il bégaye ; mais quand il chante, quand il chante « la Fauvette » par exemple — car par une ironie du sort, c'est la tendre romance qu'il cultive spéciale- ment — c'est une autre affaire ; cela va tout seul, paraît-il, et sans accrocs. Il est donc *abasique*, si vous voulez, de la langue et des lèvres pour l'articulation *parlée*, il ne l'est plus quand il s'agit de l'articulation *chantée* ; fait bien connu du reste.

C'est ainsi qu'il gagne sa vie, bien maigrement, couchant par-ci par-là, pour quelques sous, dans des garnis infimes, et quelquefois aussi pour rien à la belle étoile. Il raconte avec emphase que, pendant un mois, il a occupé une chambre qu'il a payée dix francs, oh ! c'était du luxe ! Les affaires allaient si bien dans ce temps-là ; il ne s'est plus, depuis lors, jamais trouvé à pareille fête.

Dans la règle il ne mange pas tous les jours à sa faim. Il ne gagne guère chaque jour, en effet, plus de vingt sous et encore faut-il compter sur la morte-saison.

Malgré tout, Messieurs, c'est un garçon placide, rangé, résigné, plutôt bienveillant et j'ajouterai inoffensif, ou il me tromperait fort.

Les choses ont été pour lui, tant bien que mal, jusqu'à il y a deux mois. A cette époque il a commencé à s'affaiblir considérablement et, en même temps, sont survenues des attaques qui n'ont pas cessé depuis de se reproduire de temps à autre. Telle est la raison pour laquelle il est venu demander son admission à la Clinique.

Voici du reste son histoire : son père avait pour profession d'aller chercher des champignons dans les bois des environs de Paris, surtout à Meudon. Il bégayait encore plus que son fils ; c'est dire qu'il pouvait à peine parler. C'était un ivrogne abominable, méchant, qui ne cessait pour ainsi dire pas de battre sa femme et ses enfants. La pauvre malheureuse était, paraît-il, très nerveuse. Elle est morte pendant le siège.

Après la mort de sa mère, l'enfant fut réduit à mendier dans les rues de Paris et, bientôt ramassé sur la voie publique, il fut interné à Mettray. Le seul incident pathologique à signaler chez lui, avant son internement, c'est une chute soudaine avec perte de connaissance, dont la durée aurait été d'une heure, survenue au moment où, pendant le siège, une bombe éclatait non loin de lui. Il était alors âgé de cinq ans. Pendant son séjour à Mettray, il n'a jamais été malade. Il dit n'y avoir jamais souffert ; il trouve seulement que la viande y était fort mauvaise, et assure que généralement parmi les détenus, personne n'en voulait manger. Aujourd'hui depuis qu'il est libre, il n'en mange pas beaucoup plus ; cela coûte trop cher. On a essayé de l'instruire, mais il avait, dit-il, « la tête trop dure » ; il n'a jamais pu rien apprendre.

Il a été libéré à l'âge de vingt et un ans, il y a donc trois ans de cela. C'est depuis cette époque qu'il exerce le triste et peu lucratif métier que vous savez. En somme, on peut dire que depuis ce temps il vit littéralement dans la misère, ne mangeant guère que du pain, et encore pas tout son soûl et ne buvant que de l'eau. Pendant les premières années, sa constitution a résisté aux effets de ce déplorable régime ; mais il y a dix mois la dépression physique est survenue et c'est vraisemblement sous son influence que, la prédisposition héréditaire aidant, l'hystérie a paru.

Elle est représentée chez notre malade sous ses deux grands aspects. Les stigmates permanents consistent en une hémianalgésie gauche avec légère obnubilation du sens musculaire du même côté : fait remarquable mais qui n'est pas sans exemple, le champ visuel de ce même côté gauche est normal tandis que du *côté* droit, il est rétréci à 50°. En même temps, encore de ce côté-là, il y micromégalopsie et dyschromatopsie ; pas de diplopie monoculaire. Le goût et l'odorat sont manifestement obnubilés à gauche.

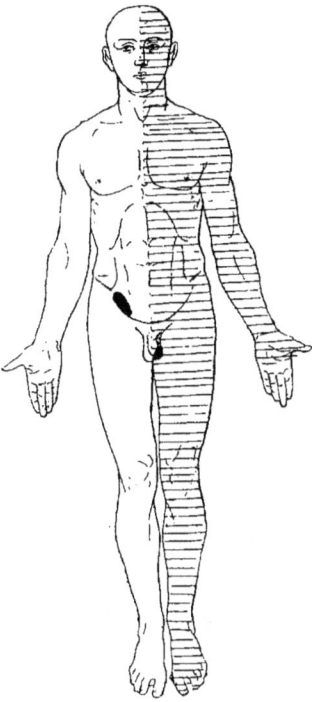

Fig. 79.

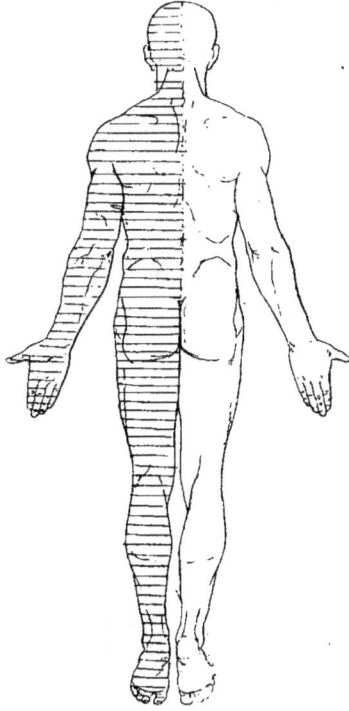

Fig. 80.

La peau du scrotum à gauche est très sensible à la moindre pression ; le testicule correspondant est plus douloureux encore et quand on comprime un peu fortement soit le testicule lui-même, soit les téguments qui le recouvrent, le malade éprouve la sensation de quelque chose qui lui remonte vers la poitrine et vers le cou où il éprouve un sentiment de suffocation. A ce propos, je ferai remarquer que Ro...eau n'est pas, tant s'en faut, un libidineux : il n'est nullement tourmenté par les désirs charnels et il n'a eu de rapports sexuels qu'une seule fois, et encore ?

Un autre point hystérogène existe au niveau de la fosse iliaque droite : il est situé profondément et il faut soumettre la région à une compression un peu

D

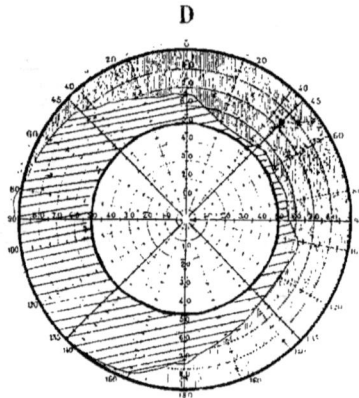

Fig. 81. — Champ visuel de l'œil droit, celui de l'œil gauche est normal.

forte pour déterminer les phénomènes de l'aura. Cette région devient douloureuse au moment où se produit spontanément la sensation d'aura qui précède les attaques convulsives.

La première de ces attaques s'est produite en juin 1888, sans cause occasionnelle connue ; il n'avait été ni ému, ni effrayé, ni contrarié. Elles n'ont pas cessé de se reproduire depuis, de temps à autre, assez fréquemment. Ce sont, en somme, des attaques classiques précédées d'une aura qui part tantôt de la fosse iliaque droite, tantôt du testicule gauche, tantôt de la jambe droite, tantôt de ces divers points en même temps. La période épileptoïde est en général très courte ; le perte de conscience incomplète. Il n'y a pas de grands mouvements, si ce n'est une esquisse assez nette de l'arc de cercle ; pas d'attitudes passionnelles. Les accès sont en général isolés, et ne durent pas plus de huit à dix minutes en tout. Une fois, à la suite d'une de ses attaques, le malade a été frappé d'une hémiplégie gauche incomplète avec légère contracture de la main, tandis que le membre inférieur gauche, flasque, traînait sur le sol à la manière d'un corps inerte suivant le mode classique. De cette hémiplégie gauche il ne reste aujourd'hui que des traces légères.

C'est de cette époque que date la première apparition, assure le malade, d'un phénomène peu connu encore dans l'histoire de l'hystérie et qui ici est fort accentué. Je veux parler d'une atrophie musculaire, sans accompagnement de secousses fibrillaires, sans exagération ou diminution des réflexes tendineux, portant sur l'avant-bras droit, surtout sur la cuisse et la jambe du même côté, et qui paraît s'être développée très rapidement. Il y a sur la jambe et la cuisse de ce côté, comparées aux parties correspondantes du côté gauche une différence de 2 centimètres (1). Nous avons, M. Babinski et moi, appelé depuis longtemps l'attention sur les atrophies musculaires qui se produisent dans le cours de l'hystérie, et qui ne relèvent que de sa seule influence (2). Mais le cas d'aujourd'hui présente quelque chose d'imprévu. En général, en effet c'est du côté où se montrent la paralysie motrice et les troubles de la sensibilité que siège l'amyotrophie hystérique, tandis que dans notre cas, elle occupe, au contraire, le côté opposé. Mais, il faut bien le reconnaître, nous en savons encore fort peu sur ce genre d'atrophie musculaire, et avant de vouloir légiférer définitivement sur son compte, nous devons savoir attendre que les observations se multiplient.

Messieurs, en dehors des quelques particularités sur lesquelles j'ai insisté chemin faisant, l'intérêt du cas que nous venons d'étudier ensemble, me paraît consister surtout en ceci : il montre bien, si je ne me trompe, que parmi les agents provocateurs de l'hystérie, à côté des grandes perturbations morales, des traumatismes, des intoxications, etc., il y a lieu de placer la *misère*, la misère avec toutes ses duretés, toutes ses cruautés. Certes, dans le domaine étiologique, elle constitue un élément dont on ne saurait méconnaître la puissance et c'est là surtout ce que je tenais à faire ressortir.

1. Voici le résultat des mensurations faites à quatre travers des doigts, au-dessus et au-dessous du coude et du genou.
Périmètre du bras droit, 24cc — Bras gauche 24cc
— de l'avant-bras droit, 25cc — avant-bras gauche, 27 cc
— de la cuisse droite, 37cc — de la cuisse gauche, 39cc
— de la jambe droite, 32cc — de la jambe gauche, 34 cc.
2. Babinski. De l'atrophie musculaire dans les paralysies hystériques. Arch. de Neurologie vol. II, juillet 1886, p. 1.

IMP. NOIZETTE. 8, RUE CAMPAGNE-PREMIÈRE, PARIS.

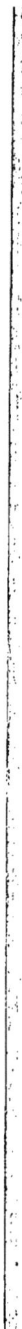

DIX-HUITIÈME LEÇON

1° Amyotrophie spinale progressive survenue à l'âge de 34 ans chez un homme qui à l'âge de 2 ans, avait été atteint de paralysie spinale infantile.

2° Chez un homme de 24 ans : Epilepsie, Hystérie majeure et Morphinomanie combinées.

MESSIEURS.

Le premier cas qui, aujourd'hui, va être soumis à notre examen est relatif à une amyotrophie généralisée, de forme progressive, développée chez un sujet qui, dans l'enfance, avait été frappé de paralysie spinale aiguë, affection dont il porte encore les reliquats. De quel genre d'amyotrophie progressive s'agit-il chez ce malade? Existe-t-il une relation entre la maladie de l'enfance et celle qui s'offre actuellement à notre observation: et, si cela est, quel est le genre de cette relation? Telles sont les questions intéressantes qui vont se présenter à nous, chemin faisant, et dont nous essaierons de trouver la solution.

I

Il s'agit d'un nommé Ni..las Du..nt, âgé de 40 ans, d'apparence assez vigoureuse et exerçant autrefois la profession de bijoutier en acier que la maladie l'a obligé d'abandonner il y a 3 ans. Malgré l'infirmité produite par la paralysie infantile, laquelle gène l'action des membres inférieurs, il a toujours pu marcher depuis l'âge de 3 ou 4 ans, tant bien que mal, et, plus tard, il a pu travailler habilement de ses mains, dans une profession dont l'exercice est, paraît-il, assez fatiguant.

55

Voici ce qu'il raconte concernant cette paralysie d'enfance dont il sera question plus d'une fois encore par la suite. Elle se serait développée très rapidement vers l'âge de deux ans, et elle aurait envahi du même coup les deux membres inférieurs et le membre supérieur droit, et dans ces membres l'impuissance motrice aurait été, pendant plusieurs mois, absolument complète. Puis est survenue, suivant la règle, la période de rétrogression ou de rétrocession, comme vous voudrez l'appeler. C'est alors que le membre supérieur droit, tout d'abord se dégage; il devait cependant, par la suite, pendant longtemps se montrer un peu plus faible que le membre correspondant. Puis cela a été le tour des cuisses. Mais, pour ce qui est des jambes, elles sont restées depuis l'époque considérablement atrophiées, l'une et l'autre, surtout la gauche. De plus il s'était formé à droite un pied bot, tandis qu'à gauche le pied est demeuré flasque, ballant dans toutes les directions. Un examen sommaire vous fait reconnaître la forme conique des membres inférieurs, la coloration violacée et les rugosités que présente la peau des jambes et des pieds, en même temps que l'application de la main sur ces parties vous y fait percevoir une sensation de froid très caractéristique.

A propos du développement de cette maladie d'enfance, je relèverai que les tares nerveuses ne font pas défaut dans la famille du malade. Sa mère, d'après le récit qu'il nous donne, était atteinte d'une « maladie de nerfs » qui la faisait se tenir le corps courbé en avant; quand elle marchait elle allait souvent plus vite qu'elle ne le voulait; ses mains tremblaient. Ces quelques traits suffisent pour nous faire reconnaître qu'il s'est agi là de la paralysie-agitante ou maladie de Parkinson. Ajoutons qu'un des frères de notre homme est épileptique. Ces faits, vous l'avez compris, pourraient servir d'arguments en faveur de la thèse que je soutiens depuis longtemps, à savoir : que la paralysie spinale infantile est moins une maladie accidentelle, contingente, microbienne surtout comme on l'a voulu prétendre, qu'une maladie d'hérédité nerveuse. Ils pourront contribuer peut-être du même coup à éclairer la genèse des incidents pathologiques qui se sont produits par la suite vers l'âge de 36 ans.

Veuillez vous remettre en mémoire, Messieurs, la situation d'un sujet chez lequel, comme c'est la règle, la paralysie infantile a laissé subsister après elle, pour toute la vie, une impuissance motrice plus ou moins accusée d'un ou plusieurs membres. L'anatomiste constaterait, vous le savez, chez un tel sujet, dans certaines régions de la moelle épinière, les vestiges de la myélite centrale aiguë, cause de tous les désordres. Ils se présenteraient là, sous la forme d'un tissu cicatriciel plus ou moins étroitement localisé dans les cornes antérieures de substance grise, constituant, on peut le dire, une lésion indélébile: je l'ai pour mon compte rencontrée plus de 60 ans après la cessation de la maladie qui lui avait donné naissance. A ces lésions spinales, à titre de faits consécutifs, correspondent dans les membres paralysés, une atrophie dégénérative des troncs nerveux émanant des parties altérées des cornes antérieures, l'atrophie des muscles auxquels ces nerfs se distribuent et enfin, dans certains cas, une altération de nutrition des os, s'accusant par une fragilité anormale. Cet état du tissu osseux dans les membres affectés peut expliquer que trois fractures se soient produites à diverses époques chez notre homme, la première à l'âge de 14 ans portant sur les deux os de la jambe gauche, la seconde à l'âge de 30 ans sur l'humérus du côté droit, et la troisième enfin, trois ans plus tard sur le même humérus. A propos de la troisième fracture, il est intéressant de faire remarquer cette persistance, jusqu'à l'âge mûr, de la fragilité osseuse sur ce membre supérieur droit qui, un instant frappé de paralysie complète, s'était cependant, dans la période de rétrocession, à peu près complètement dégagé.

Pour ce qui est de l'atrophie des nerfs et des muscles signalée plus haut, il faut y voir des lésions fixées, définitives, dont on ne doit attendre aucun retour agressif. Elles sont comme les reliquats d'un processus morbide éteint pour toujours et qui, passez-moi le mot, ne se rallumera plus. Peut-on en dire autant de la lésion cicatricielle de la moelle épinière ? Cela certes, n'est pas aussi démontré. On sait bien que dans la paralysie spinale aiguë de l'enfance il n'y a pas, à proprement parler, de récidives à craindre; c'est une maladie qui ne nous attaque qu'une fois dans la vie. On comprend d'ailleurs que le processus de la téphro-myélite aiguë ne puisse plus se reproduire jamais, au moins sur ces régions des cornes antérieures où les cellules motrices ont été irréparablement détruites. Mais le tissu cicatriciel qui dans ces régions là s'est substitué à la substance grise ne peut-il pas être considéré comme un foyer permanent d'irritation latente où, sous de certaines influences, l'incendie pourra s'allumer et se communiquer de proche en proche aux parties voisines? Ainsi se produiraient, par propagation, des lésions spinales nouvelles évoluant soit dans le mode subaigu, soit dans le mode chronique et occupant principalement, du moins à l'origine, les cornes antérieures. Ce sont là des questions qui se présentent naturellement à l'esprit et dont nous aurons justement à nous occuper tout spécialement dans la suite.

II

Ainsi que nous l'avons dit il n'y a qu'un instant, Ni.. las quoique infirme, a pu, jusque dans ces derniers temps, gagner sa vie en exerçant sa profession de bijoutier, et pendant cette longue période il n'avait éprouvé aucune maladie, aucune indisposition sérieuse. Mais voilà qu'il y a 4 ans, 34 ans après l'époque où la paralysie spinale infantile a cessé d'évoluer, sans qu'une cause appréciable soit intervenue, il s'aperçoit que son épaule droite, puis le bras du même côté s'affaiblissent ; si bien que l'exercice de sa profession, d'abord gêné, devint bientôt impossible. Un an après surviennent dans ces parties des four-millements ; en même temps l'atrophie des muscles intéressés y devient des plus évidentes. Un peu plus tard, l'épaule d'abord, puis le bras gauche subissent exactement le même sort. Enfin, c'est le tour des cuisses où les fourmillements ainsi que l'atrophie musculaire se montrent également, et, en conséquence de celle-ci, l'affaiblissement se prononce progressivement dans les membres inférieurs au point que la station et la marche en deviennent de plus en plus difficiles.

Ainsi, je le répète, le malade ayant atteint l'âge de 36 ans, on voit ce mem-bre supérieur droit qui, 34 ans auparavant, après avoir été un moment sérieusement impliqué dans la paralysie infantile, s'était à peu près complè-tement dégagé, restant seulement un peu plus faible que son congénère, sur lequel plus tard, il s'était produit deux fractures, on voit dis-je, ce membre, devenir le siège d'une amyotrophie localisée d'abord dans l'épaule et l'avant-bras, puis se répandant sur les parties symétriques du membre supérieur gauche, épaule et avant-bras, et en dernier lieu apparaissant dans les membres inférieurs où elle occupe les cuisses.

Telle a été, d'une façon sommaire, l'évolution du mal dont nous pouvons actuellement étudier les effets. Mais avant d'entrer dans les détails, je dois vous prévenir que l'histoire clinique de notre homme figure déjà dans la science deux fois, comme s'il s'agissait de deux sujets différents. Ainsi, le cas publié dans la *Gazette médicale* du 7 janvier 1888, par mon interne d'aujour-d'hui, M. Dutil, est, je m'en suis assuré, relatif au même individu que celui dont l'étude, faite par M. le Dr Rémond de Metz, a paru récemment dans le *Progrès médical* (12 janvier 1889). Je dois à l'obligeance de mon collègue M. Debove, d'être mis en mesure de vous présenter, actuellement, ce même malade déjà étudié séparément, avec grand soin, par les deux auteurs que je viens de vous citer et dont j'aurai l'avantage de pouvoir utiliser les observa-tions.

Nous avons déjà parlé de l'amaigrissement considérable qu'aux membres inférieurs présentent les jambes par le fait de la paralysie d'enfance ; il sem-ble que les masses musculaires aient en grande partie disparu. La peau qui les couvre, est comme on l'a dit, froide, rugueuse, écailleuse, d'une teinte vio-lacée. Les cuisses présentent relativement un volume assez considérable ; le malade affirme néanmoins que depuis quelque temps elles ont notablement diminué de volume. On voit, surtout le sujet étant debout, toute la masse mus-culaire du triceps et le couturier constamment agités par des secousses fibril-laires qui s'exagèrent sous l'influence du moindre choc. — N..las, se plaint que, depuis quelque temps, la marche et la station lui sont devenues difficiles. Il descend maintenant les escaliers avec peine. Par moment, les triceps fémo-raux se relâchant, il est menacé de s'affaisser. La station est instable ; il est obligé à chaque instant de se tenir aux objets environnants et de changer de place.

Au bras droit, les muscles du moignon de l'épaule sont atrophiés, y compris les sus et sous épineux et le sous-scapulaire. Du deltoïde il semble ne rester presque plus rien, et au travers de ce qui en persiste on arrive à sentir très facilement les surfaces articulaires. Le malade ne peut pas étendre l'avant-bras sur le bras sans s'aider de la pesanteur ; le biceps est très atrophié mais se dessine encore à l'état de corde sous la peau. L'adduction et l'abduction du bras sont impossibles, il en est de même de l'élévation. L'avant-bras est amaigri, mais considérablement moins que le bras ; la supination est impossible, la pronation très incomplète. Les muscles de l'épaule et du bras sont agités de tremblements fibrillaires presque incessants. La main parait généralement amaigrie quand on la compare à celle du côté opposé, mais sans prédominance bien marquée sur les éminences thénar et hypothénar.

A gauche même atrophie, seulement moins prononcée, de l'épaule et du bras, mêmes secousses fibrillaires. Le malade peut encore lever ce bras en l'air, mais quand il est placé dans l'extension, le triceps ne suffit plus à le maintenir et le poing retombe bientôt de tout son poids sur l'épaule. L'avant-bras est beaucoup moins atrophié que celui de l'autre côté. La main parait à peu près normale.

Telles sont les principales particularités que l'examen des membres nous permet de constater. A la face, pas le moindre signe d'atrophie musculaire : les lèvres ne paraissent pas grosses ni allongées en museau ; siffler est pour le malade chose facile ; les yeux sont ouverts également des deux côtés et se ferment complètement. Il en est de même pour ce qui concerne les muscles du cou ; leur examen ne donne que des résultats négatifs. Au tronc, les pectoraux ont légèrement diminué de volume et on y voit des secousses fibrillaires. Les autres muscles de la face antérieure du tronc et de l'abdomen ne semblent pas altérés. Les muscles des gouttières vertébrales et de la masse sacro-lombaire ne semblent pas avoir été atteints ; les muscles fessiers sont également encore assez volumineux.

Aux cuisses, et aux membres supérieurs, les réactions électriques sont d'une façon générale assez peu modifiées, si ce n'est cependant sur la plupart des muscles très atrophiés, les deltoïdes par exemple, où la réaction tant galvanique que faradique est absolument nulle.

Il importe de relever en terminant ce bref exposé de l'état actuel de notre homme que les réflexes tendineux nuls chez lui aux genoux, se montrent normaux, plutôt faibles, aux membres supérieurs ; qu'il n'existe en aucun point du corps, à part les fourmillements dont il a été question, aucun trouble permanent de la sensibilité cutanée ou profonde ; pas d'anesthésie cutanée, en particulier, pas de thermoanesthésie. Aucune modification pupillaire.

D'après ce qui précède, vous voyez que la maladie qui s'est manifestée pour la première fois chez notre homme il y a un peu plus de quatre ans, peut être appelée sommairement du nom d'amyotrophie progressive. Mais de quel genre d'atrophie musculaire à marche progressive s'agit-il ici ? L'affection myopathique est-elle la conséquence d'une lésion primitivement développée dans la moelle épinière, ou est-elle, au contraire, primitive elle-même et indépendante de toute lésion des centres nerveux ? Après quoi, la myopathie étant classée, catégorisée, il nous faudra encore rechercher si elle se rattache vraiment par une relation quelconque à la lésion spinale datant de l'enfance. Ce sont là, vous le savez, les questions dont nous devons nous appliquer maintenant à chercher la solution.

III

Mais, au préalable, je crois utile de vous remettre en mémoire l'arrangement que j'ai proposé d'adopter dans le temps, pour classer les diverses formes d'atrophie musculaire à évolution progressive.

A. Le grand groupe des *amyotrophies spinales chroniques progressives*, comme je l'ai appelé, comprend des affections diverses autrefois confondues sous la dénomination commune d'atrophie musculaire progressive. C'est, vous le savez, l'anatomie pathologique surtout qui a permis d'établir qu'il ne s'agit pas là d'un groupe homogène. En effet les lésions qu'on peut rencontrer dans les cas qui portent en clinique cette dénomination d'atrophie musculaire progressive, sont très variées. Elles ont toutefois, en commun, un trait particulier qui constitue, pour ainsi dire, le caractère anatomique fondamental du groupe. C'est la lésion des cornes antérieures de substance grise et, plus explicitement, l'altération atrophique des cellules motrices de la région.

a). Une première catégorie à distinguer dans ce groupe, comprend les cas qui répondent cliniquement au type décrit par Cruveilhier et surtout Duchenne, de Boulogne et Aran (type Duchenne-Aran) ; ils sont caractérisés anatomiquement par une lésion exactement, systématiquement, limitée aux régions antérieures de la substance grise et laissant parfaitement indemnes tous les autres départements de la moelle épinière, substance blanche et substance grise. J'ai proposé d'appliquer à ce type d'amyotrophie spinale la qualification de *protopathique*. Sa constitution qui, je le répète, reproduit en quelque sorte dans le mode chronique, la paralysie spinale infantile, est relativement fort simple. Ainsi l'élément anatomo-pathologique est représenté : 1º dans la moelle par une lésion systématiquement limitée aux cornes grises antérieures ; l'altération des grandes cellules nerveuses étant d'ailleurs une condition nécessaire, *sine qua non*, et parfois la seule lésion appréciable ; 2º dans les racines motrices et les nerfs moteurs, par une atrophie, conséquence de la lésion spinale; 3° enfin dans les muscles par des lésions trophiques également consécutives à l'altération des cornes antérieures et d'où procède à proprement parler toute la symptomatologie de l'affection.

b). Les choses sont plus compliquées dans une seconde catégorie d'amyotrophies spinales chroniques que, par opposition à la précédente, je désignerai sous le nom de *deutéropathiques*. Ici, en effet, la lésion des cornes antérieures et des cellules nerveuses est nécessairement présente aussi, mais elle n'est qu'un fait de seconde date, consécutif. La lésion originelle siège encore dans la moelle épinière, mais elle s'est développée primitivement en dehors de la substance grise ; ce n'est que secondairement, par extension, que celle-ci a été à son tour envahie. A la vérité, lorsque cet envahissement s'est opéré, la même série de phénomènes et, en particulier, l'atrophie progressive des muscles se manifeste ; toutefois, on le comprend, ces symptômes amyotrophiques se trouveront en quelque sorte surajoutés, dans la clinique, à ceux de la maladie spinale primitive.

On comprend aisément combien l'ensemble symptomatique résultant de ces diverses combinaisons, pourra se montrer complexe et variable, car, de fait, il n'est peut-être pas une lésion élémentaire chronique de la moelle épinière qui ne soit susceptible, à un moment donné d'y déterminer l'atrophie des cellules motrices. Parmi les diverses affections qui peuvent venir figurer dans cette classe des amyotrophies spinales deutéropathiques, je signalais la pachyméningite cervicale hypertrophique, la sclérose tabétique des faisceaux postérieurs, divers types de myélite centrale spontanée ou traumatique, l'hydromyélie ou syringomyélie, certaines tumeurs intraspinales, la sclérose en plaques et enfin la maladie que j'ai désignée sous le nom de sclérose latérale amyotrophique.

Aujourd'hui, après l'épreuve du temps, je ne vois vraiment rien d'essentiel à changer, dans tout ce qui précède.

B. Un second groupe fondamental doit comprendre les cas dans lesquels une myopathie généralisée à marche progressive se développe indépendamment de toute lésion de la moelle épinière et, le plus souvent aussi, des nerfs périphériques (1). Autrefois je n'avais à citer, comme exemple du genre, que la paralysie dite pseudo-hypertrophique, laquelle peut évoluer, on le sait bien

---

1. *Leçons sur les maladies du système nerveux etc.* t. II. Voir onzième leçon, p. 213 et quatorzième leçon p. 283.

« Je ne puis me dispenser de vous entretenir... de certaines amyotrophies qui ne relèvent pas « d'une lésion spinale et qui sont susceptibles cependant... de se généraliser et d'affecter une « marche progressive. Parmi les amyotrophies de ce groupe, je citerai seulement à titre « d'exemple, la maladie dite paralysie pseudo-hypertrophique... Je me propose de montrer qu'en « matière d'amyotrophie progressive, il faut se garder de céder à l'envie de tout expliquer par la « lésion des cornes spinales antérieures. Cette lésion a son domaine pathogénique, fort vaste déjà, « il ne faut pas l'étendre à l'excès si l'on ne veut pas courir le risque de tout compromettre ».

aujourd'hui, sans qu'il y ait apparence d'hypertrophie, et même se montrer constamment marquée par une atrophie manifeste de la plupart des muscles affectés. Les travaux de MM. Erb, Landouzy et Déjerine et quelques autres ont récemment étendu singulièrement les limites du groupe. Celui-ci, en effet, doit embrasser aujourd'hui, en outre de la paralysie myosclérosique de Duchenne, non pas comme espèces distinctes à mon avis, mais bien comme formes cliniques intéressantes à considérer séparément, le type juvénile d'Erb et le type Duchenne-Landouzy-Déjérine. La dénomination d'amyotrophies ou, si vous voulez, de *myopathies primitives*, par opposition à celles qui méritent le nom de spinales, convient pour désigner cette classe.

A quel groupe, à quel genre, à quelle espèce appartient l'amyotrophie observée dans notre cas? C'est ce qu'il nous faut examiner maintenant. A première vue et sans y regarder de plus près, la localisation de l'atrophie dans les muscles des épaules et des bras, les avant-bras et les mains étant relativement préservés, de manière à figurer ce qu'on appelle en myopathologie le *Type scapulo-huméral*, conduirait à la rattacher au groupe des myopathies primitives, où ce type est en quelque sorte classique. Mais en examinant les choses attentivement, on voit se présenter un certain nombre de faits, constituant autant d'arguments qui ne permettent pas de s'arrêter à cette solution. Contre elle, on peut faire valoir en premier lieu l'existence, chez notre sujet, de secousses fibrillaires très intenses et généralisées à tous les muscles atrophiés ou en voie d'atrophie. Or, pareille chose ne se voit dans aucune des formes de la myopathie primitive. Dans celle-ci, les secousses fibrillaires sont éminemment rares, très discrètes en tout cas, et quelques auteurs même, — peut-être à la vérité vont-ils trop loin — prétendent que leur absence est pour la myopathie primitive, un caractère absolu. Peu nous importe, du reste ; les secousses en question sont dans notre cas, je le répète, on ne peut plus accentuées ; et à ce degré, on peut l'affirmer, on ne les rencontre que dans les amyotrophies de cause spinale.

Un autre point à relever chez N...las, c'est l'intégrité absolue des muscles de la face ; tandis que, comme on sait, chez les myopathiques du type Landouzy-Déjerine une atrophie de certains muscles faciaux amenant la gêne des mouvements des lèvres, et faisant obstacle à l'occlusion complète des paupières, est en quelque sorte la règle. Il ne faut pas oublier non plus que la myopathie primitive est, sauf de très rares exceptions, une maladie infantile ou pour le moins juvénile ; or, vous savez que notre malade n'a vu apparaître les premiers symptômes de l'amyotrophie progressive qu'à l'âge de trente-six ans. Enfin, la constatation chez lui de la réaction électrique de dégénérescence dans quelques-uns des muscles les plus profondément lésés, ainsi que la participation à l'atrophie des sus et sous-épineux, sous-scapulaires et des fléchisseurs de l'avant-bras, peuvent être cités encore comme autant de caractères qui n'appartiennent pas au groupe myopathique.

Pour mieux accuser le contraste j'ai fait placer à côté de N...las, un nommé G..nat, chevrier de sa profession, qui présente les symptômes classiques de la myopathie primitive. Le premier signe qui l'ait frappé est qu'il ne pouvait plus siffler ses chèvres ; ce sont donc les muscles de la face qui ont été pris en premier. Aujourd'hui, l'atrophie porte sur les muscles des épaules et des bras, et elle s'y montre à un haut degré : type scapulo-huméral. Il est à remarquer que les sus, sous-épineux, sous-scapulaire ainsi que les fléchisseurs de l'avant-bras sont parfaitement conservés ; il en est de même des muscles de la main et de l'avant-bras ; l'examen le plus attentif ne fait reconnaitre sur les muscles affectés, aucune trace de secousses fibrillaires. Vous le voyez, les analogies entre les deux cas sont superficielles, elles ne portent pas sur le fonds.

C'est donc en résumé parmi les amyotrophies de cause spinale qu'il faut ranger le cas de notre homme. Mais ici, il y a des distinctions à établir. S'agit-il de l'une des formes quelconques des amyotrophies spinales deutéropathiques ? Evidemment non. En effet, les différentes affections spinales, — tabes syringomyélie, sclérose en plaques, etc., etc., — qui, comme nous le rappelions il n'y a qu'un instant, peuvent accidentellement envahir les cornes antérieures de substance grise et produire en conséquence l'amyotrophie, sont mises hors de cause par ce seul fait, que les complexus symptomatiques qui leur appartiennent en propre, font ici complètement défaut. La sclérose latérale amyotrophique elle-même, à laquelle il est naturel de songer toutes les fois qu'il se présente une atrophie musculaire à marche progressive, non accompagnée de troubles marqués de la sensibilité, doit être immédiatement écartée. Nous avons en effet relevé avec soin chez notre malade l'absence de contractures, de rigidité musculaire et aussi d'une exagération même minime des réflexes tendineux ; nous aurions pu vous faire remarquer en outre qu'on ne rencontre chez lui aucune trace de la lésion bulbaire, qui, plus de trois ans après le début des symptômes d'amyotrophie dans les membres, ne manquerait pas d'exister, ne fût-ce qu'à l'état rudimentaire, s'il s'agissait véritablement de la sclérose latérale amyotrophique.

En conséquence de ces éliminations successives, notre cas se trouve tout naturellement classé, vous l'avez compris, dans la catégorie des amyotrophies spinales protopathiques. Ici, je vous le rappelle, la lésion spinale d'où procède l'atrophie musculaire est systématiquement localisée dans les colonnes antérieures de substance grise, sans participation aucune, soit des cornes postérieures ou des commissures, soit des faisceaux blancs, tandis que, cliniquement, le tableau symptomatique répond à ce que j'ai proposé d'appeler du nom de type Aran-Duchenne : marche lente de l'amyotrophie progressive, absence de troubles permanents de la sensibilité, pas d'exagération des réflexes tendineux ; participation bulbaire non constante, toujours très tardive en tout cas ; secousses fibrillaires en général très accusées ; absence de rigidité muscu-

laire dans les membres, et à plus forte raison de contractures, etc., etc. ; c'est bien
là l'ensemble des faits que nous a révélés l'examen de notre homme. Il est
cependant un point par lequel la symptomatologie s'éloigne chez lui de la
règle : c'est que l'amyotrophie s'est d'abord localisée sur les épaules et les
bras, tandis que dans les cas classiques du type Duchenne-Aran, c'est généralement par les muscles des éminences thénar, hypothénar et de l'avant-
bras que le début s'opère. Mais on ne saurait voir là, évidemment, qu'une
anomalie d'ordre secondaire ; et d'ailleurs, s'il est vrai que le type scapulo-
huméral appartienne à la caractéristique de la myopathie primitive, il n'est
pas sans exemple, cependant, ainsi que Vulpian l'a montré, qu'on le rencontre, par exception à la vérité, dans l'amyotrophie spinale protopathique.

IV

Il ne nous reste plus désormais qu'une question à toucher. La tephro-
myélite antérieure chronique développée chez notre malade à l'âge de
trente-six ans, a-t-elle une relation quelconque avec la tephro-myélite antérieure aiguë qu'il a subie dans l'enfance, à l'âge de deux ans, c'est-à-dire
trente-quatre ans auparavant ; et si cette relation existe réellement, en quoi
consiste-t-elle ?

Je crois, Messieurs, que la relation existe en effet, et, en faveur de l'opinion
que je soutiens, je ferai valoir que les cas semblables au nôtre, c'est-
à-dire dans lesquels une amyotrophie progressive survient chez des individus qui dix, quinze, vingt ans auparavant ont été atteints de paralysie
infantile spinale, ne sont pas tout à fait rares et qu'ils constituent déjà en nosographie un groupe cohérent, c'est-à-dire dont tous les composants présentent
en quelque sorte un air de famille. Plus haut je vous ai dit, et je maintiens
l'assertion, que la paralysie atrophique infantile ne récidive point, à proprement parler. Cela est vrai, Messieurs, en tant qu'elle ne se reproduit pas sous
forme de tephro-myélite antérieure aiguë. Mais, par contre, chez les sujets qui
portent en eux les reliquats ineffaçables de la lésion spinale infantile, il n'est
pas très rare, je le répète, de voir se manifester à échéance plus ou moins
longue, des symptômes de tephro-myélite qui évoluent cette fois, tantôt sous
la forme subaiguë ainsi que MM. Landouzy et Dejérine en ont fourni un
exemple intéressant, suivi d'autopsie ; tantôt, plus fréquemment, sous la
forme chronique. Ainsi, vous le voyez, l'existence passée d'une tephro-myélite
antérieure survenue dans l'enfance, semble constituer, en quelque sorte, une
prédisposition au développement ultérieur de la forme subaiguë et plus particulièrement de la forme chronique de la lésion systématique des cornes antérieures de substance grise. Ce sont, vous l'avez compris, les faits du dernier
genre, ceux où il s'agit de la tephro-myélite antérieure chronique, qui, en

raison de l'étroite analogie qui les rattache au nôtre, nous intéressent plus particulièrement. Leur histoire se trouve tracée tout au long dans un intéressant mémoire de MM. Ballet et Dutil, publié en 1884 dans la Revue de médecine, sous ce titre significatif : « *De quelques accidents spinaux déterminés par la présence, dans la moelle, d'un ancien foyer de myélite infantile* (1). »

Je vous renvoie pour les détails à ce travail et je me bornerai ici à vous dire d'une façon générale et sommaire ce qui est commun aux cas qui y sont étudiés. — En général, le début de l'amyotrophie chronique s'est fait dix, quinze, vingt ans après l'époque où a sévi la paralysie de l'enfance. Le plus souvent, ce sont les membres inférieurs qui ont été le siège primitif de l'atrophie progressive ; mais il existe un certain nombre d'observations où l'on voit, comme cela s'est produit chez N...las, les membres supérieurs pris les premiers. Conformément à ce qui est la règle dans le type Aran-Duchenne, les muscles des éminences thénar et hypothénar, sont, en tant qu'il s'agit des membres supérieurs, atteints en premier lieu ; mais plusieurs fois, ainsi que cela a eu lieu chez notre malade, c'est la localisation scapulo-humérale qui s'est présentée tout d'abord. Plusieurs fois, on a relevé avec soin l'existence de secousses fibrillaires, et l'absence des troubles de la sensibilité. Enfin, je ne vois pas qu'il y ait dans ce groupe d'exemples d'une rétrocession, voire même d'un temps d'arrêt dans l'évolution des symptômes amyotrophiques.

Vous le voyez, sur tous les points essentiels, notre cas se confond avec ceux qui composent le groupe dont nous venons d'indiquer les principaux caractères ; car on ne saurait vraiment considérer comme constituant une différence capitale ce fait que, chez notre homme, l'apparition de l'amyotrophie a été plus tardive que chez les autres sujets. Il n'y a là en définitive qu'une question du plus au moins.

La conclusion de tout ceci doit être, si je ne me trompe, que, contrairement à une opinion assez généralement répandue, les individus qui ont subi autrefois les atteintes de la paralysie infantile spinale, ne sont pas pour cela à l'abri de manifestations spinales nouvelles, se produisant à une époque plus ou moins avancée de leur existence ; et, du même coup, il y a lieu de relever que parmi ces manifestations, les plus habituelles, les plus classiques, si l'on peut ainsi parler, ont avec la paralysie infantile un trait commun : c'est que, comme dans celle-ci, le substratum anatomique consiste en une lésion systématiquement localisée dans les cornes antérieures de la substance grise. Il y y a cette différence, toutefois, que dans la maladie d'enfance, la lésion évolue constamment suivant le mode aigu, tandis que c'est le mode chronique qu'elle affectera au contraire, dans la maladie de l'adulte.

---

1. Voir sur le même sujet, E. Thomas. *De l'atrophie musculaire progressive, consécutive à la paralysie infantile*, Thèse de Genève 1886. — Sattler. *Contribution à l'étude clinique de quelques accidents spinaux consécutifs à la tephromyélite antérieure aiguë*, Thèse de Paris, 1888.

Il paraît bien difficile, après ce qui vient d'être exposé, de ne pas reconnaître que l'apparition successive chez un même sujet, dans les circonstances indiquées plus haut, de l'amyotrophie spinale infantile d'abord, puis de l'amyotrophie de l'adulte, ne saurait être le fait d'une coïncidence purement fortuite. Il y a, à n'en pas douter, un lien causal qui rattache d'une façon quelconque les deux événements pathologiques l'un à l'autre : il est possible que l'affection la plus récente procède directement de la plus ancienne suivant les lois d'un mécanisme qu'il s'agira de déterminer ; il est possible aussi que l'une et l'autre relèvent au contraire, séparément, d'une cause commune capable de manifester son influence, suivant l'époque de la vie, par des effets différents. A laquelle des deux hypothèses faudra-t-il s'arrêter ? C'est ce qu'il s'agit d'examiner maintenant.

A propos d'un cas recueilli dans mon service en 1872 par M. Raymond, alors mon interne, et communiqué par lui à la Société de biologie vers la même époque, j'ai émis le premier peut-être l'opinion que les lésions cicatricielles des cornes antérieures que laisse après elle la tephro-myélite aiguë de l'enfance, représentaient des foyers mal éteints, pouvant se rallumer sous de certaines influences et propager ensuite l'inflammation aux parties avoisinantes de la moelle épinière. Cette théorie peut sans doute s'adapter légitimement à l'interprétation de certaines observations dans lesquelles, la tephro-myélite infantile ayant définitivement paralysé un membre, on voit, longtemps après, le membre du côté opposé se prendre à son tour lentement et s'atrophier. Dans ces observations, la paralysie atrophique de nouvelle formation est restée localisée dans le membre qu'elle a envahi, ainsi que cela a eu lieu justement dans l'observation de M. Raymond ; elle paraît n'avoir pas eu de tendance à se généraliser. Mais cette théorie « de l'épine morbide » me paraît tout à fait inacceptable, au moins comme élément principal, lorsqu'il s'agit du cas que nous considérons particulièrement en ce moment. Là l'amyotrophie progressive répond, ainsi que nous l'avons dit, au type Duchenne-Aran, et suppose, par conséquent, une lésion systématiquement limitée aux cornes antérieures spinales. Or, il serait impossible, de comprendre qu'une lésion développée, en quelque sorte accidentellement, autour d'un foyer circonscrit, et propagée par la voie diffuse des éléments de la névroglie, au hasard des circonstances, puisse se conformer à une localisation aussi étroite et ne pas se répandre, çà et là, sur la substance grise postérieure et les faisceaux blancs. Il est bien plus vraisemblable que le système des cellules motrices est dans la tephromyélite antérieure chronique, comme il l'avait été autrefois dans la tephromyélite antérieure aiguë, le premier siège du travail morbide (1). C'est au voisinage

---

1. Conformément à l'opinion que M. Charcot a soutenue dès l'origine, M. John Rissler dans un travail fort intéressant, fait sous la direction du Pr Wising, a montré qu'une altération primitivement développée dans les cellules ganglionnaires est le point de départ des lésions de la paralysie infantile spinale. (Nord. med. Arkiv. Stockholm 1889. Bd. XX n° 22.)

immédiat de ces éléments histologiques et en conséquence de « l'irritation » qu'ils lui transmettent, que la névroglie des cornes antérieures vient à son tour, secondairement, prendre part au processus morbide. Chez les sujets prédisposés, probablement par hérédité névropathique, à contracter successivement, dans l'enfance, la tephromyélite antérieure aiguë, puis dans un âge plus ou moins avancé, la téphromyélite antérieure chronique, il y aurait lieu, d'après ce qui précède, d'admettre l'existence d'une sorte de *vulnérabilité native* du système des cellules motrices, vulnérabilité que les causes provocatrices mettraient en jeu, tantôt sous la forme d'un processus aigu, tantôt sous celle d'un processus chronique, suivant les circonstances. Si cela est, dans les cas que nous considérons ici et parmi lesquels figure notre malade, la myélite aiguë de l'enfance, et la myopathie progressive survenue par la suite, représenteraient en quelque sorte deux épisodes logiquement enchaînés d'une même histoire pathologique.

C'en est assez sur la théorie, considérons maintenant le côté pratique. Je n'ose pas vous dire que nous soyons en mesure, soit par l'application de l'électrisation méthodique, soit par l'application répétée de révulsifs sur la région spinale, ou par tout autre moyen, d'arrêter la marche fatalement progressive de la myopathie. A cela, je vous l'avouerai, je ne crois guère. Mais je crois que nous pouvons compter pour le moins sur l'évolution lente et marquée parfois par des temps de répit, qui caractérise le type Duchenne-Aran. Certes il n'en serait pas de même si l'affection des muscles se rattachait à la sclérose latérale amyotrophique. Dans celle-ci, vous le savez, la terminaison fatale, annoncée par l'invasion des symptômes bulbaires ne se fait pas attendre plus de trois, quatre, cinq ans, rarement plus. Il n'était pas inutile, je crois, de nous arrêter un instant sur le diagnostic de ces deux espèces morbides que rapprochent des analogies symptomatiques lesquelles pendant longtemps les ont fait confondre l'une avec l'autre, mais dont le pronostic, *quoad vitam*, en somme, est si différent.

2e MALADE (1).

Vous avez devant vous un malade qui présente trois éléments nosographiques superposés, combinés, mais qui ne se confondent pas. Ils vivent là, sé-

---

1. Cette partie de la leçon a été recueillie par M. Dutil, interne dans le service de la Clinique.

parés, chacun pour son compte. Le premier de ces éléments est l'Épilepsie vraie, le mal comitial; le second, c'est l'Hystéro-épilepsie à crises mixtes ou Grande Hystérie, et le troisième enfin est une névrose artificielle que le malade a créée lui-même, une névrose toxique, la Morphinomanie.

Il est clair que de cet assemblage d'espèces morbides résulte un état complexe, une confusion de symptômes qui au premier abord paraît inextricable. Cependant, je crois pouvoir vous dire qu'à l'aide de l'analyse clinique nous serons à même de séparer ces éléments et de vous montrer comment ils se sont développés côte à côte, sans s'altérer mutuellement, sans s'influencer le moins du monde. C'est là, vous le savez, un genre de problème que nous aimons à aborder. C'est de la pure clinique après tout. Le rôle du clinicien, n'est-il pas de s'attacher aux choses telles qu'elles se présentent dans la nature et de les simplifier, si c'est possible, sans les altérer? Mais, je dois d'abord vous présenter notre malade.

I

C'est, vous le voyez, un homme plutôt vigoureux d'apparence. Il se nomme Gu..aud, et est âgé de 24 ans. Il exerce la profession de chaudronnier. Il est pâle, il a les yeux hagards, l'air triste et morne. Il a ses raisons pour cela; n'oubliez pas qu'il est morphinomane. Ses antécédents héréditaires sont-ils intéressants à signaler? L'hérédité vous dira presque tout. C'est en quelque sorte dans un drame de famille que nous allons entrer.

Du côté paternel, il a un oncle aliéné qui est interné dans un asile. Son père est tuberculeux.

Sa mère se mord la langue, elle a des attaques qu'on peut considérer comme des attaques d'épilepsie. Une de ses sœurs est épileptique, comme lui.

Voilà certes un tableau de famille chargé de tares névropathiques graves.

CÔTÉ PATERNEL		PÈRE DE MÈRE, nerveux CÔTÉ MATERNEL
ONCLE, aliéné A l'asile d'Angers	PÈRE Tuberculeux	MÈRE Épilepsie Se mord la langue
SŒUR O	SŒUR Épileptique	NOTRE MALADE Hystérique et Épileptique

Venons à son histoire personnelle. Il avait 7 ans à peine lorsqu'il commença à avoir des attaques qui déjà présentaient les caractères très significatifs qu'elles ont encore aujourd'hui. C'est toujours la nuit qu'elles survenaient vers deux ou trois heures du matin. Dans ces attaques, qui ne laissaient d'ailleurs dans l'esprit du malade aucune espèce de souvenir, il se mordait la langue et urinait au lit. C'était le mal comitial dans toute sa pureté terrible. Les accès étaient nombreux ; il en avait deux ou trois par semaine. Les choses allèrent ainsi, avec quelques améliorations momentanées produites par l'emploi du bromure, jusqu'à l'âge de vingt ans. Survient alors une fièvre typhoïde d'une extrême gravité. Pendant la convalescence, divers accidents se sont produits sur lesquels nous reviendrons plus tard. Je signalerai seulement pour le moment un certain état mélancolique qui persista longtemps.

Au sortir de cette fièvre typhoïde, les accès convulsifs reparaissent avec une intensité nouvelle, présentant toujours les mêmes caractères. S'il fallait une autre preuve pour vous démontrer que c'est bien d'épilepsie qu'il s'agissait, je m'adresserais à certaines recherches faites par M. Lépine d'abord, puis par M. Mairet, de Montpellier et qui ont été reprises ici dans mon service par MM. Gilles de la Tourette et Cathelineau. Il y a longtemps qu'on a constaté chez les épileptiques une certaine élévation de température à la suite des accès. Il était donc intéressant de savoir ce que donnerait l'analyse des urines ; or, on est arrivé à reconnaître que les accès étaient suivis d'un accroissement de la quantité de l'urée. Un homme urine, par exemple, 25 grammes d'urée ; après une attaque on en trouve 30 ou 35 grammes : il y a donc une élévation du taux de l'urée qui semble coïncider avec l'élévation de la température. De même la quantité des phosphates terreux et alcalins s'accroît, tandis que le rapport des phosphates terreux vis-à-vis des phosphates alcalins reste dans les conditions normales. Ces données ont un grand intérêt au point de vue de la théorie et aussi au point de vue du diagnostic. Elles constituent, en quelque sorte les caractères *chimiques* de l'épilepsie.

Eh bien, notre malade qui donne en moyenne 24 grammes d'urée à l'état normal, fournit 35 grammes d'urée et 2 grammes de phosphate, le jour d'une attaque.

Il est donc épileptique et voilà dûment constaté, chez notre malade, le premier élément nosographique auquel sont venus s'ajouter l'Hystéro-épilepsie et la Morphinomanie.

II

En procédant à un examen méthodique de notre sujet, nous avons reconnu chez lui l'existence d'une anesthésie cutanée complète, qui embrasse toute l'étendue du corps, à l'exception de la plante des pieds où la sensibilité est seulement émoussée, et de la région sous-ombilicale où l'on constate une hyperesthésie particulière dont nous reparlerons parce qu'elle offre un

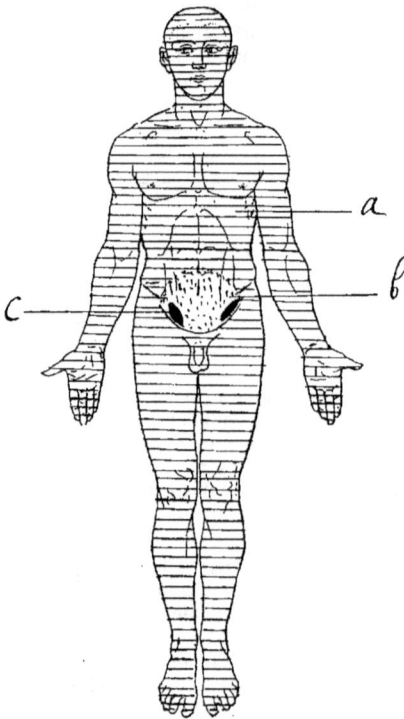

Fig. 82.— a. Anesthésie généralisée pour le contact,
la douleur, le chaud et le froid.
b. Plaque hyperesthésique sous ombilicale.
c. Points hystérogènes.

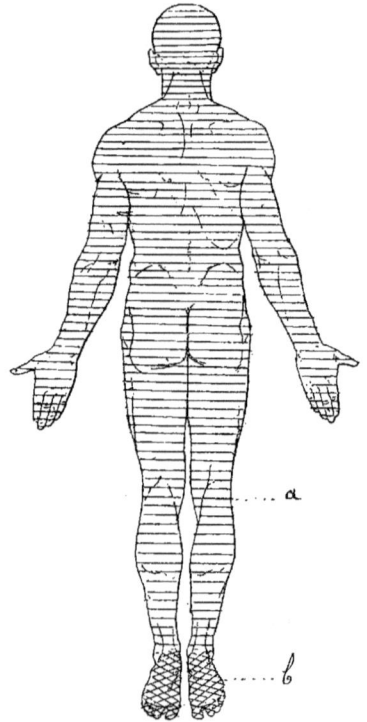

Fig. 83 — a. Anesthésie.
b. Hypoanesthésie.

très grand intérêt au point de vue du diagnostic. Je tiens à vous montrer jusqu'à quel point cette anesthésie est parfaite. Vous voyez qu'on peut traverser la peau du malade de part en part avec une aiguille, promener un bloc de glace à la surface du dos sans qu'il tressaille le moins du monde. Il ne sent ni le contact, ni la douleur, ni la température. Cette ampoule que vous apercevez sur son épaule a été produite hier par le contact de la plaque métallique du

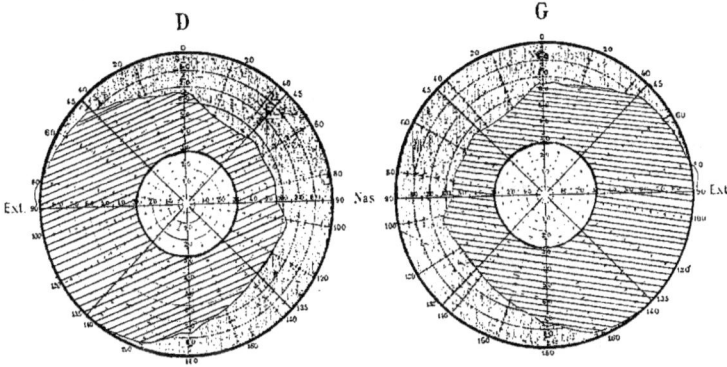

Fig. 84.

thermomètre de surface qu'on avait trop chauffée et il ne s'en est nullement aperçu. Le sens musculaire est également affecté chez lui, mais pas d'une façon complète. Cette anesthésie est évidemment de nature hystérique. Quelle est la maladie organique qui pourrait produire une pareille insensibilité ?

Si nous examinons les choses de plus près, nous trouvons que le goût, l'odorat sont perdus, que l'ouïe est obnubilée, qu'il y a un rétrécissement concentrique permanent, très prononcé du champ visuel (voir le schema fig. 84). Tout cela est encore hystérique. Un neuropathologiste fort distingué de Berlin, M. Oppenheim, a émis l'opinion qu'on ne pouvait pas se servir du rétrécissement du champ visuel pour distinguer l'hystérie de l'épilepsie, parce qu'il se rencontrait chez les épileptiques. Oui, sans doute, le rétrécissement du champ visuel se retrouve dans l'épilepsie, et nous le savons bien, comme phénomène transitoire après l'attaque. Il peut même se rencontrer à l'état permanent dans l'épilepsie. Sur 74 épileptiques que nous avons examinés l'année dernière, à ce point de vue, avec le concours de M. Parinaud, nous en avons trouvé 11 qui le présentaient. Mais en même temps nous avons trouvé chez ceux-là des points hystérogènes, des attaques d'hystéro-épilepsie ou des équivalents de ces attaques ; par conséquent, il s'agissait là d'une combinaison des deux névroses et non

57

d'autre chose. Lorsque vous constatez, comme nous l'avons fait plusieurs fois, une hémianesthésie et des stigmates chez un individu atteint de sclérose en plaques, ou chez un myopathique, direz-vous que c'est la sclérose en plaques ou la myopathie progressive qui en sont la cause? Mais non, l'hystérie, sachez-le bien, peut se combiner, s'associer avec une foule d'autres affections et en particulier avec l'épilepsie. Eh bien, chez ce malade, nous n'avons pas seulement les stigmates de l'hystérie, nous en avons aussi les attaques. Je vous ai montré qu'il était insensible partout, excepté sur le ventre, au-dessous de l'ombilic. Il y a là deux choses à considérer: la région qui est tout entière hypéresthésique et deux plaques hystérogènes (voir le schema fig. 82). Si je presse sur ces deux points, vous voyez les yeux du malade devenir fixes, hagards, et si vous l'interrogez en ce moment précis, il vous répond: « Cela monte, j'ai de la pression dans l'estomac, je ne puis plus respirer, j'ai mal à la tête, cela me serre le front; j'ai des bruits d'oreilles. » Si on insistait on lui donnerait une attaque. Mais quelle attaque lui donnerait-t-on? Assurément pas une attaque d'épilepsie. En résumé, nous avons ici des stigmates très accentués, des points hystérogènes, dont la pression détermine la production de l'*aura*. Ce malade n'aurait point d'attaques convulsives que cela nous suffirait, remarquez-le bien, pour dire: c'est un épileptique qui a quelque chose de plus que son épilepsie; il a de l'hystérie. Mais il a, je le répète, des attaques d'hystérie qui surviennent spontanément et de ces attaques voici la description :

C'est au sortir de sa fièvre typhoïde qu'il est tombé dans la grande hystérie; c'est alors que sont apparues cette anesthésie, ces douleurs de ventre, ces crises qu'il ne connaissait pas auparavant. En quoi consistent-elles, en quoi diffèrent-elles des crises épileptiques? Le malade les a distinguées lui-même. Il les appelle ses *crises de jour*. Je lui ai demandé comment elles étaient faites et voici ce qu'il m'a répondu: « Ce sont des crises qui commencent par quelque chose qui me part du ventre, de l'estomac et qui me remonte à la tête. J'ai le temps de me garer: c'est absolument ce que vous m'avez fait l'autre jour... » Un jour je lui ai fait cette pression sur l'abdomen dont vous venez de voir l'effet. Il a reconnu son *aura* et il a manifesté le désir de se coucher. Poursuivant sa description, le malade nous a appris que ces crises-là sont très fortes en ce sens qu'il se débat énormément, qu'il faut deux ou trois personnes pour le tenir, tandis que dans les crises qui viennent la nuit, il n'est jamais tombé de son lit; qu'enfin, il ne se mord pas la langue et n'urine pas sous lui comme il le fait dans ses crises de nuit. Ce sont bien là, si je ne m'abuse, des attaques d'hystérie. Il y a encore un autre caractère qui nous manque et dont je vous parlerai tout à l'heure. Je voudrais auparavant, puisque l'occasion s'en présente, vous rappeler la grande différence qui existe suivant moi, dans la forme, comme d'ailleurs dans le fond, entre l'attaque d'épilepsie et l'attaque d'hystéro-épilepsie.

Mon respect pour la tradition m'a fait jadis maintenir cette dénomination d'hystéro-épilepsie; mais elle me gêne fort, je vous l'avoue, car elle est absurde. Voilà un malade qui est sous le coup de deux affections foncièrement différentes, et elles portent le même nom. Il n'y a pas le moindre rapport entre l'épilepsie et l'hystéro-épilepsie même à crises mixtes. Ce qu'on doit dire de cet homme, c'est qu'il est à la fois hystérique et épileptique. C'est une erreur de dire qu'il est hystéro-épileptique, si l'on prend la signification du terme au pied de la lettre. A ses crises de jour, qui sont des attaques de grande hystérie, l'épilepsie, le mal comitial, ne prend aucune part; et inversement, l'hystérie n'intervient d'aucune façon dans ses crises de nuit : pendant le sommeil de la nuit, vers trois heures du matin, je suppose, le voilà qui tout à coup se raidit, ses yeux sont hagards, convulsés, il se mord la langue, puis il se met à ronfler; cela dure un certain temps et c'est fini. Voilà l'accès d'épilepsie dans sa simplicité.

L'attaque d'hystéro-épilepsie n'est pas faite comme cela. J'en ai bien souvent redit ici les caractères et retracé les phases. Cette fois, pour ne pas me répéter, je vais prendre une description très fidèle, très artistique, parfaite en un mot, qui nous vient d'Allemagne. Je l'ai trouvée dans la Gazette hebdomabaire de Berlin; elle est accompagnée de dessins on ne peut plus fidèles et significatifs ; ils sont la reproduction de photographies instantanées représentant un homme en proie à une attaque d'hystéro-épilepsie. (1).

L'auteur est un chirurgien major assisté dans l'observation d'un médecin attaché à la clinique d'Heidelberg, et le sujet un grenadier de l'armée allemande âgé de 23 ans, en garnison à Carlsruhe. L'hystérie mâle n'est donc pas vous le voyez, comme on l'a donné à entendre, un produit de nationalité exclusivement française. J'ai dit ici un jour, en plaisantant, que je serais enchanté de voir constater l'hystérie chez un cuirassier prussien. Eh bien voilà un grenadier allemand qui est hystérique. On en trouvera, j'en suis convaincu, dans toutes les armées du monde. Voici l'histoire : Ce grenadier avait désiré ardemment assister aux obsèques de je ne sais quel duc ; on le retint à la caserne et ce fut là, pense-t-on, la cause occasionnelle de sa maladie. Il tombe en attaque ; on le transporte au lazaret; les médecins étudient avec beaucoup de talent et une grande sincérité d'observation tout ce qui se passe et photographient toutes les attitudes du malade

Dans la première phase le sujet a les yeux fixes, c'est l'aura ; l'attaque va commencer. Que se passe-t-il? Il a mal à la tête, il entend des bruits dans les oreilles etc. C'est la reproduction à peu près exacte de ma description dans le premier volume de mes leçons, qui date de 1872.

La première phase, disent ces messieurs, ressemble tellement à l'épilepsie,

---

1. Oberstabartz Dr Andrée in Karlsrûhe und Dr Knoblauch Assistent an der psychiatrischen Klinik in Heidelberg : *Ueber einen Fall von Hystero-Epilepsie bei einem Manne*. In Berliner klin. Wochenschrift. N° 10, 11 marz 1889, p. 204.

qu'il n'y a pas de différence apparente. Voilà l'origine de cette dénomination d'hystéro-épilepsie. Le malade se comporte comme un épileptique, en ce

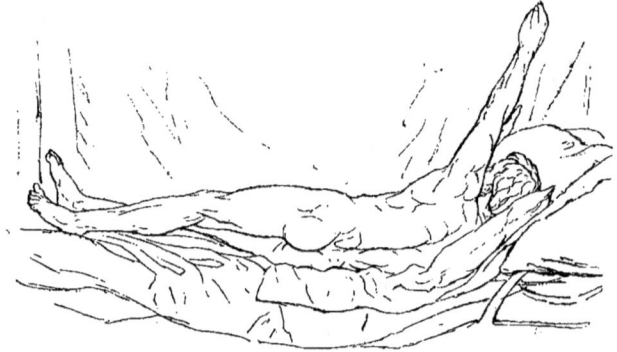

Fig. 85. — Aus der Periode der contorsionen.

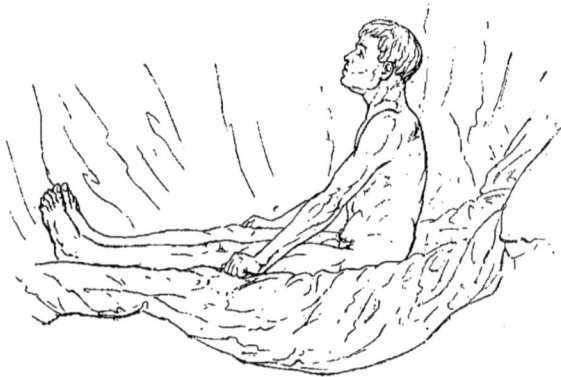

Fig. 86. — Mouvements de salutation.

sens qu'il présente une période de convulsions toniques puis de convulsions cloniques, mais il en diffère en général par quelques points ; habituellement, il ne se mord pas la langue et n'urine pas, et si l'on intervient violemment par des cris, ou bien en comprimant certaines zônes, l'attaque s'arrête, tandis qu'on n'arrête jamais l'accès d'épilepsie vraie par des procédés de ce genre. En un mot ainsi que je l'ai depuis bien longtemps proclamé, l'épilepsie n'est là que dans la forme.

Dans une seconde phase, le sujet s'agite, se tord dans tous les sens, fait de grands mouvements de salutation, s'arc-boute de manière à former l'arc de cercle ouvert en avant (Emprosthonos). C'est la phase des *grands mouvements*, des contorsions ou encore du *clownisme*, que nous avons si souvent décrite. Fig. 85, 86, 87.

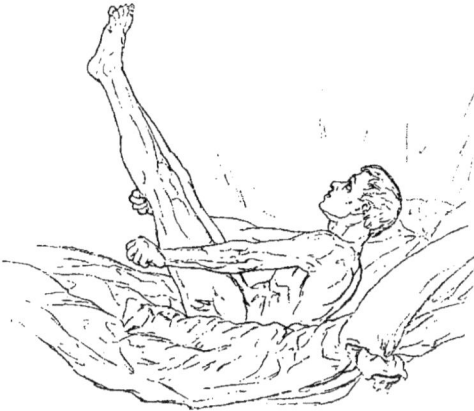

Fig. 87. — Arc de cercle. Emprosthotonos.

Voici enfin la troisième période, celle des *attitudes passionnelles*, comme je l'appelle. Celles-ci sont dirigées en quelque sorte par des hallucinations dont elles représentent la formule motrice. En bon militaire qu'il est, le sujet tire des coups de fusil, s'escrime à coups de baïonnette contre un ennemi imaginaire; après cela, il menace du poing, prend l'attitude du crucifiement, etc. Bientôt, l'attaque se termine, et, après un moment de calme, il s'en produit une seconde, une troisième etc. semblables en tout à la première. En général, les crises d'hystéro-épilepsie, vous le savez, s'enchaînent en séries. Voilà ce qu'on appelle l'hystéro-épilepsie à crises mixtes. Sachez qu'il n'y a dans tout cela que l'apparence de l'épilepsie. La première phase qui seule est épileptique, non dans le fond, mais dans la forme, est, comme tout le reste, hystérique et rien qu'hystérique. Fig. 88, 89, 90, 91.

Il paraît exister un autre caractère distinctif, d'ordre *chimique* celui-là. Je vous disais tout à l'heure que dans l'épilepsie, MM. Lépine et Mairet ont

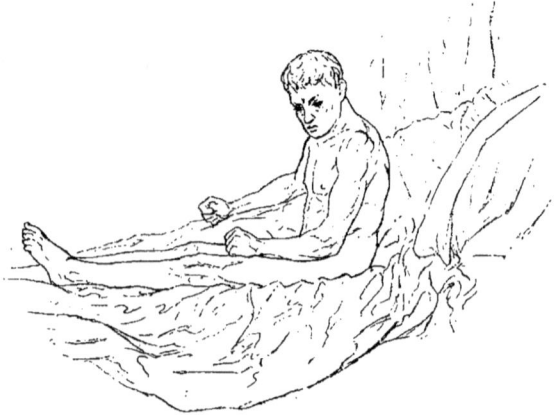

Fig. 88. — Periode der Hallucinationen.

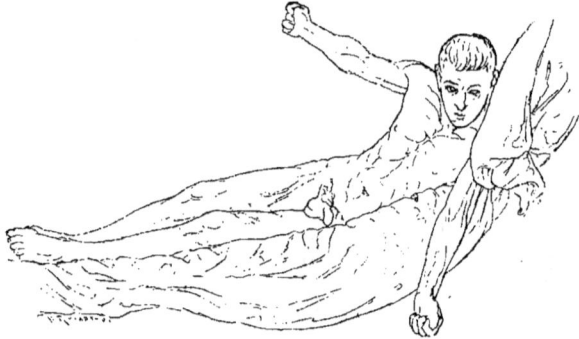

Fig. 89. — Periode der Hallucinationen.

constaté une augmentation du taux de l'urée urinaire. MM. Gilles de la Tourette et Cathelineau ont fait des recherches intéressantes dont les résultats, s'ils venaient à se confirmer, constitueraient une véritable découverte. La phase épileptoïde de la grande attaque d'hystérie est si bien une simple appa-

rence que si l'on étudie les urines des hystéro-épileptiques, au lieu d'y
trouver un accroissement du taux de l'urée, on constate au contraire que

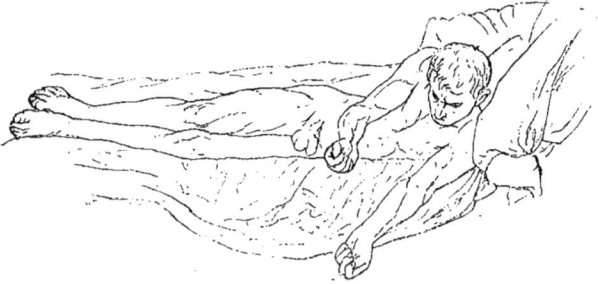

Fig. 90. — Periode der Hallucinationen.

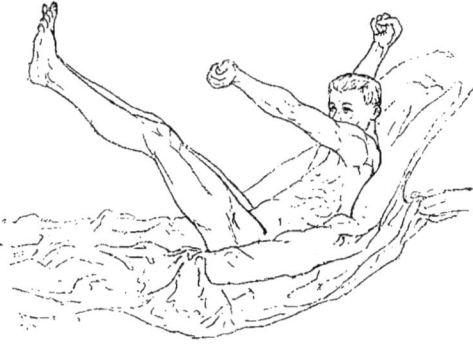

Fig. 91. — Periode der Hallucinationen.

l'urée a diminué. On n'a pas encore eu l'occasion de faire l'analyse des urines
de notre homme lors de ses attaques hystéro-épileptiques, mais nous avons ici
depuis longtemps une malade qui est comme lui, à la fois épileptique et hystéro-
épileptique. Chez cette femme, le chiffre normal de l'urée est de 18 gr. 60 ; or, à

la suite de ses crises d'hystérie, ce chiffre descend à 14 gr. Après les accès d'épilepsie, au contraire, l'urée remonte à 22 gr. 40 et les phosphates s'élèvent de 1 gr. 80 à 2 gr. Si cette observation remarquable se confirme, elle sera la plus belle preuve de ce que j'affirme depuis bien longtemps, à savoir que dans l'hystéro-épilepsie il n'y a pas trace d'épilepsie, il n'y en a que l'apparence. Quand les deux maladies cohabitent chez un même individu, elles vivent séparément; il n'y a pas de mélange entre elles, pas de fusion, pas d'hybridité.

III

Nous arrivons au troisième élément nosographique que présente notre malade, à la névrose artificielle qu'il a créée en lui, la morphinomanie.

Et d'abord, qu'est-ce qu'un morphinomane ?

Pour une douleur quelconque, un individu se fait une injection de morphine. Le médecin a l'imprudence de lui laisser une seringue entre les mains et il contracte l'habitude de s'administrer plusieurs injections par jour. Bientôt, il lui devient impossible de s'en abstenir sans tomber dans des états très pénibles et quelquefois très graves. Il se fait une injection le matin au réveil, une avant le déjeuner, une autre avant le dîner, une autre enfin avant de se coucher, en somme quatre ou cinq dans les 24 heures. Si pour le démorphiniser, quelqu'un lui enlève sa seringue, si on ne lui donne pas la dose du médicament qu'il s'est habitué à prendre chaque jour — la dose d'ailleurs, jusqu'à un certain point, importe assez peu, — alors va commencer une scène lamentable. Notre homme d'aujourd'hui est morphinomane à 30 centigrammes par jour. C'est la dose moyenne. Il est des sujets morphinomanes qui en prennent plus, beaucoup plus; d'autres, par contre qui en prennent beaucoup moins. La dose, comme vous voyez varie suivant les sujets; mais, je le répète, une dose de 0, 30 centigrammes en 24 heures, est chose vulgaire dans l'espèce. Voici comment notre malade est arrivé à cet état :

Vous savez comment, après sa fièvre typhoïde, il est devenu hystérique. Il paraît qu'au début il a souffert d'une hyperesthésie très douloureuse de tout le côté gauche du corps, et c'est sa sœur, épileptique comme vous savez, et morphinomane elle-même qui, à ce propos, lui a montré l'usage de la morphine. Il a commencé par avoir des vomissements; il se refusait à continuer. Sa sœur l'a encouragé et il a fini par s'y faire. Les douleurs ont disparu, mais il est devenu morphinomane. Il n'est pas inutile de vous montrer comment il distribue les 30 centigrammes qu'il absorbe chaque jour.

Au réveil, vers 7 heures, il se sent considérablement prostré, affaibli; si on ne lui donnait pas alors sa première injection, il serait incapable de se lever.

A 11 heures et demie, le besoin de la morphine commence a se faire sentir : il éprouve certains symptômes que je vous dirai bientôt. Après cette deuxième injection, il mange un peu ; troisième injection à 3 heures ; quatrième injection à 6 heures qui lui permet de dîner — les morphiuomanes ne mangent pas beaucoup, et pour la plupart ils seraient complètement incapables de prendre des aliments sans l'injection préalable ; — cinquième injection à 8 heures du soir. Vers minuit, il prend 20 gouttes de laudanum pour passer, tant bien que mal, le reste de la nuit. Je dis tant bien que mal parce que, pour peu qu'il dorme, surviennent bientôt des rêves où il voit des animaux menaçants, l'enterrement de son père auquel il assiste la nuit, sans lumière, et autres images sinistres. Ces rêves procèdent-ils de l'hystérie ou de la morphinomanie ? Des deux peut-être.

Nous appelons périodes d'*euphorie* les périodes pendant lesquelles le malade n'éprouve pas le besoin de morphine. Lorsque le morphinomane espace convenablement ses piqûres et s'arrange de façon à ce que les périodes d'euphorie se confondent les unes avec les autres, il n'y a pas de diagnostic à faire ; le sujet n'éprouve aucune souffrance marquée, aucune gêne, il ne profère aucune plainte.

Mais lorsque les périodes d'euphorie sont séparées par des entr'actes d'*amorphinisme*, alors les malades accusent une série de troubles qu'il faut bien connaître. Notre malade est, en ce moment, au début de la période de besoin. Elle s'annonce chez lui entre autres par un phénomène particulier. C'est un tremblement d'un genre spécial, qui ressemble à quelques égards au tremblement des alcooliques. Comme ce dernier, qui apparaît quand l'alcoolique est à jeun d'alcool, il se montre dans la période d'amorphinisme et s'apaise après la prise du médicament. Il est surtout accusé aux mains. Nous avons étudié graphi-

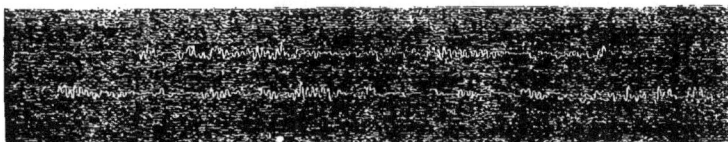

Fig. 92. — *a*. Tracé pris un quart d'heure après l'injection de morphine.

quement ce tremblement : il est assez irrégulier. Nous avons compté qu'il y avait six ou sept oscillations par seconde. Vous savez qu'il y en a de 7 à 9 dans le tremblement vibratoire de la maladie de Basedow. Ce n'est donc pas un tremblement rapide au premier chef. Il persiste, mais très faible, dans la période d'euphorie. Dès que le besoin de morphine se fait sentir, ce tremblement s'accroît ; les oscillations deviennent alors, progressivement, plus grandes et un peu plus rapides. Ce tremblement a été signalé d'ailleurs par la plupart des auteurs qui ont décrit les symptômes de l'amorphinisme. On le trouve déjà étudié avec quelque soin dans la thèse de M. Jouet faite en 1883, sous ma direction. Il n'existe pas, je m'en suis assuré, dans tout les cas, même les plus invétérés. Mais il y a d'ailleurs bien d'autres symptômes d'amorphinisme que vous devez connaître parce qu'ils vous permettront de découvrir la maladie quand les malades s'en cachent, ce qui est d'ailleurs assez fréquent.

Fig. 93. — *b*. Tracé pris 2 heures après l'injection.

Fig. 94. — *c*. Tracé pris 4 heures et demie après l'injection.

Voici ce qui se passe le plus communément, dans les périodes amorphiniques. Le malade accuse des sueurs froides, une inquiétude vague, il bâille sans cesse, il est pris de coliques et va cinq ou six fois à la garde-robe, presque coup sur coup ; c'est la diarrhée du morphinisme. Il se gratte de tous côtés. Puis des troubles psychiques se manifestent. Il devient insolent, il veut, il exige absolument qu'on lui fasse ses piqûres ; il s'emporte et se livrerait volontiers à des actes de violence si on ne lui cédait point. C'est un véritable délire. Parfois il est pris de vomissements et tombe en syncope. Si on lui fait une injection de morphine, tout rentre rapidement dans l'ordre.

Comment peut-on démasquer un morphinomane qui veut vous cacher qu'il prend de la morphine ? Il y a une dizaine d'années, je fus appelé auprès d'une dame qui ne pouvait plus quitter sa chambre depuis trois ou quatre ans. Elle avait eu, à cette époque, un phlegmon du bassin très douloureux et depuis elle traînait, se plaignant de ceci, de cela : elle avait vu je ne sais combien de médecins ; j'étais peut-être le neuvième et tout d'abord, je l'avoue, je ne comprenais rien à l'affaire. Les consultations de mes collègues, qu'on m'avait communiquées, ne m'apprenaient rien non plus. En interrogeant le sujet dans tous les sens, je finis par découvrir une chose : c'est que la maladie évoluait chaque jour en cinq actes, séparés par des entr'actes de calme et de bien être. Cela me frappa et me remit dans l'esprit ce qui se passe chez les nombreux morphinomanes que j'ai l'occasion de voir journellement à la Salpêtrière. Je dis tout d'un coup : « vous avez une seringue de Pravaz ? » Et aussitôt je vis la rougeur s'étendre sur son visage et sur celui de son mari. Elle nia, tout d'abord. — « Montrez donc vos bras ; vous vous faites des injections de morphine. Depuis quand ? » — Et elle me répondit : « C'est depuis que j'ai eu ma maladie du ventre. » La maladie « du ventre » avait depuis longtemps disparu ; mais la malade était devenue morphinomane : elle n'avait pas autre chose.

Quant à notre homme, il présente tous les phénomènes du morphinisme au degré le plus élevé ; et le voilà épileptique, hystéro-épileptique et morphinomane. Nous voudrions tâcher de faire quelque chose pour lui. Mais, par où commencer ? Toutes les fois qu'un individu est en puissance de la morphine, il n'y a pas un autre remède à placer chez lui. La morphine n'admet pas de médication satellite ; elle règne en maîtresse absolue sur les organismes qu'elle détient. Il faudra donc le démorphiniser, soit par la méthode de suppression brusque, soit en diminuant progressivement les doses. Mais rien n'est plus difficile ; les succès sont rares et les récidives fréquentes. J'ai la conviction d'ailleurs que jamais le malade ne voudra se laisser faire. Et puis, en admettant qu'on parvienne à le délivrer de la morphine, il lui restera ses deux autres maladies, tenaces elles aussi, à quel degré, je n'ai pas besoin de vous le dire ; l'hystérie peut-être autant que l'épilepsie.

En somme, je crains fort que ces trois éléments morbides qui se sont développés chez cet homme ne continuent à vivre côte à côte encore pendant bien longtemps.

xp. de la Soc. de Typ. - Noizet..., 8, r. Campagne-Première, Paris.

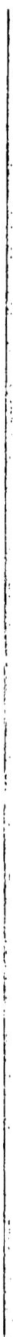

DIX-NEUVIÈME LEÇON

Accidents nerveux provoqués par la foudre.

MESSIEURS,

Je saisis avec empressement l'occasion qui m'est offerte de vous présenter un sujet chez lequel nous pouvons étudier ensemble divers troubles nerveux qui relèvent plus ou moins directement de la fulguration.

L'accident dont notre malade a été victime, s'est produit le 7 mai dernier, c'est-à-dire il y a vingt jours à peine. L'affection qui en a été la conséquence est donc, vous le voyez, de date toute récente, et, d'après les renseignements que nous avons en notre possession, il nous est permis d'affirmer que les principaux symptômes s'offrent à nous, à l'heure qu'il est, tels qu'ils se sont montrés le lendemain même de l'orage du 7 mai ; ils ne paraissent pas, j'y insiste, avoir subi depuis lors la moindre modification.

Messieurs, M. Boudin auquel on doit une série de travaux intéressants concernant la foudre, considérée principalement au point de vue de l'hygiène publique, pouvait dire en 1855. « Ce qui caractérise les effets de la foudre, c'est l'imprévu, le protéiforme, le contraste, l'opposition, le mystérieux (1). » Le tableau était un peu forcé, sans doute, déjà pour l'époque, et le mystère d'ailleurs tend chaque jour à disparaître, au fur et à mesure que les faits, qu'il enveloppe de son obscurité, sont amenés à la lumière et méthodiquement étudiés. Il n'en est pas moins vrai toutefois, qu'aujourd'hui encore, c'est une bonne fortune pour le médecin, en particulier pour le neuropathologue, de pouvoir étudier à loisir un homme intelligent, sincère, qui a vu la foudre de près et en a ressenti les effets assez durement.

Il y a longtemps que, parmi les accidents pathologiques que la fulguration

---

1. M. Boudin. *De la foudre considérée au point de vue de l'histoire, de la médecine légale et de l'hygiène publique.* Extrait des *Annales d'Hygiène publique*, Paris, 1855.

peut produire chez l'homme, on a signalé des troubles nerveux divers et plus particulièrement des *paralysies*. Dans l'espèce, celles-ci ne sont point très rares. La plupart des foudroyés, quand ils ne sont pas tués sur le coup, à part quelques cas exceptionnels où la mort survient après quelques jours, en sont quittes pour des accidents nerveux, en général bénins et de courte durée, parmi lesquels figurent au premier rang les paralysies. Mais quels sont exactement les caractères cliniques de ces *paralysies des foudroyés* ou *kerauno-paralysies*, comme vous voudrez les appeler? Présentent-elles, véritablement, quelque chose de spécial, leur appartenant en propre; ou bien rentrent-elles au contraire, tout simplement, dans les cadres vulgaires des paralysies traumatiques ? C'est ce qu'on ne saurait encore décider péremptoirement, faute d'observations et de descriptions suffisamment précises et méthodiques, et c'est là incontestablement une circonstance bien faite pour accroître, à nos yeux, l'intérêt qui s'attache au cas actuel.

I

Je vais maintenant exposer, avec détails, tout ce que le malade sait, tout ce qu'il nous a dit sur la maladie pour laquelle il est venu nous consulter, et sur les diverses circonstances au milieu desquelles elle s'est développée. Vous serez par là mis en mesure d'apprécier à leur juste valeur les faits sur lesquels je veux surtout appeler votre attention. Mais, auparavant, je dois vous faire connaître ce qu'était le sujet avant l'accident du 7 mai.

D... cy, c'est ainsi qu'il se nomme, est âgé de 43 ans. Il exerce la profession de garçon de recette attaché à une papeterie. Il est entré à la Salpêtrière, le 22 mai, c'est-à-dire il y a six jours.

En ce qui concerne ses antécédents de famille, il nous apprend qu'un de ses oncles, du côté paternel, était emporté, violent à l'excès. Du côté maternel, il y a à signaler une tante tellement impressionnable, qu'elle tremblait « de tous ses membres, à la moindre émotion » ; c'est tout. Mais il y a lieu de remarquer que, relativement à ses grands-parents, le malade ne peut fournir aucun renseignement. Il les a à peine connus.

Le récit de son histoire personnelle nous a fourni des faits dignes d'intérêt : D...cy est né à La Martinique où il a passé les premières années de son enfance. Puis il a habité Lyon où son père, officier d'infanterie, se trouvait en garnison. Là il a reçu de l'instruction ; il a fait ses classes au collège jusqu'à la philosophie. Toujours il s'était montré calme, froid même, difficile à émouvoir, lorsque, dans le cours de sa dernière année d'études, ayant été un jour molesté et humilié par un de ses professeurs, qui lui avait « tiré les oreilles », il riposta par un soufflet et fut en conséquence, suivant les règlements, chassé de l'établissement. Il était alors âgé de 18 ans. Furieux, son père l'obligea à s'engager. Il partit comme soldat dans l'infanterie de marine. Bientôt il prit part à l'expédition du Mexique, et, dans cette campagne, assista au siège de San Lorenzo, à la bataille de Puebla, « où la foudre, dit-il, tonnait autant que le canon », et à la prise de Mexico.

Libéré du service militaire à 23 ans, il s'engagea deux ans après, dans les équipages de la flotte. Sur ces entrefaites, la guerre franco-allemande éclatait. D... cy fit campagne dans l'armée de la Loire : il assista aux combats de Patay, de Coulmiers, de Marchenoire. Enfin, lors de la répression de l'insurrection de la Commune de Paris, par l'armée de Versailles, il prit part à la prise du cimetière du Père-Lachaise où les « obus pleuvaient dru ». Il y fut blessé à la jambe gauche, peu grièvement d'ailleurs par un éclat d'un de ces projectiles.

J'ai tenu, messieurs, à vous faire connaître tous ces détails afin de vous bien montrer que notre malade n'était rien moins à cette époque qu'un débile, un pusillanime. Certes, dans ce temps-là, il n'était pas homme à prendre peur de l'orage. Dans cette série d'aventures que nous venons d'énumérer et dont quelques-unes ont été fort dramatiques, il a certainement entendu de rudes canonnades, et assisté à des spectacles autrement terrifiants que ceux que peut donner un orage avec ses éclairs et ses coups de foudre ; jamais cependant sa santé n'en avait été troublée : mais alors il n'était pas dans l'état d'affaiblissement, d'opportunité morbide où nous allons voir qu'il est tombé depuis, et où il se trouvait justement lorsque la foudre, en le frappant le 7 mai dernier, a déterminé chez lui la maladie qu'il nous faudra tout à l'heure étudier.

Après la guerre D... cy navigua longtemps comme maître timonier à bord des paquebots transatlantiques. Il y a un an, en mai 1888, il abandonna définitivement la marine et entra comme garçon de recettes dans un établissement de papeterie. Jusqu'alors, à part l'énurésie et les terreurs nocturnes auxquelles il est resté sujet dans l'enfance jusqu'à l'âge de 5 ans, il n'avait jamais présenté aucune marque neuropathique ; il n'est d'ailleurs ni syphilitique ni alcoolique. Mais bientôt devaient survenir des chagrins, puis des fatigues physiques exceptionnelles qui changèrent du tout au tout la situation.

La mort de ses parents, celle de sa mère en particulier qui fut inopinée et à laquelle il ne put assister, l'avaient déjà profondément ébranlé lorsque, au mois de décembre dernier, l'exercice de sa profession qui paraît-il, est assez pénible déjà en temps ordinaire, l'obligea, à cause des recouvrements de fin d'année à subir des fatigues excessives. Il se « surmena » dans l'acception la plus générale du mot. Peu à peu ses forces allèrent en déclinant ; il perdit du même coup son entrain et sa vigueur d'autrefois, il était déprimé, triste, mélancolique, et, en même temps, il se sentait vite fatigué : il éprouvait quelque peine à monter les escaliers, les jambes lui semblaient faibles, comme paralysées, les pieds souvent « butaient » en marchant. Il se plaignait d'une sensation de poids et de constriction sur le crâne ; ses digestions étaient pénibles, son estomac se gonflait après le repas et il était pris alors d'invincibles envies de dormir. En un mot, les symtômes de la neurasthénie cérébro-spinale s'étaient nettement accusés chez lui ; et, cependant, il continuait, malgré tout, à se livrer tant bien que mal, à ses occupations, très fatigué toutefois et surtout très préoccupé de son état.

Vous le voyez, messieurs, je tiens à vous le faire bien remarquer, la santé nerveuse de D... cy était incontestablement déjà fort ébranlée, lorsque, il y a vingt et un jours, il fut frappé par la foudre dans les circonstances que nous allons étudier.

II

Donc, c'était le 7 mai dernier ; il suivait à pied la grand'route qui conduit de Noisy-le-Sec à Paris, revenant de Noisy où il était allé faire des recouvrements. Il marchait sur un des côtés du chemin, ayant le fossé à sa droite et notez le fait, cherchant des yeux, dans les champs voisins un pied de bruyères blanches qu'il avait remarqué en allant à Noisy et qu'il se proposait de cueillir pour l'apporter à Paris... *S'adressant au malade* : Veuillez nous dire le reste. Quelle heure était-il lorsque l'orage a éclaté ?

LE MALADE. C'était entre 3 et 4 heures de l'après-midi. Le ciel était noir, le tonnerre grondait depuis quelque temps déjà. Je n'y portai pas grande attention tout d'abord. Mais tout à coup, il se produisit un coup beaucoup plus fort et beaucoup plus rapproché que les autres, et alors, je ne sais pourquoi, j'ai pris peur ; il me vint à l'idée que je pourrais bien être foudroyé, et je pressai le pas : d'ailleurs il commençait à pleuvoir. J'avais peut-être fait 300 ou 400 mètres, lorsque survint un second coup extrèmement sec : j'ai vu l'éclair et j'ai entendu le coup en même temps, du moins je le crois, car il y a à cet égard un peu de vague dans mon esprit ; mais ce que je me rappelle bien c'est que le bruit ressemblait à un coup de canon accompagné du fracas que feraient en tombant sur le sol des milliers d'assiettes.

M. CHARCOT, *aux auditeurs* : Veuillez prêter, messieurs, une attention particulière aux détails qui vont suivre.

Au malade : C'est alors que, comme vous l'avez dit, vous avez vu la foudre de près ? Veuillez nous conter cela en détail.

LE MALADE : A l'instant même où j'entendais éclater au dessus de ma tête le bruit que je vous ai dit, j'ai vu sur la route, à ma gauche, un peu en arrière de moi, peut-être à une distance de 2 ou 3 mètres, une boule de feu très brillante et qui tourbillonnait. Elle avait à peu près la forme et les dimensions d'un petit baril de bière, c'est-à-dire peut être 30 centimètres de long ; c'est du moins l'effet que cela m'a fait.

M. Charcot : Pouvez-vous dire si le globe de feu vous est apparu avant ou après que s'est produit le grand bruit d'assiettes brisées ?

Le malade : A cet égard je ne puis rien préciser, tout ce que je puis dire, c'est que, de la boule de feu il s'est dégagé trois bouffées, trois petits nuages

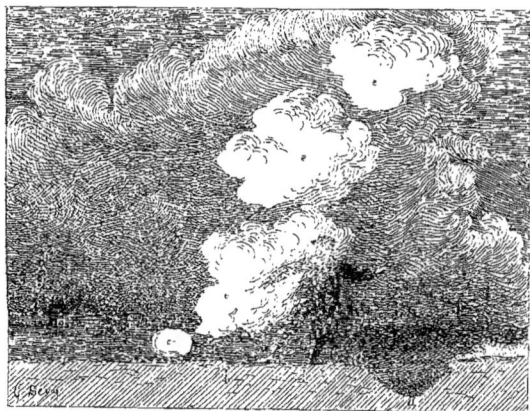

Fig. 95. — D'après un croquis fait par le malade. — *a*, le fossé ; *b*, la route ; *c*, le *baril lumineux* ; *d*, le Sujet, *e e' e''*, les nuages de fumée.

de fumée grisâtre, d'une odeur âcre, suffocante, prenant à la gorge, qui se dirigeait vers moi. Cela ressemblait aux flocons de fumée qui sortent de la cheminée d'une locomotive lorsqu'elle se met en marche. L'odeur était celle du soufre ou mieux de la poudre brûlée. Tout cela a dû se passer bien vite, car à peine avais-je aperçu sur ma gauche la boule de feu, que je me sentais frappé à la jambe gauche, renversé à terre, et bientôt après je perdais connaissance.

M. Charcot : Parlez-nous de ce choc que vous dites avoir ressenti dans la jambe gauche.

Le malade : Je l'ai ressenti au moment même où la boule de feu m'est apparue. Il m'a semblé qu'on m'assénait un coup violent, comme avec une planche ou un gros bâton. Cela s'est fait sentir surtout dans le pied gauche au-dessous des chevilles, mais aussi en même temps dans la jambe et la cuisse gauches, le côté gauche du tronc et même de la tête. Les parties où j'ai ressenti le choc m'ont paru aussitôt lourdes, pesantes, comme engourdies.

M. Charcot, *aux auditeurs*: Avant-hier, j'ai fait placer le malade sur le tabouret électrique et on a tiré d'une de ses mains à l'aide de la pomme, une forte étincelle. Il assure avoir parfaitement reconnu la sensation particulière de choc qu'il vient de décrire. « C'était tout à fait cela, a-t-il dit, en petit. »... Mais continuons l'exposé des faits, sans plus de commentaires ; la critique viendra plus tard. *Au malade* : Dites-nous, je vous prie, ce qui s'est passé après la secousse ressentie dans le côté gauche du corps.

Le malade : Monsieur, ainsi que je vous l'ai dit, à partir de ce moment-là mes souvenirs deviennent plus vagues. Il me semble que j'ai été attiré ou poussé du côté de la boule de feu, en tous cas j'ai été renversé ; j'ai dû faire un demi-tour sur moi-même en pivotant d'abord sur le côté gauche ; c'est du moins ce que je crois d'après ce qu'il me semble avoir éprouvé et aussi lorsque je songe qu'en me réveillant, je me suis trouvé sur la route, couché sur le dos, le tête près du fossé, tournée du côté de Noisy, et les pieds par conséquent du côté de Paris.

M. Charcot : Vous avez un instant perdu connaissance?

Le malade : Oui, monsieur, complètement, pendant huit ou dix minutes peut-être, mais je ne puis rien affirmer là-dessus.

M. Charcot : Vous avez compris, messieurs, que l'analyse seule, procédé toujours un peu artificiel, a permis de séparer tous ces faits, qui, suivant toute vraisemblance, se sont succédé avec une rapidité telle qu'on pourrait les dire presque simultanés. Quoi qu'il en soit, nous voici arrivés au moment, où couché sur le dos, en pleine route, le malade reprend, au moins en partie, possession de lui-même. *Au malade* : Continuez votre récit.

Le malade : Quand je me suis réveillé, je ne me suis pas bien rendu compte tout d'abord de l'endroit où j'étais, ni de ce qui était arrivé : j'étais tout abasourdi. J'avais uriné dans mon pantalon. Je me rappelle bien que je me suis efforcé en vain, à deux reprises, de me dresser sur mon séant. Ce n'est qu'à la troisième fois que j'y suis parvenu. Une fois assis, je regardai de tous côtés autour de moi et je me mis à trembler et à pleurer, comme un enfant. Il y a longtemps que cela ne m'était arrivé.

M. Charcot : Il n'avait ni tremblé, ni pleuré à Puebla alors que tonnerre et canon à l'envi faisaient rage, il n'avait pas pleuré non plus au Père Lachaise, lorsqu'un obus est venu éclater près de lui. Mais depuis qu'il a été « touché » par la foudre, une transformation radicale s'est produite en lui : le voilà devenu émotif à l'excès, pleurard ; désormais sous l'influence de la moindre émotion on le voit fondre en larmes. *Au malade* : Vous êtes-vous souvenu enfin de ce qui s'était passé avant que vous ne fussiez renversé?

Le malade : Oui, monsieur. Je me suis rappelé presque aussitôt que la foudre
était tombée près de moi, que j'avais été frappé, renversé, tout ce que je vous
ai raconté en un mot. Je me suis tâté de tous les côtés, j'avais peur d'avoir
quelque chose de cassé ou de brûlé. Je me suis aperçu que je n'avais rien de
« visible » et j'ai repris un peu confiance, mais j'ai eu grand mal à me mettre
sur mes jambes ; elles me semblaient excessivement lourdes ; on aurait dit
que j'avais à traîner des boulets. La gauche surtout, avait peine à me porter ;
elle était tout engourdie, comme cela arrive quelquefois lorsque, assis sur une
chaise, on s'est comprimé le nerf de la cuisse en dormant dans une mauvaise
position. Elle se dérobait sous moi ; je ne la sentais plus guère, elle me paraissait gonflée ; je ne savais pas si, oui ou non, elle portait sur le sol. Cependant, j'ai pu me mettre en route et tout en boitant, je précipitai le pas, comme
un fou, ne sachant pas trop où j'allais : c'est presque instinctivement que je
me suis dirigé sur Paris, car il me semble que j'aurais pu tout aussi bien, ne
sachant pas trop ce que je faisais, retourner du côté de Noisy, tant j'étais ahuri.

M. Charcot : Le voilà donc qui se met en marche, boitant, traînant la jambe
gauche, tout tremblant, obsédé, assure-t-il, constamment par une odeur de
soufre et la sensation de quelque chose d'âcre qui le tenait à la gorge, et dans
un état mental sur lequel il importe d'attirer votre attention. Il avait fait
environ un kilomètre lorsqu'il rencontra devant une auberge une voiture qu'il
reconnut pour appartenir à un de ses amis. Il entra dans la maison où il fut
accueilli par son ami qui, intervenant ici comme témoin, nous a raconté
dans tous les détails la conversation singulière qui a suivi leur rencontre...
L'ami le voyant tout pâle, tout tremblant, les habits souillés par la boue et en
désordre, lui demande : « Qu'est-ce que tu as ? — R. Qu'est-ce que ça te fait,
espèce de J... f. — D. Mais qu'as-tu donc ? — R. J'ai que je suis f..., je suis
f..., j'ai failli être tué par le tonnerre. » En ce moment, il s'est assis. On lui
a offert à boire, mais il a refusé. Par moments, il répondait tout de travers aux
questions qui lui étaient adressées et prononçait des paroles sans suite.
Tantôt il répétait plusieurs fois : « Je voudrais bien avoir mon bouquet de
bruyères blanches. » Tantôt il disait : « Je suis f.., je suis f... » et il se mettait
à pleurer. « Il n'y avait rien à en tirer, dit son ami : Je pris le parti de le
prendre dans ma voiture et de le ramener à Paris à son domicile. »

Nous avons maintenant des renseignements sur ce qui s'est passé, lorsque
D...cy est arrivé chez lui vers 8 heures du soir, par le récit que nous a communiqué la bonne du marchand de vin chez lequel il demeure. M. D...cy, « nous a-t-
elle dit, était très pâle lorsqu'il est arrivé à la maison ; il tremblait, il avait
les yeux égarés, il a refusé de manger et s'est couché. Je suis restée près de
lui jusqu'à 2 heures après minuit. Il disait des choses sans suite ; par moments
il ne répondait pas, et regardait fixement le plancher, toujours sur le même
point ; puis il se mettait à pleurer. Enfin il a paru s'endormir et je l'ai quitté.
Le lendemain matin, je l'ai trouvé tout aussi agité que la veille, surtout après

qu'il a eu reçu la visite de son patron qui lui a dit : « Vous avez eu bien de la chance ,il y a eu, à ce qu'on m'a dit, un homme de tué. » Alors M. D...cy a eu comme une crise de nerfs ; il s'est mis à trembler et à pleurer ; puis il s'est caché la tête dans ses draps et s'est tourné du côté du mur ; il pouvait à peine parler tant il bégayait. » — *S'adressant au malade* : Tout cela est-il exact?

LE MALADE : Monsieur, je le crois ; il me semble bien me rappeler la plupart des choses qu'on vous a dites ; mais tout cela n'est pas bien précis dans mon esprit.

M. CHARCOT : Avez-vous vraiment dormi cette nuit-là ?

LE MALADE : A peine, monsieur ; à chaque instant j'avais des explosions de larmes ; j'avais la gorge serrée et je sentais des battements dans les tempes. A peine étais-je assoupi que je rêvais d'éclairs, d'orage et je me dressais tout à coup sur mon lit croyant entendre le bruit du tonnerre.

M. CHARCOT : C'est bien. Veuillez nous dire, actuellement comment s'est passé la journée du 8 mai.

LE MALADE : Après la visite de mon patron qu'on vous a contée, j'ai voulu me lever ; mais une fois debout j'ai failli tomber : il me semblait que ma jambe et ma cuisse droites étaient en coton ; elle ne me portait pas ; elle était bien plus faible que la veille ; elle s'est cognée contre l'angle de ma table de nuit et je m'y suis fait une assez forte contusion. C'est alors que je me suis aperçu qu'elle était complètement insensible, car bien que le coup ait été assez fort, je n'avais ressenti aucune douleur ; alors je me suis pincé la peau de toutes mes forces et je n'ai absolument rien senti. Cependant j'ai voulu me forcer, je suis parvenu à sortir de ma chambre, et je suis même descendu dans la rue, traînant la jambe, mais après quelques pas, je n'en pouvais plus, et j'ai dû rentrer chez moi. Je suis resté couché quelques jours et enfin, j'ai pris le parti de me rendre à l'hôpital Saint-Antoine d'où, le lendemain de mon arrivée, j'ai été envoyé ici.

M. CHARCOT : Il nous a été bienveillamment adressé par mon collègue et ami M. Hanot qui a pensé à juste titre que le cas pouvait nous intéresser. Il a été admis dans le service de la clinique le 22 mai, c'est-à-dire seize jours après la fulguration.

III

Tel est, messieurs, le récit du malade, récit complété et contrôlé, comme vous l'avez vu, dans sa dernière partie, par la personne qui a reconduit Da..cy à son domicile, immédiatement après l'accident et par celle qui l'a vu le soir même, ainsi que le lendemain matin. Il nous faut chercher maintenant à apprécier les diverses circonstances de ce récit, à les mettre en place, à en trouver la logique, en quelque sorte, et à déterminer surtout jusqu'à quel point elles concordent avec ce que nous ont appris, relativement à la foudre et à ses effets sur l'homme, les observations colligées par les auteurs compétents ; et, à ce propos, je ne saurais trop vous recommander la lecture du très intéressant Traité de la Foudre, de Sestier, publié par le Dr C. Mehu (1), ouvrage fort consciencieux, où se trouvent catégorisés, concernant la foudre et la fulguration, une immense quantité de documents de bon aloi, et qui, on peut le dire, renferme sur ces questions-là, tout ce qu'on savait de positif, à l'époque toute récente encore où il a paru. Du résultat de la comparaison que nous allons faire entre ces documents antérieurs et ceux que nous devons actuellement soumettre à l'épreuve de la critique, dépendra en grande partie, vous l'avez compris, la confiance que ces derniers devront nous inspirer.

A ce propos, il importe de relever tout d'abord que notre homme reconnaît volontiers le vague de ses souvenirs, relativement à certaines particularités de l'événement dont il a failli être victime, notamment surtout en ce qui concerne l'ordre de succession des incidents, bien qu'il ne varie jamais, cependant, sur les points fondamentaux. Toujours il s'est montré modeste dans ses assertions ; jamais il n'a cherché à nous les imposer absolument. Ce sont là, si je ne me trompe, des circonstances qui déposent en sa faveur. De plus, il nous affirme, et, à cet égard nous avons toute raison de croire qu'il est sincère, que jamais, soit dans ses lectures soit d'une autre manière, il n'a reçu d'informations spéciales sur la foudre envisagée comme météore et considérée dans ses diverses formes ; qu'il ne connaît guère enfin, du phénomène de la fulguration que ce qu'en sait le vulgaire et ce qu'en racontent de temps à autre les « faits divers » publiés par les journaux.

Ces renseignements contribuent évidemment à établir la valeur morale du sujet, source principale de nos informations. Maintenant vous allez être amenés à reconnaître, après discussion, que si son histoire s'écarte à beaucoup d'égards, de ce qu'on sait des cas de fulguration vulgaire, elle se rattache par contre, étroitement, même par les menus détails, à un groupe de faits, exceptionnels sans doute, mais parfaitement cohérents et nettement déterminés cependant ; et nous trouvons là encore, à mon avis, une nouvelle garantie de la véracité du récit de notre malade.

Il est une première objection qui, sans aucun doute, pendant la durée de l'exposé, se sera plusieurs fois présentée à votre esprit. D...cy assure avoir entendu le coup de tonnerre et avoir vu la foudre. Or, l'on admet, en général, vous le savez, que jamais la foudre n'atteint celui qui voit l'éclair et entend le coup. Cette croyance qui, je crois, remonte jusqu'à Pline, n'est pas, tant s'en faut, dénuée de fondement : elle a été confirmée par une foule de faits relatés dans les travaux d'Arago, de Boudin, dans le livre de Sestier, etc., etc., mais elle n'est

1. Paris, 1866. 2 vol. in-8°.

pas, malgré tout, applicable à tous les cas. Elle n'est légitime qu'en tant qu'il
s'agit des faits de fulguration produits par la foudre vulgaire, dite en zig-zag.
Il est certain, en effet, que la plupart des sujets frappés par cette espèce de
foudre, quand ils ne sont pas tués sur le coup, déclarent qu'ils n'ont rien vu,
rien entendu et ne savent rien, absolument rien de ce qui s'est passé. Mais
même dans ces conditions-là, il ne faut pas voir là une règle tout à fait générale : on compte des exceptions. Il est possible, tout d'abord, qu'un individu
frappé par la foudre en zig-zag et qui aura vu l'éclair, en ait perdu le souvenir au moment où il reviendra à lui, en conséquence de cette amnésie
rétrograde qui se produit fréquemment par le fait de chocs traumatiques
suivis de perte de conscience. Mais il y a mieux : on cite des cas parfaitement
authentiques où le foudroyé se rappelle, en revenant à lui, la vive lumière qui
l'a douloureusement ébloui et peut-être aussi le pétillement et la sensation de
brûlure qu'il aura éprouvés à la fois (1). D'ailleurs, à côté du foudroiement
général, il y a lieu de placer la fulguration partielle, dans laquelle le sujet, même
lorsqu'il est plus ou moins grièvement blessé, peut ne pas perdre connaissance,
ou pour le moins ne pas la perdre sur le coup. Il voit la lueur de l'éclair, il
entend le bruit du tonnerre, il se sent frappé sur telle ou telle partie de son
corps et assiste en un mot à toutes les phases de l'accident. « Un homme
observé par le Dr Gabard fut très grièvement blessé par la foudre ; il se sentit
fortement saisi ; il devint immobile et il s'aperçut que son gilet brûlait ; mais
il ne perdit pas connaissance, et son intelligence resta intacte pendant les
diverses périodes de l'accident. »

« Un matelot à bord de la remorque *Le Londres*, était occupé à la manœuvre
sur le mât de hune, quand la foudre le blessa ; et, bien qu'il sentît ses jambes
raides et hors d'état de lui rendre service, il eut la présence d'esprit de se
tenir aux cordages avec une main et d'éteindre avec l'autre la flamme qui
consumait son pantalon (2). »

« Les foudroyés sont parfois seulement étourdis par la décharge électrique.
Un jeune homme cité par M. Biot, fut atteint par l'étincelle qui, sans le blesser, fondit cependant plusieurs objets métalliques qu'il portait sur lui ; il
n'éprouva au moment du choc qu'un étourdissement, un éblouissement qui ne
dura que sept à huit secondes (3.) »

Je pourrais citer nombre de faits du même ordre démontrant que l'assertion de Pline ne doit pas toujours être prise au pied de la lettre. D'ailleurs,
je le répète, tout ce qui a été dit sur cette perte de conscience immédiate des
foudroyés et sur l'absence totale de souvenir après l'accident, n'a trait qu'à la
foudre vulgaire ou foudre en zig-zag.

---

1. Cas de M. Marie. Sestier, t. II. p, 85.
2. Sestier, t. II p. 95.
3. Id. loc. cit.

Les événements ont une marche beaucoup moins rapide quand il s'agit de la *foudre en globe*. Ces derniers météores ont une évolution relativement lente et l'homme peut, avant d'en être frappé, les voir quelquefois tout à loisir après avoir entendu la décharge électrique qui les a produits (1). Pour ne parler ici que de la foudre *globulaire* ou en boule, comme on l'appelle encore, vous savez comment les choses se passent en général en pareil cas. On voit un éclair, on entend le bruit du tonnerre, et l'on aperçoit presque aussitôt un corps lumineux, incandescent, fixe ou au contraire en mouvement, plus ou moins volumineux. « M. Meunier (2) se trouvait dans une rue de Paris (la rue Montholon), lorsqu'un éclair ordinaire fut presque immédiatement suivi d'un coup de tonnerre ; alors apparut une boule énorme et lumineuse qui éclata au milieu de la rue… » « Un ouvrier tailleur entend un grand éclat de tonnerre et, bientôt après, un globe lumineux sort doucement de la cheminée, se promène dans la chambre et remonte par la même cheminée. » « Le 1er septembre 1881 vers midi, un orage passe sur la ville (Velletri) ; la foudre tombe près de la station du chemin de fer et presque au même instant, sur un point opposé de la ville, une femme vit descendre du nord-ouest, avec une inclinaison d'environ 45°, une balle de feu, rouge comme un charbon incandescent ; le globe se mouvait assez lentement pour être parfaitement suivi de l'œil. Il vint frapper sur le pavé de la rue où il éclata avec un grand fracas (3). »

Pour ce qui est du globe lui-même, les uns le comparent pour la forme et les dimensions, à la lune, au soleil, à un gros œuf, à une balle d'enfant. Suivant d'autres, « la masse ignée et foudroyante, aurait été du volume d'un enfant nouveau-né, d'un *baril ordinaire*, d'un tonneau (4). » Veuillez remarquer, je vous prie, cette comparaison avec un baril relevée par Sestier ; par une coïncidence qui, dans l'espèce, ne manque certes pas d'intérêt, c'est justement, vous ne l'avez pas oublié, celle que notre malade a invoquée pour nous dépeindre le corps lumineux et tourbillonnant qu'il a vu, après l'éclair et le coup de tonnerre, paraître à quelques pas de lui.

N'oubliez pas également ces petits nuages de fumée grisâtre d'une odeur âcre, suffocante, prenant à la gorge qui, suivant le récit du malade, se dégageaient de la masse incandescente ; l'odeur était, il y insiste, celle du soufre

---

1. Sestier t. II, p. 82.
2. Id. t. I. p. 166. Sur la foudre globulaire consultez, en outre du livre de Sestier, les travaux de M. Gaston Planté et en particulier la note qu'il a communiquée à l'Académie des Sciences le 11 août 1884 (voir la *Nature* p. 196. 12e année 1884, 2e semestre) ; consultez aussi les intéressantes observations consignées par le savant directeur de l'observatoire météorologique de Velletri, M. le professeur Ignazio Galli, dans divers numéros du Bulletin mensuel de la Société météorologique italienne. (Série II. vol. V. n° VIII. Agosto 1885 p. 125 et série II, vol. I n° X. 1884, p. 215.)
3. Galli, loc. cit. p. 214, 1881. Voir également, dans la *Nature*, 1876, 2e semestre, p. 280, la description de l'orage du 24 juillet, par G. Planté.
4. Sestier t. I, p. 150.

ou mieux de la poudre brûlée. Cela, remarquez-le bien, concorde encore par tous les points avec ce qu'enseignent les auteurs compétents. « La foudre en globe dit Sestier, répand dans l'atmosphère, près du sol et surtout dans les maisons, une odeur le plus ordinairement sulfureuse.... » Suivant M. Peltier, « l'odeur sulfureuse ou nitreuse qui accompagne la foudre globulaire, est beaucoup plus intense que celle de la foudre linéaire. Souvent aussi, la boule fulminante répand ou fait naître dans les lieux qu'elle parcourt une *vapeur* ou une *fumée* ordinairement sulfureuse, parfois tellement épaisse, qu'elle semble menacer l'homme de suffocation. Au moment où une boule de feu descendait dans une noue de plomb, le toit fut entouré d'une vapeur si semblable à de la fumée, qu'on crut le grenier en feu (1). » Suivant M. le Prof. Galli qui s'est particulièrement occupé de la foudre globulaire, l'odeur qu'elle répand est surtout celle de la poudre brûlée (2) et, c'est dans ces termes mêmes, vous le savez que, D...cy s'est exprimé pour rendre compte des sensations olfactives qu'il dit avoir éprouvées.

Par ce qui précède, vous êtes mis en mesure de reconnaître que les descriptions données par les auteurs du singulier météore de la foudre globulaire se trouvent reproduites en quelque sorte trait pour trait dans le récit de D...cy. L'éclair, le coup de tonnerre, l'apparition du globe de feu, la fumée, l'odeur suffocante enfin, rien n'y a manque. Après cela, il n'y a à en douter, je pense, c'est bien à l'évolution de ce phénomène de la foudre en globe, phénomène rare, peu connu des laïques, mystérieux encore pour les savants, mais dont la réalité toutefois n'est pas à discuter, que notre malade a assisté.

Une autre question se présente. D...cy a-t-il été réellement frappé par la foudre comme il l'affirme et comme semblent l'établir d'ailleurs diverses circonstances de son récit, à savoir entre autres, la rude sensation de choc qu'il a éprouvée tout à coup dans le membre inférieur gauche, la chute, puis la perte de conscience qui ont suivi, et enfin la paralysie de ce membre constatée lors du réveil ? Tout cela à la rigueur pourrait être considéré, me direz-vous, comme une conséquence fort indirecte de la fulguration, comme résultant, par exemple de l'ébranlement psychique produit par la seule apparition terrifiante du météore.

En faveur de cette interprétation, on arguera peut-être de l'absence, chez notre homme, de toute marque de fulguration imprimée soit sur sa peau soit même sur ses vêtements. Mais ce ne saurait être là, tant s'en faut, un argument décisif, car l'on sait que même chez les sujets tués sur le coup par fulguration ces marques peuvent faire absolument défaut ; c'est ce qui a été constaté entre autres, par M. le professeur Tourdes (3), sur un homme foudroyé à

1. Sestier t. I. p. 152.
2. J. Galli, loc. cit. 1885. p. 126.
3. Dict. Encyclopédique de Dechambre, art. Fulguration. p. 307.

Nancy le 18 juillet 1873, mort sur le coup : on a trouvé seulement sur cet homme une petite déchirure à peine roussie du pantalon, et une rupture de l'une des bottes. On comprend aisément qu'un choc beaucoup moins violent, aura pu se produire, chez notre homme sans laisser de traces aucunes, même sur les vêtements.

On pourra encore rappeler que, plusieurs fois, la foudre globulaire a pu paraître presque au contact de l'homme et le toucher même, assure-t-on, sans produire aucun accident de fulguration. Mais c'est là sans doute une exception rare, et l'on peut citer nombre de faits où, dans ces conditions là, même sans éclater, elle a produit des lésions diverses plus ou moins sérieuses, la syncope etc. « Ce n'est pas toujours, dit Sestier (1), que les effets de la foudre globulaire sont innocents. » Souvent il arrive qu'elle frappe de mort ceux qu'elle atteint, et il cite le cas du physicien Richman, l'événement de Châteauneuf-les-Moutiers, celui de Feltri où soixante-seize personnes furent tuées ou blessées par la chute de la foudre en globe. « D'ailleurs les lésions produites sur l'homme, par la foudre en globe, ne diffèrent pas, ajoute-t-il, de celles que cause la foudre vulgaire. Suivant M. Gaston Planté (2), le globe fulminaire n'est point dangereux par lui-même ; « mais sa présence est néanmoins redoutable, car il amène l'électricité de la nuée orageuse avec laquelle il communique d'une manière latente ou quelquefois visible, comme à l'extrémité des trombes et révèle le lieu d'élection de son écoulement. »

On pourrait enfin faire remarquer que la distance à laquelle, par rapport au sujet, a paru la masse lumineuse, deux mètres environ, à ce qu'il assure, est peu favorable à l'idée d'une action directe, mécanique, exercée sur le membre inférieur gauche, le globe n'ayant pas éclaté, du moins au moment où le choc a été ressenti. A ce propos, je suis heureux de pouvoir invoquer l'autorité du savant directeur de l'Institut météorologique de Velletri, M. le Prof. Galli qui, sur ce sujet de la foudre globulaire dont il a fait une étude spéciale, a bien voulu me fournir de précieux éclaircissements (3). Il pense que, même dans les conditions indiquées par le récit de notre malade, il se peut qu'une décharge se soit détachée du globe pour venir frapper un des membres.

En ce qui concerne la chute et la perte de connaissance, il est moins facile, peut-être, d'éliminer l'influence de l'émotion. Je ferai valoir toutefois que le globe fulgurant a pu à un moment donné éclater, comme c'est à peu près la règle, et, par le fait d'une action à distance bien connue dans l'histoire de la

---

1. T. 1. p. 163.
2. Note à l'Académie des sciences, 11 août 1884.
3. Communication écrite.

foudre en général, et de la foudre globulaire en particulier (1,, déterminer la sidération, sans que le sujet, devenu inconscient aussitôt que frappé, en ait pu rien entendre. Qu'il ne se soit pas agi ici, tout simplement, d'une syncope émotive, ou encore d'une attaque hystérique de même origine, cela est rendu fort vraisemblable, d'un autre côté, par ce fait que notre homme s'est réveillé ayant uriné sous lui, circonstance qui semble révéler un ébranlement vraiment profond de l'organisme.

Mais, de tous les arguments à invoquer en faveur de l'opinion que D...cy a été, comme il le croit, frappé physiquement, matériellement, électriquement par la foudre, un des plus puissants, si je ne me trompe, doit être tiré de la description de la paralysie produite chez lui, autant qu'on en peut juger, au moment même où il a ressenti le choc. Ses caractères cliniques, en effet, nous le verrons dans un instant, concordent en effet sur tous les points avec ceux qu'on assigne, à juste titre je crois, aux paralysies déterminées par la fulguration dans des circonstances où l'action physique de celle-ci n'est pas contestable. C'est un point sur lequel je vais insister dans un instant.

Auparavant, je voudrais revenir en quelques mots, parce qu'il y a là encore à signaler quelque chose d'assez typique, sur l'état mental que le malade a présenté à la suite de l'accident, à partir du moment où, reprenant ses sens, il s'est trouvé couché sur le bord de la route. Le voilà, lui brave autrefois, devenu affolé, terrifié; il pleure, il tremble, il se lamente, il prononce au moment où il rencontre son ami des jurons, des paroles grossières; il l'insulte. Puis ce sont des phrases sans suite, incohérentes, enfantines au premier chef. Tantôt il se dit presque mort et, un instant après, il exprime le regret de n'avoir pas pu cueillir le bouquet de bruyère blanche qu'il cherchait sur le bord de la route au moment où la foudre a éclaté... Singulière préoccupation chez un homme qui se croit avoir un pied dans la tombe. Ceci concorde fort bien, il faut le remarquer, avec ce que dit Sestier des troubles psychiques immédiats produits par le foudroiement. Il est presque constant, assure-t-il, que les individus frappés par la foudre éprouvent des troubles plus ou moins profonds, plus ou moins durables dans leurs facultés intellectuelles, tels sont: l'étourdissement, la stupeur, la perte de connaissance, la perte de la mémoire, l'incohérence dans les discours, le délire quelquefois furieux (2). « Une jeune femme blessée au bras, sort frénétiquement de sa chambre, et parcourt la

---

1. L'explosion des globes fulminaires peut jeter à terre des personnes qui se trouvent à une distance de 200 à 300 mètres, comme cela a eu lieu dans la soirée du 20 septembre 1875 (Pr Galli, communication écrite). Dans l'orage du 1er septembre 1881, à Velletri, la foudre globulaire a éclaté sur le pavé de la rue, devant une maison où se trouvaient plusieurs personnes. Un homme qui était au 2e étage de la dite maison, se sentit frappé sur la nuque et fut étourdi pendant quelque temps. (Pr Galli. Bolletino mensuale.) Série II, vol. I, n° 10, p. 214 : 1881.

2. Sestier t. II. p. 97-99.

maison en jetant des cris (Marc Stella). Une servante se trouve dans la cuisine au rez-de-chaussé lorsque la foudre y pénétre; dans son effroi, elle saute par la fenêtre (Feltström). Dans le trouble de leur esprit, les foudroyés se livrent souvent à des actes bizarres constituant un véritable délire. « Quatre hommes s'étaient réfugiés sous un appentis, au moment où la foudre tombe à 25 ou 30 pieds ; on voit l'un d'eux se baisser comme pour ramasser quelque chose avec ses deux mains, se redresser, élever les bras, puis se baisser de nouveau et répéter cette manœuvre à plusieurs reprises. Ensuite, s'adressant aux personnes présentes : « La foudre leur dit-il est si épaisse sur la terre qu'on en peut remplir une corbeille à blé » (Linsley). C'est là ce qu'on a quelquefois appelé le *délire des foudroyés*. Il prend parfois un caractère furieux. Une chose assez remarquable, c'est que le plus grand nombre des observations qui signalent ce genre de délire, se rapportent a des soldats, ou à des marins. Notre malade, ne l'oubliez pas appartenait à cette classe. Il était fort courageux autrefois et habitué à braver le danger. « Un marin blessé par la foudre resta plus d'un quart d'heure dans un état de mort apparente ; à peine rappelé à la vie, il jeta des regards effarés autour de lui ; puis, tout à coup, il voulut s'échapper de son lit. On l'y retint de force ; alors commencèrent des plaintes, des gémissements, des pleurs accompagnés d'un tremblement de tout le corps. Dans ses invocations fréquentes et ferventes, il appelait la Sainte Vierge à son secours. Son anxiété, sa terreur étaient extrêmes, comme s'il avait encore sous les yeux le tableau du péril auquel il venait d'échapper ou qu'il eût redouté d'en être atteint une seconde fois ». « Lorsque le docteur Brillouët eut repris en partie ses sens, il éprouva un tel accès de fureur qu'il frappait la terre avec son couteau de chasse, dont il voulait percer les bateliers du bac qui étaient venus le secourir » (1). J'ai tenu à citer ces faits parce qu'ils rappellent fort bien ce qui s'est produit chez D..cy, lorsqu'il a repris ses sens, et nous avons relevé que chez lui, l'état mental en question s'est prolongé jusqu'au moment où, fort tard dans la nuit, il a fini par s'endormir. Il ne saurait vous échapper qu'il y a lieu de se demander si ce trouble psychique mérite véritablement d'être spécifié sous la dénomination de délire des foudroyés, et s'il ne faut pas voir là tout simplement, comme le suggère du reste Sestier lui-même, *un délire de terreur* ou *d'épouvante* comme vous voudrez l'appeler.

J'en viens aux quelques détails, que je crois utile de vous présenter maintenant, relativement à ce qu'on sait sur les *paralysies des foudroyés*. Vous n'ignorez pas que ces paralysies peuvent être jusqu'à un certain point reproduites expérimentalement. Il y a longtemps même qu'on s'est occupé d'étudier les effets de la fulguration artificielle chez les animaux, car les observations de Troostwyck et Krayenhaff datent de loin. Plus récemment, Dechambre

---

1. Tous ces exemples sont empruntés à Sestier, loc. cit., t. II, p. 99, 100, 101.

dans son excellent article Fulguration, du *Dictionnaire encyclopédique des sciences médicales* (1), et le professeur Nothnagel dans un mémoire fort intéressant inséré dans les archives de Virchow (2), sont revenus sur ce sujet. Il faut naturellement distinguer, dans ces expériences, les effets de la fulguration générale de ceux de la fulguration partielle; c'est dans ce dernier cas surtout que les paralysies *kerauno-expérimentales* ont été étudiées. Que le choc électrique ait été dirigé sur un membre dans le sens de la longueur ou transversalement, les paralysies produites immédiatement après le choc, sont marquées 1° par les troubles de la sensibilité à savoir : anesthésie cutanée et profonde ; 2° par des paralysies motrices plus ou moins prononcées, avec diminution temporaire de l'excitabilité électrique. Un des caractères de ces paralysies, c'est que, quoi qu'on fasse, elles ne sont pas durables. Elles ne s'accompagnent d'aucune lésion organique appréciable et guérissent, spontanément en général, en fort peu de temps, quelques heures, un jour à peine. Ce résultat est d'autant plus remarquable que les animaux, ainsi que l'ont reconnu tous les auteurs qui se sont occupés de la question, sont relativement très sensibles aux effets de la foudre, et sont souvent tués dans des circonstances où l'homme ne reçoit qu'une commotion (3).

Mais ce sont surtout, vous l'avez compris, les kerauno-paralysies de l'homme qui nous intéressent plus particulièrement. Bien que nous ne possédions pas, à cet égard, des observations toujours très explicites, les faits publiés, malgré bien des imperfections, sont en général suffisamment concordants pour qu'on puisse relever un certain nombre de caractères cliniques qui paraissent propres à ce genre de paralysies. Il suffit, pour s'en convaincre, d'étudier avec soin et de comparer entre elles les nombreuses relations concernant ce sujet qu'on trouve réunies et méthodiquement groupées, dans l'intéressante monographie de Sestier (4).

Ces paralysies d'ailleurs, dans l'espèce, paraissent être un fait commun. Il est rare qu'un individu foudroyé d'une façon quelconque n'en soit pas atteint à un certain degré.

Un de leurs caractères est que le début est soudain, et d'emblée, remarquez-le bien, elles atteignent leur maximum. Dès l'instant qui suit le choc, ou bien dès le réveil, s'il y a eu perte de connaissance, la paralysie existe, complète ou incomplète suivant les cas.

Elles portent à la fois sur la sensibilité et sur la motilité. Il est très rare pour le moins que la sensibilité ait été conservée. Sestier ne cite que deux cas

---

1. Dict. de Dechambre, t. VI, 4ᵉ série, p. 285, 287.
2. *Zur Lehre von den Wirkungen des Blitzes auf den thierischen Korper.* In Virchow's Archiv. Achtzig. Bd., 1880, p. 327.
3. Voir Tourdes : Art. *Fulguration* du dict. de Dechambre. Cas de Vincent et autres p. 803, et Sestier, *Passim.*
4. Loc. cit. . II, p. 112 ; art. 3. *Paralysie des foudroyés.*

de ce genre. On n'y voit pas, même dans les cas les plus intenses, et alors qu'il s'agit d'une forme paraplégique, de paralysie de la vessie et du rectum, non plus que des eschares. En somme, il paraît s'agir là, à peu près toujours, ainsi que l'indiquent encore d'autres caractères, de paralysies périphériques.

Leur siège et leur étendue sont généralement en rapport avec le siège et l'étendue des lésions produites par l'étincelle ; ainsi, si la lésion atteint le bras, c'est le bras qui sera paralysé ; ce sera le pied au contraire si c'est lui qui porte la marque du choc électrique ; enfin, si la foudre sillonne tout le côté gauche du corps, il y aura hémiplégie gauche plus ou moins complète. Mais il est des cas où la paralysie s'étend bien au-delà du point frappé par la foudre ; ainsi, chez un homme qui portait une toute petite plaie sur la cuisse gauche, la paralysie s'étendait à tout le membre inférieur gauche ; elle occupait les deux membres inférieurs sous forme paraplégique, dans un cas du même genre. Enfin, la paralysie affecte quelquefois des individus *qui sans avoir été blessés par l'étincelle, se sont seulement trouvés dans sa sphère d'activité à une distance* plus ou moins considérable. Tel est le cas de ces deux personnes paralysées momentanément, dans une maison où la foudre frappa de mort une vieille dame et sa nièce, à Borlington (1).

La paralysie peut revêtir la forme d'une hémiplégie, d'une paraplégie ou encore, et c'est le cas le plus fréquent, d'une monoplégie pure. Dans un cas, il s'est agi d'une paralysie alterne. « Une femme fut atteinte par la foudre près de Montargis ; en tombant elle crut qu'elle avait le bras et la jambe cassés. Lorsque le Dr Gastillier arriva auprès d'elle, il la trouva paralysée de l'extrémité supérieure *droite*, depuis l'épaule jusqu'au bout des doigts, et de l'extrémité inférieure *gauche*, depuis l'articulation ilio fémorale jusqu'aux extrémités des orteils. Les muscles des membres étaient mous et flasques. Depuis l'articulation du poignet droit jusqu'à l'extrémité des doigts, et depuis l'articulation du pied gauche jusqu'au bout des orteils, la perte du sentiment suivait celle du mouvement. Elle était totale. Quatre jours après, la malade éprouva des fourmillements dans les parties paralysées, fourmillements qui lui étaient insupportables. Le septième jour, elle commença à mouvoir le bras droit, la main et les doigts, et la sensibilité se manifesta en même temps à la main droite et au pied gauche. Le neuvième jour, le bras avait acquis assez de force pour se servir de béquilles et venir au secours de la jambe paralysée ; cela dura pendant dix ou douze jours, après quoi on ne pouvait plus distinguer les parties qui avaient été paralysées. Il importe de remarquer, ajoute l'auteur de cette observation (2), pour se rendre compte de cette hémiplégie croisée, que la femme dont on vient de parler fut directement blessée par la foudre au pied gauche qui fut dépouillé de son épiderme dans une petite étendue, et qu'elle tenait la main

1. Cosmos, t. XIX, p. 31, 1861, dans Sestier, loc, cit. t. II, p. 113.
2. Girault, dans Sestier, loc. cit., t. II, p. 114.

(1

droite appuyée sur un panier plein d'herbes porté par un âne qui fut tué par l'explosion électrique. » J'ai tenu à donner en entier la relation de cette observation parce qu'elle est une des plus explicites du groupe et qu'elle signale un grand nombre de faits intéressants au premier chef. Voici encore un fait du même genre rapporté par mon savant confrère le professeur de Quatrefages (1). « Lorsque M. Roaldès eut été atteint par la foudre, les membres inférieurs et le bras droit étaient entièrement privés de sensibilité et de mouvement. Bientôt un fourmillement se manifesta, et il ne tarda pas à retrouver le pouvoir de remuer légèrement les parties naguère paralysées ; trois heures après l'accident, le malade put, en s'aidant du bras d'un de ses amis, monter sur le comble de sa maison pour y inspecter les dégâts causés par la foudre. »

Un autre caractère est que, dès le début de ces paralysies, on peut le dire, tout le mal est fait ; elles ne s'aggravent pas dans la suite, ou en d'autres termes elles n'ont aucune tendance progressive ; elles restent un moment stationnaires ; puis on les voit s'amoindrir et disparaître.

Leur durée est dans la règle fort courte. On voit, par les 28 observation rassemblées par Sestier, que la paralysie n'a pas dépassé 24 heures dans 12 cas, c'est-à-dire dans la moitié des cas. Plusieurs fois elle a duré seulement une demi-heure, trois quarts d'heure, deux heures ; il est très exceptionnel qu'elle ait duré plus de huit jours, et l'on doit signaler comme des cas très rares ceux dans lesquels elle a persisté deux ou trois mois.

Vous voyez qu'en somme, par les grands côtés, les paralysies par fulguration chez l'homme et celles artificiellement produites chez les animaux par l'étincelle électrique, paraissent identiques.

Il nous faut rechercher maintenant messieurs, si la paralysie ou mieux la parésie — car il s'agit là d'une forme légère — observée chez notre homme, appartient au type que nous venons de décrire. Elle s'y rapporte en réalité par son apparition immédiate, antérieure même à la perte de conscience survenue à la suite du choc ressenti par le malade ; elle était déjà parfaitement constituée au moment du réveil qui a eu lieu seulement quelques minutes après et telle qu'elle est restée jusqu'au lendemain : elle s'y rapporte encore par la concomitance de troubles de la sensibilité. L'anesthésie cutanée ou profonde n'a pas été, à la vérité, constatée directement, à ce moment-là ; le malade ne s'en est aperçu que le lendemain matin. Mais il n'est pas douteux que dès l'origine, le sens musculaire, pour le moins, a été affecté, puisque suivant le récit de D...cy, sa jambe gauche, au moment où il s'est relevé pour se mettre en marche se dérobait sous lui ; il ne la sentait plus guère, elle lui paraissait gonflée : « Je ne savais, dit-il, si oui ou non elle portait sur le sol. » Voilà qui est suffisamment explicite ; mais il est un point, cependant, et un point capital, par lequel la paralysie de notre malade s'éloigne du tableau classique :

---

2. Sestier. loc. cit. p. 115.

c'est que, au lieu de s'atténuer progressivement, comme cela parait être la règle, elle est allée, au contraire, en s'aggravant de telle sorte que le lendemain de l'accident, lorsque le malade a voulu se lever, il l'a trouvée beaucoup plus accentuée que la veille ; la station et la marche étant devenues à peu près impossibles. C'est ici, messieurs, le lieu d'entrer dans une nouvelle discussion, après avoir relevé un certain nombre de faits que, à dessein, nous avons jusqu'à présent laissés dans l'ombre.

IV

Il résulte donc de l'observation du cas, messieurs, que la paralysie de notre homme qui n'était pour ainsi dire qu'ébauchée après le choc, s'est trouvée en quelque sorte confirmée et notablement aggravée le lendemain de la fulguration et c'est en cela justement que consiste la grande anomalie que je viens de relever ; mais si nous examinons les choses de plus près, nous allons bientôt trouver l'occasion d'en signaler d'autres.

Etudions d'abord l'état actuel du membre paralysé ; il ne diffère aujourd'hui en rien d'essentiel de ce qu'il était justement le lendemain de l'accident, alors que le malade, après une nuit agitée par des rêves terrifiants, a voulu sortir du lit. Nous avons dit qu'à ce moment-là ce membre avait beaucoup de peine à le porter, et que la station ainsi que la marche étaient devenues beaucoup plus difficiles que le jour précédent. C'est un peu après que l'anesthésie cutanée a été bien et dûment constatée, le malade s'étant cogné le membre contre un meuble, assez durement et n'ayant cependant éprouvé aucune douleur ; à la suite de quoi s'étant pincé vigoureusement il reconnut que l'insensibilité était complète. Vous pouvez constater aujourd'hui, à l'aide des procédés usuels, cette anesthésie cutanée qui occupe en avant la partie antéro-externe de la cuisse et de la jambe gauche, et s'étend en arrière sur la fesse, sur le tiers externe de la cuisse, sur le tiers inférieur de la jambe et sur le pied (voir le schéma fig. 96) ; elle porte à la fois et à peu près au même degré sur le tact, la sensibilité à la douleur et à la température. Les notions du sens musculaire sont notablement obtuses, mais non totalement supprimées en ce qui concerne les mouvements de l'articulation de la hanche et de celle du genou, ceux de la première surtout.

Veuillez remarquer la grande cicatrice ovalaire, luisante, gaufrée, qui se voit au niveau du tiers inférieur de la cuisse gauche, un peu au dessus du genou. C'est la trace d'une brûlure assez profonde, produite par l'application d'une cuillier chauffée au rouge. Cette application a été faite subrepticement, sournoisement, à l'insu du médecin en chef, de l'interne et bien entendu du sujet lui-même, dans le service où D .. cy a séjourné un instant avant d'être admis à la Salpêtrière, par un jeune élève assez peu scrupuleux, vous le voyez, dans le choix des moyens de recherche clinique. Il espérait se convaincre, paraît-il, et convaincre tout le monde, à l'aide d'une expérience vraiment décisive, de la non-existence de l'insensibilité annoncée par le

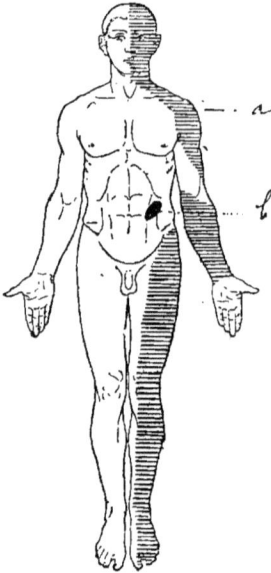

Fig. 96.   Fig. 97.

a. Analgésie. La distribution est à peu près la même en ce qui concerne la perte des autres modes de la sensibilité : tact, température. — *b*, plaque hystérogène.

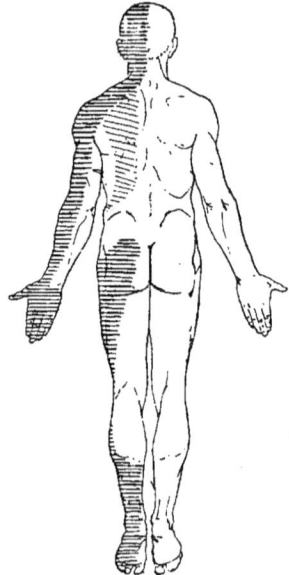

malade. Ce jeune homme est sans doute un de ces « esprits forts » élevés à l'école du nihilisme en matière de pathologie nerveuse, dont le nombre tend à décroître chaque jour à mesure que l'ignorance recule. Entre nous, il me paraît avoir grand besoin de quelques bonnes leçons de déontologie médicale. Toujours est-il que son attente a été trompée, car devant l'expérience brutale à laquelle il a été soumis à son insu, D.. cy n'a pas bronché : il ne s'est aperçu absolument de rien.

Voici maintenant ce qui est relatif à la paralysie motrice. Le malade marche en boitant, sans frotter le sol du pied, sans traîner le membre après lui à la manière d'un corps inerte : sa boiterie paraît tenir surtout à un défaut d'énergie dans les mouvements de l'articulation de la hanche. C'est dans cette jointure, principalement, que les mouvements de flexion et d'extension sont très affaiblis. Le réflexe tendineux est normal ; il n'y a pas d'amaigrissement du membre.

Cette même anesthésie, relevée à propos du membre inférieur gauche, se rencontre tout aussi prononcée sur une bonne partie du membre supérieur du même côté, en particulier au niveau de l'épaule, et en même temps

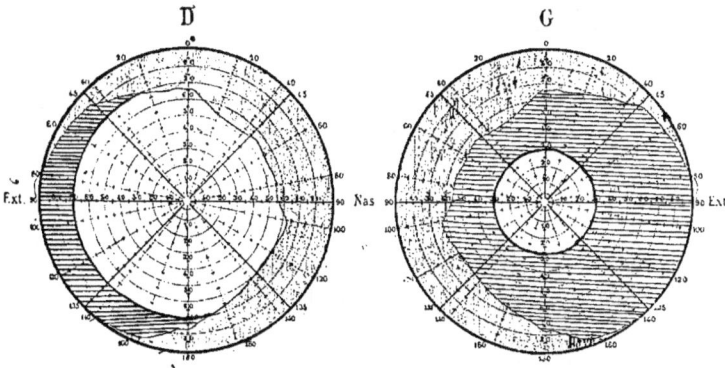

Fig. 98.

tous les mouvements de ce membre sont manifestement plus faibles qu'à l'état normal, ceux surtout qui se passent dans l'articulation scapulo humérale. Tandis que l'exploration dynamométrique donne 24 kilos pour la main droite, elle ne donne que 15 pour la main gauche.

Vous le voyez, en somme, dans tout ce qui précède nous ne relevons rien qui ne puisse rentrer dans la caractéristique des paralysies par fulguration, mais voici maintenant une série de faits qui sortent évidemment du cadre.

En portant l'investigation clinique en dehors de la sphère des membres, nous avons reconnu ce qui suit.

Tout d'abord l'anesthésie révélée par l'examen des membres du côté gauche se retrouve sur la partie postérieure du tronc du même côté et, encore à gauche, sur la moitié du cou, en avant comme en arrière, ainsi que sur la moitié de la tête, de telle sorte qu'il s'agit là d'une hémianesthésie, incomplète à la vérité, mais fort étendue encore, cependant. Cette constatation devait nous conduire à l'examen des organes des sens. Il nous a fait reconnaître l'existence d'un affaiblissement très prononcé de l'ouïe, de l'odorat et du goût à gauche, en même temps que le pharynx est insensible de ce même côté. Le champ visuel est un peu rétréci à droite (à 70°), beaucoup plus rétréci à gauche (30°). Il y a diplopie monoculaire et micromégalopsie de l'œil gauche ; pas d'achromatopsie.

Vous avez pu remarquer lorsque j'ai examiné le malade, l'existence chez lui d'un bégaiement assez prononcé dont il a été déjà question. Il est apparu le lendemain de l'accident, peu après qu'il eut reçu la malencontreuse visite de son patron qui, tout en le félicitant d'avoir échappé à un si grand danger, lui raconta quelques faits de foudroiement suivis de mort. Ces propos, vous le savez, l'émurent vivement et, sur-le-champ, il ressentit comme une boule qui lui montait à la gorge, puis des battements dans les tempes ; enfin la vue se troubla et il eut « une faiblesse ». Tout cela se termina par une crise de larmes : c'est depuis lors que le bégaiement s'est établi.

Ces divers troubles à savoir : sensation de boule, battement, des tempes, etc, etc, appartiennent vous l'avez compris, à *l'aura* hystérique. Ils se sont renouvelés sous forme d'accès, un grand nombre de fois depuis : à deux reprises même, ils ont été suivis de perte de connaissance absolue, mais le malade ignore si, dans ces circonstances, il a eu des convulsions. Il existe d'ailleurs chez notre malade, au dessous du rebord costal du côté gauche, une plaque hystérogène dont la compression détermine d'une façon très manifeste l'apparition de *l'aura* hystérique. Ajoutez à tout cela des traces suffisamment accusées de spasme glosso-labié : la langue est tirée vers la droite, la lèvre supérieure du côté gauche est plus relevée qu'à droite ; puis, un certain nombre de symptômes d'ordre neurasthénique, tels que douleur en casque, la plaque sacrée, la dyspepsie nerveuse, etc, et vous aurez rassemblé une collection de faits dont la signification clinique ne saurait vous échapper.

Evidemment, nos dernières constatations nous obligent à sortir du cadre des paralysies par fulguration : elles nous ont fait retrouver en effet, chez notre foudroyé, la plupart des phénomènes nerveux que nous avons vus se produire tant de fois, dans nos récentes études, à la suite des grands ébranlements psychiques et physiques, de traumatismes divers, des collisions de chemin de fer en particulier ; et, à propos de ces dernières, ne peut-on pas dire qu'elles sont à beaucoup d'égards, comparables aux accidents de fulguration, tant par la soudaineté de l'événement, le caractère terrifiant au premier chef des circonstances, que par la violence extrême de la commotion, mécanique dans un cas, électrique dans l'autre, En somme, nous trouvons réunis chez notre homme, tous les éléments fondamentaux de ce complexus névropathique qu'on a, dans ces derniers temps, voulu considérer comme représentant une névrose à part, dite traumatique, et où, quant à moi, je ne puis décidément voir autre chose que la névrose hystérique, une et indivisible, combinée souvent, mais non nécessairement, tant s'en faut, à la névrose neurasthénique.

Quoi qu'il en soit, l'hystérie ou la névrose traumatique, comme vous voudrez l'appeler — dans l'espèce cela me paraît être parfaitement indifférent, — est présente dans notre cas, douée de tous les caractères qui la distinguent cliniquement. Hémianesthésie sensitive et sensorielle, avec rétrécissement très prononcé du champ visuel ; zone hystérogène ; *aura* suivie de perte de connaissance, de crises de larmes ; attaques incomplètes mais très suffisamment formulées cependant ; bégaiement ; état mental particulier mais fort vulgaire dans les formes les plus diverses de l'hystérie virile et, quelle qu'en ait été la cause provocatrice: n'y en a-t-il pas là assez pour lever tous les doutes et légitimer absolument le diagnostic ? A quoi bon discuter, cela est clair comme le jour et il faudrait être bien « préoccupé » pour ne pas voir les choses telles qu'elles sont dans la réalité : notre malade est un hystérique et l'on peut ajouter que l'hystérie développée chez lui, par le fait de la fulguration, ne porte pas avec elle, dans ses manifestations cliniques, de marques vraiment spéciales, capables de dénoncer son origine.

Après cela irons-nous, de suite, affirmer que tous les accidents névropathiques qu'on a observés dans ce cas, ont été, dès les premiers commencements, d'ordre hystérique ? Évidemment non. Il convient en, effet, de faire tout d'abord la part de l'élément neurasthénique développé sous l'influence d'un excès de travail et de chagrin qui, ainsi que nous l'avons expressément signalé, préexistait à l'accident. Et puis, il faut se demander si les premiers troubles nerveux apparus immédiatement après la fulguration, au moment du choc reçu sur le membre inférieur gauche, ne relèvent pas directement de la commotion électrique. Eh bien, messieurs, relativement à ce dernier point, mon opinion est qu'il y a eu véritablement chez notre sujet, au moment même où il dit avoir ressenti le coup, paralysie par fulguration, et c'est sur cette paralysie que, ultérieurement la paralysie hystérique est venue se greffer. Vous prévoyez certainement, et sans qu'il soit nécessaire d'insister, comment, d'après moi, les choses se seraient passées : il s'est produit, réellement, le 7 mai, au moment où, à la suite d'un grand coup de tonnerre, le globe de feu a paru sur la route, un choc électrique, local, immédiatement suivi d'une esquisse de paralysie dans le membre frappé. Puis à la faveur de l'état préexistant de neurasthénie cérébrale, créé par des chagrins et un surmenage récents, l'hystérie s'est bientôt développée, sous l'influence de la commotion physique et de l'ébranlement psychique qui l'a accompagnée, celles-ci jouant, par rapport à la névrose, le rôle d'agents provocateurs.

Remettez-vous un instant devant l'esprit, l'état mental du sujet pendant la soirée et la nuit qui ont suivi l'accident : égaré, terrifié, tremblant, pleurant comme un enfant, puis rêvant de tonnerre et d'éclairs, sachant qu'il avait été frappé par la foudre et de ce fait paralysé d'un membre, en proie d'ailleurs aux pressentiments les plus sombres, il a dû, vous le concevez aisément, dans un pareil état d'esprit qui ne s'éloigne sans doute pas beaucoup de celui que produit l'hypnotisme, compléter, si l'on peut ainsi parler, la paralysie hystérique déjà existante, et l'amplifier en conséquence d'une auto-suggestion, ou autrement dit, d'une sorte de rumination mentale. C'est ainsi que la paralysie est venue se superposer à l'ébauche de paralysie déterminée par le choc électrique et c'est dans ce temps-là aussi, vraisemblablement, que se seront manifestés les stigmates sensitifs et sensoriels, les attaques précédées d'*aura* spéciale, et autres marques révélatrices de la diathèse hystérique.

Il était du reste à prévoir que les fulgurations partielles ou générales, lorsqu'elles rencontreraient chez les victimes un terrain préparé, devraient déterminer ce développement d'accidents hystériques, tout comme elles détermineraient l'apparition d'affections nerveuses d'un autre ordre, la chorée, l'épilepsie par exemple, etc., etc., si la prédisposition était autre. C'est ainsi que les choses se passent dans les chocs par collision de trains et il n'y a aucune raison pour qu'elles ne se passent pas de même dans les cas de fulguration.

Toujours est-il que, comme on voit, la foudre doit, ainsi qu'on pouvait s'y attendre, figurer parmi les agents provocateurs de l'hystérie, et même il est singulier que les faits à l'appui de cette proposition, ne se rencontrent pas, dès à présent, en plus grand nombre dans les recueils scientifiques. Je pourrai cependant, dans un instant vous citer trois cas de cet ordre. Trois cas, c'est peu ; mais je dois avouer que mes recherches, à ce sujet, n'ont pas été très étendues ; d'ailleurs, j'en suis convaincu, le nombre de ces faits se multipliera très certainement, si à l'avenir on étudie, à la lumière de nos connaissances actuelles concernant l'hystérie, l'hystérie masculine surtout, les troubles nerveux divers qui s'observent chez les foudroyés.

La première des observations auxquelles je faisais allusion tout à l'heure appartient à M. le professeur Nothnagel (1). Il s'agit d'un forgeron âgé de 36 ans, observé pour la première fois, le 24 octobre 1879. Six ans auparavant, vers 10 heures du soir, revenant chez lui pendant un orage, il fut frappé par la foudre et resta sans connaissance. Lorsqu'il revint à lui, sa main droite était insensible, presque incapable de mouvement et portait sur sa face dorsale une plaque brune de la dimension d'un thaler environ. On le traita par l'électrisation. Il avait été électrisé pendant six semaines sans succès, lorsqu'un jour, tout à coup, inopinément, la sensibilité et le mouvement reparurent.

Six ans après, pendant qu'il travaillait de son métier, son marteau lui parut lourd et bientôt se reproduisit, comme la première fois la paralysie du mou-

1. Virchow's Archiv., 1880, t. LXXX, p. 345.

vement et de la sensibilité dans la main. Le malade est sorti de la clinique, guéri, quatre mois seulement après. A l'époque où il a été admis à l'hôpital, on a relevé ce qui suit. Il y a un peu d'atrophie des interosseux, de l'éminence thénar et hypothénar ; les mouvements du poignet et des doigts sont très faibles; impossibilité d'écarter les doigts et de fermer le poing complètement. L'anesthésie de la main est complète : « on peut lui planter une aiguille dans la main, lui appliquer les courants induits les plus énergiques ou le pinceau électrique, y placer de la glace ou de l'eau chaude, lui appuyer sur la main de tout le poids du corps avec le talon de la botte, il ne sent rien. Sens musculaire complètement aboli ; il ne se rend nul compte des mouvements qui, lorsqu'il a les yeux clos, sont imprimés à ses doigts. Les limites de cette anesthésie sont très spéciales. Elle comprend la main entière et cesse un peu au-dessus du pli du poignet par une ligne droite circulaire passant au niveau des apophyses styloïdes. Les courants continus étant restés sans effet, on appliqua au voisinage de la main un gros aimant; au bout de trois quarts d'heure de cette application, il se produisit un fourmillement dans la main et bientôt après la sensibilité y reparut. Après six ou sept nouvelles applications de l'aimant, la guérison était complète.

L'auteur de cette relation qui est, comme chacun sait, un observateur des plus distingués, ne manque pas de reconnaître qu'il existe des analogies frappantes entre la paralysie observée chez ce malade et les paralysies hystériques : même invasion brusque, même guérison soudaine ; même mode de limitation de l'anesthésie par une ligne droite circulaire (anesthésie en forme de gant), pourrions-nous ajouter aujourd'hui. « Mais comment admettre que l'hystérie soit en cause chez un homme robuste ? A peine est-il besoin d'émettre cette hypothèse : elle sera naturellement repoussée du premier coup. » A l'heure qu'il est, on ne saurait plus avoir de pareils scrupules et l'on reconnaîtrait, assurément, que c'est bien de l'hystérie qu'il s'est agi chez cet homme, au moins dans le second épisode de son histoire.

La deuxième observation a été présentée par M. Gibier de Savigny, alors interne des hôpitaux, à la Société de Biologie et reproduite dans la *Revue médicale française et étrangère*, n° du 19 mars 1881 (1); Le sujet est un homme de 28 ans exerçant la profession d'infirmier à l'hôpital du Midi. Il est issu d'un père émotif qui a eu plusieurs crises nerveuses (?) et d'une mère également nerveuse mais sans crises. Lui, a été autrefois atteint de rhumatisme articulaire aigu. Cinq ans avant l'époque où il a été observé, la foudre tomba à 8 ou à 10 mètres de lui et fit une grande brèche dans un mur voisin. Il fut renversé et perdit connaissance une demi-heure. Lorsqu'il revint à lui, il rendit du sang par le nez, la bouche et les oreilles. Son membre supérieur droit était paralysé,

1. *Note sur un cas de monoplégie brachiale droite produite par la foudre. Guérison. Réapparition passagère de la paralysie à l'occasion de chaque orage.*

62

insensible et flasque. La paralysie dura telle quelle pendant trois mois, mais ce ne fut qu'au bout de six mois que le membre récupéra complètement ses fonctions normales et encore ne peut-on pas dire que la guérison ait été absolument complète, puisque, depuis lors, la paralysie reparaît pendant quelques heures à l'occasion de chaque orage.

Dans l'intervalle de ces récidives, le membre droit est parfaitement normal sous tous les rapports et particulièrement en ce qui concerne la sensibilité et le mouvement. Mais lorsque survient un orage, à mesure que le bruit du tonnerre se rapproche, on voit, à la suite de quelques prodromes parmi lesquels figure la sensation dans l'œil droit d'un cercle lumineux présentant les couleurs de l'arc-en-ciel (scotome scintillant ?) on voit, dis-je, la paralysie se reproduire sur le membre supérieur droit avec perte complète de la sensibilité et du mouvement. Cela dure environ deux heures en moyenne, après quoi surviennent des fourmillements qui précèdent à courte échéance le retour à l'état normal. On a plusieurs fois essayé mais, sans succès, de déterminer, en dehors de l'orage, le retour de cette paralysie, par l'application sur le membre de l'électrisation faradique. Plusieurs fois le malade en question a éprouvé des crises convulsives, débutant par la main droite et suivies de perte de connaissance (attaques hystériques à forme d'épilepsie partielle).

La caractéristique de la névrose hystérique saute aux yeux dans ce cas : c'est d'elle évidemment que relève cette paralysie récidivant à l'occasion des orages. Mais « peut-on songer, dit l'auteur, à l'hystérie chez l'homme ! » Plutôt que de s'arrêter à cette interprétation, cependant si naturelle, il aime mieux imaginer je ne sais quelle lésion cérébrale en foyer, localisée je ne sais comment, et jouissant de la propriété singulière de se raviver, à chaque orage, sous l'influence de « l'électricité atmosphérique » !

La troisième observation du groupe est de date toute récente. Elle ne se rapporte pas exactement à la fulguration, mais à un phénomène connexe. Elle a été communiquée à la Société de Biologie par le Dr Onimus, en 1887 (1). Lors du dernier tremblement de terre de Nice, un employé du télégraphe avait, au moment où survinrent les premières secousses. le médius et l'index en communication avec les parties métalliques d'un appareil électrique dont les fils conducteurs sont, sur une étendue de 600 mètres, enterrés à une profondeur de 1 m. 50. Il ressentit en ce moment-là, une secousse dans la main droite, éprouva une sorte d'éblouissement et resta étendu, immobile sur son siège, pendant peut-être dix minutes. Le lendemain, une paralysie incomplète pour le mouvement, mais très prononcée en ce qui concerne la sensibilité, s'étendit à ce membre tout entier. En même temps, des contractions fibrillaires se voient

---

1. Soc. de Biologie, 1887-88. *Paralysie par courant électrique d'origine tellurique.* — Guinon, Thèse de Paris, 1889, p. 68.

dans le côté gauche de la face, et, de ce même côté, se produit un blépharo-spasme.

L'auteur ne songe même pas à la possibilité de la présence de l'hys-térie dans ce cas, bien qu'elle y soit facile à reconnaître ; il n'y voit qu'une paralysie par courant électrique d'origine tellurique. Quatorze mois après l'accident, la guérison n'est pas encore parfaite. Malheureusement cette très intéressante observation est restée fort incomplète au point de vue clinique. Pourquoi n'avoir pas recherché l'anesthésie par moitié, les points hystérogènes, le rétrécissement du champ visuel et autres stigmates qui peut-être étaient présents, et dont la constatation aurait éclairé la situation ? C'est encore là un de ces cas dans lesquels la connaissance des travaux récents relativement à l'hystérie mâle eût rendu quelques services.

Les trois observations qui viennent d'être relatées sont, comme on voit, com-parables à celle qui fait l'objet de la présente étude, en ce sens que, dans toutes, à une paralysie produite par la commotion électrique, est venue se surajouter, à diverses échéances, la paralysie hystérique. Les cas dans lesquels l'hystérie s'est développée à l'occasion d'un coup de tonnerre sont plus vul-gaires sans doute, et il ne serait probablement pas fort difficile, à la suite de quelques recherches, d'en aligner un certain nombre (1) ; mais je n'ai voulu parler ici que de ceux où la paralysie s'est produite immédiatement à la suite du choc électrique et comme conséquence directe de celui-ci. Or, ces cas-là sont rares quant à présent, j'ai tout lieu de le croire.

Messieurs, après tout ce qui précède et en manière de conclusion, je vous demande la permission de formuler deux propositions qui me paraissent résumer ce qu'il y a de plus important à retenir dans les enseignements fournis par notre observation et par celles du même ordre que nous avons dû invoquer pour la bien mettre en valeur :

1° Dans les cas de fulguration, en outre des accidents nerveux qui relèvent directement de la commotion électrique, il faut s'attendre à voir souvent l'hystérie intervenir tôt ou tard.

2° Lorsqu'une fulguration partielle aura déterminé la production d'une paralysie relevant directement de l'action électrique, si l'hystérie, par suite, entre en scène, la paralysie hystérique pourra se superposer et ensuite se substituer à la paralysie primitive.

---

1. Les spasmes de la face et des paupières, l'aphonie, le mutisme, le bégaiement, certaines formes de tremblements et autres accidents qui appartiennent si fréquemment à la symptoma-tologie de l'hystérie, sont souvent cités parmi les troubles nerveux qui se développent en conséquence de la fulguration. Voir Sestier, t. II, sect. II.

A partir du 28 mai, jour où D... cy a été présenté au cours, jusqu'au 23 juillet date de sa sortie, il a été régulièrement soumis au traitement suivant 1° application de la douche froide générale tous les matins, 2° électrisation statique tous les deux jours (bains électriques), 3° bromure de potassium à la dose de 3 ou 4 grammes par jour ; 4° régime tonique.

Le 29 mai, jour d'orage le malade s'est plaint une demi-heure environ avant qu'on ait entendu le premier coup de tonnerre, d'un malaise inexprimable et d'envies de pleurer ; puis au moment où le tonnerre s'est rapproché il a été pris d'une sensation de constriction à la gorge, d'angoisse respiratoire, de battements dans les tempes. Cela a duré quelques minutes ; il était environ 4 heures du soir. En ce moment-là, il est allé s'étendre sur son lit : bientôt après il s'est mis à s'agiter sans perdre connaissance, puis il a pleuré ; à chaque instant, il répétait qu'il n'en pouvait plus, qu'il étouffait, qu'il voulait s'en aller. Cette agitation, ces pleurs ont persisté pendant toute la durée de l'orage qui n'a cessé que vers 8 h. 1/2 du soir ; alors D.. cy s'est endormi jusqu'au lendemain.

Le 5 juillet, vers cinq heures du soir, sans nouvel orage, *aura* puis quelques convulsions et enfin perte de connaissance ; après quoi est survenu un sommeil très profond dont on n'a pas pu le tirer ni en lui frappant sur les joues, ni en le secouant fortement. Il ne s'est réveillé que le lendemain matin, très calme d'ailleurs.

Le 11 juillet, le malade dit que son état s'est fort amélioré ; que sa jambe gauche est plus forte ; en effet, il saute à « cloche pied » sur le pied gauche, ce qu'il ne pouvait pas faire autrefois. L'épreuve dynamométrique donne, pour le membre supérieur droit, 25 kilos et pour le gauche 17. Le rétrécissement du champ visuel n'a pas varié. L'anesthésie du membre inférieur gauche persiste telle qu'elle était au moment de l'entrée du malade, mais au membre supérieur gauche et à la face elle est beaucoup moins accentuée qu'alors. Le point hystérogène existe toujours, mais il faut exercer sur lui une pression beaucoup plus forte pour provoquer le phénomène de l'aura.

Le 23 juillet, le malade dit qu'il se sent aussi fort de la jambe gauche que de la droite. Le dynamomètre donne pour la main droite 27 kilos et 19 pour la gauche. Il n'y a plus d'anesthésie ni à la tête, ni au tronc, ni au membre supérieur gauche. Au membre inférieur gauche, il n'existe plus qu'une large plaque d'anesthésie occupant les faces antérieure et externe de la cuisse. Le rétrécissement du champ visuel persiste, mais on ne le retrouve plus qu'à gauche où il est seulement de 40. Le goût et l'odorat sont toujours abolis à gauche. Evidemment, l'émotivité est beaucoup moindre qu'elle ne l'était il y a quelques jours seulement.

Le malade a voulu absolument sortir ce jour-là fort amélioré sans doute, mais non complètement guéri.

IMP. NOIZETTE, 8, RUE CAMPAGNE-PREMIÈRE, PARIS.

VINGTIÈME LEÇON

1er et 2e Malades. — Deux malades. étudiées comparativement : 1° Tics généralisés simulant la chorée chronique ; 2° Chorée chronique dite d'Huntington ; — on
insiste sur les difficultés du diagnostic.

3e, 4e et 5e Malades. — Cas d'abasie : 1° Abasie paralytique chez un homme de 44 ans ; 2° Abasie trépidante
chez un homme de 49 ans ; 3° Même forme chez un
vieillard de 75 ans.

MESSIEURS,

Dans notre première leçon du mardi de la présente année scolaire (1), j'appelais votre attention sur ce que j'appelle volontiers le grand tic convulsif,
par opposition au petit tic convulsif ou tic vulgaire, et je relevais qu'entre ces
deux formes il n'y a pas, tant s'en faut, un abîme. La différence, en effet, est
seulement dans le degré d'intensité et de généralisation des troubles moteurs.

Ainsi, il se peut faire qu'un individu qui, dans l'enfance, n'a eu que des tics
légers, les voie empirer, dans un âge plus avancé, au point qu'ils arrivent à
constituer une infirmité détestable. De plus, les modifications psychiques,
telles que impulsions, obsessions, idées fixes, doutes, scrupules, terreurs morbides, qui sont un accompagnement si fréquent du tic convulsif, se rencontrent à peu près également dans ces deux formes.

J'insistais en outre sur ce point, que les mouvements convulsifs appelés tics,
quelque complexes et bizarres qu'ils puissent paraître, ne sont pas toujours,

1. Leçon du mardi 23 octobre 1888.

comme on est porté à le croire lorsqu'on y regarde superficiellement, déréglés, incoordonnés, contradictoires au premier chef. Ils sont, disais-je, au contraire systématisés en général, en ce sens qu'ils reparaissent toujours les mêmes chez un même sujet, et, de plus, ils reproduisent, en les exagérant cependant, certains mouvements automatiques complexes, d'ordre physiologique, appliqués à un but ; ce sont en quelque sorte, en d'autres termes, la caricature d'actes, de gestes naturels. Ainsi parmi les tiqueurs, les uns semblent vouloir expulser à l'aide d'une brusque expiration nasale, un corps étranger engagé dans le nez ; les autres, à l'aide de ce mouvement d'occlusion brusque des paupières que vous connaissez, semblent protéger leurs yeux contre l'invasion d'un corps étranger ; un autre encore se gratte comme pour combattre la sensation d'une démangeaison intense ; il en est d'autres enfin qui reniflent ou crachotent ou se frappent le front, le visage, la poitrine comme dans un acte de contrition, ou encore, élèvent le bras comme dans un mouvement de défense. On n'en finirait pas à cet égard, si l'on voulait tout dire, même sommairement. Toujours est-il que, comme vous le voyez, le mouvement complexe du tic n'est pas absurde en soi ; il est absurde, illogique, parce qu'il s'opère hors de propos, sans motif apparent. L'acte de se gratter se produit alors qu'il n'existe pas de démangeaison, le clignotement a lieu en l'absence de tout corps étranger, etc., etc. — Ajoutons à cela que les mouvements des tics sont brusques, rapides, instantanés, et qu'ils n'ont pas, par exemple, la lenteur des gesticulations choréiques ; qu'ils ne sont pas continus, mais surviennent par accès plus ou moins répétés et plus ou moins longs, que les malades peuvent souvent, pour un temps, les arrêter par un effort de la volonté, que souvent aussi, en même temps qu'ils sont sous le coup de leurs secousses grimaçantes, ils profèrent fréquemment des exclamations ou des mots entiers fort communément orduriers, et vous aurez accumulé des caractères cliniques tellement particuliers qu'ils paraissent devoir permettre de distinguer, à coup sûr, la maladie des tics de toutes les autres espèces d'affections convulsives.

« Vous voyez, » disais-je après l'exposé de ces caractères, dans cette même leçon à laquelle je vous renvoie, « jusqu'à quel point les secousses comme électriques du tiqueur se distinguent profondément des gesticulations lentes et permanentes des sujets atteints de la chorée de Sydenham. Entre le tic et la chorée il y a un abîme : ne l'oubliez pas, car il s'agit là d'affections auxquelles on donne quelquefois, bien à tort, le même nom et dont le pronostic est bien différent. »

Si j'ai rappelé tout ce qui précède, messieurs, c'est parce que j'y trouve l'occasion de revenir un instant sur ce que la proposition que je viens de reproduire renferme de trop absolu. Sans doute, nosographiquement, les tics et la chorée représentent bien, comme je vous l'ai dit, deux affections radicalement distinctes, en même temps que, cliniquement, les troubles moteurs qui appartiennent à l'une, diffèrent foncièrement de ceux qui appartiennent à l'autre ; tout cela est parfaitement exact. Il n'en est pas moins vrai qu'en pratique, dans des circonntances rares à la vérité, et seulement, bien entendu, lorsqu'on ne regarde pas les choses de très près, la confusion est possible. Elle est possible, par exemple, lorsque les tics se sont généralisés en quelque sorte à toutes les parties du corps, et se montrent sans repos et sans trève, pour ainsi dire d'une façon continue ; si alors, je le répète, on n'y regarde pas d'un peu près, on peut croire que c'est la chorée qui est en jeu.

1re et 2e Malades

L'étude comparative des deux malades que j'ai fait placer, côte à côte, sous vos yeux, justifiera pleinement les réserves que je viens d'émettre. En effet, messieurs, vous le reconnaissez, à ne considérer que les mouvements involontaires, incessants, généralisés, que présentent les deux sujets, les analogies paraissent fort étroites entre les deux cas. L'une de ces femmes, cependant, est atteinte de chorée chronique, tandis que l'autre est sous le coup des tics généralisés ; eh bien, chez l'une, comme chez l'autre, vous voyez ces mouvements occuper à la fois la tête, le tronc, les membres à peu près au même degré ; leur nombre chez celle-ci, comme chez celle-là, est de 25 à 30 environ par seconde, etc., etc. ; en un mot, la ressemblance est telle, à tout prendre, que la plupart d'entre vous hésiteraient, j'en suis sûr, à formuler le diagnostic ; et, de cette hésitation, messieurs, vous n'auriez pas trop à rougir, car je vous dirai, entre nous, qu'un médecin versé dans les études neuropathologiques, a tout récemment, à la vérité à la suite d'un examen un peu sommaire, désigné comme atteinte de chorée chronique, celle des deux malades qui au contraire, je vais vous le démontrer dans un instant, offre un exemple remarquable de tics généralisés.

C'est justement dans la difficulté qu'il peut y avoir à distinguer ces deux cas, que gît l'intérêt de la situation, et nous allons nous appliquer en conséquence, à mettre maintenant bien en relief les caractères qui nous permettront d'établir, à coup sûr, cette distinction.

L'une de nos malades, la nommée J... est âgée de 21 ans, l'autre, la nommée Ch... a dépassé sa 31e année.

Si vous examinez ces deux femmes très attentivement, tour à tour, à plusieurs reprises, cherchant à reconnaître en quoi consistent chez elles les mouvements involontaires, vous finirez par discerner que chez Ch., la plus âgée, il s'agit de gesticulations relativement lentes, comme arrondies, pour ainsi dire, tandis que chez l'autre, la plus jeune, ce sont des mouvements brusques, saccadés que l'on observe : au premier abord, cela ne saute pas aux yeux, il faut ê're prévenu pour le constater ; mais cela devient tout à fait évident, au contraire, si vous consultez les tracés obtenus à l'aide des appareils enregistreurs que je fais placer sous vos yeux et qui représentent graphiquement les mou-

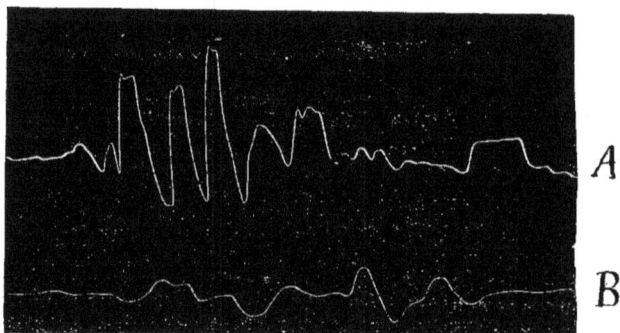

Fig. 99.

Tracés reproduisant les mouvements involontaires de la tête chez une malade atteinte de tics convulsifs, et chez une choréique chronique, enregistrés d'après la méthode graphique de Marey. Le cylindre enregistreur est animé d'une vitesse moyenne et fait un tour en dix secondes. — A, maladie des tics ; B, chorée chronique. (Communiqués par M. Dutil, interne de la Clinique des maladies du système nerveux.)

vements involontaires de la tête chez les deux sujets. Le premier tracé A, montre bien la brusquerie, l'instantanéité, l'étendue, la répétition coup sur coup des mouvements chez J... ; tandis que le tracé B fait bien voir que chez la malade Ch., les mouvements n'ont plus cette brusquerie, cette soudaineté ; ils ne se répètent pas coup sur coup, mais à intervalles plus ou moins espacés. On pourrait dire que, dans le premier cas, les mouvements sont en quelque sorte angulaires ; qu'ils sont au contraire arrondis dans le second. Vous voyez par là le service signalé que pourra rendre, en pareille circonstance, l'application de la méthode graphique pour l'interprétation des cas difficiles.

Autre différence : examinez comparativement les deux malades pendant une assez longue période de temps, et vous reconnaîtrez que chez Ch..., la plus âgée des deux, les mouvements ne cessent jamais, même un instant, de se produire, — ils ne s'arrêtent, en réalité, que pendant le sommeil, — tandis que chez J..., on les voit de temps en temps, s'arrêter complètement, pendant une période de 4, 5 minutes et même plus.

J..., par un effort de la volonté peut momentanément arrêter les mouvements, ceux de la main, par exemple, prendre une plume et écrire. Ch..., ne peut en faire autant ; écrire lui est chose absolument impossible, à peine même peut-elle tenir un instant la plume qu'elle a prise en main.

Vous avez pu remarquer que pendant toute la durée de notre examen, Ch..., est restée absolument silencieuse, tandis que J... de temps en temps a poussé des bruits laryngés expressifs : on dirait tantôt un grognement d'impatience, et tantôt un cri provoqué par une douleur soudaine. Il arrive parfois que c'est un juron qu'elle profère ainsi involontairement.

Enfin, il ne vous a certainement pas échappé que chez Ch..., les mouvements involontaires ne sont autres que des gesticulations incoordonnées, illogiques, absurdes, tandis, que chez J..., leur caractère de coordination et de reproduction stéréotypée peut par moments être mis en relief ; ainsi, de temps à autre, elle se frappe successivement et toujours dans le même ordre, le côté droit de l'abdomen, puis la poitrine, puis le front du même côté ; un instant après, on la voit saisir un pli de sa robe de la main droite, au niveau de cette même région de l'abdomen, que tout à l'heure elle frappait du poing, en extraire du fil et le déchirer ; aussi cette robe, en ce point, ainsi que la parti du jupon qui est au-dessous, sont-ils dans un état de délabrement pitoyable ; ajoutons qu'en raison des coups répétés qu'elle y porte, la peau du ventre elle-même, dans la région correspondante, est couverte d'ecchymoses. D'autresfois, elle secoue brusquement son tronc et ses membres et frappe le sol du pied, de manière à figurer un mouvement de grande impatience, etc., etc.

Inutile d'insister plus, vous avez certainement reconnu par tout ce qui précède que c'est chez J... qu'existe la maladie des tics, et vous avez pu vous convaincre du même coup, que lorsqu'ils se généralisent et tendent à la continuité, de façon à rappeler la chorée chronique, les tics, à ne considérer même que ce qui est relatif aux mouvements, peuvent encore, à l'aide de certains caractères, être distingués, sans trop de difficultés, des gesticulations chroniques.

Mais la différence fondamentale qui sépare les deux états morbides apparaîtra surtout, dans son véritable jour si, au lieu d'envisager seulement un des aspects de la maladie, on s'attache à en embrasser l'histoire tout entière.

Ch..., la plus âgée des deux malades — elle a plus de 51 ans — nous est connue déjà. Je vous l'ai présentée l'an passé comme atteinte de chorée chronique ou chorée d'Huntington. Je vous rappellerai à ce propos que, suivant nous, la chorée dite d'Huntington ne constitue pas une maladie spéciale, autonome, distincte foncièrement de la chorée infantile, ou chorée de Sydenham ; mais que, au contraire, elle se rattache à celle-ci, qu'elle représente sous la forme chronique (1). Mais ce n'est pas cela qui importe pour le moment ; nous devons surtout nous attacher actuellement à mettre en relief les traits qui permettront de différencier le cas de Ch..., de celui que nous allons considérer tout à l'heure. Eh bien, nous ferons valoir à cet égard, que le début de la maladie s'est fait à 33 ans seulement, tandis que les tics, en général, font leur première apparition dans l'enfance ; que notre malade compte dans sa famille quatre cas de chorée chronique, en outre d'un certain nombre d'exemples de névropathie d'une autre espèce : qu'enfin, les modifications psychiques concomitantes des troubles moteurs sont accusées ici dans le sens de la démence et qu'elles n'ont, par conséquent, aucune relation directe avec celles qui accompagnent si vulgairement les tics convulsifs.

J., notre seconde malade, est, comme on l'a dit, âgée de 21 ans seulement, et chez elle les tics ont commencé à paraître à l'âge de 12 ans. Ils se sont présentés d'abord sous la forme de tics vulgaires, consistant dans de brusques mouvements des paupières, puis ils ont occupé la tête et les membres supérieurs. — Déjà à cette époque, les bruits laryngés et la coprolalie s'étaient accusés. La malade ne pouvait pas souffrir qu'on lui portât inopinément une main sur l'épaule, sans tressauter.

Une accalmie s'est produite après l'apparition des règles, à l'âge de 13 ans. Elle a duré jusqu'à il y a trois ans ; à cette époque J..., qui s'était mariée à 17 ans, éprouva de grandes contrariétés. Elle eut, bientôt après, une fausse couche, et à la suite les tics reparurent. Un accouchement survint il y a un an ; et c'est à ce moment-là que les mouvements convulsifs ont acquis l'intensité que nous leur voyons aujourd'hui. Ils se montrent depuis lors, tellement généralisés et tellement continus en quelque sorte, qu'ils simulent jusqu'à un certain point ainsi qu'on l'a vu, la chorée chronique. L'écholalie est actuellement très accusée et, de plus, la malade involontairement répète souvent à haute voix les paroles qu'elle entend prononcer autour d'elle (écholalie). Elle présente aussi de l'échokinésie ; si l'on imite devant elle, dans les moments où elle est relativement calme, les gestes qu'elle a l'habitude de faire, elle les reproduit malgré elle et l'on peut provoquer ainsi un accès de mouvements involontaires. Il y a encore à noter, chez elle, de l'arithmomanie : il lui arrive en effet de compter automatiquement, quand elle marche, les pavés sur lesquels elle pose les pieds. Elle est violente, sujette à des colères enfantines survenant pour les motifs les plus futiles. Le soir, elle se sent prise de terreurs folles et, avant de se coucher, elle examine tous les recoins de la chambre pour s'assurer que personne ne s'y trouve caché. — Rien d'ailleurs qui ressemble à un affaiblissement réel des facultés intellectuelles. Les marques

1 Voir à ce sujet, les leçons du mardi, 1887-1888 — 17 et 24 juillet ; et J. Huet : De la chorée chronique, thèse de Paris, 1889.

névropathiques ne font pas défaut dans la famille. Mais il n'y a à cet égard rien de bien accentué. Sa mère est très nerveuse, sujette à des colères sans frein : elle a plusieurs fois, dans des accès de jalousie, cherché à s'empoisonner ; son grand-père maternel est, assure-t-elle, mort de chagrin à la suite de revers de fortune ; elle a un frère sujet à de grands emportements. La chorée chronique ne figure pas, comme vous voyez, dans les accidents héréditaires.

Cette histoire abrégée de nos deux cas, suffit, je pense, pour vous permettre de reconnaître que les ressemblances qui paraissaient au premier abord les rapprocher étroitement, sont tout extérieures, toutes superficielles. Elles sont dans la forme et nullement dans le fond. Il y a lieu en somme, d'établir entre les deux ordres de faits une séparation radicale.

Messieurs, la chorée chronique passe, et c'est de toute justice je crois, pour une maladie incurable ; son évolution est fatale, et la thérapeutique est impuissante à l'arrêter, ne fut-ce qu'un instant, dans sa marche progressive. Il n'en est pas tout à fait de même de la maladie des tics ; elle aussi est des plus fâcheuses, en ce sens qu'on ne saurait dire qu'on la guérisse jamais ; mais on peut compter cependant sur des temps d'arrêt, souvent fort longs, sur des atermoiements, soit spontanés, soit provoqués par une thérapeutique appropriée ; l'hydrothérapie, la gymnastique rationnelle, l'isolement peuvent être signalés entre autres, parmi les moyens capables en pareils cas de rendre des services. Vous voyez qu'il n'était pas sans intérêt d'apprendre à bien distinguer, l'un de l'autre, deux états morbides dont le pronostic est si différent.

3e, 4e ET 5° MALADES.

Dans la leçon du mardi 5 mars de cette année (p. 364), en vous parlant de *l'abasie*, je relevais expressément, que malgré l'unité foncière de ce syndrome, les phénomènes qui s'y rattachent ne se manifestent pas toujours dans la clinique sous le même aspect et, à cet égard, il y a, ajoutais-je, à considérer un certain nombre de groupes répondant à autant de types symptomatiques, distincts les uns des autres.

Je suis entré dans cette même leçon dans quelques détails à propos du groupe de l'abasie trépidante, dont je vous présentais un bel exemple, et j'y faisais allusion, en passant, au groupe de l'abasie choréiforme ; mais j'avais signalé tout d'abord « les cas dans lesquels le malade qui couché, exécute, avec les membres inférieurs, tous les mouvements de l'état normal, se trouve, lorsqu'il veut quitter le lit, dans l'absolue impossibilité de se tenir debout, ne fût-ce qu'un instant, et s'affaisse sur lui-même ; puis le même malade, immédiatement après, s'il est soutenu par deux aides, pourra se tenir debout ; mais aussitôt qu'il s'agira de marcher, les membres resteront accolés l'un à l'autre, sans raideur toutefois, les pieds ne se détachant du sol qu'avec peine. On dirait alors un très jeune enfant complètement inexpérimenté encore dans l'exécution du mécanisme de la marche, qui, soutenu par sa nourrice, s'exerce gauchement à esquisser ses premiers pas ». Je vous ai proposé, vous ne l'avez peut-être pas oublié, de désigner ce groupe de faits sous le nom d'*abasie paralytique*.

Ainsi, à côté des abasies trépidante et choréiforme, il y a lieu de placer l'abasie paralytique et justement c'est sur un exemple du dernier genre que je vais actuellement appeler votre attention.

Il s'agit d'un homme âgé de 44 ans, nommé Cher...ni qui exerce la profession d'artiste dramatique. Ses antécédents de famille sont fort significatifs et méritent d'être relevés avec quelque soin.

Il serait le petit-fils, du côté paternel, du grand musicien qui porte le même nom que lui ; sa mère le lui aurait affirmé, mais un mystère semble régner sur ce point.

Son père était artiste dramatique ; il a été tué à Blidah en 1851, lors d'une révolte des Arabes. Il a été fort peu connu de son fils, qui avait à peine 7 ans lorsque cet événement eut lieu.

Du côté maternel : grand'mère « nerveuse », c'est tout ce qu'on en sait ; elle serait morte d'hémorragie cérébrale. Le grand-père de ce côté n'a pas été connu du malade.

Sa mère exerçait, elle aussi, la profession d'artiste dramatique. Elle se livrait avec excès à l'usage des boissons alcooliques : elle est morte à l'âge de 57 ans, à l'hôpital Saint-Antoine.

Un des frères de sa mère, comédien, avait la mauvaise habitude de boire beaucoup d'absinthe ; il est mort également à l'hôpital Saint-Antoine.

Voici maintenant ce qui concerne les antécédents personnels de notre homme. Jusqu'à l'âge de 34 ans, il n'avait jamais été malade ; sa santé était parfaite, seulement il était très nerveux, très émotif ; d'ailleurs élevé par sa mère, dans le théâtre, il avait été excessivement gâté dans son enfance. Il pleurait pour les motifs les plus futiles. Il lui arrivait souvent au théâtre, quand il y allait comme spectateur, de pleurer au moment des scènes pathétiques : le cœur lui battait, il se sentait serré à la gorge et se mettait à sangloter. Par un contraste singulier, quand il est au delà de la rampe, faisant son métier d'acteur, il ne s'émeut jamais hors de propos, comme comédien. Il joue les comiques, les « queux-rouges » comme on dit dans le métier ; Arnal et Alcide Touzé sont les types dont il essaie de se rapprocher. Il n'a jamais pu par suite, dit-il, d'un vice de prononciation, aborder les personnages sérieux. Il n'est jamais parvenu d'ailleurs, dans sa profession, à s'élever au-dessus des rangs les plus modestes.

Les premiers accidents nerveux bien caractérisés qu'il ait éprouvés remontent à dix ans. Il apprit à cette époque-là que sa femme le trompait : il en éprouva un très violent chagrin, et un jour en sortant d'une répétition, il sentit quelque chose qui lui montait à la gorge et l'étouffait. Peu après survinrent des battements dans les tempes, puis un tremblement général très violent, entrecoupé de sursauts, de brusques détentes : pas de perte de connaissance. La crise se calmait de temps à autre ; puis les accidents nerveux reparaissaient comme de plus belle. Pendant près de 8 jours, il a dû rester à la chambre.

A partir de cette époque, des attaques analogues se sont reproduites, une fois tous les six ou huit mois, toujours à la suite de contrariétés et d'émotions, et c'est à peu près constamment vers minuit ou une heure du matin, après le spectacle, qu'elles ont éclaté.

C'est, il y a deux ans, en avril 1887, encore à la suite d'une grande émotion, que s'est pour la première fois produit le syndrôme *abasie paralytique* que nous allons pouvoir étudier dans un instant. Ch... ni était alors à Angoulême, régisseur d'un concert-théâtre où il jouait la comédie et chantait. Il apprit tout à coup que le régisseur de cet établissement, ayant fait de mauvaise affaires, s'était enfui subrepticement. Alors survint une de ces crises de tremblement précédé d'une *aura* caractéristique, auxquelles il était devenu sujet depuis 8 ans : celle-ci dura environ 2 jours ; pendant ce temps le malade ne put pas quitter le lit.

Les accidents nerveux, au bout de cette période, s'étant amendés, il voulut un matin, se croyant guéri, se lever pour retourner à ses occupations, mais à son grand désappointement, *à peine ses pieds avaient-ils touché le sol, qu'il s'affaissa et tomba lourdement sur les genoux*. L'abasie et l'astasie s'étaient constituées telles que nous les retrouvons aujourd'hui : en effet, il est parfaitement établi par le récit du malade que, lors de cette première atteinte, les membres inférieurs, qui, lorsqu'il s'agissait de la station, ne pouvaient pas le supporter, étaient capables cependant, dans le lit, d'exécuter tous les mouvements possibles avec force et précision. L'abasie-astasie a duré alors près de quatre mois, durant lesquels il ne s'est pas produit de nouvelles crises de tremblement, précédées d'aura. Le malade a été traité à l'hôpital d'Angoulême ; les applications de pointes de feu, les bains alcalins, sulfureux, sont les principaux agents qui y ont été employés. L'amélioration ne s'est produite que très lentement, progressivement. Le fait est que, pendant deux mois, le

64

séjour au lit a été à peu près absolu et que, pendant deux autres mois, la station et la progression n'ont été possibles qu'avec le secours de béquilles. Puis vint une période où la marche pouvait s'exécuter simplement à l'aide, d'une canne. Mais il importe de remarquer que jamais depuis lors, la guérison n'a été absolument complète.

Il a été impossible à Ch...ni, depuis cette époque, de remonter sur la scène, et il a dû se résigner à faire le métier de régisseur dans les cafés-concerts. C'est qu'en effet, bien qu'il pût se tenir debout et marcher, l'un ou l'autre de ses membres inférieurs était exposé à se dérober sous lui, de temps en temps, inopinément, et plusieurs fois ces effondrements l'ont précipité à terre.

Les choses étaient ainsi, lorsqu'à la fin de l'année dernière, le 13 novembre 1888, en apprenant une nouvelle perte d'argent, qui cette fois le plongeait définitivement dans la misère, il fut pris derechef d'une crise de tremblements semblable aux précédentes, et qui, elle aussi, se répéta à peu près incessamment durant une période de deux ou trois jours. Au bout de ce temps, les crises ayant cessé, le malade voulut sortir du lit, mais l'astasie s'était reproduite dans toute son intensité première et, aujourd'hui, nous retrouvons, après huit mois, le syndrome dont il s'agit, tout aussi développé qu'il l'était à l'origine.

Vous reconnaîtrez facilement, messieurs, que lorsque notre malade est couché sur le brancard, ou assis sur une chaise, les divers mouvements qu'on lui prescrit sont exécutés par ses membres inférieurs avec une énergie et une précision qui ne laisse rien à désirer, aussi bien lorsque les yeux sont ouverts que lorsqu'ils sont clos. J'ajouterai que l'exploration de ces membres ne fait reconnaître aucune particularité indiquant l'existence soit de l'ataxie locomotrice, soit au contraire de la paraplégie spasmodique ; ainsi, les réflexes sont présents ; ils ne sont pas exagérés; il n'y a pas de rigidité des membres ; le phénomène du pied n'existe pas ; pas de douleurs dans ces membres; pas de troubles urinaires, etc., rien en un mot qui révèle l'une quelconque des lésions organiques spinales connues.

Il y a à observer seulement, dans ces membres, un léger tremblement vibratoire, qui existe également dans les membres supérieurs, et qui, bien qu'il s'exagère manifestement à l'occasion des divers mouvements exécutés, ne les trouble pas notablement.

Maintenant deux personnes sont forcées de soulever Ch... et de le soutenir sous les aisselles, afin qu'il puisse essayer de se tenir debout. Vous voyez que la station est impossible et que, dans les efforts qu'il fait pour se tenir sur ses membres inférieurs, ceux-ci se placent dans l'extension puis, un peu après, se fléchissent au niveau des genoux, de façon que les pieds ne portent plus sur le sol. C'est là, vous l'avez compris, le phénomène de l'astasie dans toute sa singularité. Celle-ci implique nécessairement l'abasie ; car on ne saurait marcher, du moins de la marche ordinaire, lorsqu'il est impossible de se tenir debout. Mais, remarquez-le bien — car c'est là un trait bien particulier — l'impuissance motrice n'est pas relative, chez notre homme, à tous les modes de station ou de progression: ainsi nous lui prescrivons de se mettre à genoux ; vous voyez qu'il est capable de se tenir fort bien, dans cette position, le tronc droit et sans que les fesses portent sur ses talons et si nous lui disons de progresser ainsi, il exécute ce genre de marche, sans difficulté et sans l'intervention de mouvements contradictoires ; il progresse aussi, vous le voyez, « à quatre pattes » à peu près comme le ferait un sujet normal. Enfin, étant assis sur une chaise, il peut, se transporter, cette fois, à peu près sans le secours des membres inférieurs, par des mouvements qu'il imprime à son siège à l'aide des mains.

Telle est, messieurs, l'astasie-abasie paralytique : c'est sous cette forme, je vous l'ai dit, que le syndrome m'est apparu la première fois que je l'ai remarqué. C'était chez un jeune garçon âgé d'une douzaine d'années (1). Je suis porté à croire qu'il se rencontre à cet âge plus fréquemment que chez l'adulte.

Tout récemment, messieurs, le Dr Brunon a publié dans le n° 9, (1er mai 1889), de la *Normandie médicale* un intéressant exemple de ce genre dont je crois devoir vous faire connaître les principaux traits ; il rappelle de tous points notre cas d'aujourd'hui, bien qu'il s'agisse d'un enfant de 8 ans.

Au sortir d'une éruption papuleuse discrète, qui fut désignée sous le nom de rougeole, bien qu'il n'y eût pas de fièvre, on remarqua que cet enfant « ne tenait pas sur ses jambes. Il lui était en effet impossible de marcher et de se tenir debout. Quand on essayait de le mettre sur ses pieds, ses membres inférieurs fléchissaient et se dérobaient sous lui. Il serait tombé si on ne l'avait pas soutenu sous les bras ». L'enfant étant replacé sur son lit, dans le décubitus dorsal, rien ne pouvait faire remarquer dans les membres inférieurs, un trouble fonctionnel quelconque. Sans effort, il soulevait les membres au-dessus du plan du lit. Pas la moindre apparence d'ataxie, le pied était dirigé très sûrement vers le point que l'on désignait avec la main ; l'enfant se faisait un jeu de cet exercice. Les réflexes étaient normaux. Les fonctions des réservoirs étaient intactes. « Pendant quatre jours l'examen, à la visite du matin, donne les mêmes résultats. Deux élèves étaient obligés de soutenir l'enfant sous les bras et quand on lui disait de marcher, les jambes s'agitaient comme celles d'un enfant en lisières, il riait lui-même en regardant ses pieds..., » quelques jours après, il y avait un progrès notable. L'enfant pouvait marcher seul, mais très lentement. Les progrès furent ensuite très rapides.

Il semble, d'après ce que j'ai vu, qu'à cet âge l'astasie paralytique ait une

1. Leçon du mardi 5 mars 1889. 16e leçon, p. 36).

tendance habituelle à se terminer rapidement par la guérison; il n'en est pas tout à fait de même chez l'adulte, et je vous ferai remarquer, à ce propos, que chez notre homme, elle dure déjà depuis 8 mois et ne paraît pas prête à s'amender.

Le plus souvent, autant qu'on sache, l'abasie et l'astasie, quelle qu'en soit la forme, doivent être considérées comme se rattachant à la diathèse hystérique; mais le plus communément, à ce qu'il paraît, elle se présente là à titre de manifestation isolée, sans concomitance de stigmates sensitivo-sensoriels ou d'attaques (1). Il n'en est pas ainsi chez notre homme; chez lui, d'abord, les attaques avec *aura* caractéristiques sont chose vulgaire et de plus, en fait de symptômes permanents, il y a à noter une hémianalgésie droite, avec anesthésie très nette de la cornée de ce même côté, mais sans rétrécissement bien marqué du champ visuel; un tremblement des extrémités dont il a déjà été question et enfin une diminution du goût et de l'odorat, sur la moitié droite.

Notre homme est donc manifestement un hystérique, tout ce que nous observons chez lui, l'astasie comme le reste, relève de l'hystérie, et c'est comme hystérique qu'il devra être traité à l'aide des moyens que nous avons en notre possession, et sur l'application desquels il nous paraît inutile d'insister à nouveau, pour le moment.

Je ne voudrais pas abandonner ce sujet de l'abasie paralytique sans vous signaler les difficultés qu'il pourrait y avoir, dans certains cas particuliers, à la distinguer de ce que l'on pourrait appeler l'abasie ou l'astasie relevant d'une lésion organique du cervelet. C'est, vous l'avez compris, à ce qu'on appelle l'ataxie ou incoordination cérébelleuse que je fais allusion ici. Et vous savez qu'elle s'observe surtout dans les cas où il y a participation du vermis. Dans ces cas, comme dans ceux que nous étudions ici, le malade étant au lit, peut, vous le savez, déployer dans les mouvements de ses membres inférieurs une grande force musculaire et il n'existe dans ces mouvements aucune trace d'incoordination; mais, lorsqu'il est question de se tenir debout et de marcher, c'est tout autre chose. Deux cas peuvent alors se présenter: tantôt le malade peut encore, tant bien que mal, se tenir debout et marcher tout en titubant comme un homme ivre et alors le diagnostic est en général facile. D'autres fois, la station et la marche sont, comme dans notre cas d'aujourd'hui, absolument impossibles, et lorsque le sujet, étant soutenu sous les aisselles, fait des efforts pour se tenir debout, il s'affaisse sur lui-même. Il ne serait pas difficile de trouver dans la science un certain nombre d'exemples de lésions cérébelleuses, accompagnées de cette impuissance motrice relative à la marche, rappe-

1. Voir la 16e leçon, p. 357

lant vous le voyez, la symptomatologie du syndrôme astasie paralytique (1). Ici l'œuvre de diagnostic pourra rencontrer des difficultés très sérieuses et, pour la mener à bien, il faudra le plus souvent considérer les circonstances concomitantes : c'est ainsi que les douleurs de tête fixes et intenses, accompagnées de vomissements, la présence d'une névrite optique, les vertiges de translation, etc., révéleraient la lésion cérébelleuse, tandis que la coexistence des stigmates sensitivo-sensoriels ou d'attaques caractéristiques contribuerait à démasquer l'origine hystérique des accidents.

Il importait de vous signaler cet écueil, que vous rencontrerez peut-être plus d'une fois, dans la pratique, et qu'il vous faudra chercher à éviter à tout prix.

Les circonstances m'amènent, messieurs, à vous parler maintenant de deux autres cas d'abasie qui ont été ces jours-ci admis dans le service. Vous voyez comment des faits cliniques, qu'on croyait des plus rares, semblent tendre à devenir presque vulgaires, lorsqu'on a appris à les reconnaître et qu'ils ont enfin fixé l'attention. Cette fois, comme dans l'exemple qui a fait le sujet de notre 16° leçon de la présente année c'est, dans les deux cas, de l'abasie trépidante qu'il s'agit.

Le premier est relatif à un homme de 49 ans nommé Sal...ès, autrefois contremaître dans une fabrique de papiers peints, à Epinal.

Vous constatez, par la démonstration que j'en fais devant vous, que chez lui le syndrôme abasie est quelque peu effacé, en ce sens qu'il n'est point permanent. Vous retrouvez bien ce contraste entre l'intégrité parfaite des mouvements des membres inférieurs lorsque le malade est couché ou assis, et leur vicieuse adaptation aux mouvements de la marche qui constitue, en somme, le caractère le plus saillant du trouble abasique ; mais cette incoordination spéciale à la marche, je le répète, ne se montre pas constante : il faut souvent, pour la mettre en relief, la provoquer à l'aide de certains artifices. En général, elle s'accuse très évidente quand le malade, après avoir marché pendant quelque temps, se prépare à s'asseoir, ou encore lorsqu'étant assis il se lève et se prépare à marcher. Dans ces circonstances-là, on voit se dessiner parfaitement cette progression trépidante que nous avons minutieusement décrite, à propos du cas de Ro...el, dans la leçon du mardi 5 mars, à laquelle je vous renvoie pour les détails (2). Elle se manifeste encore à coup sûr quand il essaie de marcher à reculons et aussi lorsque, pendant qu'il s'avance, marchant à peu près régulièrement, on cherche à lui faire obstacle en appliquant légèrement une main sur le devant de sa poitrine. Il s'agit donc là en quelque

---

1. Voir sur ce sujet de l'astasie cérébelleuse, *Dreschfeld, Five Cases of cerebellar Disease* 1882. — Carrion, *Hémorragie cérébelleuse*. Thèse de Paris, 1875. — Bernhardt. *Hirn Geschwülste* p. 239, Berlin. — Voir aussi Duchenne de Boulogne et Nothnagel.

2. Leçons du mardi 1889, p. 356-357.

sorte d'un état mixte, rappelant ce qu'on voit dans les cas où l'abasie, après s'être montrée absolue pendant une période de temps plus ou moins longue, commence à s'amender : alors les phénomènes de la marche normale reparaissent par épisodes, d'abord, puis ils tendent progressivement à se substituer aux phénomènes anormaux pour prendre enfin décidément, à un moment donné, le dessus D'ailleurs, chez notre homme, vous retrouvez cette facilité à progresser à quatre pattes, ou à pieds joints que nous avons signalée déjà dans d'autres circonstances.

Voilà pour le côté descriptif; il s'agit maintenant de faire connaître les conditions dans lesquelles s'est développé ici le syndrôme abasie, et de chercher à en déterminer la signification clinique, si possible. Pour ce faire, il nous faut exposer, ne fût-ce qu'en quelques mots, les principaux traits de l'histoire de notre malade,

Il y a chez lui quelques antécédents héréditaires à signaler : la mère serait morte d'une maladie de la moelle épinière ; ses jambes étaient complètement paralysées et, dans les derniers temps, il s'était produit chez elle une large plaie à la région sacrée. Un de ses cousins germains, du côté maternel, a été un grand buveur d'absinthe. Il était sujet à des accès « de manie furieuse ». Puis l'aliénation serait devenue permanente.

Lui-même pendant son enfance, vers l'âge de 6 ou 7 ans, aurait été sujet à des hallucinations hypnagogiques terrifiantes ; il voyait souvent, avant de s'endormir apparaître devant lui un fantôme vêtu de blanc. Plus tard il a toujours été excessivement émotif, colère, emporté, se chagrinant pour des riens et pleurant pour les motifs les plus futiles.

Il n'avait jamais été malade cependant, à proprement parler, lorsqu'il y a huit ans, il fut tout à coup, sans perte de connaissance, frappé d'une hémiplégie qui prédomina dans le membre inférieur gauche et le retint trois jours au lit. La paralysie motrice ne fut pas de longue durée et, depuis longtemps, il n'en reste plus de traces ; mais dès l'origine, des troubles cérébraux sérieux se sont produits et depuis, ils ont persisté toujours à un certain degré, si bien que tout travail lui est devenu complètement impossible.

La mémoire surtout a été profondément altérée ; elle l'est encore aujourd'hui à peu près au même degré. Il embrouille tous les événements de sa vie et ne se souvient pas le lendemain de ce qu'il a dit ou fait la veille ; dans l'espace de quelques minutes il répète dix fois la même chose, et souvent il hésite, bredouille et émet des paroles incohérentes. En somme, c'est un être désormais fort dégradé intellectuellement et devenu totalement incapable de se conduire lui-même ; c'est un dément.

Dans quelles circonstances les phénomènes abasiques se sont-ils produits chez lui? c'est ce qu'il a été impossible d'établir. Sa femme assure qu'elle les a remarqués il y a deux ou trois ans déjà et que, depuis cette époque, ils n'ont pas cessé d'exister tels que nous les retrouvons aujourd'hui. Il ne paraît pas

qu'à cette époque aucun incident soit survenu, capable d'en expliquer le développement. L'examen attentif que nous avons fait du sujet lors de son admission
à l'hôpital nous a fait reconnaître ce qui suit : il existe un rétrécissement du
champ visuel très développé dans les deux yeux, à 40° (voir le schéma), sans

D   **G**

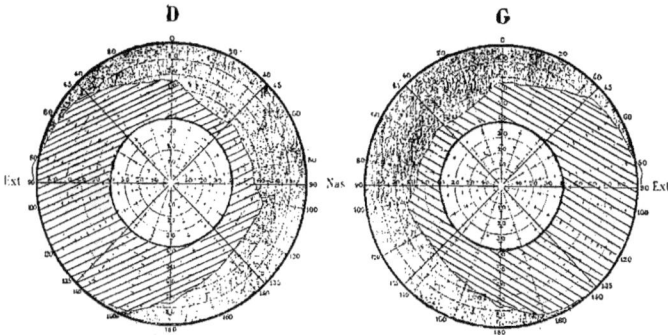

Fig. 100.

dyschromatopsie, sans diplopie monoculaire, et en outre une hyperesthésie
superficielle et profonde répandue sur la plus grande partie de la moitié
gauche du corps. La tête seule, et les extrémités, main et pied, sont ex-
ceptés. Les frictions, même légères, sont très douloureuses, vraiment insupportables sur la scrotum et le testicule gauche, sur le cordon et dans les
régions avoisinantes ; pli de l'aine, flanc, hypogastre. Néanmoins, quelque
insistance que l'on mette à pincer, à comprimer les régions en question, on
ne provoque pas les symptômes de l'aura hystérique. Celle-ci ne se manifeste
pas non plus spontanément, et il n'y a rien dans l'histoire classique du cas
qui ressemble à des attaques. — Pas d'anesthésie pharyngée, le goût, l'odorat,
l'ouïe sont à l'état normal des deux côtés. La paralysie motrice d'autrefois,
ainsi que nous l'avons déjà dit, n'a laissé aucune trace, aucune modification
des réflexes tendineux dans les membres du côté gauche. Le dynamomètre
donne 26° pour la main droite et 25 pour la main gauche.

Vous avez certainement compris, messieurs, que la question à résoudre
est celle-ci : l'hémi-hyperesthésie ainsi que le rétrécissement du champ
visuel que nous venons de signaler, sont-ils l'expression d'un état hystérique développé il y a deux ou trois ans et auquel se rattacherait à titre de conséquence plus ou moins directe, le syndrôme abasie ; ou, au contraire, ces
troubles sensitifs et sensoriels relèvent-ils d'une lésion organique en foyer,

localisée dans les parties postérieures de la capsule interne de façon à intéresser surtout le faisceau sensitif? Dans ce dernier cas, les troubles de la sensibilité en question seraient vraisemblablement contemporains des

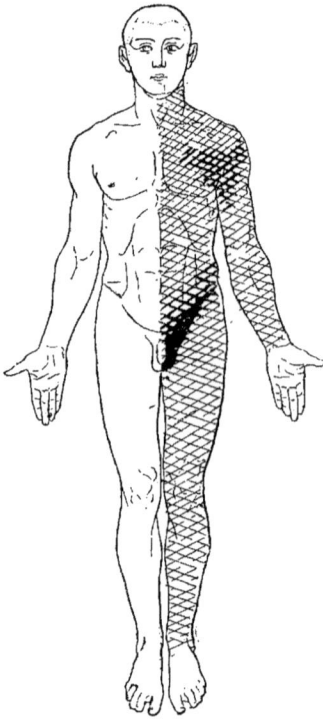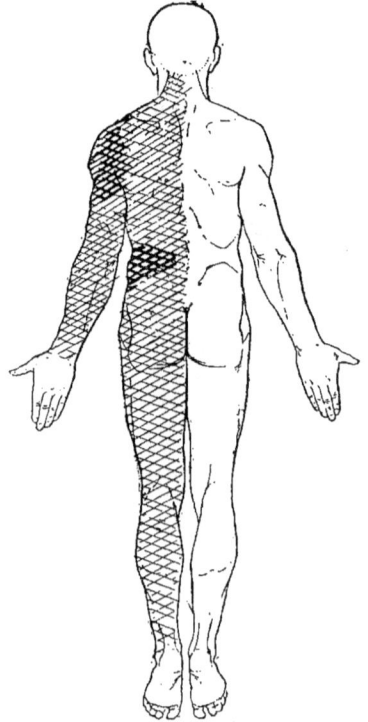

Fig. 101.   Fig. 102.

Distribution et intensité de l'Hyperesthésie suivant les régions.

troubles moteurs hémiplégiques, survenus il y a huit ans, et qui reconnaîtraient la même origine : seulement la lésion organique, probablement un foyer de ramollissement ischémique localisé, comme on l'a dit, dans la partie postérieure de la capsule, n'aurait affecté le faisceau moteur que légèrement, transitoirement, par compression, tandis qu'elle aurait compromis plus gravement et d'une façon peut-être définitive, le faisceau sensitif (1). Dans la seconde hypothèse, à laquelle je suis fort enclin à me rattacher, bien que je ne me sente pas en mesure, je l'avoue, de l'établir sur des arguments absolument décisifs, quelle serait la raison de la coexistence du syndrôme abasie ?

Il n'est guère douteux, ainsi que je vous le disais dans la leçon du 5 mars à laquelle je vous ai renvoyés déjà (2) que, dans la grande majorité des circonstances, l'abasie relève de l'hystérie. « Mais, ajoutais-je, il faut compter sur les anomalies possibles. S'il est vrai en effet, comme tout porte à le croire, que les groupes cellulaires divers qui président aux mouvements spécifiés, pour la marche, la station, le saut, etc., constituent dans l'axe cérébro-spinal autant de centres distincts, topographiquement comme fonctionnellement, les uns des autres, on peut concevoir que chacun de ces groupes puisse être plus ou moins gravement intéressé par une lésion organique. » Mais comme il est vraisemblable qu'en pareil cas, la lésion ne sera pas étroitement localisée dans tel ou tel des centres en question et s'étendra aux parties voisines, on devra s'attendre à la voir se traduire, pendant la vie, par un ensemble de phénomènes complexes parmi lesquels l'abasie pourra figurer à titre d'élément concomitant.

Or c'est justement ce qui se sera produit, je pense, chez notre homme ; l'abasie figure chez lui, je le suppose, comme le résultat d'une extension des lésions primitivement développées dans la capsule interne et probablement dans les régions antérieures des hémisphères, lésions d'où relèvent l'hémiplégie transitoire, l'hémi-hyperesthésie et les troubles psychiques. Cette extension aura eu pour résultat d'intéresser certaines régions encéphaliques non encore connues, mais que l'étude méthodique de cas semblables au nôtre permettra sans doute de déterminer un jour. J'ai l'impression, ajouterai-je, que si la démarche « à petits pas » bien connue comme s'observant chez certains sujets atteints de ramollissement cérébral en foyer, avec ou sans localisation hémiplégique, était étudiée plus attentivement qu'elle ne l'a été jusqu'à ce jour, on y trouverait probablement, associés peut-être à d'autres troubles moteurs, les éléments du syndrome abasie trépidante.

Mais je ne voudrais pas insister plus longuement sur ce fait clinique, dont l'intérêt principal est qu'il nous conduit à signaler des questions pendantes, des *desiderata*, et qu'il montre bien que dans la séméiologie des troubles de la marche, il reste beaucoup à faire.

1. Sur l'hémianesthésie sensitive et sensorielle par lésion de la capsule interne, voir les Leçons de mardi 1887-1888. pp. 288-296 et l'appendice, p. 586.
2. 1889, p. 367.

J'en viens donc à l'exposé du second fait, où nous allons rencontrer encore, ainsi que je vous l'ai annoncé, le syndrome abasie trépidante.

Le sujet est ce brave homme, âgé de 75 ans, nommé Cr...t, que je viens de faire paraître devant vous. Il est d'aspect vigoureux, vous le voyez, et comme on dit, parfaitement conservé pour son âge, du moins en apparence. Voici son histoire en abrégé; elle est fort simple, du reste, vous allez le reconnaître.

Il n'y a pas dans la famille d'antécédents héréditaires qui méritent d'être signalés. Jamais, à part une fièvre d'Afrique, Cr...t, n'a subi de maladie. Il a servi comme soldat en Afrique pendant douze ans, de 22 à 34 ans; de 34 à 56 ans il a été employé comme gardien de prison à Melun, et de 56 à 68 ans comme surveillant à Mazas. Il a pris sa retraite en 1882. « J'ai toujours eu, dit-il, une santé magnifique. » C'est un homme régulier, marié, père de deux enfants ; il n'a connu ni la syphilis, ni l'alcoolisme. Il paraît très soumis aux pratiques de l'hygiène; il a toujours fait un fréquent usage du tub et des bains de rivière. Il n'est pas du tout ce qu'on appelle un nerveux et n'a jamais donné de signes d'émotivité maladive. Il ne paraît présenter, à l'heure qu'il est, aucune marque de déchéance intellectuelle autre que celle que la sénilité entraîne à peu près nécessairement avec elle.

Les premiers désordres relatifs aux mouvements de la marche ont commencé à paraître chez lui il y a six ans, sans cause connue, progressivement, sans accompagnement de vertiges ou de troubles cérébraux quelconques. Il se produisit alors, dans les mouvements de la hanche gauche, une certaine gêne accompagnée d'un sentiment de pesanteur qui l'obligeait lorsqu'il montait un escalier à s'appuyer sur le mur, de la main gauche. En marchant, il y avait une légère boiterie, ou plutôt un certain désordre de la marche, consistant principalement en ce que toujours il était forcé de porter le premier le pied gauche en avant, le pied droit suivant par derrière ; il procédait ainsi à petits pas. Le membre supérieur gauche n'a jamais présenté, dans l'exécution des mouvements, aucun trouble appréciable.

Les choses sont restées telles quelles pendant cinq ans; c'est il y a huit mois seulement que l'état actuel s'est constitué, encore sans qu'aucune cause occasionnelle puisse être invoquée. Cr...t a commencé à ressentir, à cette époque, un sentiment de pesanteur à la nuque et à l'occiput, sur les épaules et le devant de la poitrine. « Il lui semble qu'il porte une chape de plomb. » Il ressent de plus une « lourdeur » comparable à celle qui occupait autrefois exclusivement la hanche gauche, dans toute l'étendue des deux membres inférieurs. D'ailleurs, actuellement, le désordre des mouvements relatifs à la marche, autrefois localisé comme on l'a dit dans le membre gauche, s'étend également, vous allez le reconnaître bientôt, au membre inférieur droit.

Etudions tout d'abord l'état des mouvements des membres inférieurs lorsque le malade est couché ou assis. Vous voyez que dans ces conditions-là, en ce qui concerne la force et la précision, les mouvements d'ensemble ou les actes partiels ne laissent rien à désirer. Il n'y a ni paralysie, ni ataxie. Les réflexes patellaires sont parfaitement normaux des deux côtés et la sensibilité y est indemne dans tous ses modes. Aucun trouble des fonctions vésicales.

Le malade se tient debout parfaitement, et, au premier abord, dans cette attitude rien d'anormal ne s'observe chez lui; mais si l'on vient à le pousser même légèrement par les épaules, il oscille, et l'on voit alors, dans les efforts qu'il fait pour se remettre en situation, survenir dans ses membres des mouvements de flexion bientôt suivis d'une extension rapide, qui représentent en quelque sorte le premier germe de la trépidation que nous allons voir, tout à l'heure, se substituer à la marche normale. Quoi qu'il en soit, lorsqu'il s'agit de se tenir sur un seul pied, de sauter à pieds joints ou à cloche-pieds, de marcher à quatre pattes, tout cela s'exécute parfaitement, si ce n'est peut-être que le sujet, bien certainement en raison de son âge, se montre un peu «lourd» dans l'accomplissement de ces actes divers : Cr...t est bon nageur, et lorsque placé à plat ventre sur un lit, on le prie de figurer les mouvements de la natation, il s'en tire, vous le voyez, plutôt brillamment.

Étudions maintenant ce qui se passe à l'occasion de la marche vulgaire. Vous voyez se produire, dès l'origine, une trépidation, un piétinement sur place, qui remplace les mouvements normaux et gêne singulièrement la progression; puis le sujet, faisant effort, porte son tronc en avant; alors la trépidation se précipite en même temps que les pieds frottent sur le sol et l'allure devient plus rapide. L'analyse montre que ce piétinement résulte de ce que la flexion du genou suivie d'élévation du pied, qui, dans la marche normale, inaugure chaque projection du membre en avant, est interrompue ici par un mouvement d'extension brusque, qui maintient la jambe rigide. Cela fait que le malade progresse les jambes raides, en précipitant l'allure de manière à rappeler, à quelques égards, certaines formes de la démarche spasmodique. Nous retrouvons donc exactement, vous le voyez, chez Cr...t, tous les caractères de l'abasie trépidante relevés avec soin, à propos de l'observation de Ro... (16 leçon) que nous considérons comme un type parfait dans l'espèce. Seulement, chez C...t, contrairement à ce qui existait chez R. lorsque nous vous l'avons présenté pour la première fois, l'allure trépidante fait place par moments, à la marche normale ; il est vrai qu'après quelques pas, elle ne tarde pas à reparaître soit d'elle-même, soit sous l'influence d'une légère impulsion imprimée au sujet, par exemple en le poussant par les épaules. A cet égard, le cas présent se rapproche beaucoup, vous le voyez, de celui dont il a été question précédemment.

Cr...t nous fournit l'occasion de vous faire constater une fois de plus ce fait intéressant au premier chef, que les désordres abasiques concernent exclusivement la marche vulgaire, commune, automatique par excellence : tandis que les autres modes moins usités de la marche, plus étudiés par conséquent et non automatiques au même degré, s'opèrent au contraire régulièrement. Ainsi notre homme, qui a été militaire, n'a pas oublié le pas marqué dit « pas ordinaire ». Une, deux, une, deux ! vous le voyez, cela va parfaitement ; il procède ainsi sans que les trépidations apparaissent un seul instant. Tel n'est pas cependant le mode de progression qu'il emploie dans la pratique pour se transporter d'un point à un autre. Dans les rues, pour remplacer la marche vulgaire interrompue chez lui, à chaque instant, par les piétinements que vous savez, il s'est arrêté, après bien des tâtonnements, à une allure plus rapide et plus commode sans doute, mais passablement extraordinaire par contre, et éminemment ridicule ; si bien qu'il ne manque jamais d'exciter, partout où il passe, l'hilarité bruyante des gamins. Ainsi il procède à très grands pas, faisant presque le « grand écart » en avant, courant et sautant plutôt qu'il ne marche et portant vivement devant lui ses bras étendus, comme pour s'entraîner ; de plus, à chaque trois pas, il appuie fortement sur le sol une canne qu'il tient de la main gauche, et à l'aide de cette manœuvre il semble se « donner de l'élan ». Tel est le mode de progression singulier à l'aide duquel il parcourt journellement les rues du quartier Picpus qu'il habite, au grand ébahissement des passants qui ne manquent guère pour la plupart, cela va sans dire, de le considérer comme un fou ou, pour le moins, comme un original fieffé.

A n'envisager que les troubles de la marche considérés en eux-mêmes et indépendamment des autres faits cliniques qui s'y observent, le cas de notre homme, en ce qui concerne la netteté, l'originalité du syndrome abasie, ne le cède en rien aux exemples les plus caractéristiques du genre. Mais par contre, à d'autres égards, il diffère très notablement de ces cas typiques. Nous ne trouvons pas ici, en effet, les tares nerveuses héréditaires, les antécédents névropathiques, l'accompagnement de phénomènes manifestement hystériques, non plus que l'influence de causes provocatrices puissantes, émotives ou autres, qui, dans la règle, appartiennent à ces derniers. Rien de tout cela, je le répète, ne se rencontre chez Cr...t, et à part le sentiment de pesanteur qu'il dit éprouver derrière la tête, sur les épaules, dans les membres, et certaines sensations de marcher comme sur un tremplin, ou un « sommier élastiqué » dont il se plaint parfois, on ne lui trouve aucun symptôme d'ordre nerveux surajouté à l'abasie. Entre autres, pas de troubles permanents de la sensibilité, pas de rétrécissement du champ visuel, de parésie, rien enfin qui rappelle l'attaque hystérique sous une forme quelconque. Il faut dire encore que, chez lui, l'incoordination motrice relative à la marche ne paraît pas être, comme chez la plupart des autres, un accident plus ou moins fugace et transitoire, toujours de pronostic relativement favorable ; il en souffre en effet depuis tantôt cinq ans, d'une façon permanente ; elle paraît s'être plutôt aggravée dans ces derniers temps et ne semble pas par conséquent devoir céder de sitôt. Enfin, on ne doit pas l'oublier, il s'agit d'un vieillard de 75 ans, et, à cet âge, bien que ce ne soit pas là, tant s'en faut, une règle absolue, les lésions dites dynamiques des centres nerveux cèdent volontiers la place aux lésions anatomiquement constatables.

Est-ce donc qu'il faut admettre que chez C..t, comme nous avons supposé que cela devait être dans le cas de Sob...re précédemment étudié, l'abasie relève d'une lésion organique en foyer, intéressant par exemple, dans l'écorce cérébrale, le groupe cellulaire organisé pour mettre en jeu le mécanisme de la marche ? J'avoue que je ne me sens pas suffisamment préparé, cette fois encore, pour répondre à la question d'une façon catégorique. Il ne serait certainement pas difficile d'imaginer, pour les besoins de la cause, l'existence d'un foyer produit en conséquence d'un processus d'artério-sclérose. En pareille matière, les hypothèses ne coûtent pas grand'chose ; mais il faudrait alors reconnaître, pour le moins, que la localisation hypothétique devrait être bien étroitement, bien précisement limitée à la région physiologiquement spécifiée ; car, ainsi que nous l'avons expressément signalé, dans l'exposé de l'observation, on ne rencontre chez le sujet, en dehors de l'incoordination abasique, aucun des troubles de l'intelligence, de la sensibilité ou du mouvement qui devraient, ne fût-ce qu'au plus léger degré, coexister avec elle, s'il s'agissait vraiment comme on le supposait tout à l'heure d'une lésion encéphalique, en foyer, à peu près nécessairement toujours un peu diffuse. Aussi, messieurs, jusqu'à plus ample informé, et pour ainsi dire à titre provisoire, vous proposerai-je d'admettre que ce brave homme est, sans le savoir et sans le paraître, un névropathe, sujet comme tel à l'action des auto-suggestions, et c'est à ce point de vue que nous essaierons tout d'abord de le traiter (1).

_____

1. Le malade en question, Cr...t., a voulu quitter le service à la fin du mois d'août dernier. Aucun changement dans son état ne s'était produit à cette époque. Dans les derniers temps de son séjour à l'hôpital, il a à plusieurs reprises présenté les phénomènes suivants: Tout à coup le malade éprouve une sensation de malaise difficile à définir. Il lui semble que « quelque chose » lui monte du ventre vers la gorge et produit un sentiment de suffocation. Bientôt après, surviennent une rougeur intense de la face, des battements dans les tempes, une obnubilation de la conscience et finalement le malade tombe à terre. Quelques mouvements convulsifs des membres se manifestent alors. Des pleurs et des sanglots terminent la crise. Ces faits n'ont pas besoin de commentaires. Évidemment c'est bien, comme on l'a supposé, l'hystérie qui est en jeu dans ce cas, bien qu'il s'agisse d'un vieillard de 75 ans.

Œ. de la Soc. de Typ. » Noizet ,8, r. Campagne-Première, Paris.

VINGT ET UNIÈME LEÇON

1er et 2e Malades. — Cas de syringomyélie gliomateuse.
3e Malade. — Simulation hystérique de la syringomyélie.

Messieurs,

Je me propose de vous présenter aujourd'hui, pour les étudier avec vous, quelques exemples d'une maladie organique spinale nouvellement introduite dans la clinique neuropathologique, où elle devra désormais occuper un rang distingué ; car il ne s'agit pas là d'une affection beaucoup plus rare, sans doute, que ne l'est, par exemple la sclérose latérale amyotrophique. J'ai nommé la *Syringomyélie* (1).

Je viens de dire que l'introduction dans la clinique de la maladie en question était de date toute récente : cela est parfaitement exact ; car, si depuis longtemps on connaissait anatomiquement, d'une façon plus ou moins exacte, certaines cavités qui peuvent se former dans les parties centrales de la moelle épinière, on a ignoré jusque dans ces derniers temps les symptômes qui les peuvent révéler pendant la vie. En somme, jusqu'à ce jour, la syringomyélie passait pour une pure curiosité anatomo-pathologique ; en pratique elle ne comptait point (2).

C'est à deux auteurs allemands, M. Schultze, aujourd'hui professeur à Dorpat, et M. Kahler, professeur à Prague, qu'on doit d'avoir, à partir de 1882, dans une série de travaux importants, appris à rattacher à la lésion syringomyélique un certain nombre de troubles fonctionnels ou organiques qui, lorsqu'ils se présentent dans la clinique, permettent d'annoncer l'existence de

---

1. « Syringoymélie : « cavité centrale dans la moelle épinière, » Ollivier d'Angers, Paris 1837 de συριγγωδης, creusé en forme de tuyau, et μυελος moelle.
2. Dans la première édition des leçons sur les maladies du système nerveux de M. Charcot (1874) la syringoymélie est signalée comme une des causes possibles de l'atrophie musculaire spinale deutéropathique. (t. II, p. 216).

66

l'altération et de déterminer même les principales particularités relatives à son siège, à son étendue, à sa localisation étroite. Plusieurs fois, d'ailleurs, — deux fois par M. Schultze, une fois par M. Kahler — le diagnostic affirmé pendant la vie, par nos confrères allemands, s'est trouvé pleinement justifié à l'autopsie.

Malgré tout, ces messieurs sont loin de méconnaître que le diagnostic dans les circonstances en question, pourra encore, parfois, rencontrer des difficultés sérieuses ; ils n'ignorent pas qu'à côté des types, faciles à déterminer, il y a toujours à compter sur la présence possible des formes frustes, dégradées, défigurées. Mais ils estiment, et c'est avec raison, je pense, que, le plus souvent, les difficultés pourront être surmontées, grâce à l'application — ce sont les propres paroles de M. Schultze — de principes analogues à ceux que nous avons établis à propos de la sclérose en plaques des centres nerveux.

Quoi qu'il en soit, en lui rendant, pour la pratique, un service signalé par les travaux auxquels je viens de faire allusion, MM. Schultze et Kahler, cela est incontestable, ont bien mérité de la neuropathologie. Car, messieurs, c'est pour un médecin une grande chose, que de faire sortir du chaos une espèce morbide auparavant ignorée et méconnue, de la montrer pour la première fois douée d'attributs symptomatiques qui désormais la feront reconnaître de tous, de communiquer enfin la vie clinique et nosographique à tout un groupe de phénomènes qui, jusque-là, étaient restés lettre morte.

Parmi les auteurs qui, après MM. Kahler et Schultze, ont, en Allemagne, le plus contribué au développement dé l'histoire de la syringomyélie, il faut citer, particulièrement, MM. Bernhardt, Remak, Oppenheim, Furstner et Zacher, Freud, A. Baümler, etc. ; en Russie, nous signalerons un excellent travail sur le même sujet de M. A. Roth, publié dans les Archives de Neurologie ; en Amérique, une note intéressante de M. Starr. (1) En France, c'est à mon collègue M. Debove, que nous devons d'avoir pour la première fois, sur un malade qui justement sera placé sous vos yeux tout à l'heure, démontré dans une séance récente de la Société médicale des hôpitaux (22 février 1889), les caractères cliniques, aujourd'hui devenus classiques, de la syringomyélie. Dans cette même séance, M. Déjerine a fait connaître, à son tour, une importante observation qui se rapporte au même ordre de faits.

---

1. Voir surtout *Schultze* : Virchow's Archiv. t. 87 p. 535, 1885 — Zeitsch. fut Klin med. t. XIII. 1888 p. 523 — *Kahler* : Prager med. Woch. 1882-n° 42, 45 — Prag. med. Woch. 1888. n° 6, 8. — *Remak. Oedem deh oberextremitäten auf spinaler Basis. Syringomyélie.* Berlin. klin. Woch. n° 3, 1889. — *Bernardth.* Centralblatt.. für Nervenheilk. 15 janv. 1889. *Syringomyelie und Skoliose. A. Baümler.* Thèse, Zurich. 1887. — *Allen Starr.* Amer. journal of the Med. Sciences, May 1888. — *Roth.* Arch. de Neurologie, t. XV et XVI.

I

C'en est assez, je pense, sur ce qui a trait à l'historique. Actuellement avant de procéder à l'examen des malades que je me propose d'étudier avec vous, je crois utile, en manière de préliminaire, d'entrer dans quelques développements relatifs à l'anatomie pathologique, à la symptomatologie, et aux diverses circonstances, en un mot, de l'histoire de la syringomyélie, telle qu'elle est aujourd'hui constituée. Dans l'accomplissement de cette tâche, mon rôle se bornera à suivre pas à pas les enseignements fournis par les auteurs cités plus haut. Je n'ai, en réalité, rien de personnel à y ajouter : si ce n'est toutefois sur un point et ce point est relatif au diagnostic.

On a beaucoup discuté, déjà, messieurs, la plupart des questions relatives au diagnostic différentiel de la syringomyélie, et à propos des maladies organiques spinales qui par plusieurs traits lui ressemblent, on a relevé avec soin certains caractères qui permettent d'éviter la confusion. Toutefois, parmi les membres de la grande famille neuropathologique, il en est un qui n'appartient pas au groupe des affections organiques, et qui peut, cependant — je saisirai bientôt l'occasion de vous le démontrer — simuler la syringomyélie, dans de certaines circonstances données, de la façon la plus embarrassante. Ce que j'avance là, je pourrai le prouver, je le répète, par un exemple frappant. Vous avez compris que ce membre de la famille auquel je fais allusion, toujours un peu négligé et repoussé même parfois du foyer, bien qu'il réclame cependant chaque jour, de plus en plus impérieusement et légitimement du reste, sa place au soleil, n'est autre que la névrose hystérique, cette grande simulatrice, comme je l'ai dit ailleurs, des maladies organiques des centres nerveux. Jamais le clinicien avisé ne devra un instant la perdre de vue, car, en neuropathologie, elle est présente partout, semant devant lui des écueils ; et à ce propos, je montrerai que peut-être — cela est fort possible en somme, — un certain nombre d'observations produites par les auteurs sous le nom de syringomyélie, ne sont autres que des cas d'hystérie.

J'en viens actuellement à l'exposé de quelques notions relatives à l'anatomie pathologique ; je ne les toucherai que légèrement, et en tant seulement qu'elles peuvent nous intéresser pour l'interprétation des symptômes ; pour les détails précis et circonstanciés vous voudrez bien vous reporter aux auteurs spéciaux, que j'ai cités plus haut.

Je relèverai en premier lieu, messieurs, que ce terme de syringomyélie s'est appliqué autrefois, d'une façon générale et indistinctement, à désigner toute lésion cavitaire occupant les parties centrales de la moelle : mais tout porte à croire aujourd'hui, qu'il existe plusieurs espèces d'altérations foncièrement distinctes, pouvant aboutir à la formation d'une cavité dans la substance grise spinale.

1° En premier il y a lieu de signaler, dès à présent, comme constituant un groupe à part, les cavités formées en conséquence d'une malformation ou d'une dilatation du canal central : à ces cas-là Mlle Baümler propose de réserver le nom d'*hydromyélie.*

2° Viennent ensuite les formations cavitaires résultant de la fonte du tissu de la substance grise spinale préalablement modifié par le fait d'un processus d'inflammation chronique ; ce genre d'altération a été décrit en 1869, par M. Hallopeau, alors interne à la Salpêtrière, sous le nom de sclérose péri-épendymaire et à la même époque, avec ma collaboration, par M. Joffroy, mon interne d'alors qui, tout récemment, a consacré à cette forme anatomique qu'il appelle *myélite cavitaire,* un travail important. Je sais bien qu'on a voulu, dans ces derniers temps rayer, d'un trait de plume, cette dernière espèce du cadre nosologique et l'absorber dans le groupe qui va suivre ; mais cela doit être considéré, jusqu'à plus ample informé, comme une prétention purement arbitraire. Les observateurs qui ont décrit la myélite cavitaire sont de ceux qui ont contribué à établir les premiers fondements de l'anatomo-pathologie spinale moderne, et il est au moins vraisemblable qu'ils ne sont pas gens à méconnaître les caractères qui séparent la gliomatose d'un processus d'inflammation chronique.

3° Une troisième espèce appartient bien et dûment, cette fois, à la catégorie des productions gliomateuses. Il s'agit d'un néoplasme formé le plus souvent, aux dépens de l'épendyme et de diverses régions de la substance grise spinale, principalement celle des cornes postérieures. Il consiste essentiellement dans l'hyperplasie des éléments de la nevroglie qui se présentent sous la forme de volumineuses cellules à prolongements multiples ; celles-ci, tantôt sont comme infiltrées parmi les éléments nerveux qui peu à peu tendent à disparaître ; tantôt elles forment par leur agglomération dense une véritable tumeur, se séparant plus ou moins nettement des parties ambiantes qu'elle comprime, et pouvant parfois nettement s'énucléer. C'est la fonte de ce tissu néoplasique soit infiltré, soit ramassé en tumeur qui détermine la formation de la plupart des lésions cavitaires dont nous avons à nous occuper. C'est en effet à cette forme anatomo-pathologique que se rapportent jusqu'ici toutes les observations rattachées pendant la vie à la syringomyélie dans lesquelles le diagnostic a été vérifié par l'autopsie. Ce n'est pas à dire pour cela que les autres espèces de cavités spinales, l'hydromyélie, la myélite centrale cavitaire, ne viendront pas, quelque jour, figurer à leur tour, dans la clinique. Il est même fort vraisemblable qu'il en sera ainsi, et l'on peut prévoir qu'alors leur symptomatologie ne s'éloignera pas considérablement de celle de la gliomatose : il y aura donc là pour le diagnostic une pierre d'achoppement.

Je n'insisterai pas longuement sur les détails anatomiques relatifs à la syringomyélie gliomateuse ; j'indiquerai seulement ce qui est utile à connaître pour l'intelligence des troubles fonctionnels qui seront énumérés tout à l'heure.

La production gliomateuse occupe généralement la moelle dans toute sa

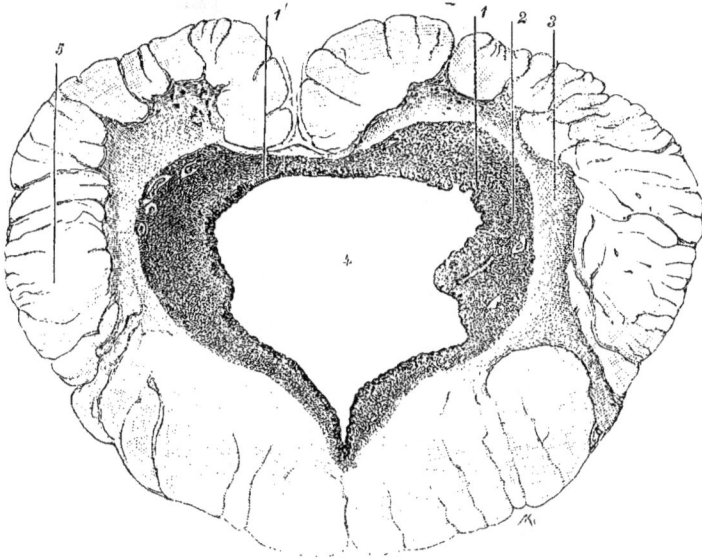

Fig. 1(3. — Moelle de syringomyélie par gliomatose médullaire. Région cervico-dorsale. Hospice de la Salpêtrière. — Coupe faite par M. Marie.

1 Zone de condensation avec apparence papillomateuse.
1' Région dans laquelle existe encore un peu d'épithélium épendymaire normal.
2 Zone gliomateuse.
3 Substance grise.
4 Cavité syringomyélique.
5 Substance blanche; on remarquera que dans son étendue celle-ci présente des teintes différentes, les plus foncées correspondent aux régions dans lesquelles la névroglie a acquis le plus grand développement (1).

1. L'observation à laquelle cette préparation est relative a été communiquée à la Société Clinique de Paris, dans la séance du 9 juillet 1885, par M. Paul Berbez et publiée dans la *France médicale*, n° 97, 20 août 1885, p. 1162, sous ce titre significatif: *Essai de diagnostic d'une affection*

hauteur ; que_quefois cependant elle reste limitée soit à la région lombaire, soit à la région cervico-brachiale : ce dernier cas est de beaucoup le plus fréquent, et si la lésion se traduit alors par des symptômes moteurs, on comprend que ce soit sous l'aspect de la paraplégie cervicale qu'elle se présente dans la clinique. Elle peut aussi envahir le bulbe où elle reste limitée toujours, autant qu'on sache, au noyau d'origine de la 5e paire.

Qu'il y ait ou non formation cavitaire, la partie centrale de la commissure grise, en arrière du canal central qu'on trouve souvent parfaitement indemne, est un lieu où le gliome se localise avec prédilection. De là il tend à s'étendre d'abord vers les cornes postérieures, puis vers les cornes antérieures de substance grise, à titre de lésion consécutive, soit par infiltration néoplasique, soit par le fait d'une simple compression. Les faisceaux latéraux, et la partie antérieure des faisceaux postérieurs, peuvent être à leur tour envahis.

Les lésions que la gliomatose produit dans la moelle sont indélébiles, irréparables. Leur marche est lentement progressive ; mais, autant qu'on en peut juger d'après la clinique qui fait constater dans l'évolution du mal des hauts et des bas, elles procèdent par poussées.

La formation des lésions cavitaires n'est pas nécessaire, cela est clair, à la production des symptômes qui révèleront pendant la vie la gliomatose médullaire. La compression ou la destruction des éléments nerveux est seule la condition indispensable. Parmi les lésions, d'ailleurs, il en est qu'on peut dire intrinsèques ; ce sont celles qui restent limitées à la substance grise spinale, siège classique de l'altération gliomateuse ; les autres, celles qui portent sur les faisceaux blancs, sont, à proprement parler, des lésions de voisinage, produites tantôt par l'envahissement néoplasique des tissus, tantôt et le plus souvent par simple compression, s'exerçant de dedans en dehors, du centre gris spinal vers la périphérie.

Peut-on, en se fondant sur nos connaissances actuelles en pathologie spinale, prévoir quelle sera la symptomatologie des lésions de cet ordre, localisées de

---

de la moelle indépendante du Tabes avec arthropathie du coude gauche. Le fait est que jusqu'au dernier terme, le diagnostic est resté oscillant. La connaissance des travaux concernant la syringomyélie n'était pas encore répandue dans ce temps-là et il est facile de reconnaître, par la lecture du cas, que l'étude des troubles de la sensibilité n'a pas été faite en connaissance de cause. Les détails de l'autopsie, pratiquée à la Salpêtrière, ont été communiqués à la société anatomique dans la séance du 18 février 1887, 62e année, page 83, par M. Paul Blocq. La communication est intitulée : *Paraplégie spasmodique.* — *Arthropathie du coude.* — *Néphrite suppurée.* — *Cystite.* — *Perforation de la vessie.* — *Péritonite.* — **Mort.** — *Autopsie.* — *Syringomyélie.* En outre de la lésion spinale on signale particulièrement dans cette note, l'arthropathie du coude gauche, marquée par des déformations considérables avec production de nombreux corps étrangers articulaires, les uns libres, les autres pédiculisés et aussi la perforation de la vessie produite au niveau de sa paroi postérieure. La muqueuse vésicale était épaissie, fongueuse en certains points et présentant plusieurs ulcérations. C'est au niveau de l'une d'elles que s'est faite la perforation.

cette façon ? Oui, sans doute, jusqu'à un certain point, du moins. Veuillez
jeter les yeux sur cette figure schématique qui représente en quelque sorte,
l'*épitome* de la pathologie de la moelle épinière telle que l'ont faite les travaux
récents (*Fig.* 104). Nous savons que les lésions étendues et durables des faisceaux

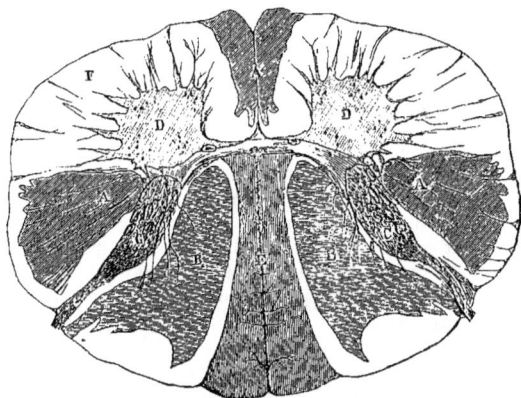

Fig. 104. — A,A, cordons latéraux : — A' faisceaux de Türck. — B,B, zones radiculaires
postérieures. — C,C, cornes postérieures. — D,D, cornes antérieures. — F,
zones radiculaires antérieures. — E, cordons de Goll. Extrait du t. II des
Œuvres complètes de J. M. Charcot, p. 295.

spinaux postérieurs, celles surtout des zones radiculaires, B B, entraînent avec elles la production des symptômes tabétiques, tandis que
celles des faisceaux latéraux ou pyramidaux, comme on les appelle encore,
se traduisent pendant la vie par des symptômes d'impuissance motrice
plus ou moins prononcée, avec exaltation des réflexes tendineux et tendant
au développement de phénomènes spasmodiques.

Pour ce qui est de la substance grise centrale, nos connaissances, en ce qui
concerne les effets des lésions des cornes antérieures, paraissent à peu près
définitivement fixées. Il semble en effet bien établi aujourd'hui, que ces
régions-là peuvent être lésées isolément, primitivement, ou au contraire
d'une façon secondaire et l'on sait que dans les deux cas, si l'altération intéresse
les grandes cellules motrices, il s'ensuit forcément la production d'une amyotrophie. Celle-ci se développe rapidement, si la lésion spinale évolue suivant
le mode aigu (paralysie spinale infantile), ou au contraire, d'une façon lente
et progressive (amyotrophie spinale protopathique, sclérose latérale amyo-

trophique, etc.), si elle évolue suivant le mode chronique. Les cornes grises antérieures (cellules nerveuses motrices,) et les zones radiculaires antérieures (trajet intraspinal des racines antérieures), sont en somme les seules régions de la moelle épinière qui intéressent directement la nutrition des muscles. On sait encore très positivement, par l'histoire de la paralysie infantile d'un côté et de l'autre par celle de l'atrophie musculaire progressive du type Aran-Duchenne et de la sclérose latérale amyotrophique, que les lésions limitées à la région des cornes antérieures de substance grise ne sont pas accompagnées de troubles permanents de la sensibilité.

Relativement aux effets des altérations des cornes grises postérieures (CC) nous étions par contre, jusque dans ces derniers temps, restés dans le vague : on savait seulement d'une façon très sommaire et sans qu'on eut spécifié quels modes de la sensibilité peuvent être alors affectés à l'exclusion des autres, que les lésions de ces cornes quand elles sont profondes, déterminent une « anesthésie cutanée », plus ou moins prononcée et plus ou moins étendue, suivant les cas, dans les parties du corps situées du même côté que l'altération spinale. On pouvait supposer encore, sans l'affirmer toutefois, en invoquant les résultats de certaines expériences de Schiff, contestées d'ailleurs par quelques auteurs et relatives seulement au chien, que la transmission des impressions douloureuses se fait par la voie des cornes postérieures de substance grise, tandis que celle des impressions tactiles chemine dans les faisceaux postérieurs. Or, les nouvelles études anatomo-cliniques concernant la syringomyélie tendent justement, nous allons le voir, à préciser et à étendre singulièrement nos connaissances à cet égard. Elles paraissent montrer, en effet, conformément aux assertions de Schiff, que les conducteurs des impressions tactiles appartiennent aux faisceaux postérieurs, tandis que les cornes grises postérieures transmettent les impressions douloureuses : elles montrent en outre que, dans cette même région des cornes postérieures, siègent encore les conducteurs, quels qu'ils soient, de la sensibilité au froid et à la chaleur, à l'exclusion de ceux qui concernent les notions dites du sens musculaire; elles montreraient enfin, si l'on en croit certaines observations qui paraissent parfaitement authentiques, que les éléments nerveux qui dans les cornes postérieures servent à la transmission des divers modes de la sensibilité, chaud, froid, douleur, occupent dans ces régions-là des départements distincts ; car chacun de ces modes de la sensibilité générale peut se montrer profondément affecté à l'exclusion des autres. Mais n'anticipons pas ; sur tous ces points, nous aurons à revenir tout à l'heure.

On ne sait pas encore les effets d'une lésion isolée des *commissures*. Cependant quelques faits appartenant encore à l'histoire de la syringomyélie semblent les désigner comme une région dont les altérations se traduiraient par la production de ces affections cutanées, sous-cutanées et autres qu'on désigne assez communément sous le nom de troubles trophiques.

Par tout ce qui précède, vous prévoyez que les symptômes relevant des altérations syringomyéliques considérées dans leurs combinaisons diverses, pourront être ramenés à deux grands groupes : 1° *Symptômes intrinsèques*, c'est-à-dire relevant des lésions limitées aux diverses régions de la substance grise centrale, et ici il y a lieu de distinguer : *a*. les symptômes *poliomyéliques antérieurs*, à savoir : amyotrophie musculaire à marche progressive, rappelant le type Duchenne-Aran ; *b*. les symptômes *poliomyéliques postérieurs* : anesthésie à la douleur, au chaud, au froid, sans participation de la sensibilité tactile ou du sens musculaire ; *c*. symptômes *poliomyéliques médians*, groupe jusqu'ici fort problématique encore : divers troubles trophiques autres que ceux qui sont relatifs au système musculaire ; 2° *Symptômes extrinsèques*. Ils n'appartiennent pas en propre à la symptomatologie de la syringomyélie gliomateuse, mais ils s'y associent fréquemment. Ils résultent tantôt, de l'envahissement soit des faisceaux postérieurs, soit des faisceaux pyramidaux, soit des deux systèmes à la fois, par la néoplasie ; tantôt, de la compression que ces faisceaux subissent de la part de celle-ci. Il y a lieu d'établir ici une distinction entre *a*. les symptômes *leucomyéliques latéraux* : parésies ou paralysies de genre spasmodique, et *b*. les symptômes *leucomyéliques postérieurs* : phénomènes tabétiques divers, troubles de la sensibilité tactile, etc.

Nous allons voir maintenant, jusqu'à quel point les diverses propositions qui viennent d'être émises, et qui à plusieurs égards reposent encore sur des fondements hypothétiques, trouveront leur justification dans l'exposé clinique.

II

Le plus souvent, les symptômes d'atrophie musculaire progressive, débutant par les éminences thénar et hypothénar, avec secousses fibrillaires et sans exagération des réflexes tendineux, sont les premiers qui attirent l'attention du malade et des médecins. Ils n'ont, considérés en eux-mêmes, rien de spécial à la syringomyélie, rien qui puisse servir à la caractériser. Ils rappellent plutôt en effet, envisagés isolément, l'espèce morbide antérieurement connue sous le nom d'atrophie musculaire progressive du type Duchenne-Aran : ils ne valent, en somme, que par leur association avec des troubles sensitifs, vraiment particuliers cette fois, pour ainsi dire spécifiques, qui les accompagnent ou qui les ont précédés peut-être, sans avoir été remarqués cependant. Ceux-ci consistent, essentiellement, dans la perte plus ou moins complète de la sensibilité à la douleur, au chaud et au froid, — la sensibilité tactile, le sens musculaire étant conservés, — et justement c'est la connaissance de ce genre si particulier, si original de dissociation des divers modes de la sensibilité, ou autrement dit de paralysie sensitive partielle, appliquée au diagnostic

67

de la syringomyélie qui constitue la découverte de nos confrères allemands. « Schultze », dit M. Kahler son émule dans la poursuite de ces études,
« a le premier appelé l'attention sur la combinaison de l'atrophie musculaire,
« avec des troubles particuliers de la sensibilité dans les cas où l'investi-
« gation nécroscopique fait reconnaître dans la moelle l'existence de la
« syringomyélie ou du gliome central. Ce qu'il y a de spécial dans ces trou-
« bles de la sensibilité, c'est que, sur les parties de la peau qui en sont affec-
« tées on trouve, au moins d'une façon prédominante, à la fois une perte de
« la sensibilité à la douleur et de la propriété d'apprécier les différences de
« température, tandis que la sensibilité au tact reste indemne. » C'est bien là
en effet la clef de la situation. Dans la syringomyélie les symptômes poliomyéliques antérieurs n'ont, je le répète, aucune valeur diagnostique absolue.
Seuls les symptômes poliomyéliques postérieurs lui appartiennent en particulier et lui impriment un cachet spécifique.

Ainsi, voilà un sujet qui se présente avec les apparences de l'amyotrophie
spinale progressive du type Duchenne-Aran, débutant suivant la règle par
les extrémités supérieures ; les eminences thénar et hypothénar sont déjà
plus ou moins considérablement atrophiées ; les déformations de la « main
de singe » sont déjà peut-être nettement accusées ; les secousses fibrillaires sont très marquées, etc., etc. Mais, un examen plus attentif fait reconnaître, chez lui, surtout dans les membres où siège l'atrophie musculaire,
l'existence concomitante de troubles très particuliers de la sensibilité. C'est
à savoir, que les notions relatives au tact et au sens musculaire étant parfaitement conservées, les impressions produites dans des conditions physiologiques par la piqûre, le pincement de la peau, l'application sur elle d'un
corps chauffé à soixante ou quatre-vingts degrés, ou inversement celle de la
glace, sont au contraire obnubilées ou même supprimées et ne produisent
qu'une sensation uniforme de contact. Alors, quand ce concours singulier de
circonstances se trouve réuni, on peut affirmer, sauf toutefois quelques
réserves prudentes qu'il convient de ne point négliger et qui commandent
certaines vérifications dont il sera question par la suite, on peut affirmer,
dis-je, que le diagnostic est fait : c'est d'un cas de syringomyélie qu'il s'agit.

Ces troubles de la sensibilité, dont nous venons de mettre en relief les caractères fondamentaux, se distinguent encore par d'autres traits dont on ne
saurait méconnaître l'importance. Nous avons supposé l'analgésie et la thermo-anesthésie syringomyéliques limitées aux parties où se voit l'atrophie musculaire : Ce cas, tant s'en faut, n'est point le plus commun, et l'on peut même
dire que dans la règle les troubles de la sensibilité dont il s'agit, se montrent
répandus sur des parties du corps plus ou moins étendues. Ainsi, il n'est point
très rare qu'ils occupent exactement toute une moitié du corps (forme hémian-
algésique) ou, à des degrés divers, le corps tout entier. Lorsque l'analgésie ou
la thermo-anesthésie restent plus étroitement localisées, elles se distinguent

encore par leur mode de distribution fort remarquable, sur lequel M. le Dr Roth a insisté avec raison (1). Cette distribution, ainsi qu'il le relève expressément, n'est point conforme à celle des nerfs : elle se fait par segments de membres ; ainsi elle occupe soit la main seule, soit en outre une partie de l'avant-bras ou même le membre supérieur tout entier, et toujours, en pareil cas, la délimitation de la zone anesthésiée et des parties normalement sensibles, se fait par une ligne circulaire, nettement tranchée, déterminant un plan perpendiculaire à l'axe du membre.

Il ne saurait vous échapper, messieurs, que les particularités qui viennent d'être relevées, à propos du mode de répartition et de distribution des troubles de la sensibilité syringomyéliques, rapprochent singulièrement ces derniers de ceux qui appartiennent à l'hystérie : c'est un point sur lequel nous allons avoir à revenir ; mais dès à présent, on peut faire ressortir à ce propos, comme une circonstance remarquable et qui pourra contribuer puissamment à établir le diagnostic, que jamais, jusqu'à ce jour du moins, on n'a vu, dans la syringomyélie, les troubles sensitifs accompagnés de ces troubles sensoriels, tels que rétrécissement du champ visuel, anosmie, agustie, etc., qui figurent, au contraire, pour ainsi dire d'une façon banale dans la symptomatologie classique de l'hystérie.

Un troisième groupe de symptômes répond à une série de lésions cutanées ou sous-cutanées, osseuses ou ligamenteuses, que l'on appelle vulgairement du nom générique de *troubles trophiques*, sans plus préciser, bien qu'en faisant usage de cette dénomination l'on sous-entend à peu près toujours que les lésions dont il s'agit relèvent plus ou moins directement d'une affection de certaines parties des centres nerveux ou des nerfs périphériques. Ces troubles trophiques sont vulgaires dans l'histoire clinique de la syringomyélie ; ils offrent, en particulier, pour le diagnostic, un vif intérêt, bien qu'ils n'appartiennent pas cependant, essentiellement, à la constitution du type nosographique. Il y a, sous ce rapport, plusieurs catégories à établir.

En premier lieu, viennent des *éruptions bulleuses* siégeant principalement sur certaines parties des mains et des avant-bras, laissant après elles des ulcérations plus ou moins profondes du derme, remplacées finalement par des cicatrices déprimées ou au contraire des chéloïdes.

Après cela on signalera des lésions sous-cutanées ; tels sont certaines bouffissures des *œdèmes* indolents, souvent accompagnés d'une teinte violacée ou rougeâtre, plus ou moins foncée, du tégument externe qui présente en même temps un abaissement relatif de la température. Ces œdèmes, signalés dans la syringomyélie par Remak (2), y ont été observés plusieurs fois par

---

1. W. Roth. *Contribut. à l'étude symptomatique de la gliomatose médullaire.* Arch. de Neurologie. 1887-88. — pp. 66, 67, 71, du tirage à part.
2. Berlin. klin. Woch. n° 3, 1889.

Roth (1). Ils paraissent occuper le plus souvent le dos d'une des mains qui alors est complètement atteinte d'analgésie et de thermo-anesthésie. Dans la même classe rentrent le *faux phlegmon*, la *peau-lisse* (glossy skin) et certains *panaris* qui, à l'image de ce qui se voit dans la lèpre anesthésique, peuvent aboutir sans douleur, à la perte d'un ou de plusieurs des doigts de la main; enfin certaines tournioles, suivies parfois de la chute desongles, représentent en quelque sorte une forme relativement bénigne du précédent processus.

Il convient de ne pas oublier que les parties analgésiées chez les syringomyéliques sont souvent couvertes de cicatrices, résultant de brûlures ou de plaies produites accidentellement chez les malades sans qu'ils en aient été avertis par aucune douleur.

C'est une question fort discutée encore que celle de savoir si la maladie de Morvan, de Lannilis, ou, autrement dit le *Panaris analgésique* doit rentrer, de toutes pièces, dans le cadre de la syringomyélie ou au contraire occuper une place à part. Cette question je la laisserai de côté pour le moment, afin de ne pas compliquer la situation. Je me bornerai à relever seulement que l'autopsie relatée par mon ami, M. le Dr Gombault, dans la séance de la Société médicale des hôpitaux du 8 mai 1889, paraît peu favorable à la doctrine unitaire (2).

2° Une troisième catégorie est celle des troubles trophiques articulaires et osseux. Il faut citer ici les *fractures spontanées* se reproduisant souvent plusieurs fois aux dépens d'un même os ; et qui rappellent singulièrement celles qu'on observe, assez fréquemment, dans l'ataxie locomotrice progressive ; des arthrites d'une espèce particulière aboutissant rapidement à l'ankylose; enfin des *arthopathies végétantes* tout à fait comparables à celles qui se voient dans la forme dite hypertrophique des lésions articulaires tabétiques (3). J'ai observé pour mon compte, tout récemment, un cas de ce genre. Il faut vraisemblablement rattacher à ce groupe la scoliose qui, dans la syringomyélie, se montre fréquemment puis qu'on l'y observe, suivant M. Bernhardt, 18 fois sur 70 cas, ou autrement dit, 25 fois 0/0 (4).

Une observation suivie d'autopsie, recueillie dans mon service, tendrait à établir que la syringomyélie peut s'accompagner de lésions trophiques viscérales. En effet le sujet en question a succombé inopinément à une péritonite, survenue en conséquence d'une perforation de la vessie déterminée par l'extension d'un « ulcère simple ».

Nous mentionnerons en dernier lieu, comme n'ayant pas trouvé place dans

1. Roth. obs. II, V.
2. Voir aussi un nouveau travail de M. le Dr Morvan : *De l'anesthésie sous ses divers modes dans la paréso-analgésie*, publié dans la *Gazette hebdomadaire*. 1889. 35 et 36.
3. Wolff. Berlin. Klin. Woch. n° 6, 11 février 1889.
4. M. Bernhardt. Syringomyelie und Scoliose. 15 janvier 1839.

les catégories précédentes des troubles vasomoteurs accompagnés ou non de sueurs partielles (1). Ils s'observent assez fréquemment encore dans la syringomyélie.

On ne saurait dire quant à présent, nous l'avons fait remarquer déjà, dans quelles régions de la substance grise siègent les lésions d'où dérivent les troubles trophiques divers qui viennent d'être énumérés. D'après ce que nous savons des effets produits par les altérations qui occupent soit les cornes antérieures, soit les cornes postérieures, il ne paraît pas qu'on doive les y localiser. Il y a quelques raisons, au contraire, de penser avec M. A. Starr (2), ne fût-ce que par la nécessité d'exclure les autres parties, que c'est dans la région centrale, commissurale de la substance grise, qu'il conviendra de chercher le point de départ des accidents ; il pourrait se faire aussi que les régions dites colonnes intermédiaires de Clarke, où naîtraient suivant M. le prof. Pierret, les filets vasomoteurs du grand sympathique, jouassent ici un certain rôle (3).

Les divers groupes symptomatiques qui viennent d'être passés en revue pourront être dits intrinsèques, en ce sens qu'ils représentent en quelque sorte directement les troubles fonctionnels produits par la lésion gliomateuse des diverses parties de la substance grise ; l'envahissement par celle-ci des régions blanches, faisceaux pyramidaux et faisceaux postérieurs, ou leur compression pure et simple aura pour effet de déterminer l'apparition de symptômes qui pourront au contraire être appelés extrinsèques. En pareille circonstance, nous l'avons signalé tout à l'heure, on verra suivant le cas, soit des phénomènes tabétiques, soit des symptômes de parésie ou de paraplégie spasmodique venir se surajouter en proportions diverses au tableau clinique propre à la syringomyélie et embarrasser peut-être la diagnostic.

Pour en finir avec l'aperçu sommaire que j'ai tenu à vous présenter de l'histoire nosographique et clinique de la syringomyélie, il me reste à vous dire un mot concernant l'évolution de la maladie, son pronostic, son étiologie et enfin le diagnostic.

Elle paraît être plus fréquente chez l'homme que chez la femme; c'est de 15 à 25 ans surtout qu'elle fait son apparition que certaines causes exceptionnelles semblent provoquer, à savoir : les traumatismes, le surmenage physique, l'affaiblissement de l'organisme déterminé par diverses maladies infectieuses, telles que la fièvre typhoïde, le rhumatisme articulaire aigu, la

---

1. Voir dans le « Montpellier médical » les leçons du Pr Grasset sur le *Syndrome bulbo-médullaire*, etc., etc. juillet 1889. n° 1 et suiv.

2. Syringomyelia, etc. American Journal. of med. Science, May, 1888.

3. E. Putnam. *Troubles fonctionnels des nerfs vasomoteurs dans l'évolution du tabes sensitif*. Thèse de Paris, 1882.

syphilis, les fièvres intermittentes enfin. Vous comprenez qu'il reste considérablement à faire relativement à ce chapitre de l'étiologie.

L'évolution du mal est remarquablement lente, il peut arriver qu'une fois la maladie constituée, le sujet reste de longues années sans que survienne la moindre aggravation dans son état; mais il faut compter sur la possibilité d'empirements soudains, inopinés, comme aussi sur des amendements rapides, inespérés.

« La guérison est-elle possible? » se demande M. Roth. « Nous avons vu, dit-il, que de nombreux symptômes peuvent s'améliorer considérablement; nous avons vu également que le processus morbide peut ne pas progresser d'une manière notable durant dix ans, par exemple. » En vue de tout cela, ajoute-t-il « nous pouvons admettre la possibilité de l'arrêt de la maladie et de son amélioration considérable et peut-être même la disparition des symptômes ».

Sur ce dernier point, nous nous permettrons de rester sceptiques. Il n'est pas impossible en effet que les prétendus cas de syringomyélie terminés par la guérison, correspondent peut-être à de certaines erreurs dans le diagnostic sur lesquelles nous aurons à insister tout à l'heure. Toujours est-il, qu'en raison même de la lenteur et des atermoiements qu'elle présente fréquemment dans sa marche progressive, la syringomyélie est, à tout prendre, d'un pronostic moins sombre que ne l'est celui de la plupart des affections organiques spinales dont elle peut être cliniquement rapprochée.

La mort a été quelquefois déterminée par l'extension aux régions bulbaires du processus morbide; plus souvent elle s'est produite en conséquence de quelque lésion accidentelle. C'est ainsi que la pyoémie a pu survenir à la suite d'une inflammation phlegmoneuse relevant elle, toutefois, plus ou moins directement de l'altération du centre gris. Dans un cas observé à la Salpêtrière, dont il a été question déjà, une perforation de la vessie suivie de péritonite suraiguë a occasionné la terminaison fatale.

L'atrophie musculaire progressive du type Duchenne-Aran, la sclérose latérale amyotrophique, la pachyméningite cervicale hypertrophique, certaines formes du tabes, telles sont, sans parler de la lèpre anesthésique, les diverses affections organiques du système nerveux que, dans la pratique, on a cru, le plus souvent avoir sous les yeux, alors que cependant, après vérification nécroscopique, c'était de la syringomyélie qu'il s'était agi. Il est vrai que ces erreurs datent de l'époque où les caractères cliniques de celle-ci étaient à peu près complètement ignorés, mais il ne faut pas oublier que ces temps-là sont tout récents et aujourd'hui encore, très certainement, il reste quelque chose à faire pour établir sur des bases solides les fondements du diagnostic différentiel de la syringomyélie.

Il est clair que les principales difficultés qui peuvent se produire dans ce domaine tiennent à ce que les principaux symptômes liés à la syringomyélie gliomateuse, même les plus spéciaux d'entre eux, telle que l'est, par exemple, la dissociation des divers modes de la sensibilité sur laquelle nous avons insisté, ne sauraient lui appartenir en propre.

En somme, ces symptômes révèlent seulement la lésion plus ou moins profonde que subissent les éléments nerveux des cornes antérieures et postérieures en présence des produits néoplasiques. Ils devront, par conséquent, on doit le prévoir, se retrouver toujours,plus ou moins accentués, toutes les fois que dans les lésions les plus diverses par leur nature, gliomateuses ou non gliomateuses, de la substance grise centrale, les mêmes conditions anatomo-pathologiques relatives aux éléments nerveux se trouveront reproduits. Cela est évidemment dans la logique des choses.

Sur cette question du diagnostic de la syringomyélie,nous nous bornerons, à propos des lésions organiques spinales qui peuvent la simuler, aux remarques suivantes.Il est très certain, ainsi que l'a bien relevé M. Déjerine, que l'on a fort souvent rapporté à l'atrophie musculaire du type Aran-Duchenne des cas où seule la syringomyélie était en jeu. L'erreur, à n'en pas douter, a été commise par Duchenne lui-même. Il admettait, vous ne l'ignorez pas, que parfois, par exception, une anesthésie cutanée, plus ou moins prononcée, se montrait combinée aux symptômes classiques de l'atrophie musculaire progressive. « Cette anesthésie », écrit-il à la page 493 de la dernière édition de son Electrisation localisée, « est quelquefois si grande que les malades ne perçoivent *ni les excitations faradiques les plus fortes ni l'action du feu. J'en ai vu qui s'étaient laissé brûler profondément les parties anesthésiées parce qu'ils n'avaient pas perçu l'action des corps incandescents et qu'ils n'avaient pas été prévenus par la vue que ces parties se trouvaient en contact avec eux.* » Nous reconnaissons facilement dans ce passage l'analgésie et la thermo-anesthésie qui, ainsi que l'ont montré les travaux récents, appartiennent à la syringomyélie et peuvent servir à la distinguer vis-à-vis de la téphro-myélite antérieure chronique (1).

La présence de ces mêmes troubles si particuliers de la sensibilité dans un cas donné, permettrait également d'éliminer la sclérose latérale amyotrophique où on ne les voit point, et dont, d'un autre côté, l'évolution relativement très rapide ne manquerait pas d'attirer l'attention du clinicien. Il ne faut pas négliger cependant de remarquer que, contrairement à une opinion assez généralement répandue, quelques troubles de la sensibilité peuvent, comme le font remarquer M. Erb et M. Schultze (2), se manifester dans certains cas parfaitement caractérisés de sclérose latérale amyotrophique mais il ne s'agit toujours là que de douleurs plus ou moins vives, constam-

1. M. Charcot a récemment montré à la clinique un nommé Schwei...er, autrefois traité par Duchenne de Boulogne comme atteint d'atrophie musculaire avec anesthésie. Un examen attentif a montré que dans ce cas il s'agit bel et bien de syringomyélie.

2. Schultze. Zeitsch. f. klin Medic. Berlin 1888 13 Bd. p. 53.

ment transitoires, ou d'engourdissements, de fourmillements passagers.Jamais on n'y observe de troubles permanents de la sensibilité comparables à ceux qui sont, au contraire,l'apanage de la syringomyélie.

Des considérations du même ordre s'appliqueront au diagnostic du tabes, et de la pachyméningite cervicale hypertrophique qui, ainsi qu'on l'a fait remarquer tout à l'heure, ont pu être quelquefois simulés par la syringomyélie.

Ici encore la dissociation sensitive particulière à la syringomyélie,principalement dans les cas où celle-ci s'est accompagnée, en outre, de l'atrophie musculaire à marche lente, de divers troubles trophiques, tels que bulles, fractures spontanées, arthropathies, etc., etc., servirait surtout de criterium. D'ailleurs, on n'observe point dans la syringomyélie les troubles oculaires, pupillaires ou autres, propres aux tabétiques, non plus que les douleurs vives occipitales, cervicales et frachiales qui marquent d'un cachet si particulier la phase initiale de la pachyméningite cervicale hypertrophique.

Ce serait le lieu de considérer maintenant le rapprochement qui, ainsi que nous l'avons affirmé dès le commencement de cette leçon, doit être établi, au point de vue du diagnostic, entre la syringomyélie, maladie organique du centre spinal, et certains aspects de la névrose hystérique. Mais avant d'en venir à ce point qui, pour être exposé convenablement, nécessite quelques développements, je crois utile de placer sous vos yeux, pour les soumettre à l'analyse clinique deux malades chez lesquels vous trouverez présente toute la symtomatologie classique de la syringomyélie.

III

Le premier de ces malades est justement celui que M. le D᙮ Debove a présenté, il y a quelques semaines, à la Société médicale des hôpitaux. C'est un nommé Bar.....my, âgé de 38 ans qui, tour à tour, a exercé la profession de voyageur en liquides et celle d'employé aux écritures, professions qu'il a dû abandonner l'une et l'autre il y a cinq ans, en raison des progrès de la maladie dont il est atteint.

Il n'y a pas à signaler dans son histoire d'antécédents héréditaires et, dans les antécédents personnels, nous relevons l'existence d'une fièvre typhoïde à l'âge de 14 ans et demi, et à l'âge de 17 ans environ, l'apparition d'une scoliose, aujourd'hui très prononcée, à convexité droite. Il y a eu autrefois de l'alcoolisme.

Il y a cinq ans,en 1884, il commença à éprouver de la faiblesse dans les mouvements de la main droite où,peu après,se manifesta l'amaigrissement des éminences thenar, puis la déformation en « griffe »(griffe interosseuse)(voy. *fig.* 105).

Les secousses fibrillaires se sont montrées très accentuées dès l'origine

La parésie et l'atrophie gagnèrent rapidement le membre supérieur **droit** tout entier, puis, en commençant par la main, le membre supérieur gauche

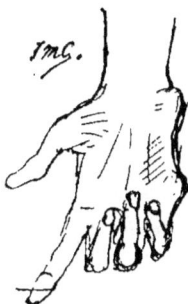

Fig. 105. — La main droite de Bar......my. État actuel.

où actuellement elles sont beaucoup moins prononcées encore que du côté droit (1).

L'examen direct vous fait connaître toutes les particularités que je viens d'énoncer ; vous remarquerez en particulier l'intensité des secousses fibrillaires qui se voient à droite comme à gauche, aux mains, sur les avant-bras, les bras, les épaules et quelques muscles du tronc. Les réflexes tendineux, comme vous pouvez le constater, ne sont pas exagérés aux membres supérieurs.

Les deux membres inférieurs ont commencé à s'affaiblir et à maigrir il y a deux ans. Vous voyez que l'atrophie est surtout prononcée sur les muscles anté-rieurs de la cuisse droite, où l'on voit se dessiner des secousses fibrillaires très accusées. Peut-être le réflexe rotulien est-il un peu exagéré de ce côté là : à gauche, au contraire, il est aboli ; par contre, la cuisse est ici beaucoup moins atrophiée et les secousses fibrillaires sont moins intenses.

L'examen électrique a donné les résultats suivants (2) : sur quelques mus-

---

1. Main droite : pression dynamométrique 15 k.
   Main gauche :   —   —   —   30 k.
2. Note sur les résultats de l'examen électrique fait par M. Vigouroux les 30 mars, 6 et 9 avril.
A. Réaction de dégénérescence : 1° totale : 3e interosseux palmaire gauche et extenseur com-mun des orteils gauches ; 2° partielle : ancôné gauche et droit ; 4e interosseux gauche.
B. Muscles ne répondant pas aux excitations soit galvaniques soit faradiques : muscles de l'éminence hypothénar droite, long extenseur du pouce gauche : court péronier latéral gauche, grand fessier gauche, longue portion du biceps crural droit.
C. Muscles répondant aux excitations faradiques mais non aux excitations galvaniques ;

cles : éminences thénar et hypothénar de la main droite ; muscle grand-fessier
du côté droit, les réactions soit faradiques, soit galvaniques font absolument

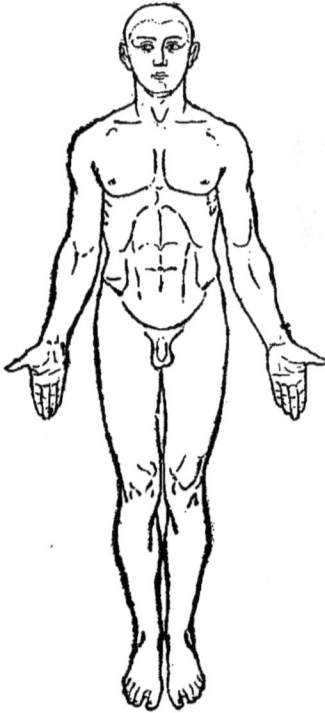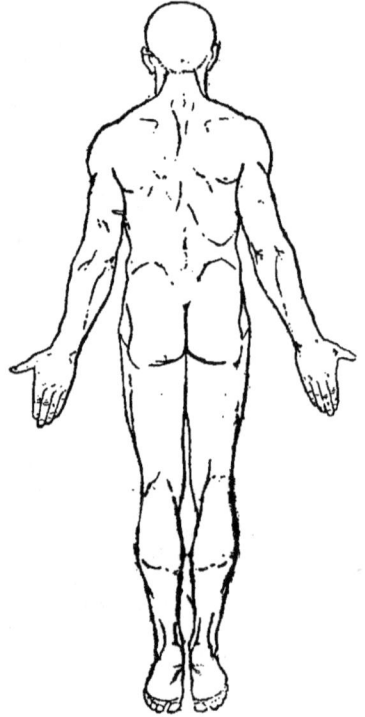

Fig. 106   Fig. 107

Sensibilité au tact.

défaut. Les interosseux palmaires du côté gauche présentent la réaction de
dégénérescence ; partout ailleurs, il y a seulement dans les muscles atrophiés

---

Jumeaux externe et interne gauches. Le jumeau externe ne se contracte qu'excité par
un courant très fort.

D. Les autres muscles explorés ne présentent pas de réactions électriques anormales. Il
faut noter seulement que quelques-uns, surtout du côté gauche, ne se contractent que par
l'action d'un courant assez fort (dist. des bobines 20 à 25 mm.).

simple diminution parallèle de l'excitabilité tant faradique que galvanique.

Vous voyez, messieurs, que jusqu'ici, l'impression produite par l'examen du malade est qu'il s'agit chez lui de l'atrophie musculaire progressive du

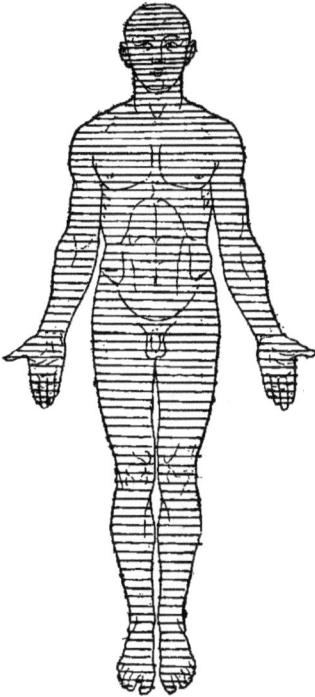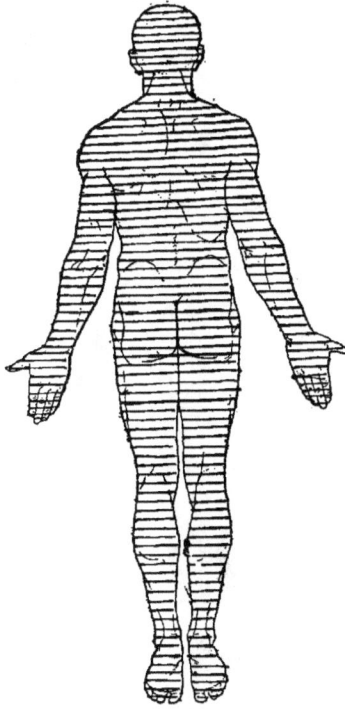

Fig. 108   Fig. 109

Sensibilité à la douleur.

Analgésie généralisée.

type Aran-Duchenne ; l'absence d'une exagération des réflexes tendineux soit dans les membres atrophiés, soit dans ceux qui ne le sont encore qu'à un faible degré — à part toutefois au membre inférieur droit qui à cet égard fait exception ; — et aussi la non-apparition des phénomènes bulbaires cinq ans après le début, permettent de rejeter la sclérose latérale amyotrophique. Mais le point de vue se déplace complètement, lorsque, à la lumière des notions nouvelles en matière de syringomyélie, on étudie méthodiquement, comme l'a fait M. Debove à propos de ce cas, les troubles de la sensibilité qui jusque-là étaient restés dans l'ombre.

Voici en quoi consistent ces troubles sensitifs ; je vous engage, pendant l'ex-

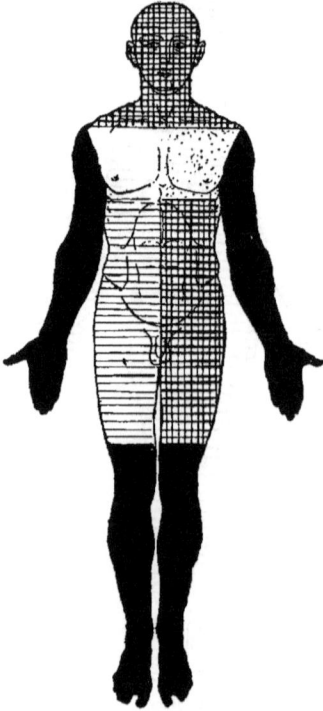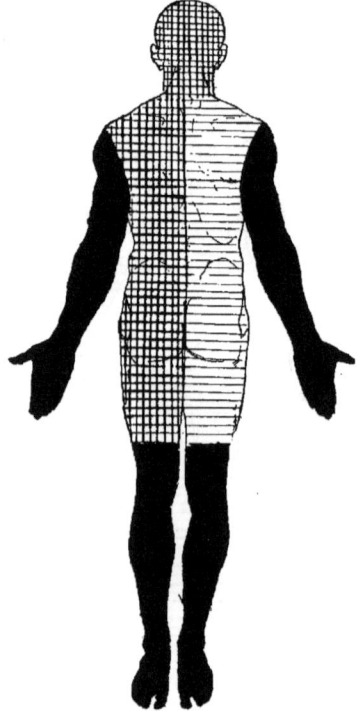

Fig. 110   Fig. 111

Sensibilité à la chaleur (1).

posé que je vais en faire, à porter vos yeux sur les schemas que j'ai placés devant vous, ils montrent bien la disposition qu'affectent à la surface du corps, chez notre homme, les divers modes de l'anesthésie.

Je vous ferai remarquer tout d'abord que partout, sur toute l'étendue du

1. L'intensité de l'anesthésie dans ces figures et dans celles qui suivent est en raison directe du degré de coloration.

corps, tête, tronc, membres, extrémités, les impressions tactiles sont transmises d'une façon absolument normale (fig. 106 et 107). Partout au contraire, par un contraste frappant, dans les mêmes parties qui viennent d'être énumérées, il y a obnubilation ou perte complète de la sensibilité aux impressions douloureuses; partout en un mot les pincements et les piqûres sont perçues seulement comme phénomène tactile ; ils ne provoquent point de douleur. Seules les excitations fortes des membranes uréthrale et anale au-dessus du sphincter sont douloureuses. Les cornées et les conjonctives, ainsi que la membrane muqueuse buccale et celle de la langue peuvent par contre être pincées, tiraillées, piquées sans que la douleur s'ensuive (fig. 108 et 109). Les titillations du pharynx provoquent des nausées.

Pour ce qui est de la sensibilité à la chaleur voici les résultats obtenus par l'exploration faite à l'aide d'un thermomètre de surface (1), dont la plaque métallique, chauffée progressivement à l'aide d'une lampe à alcool, peut être à volonté portée à divers degrés de température (fig. 112). Sur toute l'étendue des deux membres supérieurs, symétriquement, en avant comme en arrière, depuis l'extrémité des doigts de la main, jusqu'aux attaches des épaules, l'application de la plaque du thermomètre chauffée jusqu'à 90° ne produit pas autre chose qu'une sensation de contact ; il n'y a pas trace d'une impression soit de chaleur, soit de douleur. La même chose a lieu sur toute l'étendue des jambes et des pieds et sur le quart inférieur des cuisses, les genoux y compris. Sur toutes les autres parties du corps, la thermoanesthésie est seulement relative : ainsi, sur les parties supérieures des cuisses, sur l'abdomen, la partie inférieure de la poitrine, surtout à gauche, sur la tête, le cou, le malade éprouve un sentiment pénible de brûlure lorsque la plaque du thermomètre a été portée à 100°. Les températures plus basses sur ces parties-là ne sont en général pas perçues.

La seule région du corps où l'anesthésie à la chaleur fasse com-

1. L'instrument à l'aide duquel nous avons mesuré le degré de sensibilité thermique de la peau chez nos malades, se compose ainsi que le montre la figure ci-jointe, d'un thermomètre à réservoir plat, dont l'extrémité inférieure de la tige et le réservoir sont compris dans deux cylindres métalliques à glissement doux. Le cylindre externe s'enlève de façon à ce que l'on puisse constater si la cuvette thermométrique est toujours en place et en bon état. Le cylindre interne est rempli de limaille de cuivre destinée à fournir autour de la cuvette un manchon protecteur et à température fixe, pendant un certain temps tout au moins.

Une vis de pression, située à la partie supérieure des cylindres, permet de maintenir le thermomètre en place et d'éviter les glissements de la tige.

Le cylindre métallique externe est chauffé à la flamme d'une lampe à alcool lentement, doucement, de façon à ce que la température ne s'élève pas au-dessus de 100°, et ne s'accroisse pas d'une façon trop brusque. La graduation du thermomètre va jusqu'à 115 degrés; mais il faut éviter à tout prix les élévations brusques qui pourraient avoir pour effet de rompre le tube capillaire.

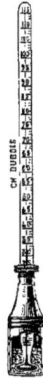

Fig. 112.

plètement défaut est représentée par une large plaque qui occupe toute l'étendue du tiers supérieur de la poitrine en avant (fig. 110).

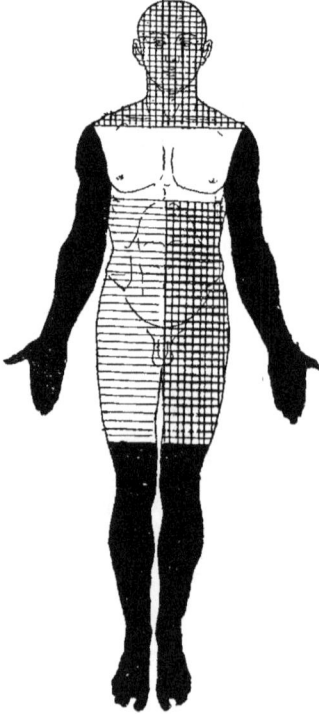

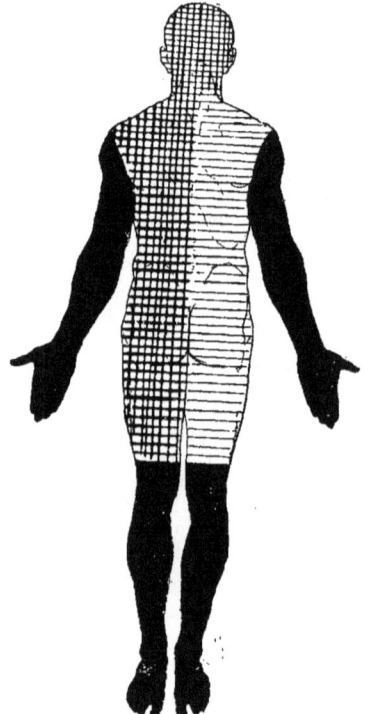

Fig. 113   Fig. 114

Sensibilité au froid (0°).

Les fig. 113, 114, montrent les régions où l'application sur la peau d'un bloc de glace ne produit pas de sensations de froid et celles où les impressions de froid sont seulement émoussées. On voit, en comparant les fig. 110, 111, 113 et 114 entre elles, que les zones insensibles ou peu sensibles à la chaleur, et celles où la sensibilité au froid (à 0°) est soit éteinte, soit seulement obnubilée, se superposent à peu près exactement, tandis que l'insensibilité cutanée à la douleur occupe à peu près indistinctement toutes les parties du corps (fig. 108 et 109).

Le malade s'était depuis longtemps plusieurs fois aperçu à ses dépens de cette insensibilité absolue de certaines régions de son corps aux impressions thermiques. Ainsi, déjà en 1886, deux ans après l'apparition des premiers symptômes amyotrophiques, un jour qu'il se chauffait devant une cheminée, il laissa se produire sur l'une de ses jambes, une brûlure au premier degré. Plus tard, alors qu'il était placé dans le service de M. Debove, une boule d'eau chaude placée dans son lit lui a occasionné, sans qu'il en ait ressenti la moindre douleur, une brûlure au 3e degré de la plante du pied droit, dont la guérison a mis plusieurs mois à se parfaire.

Tels sont, dans toute leur originalité, les troubles sensitifs observés chez notre malade. On voit qu'ils se rapportent de tous points au type syringo-myélie. Les quelques détails complémentaires qui vont suivre serviront mieux encore à les caractériser.

Les notions du sens musculaire sont partout conservées, aussi bien que les impressions tactiles : Il n'existe aucune modification appréciable des sensibilités spéciales. L'ouïe, l'odorat, la vision, le goût sont parfaitement conservés.

Si la membrane muqueuse linguale, comme celle de la cavité buccale, sont analgésiques, le malade, par contre, perçoit parfaitement le goût des aliments et il sait dire même s'ils sont chauds ou froids. Si les cornées comme les conjonctives sont insensibles à la douleur, elles perçoivent cependant les impressions thermiques, et ainsi qu'on l'a dit la vision n'est nullement modifiée : pas traces de lésions opthalmoscopiques, pas de rétrécissement du champ visuel. Aux parties génitales seules, la muqueuse du gland et celle de l'urèthre sont douloureusement affectées par la piqûre et le pincement.

Une certaine rigidité dans l'articulation coxo-fémorale droite, une cystite qui date de 1887, la scoliose enfin qui a été remarquée dès l'âge de 17 ans, représentent ici la catégorie des troubles trophiques.

Il est impossible de déterminer exactement si les symptômes amyotrophiques ont précédé les troubles sensitifs ; ni si c'est l'inverse qui a eu lieu.

L'évolution de la maladie a été jusqu'ici lentement progressive ; elle n'a été marquée par aucun épisode répondant, soit à un temps d'arrêt, soit à une marche précipitée des accidents.

Je passe au second cas qui, suivant moi, nous présente un nouvel exemple de syringomyélie gliomateuse. Il s'agit d'une nommée Marie F...ée, âgée de 48 ans, ayant exercé autrefois la profession de passementière. Chez elle la maladie paraît avoir débuté en 1879, c'est-à-dire il y a 10 ans par des symptômes amyotrophiques d'abord localisés aux mains. Depuis 5 ans, l'état reste absolument stationnaire. Vous voyez (fig. 115) comment l'amyotrophie et les

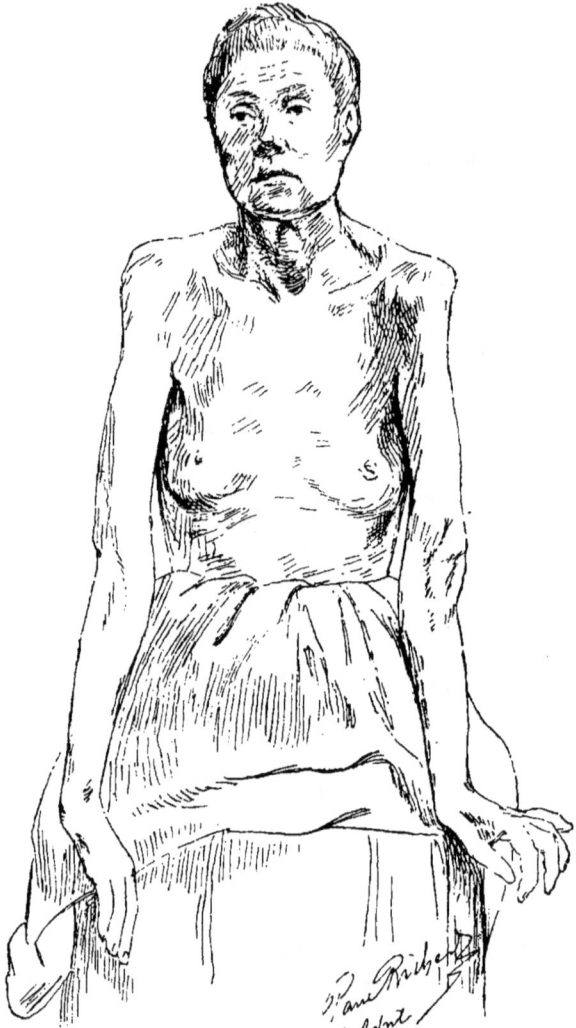

Fig. 115.

troubles moteurs occupent exclusivement les deux membres supérieurs, qui sont affectés symétriquement, à peu près au même degré ; ils sont pendants le long du corps: les épaules, les bras, les avant-bras et la main considérablement amaigris présentent à peu près partout des secousses fibrillaires très accusées, presque incessantes.

Du côté droit, l'articulation scapulo-humérale est rigide, ankylosée, le deltoïde très amaigri. L'avant-bras est en pronation forcée, et l'on perçoit des craquements lorsque l'on meut l'articulation du coude. Les seuls mouvements volontaires qui se produisent dans ce membre sont un certain degré d'extension en masse de la main, les mouvements particuliers des doigts étant impossibles. Par suite de la prédominance de l'atrophie musculaire dans la sphère d'innervation des nerfs cubital et médian, les muscles innervés par le radial restant relativement indemnes, la main offre l'attitude d'extension forcée, familière aux « prédicateurs », décrite par M. Joffroy et par moi à propos de la pachyméningite cervicale hypertrophique (1). — Du côté droit, il y a également un certain degré de rigidité dans l'articulation de l'épaule ; le deltoïde est de ce côté littéralement absent. Le grand pectoral, au contraire, paraît respecté, et l'on peut dire que, d'une façon générale, il en est de même de tous les muscles du tronc. Il y a également ici pronation forcée de l'avant-bras ; l'attitude de la main est analogue à ce que l'on voit du côté gauche, mais l'extension est moins prononcée. Quelques mouvements volontaires d'extension de l'index et du médius sont dans ce membre les seuls possibles.

L'examen électrique des muscles atrophiés des membres supérieurs a fait trouver un peu partout la réaction de dégénération partielle.

Les membres inférieurs ne sont nullement affectés ; tous les mouvements naturels y sont parfaitement libres; on n'y voit point d'atrophie. Les seules anomalies qu'on y observe consistent en une légère exagération des réflexes rotuliens, sans accompagnement de trépidation spinale.

Nous avons donc ici l'image parfaite de la « paraplégie cervicale » avec amyotrophie. L'attitude particulière des mains avait pu faire songer un instant à l'existence d'une pachyméningite cervicale hypertrophique comme point de départ de tous les désordres, mais l'absence bien constatée de la « période douloureuse » au début de la maladie avait bien vite fait repousser cette hypothèse. On était plutôt enclin à penser qu'il s'agissait là soit d'une forme anomale de l'atrophie musculaire progressive, du type Aran-Duchenne, soit, mieux encore, d'une myélite partielle centrale, localisée dans les régions qu'occupent habituellement les lésions spinales dans la pachyméningite cervicale hypertrophique. Mais en somme, il faut bien le reconnaître, le diagnostic est resté flottant jusqu'à l'époque, où éclairé par les travaux récents relatifs à

---

1. Charcot. Leç. sur les mal. du syst. nerveux, t. II, p. 275, 276, 1886.

la symptomatologie de la syringomyélie, on a procédé enfin à l'étude méthodique jusque-là négligée des troubles de la sensibilité.

Voici ce que cette étude a fait reconnaître (voir les figures). 1° Les sensa-

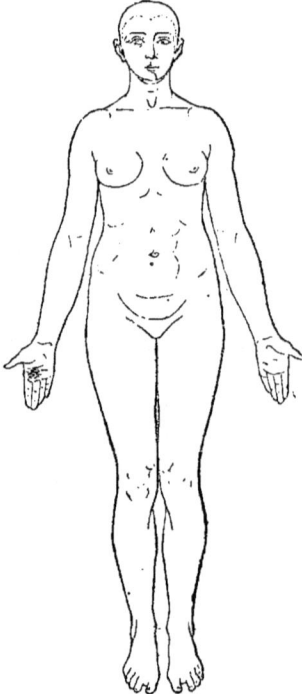 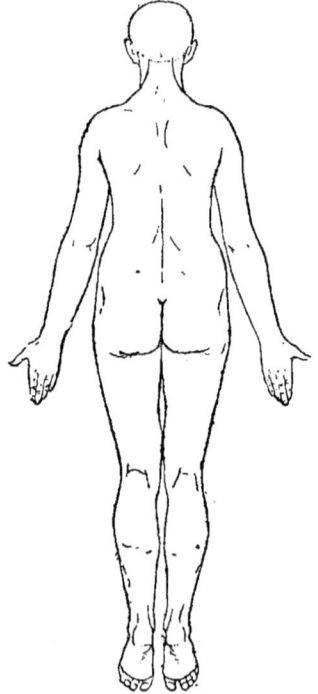

Fig. 116   Fig. 117

Sensibilité au tact.

tions tactiles sont restées normales dans toute l'étendue du corps (fig. 116 et 117) 2° L'analgésie (pincement et piqûre) est complète en avant comme en arrière, aux mains, aux avant-bras, sur toute l'étendue du tiers inférieur des bras. Sur les épaules, la partie supérieure des bras, le cou, le devant de la poitrine, la moitié supérieure du tronc en arrière, il y a seulement obnubilation de la sensibilité à la douleur. L'exploration de ce mode de la sensibilité répétée à plusieurs reprises, permet de constater qu'il y a d'un jour à l'autre quelques variations dans l'intensité des phénomènes de l'analgésie et dans leur mode de répartition (fig. 118 et 119). 3° Dans une première exploration, l'application d'un morceau

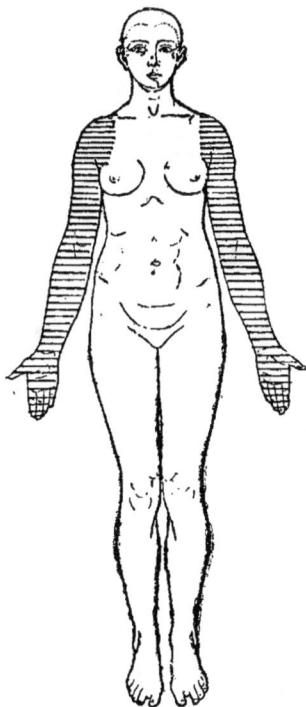 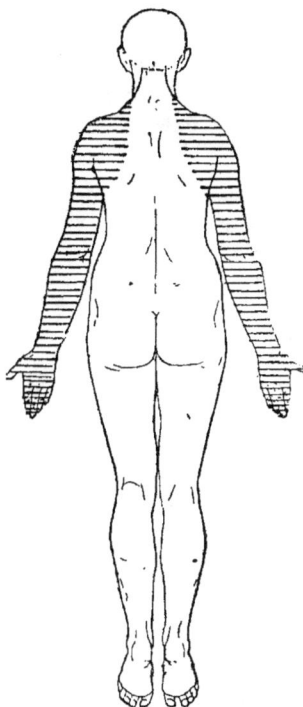

Fig. 118   Fig. 119

Sensibilité à la douleur.

de glace sur la partie supérieure du dos et sur le devant de la poitrine ne produit qu'une sensation de contact. Il en est de même sur toute l'étendue des épaules, des bras, des avant-bras et de la main. Dans d'autres explorations par la même application, la sensation de froid est perçue à un certain degré sur la poitrine en avant comme en arrière, tandis que toujours, dans toutes les explorations des membres supérieurs sur toute leur étendue, les membres supérieurs sont restés insensibles au froid (fig. 120 et 121). 4° Sur le dos et sur le devant de la poitrine, l'application de la plaque du thermomètre ne donne la sensation de

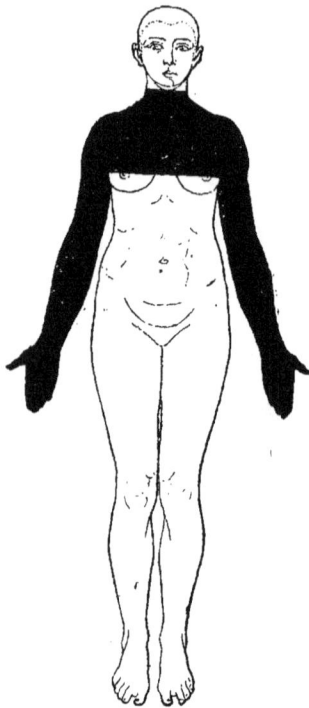
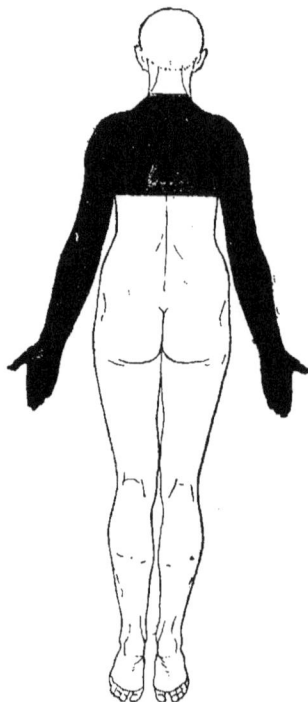

Fig. 120   Fig. 121

Sensibilité au froid.

brûlure que lorsqu'elle est chauffée à 50° et au-dessus. Sur les mains, les avant-bras, et le tiers inférieur des bras, pour produire la sensation de chaud, il faut que le thermomètre marque 63° et au-dessus. Nous n'avons pas observé, en ce qui concerne la transmission des impressions de chaud, les variations d'un jour à l'autre relevées à propos de la sensibilité au froid et à la douleur. (Voy. les fig 122 et 123.)

On voit, en comparant les divers schémas, que les champs de l'analgésie et de la thermo-anesthésie se superposent à peu près exactement.

Le mode de répartition des troubles sensitifs, dans ce cas, rappelle la dispo-

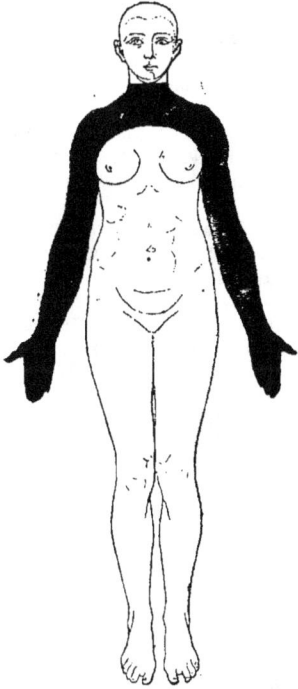 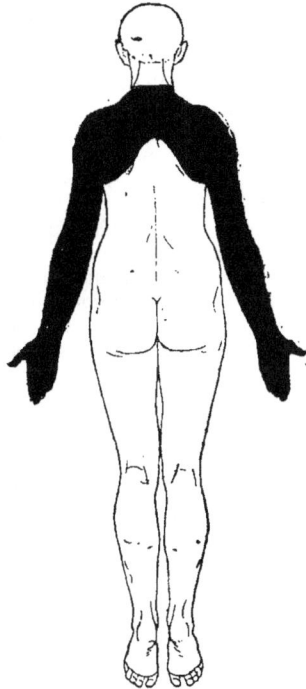

Fig. 122   Fig. 123

Sensibilité à la chaleur.

sition en « veste » signalée dans quelques-unes des observations de M. Roth (1). Pas de troubles sensoriels.

Les troubles trophiques, en dehors des amyotrophies, sont représentés

---

1. Loc. cit. fig. 2 et 3.

ainsi qu'il suit : 1° Il existe des lésions articulaires ayant entraîné la rigidité de la jointure aux deux épaules et dans le coude gauche. 2° On constate l'existence d'une légère scoliose à convexité droite que la malade n'a point remarquée. 3° Depuis 1884, il s'est produit à plusieurs reprises soit aux doigts de la main, soit aux orteils, des panaris superficiels ou des tournioles qui plusieurs fois ont entraîné la chute des ongles. Il n'existe pas de troubles vésicaux.

Les quelques détails qui vont suivre permettront de compléter l'observation de cette malade.

Il n'y a pas à signaler d'antécédents héréditaires ; pas de maladies antérieures au développement de celle qui nous occupe actuellement, si ce n'est une série de bronchites vers l'âge de 24 ans, et une pleurésie à la même époque. Pas d'hémoptysies.

L'affection d'aujourd'hui aurait commencé en 1879. La malade aurait éprouvé d'abord pendant près de six mois un sentiment habituel de courbature, de faiblesse générale, avec quelques douleurs passagères à la nuque qui paraissent avoir peu fixé son attention. Au bout de six mois, elle commença à remarquer que ses mains s'affaiblissaient et maigrissaient ; les secousses fibrillaires y ont été très accentuées dès l'origine. L'amaigrissement et les secousses se sont produits sept ou huit mois plus tard, dans les avant-bras d'abord, puis dans les bras et enfin dans les épaules.

Depuis 1882 l'évolution de la maladie semble arrêtée ; l'atrophie musculaire tout au moins n'a pas progressé depuis cette époque.

Nos deux observations peuvent se passer de commentaires.

IV

Il ne nous reste plus, pour remplir notre programme, qu'à insister sur les ressemblances qui peuvent, ainsi que je vous l'ai annoncé dès le début exister entre la syringomyélie et certaines formes d'hystérie de façon à tenir le diagnostic en échec.

Je relèverai en premier lieu que la dissociation spéciale des divers modes de la sensibilité à laquelle on a, à juste titre, fait jouer un rôle capital dans la caractéristique clinique de la syringomyélie ne lui appartient cependant pas en propre. Elle peut se rencontrer ailleurs, elle peut se montrer par exemple douée de toutes les particularités que nous faisions ressortir tout à l'heure, dans l'anesthésie des hystériques ; et, en pareil cas, tantôt elle existe naturellement chez le sujet, tantôt elle a pu être déterminée chez lui, artificiellement, en conséquence d'une suggestion produite dans l'état hypnotique ; c'est ce que nous pouvons reconnaître chez les quelques sujets hystériques avec hémianesthésie que j'ai fait placer sous vos yeux.

Dans la règle, comme vous le savez, l'hémianesthésie, qu'elle soit complète, absolue ou qu'il s'agisse seulement d'hypoanesthésie, porte uniformément chez les hystériques, sur tous les modes de la sensibilité, tact, douleur, sensibilité au chaud et au froid. Eh bien, quelques recherches *ad hoc* que je viens de faire et qui ont trait à 17 hystériques hémianesthésiques, hommes ou femmes pris au hasard dans mon service, montrent que cette règle est loin d'être absolue. Si, en effet, sur ces 17 cas, il en est 11 qui offrent le type anesthésique vulgaire, il en est 6 où les divers modes de la sensibilité se montrent dissociés. Sur ces 6, il s'en trouve 2 qui ont conservé [la sensibilité au tact et à la douleur, mais qui ont perdu la sensibilité thermique.[Ce type a été parfaitement décrit par M. le professeur Pitres de Bordeaux, sous le nom de thermo-anesthésie hystérique, dans ses intéressantes leçons sur les anesthésies hystériques, publiées en 1887. Les malades, dit-il, perçoivent alors les contacts, ils souffrent quand on les pince : mais on peut les brûler sans qu'ils aient la sensation thermique. « Voici, ajoute-t-il, un jeune homme hystérique ; on peut plonger indifféremment son pied gauche dans la glace ou dans l'eau très chaude, sans qu'il en soit impressionné. On peut comme je le fais maintenant, promener le thermocautère rougi sur la peau de la cuisse, sans qu'il en éprouve la moindre souffrance, et cependant il sent les contacts et se plaint vivement, si on le pince ou si on le pique. » Dans les quatre autres cas, la dissociation répond exactement, comme vous pouvez en juger, au type syringomyélique ; c'est-à-dire que seule la sensibilité tactile est préservée, les sensibilités à la douleur, au chaud et au froid étant éteintes absolument ou seulement profondément obnubilées. Sur ces quatre cas, deux fois la dissociation du type syringomyélique a été obtenue, les sujets étant hypnotisables, par voie de suggestion. Chez les deux autres, elle s'est présentée telle quelle, sans intervention d'aucun artifice.

Ainsi, cela est bien entendu, les troubles sensitifs particuliers qui distinguent la syringomyélie de la plupart des maladies spinales organiques peuvent, par contre, se retrouver exactement reproduites dans l'hystérie ; et si vous ajoutez à cela que les anesthésies syringomyéliques peuvent être, ainsi que nous l'avons relevé expressément déjà, disposées à la surface du corps, comme le sont les anesthésies hystériques, par zones géométriquement limitées, par segments de membres, sous forme hémiplégique, etc., etc., vous comprendrez aisément quelles difficultés, venant de ce côté, devront se présenter parfois dans la pratique. Il est vrai que jamais, autant qu'on sache, on n'observe dans la syringomyélie les troubles sensoriels qui dans l'hystérie s'associent si fréquemment aux troubles sensitifs ; mais la règle pour celle-ci n'étant pas absolue, la remarque restera malgré tout applicable au moins à un certain nombre de cas.

Mais, direz-vous peut-être, l'écueil très réel sans doute que vous venez de signaler, sera aisément évité par ce seul fait que l'on ne rencontrera pas dans l'hystérie, ces troubles trophiques musculaires ou autres qui sont un accompagnement pour ainsi dire nécessaire des troubles sensitifs, quand il s'agit de la syringomyélie. Eh bien ! si vous pouviez penser, messieurs, que les choses sont réellement ainsi, je devrais essayer de vous détromper. Certaines formes d'atrophie musculaire, en effet, relèvent directement de l'hystérie ainsi que nous l'avons montré, M. Babinski et moi (1) en 1886. Il y a, comme on sait, des troubles vasomoteurs, des œdèmes hystériques (2) et j'ai fait voir depuis longtemps que la contracture hystérique peut se compliquer de rétractions tendineuses et de formations conjonctives périarticulaires (3). Je pourrais facilement multiplier les exemples ; mais c'en est assez pour montrer que les troubles trophiques ne font pas défaut dans la névrose hystérique contrairement à une opinion très généralement répandue, si je ne me trompe, jusque dans ces derniers temps.

Ainsi, vous le voyez, je ne viens pas à plaisir dresser devant vous des obstacles imaginaires pour me donner ensuite la vaine satisfaction de les aplanir à grand renfort de dialectique ; les difficultés que je signale sont réelles et, s'il est vrai, comme le suppose M. Schulze (4), que plusieurs cas rattachés à l'hystérie ont dû être plus tard considérés comme des exemples de syringomyélie, il est vrai également, je me crois autorisé à l'affirmer après m'être livré à la critique des observations, que parmi les cas signalés comme appartenant à la syringomyélie, il en est un certain nombre qui relèvent de l'hystérie.

Mais je ne veux pas m'arrêter à faire ici un procès de tendance. Je me crois en mesure de vous démontrer séance tenante, à propos d'un exemple approprié, que l'hystérie peut dans de certaines circonstances simuler la syringomyélie au point de rendre bien embarrassante la situation du clinicien.

P... eyn., aujourd'hui âgé de 46 ans, a exercé la profession de marin jusqu'en 1876. Depuis cette époque, il travaille comme veilleur de nuit à l'usine Eiffel. — C'est un homme vigoureux, solide. Jamais il n'avait été atteint d'affection nerveuse jusqu'à il y a trois années ; et on n'a pas relevé

---

1. Babinski. *De l'atrophie musculaire dans les paralysies hystériques.* — Arch. de Neurologie. numéro 34 et 35, 1886.
2. Weir Mitchell. *Unilateral Swelling of hysterical Hemiplegia.* Am. Journ. of médic. Scien. Juin 1884.
3. Voir Bull. médical, n° du 23 mars 1887.
4. Virchow's archiv. 1882 p. 537

chez lui d'antécédents héréditaires. La mort de sa femme qui a eu lieu il y a cinq ans l'avait plongé dans un profond chagrin et avait ébranlé sa santé ; celle d'un enfant qui,deux ans plus tard,succomba au croup, lui a comme il le dit, « porté le dernier coup. »

Déjà en 1886, c'est-à-dire il y a trois ans, il commença à souffrir de vertiges survenant soudainement et qui l'obligeaient, dans la crainte de tomber, à se cramponner aux objets voisins et à s'accroupir ; ces vertiges survenaient par moments jusqu'à cinq ou six fois par jour. Ils ont été remplacés il y a deux ans, par des bouffées de chaleur revenant deux ou trois fois par semaine et qu'il appelle des congestions. En même temps les nuits sont devenues agitées par des rêves qui souvent le font pleurer. Le premier début des accidents actuels remonte à trois années; ils ont commencé à paraître deux ou trois mois après la mort de son enfant.

Dans le but de rendre l'enseignement plus frappant, je pourrais m'appliquer à vous démontrer tout d'abord, que le cas dont il s'agit est un exemple de syringomyélie et probablement, à entendre l'exposé des arguments que je pourrais vous présenter en face de cette opinion, vous accepteriez la solution proposée; après cela, à l'aide d'arguments adverses, je viendrais combattre le diagnostic accepté, renversant pièce par pièces l'échafaudage primitivement construit, et établir enfin sur des fondements inébranlables le diagnostic : hystérie. Il faut donc, pour que cela soit ainsi, qu'il y ait là une difficulté sérieuse, qu'une étude attentive permettra seule de surmonter. Vous allez du reste en juger.

Vous voyez comment à la main droite les mouvements chez notre homme sont, au poignet comme aux doigts, paralysés aussi bien pour la flexion que pour l'extension. — Vous remarquerez aussi la tuméfaction singulière que présentent toutes les parties de cette main surtout sur la région dorsale; elle est due à un œdème dur, ne recevant pas l'empreinte du doigt; la teinte des téguments sur les parties tuméfiées est violacée et la température y est moins élevée que sur les parties correspondantes de la main gauche (fig. 124). Sur les parties ainsi paralysées et tuméfiées, la sensibilité présente les modifications suivantes : les impressions tactiles, même les plus délicates, sont perçues normalement; par contre, les sensibilités à la douleur (piqûre, pincement),à la chaleur (plaque du thermomètre à surface portée à 80°), et au froid (application sur les parties d'un morceau de glace) sont complètement abolies. Veuillez relever que ces troubles de la sensibilité sont uniformément répandus sur les doigts, la main, le poignet et le cinquième inférieur de l'avant-bras. De ce côté, ils se séparent des parties restées normales par une ligne tranchée, horizontale, déterminant un plan circulaire à l'axe du membre supérieur.

Ainsi, vous le voyez, nous trouvons ici, liée à une paralysie de l'extrémité supérieure droite, cette dissociation si particulière des trois modes de la sen-

70

sibilité que les travaux de MM. Schultze et Kähler ont bien mis en relief, et en même temps l'œdème violacé du dos de la main qui, d'après les remarques de MM. Remak et Roth, figure à titre d'accident fréquent parmi les troubles trophiques syringomyéliques. N'en voila-t-il pas assez, en se fondant sur les principes plus haut acceptés, pour supposer chez notre malade l'existence d'un cas fruste de syringomyélie ?

Sans doute voilà, direz-vous, une hypothèse fort vraisemblable. Mais voici que le chapitre des objections va s'ouvrir maintenant.

La syringomyélie est vous le savez, par excellence, une maladie lentement

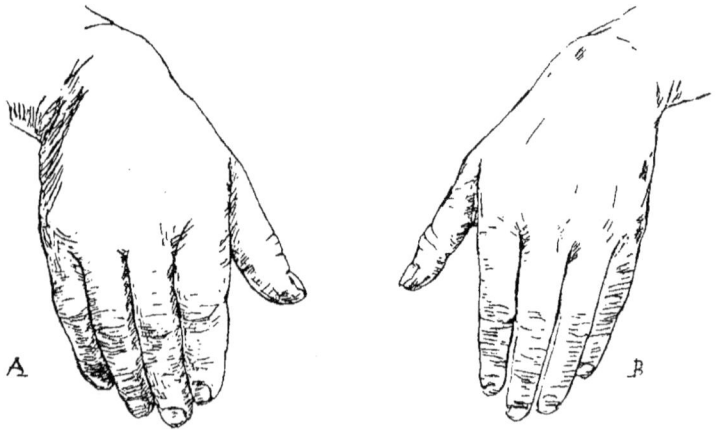

Fig. 124. — A. la main droite de P... eyu, anesthésiée, tuméfiée, bleuâtre.
B. la main gauche, saine.

progressive, susceptible, sans doute, nous l'avons relevé avec soin, de rémissions, de temps d'arrêt ; mais les guérisons véritables, les guérisons brusques par-dessus tout, y sont totalement inconnues. Eh bien vous allez voir une de ces guérisons soudaines, inopinées, figurer dans l'histoire passée de notre malade.

Cette histoire comporte deux périodes distinctes. La première a commencé il y a trois ans par une paralysie de cette même main droite, dont il est de nouveau question aujourd'hui, survenue tout à coup pendant le sommeil. Dans ce temps-là, le malade avait les nuits tourmentées par des rêves pénibles et il était devenu fréquemment sujet à des attaques de vertiges. Cette fois la sensibilité des parties paralysées du mouvement, main et poignet, était absente dans tous les modes, tact, douleur, sensibilité au froid et au chaud. La durée de cette paralysie a été de douze mois environ, durant lesquels il y a eu des hauts et des bas, et c'est pendant une des exacerbations que s'est produit pour la première fois le gonflement violacé, avec abaissement de la température qui s'est manifesté dès l'origine, dans la crise actuelle. Eh bien, la guérison de tout cela s'est faite un beau jour alors que tous les moyens en apparence rationnels avaient été employés sans succès, et cela inopinément, tout à coup, au moment où le malade, oubliant en quelque sorte un instant son impuissance motrice, voulait prendre un verre pour le porter à sa bouche. « Si j'avais été à Lourdes, dit le sujet, en rappelant cet événement, j'aurais cru à un miracle. »

Toutefois, si la disparition des troubles moteurs a été littéralement soudaine, celle des troubles de la sensibilité, — ainsi que cela me paraît être la règle dans les circonstances de ce genre, — ne s'est faite que successivement, progressivement, dans l'espace d'une huitaine de jours. Il est vrai qu'au bout de ce temps, le retour à l'état normal était complet sur toute la ligne.

La paralysie nouvelle qui s'offre aujourd'hui à notre étude s'est produite elle aussi, tout à coup, il y a de cela environ trois mois, et elle occupe exactement les mêmes parties. Donc, en se réveillant, le malade a trouvé sa main droite de nouveau paralysée, comme lors de la première attaque, mais cette fois, dès l'origine elle était gonflée, violacée, cyanosée, telle en un mot que vous la voyez encore aujourd'hui. De plus, dès l'origine il y a eu dissociation des divers modes de la sensibilité suivant ce que j'appellerais volontiers le mode syringomyélique à savoir : tact conservé, contrairement à ce qui a été observé la première fois, sensibilité à la douleur, au chaud et au froid, totalement abolies, notions du sens musculaire conservées.

Le début subit des accidents constaté à deux reprises, leur guérison soudaine observée une fois de plus, voilà des faits qui ne permettent pas de respecter le diagnostic que je vous avais proposé d'accepter tout à l'heure ; c'est d'hystérie mâle, tout simplement, qu'il s'agit dans le cas et non de syringomyélie. La dissociation de la sensibilité observée chez notre homme non plus que l'œdème, d'après ce que nous en avons dit plus haut, ne sont certainement pas faits pour nous embarrasser dans notre nouveau diagnostic. Sans doute, notre malade n'a point d'attaques, point d'attaques régulières, au moins, car ses « accès de vertiges », comme il les appelle, pourraient être considérés à la rigueur comme des « représentants d'attaques ». Mais, par contre, dans la catégorie des stigmates, nous avons à signaler une perte très nette du goût sur le côté droit de la langue, la sensibilité de la membrane muqueuse étant conservée, et c'est là encore un indice qui, ajouté à tout le reste, vient, si je ne me trompe, compléter la démonstration.

Ici se termineront les leçons de cette année. Je les finis, messieurs, vous l'aurez remarqué sans doute, comme je les ai commencées, c'est-à-dire en vous parlant de l'hystérie masculine, dont il a été, d'ailleurs, bien souvent question pendant toute la durée du cours. Il faut voir là un signe des temps. Sous l'influence des études récentes, l'hystérie mâle a été définitivement réhabilitée et l'on a appris à la reconnaître, là où on la méconnaissait autrefois. Or, par un singulier revirement des choses, il se trouve que, tout compte fait, autrefois reléguée parmi les cas rares, elle devra désormais occuper dans la clinique une large place ; car, incontestablement, les statistiques du jour le démontrent, elle est une des maladies les plus vulgaires parmi les travailleurs manuels qui fréquentent les hôpitaux de Paris. Il faudra donc dorénavant compter avec elle.

Nous, en particulier, qui, par profession, sommes voués à cultiver spécialement le champ neuropathologique, nous ne devrons jamais oublier que les types les plus divers d'affections organiques cérébrales ou spinales, avec lesquelles nous sommes aujourd'hui familiarisés, pourront à chaque instant, dans la catégorie de l'hystérie, rencontrer un pendant, un représentant, un « sosie », pour mieux dire, qu'il nous faudra savoir démasquer.

A partir du 28 juin 1889, époque où le malade a été présenté à la leçon, les accidents hystériques les plus significatifs se sont accumulés chez lui, au point que le diagnostic proposé s'en trouve confirmé de la façon la plus éclatante.

Le 23 juillet, est survenue une attaque classique, précédée par l'aura vulgaire et dans laquelle on a vu se succéder la phase épileptoïde, l'arc de cercle, les grands mouvements, et enfin une phase de délire avec hallucinations. — Les attaques de même caractère se sont reproduites depuis lors, tous les huit ou dix jours, et leur apparition est déterminée sous l'influence des moindres émotions. Quelquefois, l'attaque reste à l'état rudimentaire et l'on peut reconnaître aujourd'hui que les « anciens vertiges » n'étaient autre chose que des crises convulsives avortées.

En même temps que les attaques ont paru, il s'est manifesté dans les deux flancs, surtout à gauche, une zone ou plaque hystérogène. Le moindre frôlement, la moindre pression exercés sur ces plaques font apparaître les prodromes de l'attaque et parfois l'attaque elle-même.

Il existe un rétrécissement double du champ visuel à 50 à droite, à 70 à gauche.

Anosmie de la narine droite. La perte du goût sur la moitié droite de la langue persiste et il y a une diminution très nette de l'ouïe dans l'oreille droite.

La tuméfaction cyanosée de la main disparaît, puis réapparaît de temps à autre rapidement, le plus généralement à la suite d'une attaque. Il en est de même de la paralysie des mouvements. Mais jamais, depuis le 28 juin, l'anesthésie n'a disparu : elle présente toujours le caractère de dissociation sur lequel nous avons insisté ; c'est-à-dire que l'analgésie et la thermo-anesthésie sont absolues tandis que les notions du tact les plus délicates sont conservées. Les notions du sens musculaire au contraire paraissent notablement obnubilées dans les doigts de la main.

Il est remarquable que les troubles, ci-dessus signalés, de la sensibilité qui autrefois ne remontaient pas au-dessus du tiers inférieur de l'avant-bras, s'étendent aujourd'hui jusqu'au-dessus du coude où ils se terminent d'ailleurs par une ligne droite, perpendiculaire à l'axe du membre.

(Note du 16 *novembre* 1889.)

imp. de la Soc. de Typ. - Noizette, 8, r. Campagne-1re, Paris

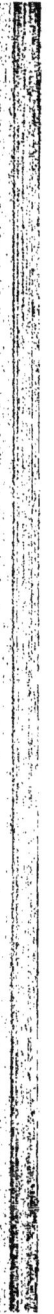

APPENDICE

APPENDICE N° 1

Hystérie et névrose traumatique. Voir leçons 7 (2° Malade,
p. 131); 12 (2°, 3° et 4° Malades, p. 256); 13 (3° et
4° Malades, p. 283); 17 (3° et 4° Malades, p. 392).

Parmi les observations de *Railway Spine* publiées jusqu'à ce jour, il existe
nombre de cas si nets, si typiques soit de neurasthénie, soit d'hystérie pure,
que toute contestation à l'égard de ces faits est devenue impossible. En présence des cas indéniables d'hystéro-traumatisme apportés par M. Charcot en
France.par MM. Bernhardt, Leyden et autres en Allemagne, il a bien fallu reconnaître que l'hystérie occupait la plus large place dans l'histoire du « Railway
Spine ». Cette évolution des esprits en Allemagne vers la solution française
s'est accentuée dans le mémoire de M. Strümpell, paru en 1888, et, dans son
dernier travail sur la matière (*Die traumatische Neurosen* 1889) M. Oppenheim
semble vouloir réserver la dénomination de névrose traumatique au groupe
plus restreint des cas complexes dans lesquels la neurasthénie et l'hystérie
se trouvent associées. C'est donc autour des faits de cet ordre que paraît
s'être cantonné le débat. L'observation recueillie dans le service de M. Charcot
qui va être rapportée, ressortit à cette catégorie de cas qui servent aujour-
d'hui de substratum principal à la prétendue névrose traumatique ; c'est un
bel exemple d'hystéro-neurasthénie développée chez un employé de la Compagnie internationale des wagons-lits, à la suite d'une collision de trains, lors
de l'accident récemment survenu à Velars, près Dijon.

Obs. — *Collision de trains* (accident de Velars), *Neurasthénie et hystérie consécu-tives* (névrose traumatique). — Claw... Louis, âgé de 42 ans, employé de la Compa-gnie internationale des wagons-lits, est entré à la Salpêtrière, dans le service de M. le professeur Charcot, le 3 juillet 1889.

Antécédents héréditaires. — Le malade ne peut donner aucune indication sur l'état de santé de ses grands-parents. Cette réserve faite, on ne retrouve chez ses ascen-dants, dans la ligne directe comme dans la ligne collatérale, aucun élément d'héré-dité névropathique. Son *père* est mort à l'âge de 68 ans, il était « d'un tempérament calme » et n'avait jamais commis d'excès d'aucune sorte. Trois *oncles* vivants et en parfaite santé. Du *côté maternel* : Sa *mère* est morte subitement à 69 ans : elle n'était pas nerveuse et n'avait jamais été malade. Un oncle vit encore, bien portant. Le malade a eu onze frères ou sœurs : une sœur est morte en bas-âge ; une autre sœur a succombé à une maladie de poitrine à l'âge de 11 ans ; un frère est mort de pneu-monie à 32 ans. Tous les autres vivent en parfaite santé. Le malade affirme qu'il n'y a dans sa famille, ni goutteux, ni rhumatisants, ni épileptiques, ni aliénés.

Antécédents personnels — Claw... est né en Alsace ; dans son enfance, il a vécu à la campagne, travaillant aux champs. Il n'a pas été sujet à ces terreurs nocturnes, à ces hallucinations hypnagogiques si fréquentes chez les jeunes enfants issus de souche névropathique.

A l'âge de 18 ans, il fit une chute dans laquelle il se contusionna fortement l'épaule droite.

En 1870, il reçut à Gravelotte un coup de feu au mollet gauche. La plaie qui était superficielle se cicatrisa rapidement et après un mois de repos, il put reprendre son service. Ces deux traumatismes, tout son passé pathologique, n'eurent aucune suite fâcheuse et n'altérèrent en rien sa santé générale.

Il a toujours été un homme sobre, nullement porté aux excès alcooliques ou autres, de mœurs simples et tranquilles. Marié, il a eu sept enfants ; deux de ses enfants sont morts du croup ; les autres sont bien portants.

Après la guerre, il vint habiter Paris. Il a été successivement garçon d'hôtel, valet de chambre, et garde de propriété en Normandie.

Il y a un an, en juin 1888, il entra comme conducteur à la Compagnie des wagons-lits. Ses fonctions consistaient à surveiller les voitures de la Compagnie dans les trains en marche et à aider au service des voyageurs. Cette existence faite de voyages incessants, de sommeils interrompus, de préoccupations continuelles, de responsabilités sérieuses, contrastait singulièrement avec la vie calme et régulière qu'il menait avant d'entrer au service de la Compagnie, alors qu'il était garde de propriété en Normandie. Cependant, malgré les fatigues qu'il avait à subir dans l'exercice de sa nouvelle profession, sa santé resta parfaite. Il n'éprouvait aucun malaise, aucun trouble nerveux notamment, lorsqu'il fut victime d'un accident de chemin de fer dans les circonstances que voici :

Pendant la nuit du 4 au 5 septembre 1888, C... se trouvait dans un train rapide venant de Genève et allant à Paris. Vers trois heures du matin, à Velars, près de

Dijon, ce train dérailla, empiéta sur la voie collatérale et fut pris aussitôt en écharpe par un train express lancé à toute vitesse. Le malade raconte qu'il était debout dans le couloir du wagon au moment où le choc se produisit. Il fut projeté contre la paroi du compartiment et perdit immédiatement connaissance. Quand il revint à lui, deux ou trois minutes après, il s'entendit appeler par les voyageurs; il se leva rapidement et sans difficulté. L'obscurité était complète, les lampes s'étant éteintes au moment de la collision; il chercha à tâtons un sac dans lequel il se souvenait d'avoir mis une bougie ; puis ne le trouvant pas, il sortit du wagon en passant à travers les débris de toutes sortes qui l'environnaient. Arrivé sur le talus qui bordait la voie, il examina s'il n'était point blessé et il s'aperçut qu'il avait des contusions au côté gauche de la poitrine, une plaie superficielle sur la face dorsale du poignet droit et une longue éraflure à la jambe gauche. Ces blessures ne saignaient pas, ne lui causaient aucune douleur; il avait conservé la liberté et l'énergie de tous ses mouvements. Les voyageurs qui se trouvaient couchés dans sa voiture au moment du choc étaient sains et saufs. Pendant deux heures environ, il travailla sans relâche à secourir les blessés, à dégager les voyageurs emprisonnés sous les décombres. C'est alors seulement qu'il commença à se sentir ému; à ce moment il éprouva un malaise général; ses forces faiblirent, ses jambes se dérobaient sous lui. Il dut cesser de travailler; et après avoir fait panser son poignet et sa jambe blessée, il alla se coucher. Mais il était dans un tel état d'angoisse et d'agitation qu'il lui fut impossible de dormir. Il resta ainsi toute la journée du 5 septembre sur le lieu de l'accident, assistant au sauvetage et à l'enlèvement des victimes, sous le coup d'une émotion grandissante qui le faisait parfois trembler de tous ses membres et qu'il ne pouvait pas maîtriser. Il passa la nuit suivante couché dans un wagon-lit. Mais il ne put fermer l'œil. Il avait, nous dit-il, la tête perdue, il lui semblait entendre les cris des blessés, il revoyait tous les accidents du drame auquel il venait d'assister. Le lendemain au soir quand il arriva à Paris il était encore tremblant et tout ému. On dut l'aider à descendre du wagon.

Rentré chez lui, le malade s'alita jusqu'à la complète guérison de ses contusions et de ses blessures, c'est-à-dire pendant une dizaine de jours. Durant cette période, il se plaignait surtout de ne pouvoir pas dormir. Dans la journée il était assez calme; mais tous les soirs vers 8 ou 9 heures, il entrait dans un état d'agitation violente accompagnée de rêves, de cauchemars et parfois même d'hallucinations. Tantôt il se croyait dans un train en marche, il parlait à haute voix, s'adressant aux voyageurs, appelait un de ses camarades, etc., tantôt il assistait à certaines scènes de l'accident de Velars. Parfois il avait des visions de chats ou de rats courant sur ses couvertures. Une nuit il se leva, saisit un seau d'eau et se mit à poursuivre des rats, voulant, disait-il, les noyer. Pendant ces sortes de rêves en action, il appelait sa femme, lui montrait avec insistance ces animaux imaginaires, l'invitait à les tuer, etc. Il ne se calmait qu'aux approches du jour, vers 4 ou 5 heures du matin.

Dix jours après l'accident, les blessures étant guéries, il put se lever et faire quelques promenades au dehors. Mais, dans la dernière semaine de septembre, il commença à éprouver un mal de tête consistant en une sensation continuelle de serrements ou de poids pesant sur tout le crâne.

Cette céphalée était particulièrement intense dans la région occipitale. En outre, il se plaignait d'une gêne douloureuse siégeant à la partie inférieure du dos sur la ligne médiane, un peu au-dessus du sacrum. Cela lui faisait mal lorsqu'il passait de la station assise à la station debout, ou bien quand il se baissait pour ramasser un objet. Il n'avait plus d'appétit; ses digestions étaient pénibles ; il se plaignait d'avoir l'estomac gonflé ; après les repas il était pris d'un besoin de sommeil irrésistible. Il attribua tous ces troubles à la vie sédentaire qu'il menait depuis son accident et il se décida à reprendre ses fonctions de conducteur.

Au commencement du mois d'octobre, un mois après l'accident, il fit un voyage à Vienne. Pendant le trajet il remarqua en délivrant un reçu à un voyageur que sa main droite tremblait; ce tremblement fut assez prononcé pour l'empêcher d'écrire, mais il s'atténua quelques heures après. De retour à Paris, quand il remit son carnet au contrôleur de la Compagnie, celui-ci lui fit observer, que ses écritures étaient en désordre et que ses comptes étaient faux. Il s'excusa en disant « que depuis l'accident qui lui était arrivé, il n'avait plus sa tête à lui, que sa mémoire était embrouillée ».

Après quelques jours de repos, il partit pour un second voyage. Il devait aller jusqu'à Madrid. Mais, à Bordeaux, il fut obligé de s'arrêter. Le tremblement de la main droite s'était accentué, de même que la céphalée constrictive ; il sentait que sa jambe et son bras droit devenaient faibles ; il obtint un congé et rentra chez lui.

Pendant une huitaine de jours, il garda la chambre. Il était triste, maussade, tout l'agaçait. Il se mettait tout à coup à pleurer sans trop savoir pourquoi. Constamment préoccupé de son état de santé, il disait souvent à sa femme « qu'il avait peur d'être paralysé ». Le tremblement du membre supérieur droit était devenu incessant ; la jambe droite commençait aussi à trembler. Les troubles dyspeptiques, la céphalée constrictive, le point douloureux lombaire, persistaient. Parfois il était pris de vertiges. Tel était l'état du malade, lorsque dans les premiers jours de novembre, il eut ce qu'il appelle sa première « attaque de nerfs ».

Un jour, vers 6 heures du soir, étant dans sa chambre, il éprouva tout à coup « comme des secousses électriques dans les membres, puis il sentit quelque chose lui monter à la gorge ; il étouffait ». Ses tempes battaient, il entendait des bourdonnements dans les oreilles ; au même instant sa vue se troubla et il tomba sans connaissance. Quand il revint à lui, au bout de dix minutes environ, sa femme, qui était présente, lui raconta ce qui s'était passé : elle lui dit qu'il s'était débattu, qu'il s'était roulé sur le parquet en criant et en cherchant à déchirer ses habits et elle ajouta: « Tu as eu une crise de nerfs comme la voisine ». Or, renseignements pris, la voisine est une hystérique qui a de temps en temps de grandes attaques, et qui « lorsqu'elle sent qu'elle va avoir sa crise », appelle auprès d'elle la femme du malade.

Au sortir de cette première attaque, Glaw... remarqua que sa jambe et son bras droits tremblaient plus fort, que ces membres étaient devenus beaucoup plus faibles.

Deux jours après, il eut encore vers 7 heures du soir, une seconde attaque semblable à la première et précédée comme elle des mêmes sensations de serrement à la gorge, d'étouffement, de battements dans les tempes, etc. Depuis cette époque les crises allèrent se répétant à des intervalles variables. Au mois de janvier 1889, il alla consulter à l'hôpital Necker et sous l'influence du traitement hydrothérapique qui lui fut prescrit par M. le Dr Rendu, ces crises devinrent un moment moins fréquentes. Depuis lors tous les troubles que présentait le malade lors de sa première attaque ont persisté sans se modifier le moins du monde, en dépit des thérapeutiques diverses auxquelles il a été soumis.

Voici quel est l'état du malade le 3 juillet 1889, jour de son entrée à la Salpêtrière.

Etat actuel (3 juillet 1889). C'est un homme de taille moyenne, bien musclé et d'aspect assez robuste. Il est intelligent ; il répond avec précision aux questions qu'on lui pose, mais d'une voix cassée et qui tremble par instants.

Motilité. — Les traits du visage sont symétriques et réguliers. Il n'y a aucune apparence de spasme ni de paralysie. La langue est tirée droite et se meut dans tous les sens sans difficulté.

Le malade se plaint d'avoir perdu ses forces ; à peine a-t-il fait quelques pas qu'il se sent fatigué. Indépendamment de cet affaiblissement général, il existe chez lui une parésie très prononcée des membres du côté droit.

Le membre supérieur droit est un peu moins affaibli que la jambe. Le malade peut exécuter avec son bras droit tous les mouvements qu'on lui commande, mais à la condition que ces mouvements ne nécessitent pas d'effort.

Au dynamomètre. . . . . . . {
  main droite = 11 kilogrammes.
  — gauche = 36 —
}

La main droite est animée d'un tremblement continu assez rapide, qui s'atténue légèrement quand le malade laisse reposer sa main sur ses genoux, et qui s'accroît un peu quand il saisit un objet. Les oscillations sont assez fortes pour que le malade ne puisse pas porter un verre d'eau à sa bouche sans répandre une partie du liquide. Ce tremblement cesse pendant le sommeil, il s'accroît sous l'influence des émotions, des efforts ; cependant deux ou trois jours après chaque attaque, il acquiert une intensité telle que le malade est incapable de se servir de sa main droite pour manger ou bien pour boutonner sa veste par exemple.

Le membre inférieur droit tremble aussi, mais beaucoup moins que le bras. Par contre, il est relativement plus affaibli. Le malade ne peut pas se tenir debout sur le pied droit ; il marche lentement, en s'aidant d'une canne ; il boite et traîne un peu le pied par moments. Les réflexes tendineux sont conservés et d'intensité normale.

Sensibilité. — On constate une anesthésie absolue dans toute la moitié droite du corps pour la sensibilité à la douleur, la sensibilité thermique et le sens musculaire. Par contre la sensibilité tactile n'est que diminuée. La conjonctive de l'œil droit, la muqueuse nasale du côté droit, la moitié droite du pharynx sont complètement insensibles.

On peut comprimer fortement le testicule droit sans provoquer aucune douleur.

Sens. — L'ouïe et l'odorat sont affaiblis notablement du côté droit.

Le goût est complètement aboli sur toute la moitié droite de la langue.

Pas de troubles oculaires.

Zone hystérogène. — Lorsqu'on exerce une pression un peu énergique au niveau de la partie droite de l'hypogastre immédiatement au-dessus du pli de l'aine, le malade accuse d'abord une vive douleur, puis il sent comme une boule qui lui monte du ventre à la gorge; sa respiration devient anxieuse, et si on l'interroge sur ce qu'il éprouve, il se plaint d'avoir des bourdonnements dans les oreilles; des battements dans les tempes; puis sa vue se brouille et il menace de tomber, les choses s'arrêtent là, et l'aura ainsi provoquée n'est pas suivie d'attaque.

État mental. — Depuis l'accident dont il a été victime, le malade est triste, apathique; il cause peu; parfois il pleure sans motif. Il n'a plus la vivacité d'esprit, l'entrain, qu'il avait autrefois, mais son intelligence paraît intacte. Par contre sa mémoire est affaiblie; il le sait et il s'en plaint. « Il y a des jours, dit-il, où j'oublie tout ce que je viens de faire et d'autres jours je me rappelle très bien. » Cependant il nous a raconté l'histoire de sa maladie, à plusieurs reprises, sans trop d'hésitation et sans trop varier dans ses assertions.

Enfin le malade accuse toujours cette céphalée gravative incessante et prédominant dans la région occipitale qui est apparue dès la seconde semaine après la collision. Dès qu'il se met à lire, son mal de tête s'accroît. Il a souvent des vertiges. L'appétit est médiocre, les digestions sont pénibles, il étouffe et il a le sang à la tête après le repas.

Le 6 juillet le malade demande sa sortie. Nous l'avons revu et examiné à nouveau le 25 juillet, puis le 4 et le 26 août. Il n'y a rien de changé dans son état. Il présente exactement les mêmes symptômes que nous avions constatés pendant son séjour dans le service de la Clinique. Il a toujours des attaques, une ou deux par semaine en moyenne. Mais il existe chez lui actuellement, de la diplopie monoculaire et un rétrécissement concentrique et permanent du champ visuel (examen du 26 août), signes qui faisaient encore défaut à l'époque où le malade a quitté l'hôpital.

Il est difficile, en vérité, de ne pas reconnaître dans l'histoire clinique du cas de railway-spine qui précède, l'association d'un état neurasthénique des plus nets à l'hystérie. Si, actuellement, les symptômes de l'une et l'autre névrose se trouvent réunis chez ce malade de façon à constituer un complexus en apparence autonome, il n'en a pas toujours été ainsi. Les signes de la neurasthénie ont apparu chez Claw... trois semaines environ après l'accident dont il a été victime. Une céphalée constrictive, tenace, généralisée, mais prédominant à l'occiput, une zone médiocrement douloureuse, située à la partie inférieure de la colonne lombaire, l'appétit nul, des digestions pénibles, un affaiblissement général, de la tristesse, la mémoire amoindrie, voilà quels sont les troubles qu'il a tout d'abord accusés. En quoi cet état diffère-t-il du tableau symptomatique de la névrose de Beard ? Or, ce n'est qu'un mois plus tard que ce sont montrées les premières manifestations hystériques, telles que la parésie, le tremblement des membres du côté droit et les attaques. Le sujet a donc été pendant un certain temps seulement neurasthénique. Après quoi, conformément à une évolution sur laquelle M. Charcot a plusieurs fois appelé l'attention, l'hystérie est venue s'ajouter à la neurasthénie déjà existante. Celle-ci a précédé un moment celle-là. La dissociation clinique des deux névroses lorsqu'elles se combinent ainsi chez le même individu, est donc parfaitement légitime, elle répond à la réalité des faits; elle n'est pas seulement une vue de l'esprit, puisque l'hystérie et la neurasthénie peuvent apparaître successivement chez le même malade, comme elles peuvent se montrer isolément sur des sujets différents.

La présence de l'hystérie chez notre patient, ne saurait, je pense, faire l'ombre d'un doute. Une hemianesthésie droite totale absolue pour le toucher, la douleur, la sensibilité thermique et le sens musculaire, un rétrécissement concentrique du champ visuel des deux yeux, l'abolition du goût dans toute la moitié droite de la langue, un affaiblissement très appréciable de l'ouïe et de l'odorat du même côté, une zone hystérogène, des attaques caractérisques, que faut-il de plus? Je ne vois vraiment pas par quels artifices de dialectique on pourrait arriver à démontrer que cet assemblage de symptômes et de stigmates hystériques n'est pas, purement et simplement, de nature hystérique.

Il est vrai que MM. Oppenheim et Thomsen ont cru trouver dans la ténacité des anesthésies chez les traumatisés un caractère qui permettrait de les différencier des anesthésies vraiment hystériques. L'anesthésie des traumatisés, disent-ils, est toujours tenace ; elle ne présente pas cette mobilité, ces changements capricieux qui *caractérisent* les anesthésies hystériques. Mais cet argument ne vaut pas. Il est né, M. Charcot (1) l'a parfaitement dit, « de l'idée relativement fausse que l'on se fait en général du tableau clinique de l'hystérie chez la femme. Chez le mâle, en effet, la maladie, quelle qu'en soit la cause, se présente souvent comme une affection remarquable par la permanence et la ténacité des symptômes qui la caractérisent. Chez la femme au contraire, — et c'est là ce qui semble faire la différence capitale entre les deux sexes, pour qui ne connaît pas à fond la maladie chez la femme, — ce que l'on croit être le trait caractéristique de l'hystérie, c'est l'instabilité, la mobilité des symptômes »... Or cette mobilité, cette fugacité n'est pas, tant s'en faut, notre maître l'a montré par de nombreux exemples, un caractère univoque de la maladie hystérique, même chez la femme. Chez elle, il y a des hystéries aux stigmates permanents, d'une stabilité inéluctable, résistant pendant des années entières voire même des dixaines d'années, aux interventions les mieux conduites.

Un autre argument invoqué à l'appui de leur thèse, par les mêmes auteurs, c'est que l'*état psychique* des traumatisés n'est pas celui des hystériques. Ces derniers sont,

1. Leçons sur les maladies du système nerv., t. III, p. 252.

dit-on, d'humeur fantasque, changeante, le plus souvent indifférents ou gais. Les traumatisés sont au contraire toujours tristes, mélanmenttouli,sco srque par des rêves effrayants, des hallucinations hypnagogiques ; leur mémoire présente de nom breuses lacunes ; leurs facultés intellectuelles sont amoindries. Tous ces désordres dans l'état mental constitueraient, si l'on en croit MM. Oppenheim et Thomsen, une *psychose* spéciale appartenant en propre aux traumatisés et complètement étrangère à l'hystérie proprement dite.

Cependant, si l'on examine un à un les divers éléments qui, par leur assemblage, forment cette prétendue psychose, on n'en découvre véritablement aucun qui ne soit connu déjà comme appartenant au tableau clinique, soit de la neurasthénie, soit de l'hystérie.

La tristesse, la mélancolie, l'apathie intellectuelle ? Mais M. Charcot a déjà montré que chez le mâle en particulier, la dépression et la tendance mélancolique s'observent le plus communément dans les cas d'hystérie les plus accusés, indépen dants de tout traumatisme, les moins contestables. Et puis les changements d'hu meur, les caprices n'existent pas toujours nécessairement dans l'hystérie de la femme. Ces troubles ne sont donc pas *caractéristiques* de l'hystérie. Tout cela n'a rien d'absolu. Il y a des hystériques mâles qui sont gais, et l'on peut rencontrer des femmes hystériques d'humeur toujours mélancolique, tristes, déprimées, à la manière des traumatisés, alors même que le traumatisme n'est pas à l'origine de leur névrose.

Les rêves effrayants auxquels l'accident dont les malades ont été victimes sert très souvent de thème, les visions d'animaux, les hallucinations... etc., mais tout cela c'est la monnaie courante de l'hystérie.

Il y a encore l'affaiblissement de la mémoire, la torpeur intellectuelle. Est-ce qu'il n'est pas banal de rencontrer de purs neurasthéniques que leur état d'apathie, leur dépression mentale, leur mémoire troublée rendent incapables de se livrer à leurs occupations habituelles ? Qu'ont donc de spécial les troubles psychiques des traumatisés ? En réalité, ils ressortissent les uns à la neurasthénie, les autres à l'hystérie. Leur association chez un même individu ne légitime pas plus la création d'une psychose nouvelle, que la combinaison de l'hystérie et de la neurasthénie ne constitue une névrose particulière, qui serait la névrose traumatique.

Il est certain que cette superposition des symptômes de la neurasthénie aux stig mates hystériques s'observe plus habituellement chez les traumatisés. Mais il ne faut pas oublier que le traumatisme n'a nullement le privilège de déterminer l'ap parition de cet état complexe dans lequel l'hystérie et la neurasthénie se dévelop pent côte à côte.

Souvent le choc physique a fait défaut ou n'a pas atteint le malade ; celui-ci n'a été ni contusionné, ni commotionné le moins du monde. Il a seulement éprouvé au moment où l'accident s'est produit, une frayeur plus ou moins vive, une émotion soudaine. On dit alors qu'il y a eu *shock nerveux.* Cette expression fait image ; mais elle ne saurait évidemment signifier autre chose, dans l'espèce que : émotion subite.

Il faut se garder de la prendre trop à la lettre et ne pas s'imaginer, sous prétexte que dans « shock nerveux » il y a « shock », qu'un sujet qui devient hystéro-neurasthénique, par exemple, pour avoir *failli* être tamponné en traversant la voie ferrée, est malade au même titre que tel autre voyageur qui a subi les effets matériels et psychiques d'une collision. Le premier de ces malades n'appartient plus à la série traumatique. Son cas doit être rangé dans la catégorie des hystéries provoquées par une émotion quelconque. Si l'on veut faire passer les faits de cet ordre à l'actif du railway-spine ou de la névrose traumatique, nous demanderons en quoi le shock nerveux éprouvé par un individu qui voit avec terreur une locomotive arriver sur lui, mais qui peut se sauver à temps sans être atteint, diffère du shock nerveux de tel autre individu qui apprend tout à coup qu'il a perdu sa fortune ou qui voit périr son fils de mort violente (1). Dans tout cela, où est le traumatisme, et, partant, que devient la névrose traumatique (2) ? »

APPENDICE N° 2

Rétractions fibro-tendineuses dans les paralysies spasmodiques par lésions organiques spinales, dans les paralysies alcooliques et dans la contracture spasmodique hystérique. (Pied bot hystérique (3). Voir la Leçon 17 (2ᵉ Malade, pp. 381, 384).

« Considéré en soi, le premier sujet sur lequel je vais appeler votre attention n'offre plus guère actuellement qu'un intérêt purement rétrospectif. La malade dont

1. Voir la leçon 13, p. 292, et le tableau p. 298.
2. Extrait d'un travail publié par M. Dutil, interne du service de la clinique à la Salpêtrière, dans la *GazetteMédicale* du samedi 23 novembre 1889.
3. Leçon de M. Charcot recueillie par M. Babinski, chef de clinique et publiée par le *Bulletin médical* ; mars 1887, p. 109.
Le sujet dont il est traité dans cette leçon a été développé avec un imposant concours d'arguments d'ordre chirurgical dans une importante communication faite à la Société de chirurgie par M. le Dʳ Terrillon, chirurgien de l'hospice de la Salpêtrière.

il s'agit, est en effet complètement guérie depuis trois ans de l'affection dont elle a souffert et qui l'a immobilisée au lit pendant une période de plus de vingt-quatre mois. Mais je pense que son histoire, que je vais rappeler dans un instant, pourra nous aider tout à l'heure dans l'interprétation d'un deuxième cas qui doit être l'objet principal de la leçon d'aujourd'hui. Je tiens à vous prévenir tout d'abord, messieurs, que les deux sujets que nous rapprocherons l'un de l'autre appartiennent à des groupes nosographiques fort éloignés, puisque, dans l'un il s'est agi d'une affection organique par excellence, la pachyméningite cervicale hypertrophique, tandis que dans l'autre il s'agit, au contraire, d'une affection purement dynamique, sans lésions matérielles appréciables ; je veux parler de la contracture spasmodique hystérique. Mais voici le point commun qui me paraît motiver le rapprochement que nous allons établir entre les deux cas : dans le premier, une intervention chirurgicale a été nécessaire pour compléter la guérison, et cette même intervention chirurgicale, ou du moins une intervention du même ordre, me paraît actuellement nécessaire pour compléter la guérison dans le deuxième cas. D'ailleurs nous finirons peut-être par reconnaître, chemin faisant, que bien qu'ils appartiennent à deux catégories absolument distinctes, ces deux cas présentent cependant, à certains égards, des traits communs plus nombreux qu'on ne le pourrait supposer tout d'abord.

Nous commencerons par le cas de la pachyméningite cervicale hypertrophique. Il s agit d'abord de démontrer que le sujet présent qui, depuis trois ans, a retrouvé complètement l'usage de tous ses membres, a été atteint de pachyméningite cervicale hypertrophique. Cela étant fait, nous n'aurons pas à nous étonner outre mesure que le malade ait guéri, car on possède aujourd'hui un certain nombre de cas de guérison dans cette affection, qui ont été récemment réunis par M. Edgard Hirtz, dans un mémoire publié en juin 1886, dans les « Archives de médecine ». Mais le fait intéressant, ainsi que je le relevais tout à l'heure, c'est que la guérison dans ce cas, commencée et poussée assez loin par les moyens médicaux, n'a pu devenir complète que par l'intervention chirurgicale, et c'est sur cette intervention dans un cas de paralysie spasmodique d'origine spinale que je veux particulièrement insister.

Notre malade est aujourd'hui âgée de 62 ans ; elle a eu cinq enfants, a souffert autrefois de douleurs rhumatoïdes. Elle a habité pendant vingt-quatre ans dans une boutique humide, couchant dans l'arrière-boutique. Il y a six ans de cela, elle a été prise de douleurs névralgiques dans les membres supérieurs, dans le cou, le dos et la poitrine. Il y a donc eu peut-être une participation dorsale. Cette période douloureuse a duré six mois ; puis s'est développée une paralysie avec amyotrophie des membres supérieurs qui présentaient la griffe radiale (mains de prédicateur) ; plus tard encore est apparue une paraplégie lombaire spasmodique avec exagération des réflexes tendineux et trépidation épileptoïde.

On lui appliqua pendant ce temps des pointes de feu le long de la colonne vertébrale et on lui fit prendre de l'iodure de potassium. Il y a de cela trois ans, l'amélioration commença à apparaître ; la contracture des membres inférieurs s'atténua, les réflexes tendineux diminuèrent d'intensité, la trépidation disparut ; l'amélioration du côté des membres supérieurs marchait du même pas et même plus rapidement, car bientôt la griffe radiale cessa d'exister, l'amyotrophie diminua et il y eut récupération des divers mouvements. Mais ce qui nous intéresse particulièrement, c'est ce qui s'est passé du côté des membres inférieurs.

La paralysie spasmodique s'atténua de plus en plus, et même à un moment donné il était devenu évident que la rigidité spasmodique des muscles n'existait plus et que, par conséquent, l'affection spinale n'était plus en jeu. Cependant une flexion à angle droit des jambes sur les cuisses et non plus à angle aigu comme autrefois persistait encore. Quelle était donc la cause de l'obstacle à la flexion et surtout à l'extension qui existait encore ?

L'examen attentif rendit probable qu'il s'agissait là : 1° d'un raccourcissement des tendons des muscles fléchisseurs de la cuisse, et 2° de la rétraction du tissu cellulo-fibreux formé autour de la jointure, surtout en arrière dans le creux poplité.

Ce qui rendait cette opinion déjà vraisemblable, pour ne pas dire plus, c'était : 1° la disparition de l'exagération des réflexes rotuliens et de la trépidation spinale ; 2° la sensation produite par les tentatives de flexion ou d'extension du genou.

Dans le cas de contracture spasmodique, les muscles d'action contraire, vous le savez, sont simultanément en jeu ; la contracture occupe, en effet, à peu près au même degré, les fléchisseurs et les extenseurs, par exemple ; seulement, les fléchisseurs et les extenseurs prédominent suivant les cas, et dans l'observation présente c'étaient les fléchisseurs. Tant que la contracture persiste, la résistance est à peu près aussi grande du côté de la flexion que de celui de l'extension et quand on cherche à imprimer au membre un mouvement passif, on éprouve la sensation d'une résistance progressive et élastique, en quelque sorte, les parties tendant à reprendre d'elles-mêmes la position dont on les éloigne. Or chez notre malade, ce n'était plus cela qu'on observait ; l'extension pouvait se faire facilement dans une certaine mesure, mais à un moment donné, brusquement, elle se trouvait limitée par un obstacle mécanique ne donnant pas la sensation de résistance élastique et absolument invincible. D'ailleurs le chloroforme devait résoudre la question ; toute contracture spasmodique se résout absolument sous l'influence du sommeil chloroformique poussé suffisamment loin ; or ici, même dans le sommeil profond, l'obstacle persistait. C'est alors que nous priâmes M. Terrillon d'intervenir.

L'examen du genou fit voir en avant un certain degré d'immobilité de la rotule, et dans le creux poplité la rigidité des fléchisseurs de la jambe sur la cuisse, et de plus cet examen fit éprouver dans cette région une sensation montrant que celui-ci était rempli de tissu fibreux rétracté.

Les opérations qui suivirent vinrent confirmer l'opinion qu'on s'était faite de l'état des tissus.

Une première opération consista dans la section des tendons fléchisseurs, qui n'amena qu'un redressement incomplet ; quinze jours après, une deuxième tentative consistant à provoquer sous l'action du chloroforme l'extension forcée, suivie d'immobilisation, avait démontré, en outre de la rétraction tendineuse, l'existence du tissu fibreux rétracté que d'ailleurs on entendait se déchirer en produisant des craquements pendant les manœuvres d'extension : une troisième tentative du même genre fut nécessaire pour amener l'extension complète. A la suite de cette opération en trois fois, il s'est passé encore deux mois avant que la malade pût marcher. Sous l'influence du repos prolongé, les muscles des membres s'étaient émaciés ; l'électrisation fut mise en jeu pour les ramener aux conditions normales. Enfin, depuis trois ans, la malade est guérie ; elle ne souffre plus, fait de longues courses à pied, ne présente pas la moindre trace de paralysie spasmodique, et comme vestige de l'affection dont elle a souffert, il ne reste plus qu'une difficulté à se mettre à genoux et un peu de raideur dans le cou ; mais c'est en somme bien peu de chose, et l'on peut dire que la guérison est complète, absolue.

Puisque j'en suis à vous parler des guérisons de la pachyméningite, je puis vous montrer un autre cas du même genre. Ici, l'affection a été moins grave, la paralysie spasmodique n'a jamais été qu'ébauchée, c'est-à-dire que les accidents de la troisième période ne se sont pas complètement accusés ; mais, par contre, l'évolution rétrograde s'est arrêtée en chemin et nous ne pensons pas qu'on puisse espérer le retour à l'état normal. Cela tient peut-être d'ailleurs aux habitudes du sujet. C'est une femme de 34 ans, cuisinière, qui a habité pendant deux ans un rez-de-chaussée humide. L'affection a débuté il y a quatre ans. Après une période douloureuse classique de six mois, il s'est développé une paraplégie cervicale atrophique, et enfin la troisième période n'a été qu'esquissée et a été caractérisée par une parésie des membres inférieurs, avec exagération des réflexes tendineux. Aujourd'hui, il n'y a que des vestiges de la paralysie lombaire marquée seulement par des réflexes rotuliens exagérés ; mais, au membre supérieur, il y a une amyotrophie avec réaction de dégénérescence, surtout dans les muscles de la main, sans espoir de guérison ; c'est pourquoi il paraît inutile d'essayer de modifier chirurgicalement la griffe qui existe et dans laquelle les doigts sont maintenus en crochets par le raccourcissement des tendons fléchisseurs et la production de brides fibreuses.

Messieurs, j'insiste comme vous le voyez, sur la production possible de ces brides fibreuses, de ces raccourcissements de tendons qui maintiennent les déformations dans certains cas de paraplégie spasmodique curables ou déjà guéris. Je dis : dans certains cas, parce que cette complication ne se voit pas dans tous les cas appartenant à un même groupe ; ainsi je pourrais citer au moins un cas de pachyméningite cervicale hypertrophique ayant produit une paraplégie spasmodique avec flexion des membres dans lequel la paralysie a guéri au bout de deux ans, sans qu'on pût constater autour de l'articulation, de celle du genou en particulier, la moindre trace de rétraction fibreuse périarticulaire. Ce que je viens de dire de la paraplégie spasmodique, de la pachyméningite hypertrophique, je puis le répéter à propos de la paraplégie par mal de Pott. Vous savez que souvent, cette paraplégie dépend d'une pachyméningite caséeuse, et que c'est dans ce cas une paraplégie par compression. Cette paraplégie, comme l'a depuis longtemps indiqué Leudet, et comme je l'ai fait voir à mon tour, est quelquefois curable. Il faut ajouter que dans ces paraplégies par compression, la flexion des cuisses sur le bassin et des jambes sur les cuisses est en général très prononcée (caractère commun, du reste, à toutes les paraplégies par compression). Eh bien, dans la plupart des cas de ce genre que j'ai observés, la résolution des contractures et la guérison se sont faites absolument sans intervention chirurgicale, tandis que dans d'autres cas, de beaucoup les moins nombreux, en raison de l'existence de productions fibreuses périarticulaires et du raccourcissement des tendons, l'intervention chirurgicale a été, comme dans notre cas, nécessaire pour faire disparaître la déformation. Et ici, vous le voyez, se pose un problème intéressant de pathologie.

Pourquoi, tout étant égal d'ailleurs, du moins en apparence, la complication tendino-fibreuse se produit-elle dans certains cas, et non dans d'autres? Qu'ont donc de particulier les sujets chez lesquels elle se produit? S'agit-il là d'une influence diathésique, d'un élément rhumatismal, arthritique que présenteraient ces sujets? On sait que certaines rétractions fibreuses, indépendantes de toute paralysie, comme la rétraction de l'aponévrose palmaire, relèvent, au moins souvent, d'un élément arthritique.

C'est là un point qu'il serait intéressant d'éclaircir et sur lequel malheureusement je ne suis pas en mesure, quant à présent, de vous donner des renseignements précis.

Nous devons donc nous borner, pour le moment, à enregistrer le fait et à en tirer parti, pour le plus grand bien des malades, le cas échéant.

Mais je ne dois pas vous laisser ignorer que cette complication, que je signale à votre attention, n'est pas exclusivement propre aux paraplégies spasmodiques; elle peut se montrer encore dans des paralysies où la déformation ne dépend pas d'une contracture des muscles; tel est le cas de la paralysie alcoolique, dont je vous présente un exemple.

Il y a dans ces cas-là, en conséquence d'une névrite qui semble primitivement périphérique, une atrophie des muscles extenseurs, suivie d'une chute du pied, analogue à la chute du poignet qu'on observe dans la paralysie saturnine; rien ne retient la flexion du pied — qui est flottant, ballottant — que l'influence de la pesanteur.

Dans d'autres cas, cependant, la prédominance des fléchisseurs moins atrophiés oppose une légère résistance bientôt vaincue; là même, il ne s'agit pas d'une déviation spasmodique, mais d'une déviation paralytique; la tonicité des muscles non altérés est seule en jeu.

Mais il est enfin un troisième ordre de faits, qui dans l'espèce me paraît assez fréquent, et dans lequel, cette fois, l'équinisme ainsi produit est maintenu désormais par le fait de la rétraction du tendon d'Achille, combinée avec la production du tissu fibreux périarticulaire.

J'ai observé deux cas de ce genre dans lesquels, après guérison, l'intervention chirurgicale a été nécessaire, et a réussi une fois de plus entre les mains de M. Terrillon.

L'opération, dans ce cas, a dû être faite, comme dans le cas de la pachyméningite, en plusieurs temps.

La section du tendon d'Achille n'a pas suffi pour obtenir le redressement; il a fallu, à deux ou trois reprises, en produire l'extension forcée, déchirer les brides fibreuses périarticulaires; les malades ont parfaitement guéri.

On ne s'étonnera pas de voir fréquemment des brides fibreuses périarticulaires et des raccourcissements de tendons se produire dans la paralysie alcoolique, si l'on remarque, ainsi que M. Lancereaux et moi nous l'avons fait ressortir, que les troubles trophiques sont chose vulgaire dans les membres inférieurs chez les sujets atteints de paralysie alcoolique, et c'est là une circonstance qui pouvait être prévue dans un cas où le point de départ de la paralysie est une lésion inflammatoire des nerfs périphériques. De fait, les troubles vasomoteurs, l'œdème, l'empâtement, les lésions des ongles, la peau lisse sont fréquents dans les parties où siège la paralysie alcoolique. Mais je ne veux pas m'étendre plus longtemps sur ce sujet qui mériterait bien une étude approfondie et que je me borne à signaler à votre attention. Cette complication de rétractions fibreuses qui peut survenir dans divers cas de paralysie spasmodique ou non spasmodique peut nécessiter l'intervention chirurgicale.

Il est temps d'en venir maintenant au cas que j'ai eu pour objectif pendant toute la durée de cette leçon.

Il s'agit, je vous l'ai annoncé déjà en commençant, d'une déformation produite par la contracture spasmodique hystérique. C'est dire que s'il est vrai, comme il faut l'admettre, que le point de départ de l'affection doit être cherché dans la moelle, celle-ci, cependant, n'a jamais présenté aucune altération appréciable. Actuellement, ainsi que je vous le démontrais tout à l'heure, la contracture spasmodique n'existe plus, et à ce point de vue on peut dire que la malade est guérie, malgré les apparences contraires qui sont dues à ce que la difformité persiste.

Eh bien, messieurs, je prétends que la cause de la persistance de cette déformation doit être cherchée, comme dans le cas de paralysie organique que je vous citais tout à l'heure, dans la production de tissu fibreux périarticulaire et dans le raccourcissement qu'a subi le tendon d'Achille. De sorte qu'ici encore la guérison ne pourra être complétée que par une intervention chirurgicale du même genre que celles dont il a été question, et dont mon collègue, M. Terrillon, voudra encore bien se charger.

Mais jusqu'ici, je n'ai procédé que par assertions ; il me faut actuellement procéder par démonstration.

J'ai à établir les points suivants :

1° La déformation en pied bot équin varus, que nous avons sous les yeux, a bien pour point de départ une contracture spasmodique d'origine hystérique ;

2° Aujourd'hui l'élément spasmodique a complètement disparu, et la déformation — autrefois tout entière de cause musculaire — est maintenue désormais seulenent par les rétractions tendineuses et fibreuses, qui se sont produites consécutivement à titre de complication.

Si nous parvenons à bien montrer tout cela, nous aurons rendu manifeste du même coup que l'intervention chirurgicale est opportune, nécessaire, et que cette entreprise a toutes les chances d'être couronnée d'un plein succès.

Il nous sera facile de démontrer que la malade est bien hystérique et que le double pied bot qu'elle présente a pour origine une contracture hystérique. Il nous suffira pour cela d'indiquer les principaux traits de l'histoire de cette malade.

Elle a un père aliéné mort à l'asile de Clermont ; elle a 25 ans ; de 20 à 24 ans, elle a beaucoup souffert moralement ; sous cette influence sont survenus des vomissements fréquents se produisant sans effort et sans douleur et évidemment de nature névropathique, des accidents qu'elle appelle des syncopes et qui paraissent bien avoir été des crises hystériques, une paralysie transitoire du membre supérieur gauche avec anesthésie et perte du sens musculaire qui, manifestement, doit être rattachée à l'hystérie.

Enfin, il y a deux ans, tout à coup, un matin, sans prodromes, s'est produite la déformation des pieds en varus équin qui a atteint immédiatement son plus haut degré, et dont vous retrouverez aujourd'hui les vestiges. Il y avait un an à peu près que cela durait quand la malade est entrée à la Salpêtrière. Nous avons pu constater alors que l'articulation du genou était aussi rigide, que les tentatives de redressement du pied donnaient la sensation de résistance élastique qui est propre aux contractures spasmodiques. Nous avons reconnu enfin l'absence, à cette époque, de tout stigmate hystérique sensitif ou sensoriel et nous avons constaté qu'il était impossible de produire aux membres supérieurs la contracture artificielle ; enfin, les attaques avaient complètement cessé. On pouvait donc espérer que la diathèse hystérique était épuisée et que l'on viendrait sans doute bientôt à bout de la contracture spasmodique du pied. Les tentatives d'hypnotisme étaient restées sans résultat ; nous ne pouvions compter sur une disparition des accidents par voie de suggestion. Les moyens employés ont été l'électrisation et le massage ; ce dernier mode de traitement, mis en œuvre pendant un mois, paraît avoir produit une très notable amélioration. La flexion du genou est devenue possible ; quelques mouvements ont reparu dans l'articulation tibio-tarsienne, et la malade a pu alors se tenir debout sur la pointe des pieds, comme vous le voyez aujourd'hui. Vous pouvez observer comment la malade peut marcher sans appui en faisant reposer les pieds sur l'extrémité des deux ou trois derniers métatarsiens.

Mais, au bout d'un certain temps, il est devenu clair qu'il ne se faisait plus de progrès, et nous nous sommes demandé si la contracture spasmodique n'avait pas disparu, et si la déformation n'était pas entretenue seulement par des productions fibro-tendineuses. Les productions de ce genre sont rares, à la vérité, dans les contractures hystériques, alors même qu'elles ont duré de longues années ; la disparition de la contracture spasmodique peut se faire progressivement ou même subitement sans laisser après elle aucune trace de rigidité articulaire, alors même que la rigidité par contraction a duré plusieurs mois, voire plusieurs années ; mais il faut reconnaître que le fait n'est pas absolument général ; et il faut savoir que les rétractions fibreuses peuvent compliquer les contractures hystériques, comme elles compliquent les paralysies organiques. Je pourrais même citer trois exemples de ce genre dont deux, par une singulière coïncidence, chez des dames russes.

Mais pouvons-nous démontrer que la contracture spasmodique n'existe plus ? Oui, je le crois.

Vous voyez que la malade peut, dans une certaine mesure, mouvoir son pied librement en dedans, en dehors, en avant, en arrière, ce qui n'arrive jamais au même degré dans les contractures hystériques où les choses sont poussées toujours à l'extrême, si bien qu'en général le.malade ne peut imprimer aucun mouvement aux parties contracturées. De plus, quand on imprime des mouvements passifs à la jointure, en dedans ou en dehors, le mouvement est à peu près complet ; le mouvement de flexion plantaire et aussi assez étendu, et on ne sent nulle part cette résistance élastique, qui donne la sensation d'un ressort tendu, qui appartient à la contracture spasmodique.

Au contraire, quand on veut produire la flexion dorsale du pied, on est bientôt arrêté brusquement par un obstacle purement mécanique qui paraît être surtou le tendon d'Achille raccourci, mais qui pourrait bien avoir aussi sa cause, d'après ce que nous savons, dans la production de tissu fibreux périarticulaire. S'il vous reste encore après cela un doute dans l'esprit, je pourrais vous fournir enfin un argument absolument décisif en faveur de la thèse que je soutiens : la malade a été soumise à la chloroformisation et, pendant le sommeil profond, la déformation ne s'est en rien modifiée, elle est restée telle quelle, sans que nous ayons pu rien gagner. Il est donc évident par là que le spasme musculaire n'est plus ici pour rien, et toute la déformation doit être mise sur le compte des rétractions fibro-tendineuses. La chirurgie seule a donc désormais le pouvoir de rendre au membre l'intégralité de ses mouvements.

Mais l'opération est-elle opportune? oui, incontestablement. Tant que persiste l'élément myospasmodique, je repousse toute tentative de redressement à l'aide d'appareils, car j'ai constaté toujours les plus fâcheux effets de ce mode de traitements, et je prêche en pareil cas, avec conviction, la doctrine de l'expectation. Mais ici nous ne sommes plus dans ces conditions-là : d'un côté, il n'existe plus

actuellement aucune manifestation de l'hystérie, et, de l'autre, l'élément myospasmodique a complètement disparu. Nous sommes donc dans les conditions les
plus favorables au succès de l'entreprise, et il n'y a pas à hésiter. Ce soir même la
malade sera confiée aux soins de M. Terrillon, et j'espère dans quelques semaines
vous la présenter de nouveau, cette fois complètement guérie et libre de tous ses
mouvements (1).

APPENDICE N° 3

Hystérie provoquée chez l'homme par la peur de la foudre (2).
Voir la Leçon 19, pp. 435, 461.

L'observation qu'on va lire offre un bel exemple d'hystérie développée chez
l'homme par suite du saisissement ressenti au moment où la foudre tombait
sur un lieu éloigné. Le « schock nerveux » produit par l'éclair, le bruit de la
foudre sont ici seuls en cause ; le choc électrique n'y est pour rien.

Le nommé H... Augustin, employé, âgé de 51 ans, se présenta à l'hôpital Necker,
le 8 août 1887. Cet homme se plaignait d'être paralysé du côté gauche et il ajoutait
aussitôt que cette paralysie lui était venue « à la suite d'un coup de foudre ». Il
fut admis salle Saint-Luc, lit n° 13, dans le service de M. le professeur Peter suppléé
par M. Ballet.

---

1. L'opération a été en effet pratiquée par M. Terrillon quelques jours après la leçon. La
malade est sortie de l'hôpital deux mois après complètement guérie. Voir d'ailleurs la fin de
histoire de cette malade dans la Nouvelle Iconographie de la Salpêtrière, t. I, 1888, p. 93.
*De l'intervention chirurgicale dans certains cas de rétactions musculaires succédant à la
contracture spasmodique,* par Terrillon, *chirurgien de la Salpêtrière.*
2. Cette observation a été recueillie par M. Dutil, alors interne dans le service de M. Ballet,
suppléant M. le Prof. Peter.

Antécédents héréditaires. — Les renseignements donnés par le malade sur l'état de santé de ses parents sont fort incomplets. Il n'a pas connu son père, il ne sait rien de sa mère qui mourut pendant qu'il était encore en bas âge. Il n'a jamais ouï dire qu'aucun de ses parents dans la ligne collatérale fût atteint d'une maladie nerveuse quelconque. Il a quatre enfants qui jouissent d'une excellente santé.

Antécédents personnels. — Par contre les antécédents personnels de cet homme présentent quelques particularités dignes d'être notées.

Bien qu'il n'ait jamais eu ni crise de nerfs, ni syncopes, H... n'en est pas moins, comme il le dit lui-même, « très nerveux, » très impressionnable; parfois il s'émeut d'un incident futile, comme il pourrait le faire d'un événement grave, et qui aurait pour lui les plus fâcheuses conséquences. Une surprise, une émotion quelconque, le font trembler des quatre membres. Le fond de son caractère est la mélancolie.

Il n'est ni syphilitique, ni alcoolique. Une blennorrhagie qu'il eut à l'âge de 18 ans constitue tout son passé morbide.

H. raconte que dans sa jeunesse (vers l'âge de 12 ans), un jour qu'il marchait sur une grande route, par un temps d'orage, la foudre vint à tomber près de lui, dans le fossé même qui bordait le chemin. Il vit l'étincelle frapper le sol en même temps qu'un violent coup de tonnerre éclatait sur sa tête. Saisi d'une terreur folle, il se mit à courir jusqu'à son domicile. Cet accident fit sur lui une impression si profonde qu'elle ne s'est jamais complètement effacée. Depuis cette époque il a toujours craint l'orage; non pas qu'il ait *peur* de la foudre comme au temps de son enfance; mais le tonnerre, la vue des éclairs lui causent une émotion, une angoisse qu'il ne peut pas toujours surmonter. Un jour qu'il travaillait dans une prairie, l'apparition d'un éclair l'impressionna si vivement qu'il devint tout pâle et fut obligé de s'asseoir pour ne pas tomber.

Voici maintenant dans quelles circonstances il a été frappé d'hémiplégie.

Le 30 juillet dernier, cet homme travaillait rue Vavin, dans un atelier couvert en vitrage, lorsqu'un violent orage vint à éclater. Vers quatre heures et demie, un coup de tonnerre formidable ébranle la toiture de l'atelier en même temps qu'un éclair jetait une très vive lueur. H... en fut tout saisi; il crut que la foudre était tombée sur le trottoir qui borde la maison. En réalité, le tonnerre était tombé au loin, dans un quartier voisin, il n'avait d'ailleurs ressenti aucune secousse, aucune commotion électrique.

Dans la soirée, en rentrant chez lui, il éprouva « des frémissements », des picotements dans le bras gauche, « comme si on l'avait électrisé »; puis il se sentit pris d'une faiblesse générale. Quelques instants après, l'affaiblissement s'accentuait dans les membres du côté gauche. Il se coucha inquiet, agité, sentant qu'il perdait ses forces. Il dormit peu durant la nuit. Le lendemain, quand il voulut se lever, il était paralysé du bras et de la jambe gauche; il était incapable de mouvoir ces membres qui étaient comme morts et complètement insensibles.

Durant les deux jours qui suivirent, la paralysie s'améliora surtout au membre inférieur; le malade put se lever et marcher, sans trop boiter, sans traîner la jambe malade. Celle-ci néanmoins restait très affaiblie; et le malade aurait été incapable de se tenir longtemps debout et de faire une course un peu longue. Au membre supérieur, dont la paralysie était complète, absolue le premier jour (30 juillet), il ne recouvra que quelques très légers mouvements des doigts et de la main.

Quant à la face, au dire du malade, elle n'a pas été touchée par la paralysie; à aucun moment sa bouche ne s'est déviée dans un sens ni dans l'autre.

Le 8 août, voyant que son état restait stationnaire, le malade se décida à entrer à l'hôpital. Voici ce que l'on constatait:

Etat actuel. — A la *face*, quelque attentif que fût l'examen, on ne découvrait pas trace de paralysie ni de contracture. Au repos, les traits étaient bien symétriques; et quand la physionomie entrait en jeu, comme par exemple, dans l'acte de rire, grincer des dents, souffler, etc., on ne découvrait aucun trouble de la mobilité de telle ou telle partie du visage. Les mouvements des paupières aussi bien que ceux des globes oculaires s'exécutaient librement.

La langue était tirée droite, elle ne présentait aucune déformation, aucun pli, indice d'une contracture partielle.

Les mouvements de la tête et du cou étaient parfaitement libres.

Le *membre supérieur* pend inerte le long du tronc. La paralysie du membre supérieur gauche est totale, et à peu près absolue. Quelques légers mouvements de flexion des doigts et d'extension de la main, voilà tout ce que le malade peut faire. Le membre paralysé est flasque; on peut le déplacer, fléchir et étendre ses divers segments sans éprouver la moindre résistance.

L'exploration dynamométrique donne les résultats que voici:

$$\text{Main droite} = 38 \text{ k.}$$
$$\text{— gauche} = 3 \text{ k.}$$

Membre inférieur. — Le membre inférieur gauche est très incomplètement paralysé.

Le malade peut exécuter à peu près tous les mouvements qu'on lui commande, mais ces mouvements sont lents et comme inhabiles. Le malade ne peut se tenir debout sur la jambe gauche; dès qu'il soulève le pied droit pour porter le poids du corps tout entier sur le membre inférieur gauche, celui-ci fléchit aussitôt.

Dans la marche, la jambe gauche est plus lente à exécuter les divers temps du pas, elle est un peu en retard sur l'autre, mais il n'y a ni balancement du tronc, ni frottement de la pointe du pied sur le parquet.

Les mouvements de flexion, d'extension, d'inclinaison latérale, etc., du tronc sont normaux. Il s'agit donc en somme non d'une hémiplégie, mais de monoplégies associées du membre supérieur et du membre inférieur.

Sensibilité. — La sensibilité de la peau au contact, à la piqûre et à la température (froid) est abolie complètement dans la moitié gauche de la tête et du cou, et dans tout le membre supérieur du même côté. Cette anesthésie s'interrompt brusque-

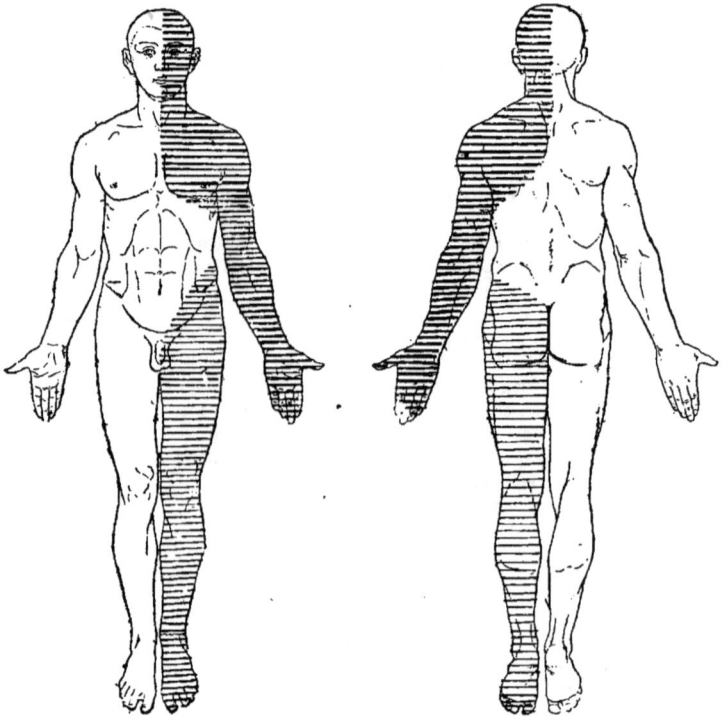

Fig. 125.

ment sur la ligne médiane à la tête et au cou, mais à la partie supérieure du thorax, elle s'étale un peu tout autour de l'épaule et si l'on en délimite les contours à ce niveau, on voit que la ligne de démarcation partant de la ligne médiane antérieure du cou descend en décrivant un arc de cercle à convexité inférieure au devant des côtes, et, coupant la ligne axillaire très près du creux de l'aisselle, remonte ensuite derrière l'épaule vers l'épine dorsale qu'elle atteint à la hauteur de la deuxième dorsale.

La peau du membre inférieur est également insensible au contact, à la piqûre et au froid, mais l'anesthésie n'est pas aussi complète qu'au membre supérieur et à la face. La zone anesthésique dépasse la ligne d'attaches de la cuisse ; sa limite remonte même un peu au-dessus de la fesse et de l'épine iliaque supérieure en arrière ; en avant elle descend obliquement dans le pli inguinal scrotal.

La peau du tronc a conservé toute sa sensibilité dans la zone intermédiaire qui sépare la nappe anesthésique péri-scapulaire de celle qui circonscrit la partie supérieure de la cuisse.

L'anesthésie des membres est profonde. On peut tordre les doigts, les tirailler sans que le malade accuse la moindre douleur.

Le sens musculaire est très compromis. Le malade ne peut, les yeux fermés, porter l'index gauche à son nez ; de même il tâtonne pour saisir avec sa main droite son poignet gauche, etc.

Le testicule gauche, sans être complètement insensible, supporte une pression beaucoup plus forte que celui du côté droit.

Le réflexe rotulien est sensiblement diminué à gauche.

Le réflexe crémastérien est nul à gauche, très prononcé à droite.

Anesthésie pharyngienne.

Organes des sens. — *Vue.* — Il existe un rétrécissement concentrique du champ visuel de l'œil gauche.

Pas de dyschromatopsie. Micropsie.

Ouïe. — L'acuité auditive est très diminuée du côté gauche ; le tic tac d'une montre est perçu à une distance de 25 cent. par l'oreille droite ; dès qu'on éloigne la montre de 5 cent. de l'oreille gauche, le malade cesse de l'entendre.

Le *goût* est également diminué à gauche (sulfate de quinine, sucre en poudre).

L'*odorat* ne semble pas être intéressé ; le malade reconnaît l'eau de Cologne, le benjoin. Par contre, la sensibilité générale de la muqueuse de la fosse nasale gauche est complètement abolie. Le malade flaire, sans être nullement incommodé, un flacon d'ammoniaque.

Le 9 août au matin, s'adressant aux élèves de la clinique, M. Ballet déclare en présence du malade, de façon à être bien entendu de lui, que cette paralysie va disparaître, à coup sûr, sous l'influence d'une pilule fulminante. Eu égard à l'activité grande de cette préparation pharmaceutique, on recommande au malade de la prendre en deux fois, de s'abstenir d'en ingérer la seconde moitié au cas où la première produirait des effets trop énergiques... etc.

Le 10 août, le malade nous dit que la pilule « l'a violemment travaillé, qu'il va beaucoup mieux, que la peau est redevenue sensible ». Nous constatons en effet, qu'il n'existe plus trace d'anesthésie du côté gauche ; il n'y a plus de rétrécissement du champ visuel ; le goût est normal, mais il y a encore une diminution assez marquée de l'acuité auditive à gauche ; le pharynx a recouvré sa sensibilité.

La paralysie motrice s'est également amendée, mais à un moindre degré. L'exploration dynamométrique donne les résultats suivants :

Main droite = 50 k.
— gauche = 15 k.

on prescrit au malade deux nouvelles pilules fulminantes.

Le 11 août, à la visite du matin, H... nous déclare qu'il n'avait pris qu'une des pilules parce que la première avait suffi à le bouleverser complètement. Nous constations en même temps que l'ouïe avait repris son acuité normale et que la force musculaire s'était de nouveau accrue dans les membres paralysés.

Main droite = 50 k.
— gauche = 25 k.

Le 12 août, le malade se trouve complètement guéri ; il affirme qu'il a entièrement repris ses forces.

Main droite = 51 k.
— gauche = 35 k.

La sensibilité tant générale que sensorielle est partout normale.

Durant les quelques jours que le malade passa encore à l'hôpital, en attendant la disparition d'une poussée d'eczéma aigu au cuir chevelu, la guérison s'est maintenue complète et tout porte à croire qu'elle est définitive.

On remarquera que dans ce cas la paralysie très certainement n'a pas été produit par le choc électrique : elle ne s'est pas manifestée immédiatement, au moment même où la foudre est tombée, mais seulement le lendemain. Il y a eu là, ainsi qu'on l'a fait remarquer plusieurs fois dans des circonstances analogues, une sorte d'incubation.

Une observation de même caractère que la précédente, avec cette différence toutefois que le shock nerveux a déterminé immédiatement une attaque d'hystérie suivie de mutisme, a été publiée par M. le docteur Bettencourt Rodrigues (*accidentes hysteriformes determinados pela acção d'um raio a distancia* in Revista di Nevrologia Psychiatria ; 1889, n° 1, t. I⁰ʳ, 2ᵉ série, Lisboa). L'observation est relative à un homme de 30 ans, ancien militaire.

IMP. NOIZETTE, 8, RUE CAMPAGNE-PREMIÈRE, PARIS.

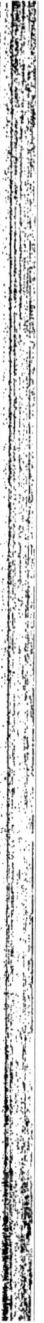

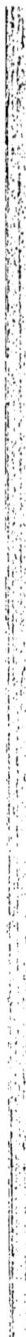

TABLE

DES TABLEAUX, FIGURES ET FAC-SIMILE

CONTENUS DANS CE VOLUME

A. — TABLEAUX

B. — FIGURES, FAC-SIMILE ET TRACÉS.

74

TABLE DES MATIÈRES

QUATRIÈME LEÇON

CINQUIÈME LEÇON

SIXIÈME LEÇON

SEPTIÈME LEÇON

HUITIÈME LEÇON

NEUVIÈME LEÇON

DIXIÈME LEÇON

ONZIÈME LEÇON

DOUZIÈME LEÇON

TREIZIÈME LEÇON

QUATORZIÈME LEÇON

QUINZIÈME LEÇON

SEIZIÈME LEÇON

INDEX ANALYTIQUE

Imp. de la Soc. de Typ.— NOIZETTE, 8, r. Campagne-1re, Paris

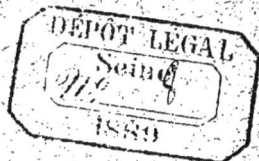

PUBLICATIONS DU *PROGRÈS MÉDICAL*

LEÇONS DU MARDI A LA SALPÊTRIÈRE

Professeur : *CHARCOT*

POLICLINIQUE

1888-1889

Notes de Cours de MM. BLIN, CHARCOT, Henri COLIN
ÉLÈVES DU SERVICE

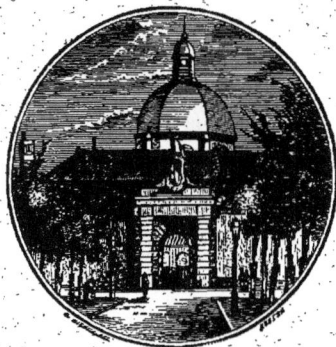

e LEÇON :

PARIS

AUX BUREAUX DU PROGRÈS
MÉDICAL
14, rue des Carmes, 14

E. LECROSNIER ET BABÉ
ÉDITEUR
Place de l'École-de-Médecine

1889

2ᵉ ANNÉE (1888-1889)

CONDITIONS DE LA PUBLICATION :

*Il paraîtra à peu près toutes les semaines, de décembre à
fin juillet, une livraison de 16 à 32 pages de texte in-4ᵉ
couronne, avec figures, sous couverture.*

PRIX DE LA LIVRAISON : **50 CENT.**

PRIX DE L'ABONNEMENT POUR L'ANNÉE SCOLAIRE :
Paris, **20** fr. ; — Départements, **21** fr. ; — Étranger, **22** fr.

LEÇONS DU MARDI A LA SALPÊTRIÈRE

M. le Professeur CHARCOT

POLICLINIQUE

1ʳᵉ ANNÉE (1887-1888)

Notes de Cours de MM. BLIN, CHARCOT, Henri COLIN

ÉLÈVES DU SERVICE

Un beau vol. in-4ᵉ couronne, autographié, de 638 pages, avec nombreuses figures.
Prix.. **20 fr.**

ARCHIVES DE NEUROLOGIE. Revue des maladies nerveuses et mentales, paraissant tous les deux mois sous la direction de J.-M. CHARCOT. — Rédacteur
en chef : BOURNEVILLE ; — Secrétaire de la rédaction : J.-B. CHARCOT fils et G. GUINON.
Chaque fascicule se compose de huit à neuf feuilles in-8ᵒ carré, et de plusieurs
planches chromo-lithographiées. Abonnement pour un an : PARIS : **20** fr. — FRANCE
ET ALGÉRIE : **22** fr. — UNION POSTALE : **23** fr. — OUTRE-MER (en dehors de
l'union postale : **25** fr. — Les numéros séparés : 4 fr. 50. — Les abonnements
sont reçus aux Bureaux du *Progrès Médical*, 14, rue des Carmes, à Paris et dans
tous les Bureaux de poste de France, de Belgique, de Suisse, de Hollande, d'Italie,
d'Allemagne, des États-Unis et d'Algérie, sans autres frais que le prix de
l'abonnement indiqué ci-dessus. Pour les autres pays, prière d'envoyer un mandat-
poste avec l'ordre d'abonnement.

AVIS AUX ABONNÉS

Du PROGRÈS MÉDICAL, des ARCHIVES DE NEUROLOGIE
et des LEÇONS DU MARDI (de M. le Professeur CHARCOT)

Messieurs les Abonnés à l'une des publications ci-dessus pourront recevoir
les autres aux conditions suivantes :

	Paris	France	Étranger
	FR.	FR.	FR.
PROGRÈS MÉDICAL et ARCHIVES de NEUROLOGIE	35	37	39
PROGRÈS MÉDICAL et LEÇONS du MARDI	30	31	33
ARCHIVES de NEUROLOGIE et LEÇONS du MARDI	30	33	35
PROGRÈS MÉDICAL, A. de NEUROLOGIE et LEÇONS du MARDI	45	48	52

Ceux de nos lecteurs qui sont déjà abonnés à l'une ou l'autre de ces
publications peuvent, *dès maintenant*, s'abonner aux autres en nous
envoyant la différence.

Les conditions ci-dessus sont faites pour les personnes qui *s'adresseront*
DIRECTEMENT à nos bureaux, 14, rue des Carmes.

PUBLICATIONS DU *PROGRÈS MÉDICAL*

LEÇONS DU MARDI A LA SALPÊTRIÈRE

Professeur : CHARCOT

POLICLINIQUE
1888-1889

Notes de Cours de MM. BLIN, CHARCOT, Henri COLIN

ÉLÈVES DU SERVICE

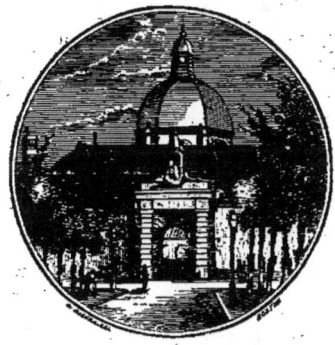

3ᵉ LEÇON :

PARIS

AUX BUREAUX DU PROGRÈS
MÉDICAL
14, rue des Carmes, 14

E. LECROSNIER ET BABÉ
ÉDITEUR
Place de l'École-de-Médecine

1889

2e ANNÉE (1888-1889)

CONDITIONS DE LA PUBLICATION :

Il paraîtra à peu près toutes les semaines, de décembre à fin juillet, une livraison de 16 à 32 pages de texte in-4° couronne, avec figures, sous couverture.

PRIX DE LA LIVRAISON : **50** CENT.

PRIX DE L'ABONNEMENT POUR L'ANNÉE SCOLAIRE :

Paris, **20** fr. ; — Départements, **21** fr. ; — Étranger, **22** fr.

LEÇONS DU MARDI A LA SALPÊTRIÈRE

M. le Professeur CHARCOT

POLICLINIQUE

1re ANNÉE (1887-1888)

Notes de Cours de MM. BLIN, CHARCOT, Henri COLIN

ÉLÈVES DU SERVICE

Un beau vol. in-4° couronne, autographié, de 638 pages, avec nombreuses figures. Prix. . . . . 10 fr. »

ARCHIVES DE NEUROLOGIE. Revue des maladies nerveuses et mentales, paraissant tous les deux mois sous la direction de J.-M. CHARCOT. — Rédacteur en chef : BOURNEVILLE ; — Secrétaire de la rédaction : J.-B. CHARCOT fils et G. GUINON. Chaque fascicule se compose de huit à neuf feuilles in-8° carré, et de plusieurs planches chromo-lithographiées. Abonnement pour un an : PARIS : 20 fr. — FRANCE ET ALGÉRIE : 22 fr. — UNION POSTALE : 23 fr. — OUTRE-MER (en dehors de l'union postale) : 25 fr. — Les numéros séparés : 1 fr. 50. — Les abonnements sont reçus aux Bureaux du *Progrès Médical*, 14, rue des Carmes, à Paris et dans tous les Bureaux de poste de France, de Belgique, de Suisse, de Hollande, d'Italie, d'Allemagne, des États-Unis et d'Algérie, sans autres frais que le prix de l'abonnement indiqué ci-dessus. Pour les autres pays, prière d'envoyer un mandat-poste avec l'ordre d'abonnement.

AVIS AUX ABONNÉS

Du PROGRÈS MÉDICAL, des ARCHIVES DE NEUROLOGIE et des LEÇONS DU MARDI (de M. le Professeur CHARCOT)

Messieurs les Abonnés à l'une des publications ci-dessus pourront recevoir les autres aux conditions suivantes :

	Paris FR.	France FR.	Étranger FR.
PROGRÈS MÉDICAL et ARCHIVES de NEUROLOGIE	35	37	39
PROGRÈS MÉDICAL et LEÇONS du MARDI	30	31	33
ARCHIVES de NEUROLOGIE et LEÇONS du MARDI	30	33	35
PROGRÈS MÉDICAL, A. de NEUROLOGIE et LEÇONS du MARDI	45	48	52

Ceux de nos lecteurs qui sont déjà abonnés à l'une ou l'autre de ces publications peuvent, *dès maintenant*, s'abonner aux autres en nous envoyant la différence.

Les conditions ci-dessus sont faites pour les personnes qui *s'adresseront* DIRECTEMENT à nos bureaux, 14, rue des Carmes.

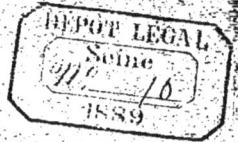

PUBLICATIONS DU *PROGRÈS MÉDICAL*

LEÇONS DU MARDI A LA SALPÊTRIÈRE

Professeur: CHARCOT

POLICLINIQUE
1888-1889

Notes de Cours de MM. BLIN, CHARCOT, Henri COLIN

ÉLÈVES DU SERVICE

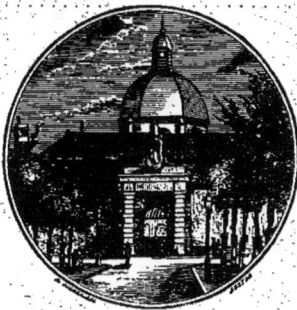

4ᵉ LEÇON :

PARIS

AUX BUREAUX DU PROGRÈS | E. LECROSNIER ET BABÉ
MÉDICAL | ÉDITEUR
14, rue des Carmes, 14 | Place de l'École-de-Médecine

1889

PUBLICATION HEBDOMADAIRE.   2ᵉ ANNÉE.

2ᵉ ANNÉE (1888-1889)

CONDITIONS DE LA PUBLICATION :

*Il paraîtra à peu près toutes les semaines, de décembre à
fin juillet, une livraison de 16 à 32 pages de texte in-4ᵒ
couronne, avec figures, sous couverture.*

PRIX DE LA LIVRAISON : **50 CENT.**

PRIX DE L'ABONNEMENT POUR L'ANNÉE SCOLAIRE :

Paris, **20** fr. ; — Départements, **21** fr. ; — Étranger, **22** fr.

LEÇONS DU MARDI A LA SALPÊTRIÈRE

M. le Professeur CHARCOT

POLICLINIQUE

1ʳᵉ ANNÉE (1887-1888)

Notes de Cours de MM. BLIN, CHARCOT, Henri COLIN

ÉLÈVES DU SERVICE

Un beau vol. in-4ᵒ couronne, autographié, de 638 pages, avec nombreuses figures.
Prix. . . . . **20 fr. »**

ARCHIVES DE NEUROLOGIE. Revue des maladies nerveuses et mentales, paraissant tous les deux mois sous la direction de J.-M. CHARCOT. — Rédacteur
en chef : BOURNEVILLE ; —Secrétaire de la rédaction : J.-B. CHARCOT fils et G. GUINON.
Chaque fascicule se compose de huit à neuf feuilles in-8ᵒ carré, et de plusieurs
planches chromo-lithographiées. Abonnement pour un an : PARIS : 20 fr. — FRANCE
ET ALGÉRIE : 22 fr. — UNION POSTALE : 23 fr. — OUTRE-MER (en dehors de
l'union postale) : 25 fr. — Les numéros séparés : 4 fr. 50. — Les abonnements
sont reçus aux Bureaux du *Progrès Médical*, 14, rue des Carmes, à Paris et dans
tous les Bureaux de poste de France, de Belgique, de Suisse, de Hollande, d'Italie,
d'Allemagne, des États-Unis et d'Algérie, sans autres frais que le prix de
l'abonnement indiqué ci-dessus. Pour les autres pays, prière d'envoyer un mandat-
poste avec l'ordre d'abonnement.

AVIS AUX ABONNÉS

Du PROGRÈS MÉDICAL, des ARCHIVES DE NEUROLOGIE
et des LEÇONS DU MARDI (de M. le Professeur CHARCOT)

Messieurs les Abonnés à l'une des publications ci-dessus pourront recevoir
les autres aux conditions suivantes :

	Paris	France	Étranger
	FR.	FR.	FR.
PROGRÈS MÉDICAL et ARCHIVES de NEUROLOGIE	35	37	39
PROGRÈS MÉDICAL et LEÇONS du MARDI . . .	30	31	33
ARCHIVES de NEUROLOGIE et LEÇONS du MARDI	30	33	35
PROGRÈS MÉDICAL, A. de NEUROLOGIE et LEÇONS du MARDI . . .	45	48	52

Ceux de nos lecteurs qui sont déjà abonnés à l'une ou l'autre de ces
publications peuvent, *dès maintenant*, s'abonner aux autres en nous
envoyant la différence.

Les conditions ci-dessus sont faites pour les personnes qui *s'adresseront*
DIRECTEMENT à nos bureaux, 14, rue des Carmes.

PUBLICATIONS DU *PROGRÈS MÉDICAL*

LEÇONS DU MARDI A LA SALPÊTRIÈRE

Professeur : CHARCOT

POLICLINIQUE
1888-1889

Notes de Cours de MM. BLIN, CHARCOT, Henri COLIN
ÉLÈVES DU SERVICE

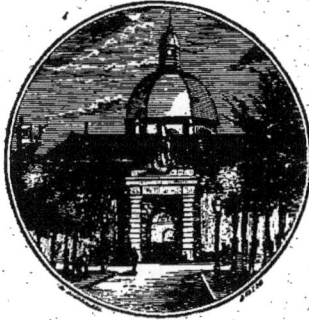

5ᵉ LEÇON :

PARIS

AUX BUREAUX DU PROGRÈS | E. LECROSNIER ET BABÉ
MÉDICAL | ÉDITEUR
14, rue des Carmes, 14 | Place de l'École-de-Médecine

1889

2ᵉ ANNÉE (1888-1889)

CONDITIONS DE LA PUBLICATION :

Il paraîtra à peu près toutes les semaines, de décembre à fin juillet, une livraison de 16 à 32 pages de texte in-4° couronne, avec figures, sous couverture.

PRIX DE LA LIVRAISON : **50** CENT.

PRIX DE L'ABONNEMENT POUR L'ANNÉE SCOLAIRE :
Paris, **20** fr. ; — Départements, **21** fr. ; — Étranger, **22** fr.

LEÇONS DU MARDI A LA SALPÊTRIÈRE

M. le Professeur CHARCOT

POLICLINIQUE

1ʳᵉ ANNÉE (1887-1888)

Notes de Cours de MM. BLIN, CHARCOT, Henri COLIN
ÉLÈVES DU SERVICE

Un beau vol. in-4° couronne, autographié, de 638 pages, avec nombreuses figures.
Prix... **20 fr. »**

ARCHIVES DE NEUROLOGIE. Revue des maladies nerveuses et mentales, paraissant tous les deux mois sous la direction de J.-M. CHARCOT. — Rédacteur en chef : BOURNEVILLE ; — Secrétaire de la rédaction : J.-B. CHARCOT fils et G. GUINON. Chaque fascicule se compose de huit à neuf feuilles in-8° carré, et de plusieurs planches chromo-lithographiées. Abonnement pour un an : PARIS : 20 fr. — FRANCE ET ALGÉRIE : 22 fr. — UNION POSTALE : 23 fr. — OUTRE-MER (en dehors de l'union postale) : 25 fr. — Les numéros séparés : 4 fr. 50. — Les abonnements sont reçus aux Bureaux du *Progrès Médical*, 14, rue des Carmes, à Paris et dans tous les Bureaux de poste de France, de Belgique, de Suisse, de Hollande, d'Italie, d'Allemagne, des États-Unis et d'Algérie, sans autres frais que le prix de l'abonnement indiqué ci-dessus. Pour les autres pays, prière d'envoyer un mandat-poste avec l'ordre d'abonnement.

AVIS AUX ABONNÉS

Du PROGRÈS MÉDICAL, des ARCHIVES DE NEUROLOGIE
et des LEÇONS DU MARDI (de M. le Professeur CHARCOT)

Messieurs les Abonnés à l'une des publications ci-dessus pourront recevoir les autres aux conditions suivantes :

	Paris	France	Étranger
	FR.	FR.	FR.
PROGRÈS MÉDICAL et ARCHIVES de NEUROLOGIE	35	37	39
PROGRÈS MÉDICAL et LEÇONS du MARDI	30	31	33
ARCHIVES de NEUROLOGIE et LEÇONS du MARDI	30	33	35
PROGRÈS MÉDICAL, A. de NEUROLOGIE et LEÇONS du MARDI	45	48	52

Ceux de nos lecteurs qui sont déjà abonnés à l'une ou l'autre de ces publications peuvent, *dès maintenant*, s'abonner aux autres en nous envoyant la différence.

Les conditions ci-dessus sont faites pour les personnes qui *s'adresseront* DIRECTEMENT à nos bureaux, 14, rue des Carmes.

ÉCOLE DE LA SALPÊTRIÈRE

ŒUVRES COMPLÈTES

DE

J.-M. CHARCOT

TOME I. — **Leçons sur les maladies du système nerveux**, recueillies et publiées par BOURNEVILLE : *Troubles trophiques;* — *Paralysie agitante;* — *Sclérose en plaques;* — *Hystéro-épilepsie.* Paris, 1886, 5ᵉ éd. Vol. in-8° de 418 pages avec 25 figures et 10 planches en chromolithographie. — Prix : 15 fr. — Pour nos abonnés. . . . . 10 fr. »

TOME II. — **Leçons sur les maladies du système nerveux**, faites à la Salpêtrière, recueillies et publiées par BOURNEVILLE : *Des anomalies de l'ataxie locomotrice;* — *De la compression lente de la moelle épinière;* — *Des amyotrophies;* — *Tabes dorsal spasmodique;* — *Hémichorée post-hémiplégique;* — *Paraplégies urinaires;* — *Vertige de Ménière;* — *Epilepsie partielle d'origine syphilitique;* — *Athétose;* — *Appendice, etc.* Paris, 1887, 4ᵉ éd. Vol. in-8° de 496 pages, avec 33 fig. dans le texte et 10 planches en chromolithographie. — Prix : 15 fr. — Pour nos abonnés. . . . . 10 fr. »

TOME III. — **Leçons sur les maladies du système nerveux**, recueillies et publiées par BABINSKI, BERNARD, FÉRÉ, GUINON, MARIE et GILLE DE LA TOURETTE : *De l'atrophie musculaire;* — *De l'hystérie chez les jeunes garçons;* — *Contracture hystérique de l'aphasie;* — *De la cécité verbale;* — *Chorée rythmée;* — *Spiritisme et hystérie;* — *Six cas d'hystérie chez l'homme;* — *Du mutisme hystérique, etc.* Paris, 1887. Un vol. in-8° de 518 pages, avec 86 figures dans le texte. — Prix : 12 fr. — Pour nos abonnés. . . . . 8 fr. »

TOME IV. — **Leçons sur les localisations dans les maladies du cerveau et de la moelle épinière**, recueillies par BOURNEVILLE et E. BRISSAUD. Vol. in-8° de 428 pages avec 87 figures dans le texte. — Prix : 12 fr. — Pour nos abonnés 8 fr. »

TOME V. — **Maladies des poumons et du système vasculaire.** Un beau vol. in-8° de 656 pages, avec 51 fig. dans le texte et 2 planches en chromolithographie. Prix : 15 fr. — Pour nos abonnés. . . . . 10 fr. »

TOME VI. — **Leçons sur les maladies du foie, des voies biliaires et des reins**, recueillies et publiées par BOURNEVILLE, SEVESTRE et BRISSAUD. Deuxième édition Volume in-8° de 442 pages, orné de 37 figures et de 7 planches chromolithographiques. — Prix : 12 fr. — Pour nos abonnés. . . . . 8 fr. »

TOME VII. — **Maladies des vieillards, goutte et rhumatisme.** Un beau volume in-8° de 525 pages avec 19 figures dans le texte et 4 planches en chromo-lithographie. — Prix : 12 fr. — Pour nos abonnés. . . . . 8 fr. »

TOME VIII. — **Maladies infectieuses, affections de la peau, kystes hydatiques, estomac et rate, thérapeutique.** Vol. in-8° de 452 p. — Prix : 12 fr. — Pour nos abonnés. . . . . 8 fr. »

TOME IX. — **Hémorragie cérébrale, Hypnotisme, Somnambulisme** (*En préparation.*

Imp. de la Soc. de Typ. — NOIZETTE, 8, r. Campagne-1ʳᵉ, Paris.

ÉCOLE DE LA SALPÈTRIÈRE

TRAVAUX EN VENTE AU BUREAU DU *PROGRÈS MÉDICAL*

BALLET (G.). — Recherches anatomiques et cliniques sur le faisceau sensitif et les troubles de la sensibilité dans les lésions du cerveau. Vol. in-8º de 197 pages, avec 10 figures dans le texte. Paris, 1881. Prix : 3 fr. 50. — Pour nos abonnés . . . . 2 fr. 50

BERBEZ (P.) — Hystérie et traumatisme ; — Paralysies,Contractures,Arthralgies, Hystéro-Traumatiques, etc. Un beau volume in-8º de 180 pages avec 9 figures. — Prix : 3 fr. 50. — Pour nos abonnés . . . . 2 fr. 50

BLOCQ (P.). — Des contractures. Contractures en général, la contracture spasmodique, les pseudo-contractures. Un beau vol. in-8º de 216 pages, avec 8 figures dans le texte , une planche chromolithographique et trois phototypés. — Prix : 5 fr. — Pour nos abonnés . . . . 4 fr.

BLONDEAU (A). Etude clinique sur le poult lent permanent avec attaques syncopales et épileptiformes. — Un vol. in-8 de 72 pages. — Prix : 2 fr. — Pour nos abonnes . . . . 1 fr. 50

BOYER (H. Cl. DE). — Etudes topographiques sur les lésions corticales des hémisphères cérébraux. Volume in-8º de 290 pages, avec 104 fig. intercalées dans le texte et une planche. Paris, 1879. — Prix : 6 fr. Pour nos abonnés. 4 fr. ,

EDWARDS (B.-A.) — De l'hémiplégie dans quelques affections nerveuses (Ataxie locomotrice progressive, sclérose en plaques, hystérie, paralysie agitante.) Volume in-8º de 169 pages. — Prix : 4 fr. — Pour nos abonnés. 2 50

FERE (Ch.). — Traité élémentaire de l'anatomie du système nerveux. — Volume in-8º de 496 pages avec 213 figures dans le texte. — Prix : 10 fr. —. Pour nos abonnés. . . . . 2 fr. 50

FÉRÉ (Ch.). — Contribution à l'étude des troubles fonctionnels de la vision par lésions cérébrales (Amblyopie croisée et Hémianopsie). Un vol. in-8º de 241 pages. Paris,1882. — Prix : 3 fr. 50. — Pour nos abonnés . . . . . 2 fr. 50

GILLES DE LA TOURETTE. — Etudes cliniques et physiologiques sur la marche. La marche dans les maladies du système nerveux, étudiée par la méthode des empreintes. Volume in-8º de 78 pages, avec 31 figures. — Prix 3 fr. 50 — Pour nos abonnés . . . . 7 fr. ,

GOMBAULT (A.). — Contribution à l'étude anatomique de la névrite parenchymateuse subaiguë ou chronique (Névrite segmentaire périaxile). Brochure in-8º de 46 pages, avec 2 pl. chromolithographiques. Paris, 1880. — Prix 2 fr. Pour nos abonnés . . . . 1 fr. 50

GUINON (G) Les agents provocateurs de l'hystérie. Vol. in-8 de 322 pages avec 25 figures. — Prix : 8 fr. — Pour nos abonnés. . . . . 6 fr. ,

HUET. — De la Chorée chronique. Volume in-8º de 261 pages. — Prix : 6 fr. — Pour nos abonnés. . . . . 4 fr. ,

MARIE (P.). — Contribution à l'étude et au diagnostic des formes frustes de la maladie de Basedow. 1 vol. in-8º de 86 pages, avec 7 tracés. — Prix : 2 fr. — Pour nos abonnés . . . . 1 fr. 50

OULMONT (P.).— Etude clinique sur l'athétose. Paris, 1878. Vol. in-8 de 116 pages avec figures. — Prix : 3 francs. — Pour nos abonnés . . . . 2 fr. »

BOURNEVILLE et REGNARD. Iconographie photographique de la Salpêtrière. Cet ouvrage forme trois beaux volumes in-4º couronne, d'environ 250 pages de texte ; chacun de ces volumes contient 40 photo-lithographies, et un grand nombre de figures dans le texte. — T. I. *Hystéro-Epilepsie.* — T. II *Epilepsie partielle.* — T. III. *Hypnotisme* — Chaque volume se vend séparément. Les *trois premiers volumes* sont en vente. — Prix du volume : 30 fr. — Pour les abonnés du *Progrès médical,* prix du volume, 20 fr. — Nous avons fait relier quelques exemplaires ont le texte et les planches sont montés sur onglets ; demi-reliure, tranche rouge, non rognés. — Prix de la reliure . . . . 5 fr. »

ŒUVRES COMPLÈTES

DE

J.-M. CHARCOT

Imp. de la Soc. de Typ.—Noizette, 8, r. Campagne-1re, Paris.

ÉCOLE DE LA SALPÊTRIÈRE

TRAVAUX EN VENTE AU BUREAU DU *PROGRÈS MÉDICAL*

BALLET (G.). — Recherches anatomiques et cliniques sur le faisceau sensitif et les troubles de la sensibilité dans les lésions du cerveau. Vol. in-8° de 197 pages, avec 10 figures dans le texte. Paris, 1881. Prix : 3 fr. 50. — Pour nos abonnés . . . . 2 fr. 50

BERBEZ (P.) — Hystérie et traumatisme ; — Paralysies,Contractures,Arthralgies, Hystéro-Traumatiques, etc. Un beau volume in-8° de 130 pages avec 9 figures. — Prix : 3 fr. 50. — Pour nos abonnés . . . . 2 fr. 50

BLOCQ (P.). — Des contractures. Contractures en général, la contracture spasmodique, les pseudo-contractures. Un beau vol. in-8° de 216 pages, avec 8 figures dans le texte, une planche chromolithographique et trois phototypies. — Prix : 5 fr. — Pour nos abonnés . . . . 4 fr.

BLONDEAU (A) Etude clinique sur le poult lent permanent avec attaques syncopales et épileptiformes. — Un vol. in-8 de 72 pages. — Prix : 2 fr. — Pour nos abonnés . . . . 1 fr. 50

BOYER (H. Cl. DE). — Etudes topographiques sur les lésions corticales des hémisphères cérébraux. Volume in-8° de 290 pages, avec 104 fig. intercalées dans le texte et une planche. Paris, 1879. — Prix : 6 fr. Pour nos abonnés. 4 fr.

EDWARDS (B.-A.) — De l'hémiplégie dans quelques affections nerveuses (Ataxie locomotrice progressive, sclérose en plaques, hystérie, paralysie agitante.) Volume in-8° de 169 pages. — Prix : 4 fr. — Pour nos abonnés 2 50

FERE (Ch.). — Traité élémentaire de l'anatomie du système nerveux. — Volume in-8° de 496 pages avec 213 figures dans le texte. — Prix : 10 fr. —. Pour nos abonnés. . . . . 2 fr. 50

FÉRÉ (Ch.). — Contribution à l'étude des troubles fonctionnels de la vision par lésions cérébrales (Amblyopie croisée et Hémianopsie). Un vol. in-8° de 241 pages. Paris,1882. — Prix : 3 fr. 50. — Pour nos abonnés . . . . . 2 fr 50

GILLES DE LA TOURETTE. — Etudes cliniques et physiologiques sur la marche. La marche dans les maladies du système nerveux, étudiée par la méthode des empreintes. Volume in-8° de 78 pages, avec 31 figures. — Prix 3 fr. 50 — Pour nos abonnés . . . . 7 fr.

GOMBAULT (A.). — Contribution à l'étude anatomique de la névrite parenchymateuse subaiguë ou chronique (Névrite segmentaire périaxile). Brochure in-8° de 46 pages, avec 2 pl. chromolithographiques. Paris, 1880. — Prix 2 fr. Pour nos abonnés . . . . 1 fr. 50

GUINON (G) Les agents provocateurs de l'hystérie. Vol. in-8 de 392 pages avec 25 figures. — Prix : 8 fr. — Pour nos abonnés. . . . . 6 fr.

HUET. — De la Chorée chronique. Volume in-8° de 261 pages. — Prix : 6 fr. — Pour nos abonnés. . . . . 4 fr.

MARIE (P.). — Contribution à l'étude et au diagnostic des formes frustes de la maladie de Basedow. 1 vol. in-8° de 86 pages, avec 7 tracés. — Prix : 2 fr. — Pour nos abonnés . . . . 1 fr. 50

OULMONT (P.) — Etude clinique sur l'athétose. Paris, 1878. Vol. in-8° de 116 pages avec figures. — Prix : 3 francs. — Pour nos abonnés . . . . 2 fr.

BOURNEVILLE et REGNARD. Iconographie photographique de la Salpêtrière. Cet ouvrage forme trois beaux volumes in-4° couronne, d'environ 250 pages de texte ; chacun de ces volumes contient 40 photo-lithographies, et un grand nombre de figures dans le texte. — T. I. *Hystéro-Epilepsie.* — T. II *Epilepsie partielle.* — T. III. *Hypnotisme* — Chaque volume se vend séparément. Les *trois premiers volumes* sont en vente. — Prix du volume : 30 fr. — Pour les abonnés du *Progrès médical*, prix du volume, 20 fr. — Nous avons fait relier quelques exemplaires ont le texte et les planches sont montés sur onglets ; demi-reliure, tranche rouge, non rognés. — Prix de la reliure . . . . 5 fr.

ŒUVRES COMPLÈTES

DE

J.-M. CHARCOT

Imp. de la Soc. de Typ. — Noizette, 8, r. Campagne-1re, Paris.

ÉCOLE DE LA SALPÊTRIÈRE

TRAVAUX EN VENTE AU BUREAU DU *PROGRÈS MÉDICAL*

BALLET (G.). — Recherches anatomiques et cliniques sur le faisceau sensitif et les troubles de la sensibilité dans les lésions du cerveau. Vol. in-8º de 197 pages, avec 10 figures dans le texte. Paris, 1881. Prix : 3 fr. 50. — Pour nos abonnés . . . . 2 fr. 50

BERBEZ (P.) — Hystérie et traumatisme ; — Paralysies, Contractures, Arthralgies, Hystéro-Traumatiques, etc. Un beau volume in-8º de 130 pages avec 9 figures. — Prix : 3 fr. 50. — Pour nos abonnés . . . . 2 fr. 50

BLOCQ (P.). — Des contractures. Contractures en général, la contracture spasmodique, les pseudo-contractures. Un beau vol. in-8º de 216 pages, avec 8 figures dans le texte, une planche chromolithographique et trois phototypies. — Prix : 5 fr. — Pour nos abonnés . . . . 4 fr.

BLONDEAU (A) Etude clinique sur le pouls lent permanent avec attaques syncopales et épileptiformes. — Un vol. in-8 de 72 pages. — Prix : 2 fr. — Pour nos abonnés . . . . 1 fr. 50

BOYER (H. Cl. DE). — Etudes topographiques sur les lésions corticales des hémisphères cérébraux. Volume in-8º de 290 pages, avec 104 fig. intercalées dans le texte et une planche. Paris, 1879. — Prix : 6 fr. Pour nos abonnés. 4 fr. ,

EDWARDS (B.-A.) — De l'hémiplégie dans quelques affections nerveuses (Ataxie locomotrice progressive, sclérose en plaques, hystérie, paralysie agitante.) Volume in-8º de 169 pages. — Prix : 4 fr. — Pour nos abonnés 2 50

FERE (Ch.). — Traité élémentaire de l'anatomie du système nerveux. — Volume in-8º de 496 pages avec 213 figures dans le texte. — Prix : 10 fr. —. Pour nos abonnés. . . . . 2 fr. 50

FÉRÉ (Ch.). — Contribution à l'étude des troubles fonctionnels de la vision par lésions cérébrales (Amblyopie croisée et Hémianopsie). Un vol. in-8º de 241 pages. Paris, 1892. — Prix : 3 fr. 50. — Pour nos abonnés . . . . . 2 fr 50

GILLES DE LA TOURETTE. — Etudes cliniques et physiologiques sur la marche. La marche dans les maladies du système nerveux, étudiée par la méthode des empreintes. Volume in-8º de 78 pages, avec 31 figures. — Prix 3 fr. 50 — Pour nos abonnés . . . . 7 fr. ,

GOMBAULT (A.). — Contribution à l'étude anatomique de la névrite parenchymateuse subaiguë ou chronique (Névrite segmentaire périaxile). Brochure in-8º de 46 pages, avec 2 pl. chromolithographiques. Paris, 1880. — Prix 2 fr. Pour nos abonnés . . . . 1 fr. 50

GUINON (G) Les agents provocateurs de l'hystérie. Vol. in-8 de 392 pages avec 25 figures. — Prix : 8 fr. — Pour nos abonnés. . . . . 6 fr. ,

HUET. — De la Chorée chronique. Volume in-8º de 261 pages. — Prix : 6 fr. — Pour nos abonnés. . . . . 4 fr. ,

MARIE (P.). — Contribution à l'étude et au diagnostic des formes frustes de la maladie de Basedow. 1 vol. in-8º de 86 pages, avec 7 tracés. — Prix : 2 fr. — Pour nos abonnés . . . . 1 fr. 50

OULMONT (P.) — Etude clinique sur l'athétose. Paris, 1878. Vol. in-8º de 116 pages avec figures. — Prix : 3 francs. — Pour nos abonnés . . . . 2 fr. ,

BOURNEVILLE et REGNARD. Iconographie photographique de la Salpêtrière. Cet ouvrage forme trois beaux volumes in-4º couronne, d'environ 250 pages de texte ; chacun de ces volumes contient 40 photo-lithographies, et un grand nombre de figures dans le texte. — T. I. *Hystéro-Epilepsie.* — T. II *Epi'epsie partielle.* — T. III. *Hypnotisme* — Chaque volume se vend séparément. Les *trois premiers volumes* sont en vente. — Prix du volume : 30 fr. — Pour les abonnés du *Progrès médical*, prix du volume, 20 fr. — Nous avons fait relier quelques exemplaires ont le texte et les planches sont montés sur onglets ; demi-reliure, tranche rouge, non rognés. — Prix de la reliure . . . . 5 fr. ,

ŒUVRES COMPLÈTES

DE

J.-M. CHARCOT

Imp. de la Soc. de Typ. — Noizette, 8, r. Campagne-1re, Paris.

PUBLICATIONS DU *PROGRÈS MÉDICAL*

LEÇONS DU MARDI A LA SALPÊTRIÈRE

Professeur : CHARCOT

POLICLINIQUE
1888-1889

Notes de Cours de MM. BLIN, CHARCOT, Henri COLIN
ÉLÈVES DU SERVICE

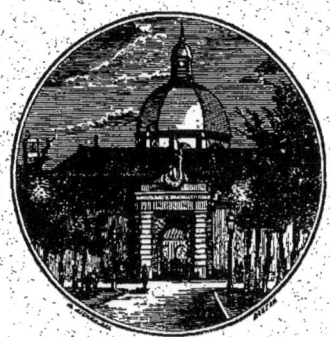

6 ᵉ LEÇON

PARIS

AUX BUREAUX DU PROGRÈS | E. LECROSNIER ET BABÉ
MÉDICAL | ÉDITEUR
14, rue des Carmes, 14 | Place de l'École-de-Médecine
1889

PUBLICATION HEBDOMADAIRE. 2ᵉ ANNÉE.

2e ANNÉE (1888-1889)

CONDITIONS DE LA PUBLICATION :

*Il paraîtra à peu près toutes les semaines, de décembre à
fin juillet, une livraison de 16 à 32 pages de texte in-4e
couronne, avec figures, sous couverture.*

PRIX DE LA LIVRAISON : **50** CENT.

PRIX DE L'ABONNEMENT POUR L'ANNÉE SCOLAIRE :

Paris, **20** fr. ; — Départements, **21** fr. ; — Étranger, **22** fr.

LEÇONS DU MARDI A LA SALPÊTRIÈRE

M. le Professeur CHARCOT

POLICLINIQUE

1re ANNÉE (1887-1888)

Notes de Cours de MM. BLIN, CHARCOT, Henri COLIN

ÉLÈVES DU SERVICE

Un beau vol. in-4e couronne, autographié, de 638 pages, avec nombreuses figures.
Prix. . . . . **20** fr. »

ARCHIVES DE NEUROLOGIE, Revue des maladies nerveuses et mentales, paraissant tous les deux mois sous la direction de J.-M. CHARCOT. — Rédacteur
en chef: BOURNEVILLE ; — Secrétaire de la rédaction: J.-B. CHARCOT fils et G. GUINON.
Chaque fascicule se compose de huit à neuf feuilles in-8o carré, et de plusieurs
planches chromo-lithographiées. Abonnement pour un an : PARIS : **20** fr. — FRANCE
ET ALGÉRIE : **22** fr. — UNION POSTALE : **23** fr. — OUTRE-MER (en dehors de
l'union postale) : **25** fr. — Les numéros séparés : **4** fr. **50**. — Les abonnements
sont reçus aux Bureaux du *Progrès Médical*, 14, rue des Carmes, à Paris et dans
tous les Bureaux de poste de France, de Belgique, de Suisse, de Hollande, d'Italie,
d'Allemagne, des États-Unis et d'Algérie, sans autres frais que le prix de
l'abonnement indiqué ci-dessus. Pour les autres pays, prière d'envoyer un mandat-
poste avec l'ordre d'abonnement.

AVIS AUX ABONNÉS

Du PROGRÈS MÉDICAL, des ARCHIVES DE NEUROLOGIE
et des LEÇONS DU MARDI (de M. le Professeur CHARCOT)

Messieurs les Abonnés à l'une des publications ci-dessus pourront recevoir
les autres aux conditions suivantes :

	Paris	France	Étranger
	FR.	FR.	FR.
PROGRÈS MÉDICAL et ARCHIVES de NEUROLOGIE	35	37	39
PROGRÈS MÉDICAL et LEÇONS du MARDI	30	31	33
ARCHIVES de NEUROLOGIE et LEÇONS du MARDI	30	33	35
PROGRÈS MÉDICAL, A. de NEUROLOGIE et LEÇONS du MARDI	45	48	52

Ceux de nos lecteurs qui sont déjà abonnés à l'une ou l'autre de ces
publications peuvent, *dès maintenant*, s'abonner aux autres en nous
envoyant la différence.
Les conditions ci-dessus sont faites pour les personnes qui s'adresseront
DIRECTEMENT à nos bureaux, 14, rue des Carmes.

PUBLICATIONS DU *PROGRÈS MÉDICAL*

LEÇONS DU MARDI A LA SALPÊTRIÈRE

Professeur : *CHARCOT*

POLICLINIQUE
1888-1889

Notes de Cours de MM. BLIN, CHARCOT, Henri COLIN
ÉLÈVES DU SERVICE

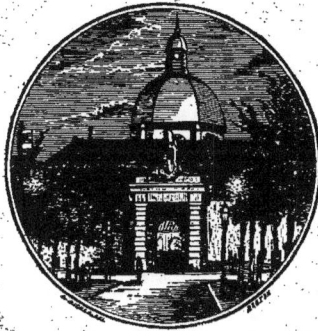

e *LEÇON :*

PARIS

AUX BUREAUX DU PROGRÈS
MÉDICAL
14, rue des Carmes, 14

E. LECROSNIER ET BABÉ
ÉDITEUR
Place de l'École-de-Médecine

1889

PUBLICATION HEBDOMADAIRE.　　　　　　　　　　2e ANNÉE.

2e ANNÉE (1888-1889)

CONDITIONS DE LA PUBLICATION :

Il paraîtra à peu près toutes les semaines, de décembre à fin juillet, une livraison de 16 à 32 pages de texte in-4° couronne, avec figures, sous couverture.

PRIX DE LA LIVRAISON : **50** CENT.

PRIX DE L'ABONNEMENT POUR L'ANNÉE SCOLAIRE :
Paris, **20** fr. ; — Départements, **21** fr. ; — Étranger, **22** fr.

LEÇONS DU MARDI A LA SALPÊTRIÈRE

M. le Professeur CHARCOT

POLICLINIQUE

1re ANNÉE (1887-1888)

Notes de Cours de MM. BLIN, CHARCOT, Henri COLIN

ÉLÈVES DU SERVICE

Un beau vol. in-4° couronne, autographié, de 638 pages, avec nombreuses figures.
Prix. . . . . 20 fr. »

ARCHIVES DE NEUROLOGIE. Revue des maladies nerveuses et mentales, paraissant tous les deux mois sous la direction de J.-M. CHARCOT. — Rédacteur en chef: BOURNEVILLE; — Secrétaire de la rédaction: J.-B. CHARCOT fils et G. GUINON. Chaque fascicule se compose de huit à neuf feuilles in-8° carré, et de plusieurs planches chromo-lithographiées. Abonnement pour un an : PARIS : 20 fr. — FRANCE ET ALGÉRIE : 22 fr. — UNION POSTALE : 23 fr. — OUTRE-MER (en dehors de l'union postale) : 25 fr. — Les numéros séparés : 4 fr. 50. — Les abonnements sont reçus aux Bureaux du *Progrès Médical*, 14, rue des Carmes, à Paris et dans tous les Bureaux de poste de France, de Belgique, de Suisse, de Hollande, d'Italie, d'Allemagne, des États-Unis et d'Algérie, sans autres frais que le prix de l'abonnement indiqué ci-dessus. Pour les autres pays, prière d'envoyer un mandat-poste avec l'ordre d'abonnement.

AVIS AUX ABONNÉS

Du PROGRÈS MÉDICAL, des ARCHIVES DE NEUROLOGIE et des LEÇONS DU MARDI (de M. le Professeur CHARCOT)

Messieurs les Abonnés à l'une des publications ci-dessus pourront recevoir les autres aux conditions suivantes :

	Paris FR.	France FR.	Étranger FR.
PROGRÈS MÉDICAL et ARCHIVES de NEUROLOGIE	35	37	39
PROGRÈS MÉDICAL et LEÇONS du MARDI	30	31	33
ARCHIVES de NEUROLOGIE et LEÇONS du MARDI	30	33	35
PROGRÈS MÉDICAL, A. de NEUROLOGIE et LEÇONS du MARDI	45	48	52

Ceux de nos lecteurs qui sont déjà abonnés à l'une ou l'autre de ces publications peuvent, *dès maintenant*, s'abonner aux autres en nous envoyant la différence.

Les conditions ci-dessus sont faites pour les personnes qui *s'adresseront* DIRECTEMENT à nos bureaux, 14, rue des Carmes.

· PUBLICATIONS DU *PROGRÈS MÉDICAL*

LEÇONS DU MARDI A LA SALPÊTRIÈRE

Professeur : CHARCOT

POLICLINIQUE
1888-1889

Notes de Cours de MM. BLIN, CHARCOT, Henri COLIN
ÉLÈVES DU SERVICE

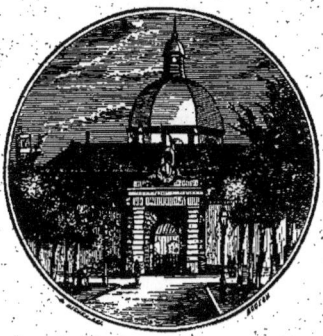

8ᵉ *LEÇON :*

PARIS

AUX BUREAUX DU PROGRÈS
MÉDICAL
14, rue des Carmes, 14

E. LECROSNIER ET BABÉ
ÉDITEUR
Place de l'École-de-Médecine

1889

PUBLICATION HEBDOMADAIRE.   2ᵉ ANNÉE.

2ᵉ ANNÉE (1888-1889)

CONDITIONS DE LA PUBLICATION :

Il paraîtra à peu près toutes les semaines, de décembre à fin juillet, une livraison de 16 à 32 pages de texte in-4° couronne, avec figures, sous couverture.

PRIX DE LA LIVRAISON : **50** CENT.

PRIX DE L'ABONNEMENT POUR L'ANNÉE SCOLAIRE :

Paris, **20** fr. ; — Départements, **21** fr. ; — Étranger, **22** fr.

LEÇONS DU MARDI A LA SALPÊTRIÈRE

M. le Professeur CHARCOT

POLICLINIQUE

1ʳᵉ ANNÉE (1887-1888)

Notes de Cours de MM. BLIN, CHARCOT, Henri COLIN

ÉLÈVES DU SERVICE

Un beau vol. in-4° couronne, autographié, de 638 pages, avec nombreuses figures.
Prix. . . . . **20** fr.

ARCHIVES DE NEUROLOGIE. Revue des maladies nerveuses et mentales, paraissant tous les deux mois sous la direction de J.-M. CHARCOT. — Rédacteur en chef : BOURNEVILLE ; — Secrétaire de la rédaction : J.-B. CHARCOT fils et G. GUINON. Chaque fascicule se compose de huit à neuf feuilles in-8° carré, et de plusieurs planches chromo-lithographiées. Abonnement pour un an : PARIS : 20 fr. — FRANCE ET ALGÉRIE : 22 fr. — UNION POSTALE : 23 fr. — OUTRE-MER (en dehors de l'union postale) : 25 fr. — Les numéros séparés : 4 fr. 50. — Les abonnements sont reçus aux Bureaux du *Progrès Médical*, 14, rue des Carmes, à Paris et dans tous les Bureaux de poste de France, de Belgique, de Suisse, de Hollande, d'Italie, d'Allemagne, des États-Unis et d'Algérie, sans autres frais que le prix de l'abonnement indiqué ci-dessus. Pour les autres pays, prière d'envoyer un mandat-poste avec l'ordre d'abonnement.

AVIS AUX ABONNÉS

Du PROGRÈS MÉDICAL, des ARCHIVES DE NEUROLOGIE et des LEÇONS DU MARDI (de M. le Professeur CHARCOT)

Messieurs les Abonnés à l'une des publications ci-dessus pourront recevoir les autres aux conditions suivantes :

	Paris	France	Étranger
	FR.	FR.	FR.
PROGRÈS MÉDICAL et ARCHIVES de NEUROLOGIE	35	37	39
PROGRÈS MÉDICAL et LEÇONS du MARDI	30	31	33
ARCHIVES de NEUROLOGIE et LEÇONS du MARDI	30	33	35
PROGRÈS MÉDICAL, A. de NEUROLOGIE et LEÇONS du MARDI	45	48	52

Ceux de nos lecteurs qui sont déjà abonnés à l'une ou l'autre de ces publications peuvent, *dès maintenant*, s'abonner aux autres en nous envoyant la différence.

Les conditions ci-dessus sont faites pour les personnes qui *s'adresseront* DIRECTEMENT à nos bureaux, 14, rue des Carmes.

PUBLICATIONS DU *PROGRÈS MÉDICAL*

LEÇONS DU MARDI A LA SALPÊTRIÈRE

Professeur : *CHARCOT*

POLICLINIQUE
1888-1889

Notes de Cours de MM. BLIN, CHARCOT, Henri COLIN
ÉLÈVES DU SERVICE

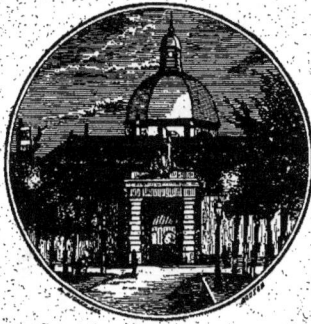

9 LEÇON

PARIS

AUX BUREAUX DU PROGRÈS | E. LECROSNIER ET BABÉ
MÉDICAL | ÉDITEUR
14, rue des Carmes, 14 | Place de l'École-de-Médecine
1889

2ᵉ ANNÉE (1888-1889)

CONDITIONS DE LA PUBLICATION :

Il paraîtra à peu près toutes les semaines, de décembre à fin juillet, une livraison de 16 à 32 pages de texte in-4° couronne, avec figures, sous couverture.

PRIX DE LA LIVRAISON : **50** CENT.

PRIX DE L'ABONNEMENT POUR L'ANNÉE SCOLAIRE :

Paris, **20** fr. ; — Départements, **21** fr. ; — Étranger, **22** fr.

LEÇONS DU MARDI A LA SALPÊTRIÈRE

M. le Professeur CHARCOT

POLICLINIQUE

1ʳᵉ ANNÉE (1887-1888)

Notes de Cours de MM. BLIN, CHARCOT, Henri COLIN

ÉLÈVES DU SERVICE

Un beau vol. in-4° couronne, autographié, de 638 pages, avec nombreuses figures. Prix . . . . **20 fr.**

ARCHIVES DE NEUROLOGIE. Revue des maladies nerveuses et mentales, paraissant tous les deux mois sous la direction de J.-M. CHARCOT. — Rédacteur en chef: BOURNEVILLE.—Secrétaire de la rédaction: J.-B. CHARCOT fils et G. GUINON. Chaque fascicule se compose de huit à neuf feuilles in-8° carré, et de plusieurs planches chromo-lithographiées. Abonnement pour un an: PARIS: 20 fr. — FRANCE ET ALGÉRIE : 22 fr. — UNION POSTALE : 23 fr. — OUTRE-MER (en dehors de l'union postale : 25 fr. — Les numéros séparés : 4 fr. 50. — Les abonnements sont reçus aux Bureaux du *Progrès Médical*, 14, rue des Carmes, à Paris et dans tous les Bureaux de poste de France, de Belgique, de Suisse, de Hollande, d'Italie, d'Allemagne, des États-Unis et d'Algérie, sans autres frais que le prix de l'abonnement indiqué ci-dessus. Pour les autres pays, prière d'envoyer un mandat-poste avec l'ordre d'abonnement.

AVIS AUX ABONNÉS

Du PROGRÈS MÉDICAL, des ARCHIVES DE NEUROLOGIE et des LEÇONS DU MARDI (de M. le Professeur CHARCOT)

Messieurs les Abonnés à l'une des publications ci-dessus pourront recevoir les autres aux conditions suivantes :

	Paris	France	Étranger
	FR.	FR.	FR.
PROGRÈS MÉDICAL et ARCHIVES de NEUROLOGIE	35	37	39
PROGRÈS MÉDICAL et LEÇONS du MARDI	30	34	33
ARCHIVES de NEUROLOGIE et LEÇONS du MARDI	30	33	35
PROGRÈS MÉDICAL, A. de NEUROLOGIE et LEÇONS du MARDI	45	48	52

Ceux de nos lecteurs qui sont déjà abonnés à l'une ou l'autre de ces publications peuvent, *dès maintenant,* s'abonner aux autres en nous envoyant la différence.

Les conditions ci-dessus sont faites pour les personnes qui *s'adresseront* DIRECTEMENT à nos bureaux, 14, rue des Carmes.

PUBLICATIONS DU *PROGRÈS MÉDICAL*

LEÇONS DU MARDI A LA SALPÊTRIÈRE

Professeur : CHARCOT

POLICLINIQUE
1888-1889

Notes de Cours de MM. BLIN, CHARCOT, Henri COLIN
ÉLÈVES DU SERVICE

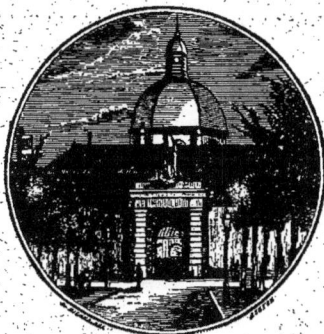

*1*e LEÇON :

PARIS

AUX BUREAUX DU PROGRÈS
MÉDICAL
14, rue des Carmes, 14

E. LECROSNIER ET BABÉ
ÉDITEUR
Place de l'École-de-Médecine

1889

2ᵉ ANNÉE (1888-1889)

CONDITIONS DE LA PUBLICATION :

Il paraîtra à peu près toutes les semaines, de décembre à fin juillet, une livraison de 16 à 32 pages de texte in-4° couronne, avec figures, sous couverture.

PRIX DE LA LIVRAISON : **50** CENT.

PRIX DE L'ABONNEMENT POUR L'ANNÉE SCOLAIRE :
Paris, **20** fr. ; — Départements, **21** fr. ; — Étranger, **22** fr.

LEÇONS DU MARDI A LA SALPÊTRIÈRE

M. le Professeur CHARCOT

POLICLINIQUE

1ʳᵉ ANNÉE (1887-1888)

Notes de Cours de MM. BLIN, CHARCOT, Henri COLIN

ÉLÈVES DU SERVICE

Un beau vol. in-4° couronne, autographié, de 638 pages, avec nombreuses figures.
Prix . . . . **20** fr.

ARCHIVES DE NEUROLOGIE. Revue des maladies nerveuses et mentales, paraissant tous les deux mois sous la direction de J.-M. CHARCOT. — Rédacteur en chef : BOURNEVILLE ; — Secrétaire de la rédaction : J.-B. CHARCOT fils et G. GUINON. Chaque fascicule se compose de huit à neuf feuilles in-8° carré, et de plusieurs planches chromo-lithographiées. Abonnement pour un an : PARIS : 20 fr. — FRANCE ET ALGÉRIE : 22 fr. — UNION POSTALE : 23 fr. — OUTRE-MER (en dehors de l'union postale), : 25 fr. — Les numéros séparés : 4 fr. 50. — Les abonnements sont reçus aux Bureaux du *Progrès Médical*, 14, rue des Carmes, à Paris et dans tous les Bureaux de poste de France, de Belgique, de Suisse, de Hollande, d'Italie, d'Allemagne, des États-Unis et d'Algérie, sans autres frais que le prix de l'abonnement indiqué ci-dessus. Pour les autres pays, prière d'envoyer un mandat-poste avec l'ordre d'abonnement.

AVIS AUX ABONNÉS

Du PROGRÈS MÉDICAL, des ARCHIVES DE NEUROLOGIE
et des LEÇONS DU MARDI (de M. le Professeur CHARCOT)

Messieurs les Abonnés à l'une des publications ci-dessus pourront recevoir les autres aux conditions suivantes :

	Paris FR.	France FR.	Stranger FR.
PROGRÈS MÉDICAL et ARCHIVES de NEUROLOGIE	35	37	89
PROGRÈS MÉDICAL et LEÇONS du MARDI	30	31	33
ARCHIVES de NEUROLOGIE et LEÇONS du MARDI	30	33	35
PROGRÈS MÉDICAL, A. de NEUROLOGIE et LEÇONS du MARDI	45	48	52

Ceux de nos lecteurs qui sont déjà abonnés à l'une ou l'autre de ces publications peuvent, *dès maintenant*, s'abonner aux autres en nous envoyant la différence.

Les conditions ci-dessus sont faites pour les personnes qui *s'adresseront* DIRECTEMENT à nos bureaux, 14, rue des Carmes.

ÉCOLE DE LA SALPÊTRIÈRE

TRAVAUX EN VENTE AU BUREAU DU *PROGRÈS MÉDICAL*

BALLET (G.). — Recherches anatomiques et cliniques sur le faisceau sensitif et les troubles de la sensibilité dans les lésions du cerveau. Vol. in-8º de 197 pages, avec 10 figures dans le texte. Paris, 1881. Prix : 3 fr. 50. — Pour nos abonnés . . . . 2 fr. 50

BERBEZ (P.) — Hystérie et traumatisme ; — Paralysies, Contractures, Arthralgies, Hystéro-Traumatiques, etc. Un beau volume in-8º de 130 pages avec 9 figures. — Prix : 3 fr. 50. — Pour nos abonnés . . . . 2 fr. 50

BLOCQ (P.). — Des contractures. Contractures en général, la contracture spasmodique, les pseudo-contractures. Un beau vol. in-8º de 216 pages, avec 8 figures dans le texte , une planche chromolithographique et trois phototypies. — Prix : 5 fr. — Pour nos abonnés . . . . 4 fr.

BLONDEAU (A) Étude clinique sur le pouls lent permanent avec attaques syncopales et épileptiformes. — Un vol. in-8 de 72 pages. — Prix : 2 fr. — Pour nos abonnés . . . . 1 fr. 50

BOYER (H. Cl. DE). — Etudes topographiques sur les lésions corticales des hémisphères cérébraux. Volume in-8º de 290 pages, avec 104 fig. intercalées dans le texte et une planche. Paris, 1879. — Prix : 6 fr. Pour nos abonnés, 4 fr.

EDWARDS (B.-A.) — De l'hémiplégie dans quelques affections nerveuses (Ataxie locomotrice progressive, sclérose en plaques, hystérie, paralysie agitante.) Volume in-8º de 169 pages. — Prix : 4 fr. — Pour nos abonnés 2 50

FERE (Ch.). — Traité élémentaire de l'anatomie du système nerveux. — Volume in-8º de 496 pages avec 213 figures dans le texte. — Prix : 10 fr. — Pour nos abonnés. . . . . 2 fr. 50

FÉRÉ (Ch.). — Contribution à l'étude des troubles fonctionnels de la vision par lésions cérébrales (Amblyopie croisée et Hémianopsie). Un vol. in-8º de 241 pages. Paris, 1882. — Prix : 3 fr. 50. — Pour nos abonnés . . . . 2 fr 50

GILLES DE LA TOURETTE. — Etudes cliniques et physiologiques sur la marche. La marche dans les maladies du système nerveux, étudiée par la méthode des empreintes. Volume in-8º de 78 pages, avec 31 figures. — Prix 3 fr. 50 — Pour nos abonnés . . . . 7 fr.

GOMBAULT (A.). — Contribution à l'étude anatomique de la névrite parenchymateuse subaiguë ou chronique (Névrite segmentaire périaxile). Brochure in-8º de 46 pages, avec 2 pl. chromolithographiques. Paris, 1880. — Prix 2 fr. Pour nos abonnés . . . . 1 fr. 50

GUINON (G) Les agents provocateurs de l'hystérie. Vol. in-8 de 392 pages avec 25 figures. — Prix : 8 fr. — Pour nos abonnés. . . . . 6 fr.

HUET. — De la Chorée chronique. Volume in-8º de 261 pages. — Prix : 6 fr. — Pour nos abonnés. . . . . 4 fr.

MARIE (P.). — Contribution à l'étude et au diagnostic des formes frustes de la maladie de Basedow. 1 vol. in-8º de 86 pages, avec 7 tracés. — Prix : 2 fr. — Pour nos abonnés . . . . 1 fr. 50

OULMONT (P.) — Etude clinique sur l'athétose. Paris, 1878. Vol. in-8º de 116 pages avec figures. — Prix : 3 francs. — Pour nos abonnés . . . . 2 fr.

BOURNEVILLE et REGNARD. Iconographie photographique de la Salpêtrière. Cet ouvrage forme trois beaux volumes in-4º couronne, d'environ 250 pages de texte ; chacun de ces volumes contient 40 photo-lithographies, et un grand nombre de figures dans le texte. — T. I. *Hystéro-Epilepsie.* — T. II *Epilepsie partielle.* — T. III. *Hypnotisme* — Chaque volume se vend séparément. Les *trois premiers volumes* sont en vente. — Prix du volume : 30 fr. — Pour les abonnés du *Progrès médical,* prix du volume, 20 fr. — Nous avons fait relier quelques exemplaires — ont le texte et les planches sont montés sur onglets ; demi-reliure, tranche rouge, non rognés. — Prix de la reliure . . . . 5 fr.

ŒUVRES COMPLÈTES

DE

J.-M. CHARCOT

ÉCOLE DE LA SALPÊTRIÈRE

TRAVAUX EN VENTE AU BUREAU DU *PROGRÈS MÉDICAL*

ŒUVRES COMPLÈTES

DE

J.-M. CHARCOT

TOME I. — **Leçons sur les maladies du système nerveux**, recueillies et publiées par Bourneville: *Troubles trophiques*; — *Paralysie agitante*; — *Sclérose en plaques*; —*Hystéro-épilepsie*, Paris, 1886, 5e éd. Vol. in-8° de 418 pages avec 25 figures et 10 planches en chromolithographie. — Prix : 15 fr. — Pour nos abonnés. . . . . 10 fr. »

TOME II. — **Leçons sur les maladies du système nerveux**, faites à la Salpêtrière, recueillies et publiées par Bourneville : *Des anomalies de l'ataxie locomotrice*;— *De la compression lente de la moelle épinière*; — *Des amyotrophies*; — *Tabes dorsal spasmodique*; — *Hémichorée post-hémiplégique*; — *Paraplégies urinaires*; — *Vertige (e Ménière*; — *Epilepsie partielle d'origine syphilitique*; — *Athétose*; — *Appendice, etc.* Paris, 1887, 4e éd. Vol. in-8° de 496 pages, avec 33 fig. dans le texte et 10 planches en chromolithographie. — Prix : 15 fr. — Pour nos abonnés. . . . . 10 fr. »

TOME III. — **Leçons sur les maladies du système nerveux**, recueillies et publiées par Babinski, Bernard, Féré, Guinon, Marie et Gille de la Tourette : *De l'atrophie musculaire*;— *De l'hystérie chez les jeunes garçons*; — *Contracture hystérique de l'aphasie*; — *De la cécité verbale*; — *Chorée rythmée*; — *Spiritisme et hystérie*; — *Six cas d'hystérie chez l'homme*; — *Du mutisme hystérique, etc.* Paris, 1887. Un vol. in-8° de 518 pages, avec 86 figures dans le texte. — Prix : 12 fr. — Pour nos abonnés . . . . 8 fr. »

TOME IV. — **Leçons sur les localisations dans les maladies du cerveau et de la moelle épinière**, recueillies par Bourneville et E. Brissaud. Vol. in-8° de 428 pages avec 87 figures dans le texte.—Prix : 12 fr.—Pour nos abonnés 8 fr. »

TOME V. — **Maladies des poumons et du système vasculaire.** Un beau vol. in-8° de 656 pages, avec 51 fig. dans le texte et 2 planches en chromolithographie. Prix : 15 fr. — Pour nos abonnés. . . . . 10 fr. »

TOME VI. — **Leçons sur les maladies du foie, des voies biliaires et des reins**, recueillies et publiées par Bourneville. Sevestre et Brissaud. Deuxième édition Volume in-8° de 442 pages, orné de 37 figures et de 7 planches chromolitho-graphiques. — Prix : 12 fr. — Pour nos abonnés. . . . . 8 fr. »

TOME VII. — **Maladies des vieillards, goutte et rhumatisme.** Un beau volume in-8° de 525 pages avec 19 figures dans le texte et 4 planches en chromo-lithographie. — Prix : 12 fr. — Pour nos abonnés. . . . . 8 fr. »

TOME VIII. — **Maladies infectieuses, affections de la peau, kystes hydatiques, estomac et rate, thérapeutique.** Vol. in-8° de 452 p. — Prix : 12 fr. — Pour nos abonnés . . . . 8 fr. »

TOME IX. — **Hémorragie cérébrale, Hypnotisme, Somnambulisme** (*En préparation.*)

Imp. de la Soc. de Typ.—Noizette, 8, r. Campagne-1re, Paris.

ÉCOLE DE LA SALPÊTRIÈRE

TRAVAUX EN VENTE AU BUREAU DU *PROGRÈS MÉDICAL*

BALLET (G.). — Recherches anatomiques et cliniques sur le faisceau sensitif et les troubles de la sensibilité dans les lésions du cerveau. Vol. in-8° de 197 pages, avec 10 figures dans le texte. Paris, 1881. Prix : 3 fr. 50. — Pour nos abonnés . . . . 2 fr. 50

BERBEZ (P.) — Hystérie et traumatisme ; — Paralysies, Contractures, Arthralgies, Hystéro-Traumatiques, etc. Un beau volume in-8° de 130 pages avec 9 figures. — Prix : 3 fr. 50. — Pour nos abonnés . . . . 2 fr. 50

BLOCQ (P.). — Des contractures. Contractures en général, la contracture spasmodique, les pseudo-contractures. Un beau vol. in-8° de 216 pages, avec 8 figures dans le texte, une planche chromolithographique et trois phototypies. — Prix : 5 fr. — Pour nos abonnés . . . . 4 fr.

BLONDEAU (A) Etude clinique sur le pouls lent permanent avec attaques syncopales et épileptiformes. — Un vol. in-8 de 72 pages. — Prix : 2 fr. — Pour nos abonnés . . . . 1 fr. 50

BOYER (H. Cl. DE). — Etudes topographiques sur les lésions corticales des hémisphères cérébraux. Volume in-8° de 290 pages, avec 104 fig. intercalées dans le texte et une planche. Paris, 1879. — Prix : 6 fr. Pour nos abonnés. 4 fr. »

EDWARDS (B.-A.) — De l'hémiplégie dans quelques affections nerveuses (Ataxie locomotrice progressive, sclérose en plaques, hystérie, paralysie agitante.) Volume in-8° de 169 pages. — Prix : 4 fr. — Pour nos abonnés 2 50

FERE (Ch.). — Traité élémentaire de l'anatomie du système nerveux. — Volume in-8° de 496 pages avec 213 figures dans le texte. — Prix : 10 fr. —. Pour nos abonnés. . . . . 2 fr. 50

FÉRÉ (Ch.). — Contribution à l'étude des troubles fonctionnels de la vision par lésions cérébrales (Amblyopie croisée et Hémianopsie). Un vol. in-8° de 241 pages. Paris, 1882. — Prix : 3 fr. 50. — Pour nos abonnés . . . . . 2 fr 50

GILLES DE LA TOURETTE. — Etudes cliniques et physiologiques sur la marche. La marche dans les maladies du système nerveux, étudiée par la méthode des empreintes. Volume in-8° de 78 pages, avec 31 figures. — Prix 3 fr. 50 — Pour nos abonnés . . . . 7 fr. »

GOMBAULT (A.). — Contribution à l'étude anatomique de la névrite parenchymateuse subaiguë ou chronique (Névrite segmentaire périaxile). Brochure in-8° de 46 pages, avec 2 pl. chromolithographiques. Paris, 1880. — Prix 2 fr. Pour nos abonnés . . . . 1 fr. 50

GUINON (G) Les agents provocateurs de l'hystérie. Un in-8 de 392 pages avec 25 figures. — Prix : 8 fr. — Pour nos abonnés. . . . . 6 fr. »

HUET. — De la Chorée chronique. Volume in-8° de 261 pages. — Prix : 6 fr. — Pour nos abonnés. . . . . 4 fr. »

MARIE (P.). — Contribution à l'étude et au diagnostic des formes frustes de la maladie de Basedow. 1 vol. in-8° de 86 pages, avec 7 tracés. — Prix : 2 fr. — Pour nos abonnés . . . . 1 fr. 50

OULMONT (P.) — Etude clinique sur l'athétose. Paris, 1878. Vol. in-8° de 116 pages avec figures. — Prix : 3 francs. — Pour nos abonnés . . . . 2 fr. »

BOURNEVILLE et REGNARD. Iconographie photographique de la Salpêtrière. Cet ouvrage forme trois beaux volumes in-4° couronne, d'environ 250 pages de texte; chacun de ces volumes contient 40 photo-lithographies, et un grand nombre de figures dans le texte. — T. I. *Hystéro-Epilepsie.* — T. II *Epilepsie partielle.* — T. III. *Hypnotisme* — Chaque volume se vend séparément. Les *trois premiers volumes* sont en vente. — Prix du volume : 30 fr. — Pour les abonnés du *Progrès médical*, prix du volume, 20 fr. — Nous avons fait relier quelques exemplaires dont le texte et les planches sont montés sur onglets ; demi-reliure, tranche rouge, non rognés. — Prix de la reliure . . . . 5 fr. »

ŒUVRES COMPLÈTES

DE

J.-M. CHARCOT

Imp. de la Soc. de Typ. — NOIZETTE, 8, r. Campagne-1re, Paris.

ÉCOLE DE LA SALPÊTRIÈRE

TRAVAUX EN VENTE AU BUREAU DU *PROGRÈS MÉDICAL*

ŒUVRES COMPLÈTES

DE

J.-M. CHARCOT

Imp. de la Soc. de Typ. — NOIZETTE, 8, r. Campagne-1ʳᵉ, Paris.

ÉCOLE DE LA SALPÊTRIÈRE

ŒUVRES COMPLÈTES
DE
J.-M. CHARCOT

Imp. de la Soc. de Typ.—Noizette, 8, r. Campagne-1re, Paris.

PUBLICATIONS DU *PROGRÈS MÉDICAL*

LEÇONS DU MARDI A LA SALPÊTRIÈRE

Professeur : *CHARCOT*

POLICLINIQUE
1888-1889

Notes de Cours de MM. BLIN, CHARCOT, Henri COLIN
ÉLÈVES DU SERVICE

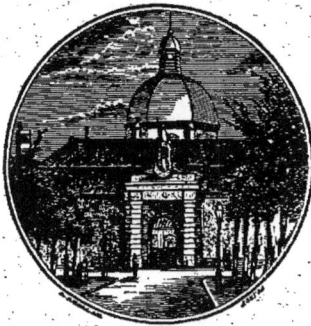

1.ᵉ *LEÇON :*

PARIS

AUX BUREAUX DU PROGRÈS | **E. LECROSNIER ET BABÉ**
MÉDICAL | ÉDITEURS
14, rue des Carmes, 14 | Place de l'École-de-Médecine

1888-1889

2ᵉ ANNÉE (1888-1889)

CONDITIONS DE LA PUBLICATION

Il paraîtra à peu près toutes les semaines, de décembre à fin juillet, une livraison de 16 à 32 pages de texte in-4° couronne, avec figures, sous couverture.

PRIX DE LA LIVRAISON : **50** CENT.

PRIX DE L'ABONNEMENT POUR L'ANNÉE SCOLAIRE :

Paris, **20** fr. ; — Départements, **21** fr. ; — Étranger, **22** fr.

LEÇONS DU MARDI A LA SALPÊTRIÈRE

M. le Professeur CHARCOT

POLICLINIQUE

1ʳᵉ ANNÉE (1887-1888)

Notes de Cours de MM. BLIN, CHARCOT, Henri COLIN

ÉLÈVES DU SERVICE

Un beau vol. in-4° couronne, autographié, de 638 pages, avec nombreuses figures.
Prix . . . . 20 fr.

ARCHIVES DE NEUROLOGIE, Revue des maladies nerveuses et mentales, paraissant tous les deux mois sous la direction de J. M. CHARCOT. — Rédacteur en chef : BOURNEVILLE. — Secrétaire de la rédaction : J. B. CHARCOT fils et G. GUÉRION. Chaque fascicule se compose de huit à neuf feuilles in-8° carré, et de plusieurs planches chromo-lithographiées. Abonnement pour un an : PARIS. 20 fr. — FRANCE ET ALGÉRIE . 22 fr. — UNION POSTALE . 23 fr. — OUTRE-MER (en dehors de l'union postale) 25 fr. — Les numéros séparés : 4 fr. 50. — Les abonnements sont reçus aux Bureaux du *Progrès Médical*, 14, rue des Carmes, à Paris et dans tous les Bureaux de poste de France, de Belgique, de Suisse, de Hollande, d'Italie, d'Allemagne, des États-Unis et d'Algérie, sans autres frais que le prix de l'abonnement indiqué ci-dessus. Pour les autres pays, prière d'envoyer un mandat-poste avec l'ordre d'abonnement.

AVIS AUX ABONNÉS

Du PROGRÈS MÉDICAL, des ARCHIVES DE NEUROLOGIE
et des LEÇONS DU MARDI (de M. le Professeur CHARCOT)

Messieurs les Abonnés à l'une des publications ci-dessus pourront recevoir les autres aux conditions suivantes :

	Paris	France	Étranger
	FR.	FR.	FR.
PROGRÈS MÉDICAL et ARCHIVES de NEUROLOGIE	35	37	39
PROGRÈS MÉDICAL et LEÇONS du MARDI	30	31	33
ARCHIVES de NEUROLOGIE et LEÇONS du MARDI	30	33	35
PROGRÈS MÉDICAL, A. de NEUROLOGIE et LEÇONS du MARDI	45	48	52

Ceux de nos lecteurs qui sont déjà abonnés à l'une ou l'autre de ces publications peuvent, *dès maintenant*, s'abonner aux autres en nous envoyant la différence.

Les conditions ci-dessus sont faites pour les personnes qui s'*adresseront* DIRECTEMENT à nos bureaux, 14, rue des Carmes.

PUBLICATIONS DU *PROGRÈS MÉDICAL*

LEÇONS DU MARDI A LA SALPÊTRIÈRE

Professeur : CHARCOT

POLICLINIQUE
1888-1889

Notes de Cours de MM. BLIN, CHARCOT, Henri COLIN

ÉLÈVES DU SERVICE

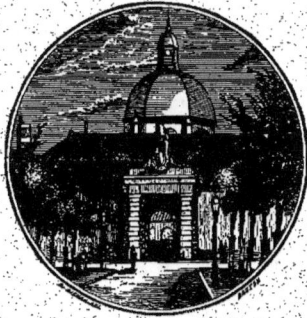

12. e *LEÇON :*

PARIS

AUX BUREAUX DU PROGRÈS | E. LECROSNIER ET BABÉ
MÉDICAL | ÉDITEUR
14, rue des Carmes, 14 | Place de l'École-de-Médecine

1889

PUBLICATION HEBDOMADAIRE | 2e ANNÉE.

2e ANNÉE (1888-1889)

CONDITIONS DE LA PUBLICATION :

Il paraîtra à peu près toutes les semaines, de décembre à fin juillet, une livraison de 16 à 32 pages de texte in-4° couronne, avec figures, sous couverture.

PRIX DE LA LIVRAISON : **50** CENT.

PRIX DE L'ABONNEMENT POUR L'ANNÉE SCOLAIRE :
Paris, **20** fr. ; — Départements, **21** fr. ; — Étranger, **22** fr.

LEÇONS DU MARDI A LA SALPÊTRIÈRE

M. le Professeur CHARCOT

POLICLINIQUE

1re ANNÉE (1887-1888)

Notes de Cours de MM. BLIN, CHARCOT, Henri COLIN

ÉLÈVES DU SERVICE

Un beau vol. in-4° couronne, autographié, de 638 pages, avec nombreuses figures.
Prix . . . . 20 fr. »

ARCHIVES DE NEUROLOGIE. Revue des maladies nerveuses et mentales, paraissant tous les deux mois sous la direction de J.-M. CHARCOT. — Rédacteur en chef : BOURNEVILLE ; — Secrétaire de la rédaction : J.-B. CHARCOT fils et G. GUINON. Chaque fascicule se compose de huit à neuf feuilles in-8° carré, et de plusieurs planches chromo-lithographiées. Abonnement pour un an : PARIS : 20 fr. — FRANCE ET ALGÉRIE : 22 fr. — UNION POSTALE : 23 fr. — OUTRE-MER (en dehors de l'union postale) : 25. fr. — Les numéros séparés : 4 fr. 50. — Les abonnements sont reçus aux Bureaux du *Progrès Médical*, 14, rue des Carmes, à Paris et dans tous les Bureaux de poste de France, de Belgique, de Suisse, de Hollande, d'Italie, d'Allemagne, des États-Unis et d'Algérie, sans autres frais que le prix de l'abonnement indiqué ci-dessus. Pour les autres pays, prière d'envoyer un mandat-poste avec l'ordre d'abonnement.

AVIS AUX ABONNÉS

Du PROGRÈS MÉDICAL, des ARCHIVES DE NEUROLOGIE et des LEÇONS DU MARDI (de M. le Professeur CHARCOT)

Messieurs les Abonnés à l'une des publications ci-dessus pourront recevoir les autres aux conditions suivantes :

	Paris	France	Étranger
	FR.	FR.	FR.
PROGRÈS MÉDICAL et ARCHIVES de NEUROLOGIE	35	37	39
PROGRÈS MÉDICAL et LEÇONS du MARDI	30	31	33
ARCHIVES de NEUROLOGIE et LEÇONS du MARDI	30	33	35
PROGRÈS MÉDICAL, A. de NEUROLOGIE et LEÇONS du MARDI	45	48	52

Ceux de nos lecteurs qui sont déjà abonnés à l'une ou l'autre de ces publications peuvent, *dès maintenant*, s'abonner aux autres en nous envoyant la différence.

Les conditions ci-dessus sont faites pour les personnes qui *s'adresseront* DIRECTEMENT à nos bureaux, 14, rue des Carmes.

PUBLICATIONS DU *PROGRÈS MÉDICAL*

LEÇONS DU MARDI A LA SALPÊTRIÈRE

Professeur : CHARCOT

POLICLINIQUE
1888-1889

Notes de Cours de MM. BLIN, CHARCOT, Henri COLIN
ÉLÈVES DU SERVICE

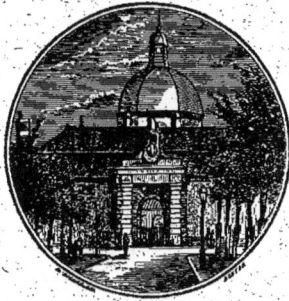

e *LEÇON :*

PARIS

AUX BUREAUX DU PROGRÈS | E. LECROSNIER ET BABÉ
MÉDICAL | ÉDITEURS
14, rue des Carmes, 14 | Place de l'École-de-Médecine

1888-1889

PUBLICATION HEBDOMADAIRE.   2e ANNÉE.

2ᵉ ANNÉE (1888-1889)

CONDITIONS DE LA PUBLICATION

Il paraîtra à peu près toutes les semaines, de décembre à fin juillet, une livraison de 16 à 32 pages de texte in-4° couronne, avec figures, sous couverture.

PRIX DE LA LIVRAISON : **50** CENT.

PRIX DE L'ABONNEMENT POUR L'ANNÉE SCOLAIRE :

Paris, **20** fr. ; — Départements, **21** fr. ; — Étranger, **22** fr.

LEÇONS DU MARDI A LA SALPÊTRIÈRE

M. le Professeur CHARCOT

POLICLINIQUE

1ʳᵉ ANNÉE (1887-1888)

Notes de Cours de MM. BLIN, CHARCOT, Henri COLIN

ÉLÈVES DU SERVICE

Un beau vol. in-4° couronne, autographié, de 638 pages, avec nombreuses figures.
Prix . . . . **10** fr.

ARCHIVES DE NEUROLOGIE. Revue des maladies nerveuses et mentales, paraissant tous les deux mois sous la direction de J.-M. CHARCOT. — Rédacteur en chef: BOURNEVILLE ; — Secrétaire de la rédaction : J.-B. CHARCOT fils et G. GUERRIN. Chaque fascicule se compose de huit à neuf feuilles in-8° carré, et de plusieurs planches chromo-lithographiées. Abonnement pour un an : PARIS: 20 fr. — FRANCE ET ALGÉRIE : 22 fr. — UNION POSTALE : 23 fr. — OUTRE-MER (en dehors de l'union postale, : 25 fr. — Les numéros séparés : 4 fr. 50. — Les abonnements sont reçus aux Bureaux du *Progrès Médical*, 14, rue des Carmes, à Paris et dans tous les Bureaux de poste de France, de Belgique, de Suisse, de Hollande, d'Italie, d'Allemagne, des États-Unis et d'Algérie, sans autres frais que le prix de l'abonnement indiqué ci-dessus. Pour les autres pays, prière d'envoyer un mandat-poste avec l'ordre d'abonnement.

AVIS AUX ABONNÉS

Du PROGRÈS MÉDICAL, des ARCHIVES DE NEUROLOGIE et des LEÇONS DU MARDI (de M. le Professeur CHARCOT)

Messieurs les Abonnés à l'une des publications ci-dessus pourront recevoir les autres aux conditions suivantes :

	Paris	France	Étranger
	FR.	FR.	FR.
PROGRÈS MÉDICAL et ARCHIVES de NEUROLOGIE	35	37	39
PROGRÈS MÉDICAL et LEÇONS du MARDI	30	31	33
ARCHIVES de NEUROLOGIE et LEÇONS du MARDI	30	33	35
PROGRÈS MÉDICAL, A. de NEUROLOGIE et LEÇONS du MARDI	45	48	52

Ceux de nos lecteurs qui sont déjà abonnés à l'une ou l'autre de ces publications peuvent, *dès maintenant*, s'abonner aux autres en nous envoyant la différence.

Les conditions ci-dessus sont faites pour les personnes qui *s'adresseront* DIRECTEMENT à nos bureaux, 14, rue des Carmes.

PUBLICATIONS DU *PROGRÈS MÉDICAL*

LEÇONS DU MARDI A LA SALPÊTRIÈRE

Professeur : CHARCOT

POLICLINIQUE
1888-1889

Notes de Cours de MM. BLIN, CHARCOT, Henri COLIN
ÉLÈVES DU SERVICE

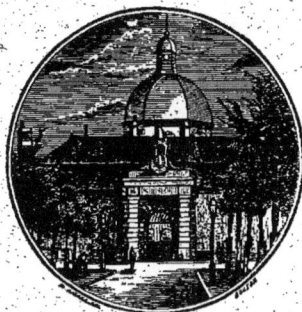

᎐ LEÇON :

PARIS

AUX BUREAUX DU PROGRÈS
MÉDICAL
14, rue des Carmes, 14

E. LECROSNIER ET BABÉ
ÉDITEURS
Place de l'École-de-Médecine

1888-1889

2ᵉ ANNÉE (1888-1889)

CONDITIONS DE LA PUBLICATION.

*Il paraîtra à peu près toutes les semaines, de décembre à
fin juillet, une livraison de 16 à 32 pages de texte in-4°
couronne, avec figures, sous couverture.*

PRIX DE LA LIVRAISON : **50** CENT.

PRIX DE L'ABONNEMENT POUR L'ANNÉE SCOLAIRE :
Paris, **20** fr. ; — Départements, **21** fr. ; — Étranger, **22** fr.

LEÇONS DU MARDI A LA SALPÊTRIÈRE

M. le Professeur CHARCOT

POLICLINIQUE

1ʳᵉ ANNÉE (1887-1888)

Notes de Cours de MM. BLIN, CHARCOT, Henri COLIN

ÉLÈVES DU SERVICE

Un beau vol. in-4° couronne, autographié, de 538 pages, avec nombreuses figures.
Prix . . . . **20** fr.

ARCHIVES DE NEUROLOGIE. Revue des maladies nerveuses et mentales, paraissant tous les deux mois sous la direction de J.-M. CHARCOT. — Rédacteur
en chef : BOURNEVILLE ; — Secrétaire de la rédaction : J.-B. CHARCOT fils et G.-GUÉRIN.
Chaque fascicule se compose de huit à neuf feuilles in-8° carré, et de plusieurs
planches chromo-lithographiées. Abonnement pour un an. PARIS : 20 fr. — FRANCE
ET ALGÉRIE : 22 fr. — UNION POSTALE : 23 fr. — OUTRE-MER (en dehors de
l'union postale : 25 fr. — Les numéros séparés : 4 fr. 50. — Les abonnements
sont reçus aux Bureaux du *Progrès Médical*, 14, rue des Carmes, à Paris et dans
tous les Bureaux de poste de France, de Belgique, de Suisse, de Hollande, d'Italie,
d'Allemagne, des États-Unis et d'Algérie, sans autres frais que le prix de
l'abonnement indiqué ci-dessus. Pour les autres pays, prière d'envoyer un mandat-
poste avec l'ordre d'abonnement.

AVIS AUX ABONNÉS

Du PROGRÈS MÉDICAL, des ARCHIVES DE NEUROLOGIE
et des LEÇONS DU MARDI (de M. le Professeur CHARCOT)

Messieurs les Abonnés à l'une des publications ci-dessus pourront recevoir
les autres aux conditions suivantes :

	Paris	France	Étranger
	FR.	FR.	FR.
PROGRÈS MÉDICAL et ARCHIVES de NEUROLOGIE	35	37	39
PROGRÈS MÉDICAL et LEÇONS du MARDI	30	31	33
ARCHIVES de NEUROLOGIE et LEÇONS du MARDI	30	33	35
PROGRÈS MÉDICAL, A. de NEUROLOGIE et LEÇONS du MARDI	45	48	52

Ceux de nos lecteurs qui sont déjà abonnés à l'une ou l'autre de ces
publications peuvent, *dès maintenant*, s'abonner aux autres en nous
envoyant la différence.
Les conditions ci-dessus sont faites pour les personnes qui *s'adresseront*
DIRECTEMENT à nos bureaux, 14, rue des Carmes.

ÉCOLE DE LA SALPÊTRIÈRE

BALLET (G.). — Recherches anatomiques et cliniques sur le faisceau sensitif et les troubles de la sensibilité dans les lésions du cerveau. Vol. in-8° de 197 pages, avec 10 figures dans le texte. Paris, 1881. Prix : 3 fr. 50. — Pour nos abonnés . . . . 2 fr. 50

BERBEZ (P.) — Hystérie et traumatisme ; — Paralysies, Contractures, Arthralgies, Hystéro-Traumatiques, etc. Un beau volume in-8° de 130 pages avec 9 figures. — Prix : 3 fr. 50. — Pour nos abonnés . . . . 2 fr. 50

BLOCQ (P.). — Des contractures. Contractures en général, la contracture spasmodique, les pseudo-contractures. Un beau vol. in-8° de 216 pages, avec 8 figures dans le texte, une planche chromolithographique et trois phototypies. — Prix : 5 fr. — Pour nos abonnés . . . . 4 fr.

BLONDEAU (A) Étude clinique sur le poult lent permanent avec attaques syncopales et épileptiformes. — Un vol. in-8 de 72 pages. — Prix : 2 fr. — Pour nos abonnés . . . . 1 fr. 50

BOYER (H. Cl. DE). — Etudes topographiques sur les lésions corticales des hémisphères cérébraux. Volume in-8° de 290 pages, avec 104 fig. intercalées dans le texte et une planche. Paris, 1879. — Prix : 6 fr. Pour nos abonnés. 4 fr. »

EDWARDS (B.-A.) — De l'hémiplégie dans quelques affections nerveuses (Ataxie locomotrice progressive, sclérose en plaques, hystérie, paralysie agitante.) Volume in-8° de 169 pages. — Prix : 4 fr. — Pour nos abonnés. 2 75

FÉRÉ (Ch.). — Traité élémentaire de l'anatomie du système nerveux. — Volume in-8° de 496 pages avec 213 figures dans le texte. — Prix : 10 fr. — Pour nos abonnés . . . . 7 fr. »

FÉRÉ (Ch.). — Contribution à l'étude des troubles fonctionnels de la vision par lésions cérébrales (Amblyopie croisée et Hémianopsie). Un vol. in-8° de 241 pages. Paris, 1882. — Prix : 3 fr. 50. — Pour nos abonnés . . . . . . 2 fr. 10

GILLES DE LA TOURETTE. — Etudes cliniques et physiologiques sur la marche. La marche dans les maladies du système nerveux, étudiée par la méthode des empreintes. Volume in-8° de 78 pages, avec 31 figures. — Prix : 3 fr. 50 — Pour nos abonnés . . . . 2 fr. 50

GOMBAULT (A.). — Contribution à l'étude anatomique de la névrite parenchymateuse subaiguë ou chronique (Névrite segmentaire périaxile). Brochure in-8° de 46 pages, avec 2 pl. chromolithographiques. Paris, 1880. — Prix 2 fr. Pour nos abonnés . . . . 1 fr. 50

GUINON (G). — Les agents provocateurs de l'hystérie. Vol. in-8 de 392 pages, avec 35 figures. — Prix : 8 fr. — Pour nos abonnés . . . . 6 fr. »

MARIE (P.). — Contribution à l'étude et au diagnostic des formes frustes de la maladie de Basedow. 1 vol. in-8° de 86 pages, avec 7 tracés. — Prix : 2 fr. — Pour nos abonnés . . . . 1 fr. 50

OULMONT (P.)— Etude clinique sur l'athétose. Paris, 1878. Vol. in-8° de 116 pages avec figures. — Prix : 3 francs. — Pour nos abonnés . . . . 2 fr. »

BOURNEVILLE et REGNARD. Iconographie photographique de la Salpêtrière. Cet ouvrage forme trois beaux volumes in-4° couronne, d'environ 250 pages de texte ; chacun de ces volumes contient 40 photo-lithographies, et un grand nombre de figures dans le texte. — T. I. *Hystéro-Epilepsie.* — T. II *Epilepsie partielle.* — T. III. *Hypnotisme* — Chaque volume se vend séparément. Les *trois premiers volumes* sont en vente. — Prix du volume : 30 fr. — Pour les abonnés du *Progrès médical*, prix du volume. 20 fr. — Nous avons fait relier quelques exemplaires dont le texte et les planches sont montés sur onglets ; demi-reliure, tranche rouge, non rognés. — Prix de la reliure . . . . 5 fr. »

ŒUVRES COMPLÈTES

DE

J.-M. CHARCOT

... de l'Typ.   Amerine, Et. Compagnie Premiere Paris

ÉCOLE DE LA SALPÊTRIÈRE

ŒUVRES COMPLÈTES

DE

J.-M. CHARCOT

ÉCOLE DE LA SALPÊTRIÈRE

TRAVAUX EN VENTE AU BUREAU DU *PROGRÈS MÉDICAL*

BALLET (G.). — Recherches anatomiques et cliniques sur le faisceau sensitif et les troubles de la sensibilité dans les lésions du cerveau. Vol. in-8° de 197 pages, avec 10 figures dans le texte. Paris, 1881. Prix : 3 fr. 50. — Pour nos abonnés . . . . 2 fr. 50

BERBEZ (P.) — **Hystérie et traumatisme ;** — Paralysies, Contractures, Arthralgies, Hystéro-Traumatiques, etc. Un beau volume in-8° de 130 pages avec 9 figures. — Prix ; 3 fr. 50. — Pour nos abonnés . . . . 2 fr. 50

BLOCQ (P.). — **Des contractures.** Contractures en général, la contracture spasmodique, les pseudo-contractures. Un beau vol. in-8° de 216 pages, avec 8 figures dans le texte, une planche chromolithographique et trois phototypies. — Prix : 5 fr. — Pour nos abonnés . . . . 4 fr.

BLONDEAU (A) Etude clinique sur le poult lent permanent avec attaques syncopales et épileptiformes. — Un vol. in-8 de 72 pages. — Prix : 2 fr. — Pour nos abonnés . . . . 1 fr. 50

BOYER (H. Cl. DE). — Etudes topographiques sur les lésions corticales des hémisphères cérébraux. Volume in-8° de 290 pages, avec 104 fig. intercalées dans le texte et une planche. Paris, 1879. — Prix : 6 fr. Pour nos abonnés. 4 fr. »

EDWARDS (B.-A.) — **De l'hémiplégie dans quelques affections nerveuses** (Ataxie locomotrice progressive, sclérose en plaques, hystérie, paralysie agitante.) Volume in-8° de 169 pages. — Prix : 4 fr. — Pour nos abonnés. 2 50

FERE (Ch.). — **Traité élémentaire de l'anatomie du système nerveux.** — Volume in-8° de 496 pages avec 213 figures dans le texte. — Prix :10 fr. —. Pour nos abonnés. . . . . 2 fr. 50

FÉRÉ (Ch.). — **Contribution à l'étude des troubles fonctionnels de la vision par lésions cérébrales** (Amblyopie croisée et Hémianopsie). Un vol. in-8° de 241 pages. Paris, 1882. — Prix : 3 fr. 50. — Pour nos abonnés . . . . . 2 fr 50

GILLES DE LA TOURETTE. — Etudes cliniques et physiologiques sur la marche. La marche dans les maladies du système nerveux, étudiée par la méthode des empreintes. Volume in-8° de 78 pages, avec 31 figures. — Prix 3 fr. 50 — Pour nos abonnés . . . . 7 fr. »

GOMBAULT (A.). — **Contribution à l'étude anatomique de la névrite parenchymateuse subaiguë ou chronique** (Névrite segmentaire périaxile). Brochure in-8° de 46 pages, avec 2 pl. chromolithographiques. Paris, 1880. — Prix 2 fr. Pour nos abonnés . . . . 1 fr. 50

GUINON (G.) Les agents provocateurs de l'hystérie. Vol. in-8 de 392 pages avec 25 figures. — Prix : 8 fr. — Pour nos abonnés. . . . . 6 fr. »

HUET. — De la Chorée chronique. Volume in-8° de 261 pages. — Prix : 6 fr. — Pour nos abonnés. . . . . 4 fr. »

MARIE (P.). — **Contribution à l'étude et au diagnostic des formes frustes de la maladie de Basedow.** 1 vol. in-8° de 86 pages, avec 7 tracés. — Prix : 2 fr. — Pour nos abonnés . . . . 1 fr. 50

OULMONT (P.)— Etude clinique sur l'athétose. Paris, 1878. Vol. in-8° de 116 pages avec figures. — Prix : 3 francs. — Pour nos abonnés . . . . 2 fr. »

BOURNEVILLE et REGNARD. Iconographie photographique de la Salpêtrière. Cet ouvrage forme trois beaux volumes in-4° couronne, d'environ 250 pages de texte ; chacun de ces volumes contient 40 photo-lithographies, et un grand nombre de figures dans le texte. — T. I. *Hystéro-Epilepsie.* — T. II *Epilepsie partielle.* — T. III. *Hypnotisme* — Chaque volume se vend séparément. Les *trois premiers volumes* sont en vente. — Prix du volume : 30 fr. — Pour les abonnés du *Progrès médical*, prix du volume, 20 fr. — Nous avons fait relier quelques exemplaires ont le texte et les planches sont montés sur onglets ; demi-reliure, tranche rouge, non rognés. — Prix de la reliure . . . . 5 fr. »

ŒUVRES COMPLÈTES

DE

J.-M. CHARCOT

Imp. de la Soc. de Typ.—NOIZETTE, 8, r. Campagne-1re, Paris.

ÉCOLE DE LA SALPÊTRIÈRE

TRAVAUX EN VENTE AU BUREAU DU *PROGRÈS MÉDICAL*

BALLET (G.). — Recherches anatomiques et cliniques sur le faisceau sensitif et les troubles de la sensibilité dans les lésions du cerveau. Vol. in-8° de 197 pages, avec 10 figures dans le texte. Paris, 1881. Prix : 3 fr. 50. — Pour nos abonnés . . . . 2 fr. 50

BERBEZ (P.) — Hystérie et traumatisme ; — Paralysies, Contractures, Arthralgies, Hystéro-Traumatiques, etc. Un beau volume in-8° de 130 pages avec 9 figures. — Prix : 3 fr. 50. — Pour nos abonnés . . . . 2 fr. 50

BLOCQ (P.). — Des contractures. Contractures en général, la contracture spasmodique, les pseudo-contractures. Un beau vol. in-8° de 216 pages, avec 8 figures dans le texte, une planche chromolithographique et trois phototypies. — Prix : 5 fr. — Pour nos abonnés . . . . 4 fr. »

BLONDEAU (A) Étude clinique sur le poult lent permanent avec attaques syncopales et épileptiformes. — Un vol. in-8 de 72 pages. — Prix : 2 fr. — Pour nos abonnés . . . . 1 fr. 50

BOYER (H. Cl. DE). — Etudes topographiques sur les lésions corticales des hémisphères cérébraux. Volume in-8° de 290 pages, avec 104 fig. intercalées dans le texte et une planche. Paris, 1879. — Prix : 6 fr. Pour nos abonnés. 4 fr. »

EDWARDS (B.-A.) — De l'hémiplégie dans quelques affections nerveuses (Ataxie locomotrice progressive, sclérose en plaques, hystérie, paralysie agitante.) Volume in-8° de 169 pages. — Prix : 4 fr. — Pour nos abonnés 2 75

FÉRÉ (Ch.). — Traité élémentaire de l'anatomie du système nerveux. — Vol lume in-8° de 496 pages avec 213 figures dans le texte. — Prix : 10 fr. — Pour nos abonnés . . . . 7 fr. »

FÉRÉ (Ch.). — Contribution à l'étude des troubles fonctionnels de la vision par lésions cérébrales (Amblyopie croisée et Hémianopsie). Un vol. in-8° de 241 pages. Paris, 1882. — Prix : 3 fr. 50. — Pour nos abonnés . . . . . 2 fr. 50

GILLES DE LA TOURETTE. — Etudes cliniques et physiologiques sur la marche. La marche dans les maladies du système nerveux, étudiée par la méthode des empreintes. Volume in-8° de 78 pages, avec 31 figures. — Prix : 3 fr. 50 — Pour nos abonnés . . . . 2 fr. 50

GOMBAULT (A.). — Contribution à l'étude anatomique de la névrite parenchymateuse subaiguë ou chronique (Névrite segmentaire périaxile). Brochure in-8° de 46 pages, avec 2 pl. chromolithographiques. Paris, 1880. — Prix 2 fr. Pour nos abonnés . . . . 1 fr. 50

GUINON (G). — Les agents provocateurs de l'hystérie. Vol. in-8 de 392 pages avec 35 figures. — Prix : 8 fr. — Pour nos abonnés . . . . 6 fr. »

MARIE (P.). — Contribution à l'étude et au diagnostic des formes frustes de la maladie de Basedow. 1 vol. in-8° de 86 pages, avec 7 tracés. — Prix : 2 fr. — Pour nos abonnés . . . . 1 fr. 50

OULMONT (P.) — Etude clinique sur l'athétose. Paris, 1878. Vol. in-8° de 116 pages avec figures. — Prix : 3 francs. — Pour nos abonnés . . . . 2 fr. »

BOURNEVILLE et REGNARD. Iconographie photographique de la Salpêtrière. Cet ouvrage forme trois beaux volumes in-4° couronne, d'environ 250 pages de texte ; chacun de ces volumes contient 40 photo-lithographies, et un grand nombre de figures dans le texte. — T. I. *Hystéro-Epilepsie.* — T. II *Epi epsie partielle.* — T. III. *Hypnotisme* — Chaque volume se vend séparément. Les *trois premiers volumes* sont en vente. — Prix du volume : 30 fr. — Pour les abonnés du *Progrès médical*, prix du volume. 20 fr. — Nous avons fait relier quelques exemplaires dont le texte et les planches sont montés sur onglets ; demi-reliure, tranche rouge, non rognés. — Prix de la reliure . . . . 5 fr. »

Cie de Typ. Lahure, 9, r. Compagne-Première, Paris

PUBLICATIONS DU *PROGRÈS MÉDICAL*

LEÇONS DU MARDI A LA SALPÊTRIÈRE

Professeur : CHARCOT

POLICLINIQUE

1888-1889

Notes de Cours de MM. BLIN, CHARCOT, Henri COLIN
ÉLÈVES DU SERVICE

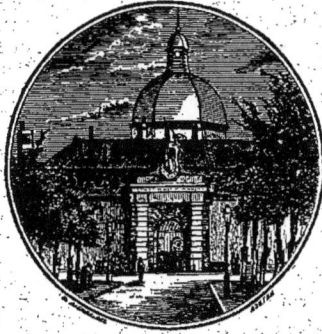

ᵉ LEÇON :

PARIS

AUX BUREAUX DU PROGRÈS | E. LECROSNIER ET BABÉ
MÉDICAL | ÉDITEURS
14, rue des Carmes, 14 | Place de l'École-de-Médecine

1888-1889

PUBLICATION HEBDOMADAIRE. 2ᵉ ANNÉE.

2e ANNÉE (1888-1889)

CONDITIONS DE LA PUBLICATION :

Il paraîtra à peu près toutes les semaines, de décembre à fin juillet, une livraison de 16 à 32 pages de texte in-4° couronne, avec figures, sous couverture.

PRIX DE LA LIVRAISON : **50** CENT.

PRIX DE L'ABONNEMENT POUR L'ANNÉE SCOLAIRE :

Paris, **20** fr. ; — Départements, **21** fr. ; — Étranger, **22** fr.

LEÇONS DU MARDI A LA SALPÊTRIÈRE

M. le Professeur CHARCOT

POLICLINIQUE

1re ANNÉE (1887-1888)

Notes de Cours de MM. BLIN, CHARCOT, Henri COLIN

ÉLÈVES DU SERVICE

Un beau vol. in-4° couronne, autographié, de 638 pages, avec nombreuses figures.

Prix . . . . 20 fr. »

ARCHIVES DE NEUROLOGIE. Revue des maladies nerveuses et mentales, paraissant tous les deux mois sous la direction de J.-M. CHARCOT. — Rédacteur en chef : BOURNEVILLE ; — Secrétaire de la rédaction : J.-B. CHARCOT fils et G. GUÉRION. Chaque fascicule se compose de huit à neuf feuilles in-8° carré, et de plusieurs planches chromo-lithographiées. Abonnement pour un an : . PARIS : 20 fr. — FRANCE ET ALGÉRIE : 22 fr. — UNION POSTALE : 23 fr. — OUTRE-MER (en dehors de l'union postale) : 25 fr. — Les numéros séparés : 4 fr. 50. — Les abonnements sont reçus aux Bureaux du *Progrès Médical*, 14, rue des Carmes, à Paris et dans tous les Bureaux de poste de France, de Belgique, de Suisse, de Hollande, d'Italie, d'Allemagne, des États-Unis et d'Algérie, sans autres frais que le prix de l'abonnement indiqué ci-dessus. Pour les autres pays, prière d'envoyer un mandat-poste avec l'ordre d'abonnement.

AVIS AUX ABONNÉS

Du PROGRÈS MÉDICAL, des ARCHIVES DE NEUROLOGIE et des LEÇONS DU MARDI (de M. le Professeur CHARCOT)

Messieurs les Abonnés à l'une des publications ci-dessus pourront recevoir les autres aux conditions suivantes :

	Paris	France	Étranger
	FR.	FR.	FR.
PROGRÈS MÉDICAL et ARCHIVES de NEUROLOGIE	35	37	39
PROGRÈS MÉDICAL et LEÇONS du MARDI. . . .	30	31	33
ARCHIVES de NEUROLOGIE et LEÇONS du MARDI	30	33	35
PROGRÈS MÉDICAL, A. de NEUROLOGIE et LEÇONS du MARDI	45	48	52

Ceux de nos lecteurs qui sont déjà abonnés à l'une ou l'autre de ces publications peuvent, *dès maintenant*, s'abonner aux autres en nous envoyant la différence.

Les conditions ci-dessus sont faites pour les personnes qui *s'adresseront* DIRECTEMENT à nos bureaux, 14, rue des Carmes.

PUBLICATIONS DU *PROGRÈS MÉDICAL*

LEÇONS DU MARDI A LA SALPÊTRIÈRE

Professeur : *CHARCOT*

POLICLINIQUE
1888-1889

Notes de Cours de MM. BLIN, CHARCOT, Henri COLIN
ÉLÈVES DU SERVICE

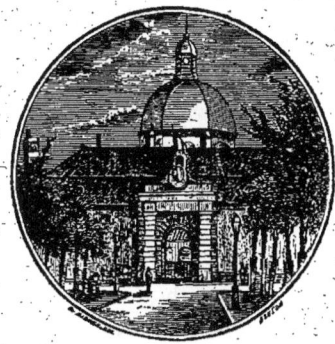

.... ᵉ *LEÇON :* ....

PARIS

AUX BUREAUX DU PROGRÈS | E. LECROSNIER ET BABÉ
MÉDICAL | ÉDITEURS
14, rue des Carmes, 14 | Place de l'École-de-Médecine

1888-1889

PUBLICATION HEBDOMADAIRE.   2ᵉ ANNÉE.

2ᵉ ANNÉE (1888-1889)

CONDITIONS DE LA PUBLICATION :

Il paraîtra à peu près toutes les semaines, de décembre à fin juillet, une livraison de 16 à 32 pages de texte in-4° couronne, avec figures, sous couverture.

PRIX DE LA LIVRAISON : **50** CENT.

PRIX DE L'ABONNEMENT POUR L'ANNÉE SCOLAIRE :

Paris, **20** fr. ; — Départements, **21** fr. ; — Étranger, **22** fr.

LEÇONS DU MARDI A LA SALPÊTRIÈRE

M. le Professeur CHARCOT

POLICLINIQUE

1ʳᵉ ANNÉE (1887-1888)

Notes de Cours de MM. BLIN, CHARCOT, Henri COLIN

ÉLÈVES DU SERVICE

Un beau vol. in-4° couronne, autographié, de 638 pages, avec nombreuses figures.

Prix . . . . **20** fr.

ARCHIVES DE NEUROLOGIE. Revue des maladies nerveuses et mentales, paraissant tous les deux mois sous la direction de J.-M. CHARCOT. — Rédacteur en chef : BOURNEVILLE ; — Secrétaire de la rédaction : J.-B. CHARCOT fils et G. GUERION, Chaque fascicule se compose de huit à neuf feuilles in-8° carré, et de plusieurs planches chromo-lithographiées. Abonnement pour un an : PARIS : 20 fr. — FRANCE ET ALGÉRIE : 22 fr. — UNION POSTALE : 23 fr. — OUTRE-MER (en dehors de l'union postale) : 25 fr. — Les numéros séparés : 1 fr. 50. — Les abonnements sont reçus aux Bureaux du *Progrès Médical*, 14, rue des Carmes, à Paris et dans tous les Bureaux de poste de France, de Belgique, de Suisse, de Hollande, d'Italie, d'Allemagne, des États-Unis et d'Algérie, sans autres frais que le prix de l'abonnement indiqué ci-dessus. Pour les autres pays, prière d'envoyer un mandat poste avec l'ordre d'abonnement.

AVIS AUX ABONNÉS

Du PROGRÈS MÉDICAL, des ARCHIVES DE NEUROLOGIE et des LEÇONS DU MARDI (de M. le Professeur CHARCOT)

Messieurs les Abonnés à l'une des publications ci-dessus pourront recevoir les autres aux conditions suivantes :

	Paris FR.	France FR.	Étranger FR.
PROGRÈS MÉDICAL et ARCHIVES de NEUROLOGIE	35	37	39
PROGRÈS MÉDICAL et LEÇONS du MARDI . . .	30	31	33
ARCHIVES de NEUROLOGIE et LEÇONS du MARDI	30	33	35
PROGRÈS MÉDICAL, A. de NEUROLOGIE et LEÇONS du MARDI	45	48	52

Ceux de nos lecteurs qui sont déjà abonnés à l'une ou l'autre de ces publications peuvent, *dès maintenant*, s'abonner aux autres en nous envoyant la différence.

Les conditions ci-dessus sont faites pour les personnes qui *s'adresseront* DIRECTEMENT à nos bureaux, 14, rue des Carmes.

PUBLICATIONS DU *PROGRÈS MÉDICAL*

LEÇONS DU MARDI A LA SALPÊTRIÈRE

Professeur : CHARCOT

POLICLINIQUE
1888-1889

Notes de Cours de MM. BLIN, CHARCOT, Henri COLIN
ÉLÈVES DU SERVICE

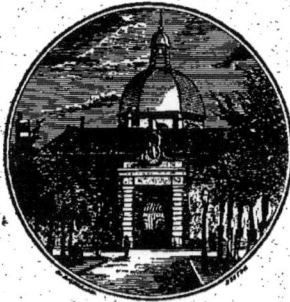

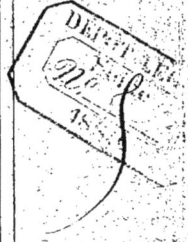

ᵉ *LEÇON :*

PARIS

AUX BUREAUX DU PROGRÈS | E. LECROSNIER ET BABÉ
MÉDICAL | ÉDITEURS
14, rue des Carmes, 14 | Place de l'École-de-Médecine
1888-1889

PUBLICATION HEBDOMADAIRE.   2ᵉ ANNÉE.

2e ANNÉE (1888-1889)

CONDITIONS DE LA PUBLICATION :

Il paraîtra à peu près toutes les semaines, de décembre à fin juillet, une livraison de 16 à 32 pages de texte in-4° couronne, avec figures, sous couverture.

PRIX DE LA LIVRAISON : **50** CENT.

PRIX DE L'ABONNEMENT POUR L'ANNÉE SCOLAIRE :

Paris, **20** fr. ; — Départements, **21** fr. ; — Étranger, **22** fr.

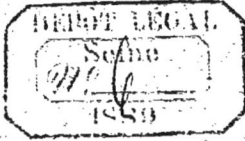

PUBLICATIONS DU *PROGRÈS MÉDICAL*

LEÇONS DU MARDI A LA SALPÊTRIÈRE

Professeur : CHARCOT

POLICLINIQUE
1888-1889

Notes de Cours de MM. BLIN, CHARCOT, Henri COLIN

ÉLÈVES DU SERVICE

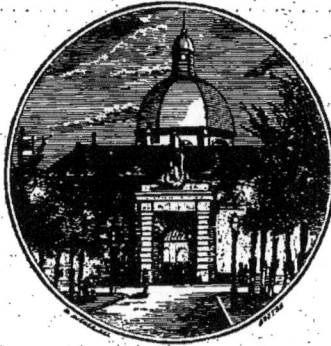

^e *LEÇON* :

PARIS

AUX BUREAUX DU PROGRÈS
MÉDICAL
14, rue des Carmes, 14

E. LECROSNIER ET BABÉ
ÉDITEUR
Place de l'École-de-Médecine

1889

PUBLICATION HEBDOMADAIRE.   2ᵉ ANNÉE.

2ᵉ ANNÉE (1888-1889)

CONDITIONS DE LA PUBLICATION :

Il paraîtra à peu près toutes les semaines, de décembre à fin juillet, une livraison de 16 à 32 pages de texte in-4° couronne, avec figures, sous couverture.

PRIX DE LA LIVRAISON : **50** CENT.

PRIX DE L'ABONNEMENT POUR L'ANNÉE SCOLAIRE :

Paris, **20** fr. ; — Départements, **21** fr. ; — Étranger, **22** fr.

LEÇONS DU MARDI A LA SALPÊTRIÈRE

M. le Professeur CHARCOT

POLICLINIQUE

1ʳᵉ ANNÉE (1887-1888)

Notes de Cours de MM. BLIN, CHARCOT, Henri COLIN

ÉLÈVES DU SERVICE

Un beau vol. in-4° couronne, autographié, de 688 pages, avec nombreuses figures.

Prix . . . . **20** fr. »

ARCHIVES DE NEUROLOGIE. Revue des maladies nerveuses et mentales, paraissant tous les deux mois sous la direction de J.-M. CHARCOT. — Rédacteur en chef: BOURNEVILLE; — Secrétaire de la rédaction: J.-B. CHARCOT fils et G. GUINON. Chaque fascicule se compose de huit à neuf feuilles in-8° carré, et de plusieurs planches chromo-lithographiées. Abonnement pour un an : PARIS, 20 fr. — FRANCE ET ALGÉRIE, 22 fr. — UNION POSTALE, 23 fr. — OUTRE-MER (en dehors de l'union postale), 25 fr. — Les numéros séparés : 4 fr. 50. — Les abonnements sont reçus aux Bureaux du *Progrès Médical*, 14, rue des Carmes, à Paris et dans tous les Bureaux de poste de France, de Belgique, de Suisse, de Hollande, d'Italie, d'Allemagne, des États-Unis et d'Algérie, sans autres frais que le prix de l'abonnement indiqué ci-dessus. Pour les autres pays, prière d'envoyer un mandat poste avec l'ordre d'abonnement.

AVIS AUX ABONNÉS

Du PROGRÈS MÉDICAL, des ARCHIVES DE NEUROLOGIE et des LEÇONS DU MARDI (de M. le Professeur CHARCOT)

Messieurs les Abonnés à l'une des publications ci-dessus pourront recevoir les autres aux conditions suivantes :

	Paris FR.	France FR.	Étranger FR.
PROGRÈS MÉDICAL et ARCHIVES de NEUROLOGIE	35	37	39
PROGRÈS MÉDICAL et LEÇONS du MARDI	30	31	33
ARCHIVES de NEUROLOGIE et LEÇONS du MARDI	30	33	35
PROGRÈS MÉDICAL, A. de NEUROLOGIE et LEÇONS du MARDI	45	48	52

Ceux de nos lecteurs qui sont déjà abonnés à l'une ou l'autre de ces publications peuvent, *dès maintenant*, s'abonner aux autres en nous envoyant la différence.

Les conditions ci-dessus sont faites pour les personnes qui *s'adresseront* DIRECTEMENT à nos bureaux, 14, rue des Carmes.

ÉCOLE DE LA SALPÊTRIÈRE

TRAVAUX EN VENTE AU BUREAU DU *PROGRÈS MÉDICAL*

ŒUVRES COMPLÈTES

DE

J.-M. CHARCOT

ÉCOLE DE LA SALPÊTRIÈRE

TRAVAUX EN VENTE AU BUREAU DU *PROGRÈS MÉDICAL*

BALLET (G.). — Recherches anatomiques et cliniques sur le faisceau sensitif et les troubles de la sensibilité dans les lésions du cerveau. Vol. in-8° de 197 pages, avec 19 figures dans le texte. Paris, 1881. Prix : 3 fr. 50. — Pour nos abonnés . . . . 2 fr. 50

BERBEZ (P.) — Hystérie et traumatisme ; — Paralysies, Contractures, Arthralgies, Hystéro-Traumatiques, etc. Un beau volume in-8° de 130 pages avec 9 figures. — Prix : 3 fr. 50. — Pour nos abonnés . . . . 2 fr. 50

BLOCQ (P.). — Des contractures. Contractures en général, la contracture spasmodique, les pseudo-contractures. Un beau vol. in-8° de 216 pages, avec 8 figures dans le texte, une planche chromolithographique et trois phototypies. — Prix : 5 fr. — Pour nos abonnés . . . . 4 fr. »

BLONDEAU (A) Étude clinique sur le poult lent permanent avec attaques syncopales et épileptiformes. — Un vol. in-8 de 72 pages. — Prix : 2 fr. — Pour nos abonnés . . . . 1 fr. 50

BOYER (H. Cl. DE). — Études topographiques sur les lésions corticales des hémisphères cérébraux. Volume in-8° de 290 pages, avec 104 fig. intercalées dans le texte et une planche. Paris, 1879. — Prix : 6 fr. Pour nos abonnés. 4 fr. »

EDWARDS (B.-A.) — De l'hémiplégie dans quelques affections nerveuses (Ataxie locomotrice progressive, sclérose en plaques, hystérie, paralysie agitante.) Volume in-8° de 169 pages. — Prix : 4 fr. — Pour nos abonnés. 2 75

FERÉ (Ch.). — Traité élémentaire de l'anatomie du système nerveux. — Volume in-8° de 496 pages avec 213 figures dans le texte. — Prix : 10 fr. — Pour nos abonnés . . . . 7 fr. »

FÉRÉ (Ch.). — Contribution à l'étude des troubles fonctionnels de la vision par lésions cérébrales (Amblyopie croisée et Hémianopsie). Un vol. in-8° de 241 pages. Paris, 1882. — Prix : 3 fr. 50. — Pour nos abonnés . . . . . 2 fr. 50

GILLES DE LA TOURETTE. — Études cliniques et physiologiques sur la marche. La marche dans les maladies du système nerveux, étudiée par la méthode des empreintes. Volume in-8° de 78 pages, avec 31 figures. — Prix : 3 fr. 50 — Pour nos abonnés . . . . 2 fr. 50

GOMBAULT (A.). — Contribution à l'étude anatomique de la névrite parenchymateuse subaiguë ou chronique (Névrite segmentaire périaxile). Brochure in-8° de 46 pages, avec 2 pl. chromolithographiques. Paris, 1880. — Prix 2 fr. Pour nos abonnés . . . . 1 fr. 50

GUINON (G). — Les agents provocateurs de l'hystérie. Vol. in-8 de 392 pages, avec 35 figures. — Prix : 8 fr. — Pour nos abonnés . . . . 6 fr. »

MARIE (P.). — Contribution à l'étude et au diagnostic des formes frustes de la maladie de Basedow. 1 vol. in-8° de 86 pages, avec 7 tracés. — Prix : 2 fr. — Pour nos abonnés . . . . 1 fr. 50

OULMONT (P.) — Étude clinique sur l'athétose. Paris, 1878. Vol. in-8° de 116 pages avec figures. — Prix : 3 francs. — Pour nos abonnés . . . . 2 fr. »

BOURNEVILLE et REGNARD. Iconographie photographique de la Salpêtrière. Cet ouvrage forme trois beaux volumes in-4° couronné, d'environ 250 pages de texte ; chacun de ces volumes contient 40 photo-lithographies, et un grand nombre de figures dans le texte. — T. I. *Hystéro-Épilepsie.* — T. II *Épilepsie partielle.* — T. III. *Hypnotisme.* — Chaque volume se vend séparément. Les trois premiers *volumes* sont en vente. — Prix du volume : 30 fr. — Pour les abonnés du *Progrès médical*, prix du volume. 20 fr. — Nous avons fait relier quelques exemplaires dont le texte et les planches sont montés sur onglets ; demi-reliure, tranche rouge, non rognés. — Prix de la reliure . . . . 5 fr. »

ŒUVRES COMPLÈTES

DE

J.-M. CHARCOT

Imp. de Typ. . . . Boularte, 5, r. Campagne-Première, Paris

ÉCOLE DE LA SALPÊTRIÈRE

TRAVAUX EN VENTE AU BUREAU DU *PROGRÈS MÉDICAL*

BALLET (G.). — **Recherches anatomiques et cliniques sur le faisceau sensitif et les troubles de la sensibilité dans les lésions du cerveau.** Vol. in-8°. de 197 pages, avec 10 figures dans le texte. Paris, 1881. Prix : 3 fr. 50. — Pour nos abonnés . . . . 2 fr. 50

BERBEZ (P.) — **Hystérie et traumatisme ;** — Paralysies, Contractures, Arthralgies, Hystéro-Traumatiques, etc. Un beau volume in-8° de 130 pages avec 9 figures. — Prix : 3 fr. 50. — Pour nos abonnés . . . . 2 fr. 50

BLOCQ (P.). — **Des contractures.** Contractures en général, la contracture spasmodique, les pseudo-contractures. Un beau vol. in-8° de 216 pages, avec 8 figures dans le texte, une planche chromolithographique et trois phototypies. — Prix : 5 fr. — Pour nos abonnés . . . . 4 fr. »

BLONDEAU (A) **Étude clinique sur le poult lent permanent avec attaques syncopales et épileptiformes.** — Un vol. in-8 de 72 pages. — Prix : 2 fr. — Pour nos abonnés . . . . 1 fr. 50

BOYER (H. Cl. DE). — **Etudes topographiques sur les lésions corticales des hémisphères cérébraux.** Volume in-8° de 290 pages, avec 104 fig. intercalées dans le texte et une planche. Paris, 1879. — Prix : 6 fr. Pour nos abonnés. 4 fr. »

EDWARDS (B.-A.) — **De l'hémiplégie dans quelques affections nerveuses** (Ataxie locomotrice progressive, sclérose en plaques, hystérie, paralysie agitante.) Volume in-8° de 169 pages. — Prix : 4 fr. — Pour nos abonnés. 2 75

FERÉ (Ch.). — **Traité élémentaire de l'anatomie du système nerveux.** — Volume in-8° de 496 pages avec 213 figures dans le texte. — Prix : 10 fr. — Pour nos abonnés . . . . 7 fr. »

FÉRÉ (Ch.). — **Contribution à l'étude des troubles fonctionnels de la vision par lésions cérébrales** (Amblyopie croisée et Hémianopsie). Un vol. in-8° de 241 pages. Paris, 1882. — Prix : 3 fr. 50. — Pour nos abonnés . . . . . 2 fr. 10

GILLES DE LA TOURETTE. — **Etudes cliniques et physiologiques sur la marche. La marche dans les maladies du système nerveux, étudiée par la méthode des empreintes.** Volume in-8° de 78 pages, avec 31 figures. — Prix : 3 fr. 50 — Pour nos abonnés . . . . 2 fr. 50

GOMBAULT (A.). — **Contribution à l'étude anatomique de la névrite parenchymateuse subaiguë ou chronique** (Névrite segmentaire périaxile). Brochure in-8° de 46 pages, avec 2 pl. chromolithographiques. Paris, 1880. — Prix 2 fr. Pour nos abonnés . . . . 1 fr. 50

GUINON (G). — **Les agents provocateurs de l'hystérie.** Vol. in-8 de 392 pages, avec 35 figures. — Prix : 8 fr. — Pour nos abonnés . . . . 6 fr. »

MARIE (P.). — **Contribution à l'étude et au diagnostic des formes frustes de la maladie de Basedow.** 1 vol. in-8° de 86 pages, avec 7 tracés. — Prix : 2 fr. — Pour nos abonnés . . . . 1 fr. 50

OULMONT (P.)— **Etude clinique sur l'athétose.** Paris, 1878. Vol. in-8° de 116 pages avec figures. — Prix : 3 francs. — Pour nos abonnés . . . . . . 2 fr. »

BOURNEVILLE et REGNARD. **Iconographie photographique de la Salpêtrière.** Cet ouvrage forme trois beaux volumes in-4° couronne, d'environ 250 pages de texte ; chacun de ces volumes contient 40 photo-lithographies, et un grand nombre de figures dans le texte. — T. I. *Hystéro-Epilepsie.* — T. II. *Epilepsie partielle.* — T. III. *Hypnotisme* — Chaque volume se vend séparément. Les *trois premiers volumes* sont en vente. — Prix du volume : 30 fr. — Pour les abonnés du *Progrès médical,* prix du volume. 20 fr. — Nous avons fait relier quelques exemplaires dont le texte et les planches sont montés sur onglets ; demi-reliure, tranche rouge, non rognés. — Prix de la reliure . . . . 5 fr. »

ŒUVRES COMPLÈTES

DE

J.-M. CHARCOT

Cor. de Typ. Lahure, 9, r. Campagne-Première, Paris

ÉCOLE DE LA SALPÊTRIÈRE

PUBLICATIONS DU *PROGRÈS MÉDICAL*

LEÇONS DU MARDI A LA SALPÊTRIÈRE

Professeur : *CHARCOT*

POLICLINIQUE
1888-1889

Notes de Cours de MM. BLIN, CHARCOT, Henri COLIN

ÉLÈVES DU SERVICE

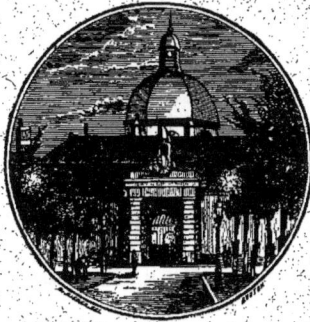

e LEÇON :

PARIS

AUX BUREAUX DU PROGRÈS
MÉDICAL
14, rue des Carmes, 14

E. LECROSNIER ET BABÉ
ÉDITEUR
Place de l'École-de-Médecine

1889

PUBLICATION HEBDOMADAIRE.   2ᵉ ANNÉE.

2e ANNÉE (1888-1889)

CONDITIONS DE LA PUBLICATION :

Il paraîtra à peu près toutes les semaines, de décembre à fin juillet, une livraison de 16 à 32 pages de texte in-4° couronne, avec figures, sous couverture.

PRIX DE LA LIVRAISON : **50 CENT.**

PRIX DE L'ABONNEMENT POUR L'ANNÉE SCOLAIRE :
Paris, **20** fr. ; — Départements, **21** fr. ; — Étranger, **22** fr.

LEÇONS DU MARDI A LA SALPÊTRIÈRE

M. le Professeur CHARCOT

POLICLINIQUE

1re ANNÉE (1887-1888)

Notes de Cours de MM. BLIN, CHARCOT, Henri COLIN

ÉLÈVES DU SERVICE

Un beau vol. in-4° couronne, autographié, de 638 pages, avec nombreuses figures.
Prix . . . . 20 fr. »

ARCHIVES DE NEUROLOGIE. Revue des maladies nerveuses et mentales, paraissant tous les deux mois sous la direction de J.-M. CHARCOT. — Rédacteur en chef: BOURNEVILLE ;—Secrétaire de la rédaction: J.-B. CHARCOT fils et G. GUINON. Chaque fascicule se compose de huit à neuf feuilles in-8° carré, et de plusieurs planches chromo-lithographiées. Abonnement pour un an : PARIS : 20 fr. — FRANCE ET ALGÉRIE : 22 fr. — UNION POSTALE : 23 fr. — OUTRE-MER (en dehors de l'union postale) : 25 fr. — Les numéros séparés : 4 fr. 50. — Les abonnements sont reçus aux Bureaux du *Progrès Médical*, 14, rue des Carmes, à Paris et dans tous les Bureaux de poste de France, de Belgique, de Suisse, de Hollande, d'Italie, d'Allemagne, des États-Unis et d'Algérie, sans autres frais que le prix de l'abonnement indiqué ci-dessus. Pour les autres pays, prière d'envoyer un mandat-poste avec l'ordre d'abonnement.

AVIS AUX ABONNÉS

Du PROGRÈS MÉDICAL, des ARCHIVES DE NEUROLOGIE
et des LEÇONS DU MARDI (de M. le Professeur CHARCOT)

Messieurs les Abonnés à l'une des publications ci-dessus pourront recevoir les autres aux conditions suivantes :

	Paris FR.	France FR.	Étranger FR.
PROGRÈS MÉDICAL et ARCHIVES de NEUROLOGIE	35	37	39
PROGRÈS MÉDICAL et LEÇONS du MARDI	30	31	33
ARCHIVES de NEUROLOGIE et LEÇONS du MARDI	30	33	35
PROGRÈS MÉDICAL, A. de NEUROLOGIE et LEÇONS du MARDI	45	48	52

Ceux de nos lecteurs qui sont déjà abonnés à l'une ou l'autre de ces publications peuvent, *dès maintenant*, s'abonner aux autres en nous envoyant la différence.

Les conditions ci-dessus sont faites pour les personnes qui *s'adresseront* DIRECTEMENT à nos bureaux, 14, rue des Carmes.

PUBLICATIONS DU *PROGRÈS MÉDICAL*

LEÇONS DU MARDI A LA SALPÊTRIÈRE

Professeur : CHARCOT

POLICLINIQUE

1888-1889

Notes de Cours de MM. BLIN, CHARCOT, Henri COLIN
ÉLÈVES DU SERVICE

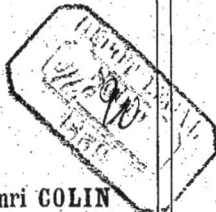

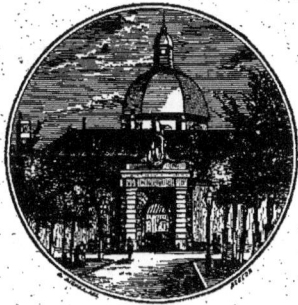

e LEÇON :

PARIS

AUX BUREAUX DU PROGRÈS
MÉDICAL
14, rue des Carmes, 14

E. LECROSNIER ET BABÉ
ÉDITEUR
Place de l'École-de-Médecine

1889

2e ANNÉE (1888-1889)

CONDITIONS DE LA PUBLICATION :

Il paraîtra à peu près toutes les semaines, de décembre à fin juillet, une livraison de 16 à 32 pages de texte in-4° couronne, avec figures, sous couverture.

PRIX DE LA LIVRAISON : **50** CENT.

PRIX DE L'ABONNEMENT POUR L'ANNÉE SCOLAIRE :

Paris, **20** fr. ; — Départements, **21** fr. ; — Étranger, **22** fr.

LEÇONS DU MARDI A LA SALPÊTRIÈRE

M. le Professeur CHARCOT

POLICLINIQUE

1re ANNÉE (1887-1888)

Notes de Cours de MM. BLIN, CHARCOT, Henri COLIN

ÉLÈVES DU SERVICE

Un beau vol. in-4° couronne, autographié, de 638 pages, avec nombreuses figures.
Prix. . . . . **20** fr.

ARCHIVES DE NEUROLOGIE. Revue des maladies nerveuses et mentales, paraissant tous les deux mois sous la direction de J.-M. CHARCOT. — Rédacteur en chef : BOURNEVILLE ; — Secrétaire de la rédaction : J.-B. CHARCOT fils et G. GUINON. Chaque fascicule se compose de huit à neuf feuilles in-8° carré, et de plusieurs planches chromo-lithographiées. Abonnement pour un an : PARIS : 20 fr. — FRANCE ET ALGÉRIE : 22 fr. — UNION POSTALE : 23 fr. — OUTRE-MER (en dehors de l'union postale) : 25 fr. — Les numéros séparés : 4 fr. 50. — Les abonnements sont reçus aux Bureaux du *Progrès Médical*, 14, rue des Carmes, à Paris et dans tous les Bureaux de poste de France, de Belgique, de Suisse, de Hollande, d'Italie, d'Allemagne, des États-Unis et d'Algérie, sans autres frais que le prix de l'abonnement indiqué ci-dessus. Pour les autres pays, prière d'envoyer un mandat-poste avec l'ordre d'abonnement.

AVIS AUX ABONNÉS

Du PROGRÈS MÉDICAL, des ARCHIVES DE NEUROLOGIE et des LEÇONS DU MARDI (de M. le Professeur CHARCOT)

Messieurs les Abonnés à l'une des publications ci-dessus pourront recevoir les autres aux conditions suivantes :

	Paris FR.	France FR.	Étranger FR.
PROGRÈS MÉDICAL et ARCHIVES de NEUROLOGIE	35	37	39
PROGRÈS MÉDICAL et LEÇONS du MARDI	30	34	33
ARCHIVES de NEUROLOGIE et LEÇONS du MARDI	30	33	35
PROGRÈS MÉDICAL, A. de NEUROLOGIE et LEÇONS du MARDI	45	48	52

Ceux de nos lecteurs qui sont déjà abonnés à l'une ou l'autre de ces publications peuvent, *dès maintenant*, s'abonner aux autres en nous envoyant la différence.

Les conditions ci-dessus sont faites pour les personnes qui *s'adresseront* DIRECTEMENT à nos bureaux, 14, rue des Carmes.

PUBLICATIONS DU *PROGRÈS MÉDICAL*

LEÇONS DU MARDI A LA SALPÊTRIÈRE

Professeur : CHARCOT

POLICLINIQUE

1888-1889

Notes de Cours de MM. BLIN, CHARCOT, Henri COLIN

ÉLÈVES DU SERVICE

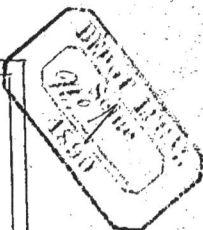

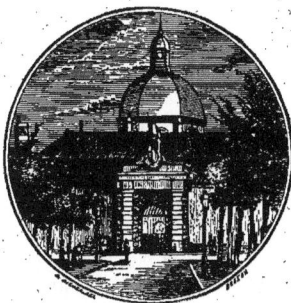

21 ° LEÇON : *Du 28 Juin 1889*

PARIS

AUX BUREAUX DU PROGRÈS
MÉDICAL
14, rue des Carmes, 14

E. LECROSNIER ET BABÉ
ÉDITEUR
Place de l'École-de-Médecine

1889

2ᵉ ANNÉE (1888-1889)

CONDITIONS DE LA PUBLICATION :

Il paraîtra à peu près toutes les semaines, de décembre à fin juillet, une livraison de 16 à 32 pages de texte in-4° couronne, avec figures, sous couverture.

PRIX DE LA LIVRAISON : **50** CENT.

PRIX DE L'ABONNEMENT POUR L'ANNÉE SCOLAIRE :

Paris, **20** fr. ; — Départements, **21** fr. ; — Étranger, **22** fr.

LEÇONS DU MARDI A LA SALPÊTRIÈRE

M. le Professeur CHARCOT

POLICLINIQUE

1ʳᵉ ANNÉE (1887-1888)

Notes de Cours de MM. BLIN, CHARCOT, Henri COLIN

ÉLÈVES DU SERVICE

Un beau vol. in-4° couronne, autographié, de 638 pages, avec nombreuses figures. Prix. . . . . **20** fr. »

ARCHIVES DE NEUROLOGIE, Revue des maladies nerveuses et mentales, paraissant tous les deux mois sous la direction de J.-M. CHARCOT. — Rédacteur en chef : BOURNEVILLE ; — Secrétaire de la rédaction : J.-B. CHARCOT fils et G. GUINON. Chaque fascicule se compose de huit à neuf feuilles in-8° carré, et de plusieurs planches chromo-lithographiées. Abonnement pour un an : PARIS : 20 fr. — FRANCE ET ALGÉRIE : 22 fr. — UNION POSTALE : 23 fr. — OUTRE-MER (en dehors de l'union postale) : 25 fr. — Les numéros séparés : 4 fr. 50. — Les abonnements sont reçus aux Bureaux du *Progrès Médical*, 14, rue des Carmes, à Paris et dans tous les Bureaux de poste de France, de Belgique, de Suisse, de Hollande, d'Italie, d'Allemagne, des États-Unis et d'Algérie, sans autres frais que le prix de l'abonnement indiqué ci-dessus. Pour les autres pays, prière d'envoyer un mandat-poste avec l'ordre d'abonnement.

AVIS AUX ABONNÉS

Du PROGRÈS MÉDICAL, des ARCHIVES DE NEUROLOGIE et des LEÇONS DU MARDI (de M. le Professeur CHARCOT)

Messieurs les Abonnés à l'une des publications ci-dessus pourront recevoir les autres aux conditions suivantes :

	Paris	France	Étranger
	FR.	FR.	FR.
PROGRÈS MÉDICAL et ARCHIVES de NEUROLOGIE	35	37	39
PROGRÈS MÉDICAL et LEÇONS du MARDI	30	34	33
ARCHIVES de NEUROLOGIE et LEÇONS du MARDI	30	33	35
PROGRÈS MÉDICAL, A. de NEUROLOGIE et LEÇONS du MARDI	45	48	52

Ceux de nos lecteurs qui sont déjà abonnés à l'une ou l'autre de ces publications peuvent, *dès maintenant*, s'abonner aux autres en nous envoyant la différence.

Les conditions ci-dessus sont faites pour les personnes qui s'adresseront DIRECTEMENT à nos bureaux, 14, rue des Carmes.

PUBLICATIONS DU *PROGRÈS MÉDICAL*

LEÇONS DU MARDI A LA SALPÊTRIÈRE

Professeur: CHARCOT

POLICLINIQUE
1888-1889

Notes de Cours de **MM. BLIN, CHARCOT,** Henri **COLIN**
ÉLÈVES DU SERVICE

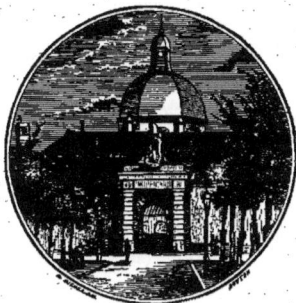

ᵉ *LEÇON :*

PARIS

AUX BUREAUX DU PROGRÈS MÉDICAL
14, rue des Carmes, 14

E. LECROSNIER ET BABÉ
ÉDITEUR
Place de l'École-de-Médecine

1889

PUBLICATION HEBDOMADAIRE. 2ᵉ ANNÉE.

2ᵉ ANNÉE (1888-1889)

CONDITIONS DE LA PUBLICATION :

Il paraîtra à peu près toutes les semaines, de décembre à fin juillet, une livraison de 16 à 32 pages de texte in-4° couronne, avec figures, sous couverture.

PRIX DE LA LIVRAISON : **50** CENT.

PRIX DE L'ABONNEMENT POUR L'ANNÉE SCOLAIRE :
Paris, **20** fr.; — Départements, **21** fr.; — Etranger, **22** fr.

LEÇONS DU MARDI A LA SALPÊTRIÈRE

M. le Professeur CHARCOT

POLICLINIQUE
1ʳᵉ ANNÉE (1887-1888)

Notes de Cours de MM. BLIN, CHARCOT, Henri COLIN
ÉLÈVES DU SERVICE

Un beau vol. in-4° couronne, autographié, de 638 pages, avec nombreuses figures.
Prix : . . . . **20 fr.**

ARCHIVES DE NEUROLOGIE. Revue des maladies nerveuses et mentales, paraissant tous les deux mois sous la direction de J.-M. CHARCOT. — Rédacteur en chef : BOURNEVILLE. — Secrétaire de la rédaction : J.-B. CHARCOT fils et G. GUINON. Chaque fascicule se compose de huit à neuf feuilles in-8° carré, et de plusieurs planches chromo-lithographiées. Abonnement pour un an : PARIS : 20 fr. — FRANCE ET ALGÉRIE : 22 fr. — UNION POSTALE : 23 fr. — OUTRE-MER (en dehors de l'union postale : 25 fr. — Les numéros séparés : 4 fr. 50. — Les abonnements sont reçus aux Bureaux du *Progrès Médical*, 14, rue des Carmes, à Paris et dans tous les Bureaux de poste de France, de Belgique, de Suisse, de Hollande, d'Italie, d'Allemagne, des États-Unis et d'Algérie, sans autres frais que le prix de l'abonnement indiqué ci-dessus. Pour les autres pays, prière d'envoyer un mandat-poste avec l'ordre d'abonnement.

AVIS AUX ABONNÉS

Du PROGRÈS MÉDICAL, des ARCHIVES DE NEUROLOGIE
et des LEÇONS DU MARDI (de M. le Professeur CHARCOT)

Messieurs les Abonnés à l'une des publications ci-dessus pourront recevoir les autres aux conditions suivantes :

	Paris	France	Etranger
	FR.	FR.	FR.
PROGRÈS MÉDICAL et ARCHIVES de NEUROLOGIE	35	37	39
PROGRÈS MÉDICAL et LEÇONS du MARDI	30	31	33
ARCHIVES de NEUROLOGIE et LEÇONS du MARDI	30	33	35
PROGRÈS MÉDICAL, A. de NEUROLOGIE et LEÇONS du MARDI	45	48	52

Ceux de nos lecteurs qui sont déjà abonnés à l'une ou l'autre de ces publications peuvent, *dès maintenant*, s'abonner aux autres en nous envoyant la différence.

Les conditions ci-dessus sont faites pour les personnes qui *s'adresseront* DIRECTEMENT à nos bureaux, 14, rue des Carmes.

PUBLICATIONS DU *PROGRÈS MÉDICAL*

LEÇONS DU MARDI A LA SALPÊTRIÈRE

Professeur : *CHARCOT*

POLICLINIQUE
1888-1889

Notes de Cours de MM. BLIN, CHARCOT, Henri COLIN
ÉLÈVES DU SERVICE

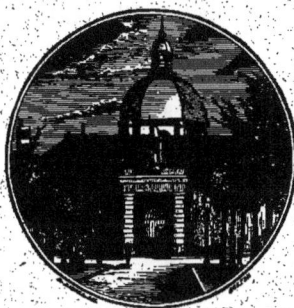

« *LECON* :

PARIS

AUX BUREAUX DU PROGRÈS | E. LECROSNIER ET BABÉ
MÉDICAL | ÉDITEUR
14, rue des Carmes, 14 | Place de l'École-de-Médecine
1889

2ᵉ ANNÉE (1888-1889)

CONDITIONS DE LA PUBLICATION :

Il paraîtra à peu près toutes les semaines, de décembre à fin juillet, une livraison de 16 à 32 pages de texte in-4° couronne, avec figures, sous couverture.

PRIX DE LA LIVRAISON : **50** CENT.

PRIX DE L'ABONNEMENT POUR L'ANNÉE SCOLAIRE :

Paris, **20** fr. ; — Départements, **21** fr. ; — Étranger, **22** fr.

LEÇONS DU MARDI A LA SALPÊTRIÈRE

M. le Professeur CHARCOT

POLICLINIQUE
1ʳᵉ ANNÉE (1887-1888)

Notes de Cours de MM. BLIN, CHARCOT, Henri COLIN
ÉLÈVES DU SERVICE

Un beau vol. in-4° couronne, autographié, de 698 pages, avec nombreuses figures.
Prix. . . . . **20** fr. »

ARCHIVES DE NEUROLOGIE. Revue des maladies nerveuses et mentales, paraissant tous les deux mois sous la direction de J.-M. CHARCOT. — Rédacteur en chef: BOURNEVILLE; — Secrétaire de la rédaction: J.-B. CHARCOT fils et G. GUINON. Chaque fascicule se compose de huit à neuf feuilles in-8° carré, et de plusieurs planches chromo-lithographiées. Abonnement pour un an : PARIS: 20 fr. — FRANCE ET ALGÉRIE : 22 fr. — UNION POSTALE : 23 fr. — OUTRE-MER (en dehors de l'union postale) : 25 fr. — Les numéros séparés : 4 fr. 50. — Les abonnements sont reçus aux Bureaux du *Progrès Médical*, 14, rue des Carmes, à Paris et dans tous les Bureaux de poste de France, de Belgique, de Suisse, de Hollande, d'Italie, d'Allemagne, des États-Unis et d'Algérie, sans autres frais que le prix de l'abonnement indiqué ci-dessus. Pour les autres pays, prière d'envoyer un mandat-poste avec l'ordre d'abonnement.

AVIS AUX ABONNÉS

Du PROGRÈS MÉDICAL, des ARCHIVES DE NEUROLOGIE
et des LEÇONS DU MARDI (de M. le Professeur CHARCOT)

Messieurs les Abonnés à l'une des publications ci-dessus pourront recevoir les autres aux conditions suivantes :

	Paris	France	Étranger
	FR.	FR.	FR.
PROGRÈS MÉDICAL et ARCHIVES de NEUROLOGIE	35	37	39
PROGRÈS MÉDICAL et LEÇONS du MARDI	30	34	33
ARCHIVES de NEUROLOGIE et LEÇONS du MARDI	30	33	35
PROGRÈS MÉDICAL, A. de NEUROLOGIE et LEÇONS du MARDI	45	48	52

Ceux de nos lecteurs qui sont déjà abonnés à l'une ou l'autre de ces publications peuvent, *dès maintenant*, s'abonner aux autres en nous envoyant la différence.

Les conditions ci-dessus sont faites pour les personnes qui *s'adresseront* DIRECTEMENT à nos bureaux, 14, rue des Carmes.

ÉCOLE DE LA SALPÊTRIÈRE

TRAVAUX EN VENTE AU BUREAU DU *PROGRÈS MÉDICAL*

BALLET (G.). — Recherches anatomiques et cliniques sur le faisceau sensitif et les troubles de la sensibilité dans les lésions du cerveau. Vol. in-8º de 197 pages, avec 10 figures dans le texte. Paris, 1881. Prix : 3 fr. 50. — Pour nos abonnés . . . . 2 fr. 50

BERBEZ (P.). — Hystérie et traumatisme ; — Paralysies,Contractures,Arthralgies, Hystéro-Traumatiques, etc. Un beau volume in-8º de 130 pages avec 9 figures. — Prix : 3 fr. 50. — Pour nos abonnés . . . . 2 fr. 50

BLOCQ (P.). — Des contractures. Contractures en général, la contracture spasmodique, les pseudo-contractures. Un beau vol. in-8º de 216 pages, avec 8 figures dans le texte, une planche chromolithographique et trois phototypies. — Prix : 5 fr. — Pour nos abonnés . . . . 4 fr.

BLONDEAU (A) Etude clinique sur le poult lent permanent avec attaques syncopales et épileptiformes. — Un vol. in-8 de 72 pages. — Prix : 2 fr. — Pour nos abonnés . . . . 1 fr. 50

BOYER (H. Cl. DE). — Etudes topographiques sur les lésions corticales des hémisphères cérébraux. Volume in-8º de 290 pages, avec 104 fig. intercalées dans le texte et une planche. Paris, 1879. — Prix : 6 fr. Pour nos abonnés. 4 fr. »

EDWARDS (B.-A.) — De l'hémiplégie dans quelques affections nerveuses (Ataxie locomotrice progressive, sclérose en plaques, hystérie, paralysie agitante.) Volume in-8º de 169 pages. — Prix : 4 fr. — Pour nos abonnés 2 50

FÉRÉ (Ch.). — Traité élémentaire de l'anatomie du système nerveux. — Volume in-8º de 496 pages avec 213 figures dans le texte. — Prix : 10 fr. —. Pour nos abonnés . . . . 2 fr. 50

FÉRÉ (Ch.). — Contribution à l'étude des troubles fonctionnels de la vision par lésions cérébrales (Amblyopie croisée et Hémianopsie). Un vol. in-8º de 241 pages. Paris, 1882. — Prix : 3 fr. 50. — Pour nos abonnés . . . . . 2 fr. 50

GILLES DE LA TOURETTE. — Etudes cliniques et physiologiques sur la marche. La marche dans les maladies du système nerveux, étudiée par la méthode des empreintes. Volume in-8º de 78 pages, avec 31 figures. — Prix 3 fr. 50 — Pour nos abonnés . . . . 7 fr. »

GOMBAULT (A.). — Contribution à l'étude anatomique de la névrite parenchymateuse subaiguë ou chronique (Névrite segmentaire périaxile). Brochure in-8º de 46 pages, avec 2 pl. chromolithographiques. Paris, 1880. — Prix 2 fr. Pour nos abonnés . . . . 1 fr. 50

GUINON (G) Les agents provocateurs de l'hystérie. Vol. in-8 de 392 pages avec 25 figures. — Prix : 8 fr. — Pour nos abonnés . . . . 6 fr. »

HUET. — De la Chorée chronique. Volume in-8º de 261 pages. — Prix : 6 fr. — Pour nos abonnés . . . . 4 fr. »

MARIE (P.). — Contribution à l'étude et au diagnostic des formes frustes de la maladie de Basedow. 1 vol. in-8º de 86 pages, avec 7 tracés. — Prix : 2 fr. — Pour nos abonnés . . . . 1 fr. 50

OULMONT (P.) — Etude clinique sur l'athétose. Paris, 1878. Vol. in-8º de 116 pages avec figures. — Prix : 3 francs. — Pour nos abonnés . . . . 1 fr. 50

BOURNEVILLE et REGNARD: Iconographie photographique de la Salpêtrière. Cet ouvrage forme trois beaux volumes in-4º couronne, d'environ 250 pages de texte ; chacun de ces volumes contient 40 photo-lithographies, et un grand nombre de figures dans le texte. — T. I. *Hystéro-Epilepsie*. — T. II *Epilepsie partielle*. — T. III. *Hypnotisme* — Chaque volume se vend séparément. Les *trois premiers volumes* sont en vente. — Prix du volume ; 30 fr. — Pour les abonnés du *Progrès médical,* prix du volume, 20 fr. — Nous avons fait relier quelques exemplaires ont le texte et les planches sont montés sur onglets ; demi-reliure, tranche rouge, non rognés. — Prix de la reliure . . . . 5 fr. »

ŒUVRES COMPLÈTES

DE

J.-M. CHARCOT

Imp. de la Soc. de Typ. — NOIZETTE, 8, r. Campagne-1re, Paris.

ÉCOLE DE LA SALPÊTRIÈRE

TRAVAUX EN VENTE AU BUREAU DU *PROGRÈS MÉDICAL*

ŒUVRES COMPLÈTES

DE

J.-M. CHARCOT

Imp. de la Soc. de Typ.— NOIZETTE, 8, r. Campagne-1ʳᵉ, Paris.

ÉCOLE DE LA SALPÊTRIÈRE

TRAVAUX EN VENTE AU BUREAU DU *PROGRÈS MÉDICAL*

BALLET (G.). — Recherches anatomiques et cliniques sur le faisceau sensitif et les troubles de la sensibilité dans les lésions du cerveau. Vol. in-8° de 197 pages, avec 10 figures dans le texte. Paris, 1881. Prix : 3 fr. 50. — Pour nos abonnés . . . . 2 fr. 50

BERBEZ (P.). — Hystérie et traumatisme. — Paralysies, Contractures, Arthralgies, Hystéro-Traumatiques, etc. Un beau volume in-8° de 130 pages avec 9 figures. — Prix : 3 fr. 50. — Pour nos abonnés . . . . 2 fr. 50

BLOCQ (P.). — Des contractures. Contractures en général, la contracture spasmodique, les pseudo-contractures. Un beau vol. in-8° de 216 pages, avec 8 figures dans le texte, une planche chromolithographique et trois phototypies. — Prix : 5 fr. — Pour nos abonnés . . . . 4 fr.

BLONDEAU (A.) Etude clinique sur le pouls lent permanent avec attaques syncopales et épileptiformes. — Un vol. in-8 de 72 pages. — Prix : 2 fr. — Pour nos abonnés . . . . 1 fr. 50

BOYER (H. Cl. de). — Etudes topographiques sur les lésions corticales des hémisphères cérébraux. Volume in-8° de 290 pages, avec 104 fig. intercalées dans le texte, et une planche. Paris, 1879. — Prix : 6 fr. Pour nos abonnés. 4 fr.

EDWARDS (B.-A.) — De l'hémiplégie dans quelques affections nerveuses (Ataxie locomotrice progressive, sclérose en plaques, hystérie, paralysie agitante.) Volume in-8° de 169 pages. — Prix : 4 fr. — Pour nos abonnés. 2 50

FÉRÉ (Ch.). — Traité élémentaire de l'anatomie du système nerveux. — Volume in-8° de 496 pages avec 243 figures dans le texte. — Prix : 10 fr. — Pour nos abonnés . . . . 2 fr. 50

FÉRÉ (Ch.). — Contribution à l'étude des troubles fonctionnels de la vision par lésions cérébrales (Amblyopie croisée et Hémianopsie). Un vol. in-8° de 241 pages. Paris, 1882. — Prix : 3 fr. 50. — Pour nos abonnés . . . . . 2 fr. 50

GILLES DE LA TOURETTE. — Etudes cliniques et physiologiques sur la marche. La marche dans les maladies du système nerveux, étudiée par la méthode des empreintes. Volume in-8° de 78 pages, avec 31 figures. — Prix : 3 fr. 50. — Pour nos abonnés . . . . 7 fr.

GOMBAULT (A.). — Contribution à l'étude anatomique de la névrite parenchymateuse subaiguë ou chronique (Névrite segmentaire périaxile). Brochure in-8° de 46 pages, avec 2 pl. chromolithographiques. Paris, 1880. — Prix 2 fr. Pour nos abonnés . . . . 1 fr. 50

GUINON (G.) Les agents provocateurs de l'hystérie. Vol. in-8 de 392 pages avec 25 figures. — Prix : 8 fr. — Pour nos abonnés . . . . 6 fr.

HUET. — De la Chorée chronique. Volume in-8° de 261 pages. — Prix : 6 fr. — Pour nos abonnés. . . . . 4 fr.

MARIE (P.). — Contribution à l'étude et au diagnostic des formes frustes de la maladie de Basedow. 1 vol. in-8° de 86 pages, avec 7 tracés. — Prix : 2 fr. — Pour nos abonnés . . . . 1 fr. 50

OULMONT (P.). — Etude clinique sur l'athétose. Paris, 1878. Vol. in-8° de 116 pages avec figures. — Prix : 3 francs. — Pour nos abonnés . . . . 2 fr.

BOURNEVILLE et REGNARD. Iconographie photographique de la Salpêtrière. Cet ouvrage forme trois beaux volumes in-4° couronne, d'environ 250 pages de texte; chacun de ces volumes contient 40 photo-lithographies, et un grand nombre de figures dans le texte. — T. I. *Hystéro-Epilepsie.* — T. II *Epilepsie partielle.* — T. III. *Hypnotisme* — Chaque volume se vend séparément. Les trois premiers volumes sont en vente. — Prix du volume, 30 fr. — Pour les abonnés du *Progrès médical*, prix du volume, 20 fr. — Nous avons fait relier quelques exemplaires dont le texte et les planches sont montés sur onglets ; demi-reliure, tranché rouge, non rognés. — Prix de la reliure . . . . 5 fr.

ŒUVRES COMPLÈTES

DE

J.-M. CHARCOT

Imp. de la Soc. de Typ.— NOIZETTE, 8, r. Campagne-1ʳᵉ, Paris.

ÉCOLE DE LA SALPÊTRIÈRE

TRAVAUX EN VENTE AU BUREAU DU *PROGRÈS MÉDICAL*

BALLET (G.). — Recherches anatomiques et cliniques sur le faisceau sensitif et les troubles de la sensibilité dans les lésions du cerveau. Vol. in-8º de 197 pages, avec 10 figures dans le texte. Paris, 1881. Prix : 3 fr. 50. — Pour nos abonnés . . . . 2 fr. 50

BERBEZ (P.) — Hystérie et traumatisme ; — Paralysies, Contractures, Arthralgies, Hystéro-Traumatiques, etc. Un beau volume in-8º de 130 pages avec 9 figures. — Prix : 3 fr. 50. — Pour nos abonnés . . . . 2 fr. 50

BLOCQ (P.). — Des contractures. Contractures en général, la contracture spasmodique, les pseudo-contractures. Un beau vol. in-8º de 216 pages, avec 8 figures dans le texte, une planche chromolithographique et trois phototypies. — Prix : 5 fr. — Pour nos abonnés . . . . 4 fr.

BLONDEAU (A) Etude clinique sur le poult lent permanent avec attaques syncopales et épileptiformes. — Un vol. in-8 de 72 pages. — Prix : 2 fr. — Pour nos abonnés . . . . 1 fr. 50

BOYER (H. Cl. DE). — Etudes topographiques sur les lésions corticales des hémisphères cérébraux. Volume in-8º de 290 pages, avec 104 fig. intercalées dans le texte et une planche. Paris, 1879. — Prix : 6 fr. Pour nos abonnés. 4 fr. »

EDWARDS (B.-A.) — De l'hémiplégie dans quelques affections nerveuses (Ataxie locomotrice progressive, sclérose en plaques, hystérie, paralysie agitante.) Volume in-8º de 169 pages. — Prix : 4 fr. — Pour nos abonnés 2 50

FERE (Ch.). — Traité élémentaire de l'anatomie du système nerveux. — Volume in-8º de 496 pages avec 213 figures dans le texte. — Prix : 10 fr. —. Pour nos abonnés. . . . . 2 fr. 50

FÉRÉ (Ch.). — Contribution à l'étude des troubles fonctionnels de la vision par lésions cérébrales (Amblyopie croisée et Hémianopsie). Un vol. in-8º de 241 pages. Paris, 1882. — Prix : 3 fr. 50. — Pour nos abonnés . . . . 2 fr 50

GILLES DE LA TOURETTE. — Etudes cliniques et physiologiques sur la marche. La marche dans les maladies du système nerveux, étudiée par la méthode des empreintes. Volume in-8º de 78 pages, avec 31 figures. — Prix 3 fr. 50 — Pour nos abonnés . . . . 7 fr. »

GOMBAULT (A.). — Contribution à l'étude anatomique de la névrite parenchymateuse subaiguë ou chronique (Névrite segmentaire périaxile). Brochure in-8º de 46 pages, avec 2 pl. chromolithographiques. Paris, 1880. — Prix 2 fr. Pour nos abonnés . . . . 1 fr. 50

GUINON (G) Les agents provocateurs de l'hystérie. Vol. in-8 de 392 pages avec 25 figures. — Prix : 8 fr. — Pour nos abonnés. . . . . 6 fr. »

HUET. — De la Chorée chronique. Volume in-8º de 261 pages. — Prix : 6 fr. — Pour nos abonnés. . . . . 4 fr. »

MARIE (P.). — Contribution à l'étude et au diagnostic des formes frustes de la maladie de Basedow. 1 vol. in-8º de 86 pages, avec 7 tracés. — Prix : 2 fr. — Pour nos abonnés . . . . 1 fr. 50

OULMONT (P.) — Etude clinique sur l'athétose. Paris, 1878. Vol. in-8º de 116 pages, avec figures. — Prix : 3 francs. — Pour nos abonnés . . . . 2 fr. »

BOURNEVILLE et REGNARD. Iconographie photographique de la Salpêtrière. Cet ouvrage forme trois beaux volumes in-4º couronne, d'environ 250 pages de texte ; chacun de ces volumes contient 40 photo-lithographies, et un grand nombre de figures dans le texte. — T. I. *Hystéro-Epilepsie.* — T. II *Epilepsie partielle.* — T. III. *Hypnotisme* — Chaque volume se vend séparément. Les *trois premiers volumes* sont en vente. — Prix du volume : 30 fr. — Pour les abonnés du *Progrès médical*, prix du volume, 20 fr. — Nous avons fait relier quelques exemplaires ont le texte et les planches sont montés sur onglets ; demi-reliure, tranche rouge, non rognés. — Prix de la reliure . . . . 5 fr. »

ŒUVRES COMPLÈTES
DE
J.-M. CHARCOT

Imp. de la Soc. de Typ. — Noizette, 8, r. Campagne-1re, Paris.

ÉCOLE DE LA SALPÊTRIÈRE

ŒUVRES COMPLÈTES
DE
J.-M. CHARCOT

Imp. de la Soc. de Typ. — Noizette, 8, r. Campagne-1re, Paris.

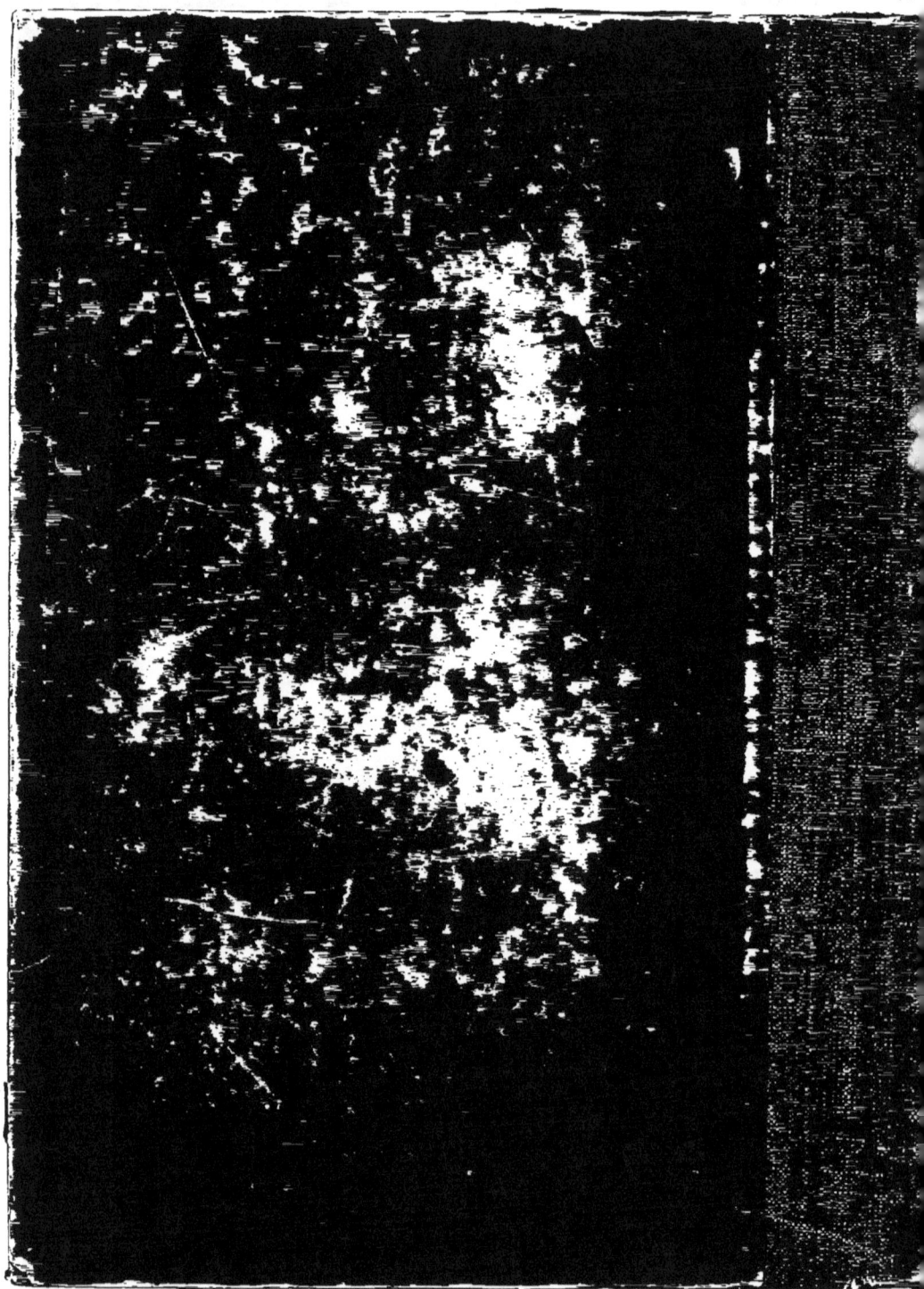

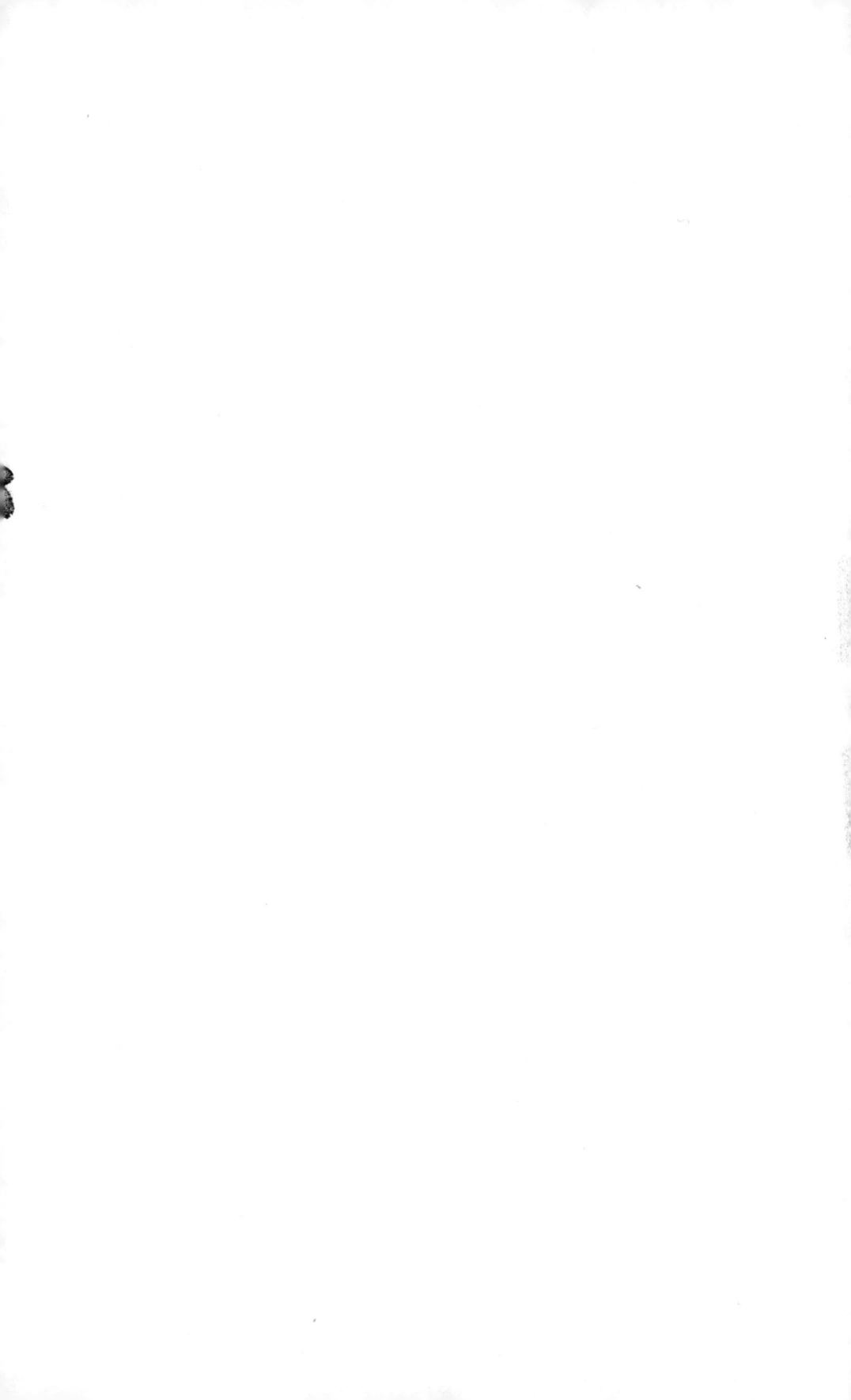

www.ingramcontent.com/pod-product-compliance
Lightning Source LLC
Chambersburg PA
CBHW031446210326
41599CB00016B/2124